JN231452

エッセンシャル免疫学

第3版

THE IMMUNE SYSTEM

fourth edition

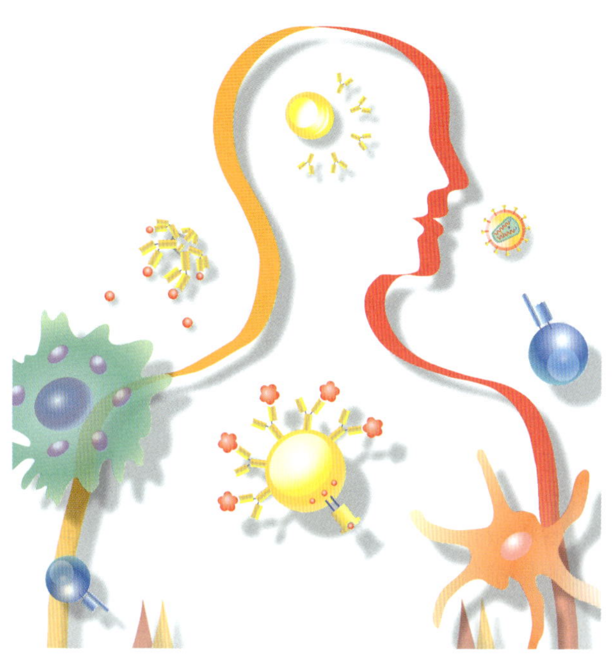

Peter Parham

Professor
Departments of Structural Biology,
and Microbiology and Immunology
Stanford University

監訳

笹月健彦

九州大学高等研究院 特別主幹教授
国立国際医療研究センター 名誉総長

メディカル・サイエンス・インターナショナル

■監訳者
笹月　健彦　九州大学高等研究院 特別主幹教授 / 国立国際医療研究センター 名誉総長

■訳者(翻訳章順)
平野　俊夫　国立研究開発法人 量子科学技術研究開発機構 理事長(第 1 章)
村上　正晃　北海道大学遺伝子病制御研究所 所長 / 分子神経免疫学分野 教授(第 1 章)
審良　静男　大阪大学免疫学フロンティア研究センター自然免疫学 教授(第 2，3 章)
鍔田　武志　東京医科歯科大学難治疾患研究所免疫疾患分野 教授(第 4 章)
田中　芳彦　福岡歯科大学機能生物化学講座感染生物学分野 教授(第 5 章)
阪口　薫雄　大阪大学免疫学フロンティア研究センター 特任教授(第 6 章)
前田　和彦　大阪大学免疫学フロンティア研究センター自然免疫学 准教授(第 6 章)
鈴木　春巳　国立国際医療研究センター研究所免疫病理研究部 部長(第 7 章)
湊　長博　京都大学大学院医学研究科感染・免疫学講座免疫細胞生物学 教授(第 8 章)
濵﨑　洋子　京都大学大学院医学研究科感染・免疫学講座免疫細胞生物学 准教授(第 8 章)
黒崎　知博　大阪大学免疫学フロンティア研究センター分化制御 特任教授(第 9 章)
清野　宏　東京大学医科学研究所感染・免疫部門炎症免疫学分野 教授(第 10 章，用語集)
籠谷　領二　東京大学医科学研究所感染・免疫部門炎症免疫学分野(第 10 章，用語集)
吉原晋太郎　東京大学医科学研究所感染・免疫部門炎症免疫学分野(第 10 章，用語集)
松島　綱治　東京大学大学院医学系研究科社会予防医学講座分子予防医学 教授(第 11 章)
少作　純平　東京大学大学院医学系研究科社会予防医学講座分子予防医学(第 11 章)
笠原　正典　北海道大学大学院医学研究科分子病理学分野 教授(第 12 章)
石井　直人　東北大学大学院医学系研究科免疫学分野 教授(第 13 章)
烏山　一　東京医科歯科大学大学院医歯学総合研究科免疫アレルギー学分野 教授(第 14 章)
三宅　健介　東京医科歯科大学大学院医歯学総合研究科免疫アレルギー学分野(第 14 章)
瀧　伸介　信州大学医学部免疫制御学 教授(第 15 章)
吉開　泰信　九州大学生体防御医学研究所附属感染ネットワーク研究センター感染制御学分野 教授(第 16 章)
山田　久方　九州大学生体防御医学研究所附属感染ネットワーク研究センター感染制御学分野(第 16 章)
西村　泰治　熊本大学大学院生命科学研究部 研究部長 / 免疫識別学分野 教授(第 17 章)
入江　厚　熊本大学大学院生命科学研究部免疫識別学分野 講師(第 17 章)

Authorized translation from English language edition,
"The Immune System", Fourth Edition by Peter Parham,
published by Garland Science, part of Taylor & Francis Group LLC.

Printed and Bound in Japan

監訳者の序

本書は，免疫学を初めて学ぶ学生のための教科書である．

免疫システムは，感染症に対する必須の防御機構として進化し，ウイルス，細菌，真菌，寄生虫など，さまざまな病原体に対して強い免疫応答を惹起することによって宿主を守る．しかし，免疫応答をしたために自己免疫疾患，アレルギー疾患，移植臓器や組織の拒絶など，生体にとっては負の反応も引き起こされる．本書は，このようなヒトにおける免疫応答に由来した正と負の事象を免疫システムという観点から，統合的に理解できるように書かれた，わかりやすく質の高い解説書である．特に免疫システムの本質，すなわち感染防御という現象を中心に据えて，その構成要素と機能から説き始めている．そして最終的に自己免疫，アレルギー，拒絶反応，がん免疫など，一見すると感染防御とは関係ないようにみえる現象に，免疫システムがどのように関わっているかを理解できるよう巧みに読者を導いてくれる．これは，原著者 Peter Parham 教授が，医学のみならず生物学，特に進化生物学に深い造詣を持つ学者であることに由来している．

免疫学はその広がりと奥行きの深さゆえに，その解説書は複数の専門家が執筆を分担することが多い．しかし，Parham 教授一人によって執筆された本書は，免疫学に対する首尾一貫した識見で見事にまとめられ，よりやさしく，理解しやすいものになっている．

『エッセンシャル免疫学』の原書“The Immune System”の初版は 1999 年に出版された．その後，第 2 版が 2004 年に，さらに 2009 年に第 3 版が，そして 5 年後の 2014 年に第 4 版が出版された．本書第 3 版は原著第 4 版の全訳である．この 5 年間には自然免疫をはじめ多くの新知見が蓄積し，そのためすべての章で内容が更新されている．特に自然免疫については感染に対する即時応答と誘導応答の 2 章に分け詳しく述べられている(第 2，3 章)．さらに粘膜免疫・ワクチン・移植・がんなどの章に新規情報が大幅に加えられ，特に様々ながんに対する免疫療法の進展が取り上げられている(第 17 章)．自然免疫と適応免疫の曖昧な境界を共進化という光を当てて説明した新しい章(第 12 章)は原著者の真骨頂を示すものである．これらはすべて近年大きな関心が寄せられ，進歩の盛んな領域の最新の研究成果を反映してのものである．

このように免疫システムに関する最新の情報を取り入れながらも平易に解説した本書は，医学部だけでなく歯学部，薬学部，農学部，理学部，獣医学部，工学部などの学生のための卓越した入門書である．免疫学分野における知識を高めたいと考える臨床医をはじめ，さまざまな生命科学関連企業で活躍する人達にとっても，格好の入門書となるであろう．本書を読んで，もっと専門的な内容が知りたくなった読者のために，Charles A. Janeway, Jr. 教授らによる世界的ベストセラー“Janeway's Immunobiology”（日本語訳 Janeway's『免疫生物学』笹月健彦監訳，南江堂）と連続的につながるよう配慮がなされている．これら 2 つの教科書では共通のイラストレーターが図を作成していることも，それを助けている．

今版でも，各章の問題と解答は旧版と同様にウェブサイト上（http://www.medsi.co.jp/e-meneki3/）に掲載している．これらの問題は本書の内容の変化に合わせて完全に一新された．各章の重要なキーワードを復習するための問題だけでなく，実際の症例からその背景にある免疫機構を探る臨床関連問題も用意されている．学びを深めるためにも是非挑戦してほしい．

本書の翻訳にあたっては，我が国の免疫学研究の第一線で活躍する研究者の方々にお世話になった．この場を借りて，改めてお礼を申し上げる．また出版に関しては，メディカル・サイエンス・インターナショナル社の宗像将也氏をはじめ，多くの方々にお礼を申し上げたい．

病原体との永い闘いの歴史を経て進化した，かくも複雑精緻な免疫システムの本質を理解し，しかも未解決の重要な謎の存在に気づき，それに挑戦し続ける若人を生み育てることに本書が寄与することを期待しつつ．

2016 年 8 月　蝉しぐれの福岡にて

笹月　健彦

序文

本書は，免疫学を初めて学ぶ学生のための教科書である．一貫してヒトの免疫系に焦点をあて，免疫系がどのように働くのか，また免疫系の働きが成功したり，失敗したり，損なわれた場合には，私たち一人一人の体にどのような影響が及ぶのか，などについて解説した．その際，どのような研究によって免疫系の機能を知ることができたのかということはなるべく省略して，その機能がどうなっているかに重点を置いて，簡潔かつ明瞭に説明しているため，初めて学ぶ学生でも，本書を読めば免疫系が生体内に侵入してきた微生物をどのように制御しているかについてのメカニズムを順序だって理解できるだろう．本書を通して，免疫学者の働きではなく，免疫系の働きを学んでほしい．

ただし，本書の前の版(原著第 3 版)が発売された 2009 年から今日までの免疫学者の働きには目を見張るものがある．この間に免疫系の新たなメカニズムが解明され，この知識が新たな治療薬や治療法の開発へとつながった．また，ヒト免疫系の多様な特異性についての知識も蓄積されてきており，組織ごとに免疫細胞の機能は異なることが認識されるようになった．本書を執筆している間にも，2009 年の時点ではまだよくわかっていなかった現象が，予想もつかなかったような事実と結びつけられ，その意味づけがなされたことに驚かされることは少なくなかった．そのため，本版は前版から大きく変わっている．前版でしっかり勉強した学生や教育者のためにも，また新しく本書を買ってくれた人のためにも，本書の大まか内容と重要な変更点を以下に示す．

第 1 章では，免疫系の細胞や組織を紹介し，それらがヒトの体のどこにあり，どのような機能をもっているかを説明する．第 2 章と第 3 章では感染に対する自然免疫系の反応を解説する．自然免疫系に関する新たな発見は著しいものであったため，前版では 1 章で説明したが，本版では 2 章に分けて説明する．現在では，ヒトの体内に住み着いている多くの微生物は，ヒトの健康や免疫系の発達を助けるだけでなく，病気を引き起こす微生物の体内への侵入やそこでの増殖を防いでいることが広く理解されるようになった．これについては，補体やディフェンシンなどの生体防御の最前線で働く分泌タンパク質とからめて第 2 章で紹介する．自然免疫系の細胞(マクロファージ，好中球，ナチュラルキラー細胞)による防御については第 3 章で取り上げる．前版では第 3 章で適応免疫系の導入を行ったが，第 1 章と内容が重なる点があったことと，読者からの要望に応えて，本版では削除した．

第 4 章から第 9 章では，適応免疫応答の生物学的基礎について包括的にまとめる．第 4 章と第 5 章では，B 細胞と T 細胞がどのように感染を認識するかについて説明する．また，抗体，B 細胞と T 細胞の抗原受容体の多様性，T 細胞受容体にペプチド抗原を提示する主要組織適合遺伝子複合体(MHC)クラスⅠおよびクラスⅡ分子とその多型を紹介する.

第6章と第7章では, B細胞とT細胞の分化を比較しながら解説する. 特に抗原受容体の形成に関わる遺伝子再編成と自己に対する免疫応答を起こす可能性のある細胞を除去する選択の過程に重きを置く. また, これらの各章の最後に, 成熟B細胞と成熟T細胞が血液とリンパを循環して特異的な抗原を探索する過程を取り上げる. 第8章と第9章では, ナイーブ細胞が感染に応答して, 多様なエフェクター機能を発揮することで病原体を除去する機構について説明する. 特に, 樹状細胞がナイーブT細胞を活性化するメカニズム, 二次リンパ組織で免疫応答が惹起される機構, エフェクター機能ごとの活性化T細胞の分類, B細胞による抗体産生について詳細に説明する. 第4章から第9章のテーマと説明の順序は前版とは変わっていないが, その内容は大きく改訂した. 最も大きな変更点は, CD4 T細胞と抗体のクラスおよびサブクラスの機能的な多様性についてである.

前版では, 第10章で粘膜免疫, 免疫記憶, 自然免疫系と適応免疫系の結びつき, という3つのテーマを取り扱っていた. 本版では, これらの3つのテーマを3つの章に分けて解説する. 第10章では, 粘膜組織における免疫応答の性質を取り上げる. 粘膜組織では, 多くの免疫系が全身性の免疫応答とは異なる様式で活性化しており, これについて腸管を例に挙げて説明する. また, 粘膜免疫系と共生微生物との関わりについても説明する.

第11章では, 免疫記憶とワクチンという2つの関連するテーマを結びつけて解説する. 前版では, この2つのテーマは別々の章で解説していた. これらをまとめた背景には, 多くの読者からの要望もあったが, 最近まで長い間停滞していたワクチンの研究開発が今まさに復興期を迎えたこともある.

免疫系について知れば知るほど, 自然免疫と適応免疫の境目が曖昧に感じるようになるだろう. これは謎でも何でもなく, 脊椎動物の生体内で自然免疫系と適応免疫系が4億年にもわたって共進化してきたためである. これについては, 新たに章立てした第12章で説明する. 第12章では, 自然免疫と適応免疫の特徴を結びつけるようなリンパ球集団に注目して「自然免疫と適応免疫の共進化」について考察する. そのリンパ球の例としては, ナチュラルキラー細胞, γδ型T細胞, ナチュラルキラーT細胞, 粘膜関連インバリアントT細胞などが挙げられる. 何年もの努力の末, γδ型T細胞の抗原受容体に結合するリガンドが発見され, 同定されるに至ったのである.

第13章では, 「生体防御機構の破綻」について取り上げる. 第1節では, 前回の感染に際してヒト宿主が獲得した免疫記憶を変化させたり回避する病原体に焦点をあてる. 第2節では, ヒト集団ごとに異なる先天性の遺伝子欠損と, それが引き起こす多様な免疫不全症を紹介する. 原因となるタンパク質の同定や治療法を理解することで, それぞれの免疫不全症患者で欠損していたり機能不全になったヒト免疫系の構成要素の生理機能についても理解できるようになるだろう. 第3節では, ヒト免疫不全ウイルス(HIV)に注目する. 現在では, HIVに感染しているにもかかわらず, 健康な状態を維持できるごく一部の患者の免疫系の理解が進んだ結果, HIVに対するワクチンや免疫療法の開発が期待されている.

本版の第14章では, 「IgE介在性免疫とアレルギー」を取り上げる. これは前版では第12章の「免疫系における過敏反応」で紹介したものである. 最初に過敏反応の4つの型について紹介するが, 以降はIgEの免疫学に焦点をあてて, IgEは発展途上国の人々では寄生虫感染に対する防御を担っているが, 先進国ではⅠ型過敏反応(アレルギー)の原因となっていることを説明する．第14章の大半は新たに書き下ろし，マスト細胞，好酸球，好塩基球の表面でIgEとその受容体がどのように相互作用を行って感染に対して武装するのか，またそれらがどのように多細胞寄生虫(特に蠕虫)の感染に応答するのかを説明する．Ⅱ型，Ⅲ型，Ⅳ型過敏反応については，第15章の「組織と臓器の移植」および第16章の「適応免疫応答による正常組織の破壊」で，移植や自己免疫疾患と結びつけて紹介する．これは，さまざまな移植片拒絶反応や自己免疫疾患は，Ⅱ型，Ⅲ型，Ⅳ型過敏反応を説明するのに最適ではないかという読者の提案を採用してのものである．第15章と第16章ならびに「がんと免疫系の相互作用」についての第17章では，病気の臨床症状についての内容は減らして，移植片拒絶反応，移植片対宿主病，自己免疫疾患，多種のがんに対して実用化されつつある新しい免疫療法についてなるべく多くの例を挙げた．本版では，移植と自己免疫疾患の章の順序を入れ替えたが，取り扱う範囲は大きく変更していない．

全章に共通する大きな変更点としては，最新の知見を取り入れ，説明をよりわかりやすくした．それを裏づけるわかりやすい例として，図の20%を刷新した．これらの図は同僚が気前よく提供してくれた．

最後になるが，"Janeway's Immunobiology" (Janeway's『免疫生物学』笹月健彦監訳，南江堂)と"Case Studies in Immunology"の著者たちには，その著書に掲載されている文章と図を使わせてくださったことに，深く感謝している．本書の作成にあたっては，それぞれの専門家が平等に協力し合える最高のチームを作ることができた．Sheryl L. Fuller-Espie(Cabrini College, Radnor, Pennsylvania)は章ごとの演習問題と解答を見事に構成してくれた(日本語版ではhttp://www.medsi.co.jp/e-meneki3/ に収載)．Eleanor Lawrenceには，文章と図と演習問題を美しく編集してもらった．Nigel Ormeは本版のために多くの新しい図を描いてくれた．Bruce Goatlyは熱心かつ正確に校正を行ってくれた．Yasodha Natkunamはいくつかの素晴らしい顕微鏡写真を提供してくれた．Emma Jeffcockはレイアウトを工夫してくれた．また，本書の改訂という大きなプロジェクトに尽力してくれたJanet Foltinと，全体の進行を指揮してくれたDenise Schanckには，言葉で言い尽くせないほど感謝している．Frances Brodskyはずっと本書の忠実な読者であり続けてくれているだけでなく，今回の改訂にあたって，惜しみなく助言や提言，その他多くの貢献をしてくれた．

Peter Parham

校閲者への謝辞

本書の著者および出版社は，本書の改訂にあたって次の方々から丁寧なコメントとアドバイスをいただいたことに感謝の意を表する．

Carla Aldrich (Indiana University School of Medicine-Evansville), Igor C. Almeida (University of Texas at El Paso), Ivica Arsov (C.U.N.Y. York College), Roberta Attanasio (University of Georgia), Susanne Brix Pedersen (Technical University of Denmark), Eunice Carlson (Michigan Technological University), Peter Chimkupete (De Montfort University), Michael Chumley (Texas Christian University), My Lien Dao (University of South Florida), Karen Duus (Albany Medical Center), Michael Edidin (The Johns Hopkins University), Randle Gallucci (The University of Oklahoma), Michael Gleeson (Loughborough University), Gail Goodman Snitkoff (Albany College-Pharmacy & Health Sciences), Elaine Green (Coventry University), Neil Greenspan (Case Western Reserve University), Robin Herlands (Nevada State College), Cheryl Hertz (Loyola Marymount University), Allen L. Honeyman (Baylor College of Dentistry), Susan H. Jackman (Marshall University School of Medicine), Deborah Lebman (Virginia Commonwealth University), Lisa Lee-Jones (Manchester Metropolitan University), Lindsay Marshall (Aston University), Mehrdad Matloubian (University of California, San Francisco), Mark Miller (University of Tennessee), Debashis Mitra (Pune University India), Ashley Moffett (University of Cambridge), Carolyn Mold (University of New Mexico School of Medicine), Marc Monestier (Temple University), Kimberly J. Payne (Loma Linda University), Edward Roy (University of Illinois Urbana-Champaign), Ulrich Sack (Universitat Leipzig), Paul K. Small (Eureka College), Brian Sutton (King's College London), Richard Tapping (University of Illinois), John Taylor (Newcastle University), Ruurd Torensma (The Radboud University Nijmegen Medical Centre), Alan Trudgett (Queen's University Belfast), Alexander Tsygankov (Temple University), Bart Vandekerckhove (Universiteit Gent), Paul Whitley (University of Bath), Laurence Wood (Texas Tech University Health Center)

概略目次

本書には，各章で学んだことの理解をより深めるために演習問題が用意されている（http://www.medsi.co.jp/e-meneki3/）．アクセス方法については次頁も参照．

『エッセンシャル免疫学 第3版』各章ごとの演習問題と解答の PDF 版は以下の方法でダウンロードできます.

【弊社ホームページから】
「medsi」を検索→ MEDSi ホームページ→「ダウンロード」→「エッセンシャル免疫学 第3版」
【URL を直接入力】
http://www.medsi.co.jp/e-meneki3/

詳細目次

第 1 章 免疫系の構成要素と生体防御における役割 1

第 2 章 自然免疫：感染に対する即時応答 29

第 3 章 自然免疫：感染に対する誘導応答 47

第8章 T細胞を介する免疫 197

第9章 B細胞と抗体による免疫 229

第 14 章 IgE 介在性免疫とアレルギー 397

第15章 組織と臓器の移植……429

第16章 適応免疫応答による正常組織の破壊……467

第 17 章 がんと免疫系の相互作用……499

本書には，各章で学んだことの理解をより深めるために演習問題が用意されている（http://www.medsi.co.jp/e-meneki3/）．アクセス方法については「概略目次」の次の頁も参照．

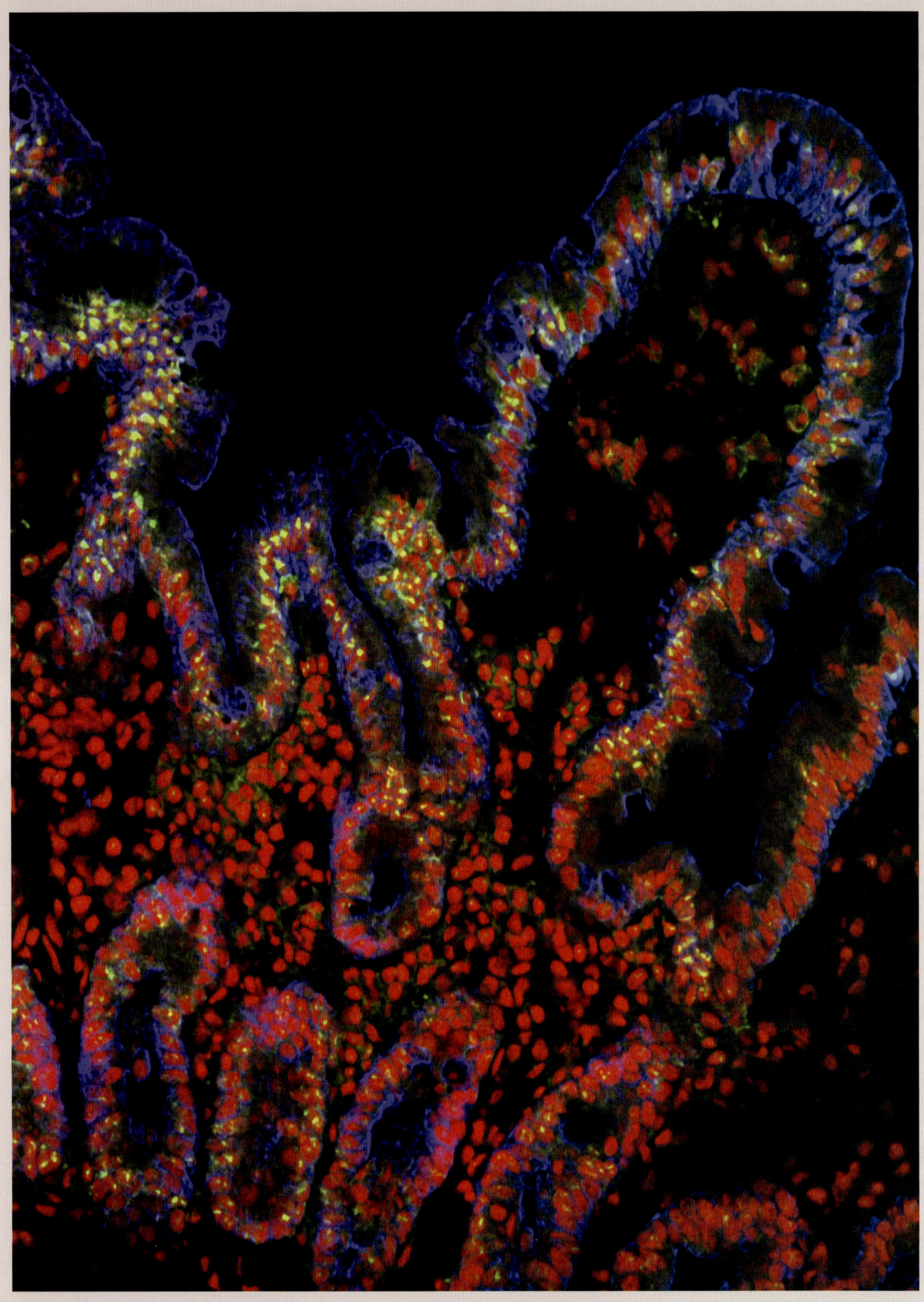

微生物と対峙する主要な生体組織の１つ小腸.

第1章

免疫系の構成要素と生体防御における役割

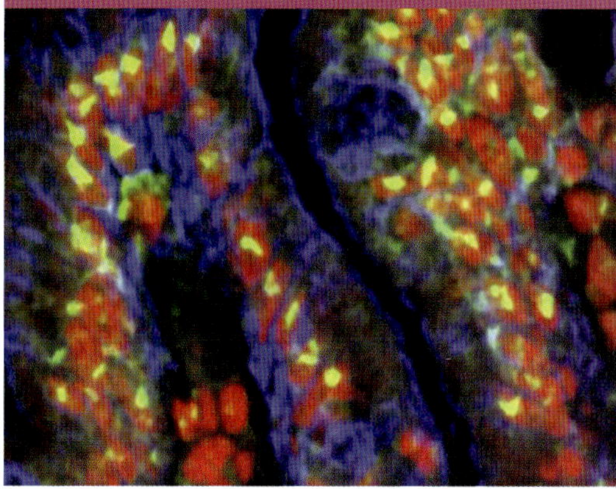

免疫学とは，宿主が外来微生物の侵入をどのように防いでいるかを解明する学問である．もともと免疫学は，流行性の感染症に一度かかった人は二度目の流行時には罹患しないという，古くから知られた臨床経験に基づいて命名された．つまり，**免疫**(immunity)とは感染に対して抵抗性を示す能力のことである．感染症は外来の微生物によって引き起こされるが，それら微生物は我々よりもずっと速く世代を重ね変異を遂げる．そのため，我々は，ある1つの微生物の感染に際しても変化し続ける膨大な微生物集団に対処することになる．我々をこのような外来微生物から守ってくれる細胞集団，すなわち**免疫系**(immune system)を進化を経て形成してきた．

免疫系は，ヒトが生きていくうえで必須のものである．免疫系が機能しない場合，健康な人ならほとんど問題にならないような感染症でも命を落とすことになる．免疫系を先天的に欠損する新生児は，現代の先端医療による治療がなければ感染症で命を落としてしまう．しかし，健常者においても，特に幼少期には幾度となく感染症に罹患する．これは，外来微生物の侵入後に免疫系が活性化するには時間がかかり，その間に外来微生物が生体内分裂・増殖して病気を引き起こすからである．将来生じるであろう病気から我々を守ってくれる"免疫"を得るためには，その微生物に免疫系があらかじめ対峙している必要がある．そのため，感染症は微生物に初めて感染した場合に最も危険性が高く，今日の発展途上国のように現代医療が不十分な状況下では，子供の死亡率が上昇してしまう．十分な医療を提供できない状況下で未知の病原体に感染すれば，例えば1492年以降に突然ヨーロッパからもたらされたさまざまな感染症が原因で多くのアメリカ先住民が命を失ったように，我々も悲惨な結末を迎えるだろう．事実，ヒト免疫不全ウイルス(human immunodeficiency virus：HIV)の感染によって起こる後天性免疫不全症候群(acquired immune deficiency syndrome：AIDS)は，今でもアフリカの国々に大きな悲劇を生んでいる．

免疫学は，**ワクチン接種**(vaccination)あるいは**免疫処置**(immunization)によって医学の発展に多大な貢献をしてきた．ワクチン接種とは，弱毒化した病原体株を健常者にあらかじめ接種しておくことで，その病原体が原因の重篤な感染症を予防する方法である．ワクチン接種によって我々は，健康や生命に危険が及ばない範囲で特定の微生物に対して免疫系を人為的に活性化させ，将来の病原体の侵入に備えることができる．ワクチン接種は天然痘から発見された．天然痘は天然痘ウイルスによって引き起こされ，全身に痘疱ができる命に関わる重篤な病気である．過去に世界中で流行し，多くの人命が奪われてきた．アジアでは，少量の天然痘ウイルスを健常者に直接投与することで防御免疫を人為的に誘導する方法が，1700年代以前から何百年もの間行われてきており，Mary Wortley Montagu がその方法を1721年に西欧に取り入れた．しかし，この方法ではしばしば人命が失われ問題となっていた．続いて1796年，英国の医師 Edward Jenner は，牛痘ウイルスを接種すると当初の方法よりも少ない危険性で天然痘を予防できることを発見した．Jenner は，この方法をワクチン接種と命名した．この名称は，ワクシニアと呼ばれる牛痘ウイルスによって起こるウシの天然痘の名前に由来している．Jenner のワクチン接種の発見以来，天然痘は徐々に減少し，天然痘患者は1970年代以降世界中のどこにも認められていない（図1.1）．

現在，有効なワクチンは，無数にある病原体のうちのほんの一部に対してしかなく，あったとしても高価であるため特に途上国ではあまり利用されていない．また，これらの有効なワクチンのほとんどは，免疫学が発展するずっと前に，天然痘ワクチンと同様に人体に対して試行錯誤を繰り返して開発されたものであった．しかし，現在のワクチン作製にはこの方法は使われていない．免疫学の発展によって，病原体に対するワクチンや，がんのような別種の病気に対するワクチンを開発するための膨大な知識や手段が蓄積されてきている．現在も，免疫系に関わる分子や細胞がどんな役割を果たしているかについて世界中で研究が行われ，多くのことが明らかになってきている．今日の免疫に関する研究は，有効なワクチンを作るというよりも我々がこれから世界中の感染症と闘っていくために，免疫系の分子や細胞をより深く理解することを目的の1つとしている．新たな知見に基づいて免疫系を人為的に操作するよりよい方法が考案されれば，アレルギー，自己免疫疾患，臓器移植時の拒絶といったような不必要な免疫応答を効率よく防ぐことができるようになるのである．

本章では初めに，ヒトに感染する微生物に関して説明し，その後，それらの微生物が生体内で感染を拡大するために乗り越えなければならない免疫系の防御機構について述べる．次いで，免疫系に属する個々の細胞と組織の機能を理解し，さらに，それらの機能がどのように協調して働いているかを学ぶ．感染に対する免疫系の初めの防御機構は，感染微生物に対して物理的あるいは化学的障壁となる自然免疫系である．自然免疫系は微生物の構造物のパターンを認識し，感染が拡大する前に微生物の侵入を阻止するために体内で待ち構えている．ほとんどの感染は自然免疫系によって阻止されるが，感染が自然免疫系を突破したときには，もっと柔軟かつ強力に対応できる適応免疫系が機能する．つまり，適応免疫系は感染が成立した後で作用するシステムである．適応免疫応答は，まさに感染拡大しようとしている病原体に対する特異的な反応である．適応免疫系がうまく機能すると，病原体は除去され，その病原体の再侵入を防ぐ終生続く"免疫"を手に入れることができる．

図1.1　ワクチン接種による天然痘の撲滅
上図：天然痘ワクチン接種は1796年から行われ，天然痘の発症が3年連続して記録されなかった1979年に，WHO（世界保健機関）は天然痘の撲滅宣言を行った．この年以来，天然痘ワクチン接種は必要なくなった．一方，天然痘ウイルス感染に対する適応免疫を獲得した人の割合は減り始めた．このことは，まだ地球上のどこかに潜んでいる天然痘ウイルスに対して，または悪意をもつ人間（テロリスト）によって故意に天然痘ウイルスがまかれたときに，そのウイルスに対して免疫系が反応できない免疫学的に脆弱な人々が非常に増えていることを意味している．下図：天然痘を発症した子供と天然痘に対して免疫をもつ母親．天然痘特有の皮疹は，天然痘ウイルスに感染してから2週間ほどして現れる．（写真はWHOの厚意による）

1-1　健常者には多くの共生微生物が存在する

生体を感染症から守ることが，免疫系の第一の存在意義である．ほとんどすべての感染症の原因微生物はヒトの細胞よりも小さい．人間の体は，微生物（悪性，良性を問わず）

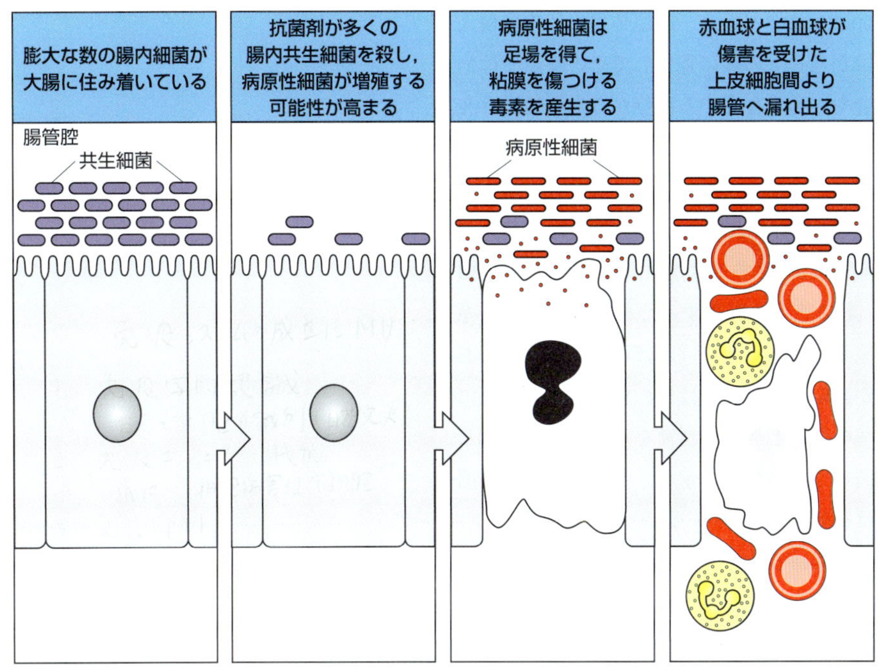

図 1.2　抗菌剤の投与は大腸の細菌叢の生態系を破壊する

細菌感染症への処置として抗菌剤の投与を行うと，大腸の正常な共生細菌も死滅してしまう．正常な共生細菌の死滅によって病原性細菌が増殖することがあり，抗菌剤を投与したにもかかわらず，さらに病気が誘導されることもある．このような病原性細菌には *Clostridium difficile* があり，毒素を産生してひどい下痢を引き起こす．近年，この菌の院内感染による入院高齢患者の死亡が増加している．

にとって，繁殖・生存・栄養補給のための広大で豊かな環境である．健常成人の腸管には，1,000 種類以上，4.5 kg ほどの微生物が共生している．腸に住むこれらの微生物は，我々と同じように食物から栄養をとっているので，**共生微生物**（commensal microorganism）と呼ばれている．ヒトの皮膚，口腔，腸管，膣などに住む微生物の社会を**マイクロビオータ**（microbiota．微生物叢（びせいぶつそう））と呼ぶ．例えば腸管のそれは“腸管マイクロビオータ”と呼ばれる．これらマイクロビオータを形成する微生物の多くは，生体内でしか生きていくことができない（試験管内では生きていけない）ので，その生態は不明な点が多い．

ヒトを含む動物は共生微生物とともに進化している．そのため生体は，共生微生物に対して免疫学的に寛容であり，逆にそれらを利用している場合もある．共生微生物は食物を消化して，生体への栄養の吸収を高めたり，いくつかのビタミンを作る．さらに，共生微生物の存在自体が病原微生物の拡大を物理的に制限して，感染症から生体を守っている．しかし共生微生物は，単に繁殖場所の占有によって病原微生物の侵入を防ぐだけではない．例えば，腸管マイクロビオータの中で最も多い大腸菌 *Escherichia coli* は，他の微生物の活動を弱めたり繁殖を抑制したりするコリシンと呼ばれる抗菌タンパク質を産生する．感染症患者が抗菌剤の投与を受けると病原微生物とともに多くの正常な腸管マイクロビオータが死滅するが，治療後，新たなマイクロビオータが再形成される．このとき，病原性の高い *Clostridium difficile* がマイクロビオータを形成すると日和見感染症の原因となり，時には命に関わることもある．具体的には，この病原性細菌は毒素を産生して下痢を引き起こしたり，ひどい場合には偽膜性大腸炎を発症させる（図 1.2）．

1-2　病原体とは，病気の原因となる感染性の微生物である

ヒトの体には無数の微生物が寄生しているが，そのほとんどは病気の原因とならない．例えば，大腸菌の良性株は普段から腸に存在している．しかし，インフルエンザウイルスやチフス菌などの微生物は悪性であり，感染すると病気を引き起こす．このように病

気の原因となる可能性のある微生物を**病原体**(pathogen)という．病原体は，体内に侵入して病気を引き起こす微生物だけでなく，普段からヒトの体に寄生してその時点では病気の原因とはならないが，免疫系が弱った場合や，通常存在する部位から異所性に存在するような場合に病気を引き起こすものも含む．このような微生物を**日和見病原体**(opportunistic pathogen)という．

病原体は**細菌**(bacterium)や**ウイルス**(virus)，**真菌**(fungus)といった微生物に加えて，単細胞生物の原生動物(原虫)や多細胞生物の無脊椎動物(多くは蠕虫)を総称した**寄生虫**(parasite)の４種類に分けられる．本書では，主に感染を制御するためのヒトの免疫系の機能について説明する．病原体の中には，完全に取り除かなければならないものもあるが，宿主であるヒトの中で，その数や場所が限定しさえすればその存在自体は問題にならないものもある．**図 1.3** は４種類の病原体の外観と形の多様性を示したものである．**図 1.4** にはよく知られた感染性疾患とその原因となる病原体を示す．これらの病気に関する詳細やこれらの免疫系に及ぼす害の詳細は後述する．

長い進化の過程において，病原体とヒトとの関係は変化し，それによって引き起こされる病気の程度も変化してきた．この間に，今日の病原体を含む感染性の生物は宿主に侵入したり，増殖したり，伝染したりするための特別な適応能力を獲得してきた．このような進化を経た病原体が宿主に侵入しても，宿主が急性に死に至ることはほとんどない．なぜなら宿主が死んでしまうと，病原体は住む場所も食べ物も失ってしまうからである．そのため，このような進化を経ると，現在は重篤で急死するような病気の原因となる病原体も宿主に適応するように弱毒の方向へ変化することが多い．それと相まって宿主の免疫系は，病原体を効率よく排除できるように進化していく．また，幼児期の風土病の感染によって，生涯，その病気に対する免疫を獲得する場合もままある．風土病とは麻疹(はしか)，水痘(水疱瘡(みずぼうそう))，マラリアのようにある限られた集団内でよくみられる感染症で，その集団内では通常，幼児期に感染，発症してしまう感染症のことである．このように宿主の免疫系と病原体との相互作用によって，ヒトにおける感染症の性質や重症度は常に変化している．

病原体の変化のよい例は，進化をすでに遂げた今日の一般的なウイルスにみられる．インフルエンザウイルスを例にとると，その症状は時として重篤であるが，たいていは免疫系の働きによって完治する．感染後に現れる熱や痛み，消耗の激しさなどのため，患者はインフルエンザ感染から回復しないのではと不安になるほどである．しかし，このような一時の症状のひどさにもかかわらず，インフルエンザウイルスのほとんどはヒトに感染しても死に至らしめない．暖かくして栄養をたっぷりとれば，通常は数週間で回復し，免疫系はウイルスを排除するという役割を成し遂げる．これに対して，例えば致死率が 60 ～ 75％もあるエボラウイルスも存在する．エボラウイルスは宿主(ヒト)内での進化を経ていない新規の病原体であり，世界にはこのような病原体が数多く存在する．

1-3　皮膚や粘膜表面は病原体の感染に対する障壁である

皮膚は，病原体の感染からヒトの体を守る最初の障壁である．これは，角化細胞の層によって守られている**上皮細胞**(epithelial cell)からなり，通常病原体は侵入できない頑丈な障壁である．上皮細胞とは，体の外面や腹腔の内面を覆う層状の細胞の総称である．傷，火傷，外科的処置などの身体的損傷を受けると，この障壁の性能が低下して下層の

図 1.3　多くの微生物がヒトの病原体となる
(a)インフルエンザウイルス．(b)ヒト免疫不全ウイルス(HIV)．AIDS を引き起こす．(c)黄色ブドウ球菌 *Staphylococcus aureus*．皮膚上にコロニーを形成し，にきびなどを引き起こす．食中毒を引き起こすこともある．(d)肺炎レンサ球菌 *Streptococcus pneumoniae*．肺炎の主な原因であるが，子供や高齢者には髄膜炎の原因にもなる．(e)腸炎菌 *Salmonella enteritidis*．食中毒を引き起こす．(f)結核菌 *Mycobacterium tuberculosis*．結核を引き起こす．(g)ヒト細胞(緑色)中の細菌 *Listeria monocytogenes*(黄色)．食物に混入して，宿主に感染し，免疫力低下時や妊娠女性などにリステリア症を引き起こす．(h)真菌 *Pneumocystis jirovecii*．AIDS 患者や免疫系が抑制されている患者に感染する日和見真菌．真菌細胞(緑色)が肝組織に感染している．(i)皮膚糸状菌 *Epidermophyton floccosum*．白癬の原因となる．(j)ヒトの常在菌 *Candida albicans*．全身性の重篤な病態を引き起こすことがある．(k)赤血球と原虫 *Trypanosoma brucei*(橙色)．アフリカ睡眠病を引き起こす．(l)蠕虫 *Schistosoma mansoni*．住血吸虫症を引き起こす．腸管における成虫を示す．雄は太く青みがかっており，雌は細く白い．(l)は光学顕微鏡写真で，それ以外はすべて，わかりやすいよう着色した電子顕微鏡写真である．

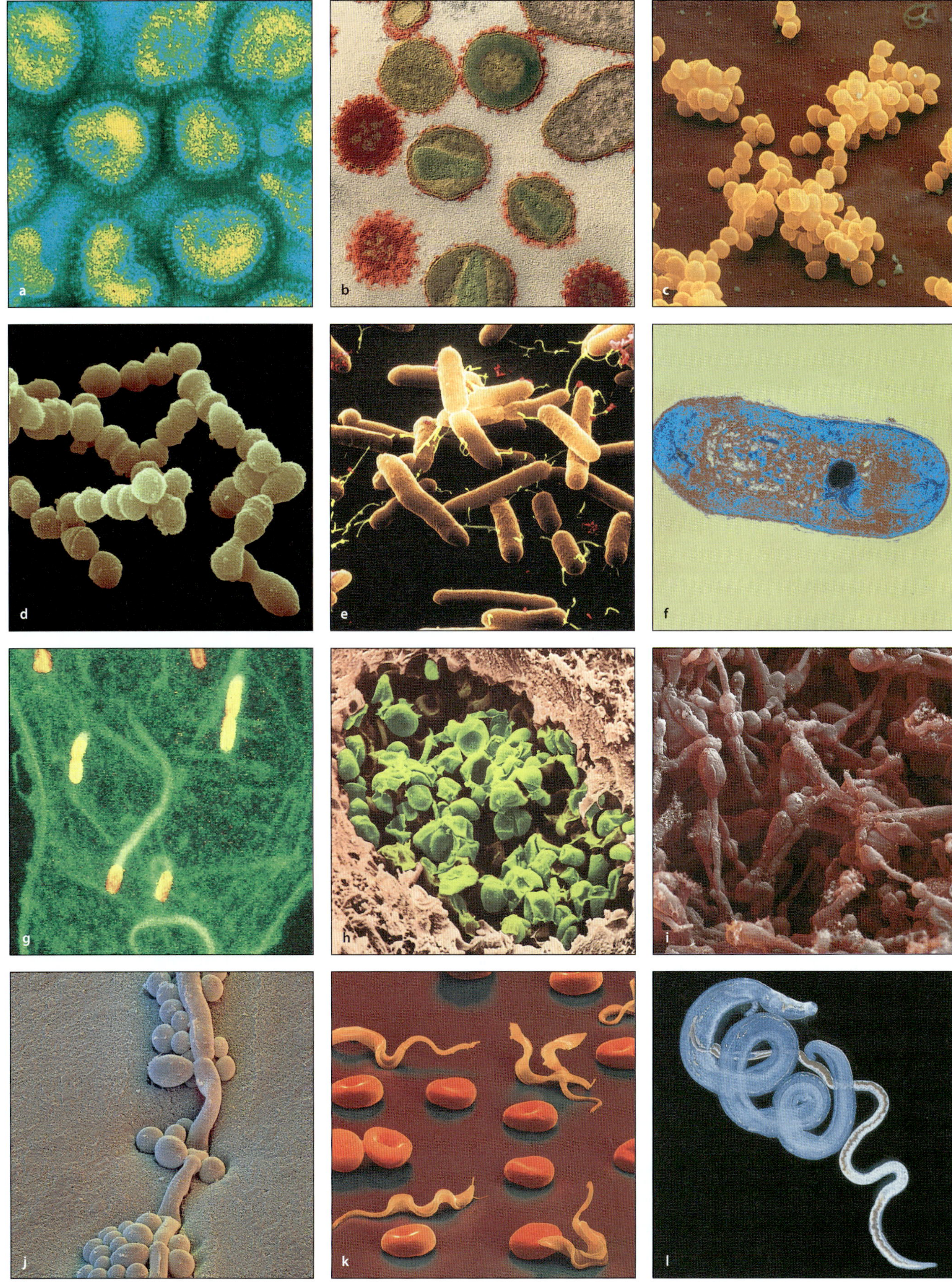
a
b
c
d
e
f
g
h
i
j
k
l

種別	疾患	病原体	一般分類*	感染経路
ウイルス	重症急性呼吸器症候群	SARS ウイルス	コロナウイルス	経口 / 気道 / 眼の粘膜
	ウエストナイル熱	ウエストナイルウイルス	フラビウイルス	感染した蚊による咬傷
	黄熱	黄熱ウイルス	フラビウイルス	感染した蚊 *Aedes aegypti* による咬傷
	B 型肝炎	B 型肝炎ウイルス	ヘパドナウイルス	性行為，感染した血液
	水痘(水疱瘡)	水痘帯状疱疹ウイルス	ヘルペスウイルス	経口 / 気道
	単核症	エプスタイン・バーウイルス	ヘルペスウイルス	経口 / 気道
	インフルエンザ	インフルエンザウイルス	オルトミクソウイルス	経口 / 気道
	麻疹(はしか)	麻疹ウイルス	パラミクソウイルス	経口 / 気道
	おたふくかぜ	ムンプスウイルス	パラミクソウイルス	経口 / 気道
	ポリオ(急性灰白髄炎)	ポリオウイルス	ピコルナウイルス	経口
	黄疸	A 型肝炎ウイルス	ピコルナウイルス	経口
	天然痘	痘瘡ウイルス	ポックスウイルス	経口 / 気道
	AIDS	ヒト免疫不全ウイルス	レトロウイルス	性行為，感染した血液
	狂犬病	狂犬病ウイルス	ラブドウイルス	感染した動物による咬傷
	かぜ	ライノウイルス	ライノウイルス	鼻孔
	下痢	ロタウイルス	ロタウイルス	経口
	風疹	風疹ウイルス	トガウイルス	経口 / 気道
細菌	トラコーマ	*Chlamydia trachomatis*	クラミジア	経口 / 気道 / 眼の粘膜
	細菌性赤痢	*Shigella flexneri*	グラム陰性桿菌	経口
	食中毒	*Salmonella enteritidis*, *S. typhimurium*	グラム陰性桿菌	経口
	ペスト	*Yersinia pestis*	グラム陰性桿菌	感染したノミによる咬傷，気道
	野兎病	*Pasteurella tularensis*	グラム陰性桿菌	感染した動物への接触
	腸チフス	*Salmonella typhi*	グラム陰性桿菌	経口
	淋病	*Neisseria gonorrhoeae*	グラム陰性球菌	性行為
	髄膜炎	*Neisseria meningitidis*	グラム陰性球菌	経口 / 気道
	髄膜炎，肺炎	*Haemophilus influenzae*	グラム陰性球桿菌	経口 / 気道
	レジオネラ症	*Legionella pneumophila*	グラム陰性球桿菌	汚染したエアロゾルの吸引
	百日咳	*Bordetella pertussis*	グラム陰性球桿菌	経口 / 気道
	コレラ	*Vibrio cholerae*	グラム陰性ビブリオ	経口
	炭疽	*Bacillus anthracis*	グラム陽性桿菌	経口 / 気道での胞子接触
	ジフテリア	*Corynebacterium diphtheriae*	グラム陽性桿菌	経口 / 気道
	破傷風	*Clostridium tetani*	グラム陽性桿菌(嫌気性)	感染した傷
	癤(せつ)，創傷感染	*Staphylococcus aureus*	グラム陽性球菌	傷，経口 / 気道
	肺炎，猩紅熱	*Streptococcus pneumoniae*	グラム陽性球菌	経口 / 気道
	扁桃炎	*Streptococcus pyogenes*	グラム陽性球菌	経口 / 気道
	ハンセン病	*Mycobacterium leprae*	マイコバクテリア	感染した呼吸器飛沫
	結核	*Mycobacterium tuberculosis*	マイコバクテリア	経口 / 気道
	呼吸器疾患	*Mycoplasma pneumoniae*	マイコプラズマ	経口 / 気道
	発疹チフス	*Rickettsia prowazekii*	リケッチア	感染したダニによる咬傷
	ライム病	*Borrelia burgdorferi*	スピロヘータ	感染したマダニの一種による咬傷
	梅毒	*Treponema pallidum*	スピロヘータ	性行為

種別	疾患	病原体	一般分類*	感染経路
真菌	アスペルギルス症	*Aspergillus* spp.	子嚢菌	日和見病原体，胞子の吸引
	足白癬	*Trichophyton* spp.	子嚢菌	物理的接触
	カンジダ症，口腔カンジダ症	*Candida albicans*	子嚢菌(酵母)	日和見病原体，常在菌
	ニューモシスチス肺炎	*Pneumocystis jirovecii*	子嚢菌	日和見病原体，肺の常在菌
原虫(寄生虫)	リーシュマニア症	*Leishmania major*	原虫	感染したスナバエによる咬傷
	マラリア	*Plasmodium falciparum*	原虫	感染した蚊による咬傷
	トキソプラズマ症	*Toxoplasma gondii*	原虫	経口，感染物質
	トリパノソーマ症	*Trypanosoma brucei*	原虫	感染したツェツェバエによる咬傷
蠕虫(寄生虫)	回虫症	*Ascaris lumbricoides*	線虫	経口，感染物質
	住血吸虫症	*Schistosoma mansoni*	吸虫	汚染水を用いた入浴時の経皮

図 1.4　さまざまな微生物がヒトに病気を引き起こす
病原体はウイルス，細菌，真菌，寄生虫の4つに大別できる．寄生虫はさらに，原虫と蠕虫に分けられる．表には，各カテゴリーに分類される重要な病原体と，それらが引き起こす病気を示す．*ここでは病原体と病気の紹介を目的にしているので，“一般分類”には分類学的に適切でないものもある．ウイルスは科，細菌は臨床細菌学で用いられているグループ分け，真菌と寄生虫は高次分類学的区分に基づいて記載している．“グラム陽性”と“グラム陰性”は，細菌の染色特性を示している．グラム陽性菌はグラム染色法で紫色に染まる細菌を，グラム陰性菌は染まらない細菌を示す．

軟部組織が露出し，病原体が感染しやすくなる．19世紀に消毒薬が見出されるまで，手術はとても危険なものであった．なぜなら，手術による傷が軟部組織を曝露するので生命を脅かす感染の原因となったからである．この時代，戦場では，敵の攻撃よりも感染によって死ぬ兵士のほうがはるかに多かった．皮肉なことに，兵士の体を傷つける近代兵器を用いた長期に及ぶ戦争の増加が，手術や薬剤の改良の原動力になってきた．免疫学に目を向けると，第二次世界大戦において火傷で苦しんだ多くのパイロットの存在により皮膚移植の研究が進み，このことが細胞レベルの免疫応答の解明へとつながった．

気道や消化管，尿生殖路の上皮は，“外側”の表面にある皮膚とつながっている(図 1.5)．これら体の“内側”の表面の上皮では，皮膚の代わりに，ある特化した組織が存在しており，病原体が侵入しにくくなっている．そのような組織は**粘膜表面**(mucosal surface)，または単に**粘膜**(mucosa)と呼ばれる．粘膜は**粘液**(mucus)を持続的に分泌する．この厚い液状の層は，損傷から上皮細胞を守り，感染を防ぐ酵素や糖タンパク質，プロテオグリカンを含む．粘液は，気道では上皮細胞上に存在する線毛の働きにより常に移動し，除去され，粘液産生細胞である杯細胞により補充されている．そのため呼吸とともに侵入してきた病原体や有害な物質は除去され，気道粘液は常に清潔に保たれる．

体内のすべての上皮細胞は抗菌物質を産生する．皮脂は細菌の繁殖を防ぐ脂肪酸や乳酸を含み，毛根部にある皮脂腺細胞から産生され，上皮細胞表面に分泌される．**抗菌ペプチド**(antimicrobial peptide)は上皮細胞から産生され，細菌，真菌，エンベロープをもつウイルス等の外膜を不安定化させることで病原体を破壊する．涙や唾液に存在するリゾチームは，付近の上皮において細菌の細胞壁を分解する．さらに，胃，膣，皮膚の上皮表面の酸性環境は，病原体を不活性化する．

このような防御機構によって，皮膚や粘膜は，体内の細胞や組織への病原体の侵入を防ぐ物理的，化学的，そして微生物学的な障壁を形成している．これらの障壁が破られ，上皮細胞の下の軟部組織に病原体が侵入すると，自然免疫系の出番となる．

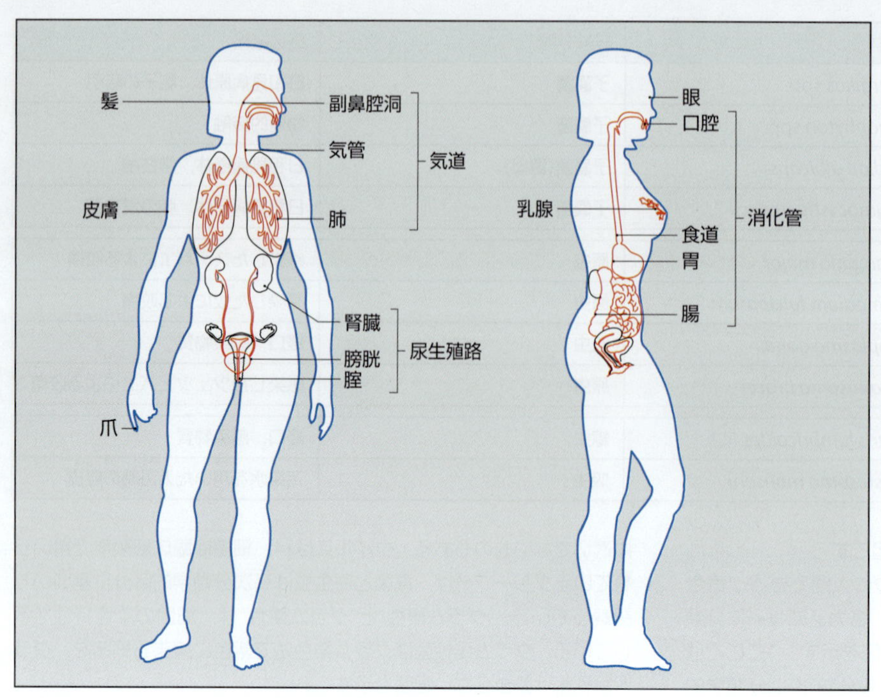

図 1.5 外部環境から体を隔てている物理的障壁

感染に対する強力な障壁となる皮膚，髪，爪を青色で示し，それよりは脆弱な粘膜を赤色で示す．

1-4 自然免疫によって感染後に炎症反応が生じる

切り傷，擦過傷，咬傷，外傷など皮膚が損傷を受けることによって，病原体はその傷口から侵入する．また，汚染された空気を吸ったり，汚い食べ物を食べたり，感染した人の近くにいるときに眼・鼻・口などを触れたりこすったりすると，病原体は粘膜表面に到達する．しかしほとんどの場合，病気を発症せずに病原体は数日で排除される．このような感染は，感染直後に素早く対応する**自然免疫応答**(innate immune response)によって制御されている．この応答は2つの段階に分けられる(**図 1.6**)．まず，自然免疫系の細胞群が細胞膜上の受容体を介して病原体の存在を認識する．この認識は病原体由来の分子に特有のパターンや，病原体によって切断等を受ける宿主由来の血漿タンパク質(補体など)をリガンドとして行われる．次に，その病原体を殺して除去する**エフェクター機構**(effector mechanism)が誘導される．エフェクター機構は，細菌の貪食，ウイルスに感染した細胞の傷害，および寄生虫への攻撃を行う**エフェクター細胞**(effector cell)と，病原体に直接結合してそれ自体がその後の反応に必要な分子機構の目印となったり，それ自体が病原体を攻撃してエフェクター細胞の手助けをする**補体**(complement)と呼ばれる血漿タンパク質が担っている．これらの生体防御反応は**自然免疫**(innate immunity)と呼ばれる．"自然"とは生来備わっているとの意味で，自然免疫系は感染が生じてすぐに動員される，遺伝子によって規定された一連の免疫応答である．自然免疫において多くの病原体を認識する受容体群はいくつかのタンパク質ファミリーを構成している．これらの受容体は構造上の差からいくつかの種類に分けられ，化学的に異なるさまざまなリガンド，例えば病原体由来のペプチドやタンパク質，糖タンパク質，プロテオグリカン，ペプチドグリカン，糖類，糖脂質，リン脂質，核酸などと結合する．

サンフランシスコの歩道でスケートボードをしていて転倒した青年を例に自然免疫で排除される感染の様式を考えてみよう．彼が家に帰って傷口を洗うことで，汚れや，ヒト，土壌，ハト，イヌ，ネコ，アライグマ，スカンク，オポッサムなどに由来する病原

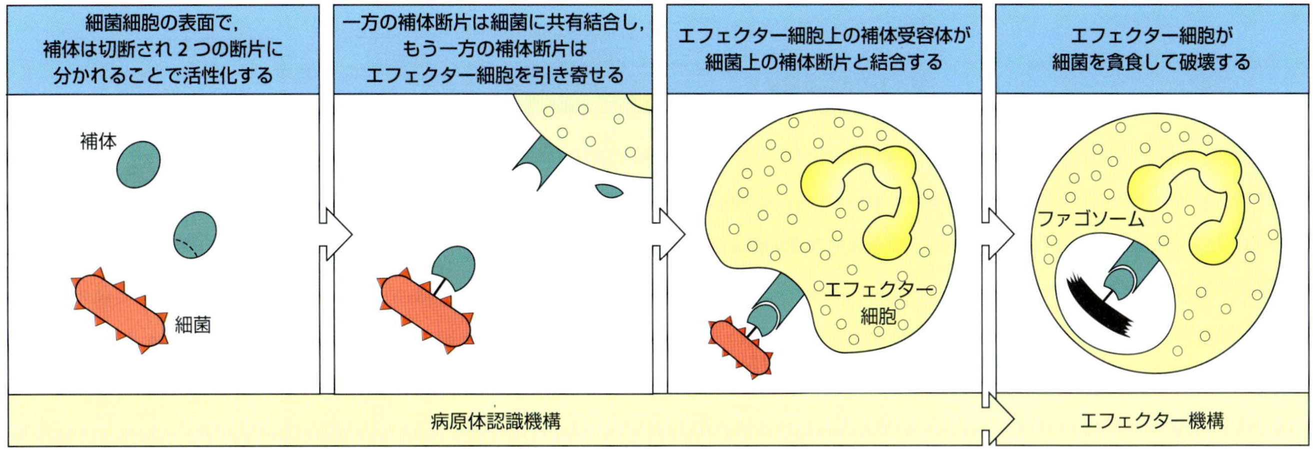

図 1.6　補体を介する病原体の認識と破壊
免疫系の構成分子はほとんどが，病原体の認識，破壊，あるいはこれら 2 つの活性間の情報伝達に関与する．ここでは，自然免疫が活性化されていく最も基礎的な過程について示す．補体タンパク質(緑色)は病原体(赤色)の存在下で活性化され，補体の断片と病原体が共有結合によって結合する．補体によって標識された病原体は宿主にとって危険なものとして免疫系に認識される．可溶性の補体成分は貪食白血球を補体活性化部位へと引き寄せる．さらに，マクロファージなどのエフェクター細胞は病原体を結合した補体断片に結合できる受容体をもっていて結合した受容体とリガンド(および病原体)は食作用によって細胞内に取り込まれ，ファゴソーム(食胞)と呼ばれる細胞内小胞に運ばれ破壊される．食作用を行う細胞は食細胞(phagocyte)と呼ばれるが，これはギリシャ語の"*phago*(食べる)"に由来している．

体の大部分を取り除くことができる．しかし，残っている細菌は感染の原因となる可能性がある．この可能性を低くするために自然免疫系が発動する．損傷を受けた組織の細胞やタンパク質は体内に侵入した細菌を認識し，細胞は**サイトカイン**(cytokine)という可溶性のタンパク質を分泌する．サイトカインは他の細胞に作用し，自然免疫応答の引き金となる．自然免疫応答の最終的な目的は，感染した組織において炎症反応を起こすことである．**炎症**(inflammation)とは医学に古くからある概念で，熱(ラテン語で *calor*)，痛み(*dolor*)，発赤(*rubor*)，腫脹(*tumor*)を特徴とする．我々がよくみるこれら 4 つの炎症の徴候は，感染そのものではなく，病原体に対する自然免疫応答によって生じる．

つまり，何らかの原因で局所に発現したサイトカインにより，血管の拡張が局所的に誘導されてその部位の血流が増加すると，皮膚が熱をもったり赤くなったりする．血管の**内皮細胞**(endothelial cell)は薄い特殊な層状の細胞で，血管の内側を裏打ちしているが，血管が拡張すると内皮細胞の間にすき間ができる．こうした構造の変化が，血管内皮細胞の透過性を高めて血漿の血管外への漏出を容易にしている．このように局所的に血液の量が増えることによって，**浮腫**(edema)や腫脹が起こり，神経末端が圧迫されて痛みの原因となる．サイトカインはまた，血管内皮の接着性を変化させ，炎症を起こしている組織へ白血球を集積させる(図 1.7)．白血球は**炎症細胞**(inflammatory cell)の一種であり，炎症組織に浸潤すると炎症を増強する物質を放出する．炎症組織にさまざまな炎症細胞が浸潤すると腫脹が増加し，痛みの原因となる物質が増える．この我々にとって不快で外観を損なう炎症反応によって，大量の免疫細胞やさまざまな分子が感染組織に素早く運ばれ，侵入した細菌が除去される．自然免疫のより詳細な説明は第 2，3 章で議論する．

1-5　適応免疫は自然免疫に引き続いて生じる

ヒトは日常的に病原体に曝されている．都会に住んでいたり，人(あるいは病原体)が頻繁に出入りする国際空港などにいると，病原体に曝される頻度や遭遇する病原体の種類は増える．このように多くの病原体に曝されているにもかかわらず，多くの場合，自然免疫系のおかげで我々は健康上の問題を生じない．しかし栄養が足りなかったり，居住環境が整っていなかったり，睡眠不足だったり，その他の原因で心身にストレスがかかったりすると，自然免疫は減弱し，病原体を防げず，感染が拡大して発病してしまう

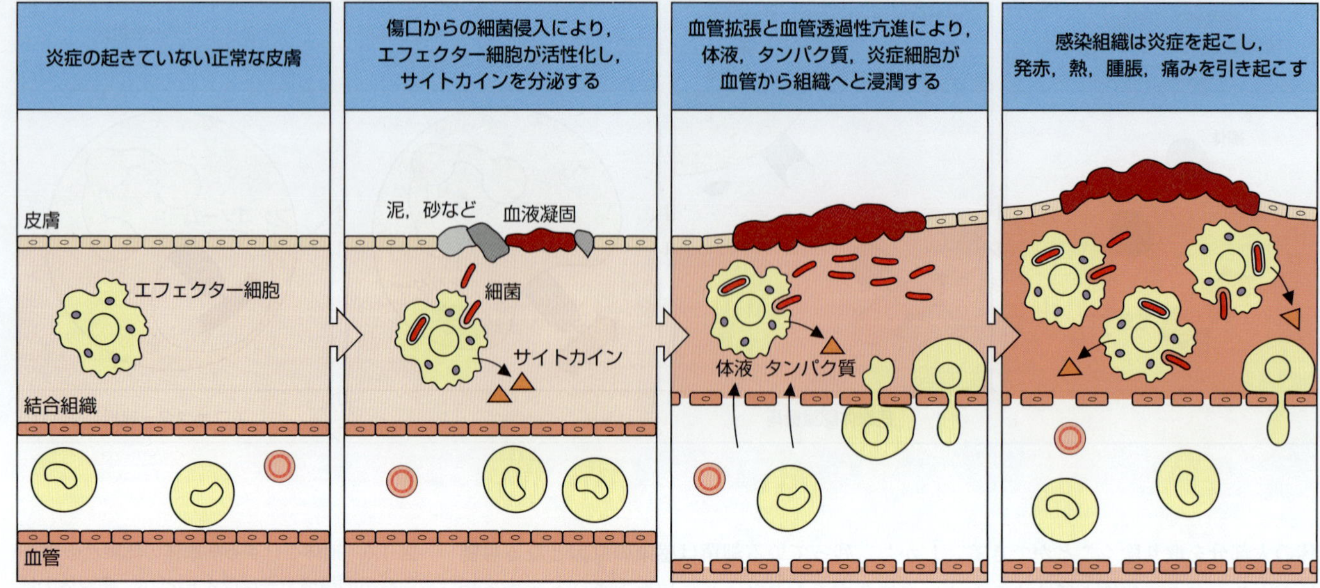

図 1.7 自然免疫機構により感染部位に引き起こされる炎症反応
皮膚の損傷により細菌が結合組織へ侵入し，それに伴って自然免疫系が応答する.

ことがある．このような場合でも，自然免疫系はさらなる感染の拡大を遅らせる目的で，宿主の免疫応答を強化する**リンパ球**(lymphocyte)と呼ばれる白血球を活性化して感染部位に集める．リンパ球は病原体の微細な違いを認識し，感染している病原体のみを排除する．そのため，このリンパ球が関わる防御反応を**適応免疫応答**(adaptive immune response)と呼ぶ．したがって，1つの病原体に対して生じる**適応免疫**(adaptive immunity)は，その病原体に非常に特異的なもので，他の病原体の感染防御に対してはほとんど役立たない．この適応免疫は，脊椎動物のみが進化の過程で獲得したものであり，無脊椎動物にも脊椎動物にも存在する自然免疫応答を補完して免疫系をより完成されたものにしている．

適応免疫応答で働くエフェクター機構は自然免疫応答のそれと類似している．両者の最も重要な相違点はリンパ球の病原体抗原の認識機構である(図 1.8)．自然免疫に関連する受容体には数多くの種類があり，それぞれは特定の病原体株に特徴的な構造を認識するが，個別の病原体を認識することはない．一方，適応免疫応答の本体であるリンパ球はほとんどすべての病原体をたった1種類の細胞表面受容体で認識する．しかし，この受容体には無数のバリアントがあり，それぞれが異なるリガンドに結合できる．これら無数のリンパ球受容体が，個々の病原体に対して特異的な適応免疫応答を担っている．リンパ球受容体の遺伝子は通常の遺伝子とは異なり，リンパ球の発生過程で遺伝子内に

自然免疫の認識機構	適応免疫の認識機構
迅速な応答(数時間)	遅い応答(数日から数週)
変化しない	変化に富む
限られた非特異的応答	数多くの特異性の高い応答
決まった応答	応答中に増強

病原体破壊に対する共通のエフェクター機構

図 1.8 自然免疫と適応免疫の特徴とその差違

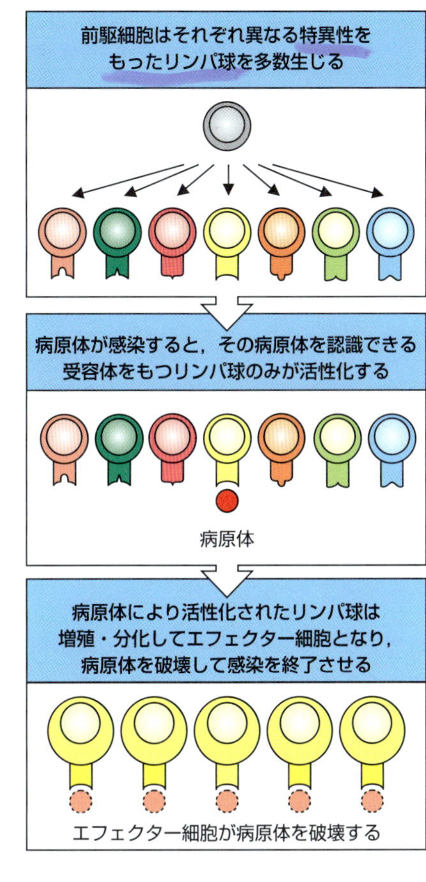

図 1.9　病原体による抗原特異的なリンパ球の選択
上図：1 個の前駆細胞（灰色）から生じるそれぞれのリンパ球は，ある 1 つの分子構造を認識する 1 種類の細胞表面受容体を発現する．個々のリンパ球は特異性の異なる受容体を発現する．末梢血を循環している無数のリンパ球は，それぞれ認識する分子構造が異なる何百万種類もの受容体をもつ．そのため，個々のリンパ球はそれぞれ 1 つの抗原を認識するが，リンパ球全体としては生体に侵入してくるほぼすべての病原体を認識できる．異なる受容体をもつリンパ球は異なる色で示してある．中央図：ある 1 つの病原体の感染が起こった場合でも，当初は，その病原体あるいは構成分子に結合できる表面受容体をもつリンパ球はほんの少数である．下図：その後，これら病原体に特異的なリンパ球は分裂・活性化・分化する．そのため，病原体の感染後，生体に存在するようになる大量のエフェクター細胞集団は，その病原体を認識できる受容体をもつ少数のリンパ球のクローンが増殖したものである．

組換え（切断，スプライシング，修飾など）が生じる．このようにして，個々のリンパ球はそれぞれ異なるリンパ球受容体を 1 つもつが，リンパ球全体としては無数の受容体バリアントをもつようになる．

病原体の感染時には，これら無限に近い抗原に反応できる一群のリンパ球の中から，その病原体の抗原を認識できる受容体をもったごく一部のもののみが活性化・増殖して適応免疫応答が誘導される．つまり，病原体に特異的なリンパ球のみが増殖・分化して，病原体特異的なエフェクターリンパ球クローンが生み出される（図 1.9）．このように，ある特定の抗原に反応する非常に小さい集団のリンパ球が選択される機構を**クローン選択**（clonal selection）といい，増殖と分化を経て非常に多くのエフェクター細胞が生み出される機構を**クローン増殖**（clonal expansion）という．これらの過程は細胞分裂を必要とし時間がかかるので，宿主が適応免疫の恩恵にあずかるのは感染後 1 週間ほど経ってからである．

適応免疫の有用性はインフルエンザウイルス感染を例にとるとわかりやすい．インフルエンザウイルス感染は，下部気道の上皮細胞にインフルエンザウイルスが侵入することで起こる．インフルエンザウイルスが自然免疫を打ち破って感染が拡大すると，3 ～ 4 日の間，衰弱症状がみられる．体内で適応免疫応答が働き始めても，5 ～ 7 日間は症状が続く．感染してから 2 週間目頃，適応免疫が強まるにつれて熱は下がり，緩やかに回復してくる．

適応免疫応答の間に選択されたインフルエンザウイルス特異的なリンパ球の一部は，**免疫記憶**（immunological memory）として長い間体内にとどまる．これらの記憶細胞は同じインフルエンザウイルスが侵入した場合に，より強力に素早く活性化・増殖して再び適応免疫応答を誘起し，最小限の症状で感染した病原体を除去する．免疫記憶による適応免疫は，**獲得免疫**（acquired immunity）もしくは**防御免疫**（protective immunity）と呼ばれる．麻疹ウイルスなどでは，感染から数十年間にわたって獲得免疫が保持されるが，インフルエンザウイルスのそれは非常に短く，防御機構としては効果的ではない．これは，免疫記憶が働かないのではなく，インフルエンザウイルスが宿主であるヒトの獲得免疫から逃れるために，毎年その抗原性が変化することによると考えられている．

適応免疫が最初に病原体に対して働くことを**一次免疫応答**（primary immune response．一次応答ともいう）と呼び，そこで免疫記憶が生じる．この免疫記憶が形成された 2 回目以降の適応免疫のことを**二次免疫応答**（secondary immune response．二次応答，獲得免疫応答ともいう）と呼ぶ．ワクチン接種の目的は病原体特異的な免疫記憶を誘導する

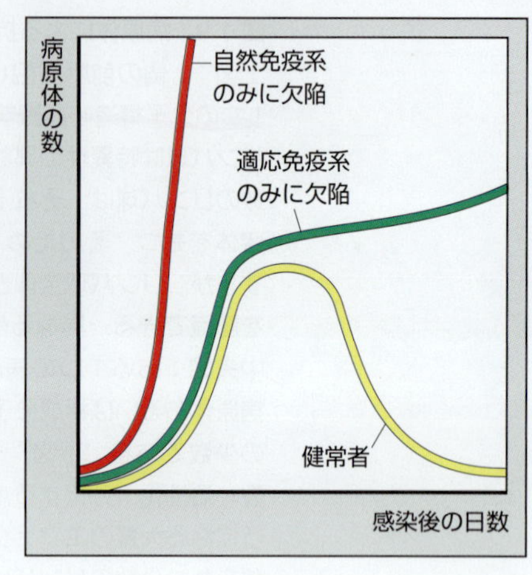

図 1.10 自然免疫と適応免疫の存在意義
健常者では，一次感染は自然免疫系と適応免疫系両者の協調作用で排除される（黄線）．自然免疫系が存在しない人では，適応免疫系も機能しないので，制御不能の非常に強い感染が生じる（赤線）．適応免疫系のみが機能しない人では，感染初期において自然免疫系がある程度感染を食い止める．しかしその場合は，体内から病原体を完全に排除することはできない（緑線）．

ことであり，これによって次の感染時に強く早い適応免疫応答を誘起できる．すべての適応免疫応答は自然免疫応答に引き続いて生じるので，ワクチンは自然免疫と適応免疫の両方を活性化する．

1-6 適応免疫は自然免疫よりもよく研究されている

自然免疫系は，病原体の感染後，臨床症状が現れる前の非常に早期から機能するので，患者自身も担当医もそれが機能しているとはわからない．そのため，自然免疫系によって防御されている感染症の割合を正確に示すことは難しい．しかし，我々が体内に保有する大量の共生微生物を病気の発症なしに維持している状況を考えれば，直感的に，自然免疫の活躍によって防御されている感染症は相当数あると推定できるであろう．自然免疫の重要性は，遺伝性の自然免疫不全患者が感染症にかかった場合の悲惨な状況をみればはっきりとわかる（図 1.10）．

感染症への医療行為は，自然免疫系では防御できずに発症してしまった肺炎，麻疹，インフルエンザ等の症状の緩和を目的としている．そのため，治療では適応免疫系をいかに効率よく活性化できるかが問題となる．言い換えると，医師は適応免疫系を増強して病原体の除去に挑むことになる．歴史的に適応免疫系の理解が自然免疫系の理解に先行したのはこのような治療を行ってきたことが一因となっている．逆に言うと，自然免疫は適応免疫よりも理解が遅れていた．しかし現在，免疫学者は自然免疫系がすべての免疫応答の根底にあることに気づき，研究が進められてきたので，自然免疫系と適応免疫系との知識の差はほとんどない．

1-7 免疫系の細胞はすべて造血幹細胞から生じる

免疫系に属する細胞は，**白血球**（leukocyte/white blood cell）とその同系統の細胞群からなる．これらの細胞群は，他の血液細胞と同様に，**造血**（hematopoiesis）と呼ばれる増殖および分化の過程で日々絶え間なく産生されている．白血球は，**赤血球**（erythrocyte）や**巨核球**〔megakaryocyte．**血小板**（platelet）を産生する細胞〕と同じく，**多能性造血幹細胞**（pluripotent hematopoietic stem cell）という共通の前駆細胞から発生する．造血幹細胞から発生するすべての細胞は**造血細胞**（hematopoietic cell）と呼ばれる（図 1.11）．造血の場所，つまり造血幹細胞の存在部位は発生の段階で変化していく（図 1.12）．初期胚では卵黄嚢が，その後は胎児肝臓が造血部位である．胎生 3 ～ 7 か月になると脾臓が造血の中心となる．胎生 4 ～ 5 か月となると骨が形成されてきて造血部位も**骨髄**（bone marrow）に移動し始め，誕生時には骨髄のみでほぼすべての造血が行われるようになる．

図 1.11 造血細胞の種類
造血細胞の種類について，それぞれの光学顕微鏡写真とともに，形態学的な特徴を描いた模式図とその主な機能を示す．各細胞の模式図は本書全体を通して用いる．巨核球(k)は骨髄に定住し，小さな無核の小胞を細胞外に放出する．この小胞は，血小板として血中を循環する．赤血球(l)は白血球よりも小型で核をもたない．倍率 15,000 倍．（写真は Yasodha Natkunam の厚意による）

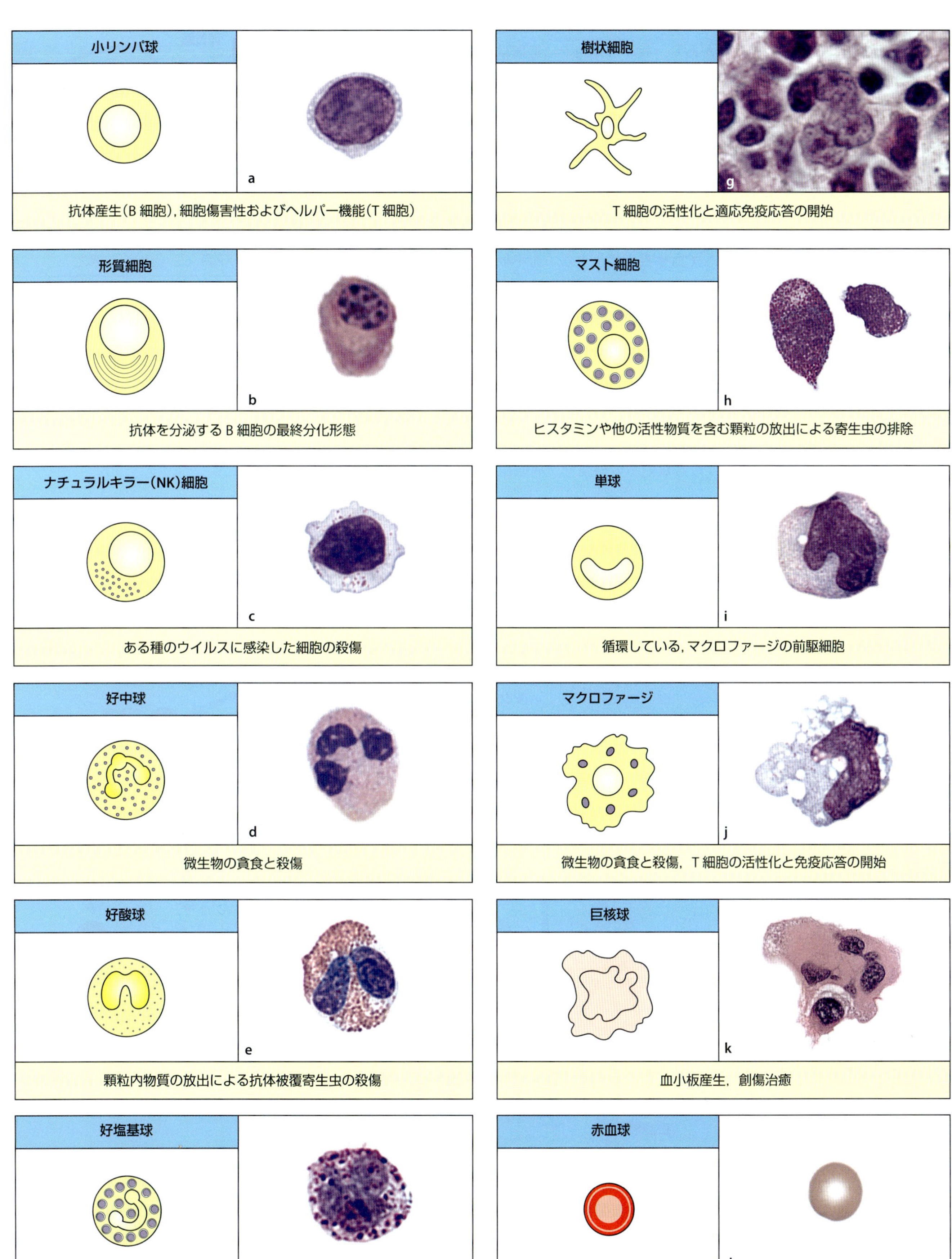
小リンパ球
a
抗体産生(B 細胞), 細胞傷害性およびヘルパー機能(T 細胞)
樹状細胞
g
T 細胞の活性化と適応免疫応答の開始
形質細胞
b
抗体を分泌する B 細胞の最終分化形態
マスト細胞
h
ヒスタミンや他の活性物質を含む顆粒の放出による寄生虫の排除
ナチュラルキラー(NK)細胞
c
ある種のウイルスに感染した細胞の殺傷
単球
i
循環している, マクロファージの前駆細胞
好中球
d
微生物の貪食と殺傷
マクロファージ
j
微生物の貪食と殺傷, T 細胞の活性化と免疫応答の開始
好酸球
e
顆粒内物質の放出による抗体被覆寄生虫の殺傷
巨核球
k
血小板産生, 創傷治癒
好塩基球
f
寄生虫への免疫応答の制御
赤血球
l
酸素輸送

成人の造血は主に頭蓋骨，肋骨，胸骨，脊柱，骨盤，大腿骨の骨髄で起こる．免疫細胞は短命なので常に再生される必要があり，我々の体内では造血は生涯にわたって続く．

造血幹細胞は**自己複製**(self-renewal)と呼ばれるゆっくりとした細胞分裂を介して，造血幹細胞を生体内に維持している．娘細胞はより成熟型の幹細胞(赤血球系，骨髄系，リンパ系の前駆細胞のいずれか)となる場合がある(図 1.13)．これらのうち**赤血球系前駆細胞**(erythroid progenitor)は，**赤血球系統**(erythroid lineage)に属する細胞，すなわち赤血球と巨核球に分化する．赤血球は酸素を運ぶ．巨核球は複数の前駆細胞の融合で生じた大きな細胞で，複数の核，複数の染色体セットをもち(巨核球とは“大きな核をもつ細胞”という意味)，骨髄に存在して血小板を産生する．血小板は小さな円盤状の無核細胞断片で，巨核球の細胞膜がちぎれることで産生される．血小板は血管の恒常性を保っており，血液の凝固反応に働くことで損傷を受けた血管からの血液流出を防ぐ．

骨髄系前駆細胞(myeloid progenitor)からは**骨髄系統**(myeloid lineage)の細胞が生じる．**顆粒球**(granulocyte)は骨髄系前駆細胞から分化し，微生物を殺したり炎症を惹起する活性物質を含む顆粒を細胞質内に多くもつ．顆粒球は**多形核白血球**(polymorphonuclear leukocyte)とも呼ばれ，2～5つの不定形分葉の核をもつ場合がある．**好中球**(neutrophil)は顆粒球の中で最も数の多い細胞で，病原微生物を捕まえて貪食し

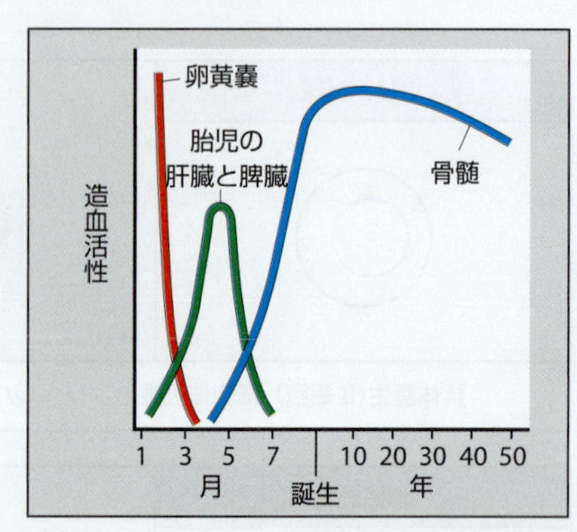

図 1.12　ヒトの発生過程における造血の場の変化
初期胚の血液細胞の形成の場は卵黄嚢で，次いで胎児の肝臓や脾臓にうつる．その後，骨髄へ移動する．生後しばらくすると骨髄のみが造血の場となる．

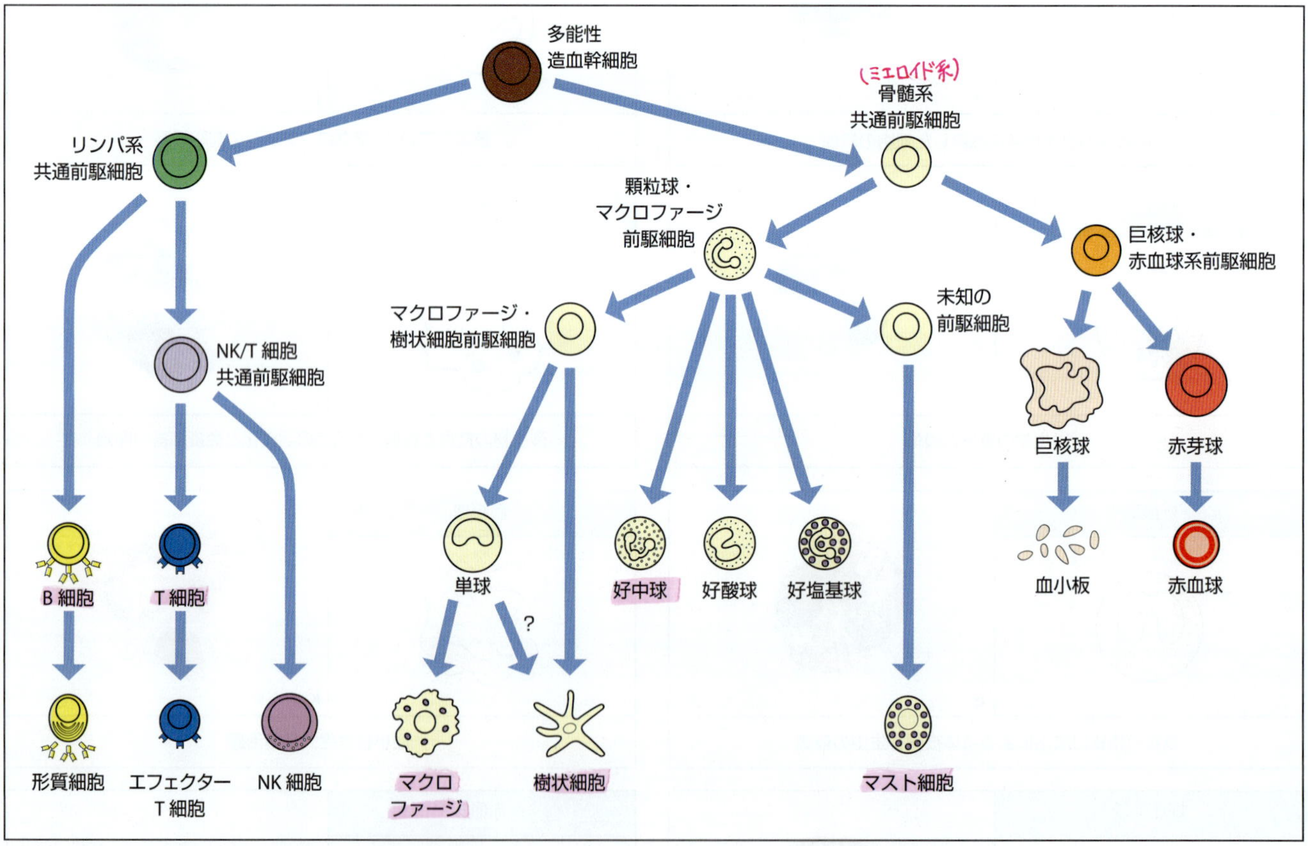

図 1.13　造血幹細胞由来の血液と組織に存在する細胞
多能性造血幹細胞(茶色)は分裂して，特殊化した前駆細胞に分化する．すなわちリンパ系，骨髄系，赤血球系前駆細胞である．リンパ系共通前駆細胞は B 細胞(黄色)，T 細胞(青色)，ナチュラルキラー(NK)細胞(紫色)に分化する．感染による活性化によって B 細胞は形質細胞へと分化し，一方，T 細胞はさまざまな種類のエフェクター T 細胞へと分化する．骨髄系共通前駆細胞は，3 種類の顆粒球すなわち好中球，好酸球，好塩基球と，マスト細胞，単球，樹状細胞の少なくとも 6 種類の細胞に分化する．マスト細胞は結合組織や粘膜組織に存在する．循環血中に存在する単球は，組織にとどまるマクロファージと樹状細胞へと分化する．“骨髄系(myeloid)”とは“骨髄の(of the bone marrow)”という意味である．

殺す機能をもつ**食細胞**(phagocyte)に属する(図 1.14)．好中球は食細胞の中で最も数が多く，最も強力な自然免疫系のエフェクター細胞として非常に早く感染部位に動員されて，損傷を受けた組織において無酸素状態下でも機能しうる．また，好中球は非常に死にやすく，感染部位で死滅して**膿**〔pus．にきびや癤(おでき)の内容物〕を形成する(図 1.15)．**好酸球**(eosinophil)は2番目に多い顆粒球であり，蠕虫や他の腸管寄生虫に対して機能する．**好塩基球**(basophil)は最も少ない顆粒球で，寄生虫に対する免疫応答に関与する．しかし，この細胞は非常に少数なので，本当に生体防御に効いているかは明らかでない．顆粒球という名前は，組織染色において細胞質内に濃く染まる顆粒をもつことに由来する．好酸球は酸性色素であるエオシンで染まる塩基性物質を含み，好塩基球はヘマトキシリンのような塩基性色素で染まる酸性物質を含む．好中球はその両方の色素では染まらない．

白血球の種類	割合(%)
好中球	40～75
好酸球	1～6
好塩基球	＜1
単球	2～10
リンパ球	20～50

図 1.14　ヒト末梢血中の白血球の割合
数値は健常者の静脈血中の正常な存在比率を示す．

骨髄系細胞のもう1つの細胞群には，単球，マクロファージ，樹状細胞が属する．**単球**(monocyte)は血中を循環している白血球である．この細胞は顆粒球より大きく，はっきりとした不定形の核をもっており，すべて同じような形をしているため単球と呼ばれる．単球はさまざまな場所に移動できる前駆細胞で，組織細胞の一種である**マクロファージ**(macrophage)へと分化する．つまり単球は血液から組織に移動し，そこで成熟してマクロファージとなり定住するのである．マクロファージは好中球(かつてミクロファージと呼ばれた)に似た大きな食細胞で，病原体を貪食する．組織マクロファージは大きくいびつな形をしており，しばしば飲み込んだ物質を含む大きな液胞を細胞質にもつ(図 1.16)．マクロファージは貪食を行い，病原体の侵入によって死滅した細胞やその分解産物を処理する生体内の掃除担当細胞である．

好中球が自然免疫において短命の歩兵だとするならば，マクロファージは他の細胞に感染の情報を与え，感染部位の反応の調和をとる比較的寿命の長い指揮官といえる．感染組織に存在するマクロファージは，侵入してきた病原微生物に最初に反応し貪食を行って活性化する．活性化マクロファージはサイトカインやケモカインなどを分泌し，好中球や他の白血球を感染部位に呼び寄せる．

樹状細胞(dendritic cell)は，体内の組織に定住している星形をした細胞である．マクロファージと共通の特徴を多くもつが，適応免疫系を活性化する抗原提示能が非常に高い．感染組織に存在する樹状細胞は，病原体もしくはその分解された一部を貪食して組

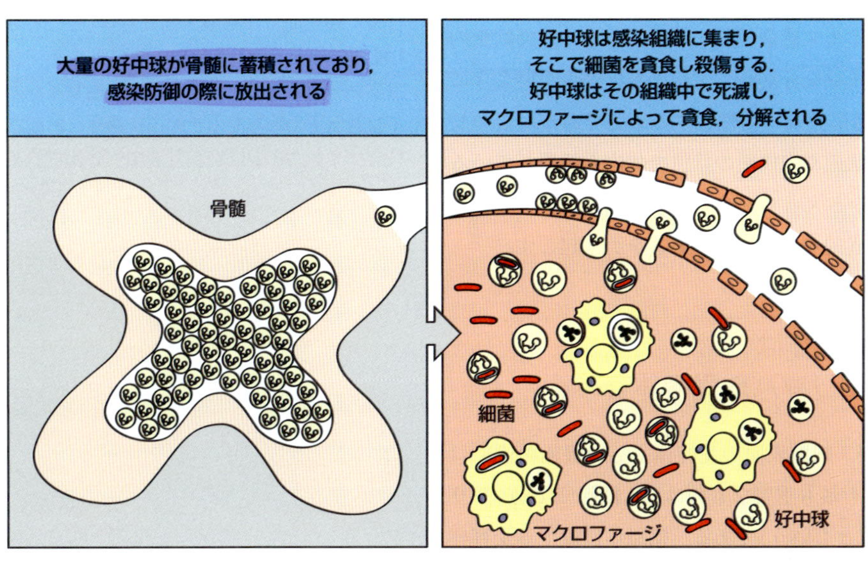

図 1.15　感染時には大量の好中球が骨髄から感染部位に移動し，そこで働いた後，死滅して一生を終える
好中球は細菌を取り込み殺傷した後，自らも死滅する．死んだ好中球は最終的にはマクロファージによって貪食され排除される．膿として知られる粘性物質は主に好中球の死細胞からなっている．

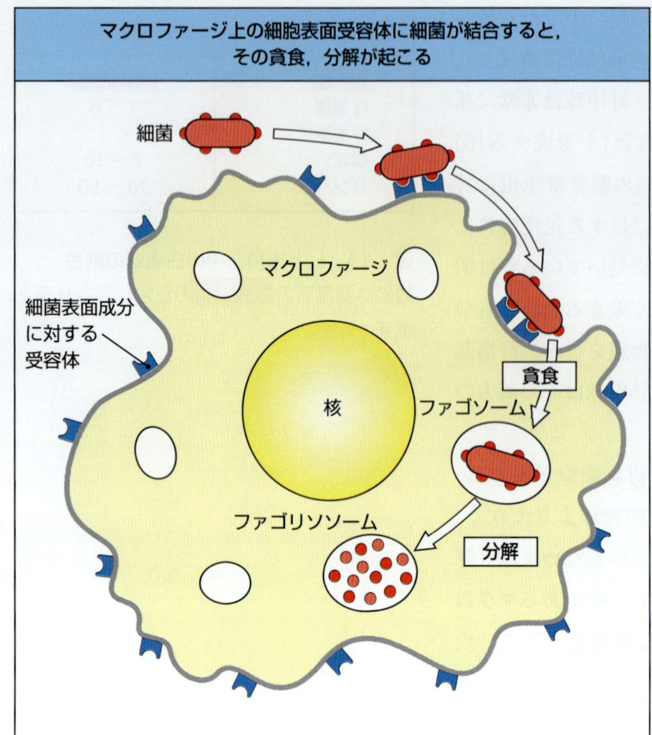

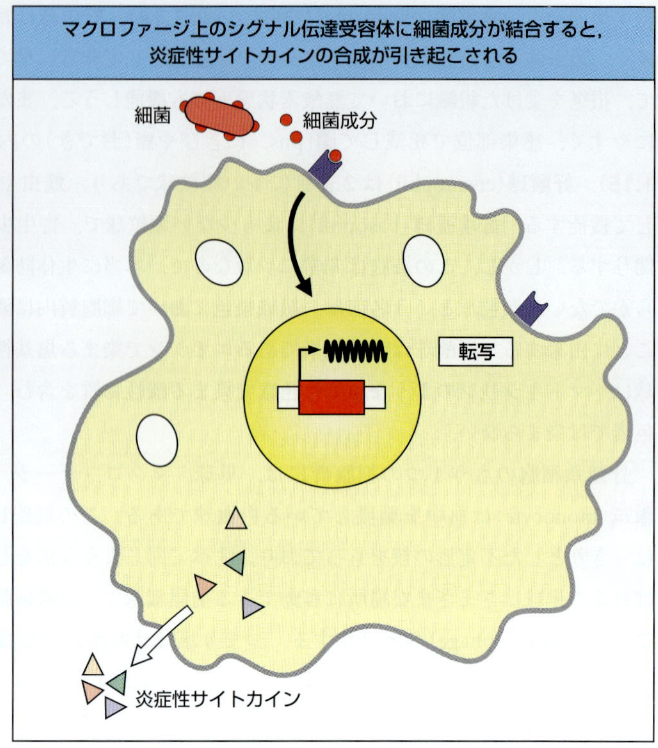

図 1.16　マクロファージは病原体ごとに異なる受容体を用いてさまざまな病原体に反応し，食作用およびサイトカイン分泌を引き起こす

左図：マクロファージによる，受容体を介した微生物の貪食．細菌（赤色）はマクロファージの細胞表面受容体（青色）に結合し，貪食されて，マクロファージの細胞質にあるファゴソーム（食胞）と呼ばれる小胞へと運ばれる．ファゴソームはリソソームと融合し，ファゴリソソームと呼ばれる酸性の小胞を形成する．この小胞内には細胞傷害性の分子や，細菌を傷害・分解する加水分解酵素などが含まれる．右図：細菌成分が細胞表面受容体（ここでは1種類のみ示す）に結合し，シグナルをマクロファージの核へと伝達し，炎症性サイトカイン遺伝子の転写を引き起こす過程．合成されたサイトカインは細胞外液中へ分泌される．

織を離れ，リンパ組織へと移動し適応免疫系を活性化する．

骨髄系細胞の最後の1つは**マスト細胞**（mast cell．肥満細胞ともいう）である．マスト細胞は皮膚や粘膜などの結合組織に多く定住しており，好塩基球のような顆粒をもっているが，発生学的には好塩基球由来の細胞ではない，まだよく知られていない前駆細胞から分化する（図 1.13 参照）．感染により生じるマスト細胞の活性化や脱顆粒は，主に炎症反応に関与する．

リンパ系前駆細胞（lymphoid progenitor）からは，白血球のうち**リンパ系統**（lymphoid lineage）の細胞が生じる．これらリンパ球は形態上2種類に分けられ，細胞質に顆粒をもつ大きなリンパ球と，ほとんど細胞質のない小さなリンパ球がある．顆粒をもつ**大リンパ球**（large lymphocyte）は，**ナチュラルキラー細胞**（natural killer cell：**NK 細胞**）と呼ばれる自然免疫系のエフェクター細胞である．NK 細胞はウイルス感染において重要な役割をもつ．すなわち，感染組織に入り，ウイルス感染細胞を殺傷したり，感染細胞内でウイルスが増殖するのを遅らせるサイトカインを分泌して，感染が広がらないようにしている．**小リンパ球**（small lymphocyte）は適応免疫で活性化する細胞である．このリンパ球が小さいのは，機能的に不活性な休止状態や未成熟の状態で体内を循環しているからである．小リンパ球は病原体を認識すると大きくなり，選択的に増殖・分化し，組織に入って1～2週間で個々の病原体に特異的な強力な免疫応答を引き起こす．

1-8　免疫グロブリンとT細胞受容体は適応免疫系の多様性のあるリンパ球受容体である

小リンパ球はその形態からは区別できないが，細胞表面の受容体やその機能の違いによっていくつかの種類に分けられる．なかでも最も重要なものは，**B 細胞**（B cell．B リンパ球ともいう）と **T 細胞**（T cell．T リンパ球ともいう）である．病原体に対する受容体

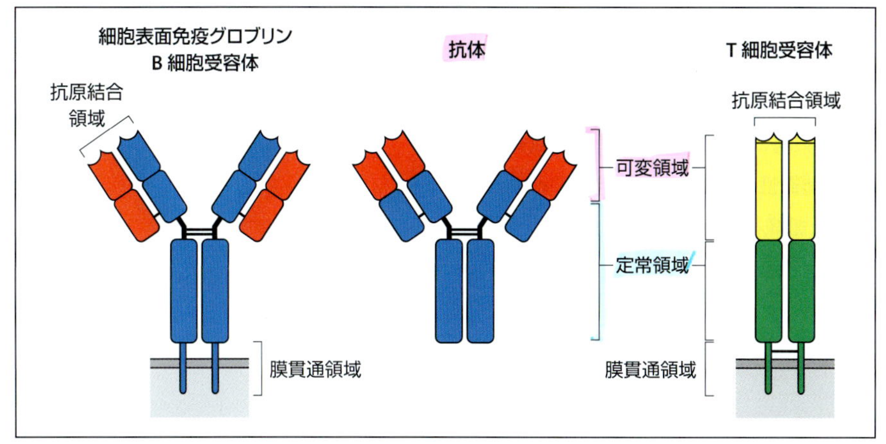

図 1.17　B 細胞受容体，抗体，T 細胞受容体の比較
B 細胞受容体は Y 字型の免疫グロブリン分子で，1 つの膜貫通領域をもち細胞膜上に存在している．この受容体は 2 つの同一の抗原結合部位をもつ．B 細胞が形質細胞に分化すると，1 つの形質細胞は 1 種類の可溶性の B 細胞受容体（抗体と呼ばれる）を分泌する．抗体は，膜貫通領域をもたないこと以外は B 細胞受容体と同一の構造をもつ．T 細胞受容体はそれぞれ 1 つの抗原結合領域と膜貫通領域をもち，可溶型のものは存在しない．

はこれらの細胞表面にある最も重要な分子で，B 細胞では膜型の**免疫グロブリン**（immunoglobulin：Ig），T 細胞では**T 細胞受容体**（T-cell receptor）である．エフェクター B 細胞は**形質細胞**（plasma cell）とも呼ばれ，**抗体**（antibody）として知られる可溶性の免疫グロブリンを産生する（図 1.17）．一方，T 細胞受容体は T 細胞の表面にのみ存在して可溶性ではない．免疫グロブリンと T 細胞受容体は分子構造がよく似ており，ともにリンパ球の分化過程で染色体 DNA の切断，スプライシング，修飾を受けた遺伝子から生じる．これらのリンパ球受容体の構造とリンパ球分化時におけるその形成過程に関しては第 4 ～ 7 章で述べる．この過程を経て，1 つの B 細胞は 1 種類の免疫グロブリンを発現し，1 つの T 細胞も 1 種類の T 細胞受容体を発現するようになる．その結果，1 人の人間には，個々に異なる免疫グロブリンや T 細胞受容体をもつ何百万種類もの B 細胞や T 細胞が存在することになる．

どのような分子，高分子，ウイルス粒子，細胞でも，固有の免疫グロブリンや T 細胞受容体に認識されて結合する構造をもっているものは，それら受容体の特異**抗原**（antigen）と呼ばれ，細胞表面上の免疫グロブリンや T 細胞受容体はリンパ球の**抗原受容体**（antigen receptor）と呼ばれる．免疫グロブリンや T 細胞受容体の可変領域のアミノ酸配列の多様性が，数多くの異なる抗原（病原体）に対応できる結合領域の多様性を形成している．しかしながら，このように高度に特異性があるため，ある病原体に対する適応免疫応答は別の病原体には対応できない．例えば，麻疹ウイルスの感染によって生じた抗体群はインフルエンザウイルスには結合できないし，インフルエンザウイルスに特異的な抗体群は麻疹ウイルスには結合できない．

1-9　特異抗原を認識することによって B細胞とT細胞は分化してエフェクター細胞となる

B 細胞は，その抗原受容体が特異抗原を認識すると，（唯一のエフェクター機能である）抗体の産生を行う形質細胞へと分化する（第 9 章参照）．一方，抗原によって活性化されたエフェクター T 細胞は，免疫応答のさまざまな機能を担っている（第 8 章参照）．エフェクター T 細胞は，**細胞傷害性 T 細胞**（cytotoxic T cell．キラー T 細胞ともいう）と**ヘルパー T 細胞**（helper T cell）の 2 種類に分けられる．細胞傷害性 T 細胞はウイルスや細菌が感染した細胞を殺すことができる．細胞傷害性 T 細胞と NK 細胞はよく似た機能をもつが，その抗原認識方法の違いから前者は適応免疫系の細胞に，後者は自然免疫系の細胞に分類される．一方，ヘルパー T 細胞はサイトカインを産生・分泌することで免疫系の他の細胞に働きかけ，さまざまなエフェクター細胞の活性化状態を制御する．例えば，あるヘルパー T 細胞サブセット(T_H1)はマクロファージに作用して貪食能を増大させるし，別のサブセット(T_H2)は活性化した B 細胞に作用して抗体産生形質細胞への分化を誘導する．また，別のサブセット(T_{reg})は**制御性 T 細胞**(regulatory T cell)と呼ばれ，T 細胞の活性化を抑制的に制御し，不必要な組織損傷が生じることを防いだり，病原体が死滅した後に免疫応答を停止させる．

1-10 抗体は病原体に結合してその病原体を不活化し破壊する

形質細胞で産生された抗体群は，血中をめぐり感染部位に侵入する．これら抗体による免疫応答は**体液性免疫**(humoral immunity)と呼ばれる．この名称は，抗体が最初に血液やリンパなどの体液中から発見されたことに由来し，"humor"は体液を意味する古典的言葉である．抗体は病原体に強固に結合し，病原体の増殖・複製・標的細胞への侵入を抑制することで，感染を弱めている．この抑制機構は**中和**(neutralization)と呼ばれる．例えば，インフルエンザウイルスに特定の抗体群が結合すると，そのウイルスは標的細胞に感染できなくなる．また，ある細菌由来の致死性エンドトキシンの活性中心に抗体が強固に結合するとその毒性が減弱する(図 1.18)．

抗体の最も重要な機能は，細胞外病原体やエンドトキシンに結合して貪食を誘導し，それらを破壊することである．病原体の表面に高密度に存在する分子の種類はそれほど多くないので，これらの抗原の 1 つに特異的な抗体が病原体の表面全体を覆うことになる．貪食能を有する好中球やマクロファージは，その細胞表面上に病原体への結合部位とは異なる抗体部位に対する受容体をもっている．1 つの食細胞の細胞表面には何千もの抗体受容体が存在し，病原体に結合した何千もの抗体と結合し，病原体を素早く貪食して破壊する．つまり，抗体に覆われた病原体は覆われていないものに比べてずっと効率的に貪食されるようになる．この現象は**オプソニン化**(opsonization)と呼ばれる(図 1.18 参照)．

1-11 リンパ球はリンパ組織に存在する

通常，医師や免疫学者がリンパ球の研究を行う場合，患者やボランティアの末梢血からリンパ球を採取する．しかし，リンパ球の大部分は**リンパ組織**(lymphoid tissue)や**リンパ器官**(lymphoid organ)に存在する．主要なリンパ組織は骨髄，胸腺，脾臓，アデノイド，扁桃，虫垂，リンパ節，パイエル板である(図 1.19)．これらに比べると組織化されていないが，気道，消化管，尿生殖路の粘膜の内膜もリンパ組織である．リンパ組織は，その機能から 2 つに分けることができる．**一次リンパ組織**〔primary lymphoid tissue．**中枢リンパ組織**(central lymphoid tissue)ともいう〕は，リンパ球が病原体に反応できる段階まで分化・成熟する場所である．骨髄と**胸腺**(thymus)は一次リンパ組織であり，B 細胞も T 細胞も骨髄中のリンパ系前駆細胞から生じる(図 1.13 参照)．B 細胞は血液リンパの循環に入る前に骨髄中で成熟するのに対して，T 細胞は未成熟な状態で骨髄を離れ，血中から胸腺へ移動して，そこで成熟する．骨髄と胸腺以外のリンパ組織は，**二次リンパ組織**〔secondary lymphoid tissue．**末梢リンパ組織**(peripheral lymphoid

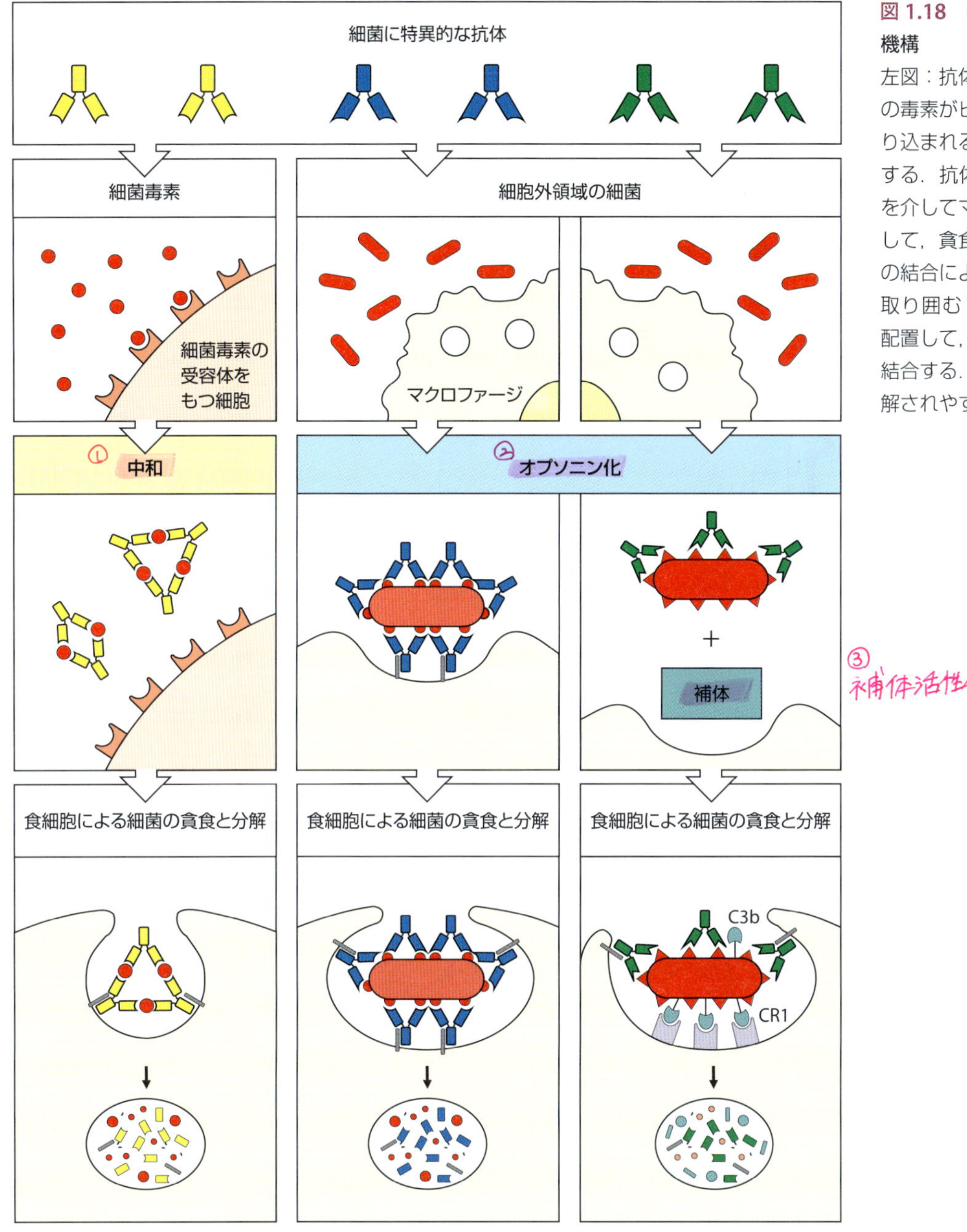

図 1.18　抗体が感染に対応するための分子機構

左図：抗体は細菌毒素に結合することで，その毒素がヒト細胞表面の受容体に結合して取り込まれることを防ぎ，その毒性活性を中和する．抗体−毒素複合体は，抗体の定常領域を介してマクロファージの抗体受容体に結合して，貪食・分解される．右図：細菌は抗体の結合によるオプソニン化を受ける．細菌を取り囲む IgG 分子は，定常領域を外向きに配置して，マクロファージ上の抗体受容体に結合する．この作用によって細菌は貪食・分解されやすくなる．

tissue)ともいう〕と呼ばれる．二次リンパ組織は，体内に侵入してきた病原体に反応して成熟したリンパ球が活性化する場所である．

リンパ節は，全身にはりめぐらされた**リンパ管**(lymphatic vessel / lymphatic)のネットワークの接合部に存在する．リンパ管は，全身の結合組織において血管から漏出して細胞外液すなわち**リンパ**(lymph)となる血漿を回収する役割を担っており，主に頸部の左鎖骨下静脈に通じる胸管から血中にリンパを戻す．血液とは異なり，リンパには心臓のような専用のポンプがないので，その流れは比較的ゆっくりである．リンパ管の一方向弁とリンパ管接合部のリンパ節が，末梢から胸管へと移動するリンパの流れを作っている．ただし，リンパの流れは生体の継続的な動作や姿勢によって変化することが知られている．例えば，寝たきりの患者のように長い間体を動かさないと，リンパの流れは遅くなり組織にたまって浮腫が生じる．

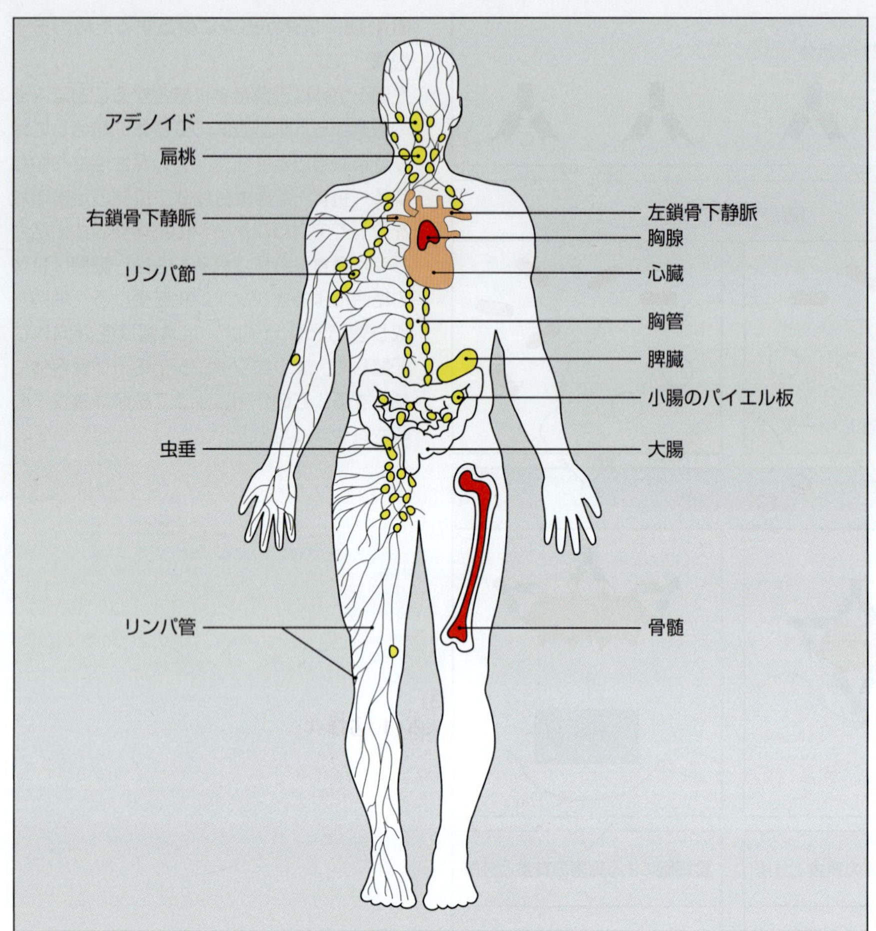

図 1.19 ヒトの体にある主要リンパ組織 リンパ球は骨髄にある幹細胞から生じる．リンパ球のうち，B 細胞は骨髄中で成熟するが，T 細胞は未成熟な状態で骨髄から離れ胸腺で成熟する．骨髄と胸腺は一次リンパ組織であり，赤色で示す．二次リンパ組織は黄色で示し，リンパ管は黒色の細線で示す．血液から漏れ出た血漿はリンパとしてリンパ管に集められ，胸管を介して左鎖骨下静脈に入り血液に戻る．

成熟 B 細胞と成熟 T 細胞だけがもち他の血液細胞にはない特徴として，血液とリンパの両方を移動できる点がある．リンパ球はその名の通り，リンパに存在する細胞である．小リンパ球（B 細胞と T 細胞）は一次リンパ組織で成熟した後，血液に乗ってリンパ節や他の二次リンパ組織内に移動する．二次リンパ組織に病原体あるいはその成分が存在しなければ，リンパ球は活性化されずにリンパ節に短時間とどまるのみで，その後は輸出リンパ管を経て血中に戻っていく．このように，通常，リンパ節内のリンパ球は絶え間ない移動を繰り返している．つまり，新しいリンパ球が血中からリンパ節に入ると，それ以前にリンパ節に入っていたリンパ球は輸出リンパ管を介して流出する．この血液とリンパの間の一連のリンパ球の移動を，**リンパ球再循環**（lymphocyte recirculation）と呼ぶ（図 1.20）．この再循環システムにより，リンパ球は全身で感染の徴候がないかどうか，二次リンパ組織内から常に監視している．ただし，二次リンパ組織の 1 つである脾臓は，例外的にリンパ管とのつながりをもたず，リンパ球の再循環システムから外れている．そのため，リンパ球の脾臓への出入りは血液を介して行われる．

二次リンパ組織はリンパ球が常に出入りする活動的な臓器であるが，リンパ球のほとんどはリンパ組織およびリンパ器官に存在しており，血中あるいはリンパ中に存在するものは比較的少数である．

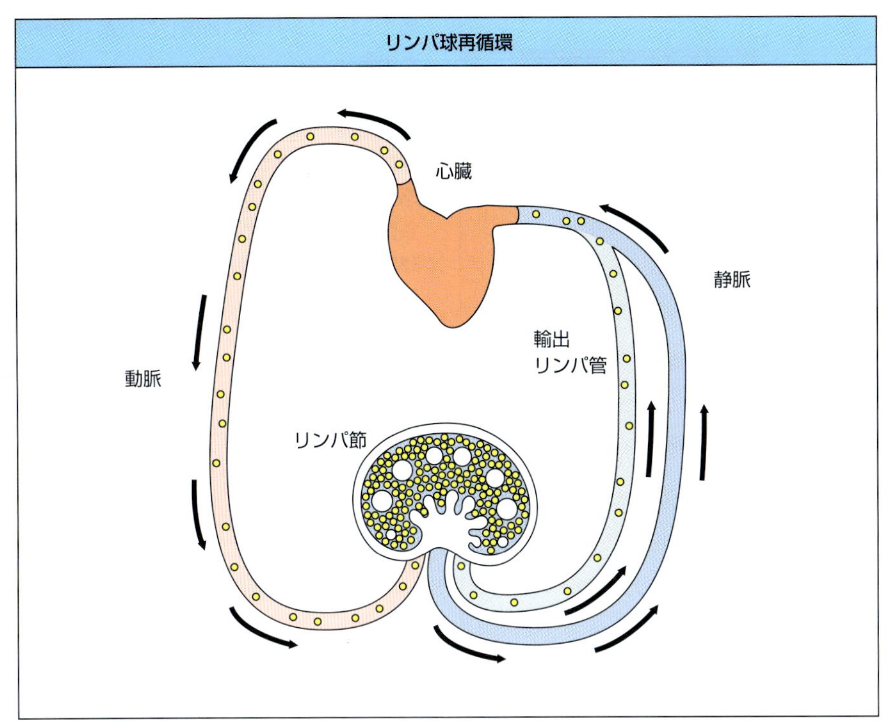

図 1.20 リンパ球の再循環
小リンパ球は他の血液細胞とは異なり，リンパと血液の両方を通じて全身を巡っている唯一の細胞種で，この特徴がその名前の由来となっている．リンパ球は毛細血管を介して血液から二次リンパ組織に入る．例として，ここではリンパ節を示す．リンパ節に入ったリンパ球は一定時間とどまってから，輸出リンパ管を介してリンパ節を離れ，胸管を経由して左鎖骨下静脈から血中に戻る．リンパ節において，リンパ球上の抗原受容体が病原体を認識した場合には，リンパ球は循環を停止してそこで活性化する．

1-12 適応免疫は二次リンパ組織から始まる

病原体が個体に病気を引き起こすためには，個体中で増殖する必要がある．そして，病原体が増殖できるような感染が成立するには，病原体がその侵入部位へと動員される自然免疫系の細胞群を打ち破って組織に定住する必要がある．しかし，病原体がある組織に定住しているだけで，全身に広がることがなければ，全身的な病気にはならない．怪我をすると病原体は傷口から侵入するため，皮膚の結合組織は感染部位になりやすい．こうした感染部位から，病原体自体やその成分，あるいは病原体を貪食した樹状細胞は，リンパ管を通じて最も近くにある**リンパ節**(lymph node)に運ばれる．このような感染部位からの細胞外液と免疫細胞を受け入れるリンパ節は，**所属リンパ節**(draining lymph node)と呼ばれる(図 1.21)．

解剖学的にリンパ節は，血中から集まってきたリンパ球が，感染した結合組織から運び込まれた病原体やその産物と出会う場所である(図 1.22)．リンパ球は，その種類によってリンパ節内の異なる場所に集まる．T 細胞は T 細胞領域に，B 細胞は**リンパ濾胞**(lymphoid follicle)として知られる B 細胞領域に集まる．病原体そのものあるいは病原体を貪食した樹状細胞は，**輸入リンパ管**(afferent lymphatic vessel)を介して感染部位からリンパ節に運ばれる．1 つのリンパ節に集まる輸入リンパ管は複数あるが，そこからリンパ球が出ていく**輸出リンパ管**(efferent lymphatic vessel)は 1 つである．リンパがリンパ節を通過するときに，そこに存在する樹状細胞やマクロファージはその中に含まれる病原体や異物の存在を監視している．この監視システムは感染微生物が血中にはびこるのを防いでいる．このシステムを介して活性化された(病原体を運ぶ)樹状細胞は，リンパ球を活性化する基盤となる．感染時には，病原体特異的な B 細胞が増殖して，各リンパ濾胞内に球状の**胚中心**(germinal center)を形成する．このとき，所属リンパ節はリンパ球の増殖と活性化のために肥大して，臨床的には“リンパ腺の腫れ”が感染の徴候

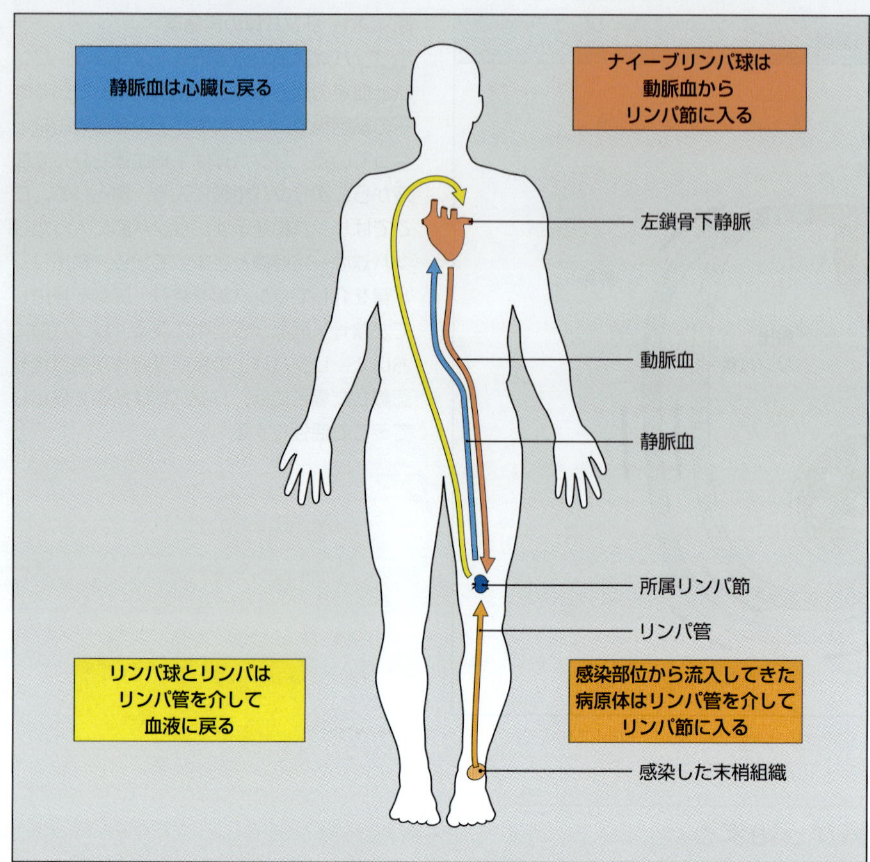

図 1.21 リンパ球は所属リンパ節で病原体と出会う
リンパ球は血液からリンパ節に入り，そこで，感染部位から輸入リンパ管を介して侵入してきた病原体によって活性化される．図には，感染部位（左足）に関係する循環系を示す．病原体により抗原特異的に活性化されたリンパ球は，所属リンパ節にとどまって分裂し，エフェクター細胞へと分化する．活性化していないリンパ球は輸出リンパ管を経て，胸管（図 1.19 参照）を介し，左鎖骨下静脈から血液に戻る．リンパ球は常に循環しており，全身では毎分 5×10^6 個ものリンパ球が血液から二次リンパ組織に移動している．

として認められる．

リンパ節において，特定の病原体やその産物を認識する受容体をもつ特異的な B 細胞と T 細胞は，細胞分裂後にエフェクター細胞へと分化する．病原体を運ぶ樹状細胞を介して抗原特異的に活性化された T 細胞のいくつかは，リンパ濾胞に移動して B 細胞の活性化と活性化 B 細胞の形質細胞への分化を手助けする．その他のエフェクター T 細胞および形質細胞が分泌する抗体は，輸出リンパ管と血液を通じて感染組織に移動し（**図 1.23**），自然免疫系の細胞群と協力して感染を鎮静化する．治癒，すなわち感染からの回復は，(1) 生体からの感染微生物の除去と，(2) 感染自体あるいは感染に対する免疫応答によって生じた組織損傷の修復，の 2 段階からなる．ただし，生体が必ずしも治癒に至るとは限らない．感染が免疫系を圧倒し，結果として個体の死をもたらすことも多々ある．米国内だけでも，毎年約 3 万 6 千人がインフルエンザウイルス感染で死亡している．また，ヘルペスウイルス感染に代表されるように，病原体の活動自体は，通常は適応免疫系によって抑制されているが，感染が慢性化することもある．

1-13 脾臓では血中の病原体感染に対する適応免疫が生じる

吸血昆虫から病原体が感染する場合や，所属リンパ節が病原体感染を防ぎきれない場合などには，病原体が血中に侵入する．このような状況で血液のフィルターとして機能するリンパ器官が**脾臓**（spleen）である．脾臓は，損傷あるいは古くなって機能がなくなっ

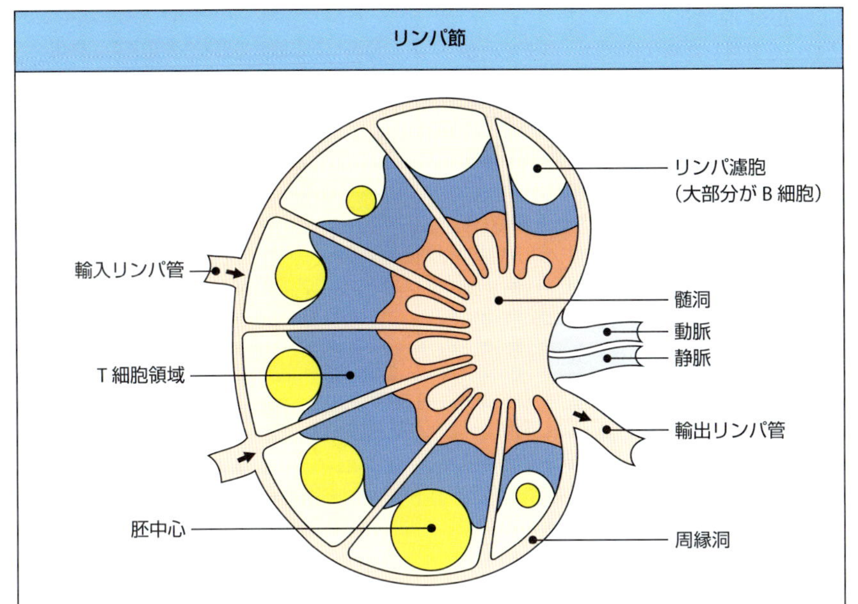

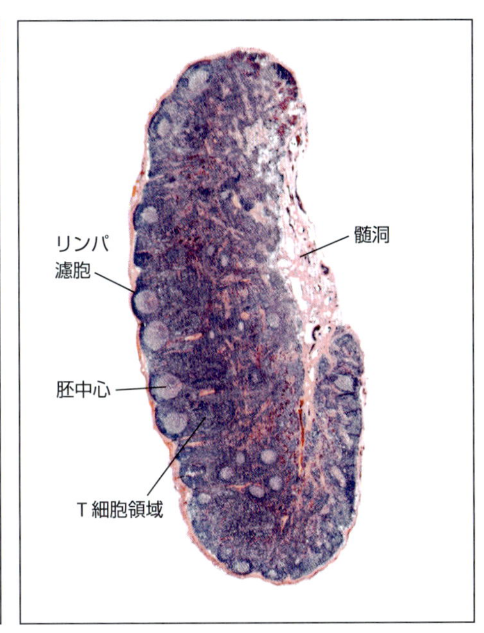

図 1.22　血中のリンパ球がリンパ中の病原体に反応する場所であるリンパ節の構造
ヒトのリンパ節は長さ 1～2 cm，重さ 1 g 以下の小さい腎臓のような形をした臓器である．リンパ節はリンパ管の接合部に存在しており，組織からリンパを運んでくる多数の輸入リンパ管と接合している．リンパ節からのリンパの出口は，通常は太い 1 本の輸出リンパ管である．右図はリンパ節を長軸で切ったときの断面の顕微鏡写真で，左図はその模式図である．リンパ節は皮質(黄色と青色)と髄質(暗い桃色)からなっている．リンパは輸入リンパ管(薄い桃色)からリンパ節に入る．感染時は，病原体自体あるいは病原体を貪食した樹状細胞が，感染組織からこの輸入リンパ管を介してリンパ節にたどり着いて免疫応答が始まる．リンパ節にはリンパ球，マクロファージなど免疫系の細胞がぎっしり詰まっている．リンパはこれらの細胞間に染み入っており，周縁洞に到達して輸出リンパ管から出ていく．リンパ球は動脈を通ってリンパ節に到着し，リンパ節内の微細な毛細血管を形成している上皮細胞を通過してリンパ節に入る(図には示していない)．リンパ節内で，T 細胞と B 細胞は解剖学的に分かれた場所でそれぞれ集団を作る傾向がある．T 細胞は内皮質(傍皮質)に集まり，B 細胞は外皮質でリンパ濾胞を形成する．感染時には，病原体の抗原に特異的な B 細胞が活性化・増殖して各リンパ濾胞内に球状の胚中心を形成する．胚中心は顕微鏡写真でも明らかに認められる．倍率 40 倍．(写真は Yasodha Natkunam の厚意による)

た赤血球を除去するフィルターとして働くが，血中の病原体のフィルターとしても機能する．血中に存在するどんな病原体でも，危険性の高い全身性の感染を引き起こす可能性がある．血中の微生物やその産物は脾臓のマクロファージあるいは樹状細胞に取り込まれて，血中から脾臓に集まった B 細胞や T 細胞を抗原特異的に活性化する．脾臓は赤脾髄と白脾髄の 2 つの異なる組織から構成されている．赤脾髄は赤血球を検査して不良なものを除去する部位で，白脾髄は感染時に白血球が集結して適応免疫系の活性化が起こる部位である．白脾髄の構造と機能はリンパ節のそれと似ているが，脾臓の場合，病原体もリンパ球も血液を介してのみ出入りする点が大きく異なる(図 1.24)．

無脾症と呼ばれる，遺伝的に脾臓をもたないで生まれる子供も存在する(図 1.25)．無脾症は家族性の遺伝性疾患で，小型リボソームサブユニットの構成分子であるリボソームタンパク質 SA の機能不全を引き起こす変異が原因である．無脾症は，リボソームタンパク質 SA の遺伝子の単一コピー欠損でも引き起こされる．つまり，正常な脾臓の発生にはこの遺伝子が 2 コピー必要である．一方，無脾症患者で他の臓器の発生に異常は認められないので，リボソームタンパク質 SA は他の臓器の発生には関連していないことがわかる．無脾症の子供は通常感染しやすく，肺炎レンサ球菌 *Streptococcus pneumoniae* やインフルエンザ菌 *Haemophilus influenzae* などに感染すると重症化し致命的になる場合がある．これらの病原体は，厚い莢膜多糖に覆われた**莢膜保有細菌**(encapsulated bacterium．被包性細菌ともいう)と呼ばれる群に属する．肺炎レンサ球菌

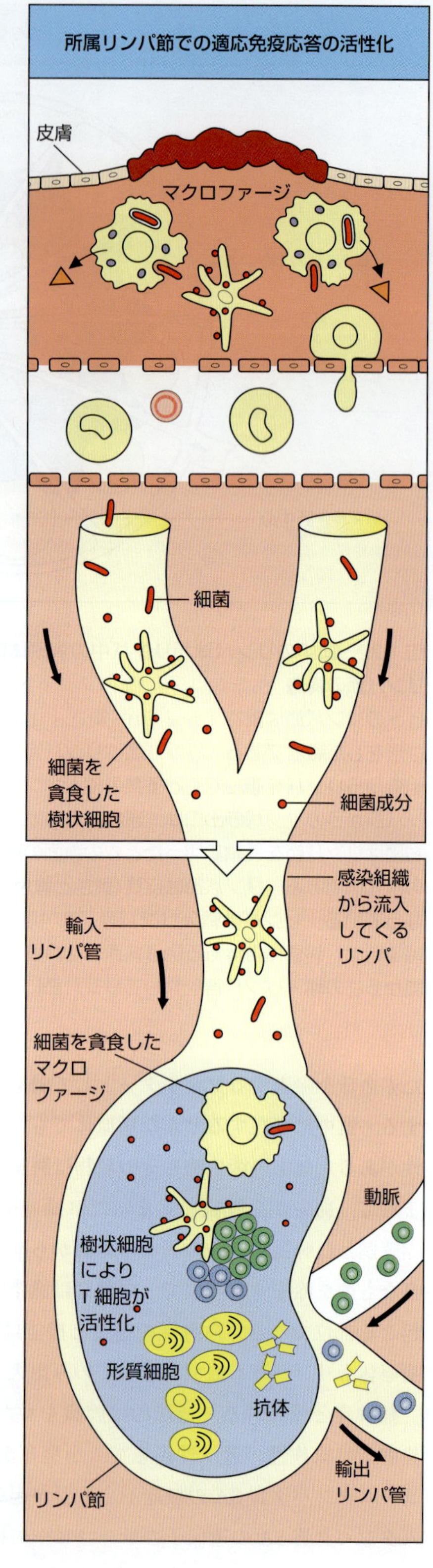

図 1.23 所属リンパ節での適応免疫系の活性化
病原体やその成分，あるいはそれらを貪食した樹状細胞は，感染部位から輸入リンパ管によって所属リンパ節に到着する．病原体やその分解物などはマクロファージに貪食されて処理され無害化される．病原体やその成分を貪食した樹状細胞はリンパ節にとどまってT細胞領域に移動し，抗原提示を介してそこで血中由来のT細胞(緑色)を活性化する．これによって病原体の抗原に特異的なT細胞は，エフェクターT細胞(青色)であるヘルパーT細胞と細胞傷害性T細胞に分化する．ヘルパーT細胞と細胞傷害性T細胞の多くは輸出リンパ管を通じてリンパ節を離れ，リンパあるいは血液を経由して感染部位に移動する．一方，ヘルパーT細胞の一部はリンパ節にそのまま残り，病原体特異的なB細胞を活性化して形質細胞(黄色)への分化を誘導する．形質細胞はリンパ節の髄質へ移動して，病原体特異的な抗体を産生する．その抗体は輸出リンパ管と血管を経由して感染部位へ運ばれる．また，形質細胞の一部は輸出リンパ管と血管を経由してリンパ節から骨髄へ移動し，感染から回復した後も病原体特異的な抗体を産生する．

は図 1.3d に示す．無脾症の子供では，これら病原体の感染初期に莢膜多糖を抗原とするワクチンを接種することで，感染の重症化を予防することができる．具体的には，皮下にワクチンを接種することで無脾症の患者に正常な機能をもつ所属リンパ節を起点とする免疫応答を誘導して肺炎レンサ球菌を排除する．無脾症は，特定の遺伝子変異が免疫系の機能不全を誘導する先天的な免疫不全症の一例である(第 13 章参照)．免疫不全症の多くは幼少期に見出されるため，主に小児科医によって発見されて研究されてきた．

脾臓が事故や外傷によって傷ついた場合には，腹腔内への致死量の血液流出を防ぐために摘出されることも多い．子供が脾摘出術を受けた場合には，無脾症と同様に細菌感染に対して細心の注意が必要となる．これらの細菌に対する免疫がすでに成立している成人では，脾摘出術の影響は少ない．しかし，やはりその場合でも特に肺炎レンサ球菌に対するワクチン接種が推奨される．

1-14 多くの二次リンパ組織は腸管に関連している

体内で最も多種多様な微生物が寄生する部位は，気道と消化管である．広大なこれらの粘膜表面は病原体感染の標的になりやすく，そのためこれらの臓器には特に多くの二次リンパ組織が必要となる．**腸管関連リンパ組織**(gut-associated lymphoid tissue：GALT)には，**扁桃**(tonsil)，**アデノイド**(adenoid)，**虫垂**(appendix)，そして小腸に連なる**パイエル板**(Peyer patch)が含まれる(図 1.5 参照)．これほど組織化されていないものの，気道上皮にもこれに似た二次リンパ組織の集合があり，**気管関連リンパ組織**(bronchial-associated lymphoid tissue：BALT)と呼ばれる．そして，気道の他の粘膜表面や消化管に存在するものも含め，総称して**粘膜関連リンパ組織**(mucosa-associated lymphoid tissue：MALT)として知られている．

リンパ節や脾臓と外見が違うものの，これら粘膜リンパ組織はその細部構造(図 1.26)，および病原体を捕まえてリンパ球を活性化するといった機能は，リンパ節や脾臓のそれとほぼ同じである．主な違いは病原体が入ってくる経路と，そこに存在するリンパ球の移動パターンである(粘膜免疫については第 10 章参照)．腸管では，病原体は**M細胞**(M cell)と呼ばれる粘膜上皮の細胞により，粘膜を通過して直接粘膜関連リンパ組織に入る．

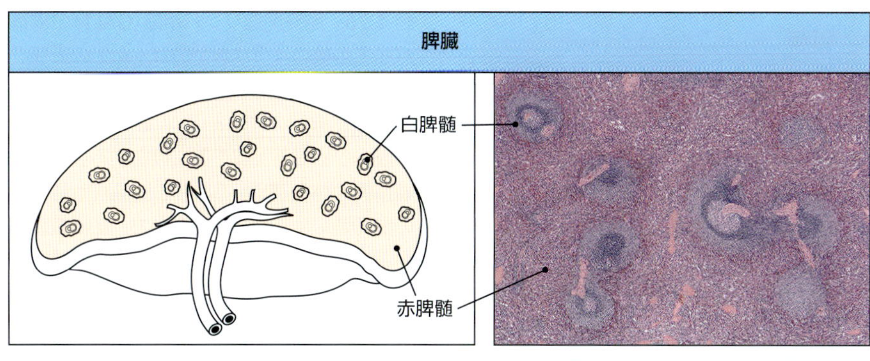

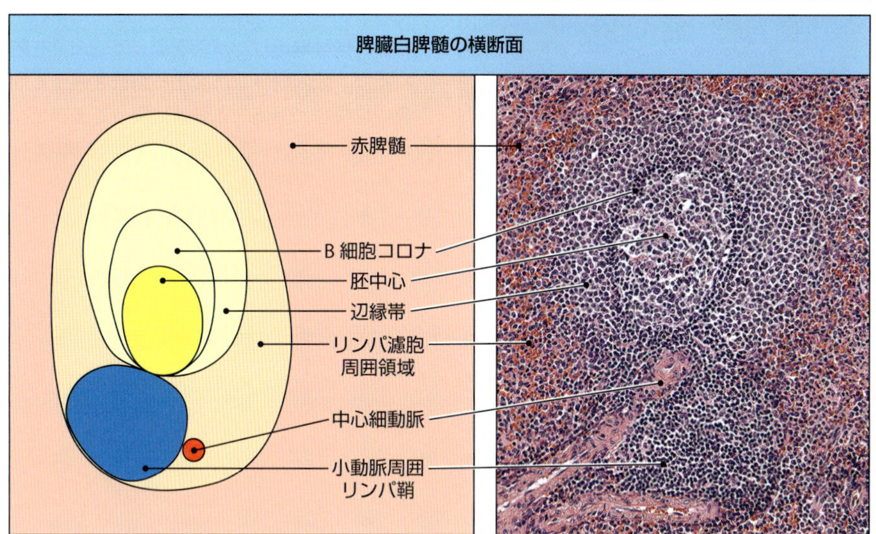

図 1.24 脾臓ではリンパ節同様にリンパ球が凝集している
ヒトの脾臓は大きいリンパ組織(150 g 程度)であり，腹部の上部左側に位置している．上図：脾臓の断片．広い赤脾髄部分の中で白脾髄の小塊が散在する様子を示す．赤脾髄は老化または損傷した赤血球が循環系から除かれる場所である．白脾髄はリンパ球が病原体に応答する二次リンパ組織である．下図：白脾髄の小塊の横断面．白脾髄は中心細動脈を取り巻くリンパ球によって構成されており，動脈周囲のリンパ鞘は小動脈周囲リンパ鞘(PALS)と呼ばれる．中心細動脈近傍を取り巻くリンパ球はほとんどがT細胞であり(青色の領域)，B細胞はより辺縁に位置する(黄色の領域)．それぞれのリンパ濾胞は，分化しているマクロファージとB細胞が存在する胚中心，B細胞コロナ，辺縁帯からなる．リンパ濾胞とPALSはリンパ濾胞周囲領域によって囲まれている．リンパ濾胞周囲領域は赤脾髄に隣接しており，赤血球，マクロファージ，T細胞，B細胞など多種類の細胞を含む．(写真はYasodha Natkunamの厚意による)

一方，リンパ球は血液を通じて粘膜関連リンパ組織に入り，もし活性化されなかった場合はそのまま所属リンパ節へとつながるリンパ管を介して出ていく．粘膜リンパ組織で活性化されたリンパ球は粘膜系にとどまる傾向にあり，リンパ組織を出て固有層や粘膜上皮に直接向かい，そこでエフェクター細胞として働く．あるいは，再循環した後にエフェクター細胞として血液から粘膜リンパ組織に再び戻ってくる．

第1章のまとめ

長い進化の過程で，多細胞生物は幾度となく微生物による感染を受け，時にそれらと共生してきた．微生物の侵入形態，その程度，その部位に応じて，宿主は多くの防御機構

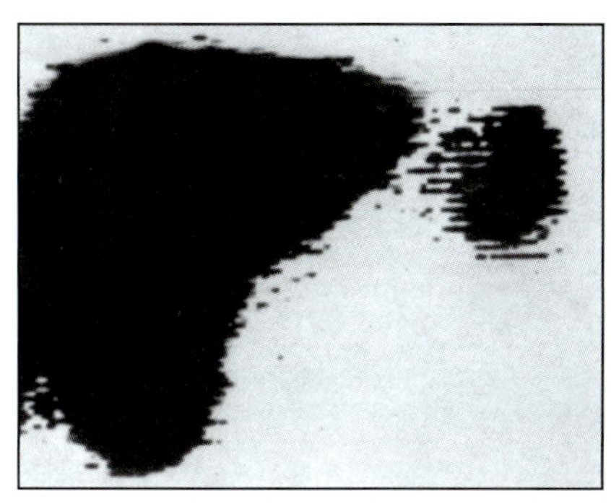

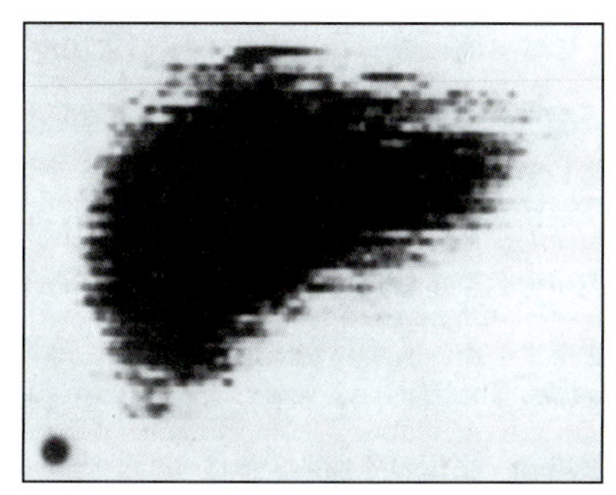

図 1.25 無脾症の子供の診断
放射性金コロイドを静脈内注射した母親(左図)と子供(右図)の腹腔シンチグラフィーの写真を示す．両写真とも，左側に大きな不定形の臓器(肝臓)が認められる．母親には右側に小さな丸い臓器(脾臓)がみられるが，子供にはない．(写真はF. RosenとR. Gehaの厚意による)

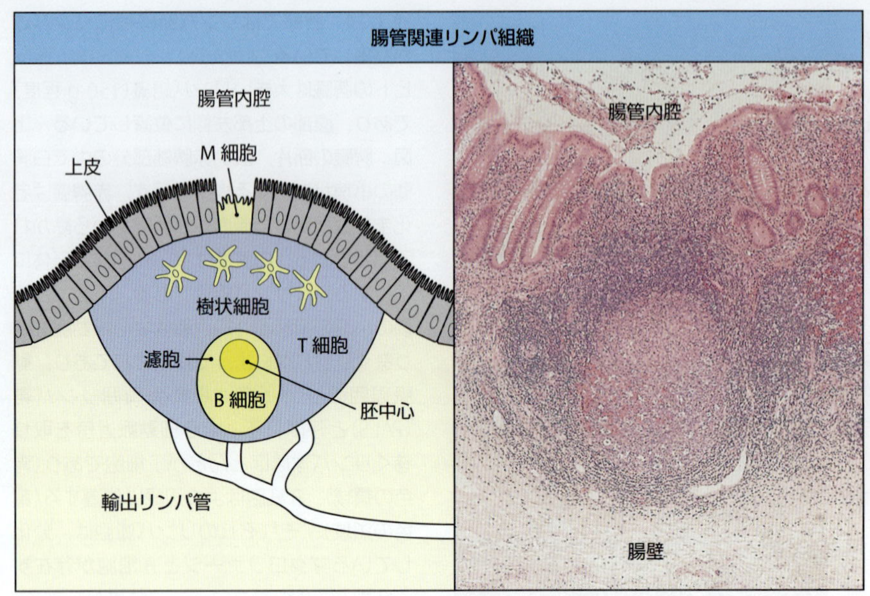

図 1.26　腸管関連リンパ組織(GALT)の構造　パイエル板のような典型的な GALT の形態を，模式図(左図)と光学顕微鏡写真(右図)で示す．腸管上皮細胞の間にある M 細胞は，腸管の内腔側から腸管上皮下部に存在するリンパ組織に病原体を運ぶ．GALT はリンパ節や脾臓の白脾髄によく似た構造をもち，B 細胞領域や T 細胞領域，リンパ濾胞，胚中心が明瞭に分かれている．リンパ節と同様，リンパ球は血中から毛細血管を通じて GALT に入ってくる．GALT 内で抗原特異的に活性化されたリンパ球は輸出リンパ管を通じて GALT を離れるが，腸間膜リンパ節から胸管を通って血管中に戻り，最終的に腸管に戻ってエフェクター細胞として機能する．(写真は N. Rooney の厚意による)

を進化させ，我々はその進化の中で形成された機構を用いている．皮膚や粘膜は，微生物を遮断する物理的かつ化学的な障壁として機能し，もし，微生物がそれらの障壁を破って生体の軟部組織に到達したときには，免疫系がその微生物を認識して破壊する．免疫系の細胞は基本的にさまざまな種類のリンパ球，リンパ系細胞，骨髄系細胞であり，すべて骨髄の造血幹細胞に由来している．

感染後，免疫系はまず初めに自然免疫で対応する．自然免疫は，非常に早く感染に反応してほとんどすべての感染症を封じ込める．自然免疫系の細胞や機能分子は病原体を含む侵入微生物の共通の構造を認識して破壊する．自然免疫系の 4 つの重要な要素は，(1)病原体の表面構造に非共有結合する受容体，(2)病原体の表面構造に結合した後，食細胞の受容体にリガンドとして機能する補体などのタンパク質，(3)病原体を貪食して破壊する食細胞，(4)ウイルス感染細胞を直接殺す細胞傷害性細胞である．

適応免疫系は，自然免疫系が感染を防ぐことができなかった場合に活性化する．適応免疫は，活性化して働くまでには時間がかかるが，自然免疫を逃れたほとんどすべての感染を防ぐことができる．適応免疫系は病原体を異物としてやみくもに破壊するのではなく，抗原特異性があり，免疫系全体としてそれらを認識する精度を格段に向上させることで，病原体の増殖や生存を阻害する．適応免疫系に属する細胞は，B 細胞(B リンパ球)と T 細胞(T リンパ球)である．これらの細胞は，細胞集団として多種多様な病原体を認識することができる．このような抗原特異的な適応免疫系の活性化はリンパ節や脾臓などの二次リンパ組織で最初に行われる．二次リンパ組織内で，病原体やその成分に結合する特異的な抗原受容体をもつ B 細胞や T 細胞のみが初めに活性化される．個々の B 細胞や T 細胞は，それぞれ 1 種類の病原体特異的な受容体を発現しているので，1 つの病原体の侵入に対しては，生体内において，その病原体を認識できる抗原受容体をもつ少数のリンパ球だけがそれを認識し活性化して増殖する．適応免疫系が病原体の封じ込めに成功した場合，感染は終結し，生体にはその病原体の再感染から守る長期にわたる免疫記憶が形成される．しかし，遺伝性の免疫不全患者では自然免疫と適応免疫をもってしても病原体を封じ込められない場合が多々ある．そのほか，健常者でも，病原体自体が免疫系と物理的に距離をとったり，免疫系の攻撃をうまく逃れたり，免疫系を侵して機能不全にすることがある．このような場合，生体の免疫系全体はうまく機能できなくなり，慢性の感染症が生じたり死に至ることがある．

適応免疫は自然免疫の活性化の後に確立されるもので，侵入病原体に特異性が高く，非常に強力である．ある病原体に対して適応免疫が一度形成されれば，非常に長期間にわたって同じ病原体の感染を防ぐことができる獲得免疫(免疫記憶による適応免疫)がもたらされる．これにより再感染時には，適応免疫応答が感染のごく初期から誘導されることになる．体内では，適応免疫系は生涯を通じて変化し続けている．実際に，感染が起こるたびにその人の体内に存在するリンパ球集団の数や活性化状態は変化する．この変化はその個人の感染症に対する感受性を決めるものであり，遺伝したり，他人に受け継がれたりしない．

本書には，各章で学んだことの理解をより深めるために演習問題が用意されている(http://www.medsi.co.jp/e-meneki3/)．アクセス方法については「概略目次」の次の頁も参照．

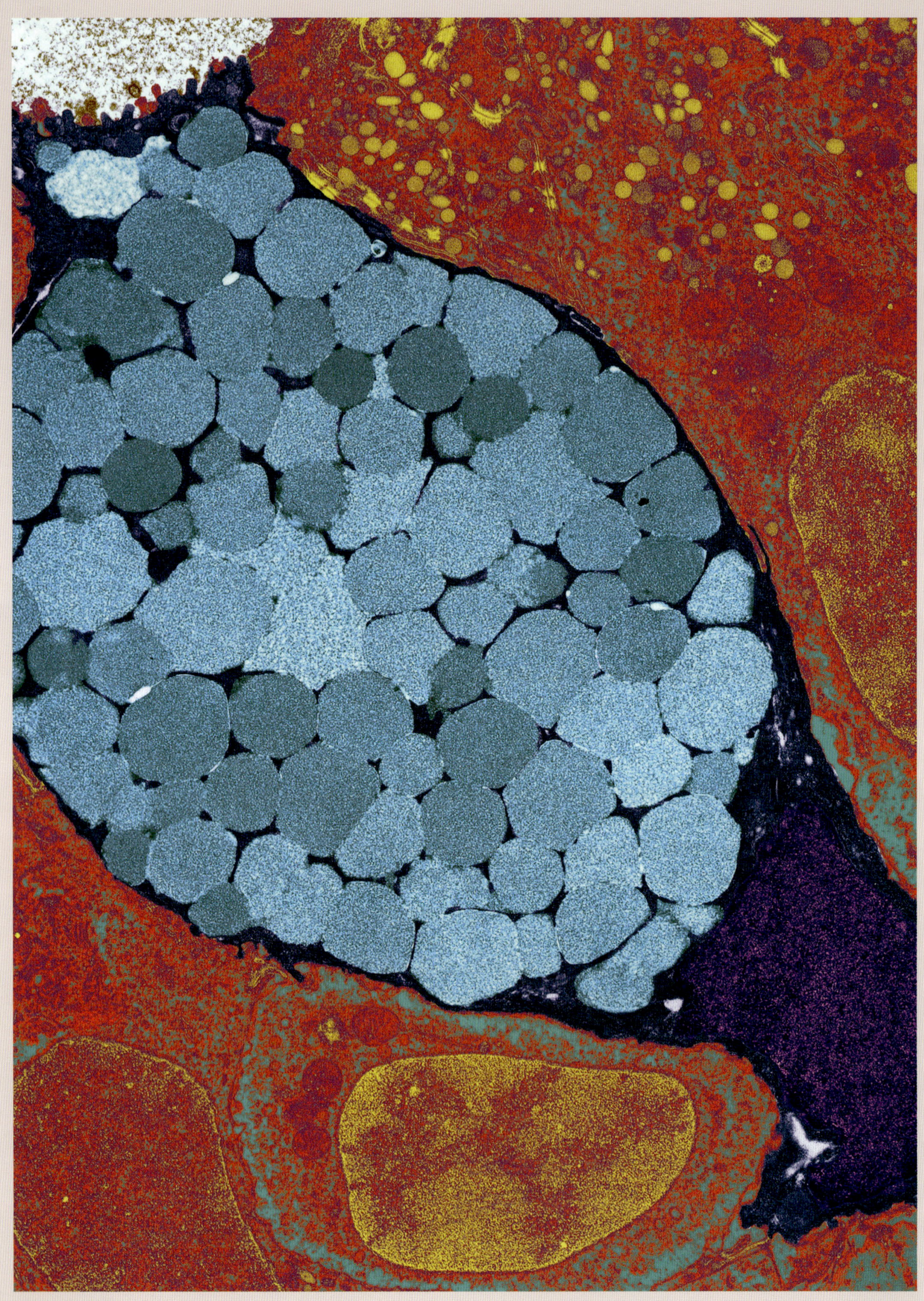

胚細胞は粘液を分泌して，微生物の侵入から上皮表面を守る．

第2章

自然免疫：感染に対する即時応答

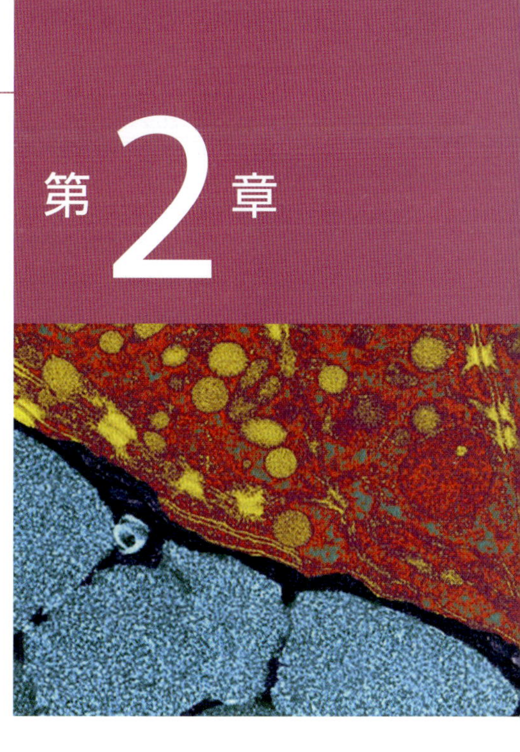

我々は感染症にかかったときにだけ病原体の存在を意識するが，微生物は常に身の周りに存在している．幸運にも，我々が接する微生物のほとんどは感染や病気を引き起こすことがない．感染症を防いだり制御したりするために，免疫系は3つの防御機構をそれぞれ異なる時期に働かせている．本章では，最初の段階の防御機構，すなわちいつでも応答する準備が整っており，感染の直後から機能する**自然免疫**(innate immunity)機構について述べる．この次に働く防御機構は，自然免疫機構の中でも感染の存在を感知して，遺伝子発現やタンパク質合成が開始された直後から動員されるものである．この自然免疫の誘導は感染の数時間後から始まり，十分機能するには4日かかる．これについては第3章で説明する．最後に働く防御機構は，自然免疫では抑えることができなかった残存する病原体を処理する適応免疫機構である．この誘導には時間がかかるが，適応免疫は自然免疫よりも強力で，同じ病原体の再感染に対して長期の免疫を獲得できるという利点がある．適応免疫機構については第4～11章で説明する．

2-1 多数の共生微生物が作る物理的障壁が病原体の感染から防御している

ヒトの体の外側表面は，皮膚と消化管・気道・尿生殖路を覆う粘膜上皮からなる．これらの上皮組織は，外部環境にいる病原体が体内の組織や器官に侵入するのを防ぐ，効果的な物理的かつ化学的な障壁となっている(図2.1)．さらに，健常者の皮膚や粘膜表面で巨大な群をなして生存している**共生微生物**(commensal microorganism)も病原体の侵入を阻止している(p.2の1-1項参照)．病原体が数を増やしたり感染を成立させるためには，常在菌との栄養や場所の取り合いに勝たなければならない．ただし，病原体はかならずしも競い合ってこれを勝ち取っているわけではない．例えば，*Clostridium difficile* 感染は，抗菌剤投与によって多くの常在菌が失われた不健康なヒトにのみ起こるのである(p.3の図1.2参照)．

出生前の哺乳動物の赤ちゃんには共生微生物が存在しない．生下時の母親の腟との接

	皮膚	腸	肺	眼・鼻・口腔
物理的障壁	上皮細胞どうしの密着結合			
	空気や液体の縦の流れ		線毛による粘液の動き	涙，鼻の線毛
化学的障壁	脂肪酸	低 pH 抗菌酵素	肺サーファクタント	涙や唾液中の抗菌酵素
	抗菌ペプチド	抗菌ペプチド	抗菌ペプチド	抗菌ペプチド
微生物学的障壁	正常なマイクロビオータ（微生物叢）			

図 2.1　多くの障壁が，病原体が上皮を越えて組織で定着することを防いでいる
上皮表面は，感染に対する物理的・化学的・微生物学的な障壁となっている．

触を皮切りに，赤ちゃんの皮膚や粘膜表面に家族，友達，ペットからくる常在菌が住み始める．粘膜表面には皮膚よりも数も種類もずっと多くの共生微生物が存在している．腸は豊富な栄養が安定して供給されるので，共生微生物にとって特によい住処である．ヒトの腸には1,000種以上の細菌が住んでおり，細菌の全細胞数はヒトの体の全細胞数よりも10倍多い．多くの常在菌は，1億年以上かけて胎盤をもつ哺乳動物とともに進化してきたので，栄養や代謝，さらには健康状態を宿主と相互に改善し合うような共存関係が築けている．共存関係を築き維持することの利点の直接的証拠は，生まれてからずっと完全に細菌のいない環境で育てられた実験マウスの健康状態がよくないことに示されている．共生微生物の集団はマイクロビオータ（微生物叢）として知られ，近年ではヒトの健康を維持するうえで重要かつ不可欠なもので，ないがしろにしてはならないと考えられるようになってきた．生下時には免疫系は未発達であり，生後の絶え間ない発達はマイクロビオータの獲得に影響され形作られる．

2-2　細胞内と細胞外の病原体は異なる種類の免疫応答を必要とする

病原体は，さまざまな方法で人体を利用する生物体の総称である．病原体はヒトの細胞間のすきまに生育し増殖して**細胞外感染**（extracellular infection）を生じるものと，ヒトの細胞内で増殖して**細胞内感染**（intracellular infection）を生じるものに大別され，それぞれを効果的に除去する免疫応答は異なる（図 2.2）．免疫系に関わる可溶性分泌分子は，細胞外病原体を攻撃できるが，細胞内病原体には歯が立たない．細胞内病原体の攻撃に使われる方法は病原体が潜むヒト細胞を殺すことである．この犠牲を払うことで，病原体の生活環を妨害するとともに死んだ細胞から遊離されてくる病原体を免疫系の可溶性分子に曝露させることができる．

細胞外と細胞内の両方の生活環をもつ病原体も多い．例えば，インフルエンザウイルスの粒子は，まず気道に入ったときに細胞外で免疫系の可溶性分子の攻撃を受ける．いったんウイルス粒子が気道を覆う上皮細胞に感染すると，それには当てはまらない．細胞内に侵入したウイルスは感染細胞の表面を変化させ，これを免疫系のエフェクター細胞が認識して感染細胞を殺す．また，ウイルスは上皮細胞内で複製しウイルス粒子を細胞外空間に放出するが，これも可溶性エフェクター分子の標的となる．

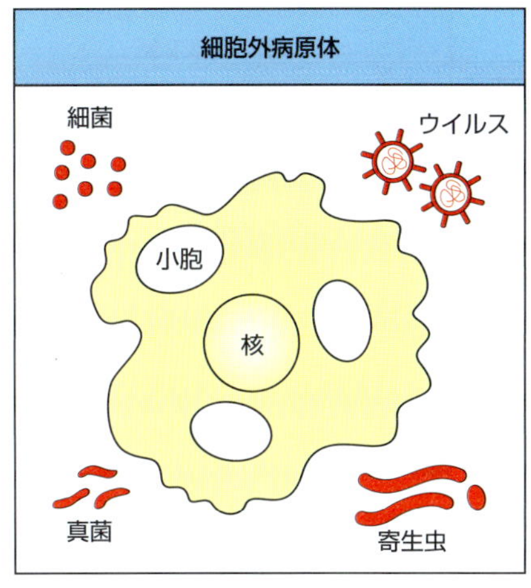

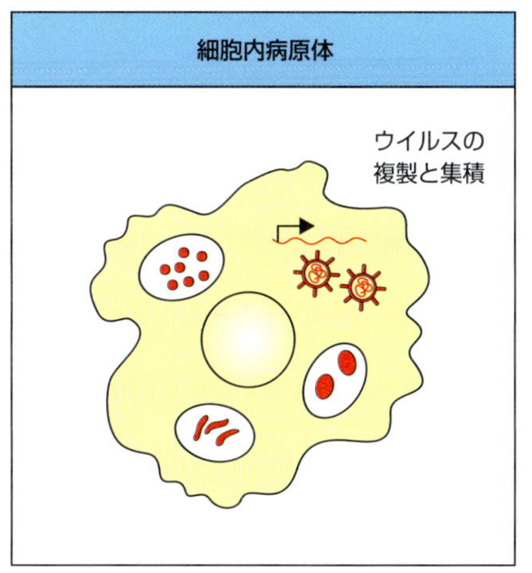

図 2.2　病原体はヒトの細胞内にも細胞外にも存在できる
細菌，ウイルス，真菌，寄生虫の 4 種の病原体すべては，ヒトの体内に侵入して感染組織の細胞外空間にいることができる（左図）．ウイルスと一部の細菌はヒトの細胞内にまで侵入して，自己複製することができる（右図）．

2-3　補体は病原体を破壊するための目印となる血漿タンパク質である

病原体が上皮細胞の障壁を突破してヒト組織中で生育し始めると，直ちに自然免疫による防御機構が発動する．最初に用いられる武器の 1 つは，肝臓において常時作られ，血液・リンパ・細胞外液中に存在する一連の可溶性タンパク質である．これらの血漿タンパク質は一般的に，**補体系**（complement system）もしくは単に**補体**（complement）として知られている．補体は細菌や細胞外に存在するウイルス粒子を覆い，それらが貪食を受けやすくする（p.18 の 1-10 項参照）．このようなタンパク質のコーティングがなければ，多くの細菌，特に厚い莢膜多糖に覆われたものは貪食から逃れることができる．

補体成分の多くはプロテアーゼ（タンパク質分解酵素）であり，**チモーゲン**（zymogen）と呼ばれる機能的に不活性な状態で体内を循環している．感染が起こると，プロテアーゼを含む一連の酵素反応がカスケード式に進行し，**補体活性化**（complement activation）が引き起こされる．この反応経路において，各プロテアーゼはその次のプロテアーゼを切断し，活性化する．各酵素は切断する補体成分に対して高い特異性をもち，また切断部位は通常 1 か所である．これらの酵素の多くは，消化酵素であるキモトリプシンやトリプシンを含むセリンプロテアーゼの大きなファミリーに属している．

補体系は 30 以上のタンパク質により構成されており，なかでも**補体第 3 成分**（complement component 3：**C3**）はきわめて重要である．C3 以外の補体成分を欠損した人が比較的軽度の免疫不全症となるのに対して，C3 を欠損した人は重篤な感染症にかかりやすくなる．感染により補体系が活性化されると，C3 は小さな断片である C3a と大きな断片である C3b に切断される．この過程において，C3b のいくつかは病原体表面へ共有結合する（図 2.3）．この C3b の病原体表面への結合は，補体系の役割として不可欠なものであり，C3b が病原体と固く結合することから**補体結合**（complement fixation）と呼ばれる．結合した C3b は病原体が食細胞によって破壊されるための標識となり，また病原体膜を傷害するタンパク質複合体の形成を誘導することができる．また，可溶性の C3a も，化学誘引物質として食細胞などのエフェクター細胞を血中から感染部位に誘導することで宿主防御に関与する．

C3 の独特かつ強力な作用は，その糖タンパク質内に存在する高エネルギーチオエステル結合に起因している．C3 は，そのチオエステルが疎水性のタンパク質内部に隔離され安定化された不活性型として産生され，血中に存在する．C3 が C3a と C3b に切断

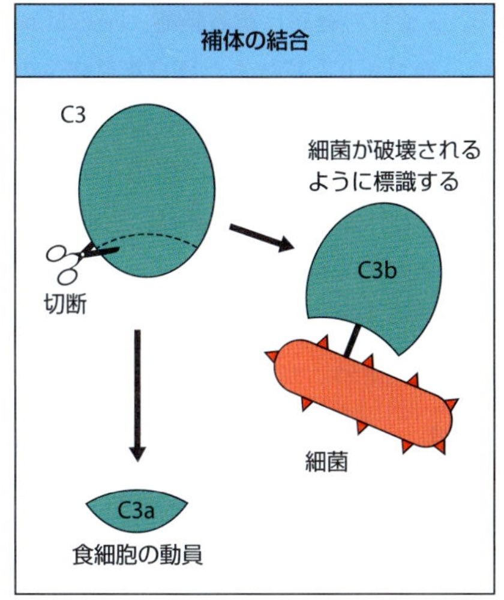

図 2.3　補体活性化によって，C3b は病原体表面上へ共有結合する
病原体による補体活性化において重要な反応は，補体成分 C3 のタンパク質分解による切断である．この切断により大きな断片 C3b と小さな断片 C3a が産生される．C3b は化学的に反応性が高く，共有結合により病原体表面に接着・固定されることで病原体が危険因子として認識されるよう標識する．C3a は食細胞を感染部位へと動員する．

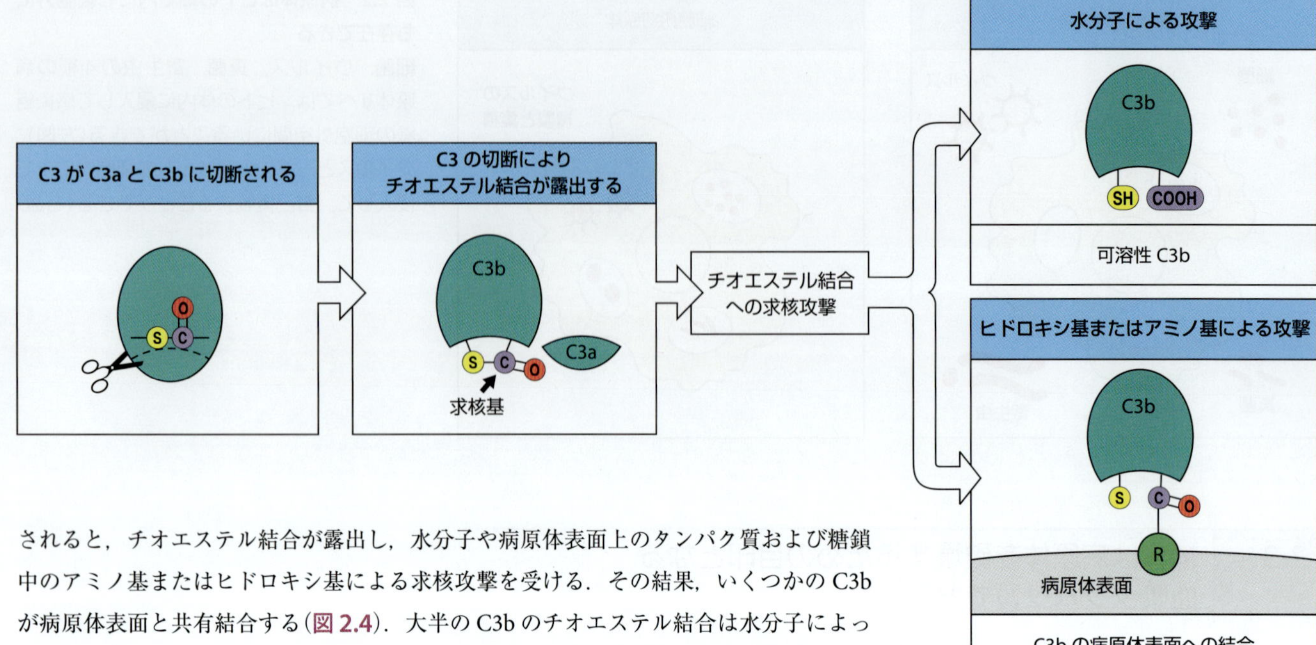

図 2.4 C3 の切断により反応性の高いチオエステル結合が露出し，C3b 断片と病原体表面が共有結合する

C3 は α および β ポリペプチド鎖からなる．α 鎖中のチオエステル結合が疎水性のタンパク質内部で加水分解から守られており，不活性型セリンプロテアーゼとして血中を循環している．チオエステル結合は，左側の 2 つの図中に，円で囲んだ S，C，O を用いて示してある．C3 は C3a と C3b に切断されることで活性化される．これにより，C3b のチオエステル結合が親水性の環境に曝される．右上図に示すように，ほとんどの C3b のチオエステル結合は自然に水分子により加水分解される．一方，右下図に示すように，ごく一部の C3b のチオエステル結合は病原体表面上の分子のヒドロキシ基またはアミノ基と反応し，病原体表面に結合する．

されると，チオエステル結合が露出し，水分子や病原体表面上のタンパク質および糖鎖中のアミノ基またはヒドロキシ基による求核攻撃を受ける．その結果，いくつかの C3b が病原体表面と共有結合する（図 2.4）．大半の C3b のチオエステル結合は水分子によって攻撃されるため，ほとんどの C3b は加水分解された不活性型として存在している．

補体を活性化する 3 つの経路が明らかにされている．これらの経路は活性化を誘導する方法や，カスケードの初めの数段階において違いがあるものの，どの経路も C3 の活性化，C3b の病原体表面上への結合，さらに病原体を破壊するための類似した機構の誘導を引き起こす（図 2.5）．感染の初期に働く経路は，補体活性化の**第二経路**（alternative pathway）である．2 番目の経路は**レクチン経路**（lectin pathway）で，これも自然免疫の一部であるが，感染によって誘導され強力に働くようになるにはある程度の時間を要する．3 番目の経路は**古典経路**（classical pathway）で，これは自然免疫と適応免疫の両方の一部であり，抗体または自然免疫系のタンパク質である C 反応性タンパク質の病原体表面上への結合が必要となる．これらの経路の名称は科学史上の発見の順番が反映されている．古典経路が最初に明らかとなり，続いて第二経路，最後にレクチン経路が発見された．補体という名称は，古典経路における補体活性化および病原体破壊において，これらのタンパク質のエフェクター機能が抗体の病原体への結合という役割を“補完する”ものとして見出されたことにより作り出された言葉である．

2-4 感染の初期には，補体活性化は第二経路で進行する

本項では，細菌感染などに対して起こる自然免疫の初期応答の 1 つである第二経路による補体活性化についてみていく．C3 は肝臓で作られ，C3 タンパク質内部の疎水性の部分にチオエステル結合が隔離された不活性型で血中に分泌される．その後 C3 は，切断を伴わずにゆっくりと自然にその構造を変え，チオエステル結合が表面に出てくる．血中のような水性の環境では，このチオエステル結合は活性化され，すぐにアミノ基やヒドロキシ基をもつ他の分子と共有結合する．この反応には血中に豊富に存在する水分子が使われることが多く，C3 は **iC3** もしくは **C3(H_2O)** と呼ばれる形になる．この加水分解反応は補体活性化の第二経路の最初の段階である．

いくつかの病原体，特に細菌の表面近くでは，C3 の iC3 への加水分解が促進される．また，血中に C3 が高濃度（約 1.2 mg/mL）に存在するときも，iC3 への加水分解が促進

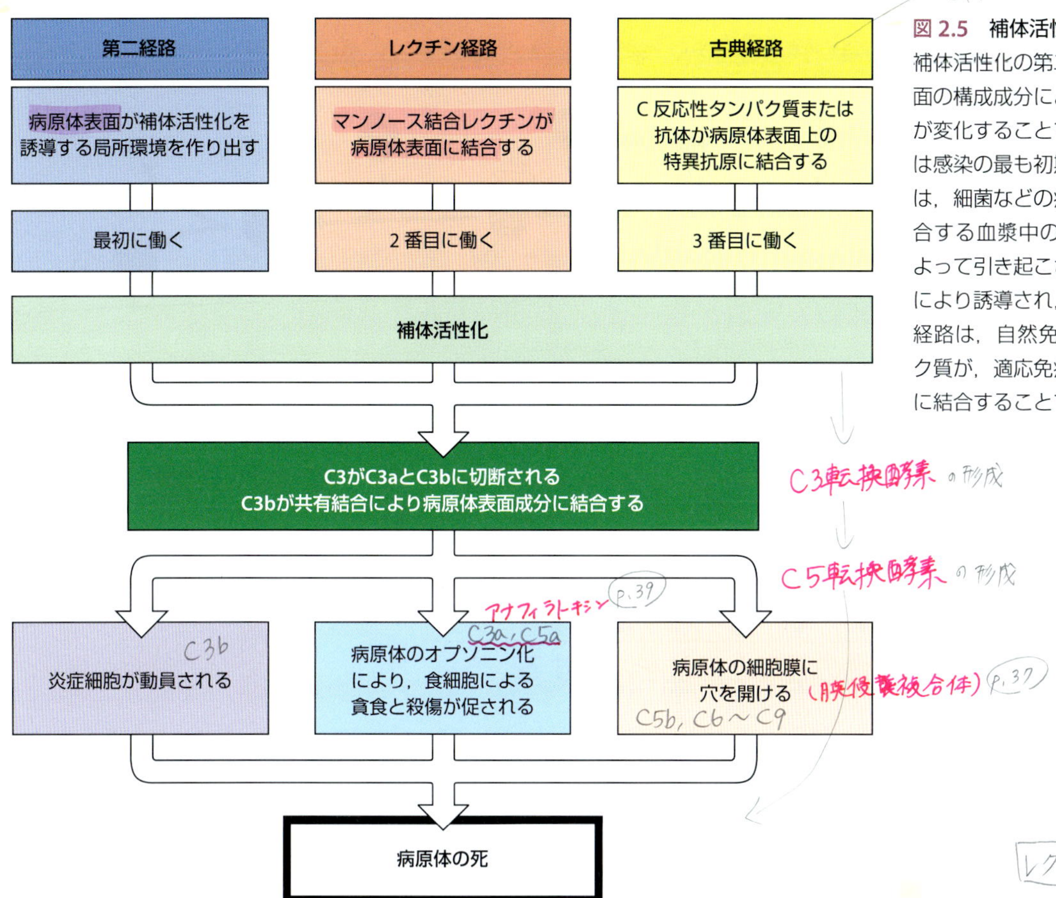

図 2.5　補体活性化の 3 つの経路
補体活性化の第二経路は，いくつかの細菌表面の構成成分により局所的に物理化学的環境が変化することで誘導される．この第二経路は感染の最も初期に機能する．レクチン経路は，細菌などの病原体上に存在する糖鎖と結合する血漿中のマンノース結合レクチンによって引き起こされる．レクチン経路は感染により誘導され，自然免疫に関与する．古典経路は，自然免疫応答では C 反応性タンパク質が，適応免疫応答では抗体が病原体表面に結合することで誘導される．

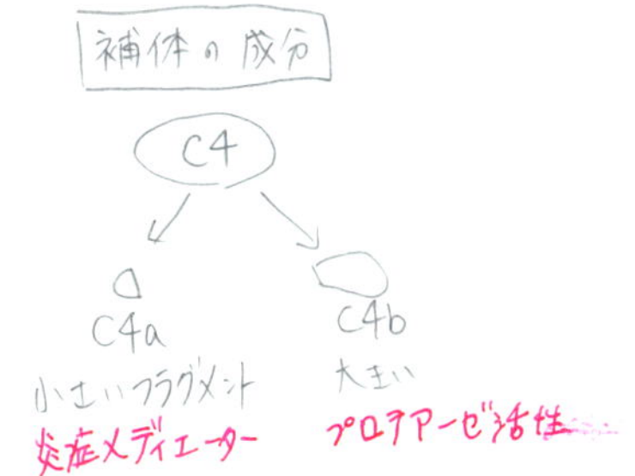

される．iC3 が不活性型の補体である **B 因子**(factor B)に結合すると，B 因子はプロテアーゼである **D 因子**(factor D)による切断を受けやすくなる．この切断反応によってできた小さな断片 Ba は放出される一方で，大きな断片 Bb は iC3 に結合したままでプロテアーゼ活性をもつようになる．iC3Bb 複合体は C3 を C3a と C3b に切断するプロテアーゼであり，この切断によって C3b に存在するチオエステル結合が表に出てくる．大多数の C3 分子は切断され活性化されるが，一部の C3b は病原体の外表面にあるアミノ基やヒドロキシ基に共有結合し付着する(図 2.6)．

C3 を切断し活性化するプロテアーゼは **C3 転換酵素**(C3 convertase)と呼ばれ，iC3Bb は可溶性 C3 転換酵素の一種である．iC3 と同様に，病原体に結合した C3b にも B 因子は結合し，D 因子によってこの B 因子が切断される．この反応で Ba は放出され，病原体表面に C3bBb 複合体が形成される．C3bBb は**第二経路 C3 転換酵素**(alternative C3 convertase)と呼ばれる強力な C3 転換酵素であり，病原体表面で働く(図 2.7)．C3bBb は C3 と結合し，チオエステル結合の活性化によって C3b と C3a に切断する．この C3 転換酵素は病原体表面に存在しており iC3Bb のように拡散できないため，これによって作られる C3b の多くは病原体に結合する．いくつかの C3 転換酵素が 1 つの病原体表面に集まると，より多くの C3 が切断され，より多くの C3b が病原体表面に結合する．これにより，さらに多くの転換酵素が集合する．酵素反応によって産生された C3b がより多くの転換酵素を集合させるこの正のフィードバック機構は，C3 分解を増強させる 1 つの手段であり，これにより最初に数分子の C3b が結合した後は素早く病原体が覆われていくことになる(図 2.8)．

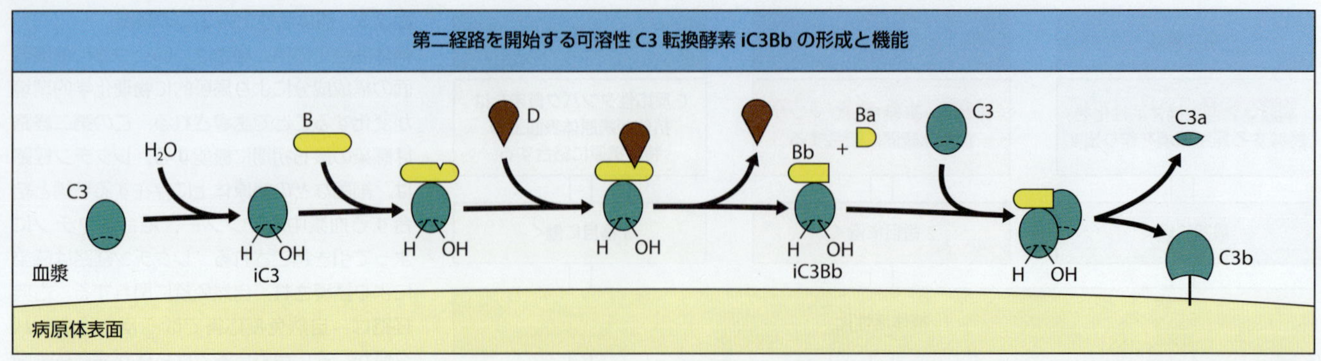

図 2.6 第二経路による補体活性化を引き起こす可溶性 C3 転換酵素の形成と機能

病原体，特に細菌の近くに存在する血漿において，C3 のチオエステル結合は低い確率で自然に加水分解を起こす．これにより C3 は活性化して iC3 となり B 因子に結合する．すると，セリンプロテアーゼである D 因子により B 因子が切断され，iC3Bb と呼ばれる可溶性の C3 転換酵素ができる．その後，この酵素が C3 分子を C3b と C3a に切断することで C3 を活性型にする．こうしてできた C3b のいくつかが病原体表面に共有結合する．

2-5 制御タンパク質がC3b結合の程度と部位を決定する

前項でみてきたように，第二経路 C3 転換酵素である C3bBb は 1 分子からより多くの C3bBb 分子の産生を触媒して，迅速で強力な反応を引き起こすことができる．**補体制御タンパク質**（complement control protein）は，細胞表面で主に C3b を安定化もしくは分解する反応を制御できるように進化してきた．このタンパク質は大きく 2 種類に分けられる．1 つはヒトおよび病原体の細胞表面に結合した C3b と相互作用する血漿タンパク質，もう 1 つはヒト細胞に存在する膜タンパク質で，細胞表面への補体の結合を妨げるものである．

血漿タンパク質の 1 つの**プロペルジン**〔properdin．**P 因子**（factor P）ともいう〕は，微生物表面の第二経路 C3 転換酵素（C3bBb）に結合してプロテアーゼによるこの酵素の分解を妨げることで，補体活性化の速度や程度を上昇させる（**図 2.9** 上）．プロペルジンと反対の効果をもつのが血漿タンパク質の **H 因子**（factor H）である．H 因子が C3b に結合すると，血漿セリンプロテアーゼである **I 因子**（factor I）によって C3b はさらに切断されて iC3b と呼ばれる構造になる（図 2.9 中央）．この iC3b は新たに C3 転換酵素を産生することができないので，H 因子と I 因子の作用により病原体表面の C3 転換酵素の数は減ることになる．

このような H 因子や I 因子による負の制御の重要性は，遺伝的に I 因子を欠く患者に免疫不全がみられることからもわかる．このような患者の体内では，血液や細胞外液，リンパに存在する C3 がなくなるまで C3 転換酵素（C3bBb）が形成され続ける．微生物に感染したとき，I 因子欠損患者では微生物表面に C3b が極端に少ない量しか結合せず，結果として食細胞による微生物の貪食の効率が低下する．そのため，I 因子欠損患者は健常者よりも莢膜保有細菌による耳の感染や膿瘍にかかりやすい．これらの細菌は，ポリ多糖からなる厚い外膜をもち，補体が結合するとより効果的に貪食される．

もう 1 種類の補体制御タンパク質は，ヒト細胞表面において補体活性化を妨げるヒト細胞の膜タンパク質である．その 1 つである**崩壊促進因子**（decay-accelerating factor：**DAF**）は第二経路 C3 転換酵素の C3b 成分に結合し，Bb を解離させ酵素の働きを妨げる．**MCP**（membrane co-factor protein：膜補助因子タンパク質）も同様の機能をもっており，

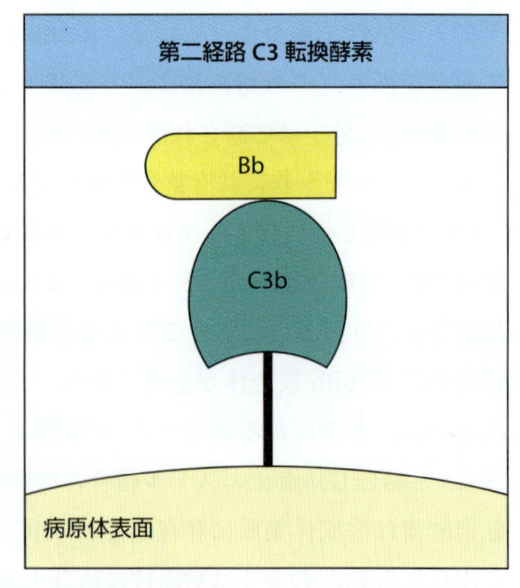

図 2.7 第二経路 C3 転換酵素は C3b と Bb の複合体である

この複合体のうち，B 因子の断片 Bb は C3 を切断するプロテアーゼ活性をもち，C3 の断片 C3b は Bb を病原体の表面に局在させている．

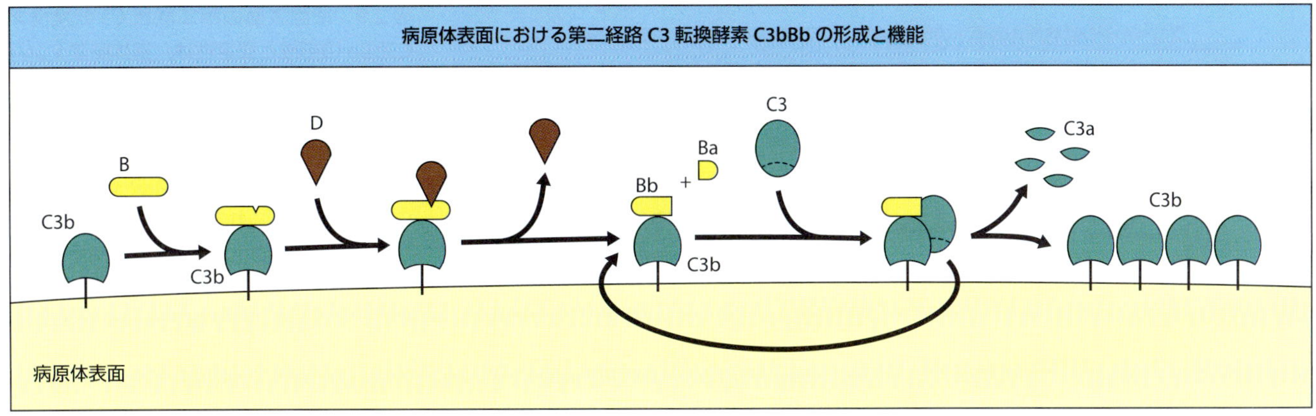

図 2.8　病原体表面における第二経路 C3 転換酵素 C3bBb の形成と機能

可溶性 C3 転換酵素 iC3Bb の働きによって作られた C3b は微生物表面に結合する（図 2.6 参照）．この C3b は B 因子と結合し，その後 D 因子によって切断され，微生物表面に結合する第二経路 C3 転換酵素である C3bBb を作り出す．この酵素は C3 を切断し，小さな可溶性の C3a とさらなる C3b を産生する．ここで作られた C3b は微生物に結合し，C3 の活性化を増強するさらなる C3 転換酵素となるほか，食細胞の受容体のリガンドとしても働くことができる．一方，小さな可溶性の C3a は，補体が結合した部位に食細胞を引き寄せる．

C3b に結合することで I 因子による切断や不活性化を起こしやすくする（図 2.9 下）．MCP の機能は可溶性補体制御因子である H 因子の機能と似ているが，MCP はもともと細胞膜に存在しているのに対して，H 因子はたいていの細菌にはなくヒトの細胞表面を構成しているシアル酸に結合して細胞膜で効果を発揮する．補体の機能をかいくぐる戦略として，化膿レンサ球菌 *Streptococcus pyogenes* や黄色ブドウ球菌 *Staphylococcus aureus* など一部の細菌種は，その表面をシアル酸で覆っている．これにより細菌はヒトの細胞になりすます．その結果，C3b がこれらの細菌の表面に結合しても，細菌のシアル酸に結合した H 因子によって直ちに不活性化される．

DAF や MCP，H 因子のような補体を制御するさまざまなタンパク質は，**補体制御タンパク質モジュール**（complement control protein module：**CCP モジュール**）として知られる構造的によく似たモジュールがいくつか並んでできている．それぞれのモジュールは 2 枚の β シートに小さく折りたたまれた約 60 アミノ酸からなり，2 つの保存されたジスルフィド結合によって安定化されている．CCP モジュールをもつタンパク質は，**RCA**（regulator of complement activation：補体活性化制御因子）とも呼ばれる．

C3 の活性化を促進または制御する反応の協調作用によって，C3b がヒト細胞表面ではなく病原微生物の表面にのみ結合することを保証している．このようにすることで，補体系は単純かつ効率的に微生物とヒト細胞とを区別し，侵入してきた病原体を殺して健康な細胞や組織を守るメカニズムを誘導している．免疫学では，このような区別のことを“自己と非自己の認識”と呼ぶ．

2-6　マクロファージによる貪食は，病原体の侵入に対する防御の最前線である

病原体がヒトの組織に侵入してきたとき，最初にその病原体に出会うのは組織**マクロファージ**（macrophage）である．マクロファージは，全身を循環している単球（p.13 の図 1.11 参照）が血液から組織に移動して成熟したものである．これらは結合組織，消化管や気道の粘膜，肺胞，肝臓に多く存在しており，肝臓に存在するものは**クッパー細胞**（Kupffer cell）と呼ばれる．マクロファージは寿命の長い食細胞であり，自然免疫と適応免疫の両方に関与する．

マクロファージは細菌などの微生物を非特異的に貪食するが，この食作用は，微生物表面の特異的なリガンドに結合するマクロファージ表面の受容体を介して効率的に行われる．そのような受容体の 1 つは，第二経路による補体活性化で病原体表面に高密度で

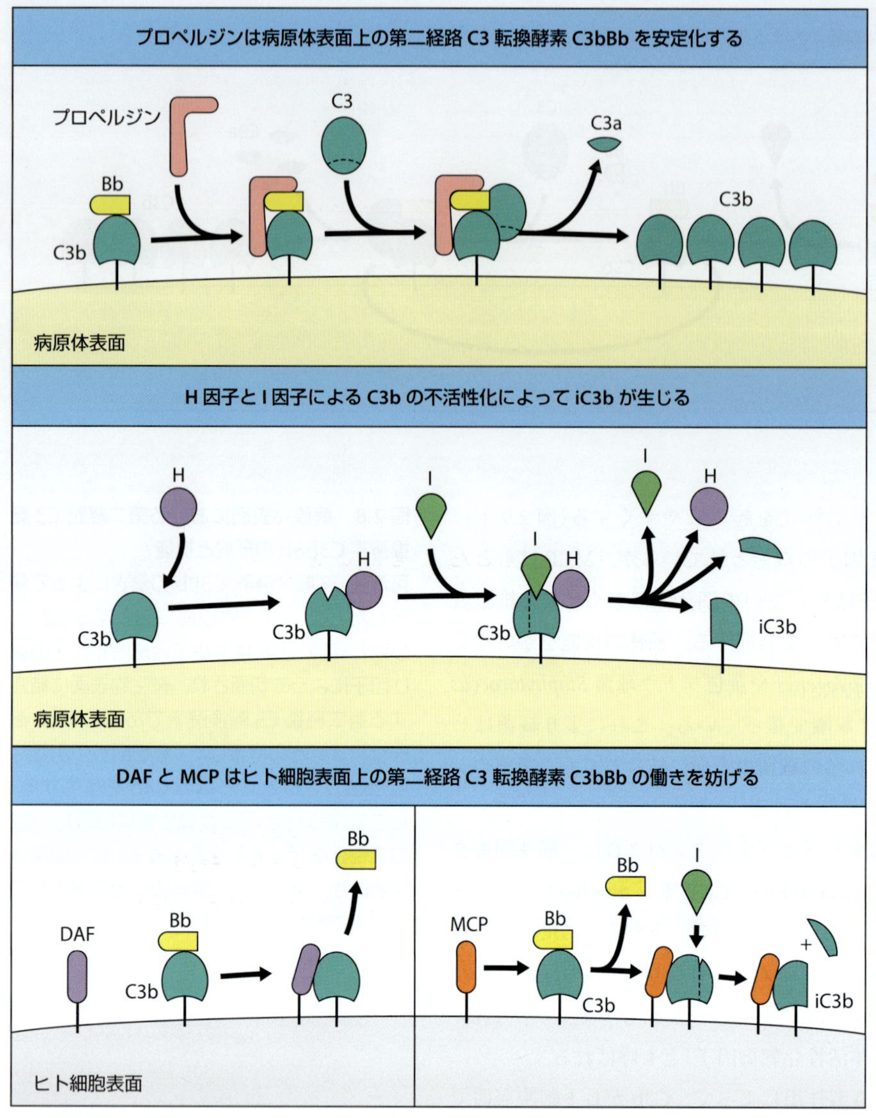

図 2.9　細胞表面の第二経路 C3 転換酵素 C3bBb の形成と安定性は，補体制御タンパク質によって決まる

上図：可溶性タンパク質プロペルジン（P 因子）は C3bBb に結合し，この分子の微生物表面での安定性を高める．中央図：H 因子は C3b に結合し，これを I 因子によって切断されやすい形へと変化させる．その切断により C3b は iC3b となり，これは病原体表面に結合したままであるが，C3 転換酵素を形成することはできない．下図：ヒト細胞表面で C3bBb が形成されたとき，C3bBb の機能は 2 つの膜タンパク質，崩壊促進因子（DAF）または膜補助因子タンパク質（MCP）のうちのどちらかによって急速に抑制される．これら補体制御タンパク質の協調作用によって，多くの補体は病原体表面には結合するが，ヒト細胞表面にはほとんど結合しないように制御されている．

結合した C3b に結合する．この受容体は**補体受容体 1**（complement receptor 1：**CR1**）と呼ばれる．病原体上の多数の C3b とマクロファージ上の多数の CR1 との相互作用により，病原体の貪食や破壊が促進される．C3b で覆われた細菌は覆われていない細菌に比べてより効率的に貪食される．このような食作用を促進するタンパク質が病原体を覆うことを，**オプソニン化**（opsonization）と呼ぶ（図 2.10）．

CR1 はこれを発現している細胞の表面を守る役割も果たしている．MCP や H 因子のように，CR1 は C3b を I 因子によって切断されやすくすることで C3 転換酵素の働きを妨げている．このような防御的役割のほか，貪食の際，マクロファージの CR1 は病原体表面に結合した C3b を引き寄せる役割も担っている．MCP や H 因子と同様に，CR1 は CCP モジュールにより形成されている．

また，他のマクロファージ受容体である**補体受容体 3**（complement receptor 3：**CR3**）と**補体受容体 4**（complement receptor 4：**CR4**）は，微生物表面の iC3b に結合する．iC3b は C3 転換酵素の活性はもたないものの，CR3 または CR4 のリガンドとして働くことで病原体の貪食や破壊を促進している．これらの受容体は構造的に CR1 とは異なり，細胞間接着に関わるインテグリンのファミリーに属する糖タンパク質である．CR1,

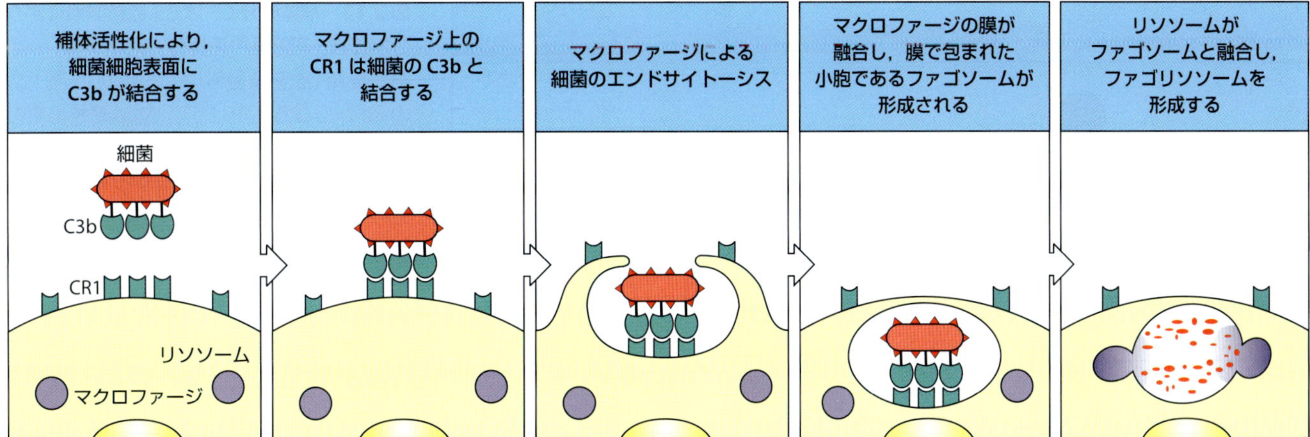

図 2.10　食細胞上の補体受容体は，C3b に覆われた病原体の取り込みと分解を引き起こす

病原体（ここでは細菌）の表面を覆うように共有結合した C3b は，食細胞表面の補体受容体 1（CR1）に結合する．これにより，細菌は食細胞につなぎとめられる．CR1 によって生み出された細胞内シグナルは細菌の貪食や，分解酵素または有毒な分子を含んだリソソームとファゴソームの融合を促進する．最終的に，取り込まれた細菌は殺される．

CR3，CR4 はそれぞれが単独で働くよりも一緒に働くことによって，補体で覆われた病原体の貪食をより効率的に行っている．第二経路で活性化された補体によるオプソニン化とマクロファージによる貪食は，感染後すぐに病原体を認識し，破壊するのに役立っている．

2-7　補体最終成分は，細胞膜に穴を開けることで病原体を溶解する

これまでみてきたように，補体活性化の最も重要な生成物は病原体表面に結合した C3b である．しかし，補体活性化のカスケードは，他の 5 つの補体成分（図 2.11）が関与する反応段階にまで進行する．C3b は第二経路 C3 転換酵素である C3bBb と結合し，補体成分 C5 に作用する**第二経路 C5 転換酵素**（alternative C5 convertase）と呼ばれる酵素を形成する．これは Bb と 2 つの C3b からなり，$C3b_2Bb$ と表記される（図 2.12）．

補体成分である C5 は C3 と構造が似ているが，チオエステル結合がなく，その機能は大きく異なる．C5 は，C5 転換酵素によって小さな断片 C5a と大きな断片 C5b に分解される（図 2.12 参照）．C5b は**膜侵襲複合体**（membrane-attack complex）の形成を開始する役割を担っており，この複合体により病原体や真核細胞の膜に穴が開けられる．

膜侵襲複合体を形成する補体最終成分		
タンパク質	血中濃度（μg/mL）	機能
C5	85	可溶性の C5b の活性化で，溶液中の膜侵襲複合体の形成を開始する
C6	60	C5b と結合し，これを安定化させる．C7 との結合部位を形成する
C7	55	C5b と C6（C5b6）に結合し，細胞膜と結合可能な疎水性領域を露出する
C8	55	C5b と C6 と C7（C5b67）に結合し，細胞膜へと挿入される疎水性領域を露出する
C9	60	C5b，C6，C7，C8 からなる複合体（C5b678）に結合し C9 どうしも重合することで，細胞の完全性を崩壊させる膜貫通孔を形成し，細胞を死へ導く

図 2.11　補体活性化経路の最終成分

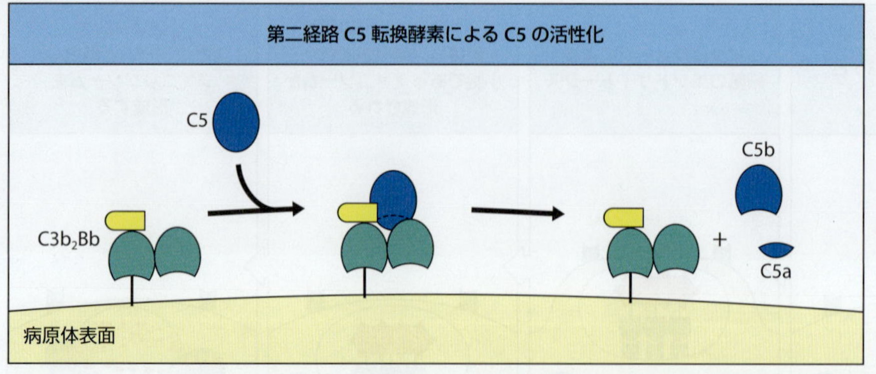

図 2.12 補体成分 C5 は C5 転換酵素により分解され，可溶性の活性化 C5b になる
第二経路 C5 転換酵素は 2 つの C3b と 1 つの Bb からなる（$C3b_2Bb$）．C5 は転換酵素の C3b 成分と結合し，C5a と C5b に分解される．C5b は膜侵襲複合体を形成する補体最終成分の形成を開始する．

C6 と C7 は，C7 中にある疎水性領域を露出させる相互作用により連続して C5b と結合し，脂質二重膜の中に挿入される．次に C8 が C5b と結合すると，C8 の疎水性領域が露出して膜の中へ挿入される．その後，C8 の疎水性領域が C9 の重合を開始し，膜を貫通する穴が形成される（図 2.13）．膜侵襲複合体を形成する補体成分とその機能は図 2.11 にまとめてある．

実験条件下では，膜侵襲複合体により形成された膜貫通孔ははっきりと認められるが，臨床における C5 ～ C9 成分の重要性は詳しくわかっていない．ただし，これらの補体成分が欠損していると，性病である淋病や一般的な細菌性髄膜炎などを引き起こす病原体のナイセリア属菌に対して明らかに感染しやすくなる．一部の補体成分の遺伝子欠損はまれではない．例えば，日本人の 40 人に 1 人は C9 のヘテロ欠損であり，1,600 人に 1 人は C9 の完全欠損である．

ヒト細胞の補体最終成分の活性は，可溶性タンパク質や細胞表面に結合したタンパク質によって制御されている．**S タンパク質**（S protein）や**クラスタリン**（clusterin），**J 因子**（factor J）などと呼ばれる可溶性タンパク質は，C5b，C6，C7 からなる可溶性複合体が細胞膜と結合するのを防いでいる．ヒト細胞表面では，**相同制限因子**（homologous

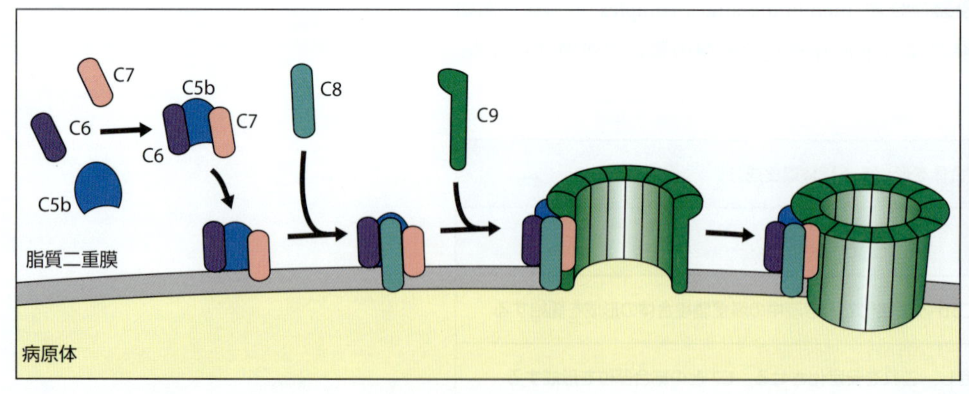

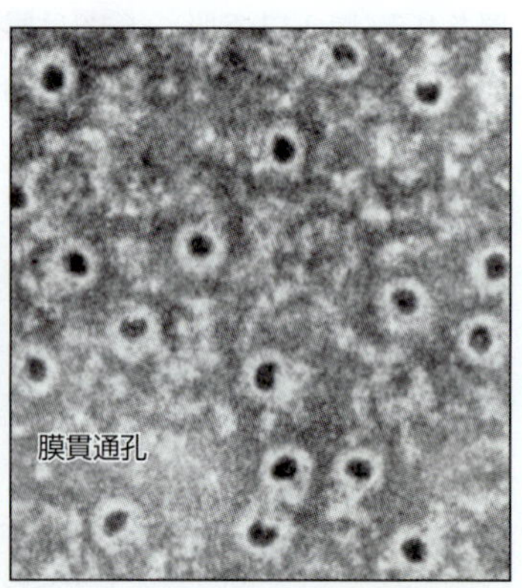

図 2.13 膜侵襲複合体の形成が脂質二重膜に穴を開ける
反応の順番とおおよその外観を左図に示す．C5b は，第二経路 C5 転換酵素である $C3b_2Bb$ による C5 の分解により生じる．C5b はそれぞれ 1 分子の C6，C7，C8 と結合することにより複合体を形成する．複合体を形成する過程で，C7 と C8 には立体構造変化が生じてそれぞれ疎水性領域が露出し，細胞膜へ挿入される．この複合体は細胞膜に傷害を与えるだけでなく，C9 の重合を誘導する．C9 分子がこの複合体に結合すると，疎水性領域が露出し，細胞膜へ挿入される．最大で 16 分子の C9 が重合し，直径 100 Å の膜貫通孔ができる．この穴は細菌の外膜を破壊し，細菌を殺す．赤血球はこの膜侵襲複合体を実験で観察するのに適した細胞であり，補体を介した溶血が起こる．膜侵襲複合体によって赤血球膜に形成された膜貫通孔の電子顕微鏡写真を右図に示す．（写真は S. Bhakdi と J. Tranum-Jensen の厚意による）

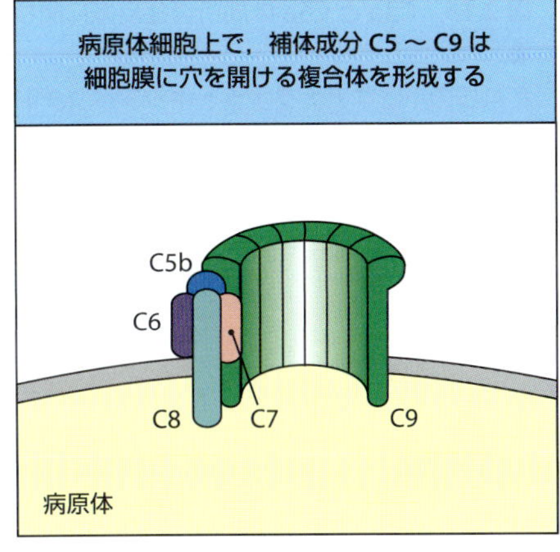

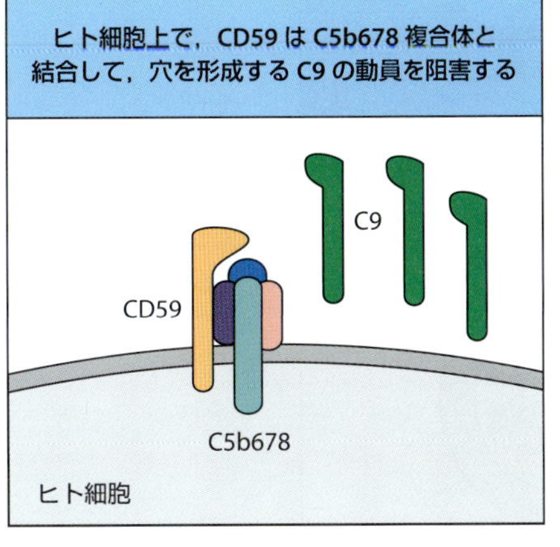

図 2.14　CD59 はヒト細胞上の膜侵襲複合体の形成を阻害する
左図：病原体表面上の膜侵襲複合体による膜貫通孔の形成．右図：ヒト細胞表面タンパク質 CD59 がヒト細胞上での膜貫通孔の形成を阻害する仕組みを示す．CD59 は C5b，C6，C7，C8 からなる複合体(C5b678)に結合することで，穴を形成するために必要な細胞膜上での C9 の重合を阻害する．相同制限因子(図には示していない)も同じように作用する．

restriction factor：HRF)と **CD59**〔**プロテクチン**(protectin)ともいう〕が，C5b，C6，C7，C8 からなる複合体による C9 の動員を防いでいる(図 2.14)．DAF，HRF，CD59 はすべてホスファチジルイノシトール脂質尾部で細胞膜と結合している．この尾部の合成障害は，赤血球の細胞表面における DAF や HRF，CD59 の欠損につながり，**発作性夜間ヘモグロビン尿症**(paroxysmal nocturnal hemoglobinuria)と呼ばれる補体介在性溶血を引き起こす．

2-8　補体活性化の過程で放出される小ペプチドは局所炎症を誘導する

補体が活性化している間，C3 と C5 はそれぞれ 2 つの断片へと分解されており，大きいほうの断片(C3b と C5b)は補体活性化経路にとどまっている．一方，小さいほうの可溶性断片(C3a と C5a)もまた生理学的に活性状態にあり，さまざまな細胞の受容体に結合して補体活性化の場で炎症を増強している．炎症(p.8 の 1-4 項参照)は，炎症反応とも呼ばれる感染に対する自然免疫応答の結果である．状況によっては C3a と C5a が，体の組織で同時に起こる急性炎症反応，すなわちアナフィラキシーショックを誘導する．それゆえ，これらの断片は**アナフィラトキシン**(anaphylatoxin)とも呼ばれる．アナフィラトキシンのうち，C5a は C3a よりも安定かつ強力である．食細胞，血管内皮細胞，マスト細胞は C5a と C3a に特異的な受容体をもっている．その 2 つの受容体は類似しており，両方とも膜貫通型で，グアニンヌクレオチド結合タンパク質の活性化を通じてシグナルを伝達する．

アナフィラトキシンは平滑筋の収縮とマスト細胞や好塩基球の脱顆粒を誘導し，結果としてヒスタミンなどの血管透過性を高める血管刺激物質が放出される．これは局所血管に対して直接血管作動性の効果を示し，血流と血管透過性を亢進させる．こうした変化により，血漿タンパク質と細胞は血流を通じて感染部位へと容易に運ばれるのである(図 2.15)．

C5a はまた，好中球と単球に直接作用して血管壁への接着を増加させ，補体が結合している部位へ向かって移動させる遊走因子として働く．さらに，これらの細胞の貪食能を高め，細胞表面の CR1 と CR3 の発現量を増加させる．このようにして，アナフィラトキシンは他の補体成分と一体になって働き，食作用による病原体の破壊を促進する．

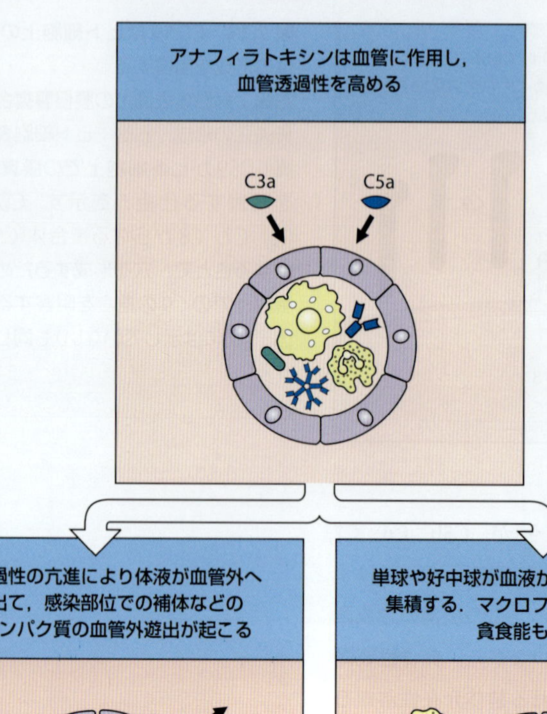

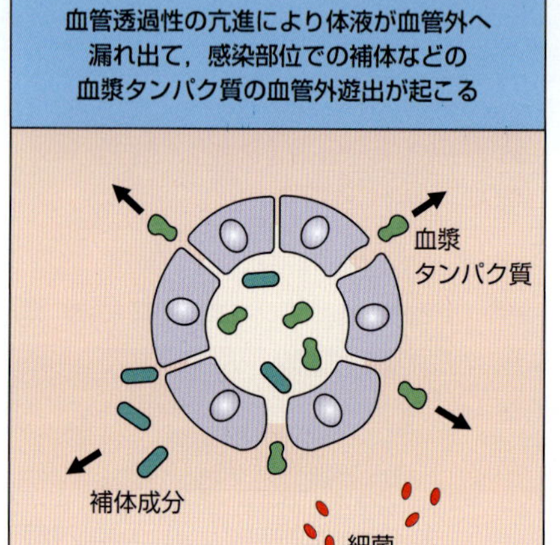

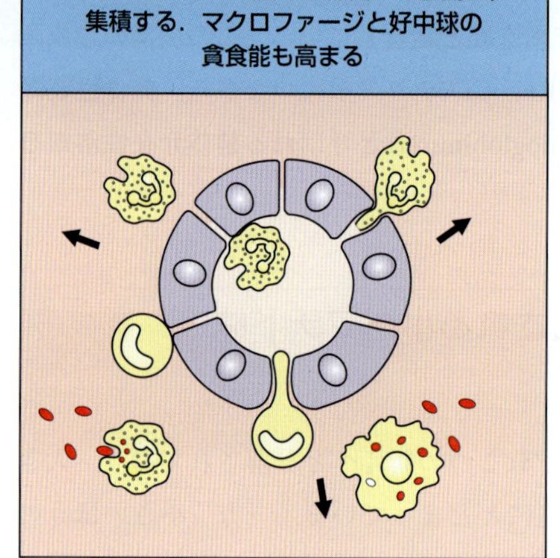

図 2.15 C3a と C5a は局所炎症反応に関わる

これらの小さなアナフィラトキシンペプチドは，感染部位での補体結合の副産物である．これらは，近傍の血管に作用して局所炎症反応を増強する．

2-9 いくつかの血漿タンパク質が感染の拡大を阻止する

補体のほかに，数種類の血漿タンパク質が病原体のヒト組織への侵入と増殖を妨害している．血管が傷害されると，**凝固系**(coagulation system．血塊を形成する血漿酵素カスケード)が活性化される．血塊は，血液や体液の流出を防ぐだけでなく，微生物を血塊の中に閉じ込めることで血液やリンパに侵入するのを防いでいる．血小板は血塊の主な成分で，血塊形成の際，貯蔵していた顆粒からきわめて反応性の高い多様な物質を放出する．これらの物質にはプロスタグランジン，加水分解酵素，増殖因子，そして病原体に対する防御，創傷治癒，炎症反応に関わる多様な細胞を活性化する他のメディエーターが含まれる．さらに，血管作動性ペプチドであるブラジキニンなどのメディエーターが**キニン系**(kinin system)により産生される．キニン系は，組織損傷時に惹起される二次的な血漿酵素カスケードである．血管拡張作用により，ブラジキニンは自然免疫系に関わる可溶性もしくは細胞性物質を感染部位に集める．

病原体が組織へと侵入するメカニズムの一部として，多くの病原体はプロテアーゼをその表面にもつか分泌している．これらの酵素はヒト組織を傷害し，病原体の感染拡大を助ける．また，抗菌タンパク質を不活性化させることもできる．プロテアーゼは病原体によって作られるが，病原体の種類によってはヒトのもつプロテアーゼを利用するこ

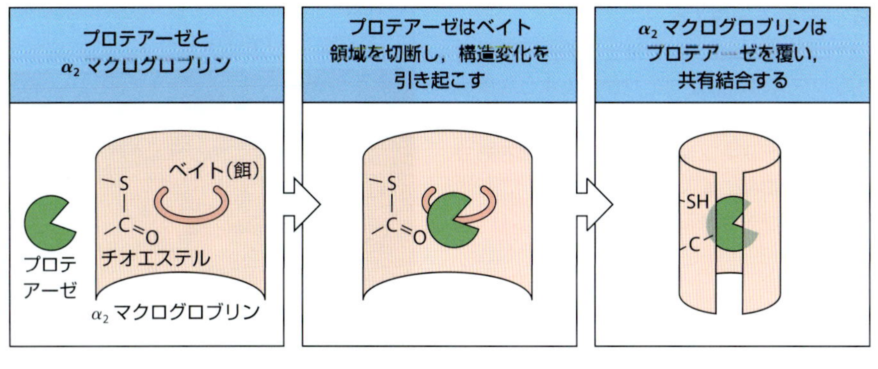

図 2.16　α_2 マクログロブリンは傷害性プロテアーゼの働きを阻害することができる
α_2 マクログロブリンは，反応性の高いチオエステル結合（左図）をもっており，微生物由来のプロテアーゼを阻害する．α_2 マクログロブリンはベイト（餌）領域に細菌プロテアーゼをおびき寄せる．プロテアーゼがこのベイト領域を切断すると，α_2 マクログロブリンはチオエステル基を活性化してプロテアーゼと共有結合する（中央図）．その結果，プロテアーゼはまだ活性があったとしても他の基質タンパク質に結合できなくなる（右図）．

ともある．例えば化膿レンサ球菌は，ヒトプロテアーゼであるプラスミンを表面にもっている．これに対抗するため，ヒトの分泌物や血漿には**プロテアーゼインヒビター**（protease inhibitor）が含まれている．血漿タンパク質の約 10％はプロテアーゼインヒビターである．なかでも 180 kDa の糖タンパク質である **α_2 マクログロブリン**（α_2-macroglobulin）は，単量体，二量体もしくは三量体として循環し，さまざまなプロテアーゼを阻害することができる．α_2 マクログロブリンは補体成分 C3 と構造が類似しており，内部にチオエステル結合がある．また，α_2 マクログロブリン分子は切断されてもよい領域をもっており，このベイト（餌）領域でプロテアーゼをおびき寄せる．ベイト領域が切断されると α_2 マクログロブリンは活性化し，2 つの効果をもたらす．1 つは，チオエステル基を介して α_2 マクログロブリンがプロテアーゼと共有結合する．もう 1 つは，α_2 マクログロブリンが構造変化を起こし，プロテアーゼを包み込んで他の基質を攻撃できないようにする（図 2.16）．こうしてできたプロテアーゼと α_2 マクログロブリンの複合体は，肝細胞や線維芽細胞やマクロファージ上の受容体によって循環から即座に排除される．

2-10　抗菌ペプチドは病原体の膜を障害することにより病原体を殺す

抗菌ペプチドは，広範囲の病原体を殺す自然免疫系の可溶性エフェクター分子である．ヒト抗菌ペプチドの主要なファミリーには**デフェンシン**（defensin）があり，これは正の電荷をもったアルギニン残基に富んでいて，3 つの鎖内ジスルフィド結合をもつことが特徴的な 35 ～ 40 アミノ酸からなるタンパク質である．デフェンシンは **α デフェンシン**（α-defensin）と **β デフェンシン**（β-defensin）の 2 つに分類できる．デフェンシン分子には，表面に疎水性の領域と親水性の領域の両方をもつ両親媒性という特性がある．この性質により，デフェンシン分子は細菌の膜を貫いて膜構造を破壊することができる．デフェンシンは，このようなメカニズムで細菌や真菌，エンベロープをもつウイルスを破壊する（図 2.17）．

デフェンシンは粘膜表面で恒常的に分泌されており，そこで上皮に腸内病原体が感染するのを防いでいるとともに，正常な腸管フローラとマイクロビオータを維持している．α デフェンシンの HD5 と HD6〔これらはクリプトジン（cryptdin）ともいう〕は，腸絨毛間の陰窩の基底部に位置する特殊な小腸上皮細胞であるパネート細胞によって分泌される（図 2.18）．さらに，パネート細胞は自然免疫に関わるリゾチームなどの抗菌物質を分泌する．一方，β デフェンシンは特に，皮膚，気道，尿生殖路の上皮細胞に広く発現

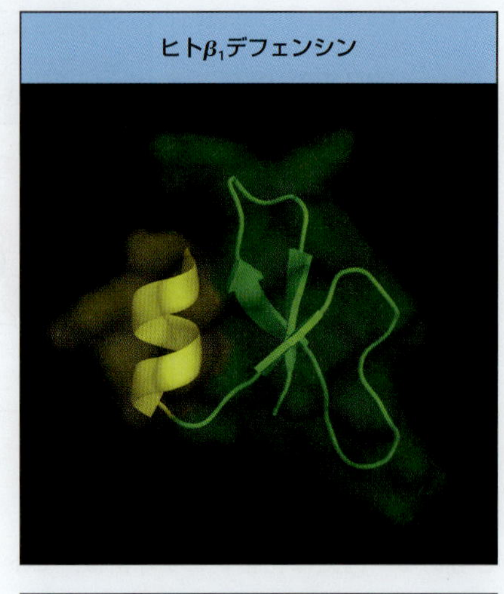

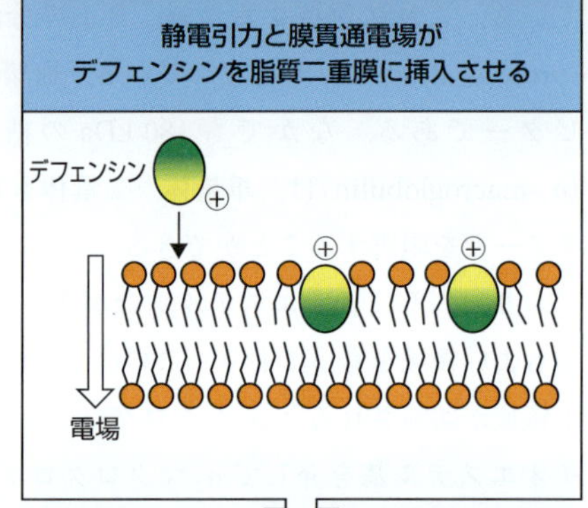

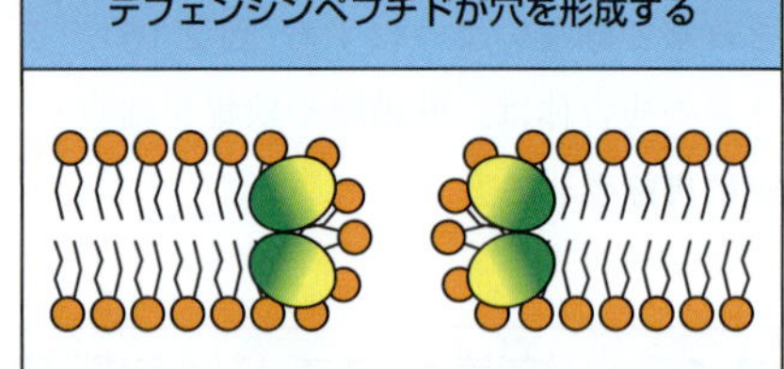

図 2.17 デフェンシンは微生物の膜を破壊する
ヒトβ_1デフェンシンの構造(上図)．デフェンシンは3本の逆平行βストランド(緑色)に短いαヘリックス(黄色)がもたれかかるような構造をとり，荷電がある部分と疎水性の部分が分かれて存在する両親媒性のペプチドである．この構造により，デフェンシンは細胞膜の荷電をもつ表面と相互作用し，その後，脂質二重膜に挿入される(中央図)．これにより穴が形成され，膜構造の完全性が失われる(下図)．

している．

デフェンシンは自然免疫の中心的食細胞である好中球によっても産生される．好中球は誘導型自然免疫機構の一員として体中の感染部位へ移動する．デフェンシンは好中球の顆粒に封入されており，好中球によって貪食された病原体を殺すために使われる．ヒト細胞を損傷しないようにデフェンシンは初めは活性をもたないポリペプチドとして合成され，その後切断されて活性断片を放出する．しかし，そのときでさえデフェンシンは生理的条件下ではほとんど機能せず，イオン強度の低い汗や涙，腸管腔，ファゴソーム(食胞)といった環境下で初めて完全に機能するようになる．

自然免疫応答に動員されるデフェンシンの種類は個々に異なる．デフェンシンのファミリーは，少なくとも6つのαデフェンシンと4つのβデフェンシンから構成されている(図 2.19)．デフェンシンをコードしているゲノム領域は，個人によってデフェンシン遺伝子のコピー数が異なり多型に富んでいる．αデフェンシンでは2～14コピー，βデフェンシンでは2～12コピーとさまざまである．このコピー数によって作られるタンパク質の総量が決まるため，好中球が運搬するデフェンシンの種類と量は人によって異なるのである．デフェンシンのアミノ酸配列の差異は，病原体の殺傷能力の違いと相関している．例えば，βデフェンシンのHBD2はグラム陰性菌を殺すことに特化しており，一方，HBD3はグラム陽性菌とグラム陰性菌の両方を殺すことができる．グラム陽性菌と陰性菌という医学的に重要な2つの細菌の分類は，グラム染色で紫色に染まるかどうかに基づいている(p.6の図1.4参照)．デフェンシンはまた，防御する上皮組織によって分類することもできる．例えば，αデフェンシンHD5は女性の尿生殖路で分泌され，βデフェンシンHBD1は気道と尿生殖路で分泌される．

ヒトの自然免疫系による圧力下で，病原体はデフェンシンから逃れられるように進化してきた．これに対してヒトは，免疫系をだまして抵抗する病原体の圧力下で，病原体をより効率的に殺すことのできる新たなデフェンシンを進化させてきた．このイタチごっこの進化には終わりがなく，結果として，すべての人間のデフェンシン遺伝子には多型性が生じている．ゲノム上の他の多くの遺伝子と比較すると，デフェンシン遺伝子は急激に進化してきている．このような変わりやすさ(すなわち可塑性)はデフェンシン遺伝子に特有のものではなく，自然免疫に関わる病原体結合タンパク質をコードしている他の遺伝子群にも起こりうる．

2-11 ペントラキシンは微生物に結合し，食細胞が微生物を攻撃できるように標識する自然免疫系の血漿タンパク質である

ペントラキシン(pentraxin)は環状の多量体タンパク質のファミリーで，血中やリンパ中を循環し，各種病原体の表面に結合し，病原体を破壊するための攻撃目標になるとい

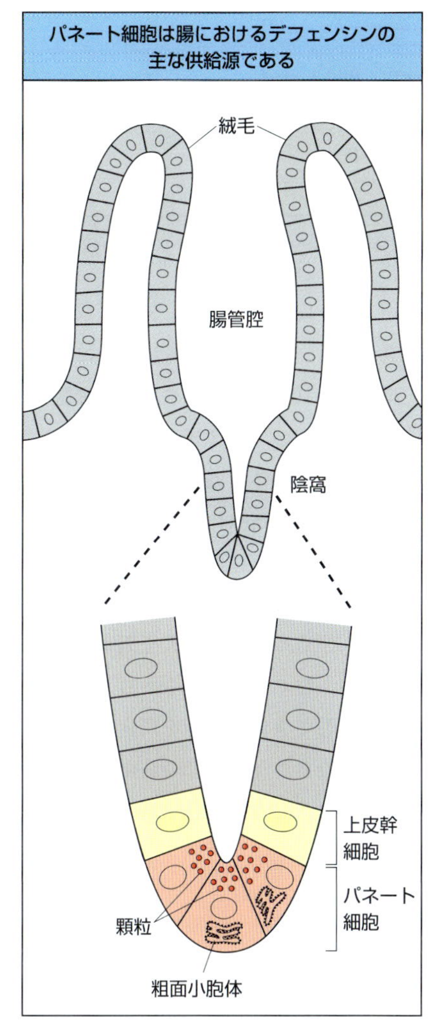

図 2.18　小腸陰窩に位置するパネート細胞は α デフェンシンを産生する

クリプトジンとして知られる α デフェンシン HD5 と HD6 はパネート細胞のみで作られる．上図は，小腸（回腸）末端の 2 つの絨毛間の陰窩の位置を示している．下図は，陰窩基底にあるパネート細胞とその前駆細胞である上皮幹細胞を示している．パネート細胞は，リゾチームやホスホリパーゼ A_2 などの抗菌物質も分泌する．パネート細胞は造血細胞ではなく上皮細胞を起源とするが，免疫系の細胞と考えられている．

う役割がある．ペントラキシンは，ポリペプチドのカルボキシ末端（C 末端）に特徴的な 200 残基のペントラキシンドメインをもつものと定義づけられる．ペントラキシンは 2 つのサブファミリーに分けられる．短いペントラキシンは肝細胞で作られ，その代表例は血清アミロイド P（SAP）である．長いペントラキシンの代表例は PTX3 であり，骨髄系，内皮，上皮を含む多くの細胞で作られるが，肝細胞では作られない（図 2.20）．ペントラキシンはその分子表面のある部位で病原体と結合し，別の部位でヒト細胞表面受容体（例えば食細胞上の CD89）と結合することで，病原体とヒト細胞の橋渡しをする．食細胞の表面受容体がペントラキシンに覆われた病原体に結合すると，食細胞には病原体を貪食し破壊するようシグナルが伝えられる．ペントラキシンが自然免疫応答で果たす役割は，抗体が適応免疫応答で果たす役割と似ている．また，両者が結合する食細胞上の表面受容体は同じである．

第 2 章のまとめ

さまざまな微生物と立ち向かうため，ヒトの生体はいくつかの方法で感染防御を行う．もし病原体が感染を成立させ，不運なその人の残りの人生において宿主として生体を利用しようとするならば，その病原体は生体内のすべての防御機構に打ち勝たなければならない．第一の防御は体表面を守る上皮（皮膚表面と粘膜表面）とそこに住む共生微生物であり，これらは大半の病原体が豊富な資源を含む生体内部に侵入するのを見事に防い

デフェンシン		合成部位	防御される組織	発現制御
型	名称			
α	HNP1	好中球＞単球，マクロファージ，NK 細胞，B 細胞，一部の T 細胞	腸上皮，胎盤，頸管粘液栓	構成的
α	HNP2			
α	HNP3			
α	HNP4	好中球	不明	構成的
α	HD5	パネート細胞＞腟上皮細胞	唾液腺，消化管，眼，女性生殖器，母乳	構成的．性感染により発現誘導
α	HD6	パネート細胞	唾液腺，消化管，眼，母乳	
β	HBD1	上皮細胞＞単球，マクロファージ，樹状細胞，角化細胞	消化管，気道，尿生殖路，皮膚，眼，唾液腺，腎臓，血漿	構成的．感染により発現誘導
β	HBD2			
β	HBD3			
β	HBD4	上皮細胞	胃（前庭部），精巣	

図 2.19　ヒトのデフェンシンは多様な抗菌ペプチドである

デフェンシンは，上皮表面や好中球の顆粒内で認められる低分子の抗菌ペプチドである．デフェンシンは α デフェンシンと β デフェンシンの 2 つのサブファミリーからなる．HBD：ヒト β デフェンシン，HD：ヒトデフェンシン，HNP：ヒト好中球タンパク質，NK 細胞：ナチュラルキラー細胞．胃前庭部は胃の出口近くの部位であり，酸を分泌しない．

サブファミリー	名称	産生部位	リガンド
短い ペントラキシン	血清アミロイド P	肝細胞	細菌，ウイルス， 真菌，寄生虫
長い ペントラキシン	PTX3	単球，マクロファージ， 樹状細胞，血管内皮細胞， 上皮細胞	細菌，ウイルス，真菌

図 2.20　ペントラキシンの 2 つのサブファミリー
ペントラキシンは自然免疫のエフェクター分子で，適応免疫の抗体と同様の役割を果たす.

でいる．上皮表面を通過し侵入に成功した病原体はすべて，自然免疫系の常備軍にすぐに直面する．これらの軍隊は，主に可溶性ペプチドとタンパク質で編成されており，絶えず産生され，粘膜表面や血中，細胞外空間で待機している．デフェンシンと呼ばれる抗菌ペプチドのファミリーは，単純なメカニズムを利用して，すべてではないがいくつかの種類の病原体を効果的に破壊する．一方で，補体系ははるかに精巧に組織化されており，あらゆる病原体に結合して分子マーカーとなり，感染組織内に常在しているマクロファージが確実に破壊できるようにする．ペントラキシンも病原体と食細胞の表面受容体とに同時に結合することによって，病原体を食細胞による破壊へと導く．病原体の組織への定着や感染の拡大を阻止するものは，プロテアーゼインヒビター，血液凝固カスケード，キニン系である．ヒトの生体内全体で，多くの血漿タンパク質や細胞表面分子は侵入してきた微生物を同定し，それらとヒト細胞を区別するシステムを備えている．このような自然免疫の即時防御は常に準備が万全であるが，同じ病原体に何度曝露しても改良されることはない．

本書には，各章で学んだことの理解をより深めるために演習問題が用意されている（http://www.medsi.co.jp/e-meneki3/）．アクセス方法については「概略目次」の次の頁も参照．

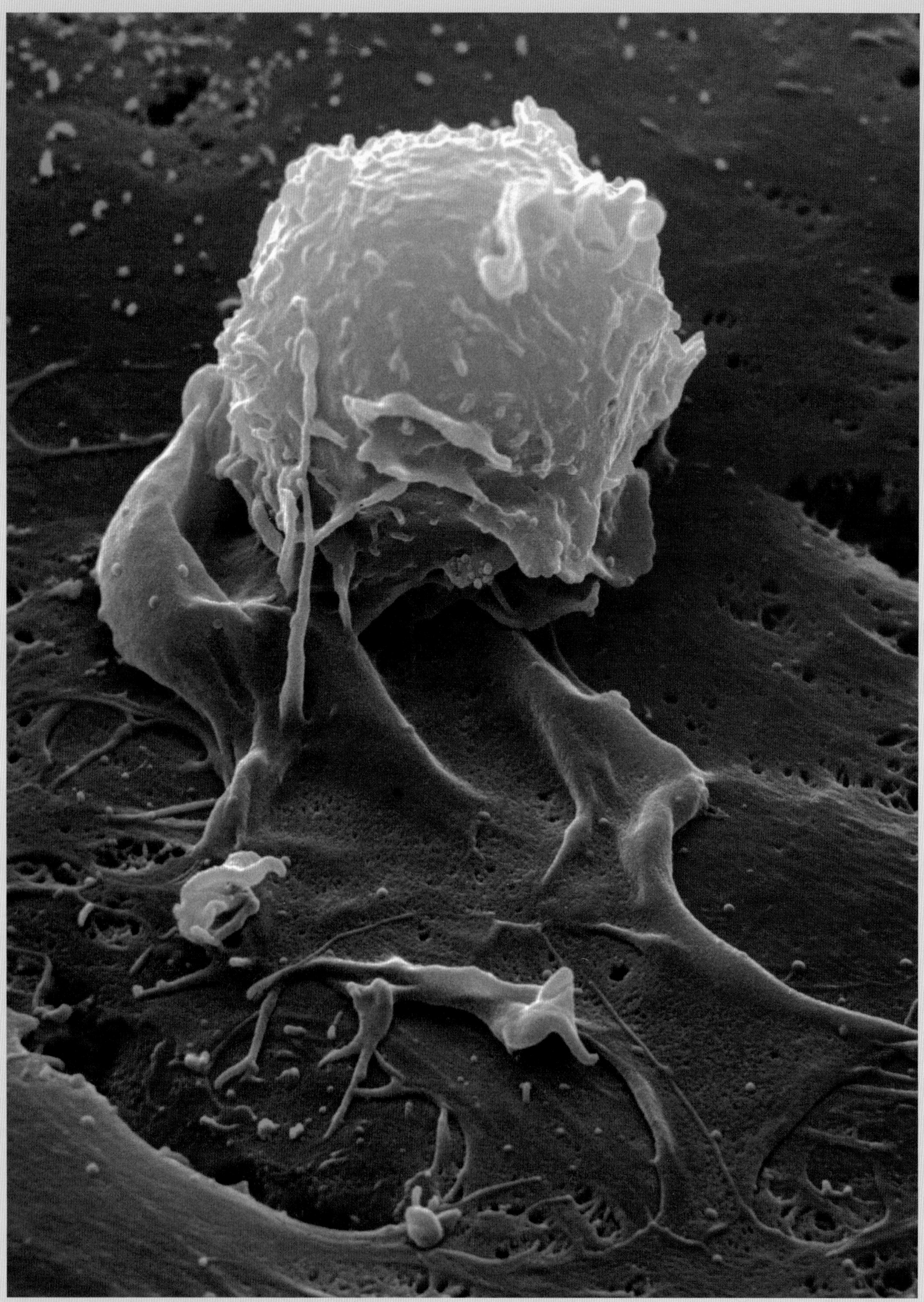

マクロファージは誘導された自然免疫応答を調整する細胞である.

第3章

自然免疫：感染に対する誘導応答

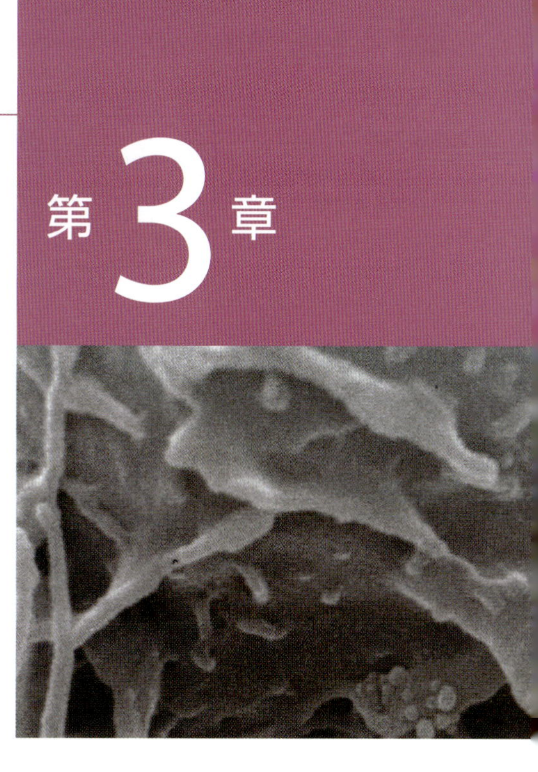

ヒトの体はいくつもの連続的な防御体制を敷いている．病原体がヒトの体の中で長期にわたる感染を成立させるためには，病原体はそれらの防御に打ち勝たなければならない．第2章で述べたように，病原体が体の上皮による防御を打ち破り，内なる軟部組織に到達すると，自然免疫の迅速な防御に携わる常備軍と出会うことになる．細胞や分子によるこれらの防御が数時間以内に病原体を駆逐することに成功したなら，感染の影響や病原体に対する免疫応答も軽微なもので済み，ヒト宿主にも感知できないかもしれない．ほとんどの人は，特に子供時代には，微生物との間で毎日このような小競り合いが体の中で繰り広げられている．本章では，自然免疫による防御が病原体を殺傷したり体内から駆逐するよりも速い速度で，病原体がその数を増やすことによって，この迅速な防御に打ち勝った際に何が起こるのかを考えていく．

本章の主題であり，図3.1にも示すが，感染によって引き起こされる次の防御体制についてみていく．この防御体制は，命令を受けてから整列し任務につくまでに約4日もかかる，物資と時間をふんだんに投資する必要がある機構である．この後期の自然免疫では，病原体の存在を感知する可溶性および細胞表面の受容体が関与し，白血球が動員され防御に関わる．また，正常な血管が炎症によって故意に障害を受け，多くの病原体破壊細胞の軍団が感染組織に流れ込み，病原体と対峙する．そして，戦場となった感染組織は血漿で満たされ，熱をもつようになる．ここまでくれば，どんなに鈍い人でも何か悪いことが起こっていることに気づくだろう．

この内なる闘争は，日常生活に支障をきたし始める．通常では仕事や思考，遊びに使われていた物資やエネルギー源が感染と戦うために消費されるからである．人が感じている病気の症状のほとんどすべては，病原体自身によって引き起こされたものではなく，自然免疫応答の間接的結果によるものである．こうした症状には不愉快さを伴い，感染組織が障害され，その修復にも時間がかかるが，この段階に達した多くの感染は自然免疫応答の誘導によってうまく解決される．このため，さらに多くの物資と時間がかかる適応免疫応答が必要になるまで，適応免疫の発動を阻止する固有のメカニズムが存在する．

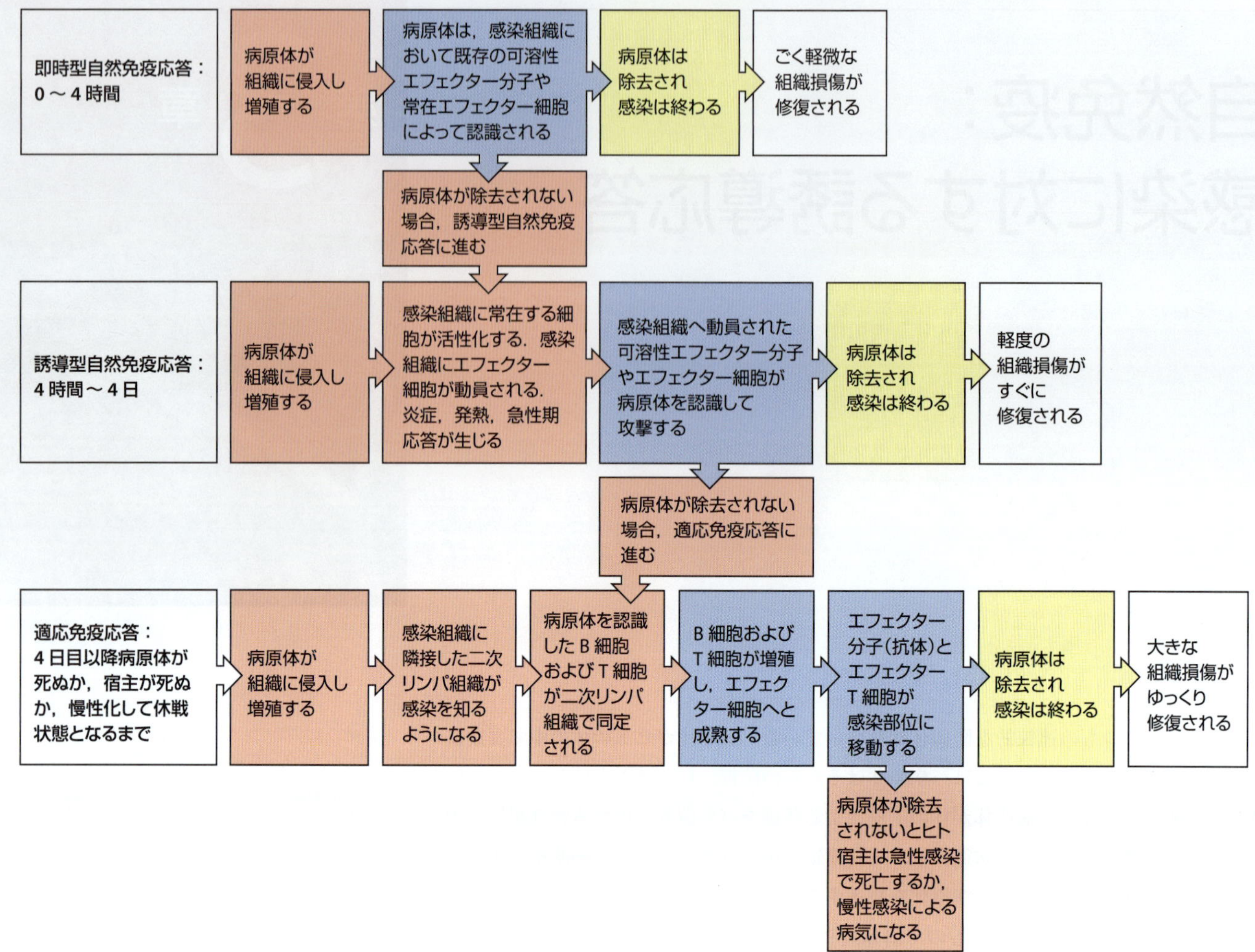

図 3.1 病原体侵入に対するヒトの免疫応答は，その感染の重大さに応じて 3 つの段階からなる

その最初の段階は，第 2 章で述べた即時型自然免疫応答で，病原体が侵入するやいなや開始される．即時型自然免疫応答は多くの感染を終わらせるのに十分であるが，終わらない場合は，本章での主題である誘導型自然免疫応答が第二段階として発動することになる．感染の 4 日目以降，即時型自然免疫応答と誘導型自然免疫応答の両方の働きによっても感染を抑制することができないと，免疫系は適応免疫応答を発動させる．目下の感染のために出陣を頼まれたこの応答は自然免疫だけよりも強力で，この第三段階にまで達したすると，ほとんどすべての感染を効果的に終焉させることができる．適応免疫応答では，またそれが作用する組織も傷害される．適応免疫系でも病原体を抑圧できない場合は，感染したヒト宿主はエボラウイルスに代表されるように急性感染症で死亡するか，ヒト免疫不全ウイルス（HIV）に代表されるように慢性感染症を起こし衰弱状態を経て早期の死亡をきたすことになる．

3-1 細胞上の自然免疫受容体は自己と非自己を区別する

自然免疫系は，人体に住み人体を利用する多くの微生物に対処するため，多数の受容体群を発達させてきた．これらの自然免疫受容体は，マクロファージやナチュラルキラー（NK）細胞，その他の自然免疫に関わる細胞に発現している．その一般的特徴は，微生物由来の糖鎖，脂質，タンパク質，核酸を哺乳動物由来のそれらのものと区別する構造的特徴を認識することである．これによって，受容体やそれを発現する細胞は，自己と非自己（細菌，真菌，ウイルス，寄生虫など）を区別できるだけでなく，ヒトの体内にある健常な細胞と感染した健常でない細胞とを区別することができる（図 3.2）．この区別によって，侵入してきた病原体や病原体の存在によって傷害された細胞だけに，誘導さ

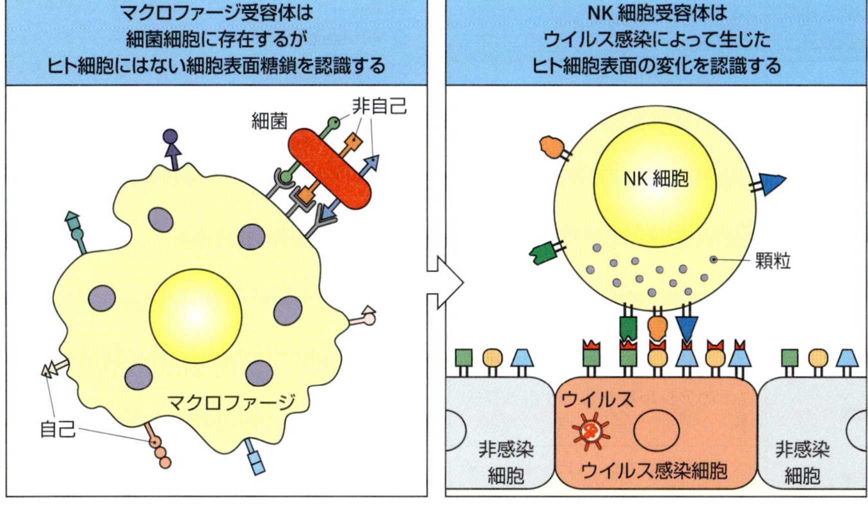

図 3.2 病原体を認識する自然免疫細胞上の細胞表面受容体は，“自己”と“非自己”を区別する

左図：マクロファージの表面受容体が，細菌の細胞表面に多く存在するがヒト細胞表面にはみられない糖鎖に結合している様子を示す．右図：自然免疫に関わるリンパ球の一種であるナチュラルキラー（NK）細胞の表面受容体が，ウイルスに感染した細胞表面に存在するが，非感染細胞には存在しない分子と相互作用する様子を示す．NK 細胞受容体はウイルス感染細胞と健康な非感染細胞を区別する特徴を感知する．

れる自然免疫応答を正確に向けることができる（図 3.2 参照）．

それぞれのタイプの受容体は，多くの病原体が共通してもつ構成成分，例えば細胞表面の特徴的な糖鎖構造などを認識する．それにより，比較的少ない数の受容体で広範な種類の病原体を認識することができる．受容体による交差反応は通常進化的に近縁な微生物間で起こるが，この受容体は進化的に大きく離れた微生物でも共通の構造的特徴をもつものを同時に認識することができる．自然免疫受容体は 100 種類以上あり，それぞれの自然免疫細胞がそれらのいくつかを発現する．マクロファージや NK 細胞のような，特定の機能をもつエフェクター細胞ですら，1 つの細胞に複数の異なる受容体を発現しており，これが細胞の機能的多様性を生じさせている．このような多様性により，ヒトがこれまでかかったことのない病原体も含めて，あらゆる病原体に，ある特定の細胞が効果的に応答することができるのである．

3-2 組織マクロファージは食作用受容体やシグナル伝達受容体をもつ

すべての体組織には常在マクロファージが存在し，常在菌であれ病原体であれ，侵入してくる微生物をすぐに攻撃できるようになっている．どんな常在菌も組織に侵入してくると病原体となる可能性がある．補体受容体 CR1 や CR2 を含むマクロファージ上の一連の受容体は侵入してきた微生物に結合し，マクロファージによる食作用を惹起する．これらのいわゆる**食作用受容体**（phagocytic receptor）によって認識されるリガンドの多くは細菌由来の糖鎖や脂質である（**図 3.3**）．

糖鎖を認識する細胞表面受容体や血漿タンパク質は**レクチン**（lectin）と総称され，そのうちの**マンノース受容体**（mannose receptor）と**デクチン 1**（dectin-1）（図 3.3 参照）は，マクロファージに発現している．これらの受容体はレクチンのファミリーに属し，カルシウムイオンによって糖鎖リガンドと受容体タンパク質を結合させる糖鎖結合ドメインを共有する．カルシウムが関与するため，これらのレクチンは **C 型レクチン**（C-type lectin）と呼ばれ，その特徴的なリガンド結合ドメインは **C 型レクチンドメイン**（C-type lectin domain：CTLD）として知られている．個々の C 型レクチンは CTLD の数が異なり，例えばデクチン 1 には 1 つ，マンノース受容体には 8 つの CTLD がある．マンノース受容体は，8 つの CTLD に加えて，アミノ末端（N 末端）にもう 1 つの糖鎖認識ドメ

マクロファージ受容体	食作用	シグナル伝達	標的とする病原体	リガンド
マンノース受容体(CD206)	+	−	細菌	LPS，CP，ManLam
CR3(Mac-1，CD11b/CD18)，CR4	+	−	細菌	オリゴ糖，タンパク質
			真菌	βグルカン
デクチン1	+	−	細菌	マイコバクテリア由来のリガンド
			真菌	βグルカン
MARCO	+	−	細菌	LPS，タンパク質
SR-A	+	−	細菌	LPS，LTA，タンパク質，CpG DNA
SR-B(CD36)	+	−	細菌	2本のアシル基をもつリポペプチド
リポ多糖受容体(CD14)	+	−	細菌	ペプチドグリカン，LPS，LTA，マンヌロン酸
TLR	−	+	広範な病原体に対して種々の特異性をもった10種類の受容体ファミリー	

図3.3 マクロファージの食作用受容体とシグナル伝達受容体

CP：細菌莢膜多糖，CR：補体受容体，LPS：リポ多糖，LTA：リポタイコ酸，ManLam：マンノース修飾リポアラビノマンナン，MARCO：コラーゲン様構造をもつマクロファージ受容体，SR：スカベンジャー受容体，TLR：Toll様受容体．

インをもつ．このドメインは硫酸化されたガラクトサミン残基を認識し，リシンの結合ドメインと構造的に類似していることからR型レクチンと呼ばれる．リシンは，トウゴマの種から採れる悪名高く非常に毒性のあるレクチンで，“中傷の手紙”とともに数人の政治家へ送られたことがある．

マクロファージに発現しているもう1つのグループの細胞表面受容体は**スカベンジャー受容体**(scavenger receptor：SR)であり，この名称は血中の低濃度リポタンパク質の傷ついた分子を掃除(scavenge)する受容体として最初に発見されたことに由来する．その後すぐに，この受容体が負に荷電した微生物由来リガンドを認識することが判明した．スカベンジャー受容体**SR-A**と**SR-B**は，構造的に異なるとともに，微生物由来リガンドも異なる．SR-Bはリポペプチドを認識し，SR-Aはグラム陰性菌のリポ多糖(lipopolysaccharide：LPS)，グラム陽性菌のリポタイコ酸，さらにCpGリッチな細菌由来DNAを認識する．SR-Aが多様なリガンドに結合できることは，自然免疫に関わる細胞表面受容体が生理的に似ているが構造的に異なるリガンドにどのようにして結合しているかを示している．

コラーゲン様三本鎖の部分は，いくつかの自然免疫受容体の構造的特徴で，SR-Aや別種のスカベンジャー受容体である**MARCO**(macrophage receptor with collagenous structure：コラーゲン様構造をもつマクロファージ受容体)にみられる．MARCOはグラム陰性菌やグラム陽性菌を認識する．この三本鎖はしっかりとした棒状構造を作り，いくつかの微生物由来のリガンドとの結合部位として作用する．より概念的にいうと，この構造は，マクロファージの細胞膜上で巨大分子の集積を形成するために働くのではなく，糖鎖結合ドメインと他のリガンド結合部位を一定の間隔に保つことができるようにしている．これによって病原体の表面に受容体がより結合しやすくなるのである．

補体受容体**CR3**と**CR4**は，補体成分iC3b(第2～5章参照)に結合するだけでなく，微生物の表面上の多くのリガンドを認識する．このリガンドには，LPS，原虫であるリーシュマニア*Leishmania*のリポホスホグリカン，百日咳菌*Bordetella pertussis*の線維状赤血球凝集タンパク質，*Candida*属や*Histoplasma*属のような病原性酵母のグルカンと呼ばれるグルコースのポリマーがある．CR3とCR4は，細胞間接着に関わる**イン**

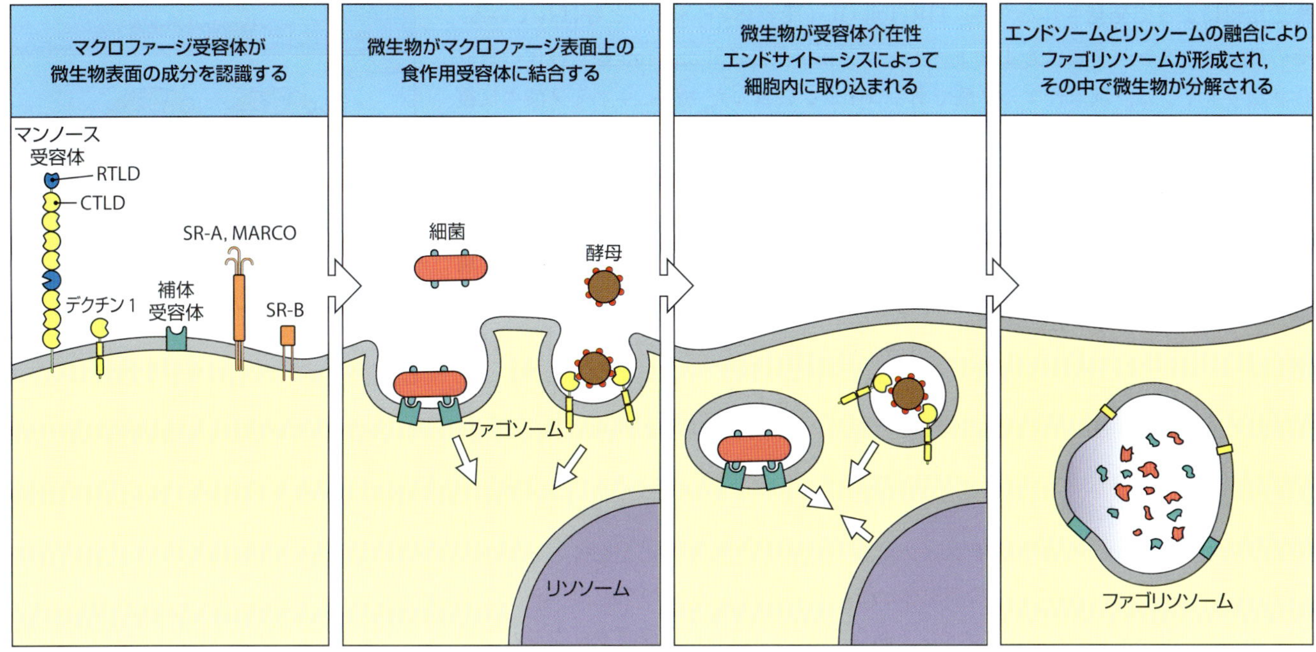

図 3.4　組織マクロファージによる食作用と侵入微生物の分解
マンノース受容体の R 型レクチンドメイン(RTLD)と C 型レクチンドメイン(CTLD)の 1 つを示す.

テグリン(integrin)と呼ばれるタンパク質と構造的に類似したファミリーに属する．細胞間接着が，免疫系に関わる細胞間での相互の情報伝達や，他の種類の細胞との情報伝達を可能にしている．

マクロファージ受容体によって認識されるリガンドの多くは微生物の表面に高密度で分布している．この特徴は，多くの受容体分子がそのリガンドに協調的に結合することを可能にしており，結果として病原体とマクロファージの間に不可逆な結合が生じる．マクロファージは病原体をしっかりと捕獲した後，**受容体介在性エンドサイトーシス**(receptor-mediated endocytosis)と呼ばれる貪食過程を開始する．受容体が結合した病原体は，マクロファージの膜に取り囲まれ，**エンドソーム**(endosome)もしくは**ファゴソーム**(phagosome)と呼ばれる膜に囲まれた小胞の中に取り込まれる．ファゴソームはその後，病原体を破壊する分解酵素をもった酸性の小胞である**リソソーム**(lysosome)という細胞小器官と融合して**ファゴリソソーム**(phagolysosome)を形成する(図 3.4)．

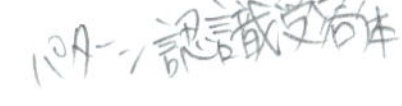

食作用受容体を補佐するものとしてシグナル伝達受容体があり，病原体を認識すると他の自然免疫に関わる細胞を感染組織に誘導するようマクロファージに指令を出す．よく研究されているシグナル伝達受容体は **Toll 様受容体**(Toll-like receptor：TLR)で，各種の自然免疫細胞に発現して多彩な病原体由来のリガンドを認識する．Toll 様受容体のうち，TLR4 はマクロファージに発現し，CD14 とともに LPS を認識する．次項では，TLR4 を例に挙げて，Toll 様受容体の構造と機能をみていく．

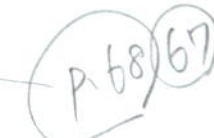

3-3　TLR4 が LPS を認識すると，マクロファージの遺伝子発現が変化する

Toll 様受容体は，TLR1 ～ TLR10 の 10 種類の遺伝子ファミリーを形成している．これらの膜貫通タンパク質は，病原体を認識する細胞外可変ドメインと細胞内に情報を伝える保存された細胞内シグナル伝達ドメインをもつ．シグナル伝達ドメインは，Toll 様受容体と炎症性サイトカインであるインターロイキン 1(interleukin-1：IL-1)の受容体の

構造比較によって発見されたため，**TIR**(Toll-IL-1受容体)ドメインと呼ばれている．その後，他のタンパク質にもTIRドメインの存在が報告された．Toll様受容体の病原体認識ドメインは，疎水性アミノ酸であるロイシンに富んだ20～29アミノ酸の反復配列モチーフで構成されており，このモチーフは**ロイシンリッチリピート**(leucine-rich repeat：**LRR**)と呼ばれる．LRRの数の違いや，アミノ酸配列の違いによって，Toll様受容体は個々に異なる微生物由来リガンドを認識することができる．活性型のToll様受容体は，すべてホモ二量体かヘテロ二量体として二量体を形成している．TLR4の場合は，それ自身からなるホモ二量体のみを形成する．2つのTLR4のリガンド認識ドメインのそれぞれが馬蹄形の構造をとり，1分子のLPSを結合することができる(**図3.5**)．

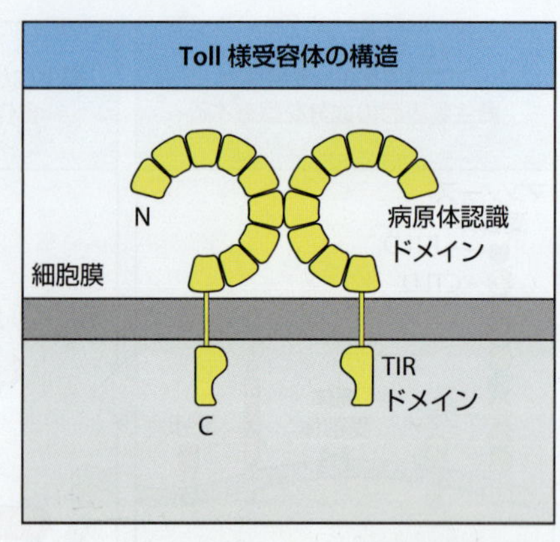

図3.5 Toll様受容体は，馬蹄形構造をとっている細胞外ドメインで感染を感知する
Toll様受容体(TLR)は，細胞膜の内側，すなわち細胞質側にToll-IL-1受容体(TIR)シグナル伝達ドメインをもち，細胞膜の外側，すなわち細胞外に馬蹄形(U字形)の病原体認識ドメインをもつ膜貫通タンパク質である．TLRはホモ二量体あるいはヘテロ二量体を形成して機能する(ここではホモ二量体のみを示す)．TLR1～TLR10の10種類のToll様受容体は，CD281～CD290とも呼ばれる．

グラム陰性菌が感染した組織では，マクロファージが食作用受容体を介して細菌に結合する．LPSは細菌表面から放出されると，TLR4の補助受容体として機能するCD14タンパク質を介してマクロファージ表面に結合する．血漿中のLPSの場合は可溶性LPS結合タンパク質に捕捉され，マクロファージ表面にあるCD14へと運搬される．二量体のTLR4はMD2と呼ばれるタンパク質と結合しており，CD14とLPSとともに複合体を形成する(**図3.6**)．細胞外で病原体が認識されると，TLR4の細胞内TIRドメインがMyD88タンパク質のTIRドメインと結合する．MyD88は**アダプタータンパク質**(adaptor protein)の1つで，2つのシグナル伝達分子を引き寄せる．MyD88の第二のドメインは，MyD88の下流にあるIRAK4というプロテインキナーゼと結合する．この相互作用は，このキナーゼの自己リン酸化を引き起こす．IRAK4はすぐに複合体から解離し，TRAF6と呼ばれる別のアダプタータンパク質をリン酸化する．さらに段階が進むと，IKK(inhibitor of κB kinase)と呼ばれるキナーゼ複合体の活性化が引き起こされる(**図3.7**)．

IKKの機能は，**NFκB**(nuclear factor κB)と呼ばれる転写因子を活性化することである．この転写因子は，自然免疫と適応免疫の両方において重要な役割を果たす．ただし必要のないときは，IκB(inhibitor of κB)と結合し不活性な複合体を形成して細胞質内にとどまっている．IKKはIκBをリン酸化することによりNFκBをIκBによる抑制から外し，NFκBは細胞質から核へ移行する．核内へ移行したNFκBは，感染組織に炎症を引き起こすために必要なサイトカインや接着分子などのタンパク質の遺伝子発現を誘導する．

X連鎖無汗性外胚葉形成不全免疫不全症(X-linked hypohidrotic ectodermal dysplasia and immunodeficiency)または**NEMO欠損症**(NEMO deficiency)と呼ばれるまれな遺伝病をもった子供はIKKサブユニットの1つが欠損しており，そのためNFκBの活性化が低下する．これによりTLR4によるシグナル伝達を介したマクロファージの活性化が弱まるため，患児は細菌感染に対して感受性となる．IKKγあるいはNEMO(NFκB essential modulator)と呼ばれるキナーゼサブユニットの遺伝子はX染色体上にあるため，この病気は，X染色体が2コピーでその両方が欠損しないと発症しない女児よりもX染色体が1コピーしかない男児に多い．NFκBは免疫だけでなく発生においても働く

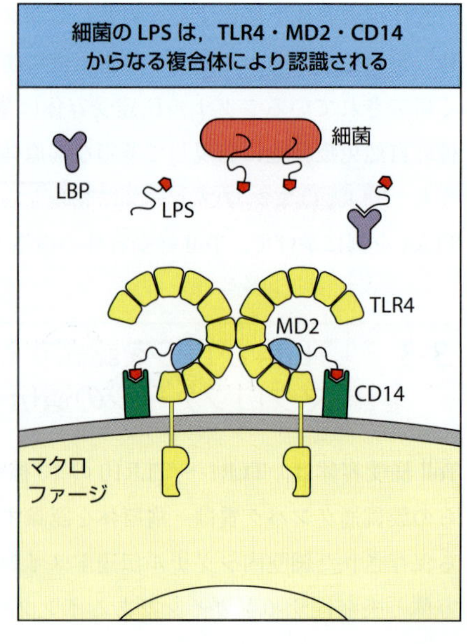

図3.6 TLR4は複数のタンパク質の手助けのもとで細菌のリポ多糖を認識する
細菌のリポ多糖(LPS)は，細胞表面のTLR4・MD2・CD14の複合体によって認識される．MD2は，TLR4の細胞外ドメインと結合している可溶性タンパク質で(他のTLRとは結合していない)，LPSに対する感受性を与える．また，LPSは可溶性のLPS結合タンパク質(LBP)によって細胞表面の複合体に運ばれることもある．

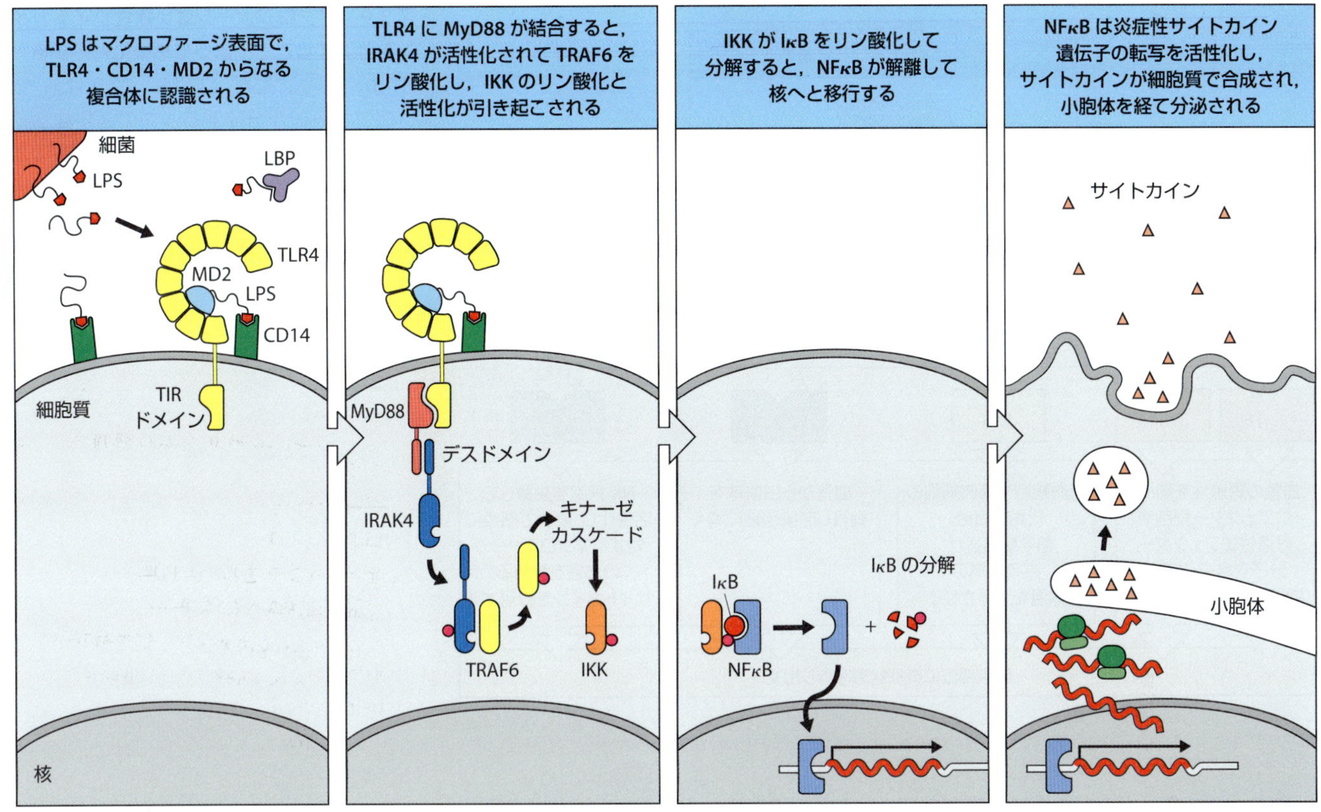

図 3.7　マクロファージ上の TLR4 によりリポ多糖が感知されると，転写因子 NFκB の活性化と炎症性サイトカインの合成が引き起こされる

左から 1 番目の図：リポ多糖（LPS）は，マクロファージ表面にある TLR4・CD14・MD2 からなる複合体によって感知される．2 番目の図：活性化された TLR4 がアダプタータンパク質である MyD88 と結合すると，MyD88 はプロテインキナーゼである IRAK4 に結合する．IRAK4 はアダプタータンパク質 TRAF6 と結合して，これをリン酸化する．この反応により，キナーゼカスケードを経て IKK が活性化される．3 番目の図：シグナルが存在しないときには，転写因子である NFκB にはその抑制因子である IκB が結合しており，核への移行が妨げられている．シグナルが存在するときには，活性化された IKK が IκB をリン酸化し，その分解を誘導して NFκB から解離させる．その後，NFκB は核へと移行し，そこで炎症性サイトカインをコードしている遺伝子の転写を活性化する．4 番目の図：サイトカインは細胞質においてサイトカイン mRNA から合成され，小胞体を経て分泌される．この MyD88-NFκB 経路は，サイトカインである IL-1 や IL-18 の受容体によっても活性化される．

ため，IKKγ 欠損によって生じる他の症状には，皮膚や歯，毛髪など外胚葉に由来する組織の分化異常がある（図 3.8）．この免疫不全症は，このような明らかな病気の徴候がみられるため，診断は容易である．

3-4　マクロファージの活性化により，感染部位に炎症状態が誘導される

サイトカインは，小さい可溶性タンパク質で，細胞間の情報伝達手段として使われる．感染のような外的刺激に応じて，ある細胞があるサイトカインを分泌すると，そのサイトカインは他の細胞の表面に存在するサイトカイン受容体に結合する．サイトカインとその受容体との結合は，細胞内シグナルを誘導し，細胞の行動を変化させる．一般に，サイトカインは短命の分子で，それを分泌する細胞の近くにいる細胞に影響を与える．時には，サイトカイン産生細胞が別の細胞と直接接触して作用することもある．免疫応答は近くの組織の傷害を必ず伴うものであるため，サイトカインのこのような特性は免疫応答を必要とされる場所に限局するために役立っている．

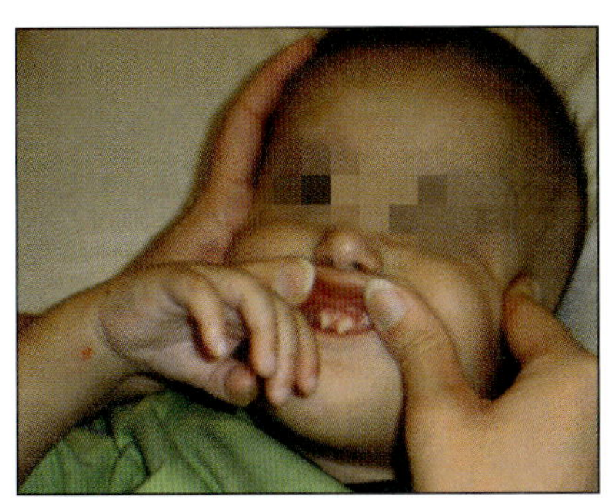

図 3.8　X 連鎖無汗性外胚葉形成不全免疫不全症の幼児

この遺伝病は IKKγ の欠損による NFκB 活性化障害によって引き起こされる．この病気は，免疫学的および発生学的な異常が生じる．これらの患者の異常な身体的特徴の 1 つに円錐歯もしくは欠損歯がある．（写真は F. Rosen と R. Geha の厚意による）

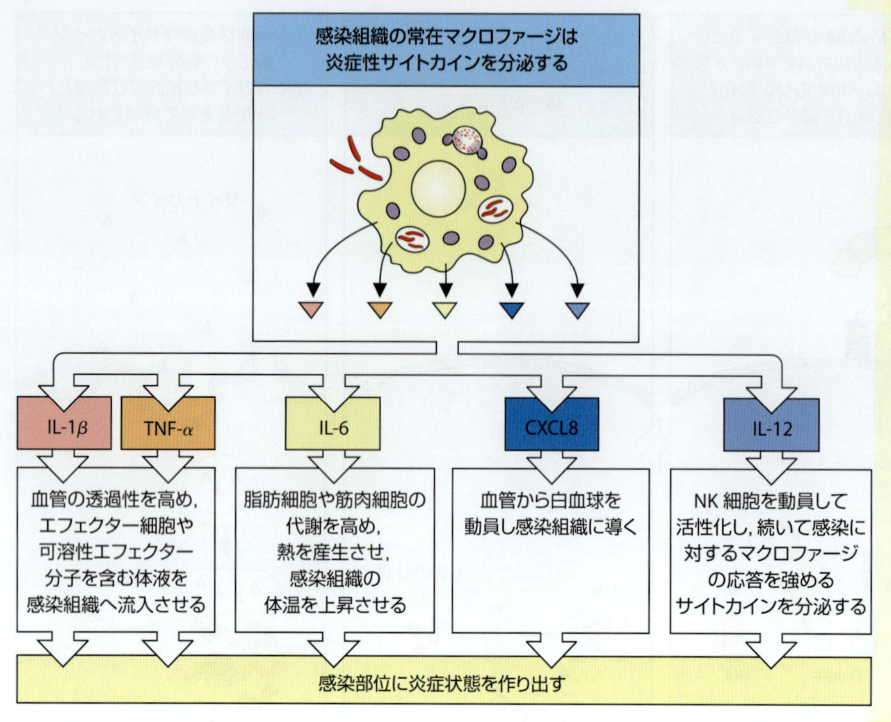

図 3.9 マクロファージは炎症性サイトカインを分泌することによって感染に対処する IL-1β，TNF-α，IL-6，CXCL8，IL-12 は，マクロファージが分泌する5つの主要なサイトカインである．これらのサイトカインはエフェクター細胞と血漿タンパク質を感染組織に動員し，そこでそれらが協調して炎症状態を作り出す．

常在マクロファージが組織での感染を見つけると，活性化していくつかのサイトカインを分泌することにより他の細胞を感染組織に呼び寄せる．これらサイトカインの中で重要なものは，**IL-1β**，**IL-6**，**IL-12**，**CXCL8**，**腫瘍壊死因子 α**（tumor necrosis factor-α：**TNF-α**）である．これらのサイトカインは，一団となって感染組織に炎症状態を作り出すため，総称して，**炎症性サイトカイン**（inflammatory cytokine）もしくは**炎症誘発性サイトカイン**（pro-inflammatory cytokine）と呼ばれる（図 3.9）．炎症は，感染組織に腫脹，発赤，痛み，熱感を生じる．このような症状は感染や創傷の際にみられるが，実はこれらは感染や創傷に対する免疫応答の結果引き起こされるものである．炎症は我々にとって身近であまねく経験しているものであるが，特に咳をしたり，風邪にかかったり，日々の打ち身，こぶ，引っかき傷を作ることが多い子供にはよくみられる．これら5つの炎症性サイトカインの役割をここに簡単にまとめるとともに，以降の項で詳しくみていく．

一般に，免疫系に関わる細胞は健康な組織への侵入を制限されており，特に感染を除くために最も強力な仕事をする破壊的食細胞である好中球は，完全に組織に侵入することができない．炎症性サイトカインの主な仕事は，この状況を打ち破ることである．サイトカインが分泌されると，好中球は血中から感染組織に移動できるようになるだけでなく，積極的に移動させられ，目的地に誘導されることになる．サイトカイン IL-1β と TNF-α は，感染組織の血管の内皮細胞に変化を引き起こし，体液や細胞を血管外に漏出させる．同時に，血管の内径の増加（拡張）と，それに伴う血流の低下を引き起こす．サイトカインによって血管内皮細胞の表面分子が変化すると，好中球や他の白血球はそこで停止して血管外へと出ていくようになる．CXCL8 は**ケモカイン**（chemokine）と呼ばれる細胞遊走性をもつサイトカインで，マクロファージが炎症性サイトカインを分泌している感染組織に血中の好中球を移動させる．この移動は，好中球上の CXCL8 と結合した受容体を介して行われる．その後，好中球はケモカインの濃度勾配の高い方へ移動していく．

単球（マクロファージ前駆細胞）と NK 細胞も，好中球と比べてはるかに数は少ないが，感染組織へ動員される．IL-12 は NK 細胞に働きかけて，その増殖とマクロファージの活性化を維持するサイトカインの分泌を誘導する．血中から動員されてきた単球は感染組織でマクロファージに成熟し，組織マクロファージとなる．炎症が進展した際のマクロファージの重要な役割は，感染阻止のために死んだ多数の好中球を貪食し消化することである．血管から体液と細胞が周囲結合組織に浸潤することで，炎症に伴う特徴的な腫脹，発赤，痛みが生じる．体温上昇の原因は IL-6 で，このサイトカインは局所の筋肉や脂肪細胞に作用して代謝を変化させ，より多くの熱を産生させる．

3-5 NOD 様受容体は細胞質内の細菌由来の分解産物を認識する

膜貫通型 Toll 様受容体を補助するものとして，貪食された病原体の細胞内での分解から生じた産物を認識する受容体が細胞質内に存在する．よく研究されているのが，**NOD 様受容体**（NOD-like receptor：NLR）の **NOD1** と **NOD2** である．これらは，細菌の細胞壁成分を認識する．NOD 様受容体は，受容体のオリゴマー形成に関わるヌクレオチド結合オリゴマー形成ドメイン（nucleotide-binding oligomerization domain：NOD）をもつことからそう呼ばれている．NOD ドメインのカルボキシ末端（C 末端）には LRR からなる病原体認識ドメインが存在する．NOD1 の病原体認識ドメインはグラム陰性菌のペプチドグリカンの分解産物である γ-グルタミルジアミノピメリン酸を認識し，NOD2 の病原体認識ドメインは多くの細菌のペプチドグリカン由来の分解産物であるムラミルジペプチドを認識する．

NOD ドメインの N 末端には，いくつかのシグナル伝達タンパク質にみられる，**カスパーゼ**（caspase）と呼ばれるプロテアーゼを引き寄せるために使われるドメインと構造的に類似した**カスパーゼ受け入れドメイン**（caspase-recruitment domain：CARD）が存在する．NOD 様受容体の CARD ドメインはプロテアーゼを引き寄せないが，その代わりに NOD 様受容体と同じような CARD ドメインをもつシグナル伝達タンパク質を引き寄せる．NOD 様受容体がそのリガンドを認識すると，受容体の CARD ドメインは RIPK2 と呼ばれるセリン / トレオニンキナーゼの CARD ドメインと結合し，二量体を形成する．この相互作用により RIPK2 がキナーゼである TAK1 をリン酸化し活性化する．その後，IKK がリン酸化され活性化される．IKK は NFκB を活性化し（3-3 項参照），細胞を活性化させる（図 3.10）．

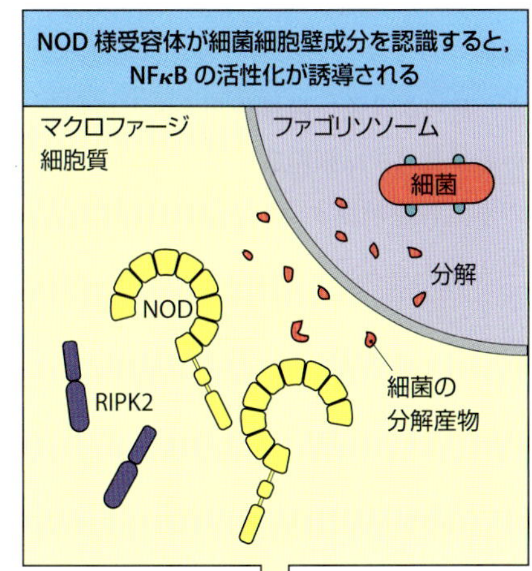

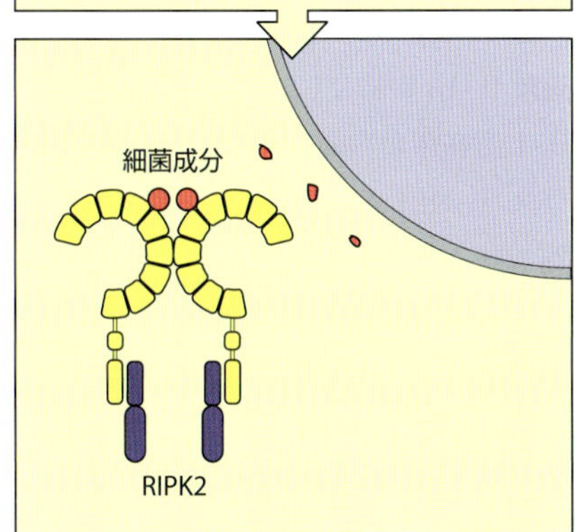

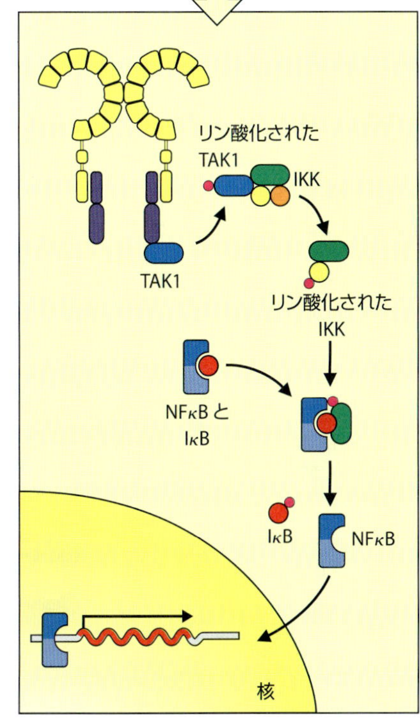

図 3.10　NOD 様受容体は細菌感染の細胞内センサーである

上図：貪食された細菌はマクロファージのリソソームで分解され，細菌の細胞壁成分が細胞質に放出される．中央図：細胞質内 NOD 様受容体は細菌由来の成分を認識すると二量体化し，RIPK2 というキナーゼと結合する．下図：RIPK2 はキナーゼである TAK1 をリン酸化し，NFκB の活性化に導く反応を開始する．この反応はマクロファージの活性化に寄与する．

3-6 インフラマソームはIL-1βを産生することにより自然免疫応答を増強させる

Toll様受容体とIL-1受容体が同じTIRシグナル伝達ドメインをもつことは偶然ではない．IL-1受容体からのシグナルは，Toll様受容体のように自然免疫応答と炎症を引き起こすのに中心的な役割を果たしている．IL-1はこの過程に最も大きく関与するサイトカインである．実際，IL-1は11個の関連サイトカインのファミリーからなり，その中でも関節リウマチなどの慢性炎症性疾患への多大な関与のため，IL-1βが最も研究されてきた．IL-1βは強い破壊作用を有していることから，その産生と分泌は厳重に制御されている．IL-1βは細胞質内のリボソームで合成され，そこでプロIL-1βと呼ばれる35 kDaの不活性型前駆タンパク質としてそこにとどまっている．プロテアーゼであるカスパーゼ1によってこの前駆タンパク質が切断されると活性型IL-1βになる．切断されてできた2つのタンパク質のうち，17 kDaの活性型サイトカインは，その後細胞から外へ遊離する．このカスパーゼ1の供給も制御されており，前駆タンパク質プロカスパーゼ1として合成され，活性型になるためにはタンパク質切断を受けなければならない．カスパーゼの酵素活性は，活性部位のシステイン(cysteine)残基に依存し，アスパラギン酸(aspartic acid)残基の隣で切断するため，カスパーゼ(caspase)と名づけられた．

感染によってマクロファージが活性化されると，マクロファージ上のIL-1受容体に遊離IL-1βが結合し，正のフィードバック機構によりさらにIL-1βの産生が増強される．IL-1受容体からのシグナルはプロIL-1βの転写と翻訳を増強させる(**図3.11**)．また，カスパーゼ1の供給量を増加させるシグナルも送信される．マクロファージから遊離したATPによって，イオンチャネルが活性化され細胞内カリウムイオン濃度が低下する．このイオンの変化は，NLRP3(クリオピリン)というNOD様受容体の重合を介して**インフラマソーム**(inflammasome)と呼ばれるタンパク質複合体の形成を引き起こす．NLRP3はCARDドメインをもたないが，プロカスパーゼ1をNLRP3に連絡させるアダプタータンパク質によってその機能を発揮できるようになる．プロカスパーゼ1はア

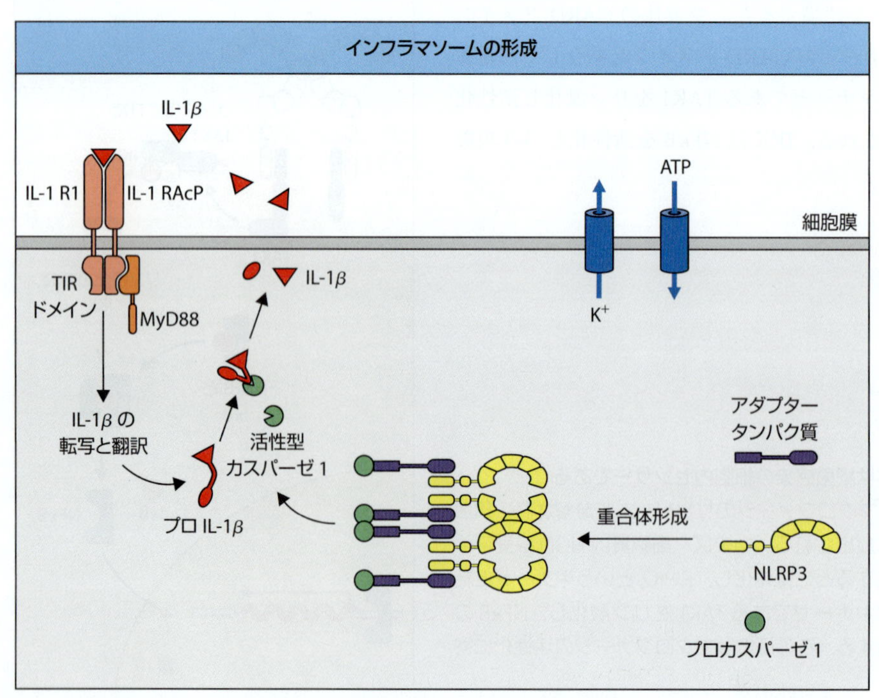

図3.11　IL-1βの供給と分泌はインフラマソームによるカスパーゼ1の活性化に依存する

IL-1βは活性化マクロファージによって作られる炎症性サイトカインである．活性化マクロファージは，それ自身によるIL-1βの産生を増強する正のフィードバック機構を働かせる．分泌されたIL-1βがマクロファージ上の受容体と結合するとシグナルが伝達され，マクロファージは多量のプロIL-1βを作り出し，細胞質内に蓄積する．IL-1βの産生とその分泌にはプロIL-1βがプロテアーゼであるカスパーゼ1によって切断される必要がある．カスパーゼ1は，プロカスパーゼ1の自己切断によって生じる．この反応は，プロカスパーゼ1とNLRP3の重合体からなるインフラマソーム内で触媒される．マクロファージによるATPの取り込みとカリウムイオンの放出がインフラマソームの形成を誘導する．IL-1 RAcP：IL-1受容体アクセサリータンパク質，TIR：Toll－IL-1受容体．

ダプタータンパク質のCARDと結合し，インフラマソーム集合体として重合する（図3.11参照）．これによってインフラマソームの中でプロカスパーゼ1の濃度が局所的に高くなり，3つのアスパラギン酸残基で自己タンパク質分解を誘導し，活性型カスパーゼ1となる．その後，カスパーゼ1はプロIL-1βの116番目のアスパラギン酸残基のC末端を切断し，活性型炎症性サイトカインのIL-1βを産生する．このIL-1βの成熟は細胞質内やある特定の分泌顆粒の中で起こる．マクロファージからのIL-1β遊離にはいくつかのメカニズムが関わっている．例えば，微小小胞の細胞膜からの脱落，分泌リソソームの細胞外輸送，ある特別な膜トランスポーターの活性化などが報告されている．このように，マクロファージは過剰な仕事を負わされ，多量のIL-1βを産生・分泌することになる．

NLRP3はヒトの研究で最初に発見され，*NLRP3*遺伝子が変異した患者ではさまざまな慢性炎症性疾患が生じていた．この病気の症状は，IL-1βがIL-1受容体に結合するのに競合するが細胞内にシグナルを伝えないIL-1ファミリーの1つである，IL-1受容体アンタゴニスト（IL-1RA）の皮下注射によって改善される．各種の細胞からのIL-1RAの分泌はIL-1による炎症作用を制御し軽減するための生体に備わった調節機構である．臨床で使われるIL-1RAは，一般的にアナキンラとして知られている．

3-7 好中球は食作用に特化した細胞で，感染組織に動員される最初のエフェクター細胞である

食細胞が微生物を貪食して殺す働きは，免疫系が体内に侵入した病原体を破壊するうえで主要な役割を果たしている．このため，2種類の食細胞，すなわちマクロファージと好中球が存在し，両者は違いがあるものの相補的な特徴をもっている．マクロファージの特徴には長期間生存すること，組織に存在すること，感染のごく初期から応答し警鐘を鳴らすことが挙げられ，さらに貪食以外のさまざまな役割も担っている．一方，**好中球**（neutrophil）は生存期間の短い専門のキラー細胞であり，血中に存在し，マクロファージからの招集に応じて感染組織に浸潤する．このように好中球は感染組織に動員される最初のエフェクター細胞である．

好中球は細胞質に多数の顆粒をもつ顆粒球に分類され，また可変かつ不定形な核をもつことから**多形核白血球**（polymorphonuclear leukocyte）ともいう（p.13の図1.11参照）．好中球はマクロファージよりも小さいことから，以前は“ミクロファージ”と呼ばれていた．しかしその小ささを，数の多さで補っている．好中球は白血球の中でも最も数が多く，健康な成人では血中に常時500億（5×10^{10}）個も存在する．成熟した好中球は血中に放出されるまでに約5日間骨髄にとどまり，これは感染時に招集される好中球の巨大な予備軍となっている．

好中球は健常な組織からは排除されるが，感染部位では炎症性メディエーターが放出されることで数多くの好中球が招集され，血中から感染組織へ浸潤していく．そして，好中球は直ちにその部位における主要な食細胞となる．体内で最も微生物に汚染されやすい場所である口腔や気管部では，1日あたり30億個もの好中球が組織に浸潤している．損傷部位や感染部位に自然免疫系の細胞および分子が招集される反応を**炎症反応**（inflammatory response）と呼び，好中球の到着はこの一連の反応の端緒となる．好中球は損傷組織において有利になるように嫌気性環境下で活動できるよう特殊化されているが，それでも組織浸潤後は数時間で死んでしまう．そして，好中球は感染した創傷やその他の感染部位において特徴的にみられるクリーム状の**膿**（pus）を形成する．特に黄色

ブドウ球菌のような細胞外細菌は表在性感染を起こし膿瘍の形成を引き起こすので，膿形成細菌もしくは**化膿性細菌**(pyogenic bacterium)として知られる．

3-8 炎症性サイトカインは血中から感染組織へ白血球を呼び寄せる

CXCL8は病原体によって活性化されたマクロファージによって産生される炎症性サイトカインで，ケモカインと呼ばれる約40種類からなる細胞遊走性サイトカインのファミリーの1つである．ケモカインは体内で白血球の動く方向を指令する役割をもつ．CXCL8の機能は，血中を循環する好中球を呼び寄せ，感染組織でその使命を果たすようにさせることである．血液‐組織間の白血球の移動は免疫応答のすべての側面において重要である．これは互いに相補的な**接着分子**(adhesion molecule)間の相互作用によって決定されている．それらの分子のうち一方は白血球の表面に発現し，もう一方は血管内皮細胞や他の組織細胞の表面に発現している．免疫系の接着分子はその構造によって4種類に分けられる(図3.12)．

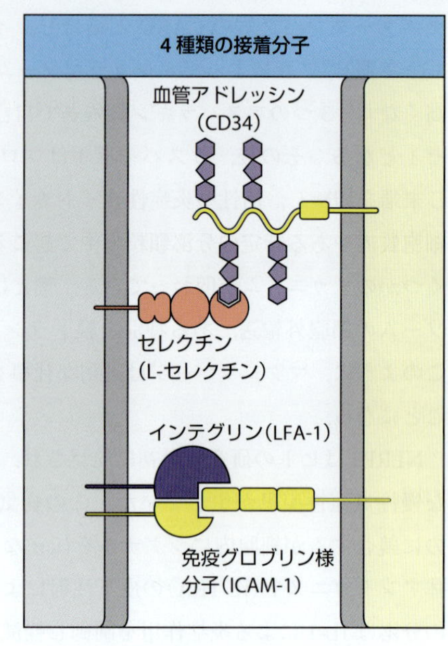

図3.12 白血球の血管内皮細胞への接着には，構造的に異なる4種類の接着分子間の相互作用を伴う
血管アドレッシン，セレクチン，インテグリン，免疫グロブリン様ドメインをもつタンパク質を示す．

感染のない状況では，好中球は細い毛細血管を速やかに駆け巡り，血管内皮細胞とは結合しない．感染や炎症性サイトカインが存在すると，血管は拡張し，内皮細胞は活性化されセレクチンと呼ばれる接着分子を発現する．そして血流が低下し，好中球は後毛細管細静脈の血管内皮と接触するようになる．この接触は，内皮のセレクチンと好中球表面の糖タンパク質であるシアリルLewis^{x}の相互作用を介して起こる．この弱い相互作用により好中球は血流に対して動きが遅くなり，血管内皮の表面を回転(ローリング)しながら次第に動きを止める(図3.13)．

TNF-αが存在すると，血管内皮に接着分子**ICAM-1**や**ICAM-2**が発現する．これらの接着分子は好中球上の補体受容体CR3やLFA-1のリガンドとして機能する．CR3とLFA-1はともに接着分子のインテグリンファミリーのメンバーである．これら分子とICAM-1やICAM-2との相互作用は最初は弱いが，ケモカインCXCL8が好中球上のケモカイン受容体CXCR1やCXCR2に結合すると強くなる．ケモカイン受容体は，7本の膜貫通ヘリックスをもち，相互作用するGTP結合タンパク質を介して細胞内へシグナルを伝達する(図3.14)．これらのシグナルは，CR3とLFA-1の構造をICAM-1やICAM-2により結合しやすくなるように変化させ，好中球を感染組織の血管内皮に停止させる．

このときに，好中球は隣接する血管内皮細胞間の隙間を通って血管から出ていく．この移動は**血管外遊走**(extravasation)と呼ばれ，LFA-1やCR3だけでなく，好中球や内皮細胞の表面に発現し相互作用するタンパク質CD31も関与する．これにより好中球は基底膜に達し，基底膜のラミニンやコラーゲンを分解するプロテアーゼであるエラスターゼや他の酵素を分泌することで基底膜を破る．好中球に移動する指令を出すものは，細胞表面や細胞外基質のプロテオグリカンに結合するケモカインによって形成されるCXCL8の濃度勾配である．好中球はCXCL8に結合するケモカイン受容体を利用して，CXCL8の分泌元である感染組織の活性化マクロファージに向かってCXCL8濃度勾配に沿って移動する(3-4項参照)．血流から抜け出し組織に入り込んだ好中球はその遺伝子発現パターンを変えて，より病原体殺傷能と貪食能が活発になる．この好中球もまたCXCL8を分泌し，さらなる好中球の感染組織への動員を誘導する．

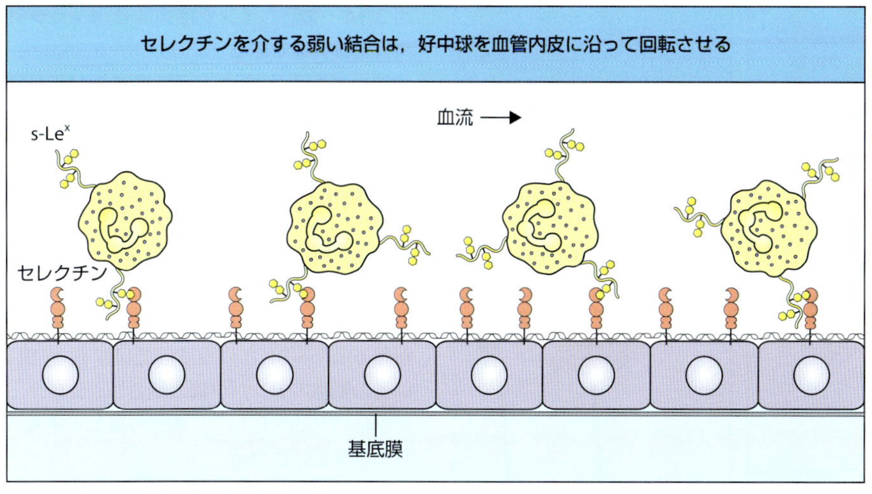

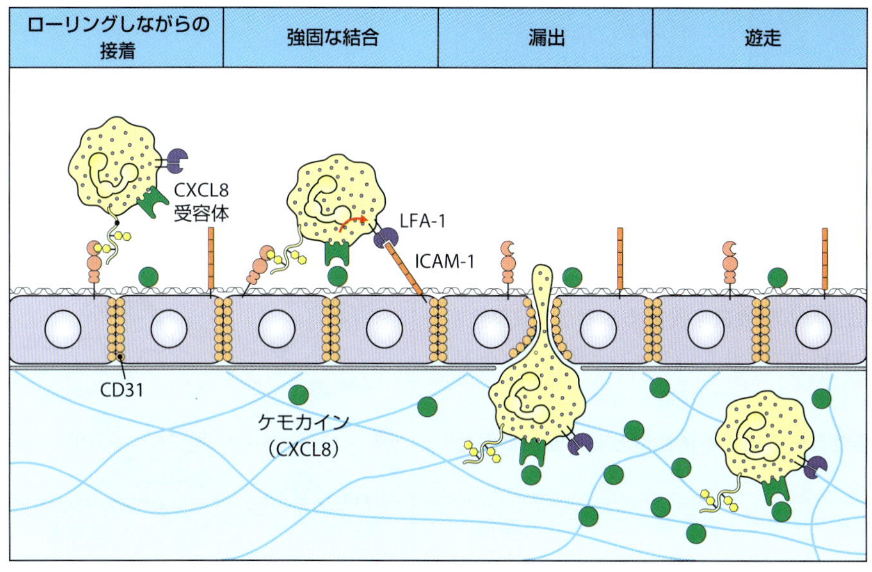

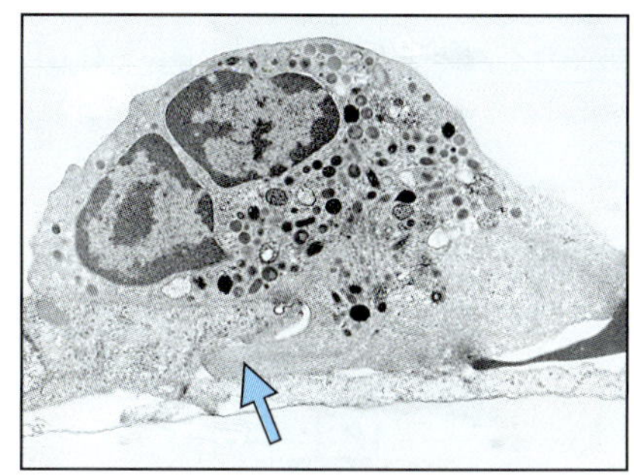

図 3.13 好中球は接着分子どうしの相互作用により感染部位に向かう

サイトカインは血管内皮細胞上のセレクチン発現を誘導し，これにより白血球との接着が可能になる．上図：内皮細胞上のセレクチンと白血球上のシアリル Lewis^{x}（s-Le^{x}）との一過性の相互作用による回転（ローリング）作用を示す．下図：ローリングから強固な接着を経て，白血球が感染組織に遊走する様子，すなわち血管外遊走の4つの段階を示す．ローリングは，白血球上のインテグリン（LFA-1）と内皮細胞上の接着分子（ICAM-1）によって強固な接着に変わる．これらの接着分子の発現は，サイトカインによっても誘導される．強力な相互作用は，感染部位から産生される細胞遊走性サイトカイン（ここではケモカインである CXCL8 を示す）の存在により誘導される．このサイトカインは細胞外基質および細胞表面上のプロテオグリカンに保持され，白血球が進む方向に向かって濃度勾配を形成する．この CXCL8 による誘導のもと，好中球は血管内皮細胞間に入り込み結合組織を通過する（漏出）．続いて，CXCL8 の濃度勾配に従って感染部位の中心に遊走する．右の電子顕微鏡写真は，好中球がまさに隣り合う内皮細胞の間に遊走を始めたが，写真下部にある基底膜をまだ破っていない状態を示している．青矢印は好中球が内皮細胞間に挿入している偽足を指している．右下にみえる黒い塊は好中球の下に捕捉された赤血球である．倍率 5,500 倍．（写真は I. Bird と J. Spragg の厚意による）

3-9 好中球は病原体の強力なキラー細胞であり，自らもプログラム細胞死を起こす

好中球はマクロファージと同じようなメカニズムで貪食を行う．好中球には補体結合によってオプソニン化された病原体の貪食を促す補体受容体だけでなく，微生物成分を認識するさまざまな貪食受容体がある（図 3.15）．好中球が貪食する微粒子状物質はマクロファージよりも多様であるが，それは好中球の顆粒に貯蔵されている抗菌物質の種類が豊富だからである．成熟した好中球は早期に死ぬようプログラムされているので，長期間生存するマクロファージよりもエネルギーを抗菌物質の貯蔵と輸送のために費やしている．

好中球は病原体を貪食しファゴソームに取り込むと間もなく，一連の分解酵素や他の毒性物質を運び込んで速やかに死に至らしめる．貪食されたばかりの微生物を含むファゴソームは3種類の好中球顆粒，すなわち，ミエロペルオキシダーゼという酵素に特徴づけられる**一次顆粒**〔primary granule．もしくは**アズール顆粒**（azurophilic granule）〕，ラクトフェリンというタンパク質に特徴づけられる**二次顆粒**〔secondary granule．もしくは**特殊顆粒**（specific granule）〕，ゼラチナーゼという酵素に特徴づけられる**三次顆粒**〔tertiary granule．もしくは**ゼラチナーゼ顆粒**（gelatinase granule）〕である（図 3.16）．一

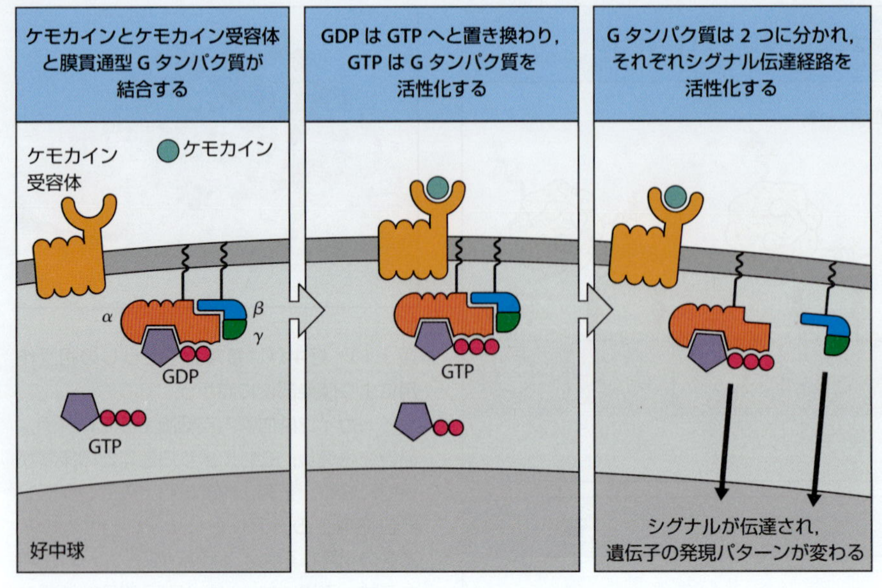

図 3.14 ケモカイン受容体は G タンパク質共役型受容体である
ケモカイン受容体は 7 回膜貫通タンパク質ファミリーの 1 つである．CXCL8 のようなケモカインがケモカイン受容体に結合すると，その受容体は，3 つのポリペプチド（α，β，γ）からなり，GDP をもつ不活性型の細胞内 G タンパク質（GTP 結合タンパク質）と結合する．ケモカイン受容体上の GDP が GTP に置換されると，G タンパク質の α 鎖が β，γ 鎖から解離する．α 鎖（と，程度は低いが β，γ 鎖）は他の細胞内タンパク質と結合し，シグナル伝達経路を活性化して，細胞の遺伝子発現パターンを変化させる．

次，二次，三次というのは，好中球によって作られる順番に由来する．一次顆粒には微生物を破壊したり分解したりするタンパク質やペプチドが詰まっており，リゾチーム，デフェンシン，ミエロペルオキシダーゼ，中性プロテアーゼ（カテプシン G，エラスターゼ，プロテイナーゼ 3 など），また LPS に結合しグラム陰性菌を殺傷するような殺菌性 / 膜透過性増強タンパク質などが含まれている．顆粒内でこれらのタンパク質やペプチドは，負に荷電した硫酸プロテオグリカンと結合している．この硫酸プロテオグリカンと顆粒内部の酸性環境により，これらの兵器は必要となるまで不活性型として安全に保たれている．

三次顆粒にあるゼラチナーゼは金属含有プロテアーゼで，鉄を奪うことにより細菌の成長を抑制する．二次顆粒にある不飽和ラクトフェリンも同様に病原体と金属イオンを競合する．二次顆粒はまた，リゾチームやいくつかの膜タンパク質，さらには **NADPH オキシダーゼ**（NADPH oxidase）の構成成分も含んでいる．NADPH オキシダーゼは好中球の機能に欠かせない酵素であり，この 3 種類の顆粒との融合後にファゴソーム内で構築される．

NADPH オキシダーゼによってスーパーオキシドラジカルが産生されると，これはスーパーオキシドジスムターゼによって過酸化水素へと変換される（図 3.17）．この反応によって素早く水素イオンが消費されるので，病原体の貪食後 3 分以内にファゴソーム内の pH は 7.8 ～ 8.0 へと上昇する．この pH 条件下になると抗菌ペプチドやタンパク質は活性をもつようになり，ファゴソーム内の病原体を攻撃する．その後ファゴソーム内の pH は緩やかに下がり，10 ～ 15 分後には中性（pH 7.0）になる．このとき，好中球のリソソームのうちのいくつかはファゴソームと融合し，ファゴリソソームを形成する．リソソームにはさまざまな分解酵素が存在し，これらは総称して酸性ヒドロラーゼ（加水分解酵素）と呼ばれている．酸性ヒドロラーゼはファゴソーム内の低 pH 条件下で活性化し，病原体の高分子を完全に分解する．

好中球の細胞内攻撃は，**呼吸バースト**（respiratory burst）と呼ばれる一過的な酸素消費の増加によって，真菌のみならずグラム陽性菌とグラム陰性菌の両方を殺傷できるほど強力である．呼吸バーストにより，細胞外に拡散し他の宿主細胞に傷害を与えることができるような活性酸素種がいくつか産生される．一方，生じる傷害を抑制するために，

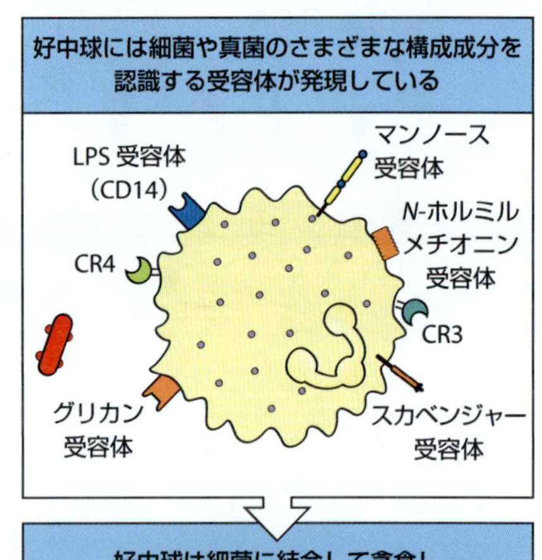

図 3.15 好中球の受容体に細菌が結合すると，その貪食と殺傷が誘導される
上図：好中球には多様な微生物成分を認識するさまざまな受容体がある．下図：好中球受容体のうち，CD14 と CR4 の 2 種類の受容体を介した貪食のメカニズム．CD14 と CR4 は細菌のリポ多糖（LPS）を特異的に認識する．細菌がこれらの受容体に結合すると，その貪食と分解が引き起こされる．

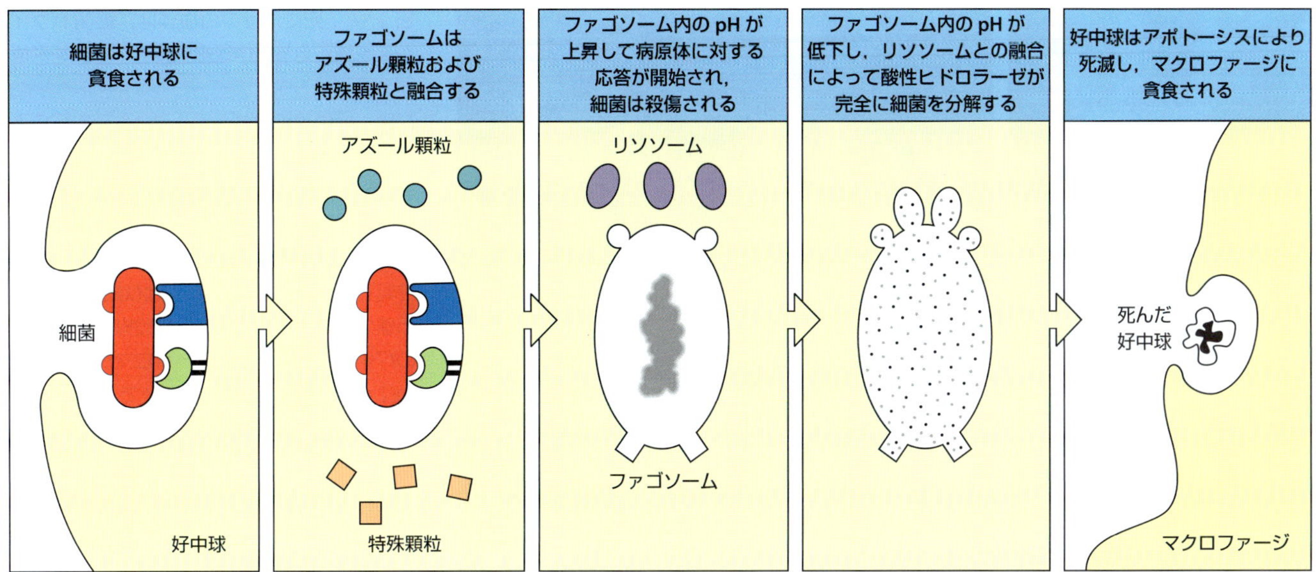

図 3.16　好中球による細菌殺傷の過程で，ファゴソームは 2 種類の顆粒およびリソソームと融合する
細菌は貪食された後（左から 1 番目の図），好中球内でファゴソームに包まれる．このファゴソームが好中球内のアズール顆粒および特殊顆粒と融合すると（2 番目の図），それらの顆粒に含まれていた抗菌ペプチドやタンパク質が放出される．さらに，特殊顆粒により供給されたNADPH オキシダーゼ構成成分によって呼吸バーストが引き起こされ，ファゴソーム内の pH が上昇する（3 番目の図）．すると抗菌ペプチドやタンパク質が活性化し，細菌は殺傷される．その後，pH の低下と酸性ヒドロラーゼを含むリソソームとの融合によって細菌は完全に分解される（4 番目の図）．最終的に好中球は死に，マクロファージに貪食される（5 番目の図）．

呼吸バーストに伴ってこれらの強力な低分子物質を不活性化する酵素も合成される．例えば，カタラーゼは過酸化水素を水と酸素に分解する（図 3.17 参照）．

成熟した好中球は顆粒を新たに合成することができないので，いったん顆粒を使い切ってしまうとアポトーシスを起こし，最終的にはマクロファージによって貪食されてしまう．好中球が死ぬもう 1 つの方法は，**ネトーシス**（netosis）と呼ばれる過程を介する．これは，**好中球細胞外トラップ**（neutrophil extracellular trap：**NET**）を産生し，病原体を捕らえて殺す（**図 3.18**）．ネトーシスでは，核は肥大し破裂する．そしてクロマチン構造がほどけて細胞から飛び出し，ヒストンや好中球顆粒由来のカチオンタンパク質が付着したひも状の DNA のネットを作る．この NET に存在するタンパク質には，細菌傷害性デフェンシン，プロテアーゼ，真菌の増殖を抑えるカルプロテクチンがある．このように，自分自身が死んだ後も，好中球は微生物を捕らえ，殺し続けるのである．好

図 3.17　好中球による細菌の殺傷は呼吸バーストに依存する
非感染時においては，好中球の顆粒に含まれる抗菌ペプチドやタンパク質は低 pH 環境下で不活性状態にある．しかし，病原体を包み込んだファゴソームが顆粒と融合すると，NADPH オキシダーゼとスーパーオキシドジスムターゼが触媒する 2 段階の反応によってファゴソーム内の pH が上昇する．これらの反応によって水素イオンが消費されるので，ファゴソーム内の酸性度が低下する．また，2 段階目の反応で生じる過酸化水素は，ヒト細胞にとって有害である（美容室や製紙工場では強力な漂白剤として用いられている）．カタラーゼが関与する 3 段階目の反応は，あらゆる酵素反応の中で最も効率がよい．この反応は，ファゴソーム内の pH を上げて抗菌ペプチドやタンパク質を活性化させたまま，好中球の呼吸バーストによって発生した過酸化水素を迅速に取り除く．

スーパーオキシドと過酸化水素が関与する酵素反応

$$\mathrm{NADPH} + 2\mathrm{O_2} \xrightarrow{\text{NADPH オキシダーゼ}} \mathrm{NADP^+} + 2\mathrm{O_2^-} + \mathrm{H^+}$$

（$2O_2^-$：スーパーオキシド）

$$2\mathrm{H^+} + 2\mathrm{O_2^-} \xrightarrow{\text{スーパーオキシドジスムターゼ}} \mathrm{H_2O_2} + \mathrm{O_2}$$

（H_2O_2：過酸化水素）

$$2\mathrm{H_2O_2} \xrightarrow{\text{カタラーゼ}} 2\mathrm{H_2O} + \mathrm{O_2}$$

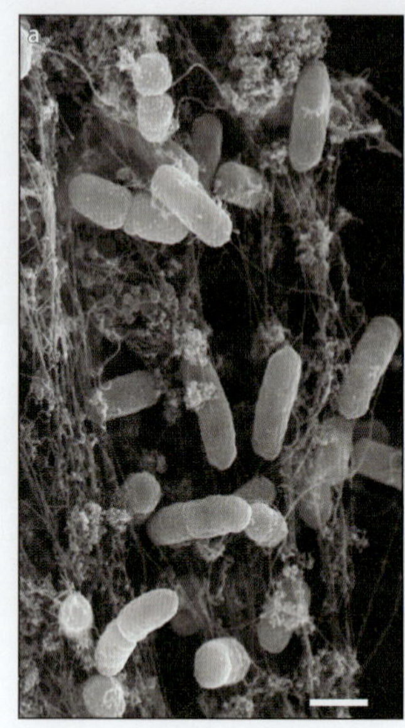

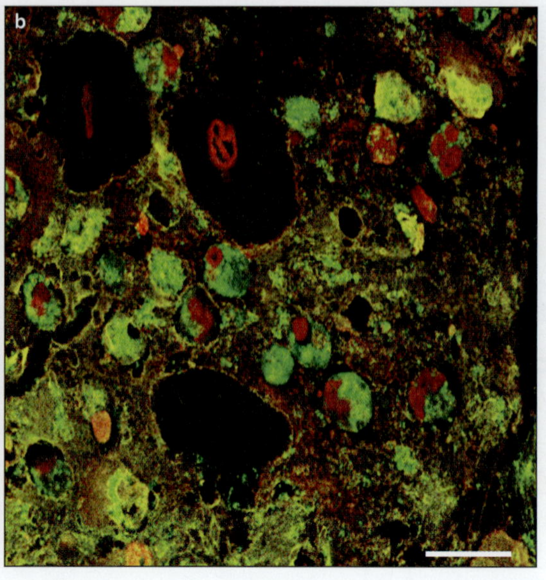

図 3.18　死にかけの白血球は，細菌やウイルスを捕らえる好中球細胞外トラップを形成する
左図：好中球細胞外トラップ（NET）に捕らえられたサルモネラ菌を示す．スケールバーは 1 μm を表す．サルモネラ菌は腸チフスや胃腸炎を引き起こす．右図：伝染性軟属腫ウイルスと呼ばれるポックスウイルスによって引き起こされる皮膚疾患（伝染性軟属腫）で生じる膿の画像．ネトーシスの各段階にある多くの好中球が示されている．クロマチンは赤色，NET のタンパク質線維は緑色で染色されている．スケールバーは 20 μm を表す．

中球が細菌を排除し，感染の終結に成功した場合，組織マクロファージは好中球の動員を止め，好中球が組織に与えた傷害を修復するよう働き始める．

好中球が生体防御にどれほど貢献しているかは**慢性肉芽腫症**（chronic granulomatous disease）を例にとるとよくわかる．慢性肉芽腫症とは，NADPH オキシダーゼのサブユニットをコードしている遺伝子の欠損によって引き起こされる遺伝病である．NADPH オキシダーゼが欠損していると，病原体の貪食後に呼吸バーストが起こらないうえに，好中球のファゴソーム内の pH を抗菌ペプチドやタンパク質の活性化に必要な値まで上昇させることができない．結果として，細菌や真菌は排除されずに好中球やマクロファージ内にとどまり，細胞内慢性感染状態を引き起こす．それらの感染細胞は，他の自然免疫および適応免疫の機構によって限局性結節に蓄積されるようになり，**肉芽腫**（granuloma）と呼ばれる状態になる．肉芽腫には，感染した好中球を限界まで貪食したマクロファージが幽閉されている．一般に，慢性肉芽腫症患者に感染症を引き起こすような細菌や真菌は，大腸菌など健常者の体内で常在マイクロビオータを形成しているような微生物である（**図 3.19**）．

真菌
Aspergillus fumigatus
細菌
Staphylococcus aureus
Chromobacterium violaceum
Burkholderia cepacia
Nocardia asteroides
Salmonella typhimurium
Serratia marcescens
Mycobacterium fortuitum
Klebsiella spp.
Escherichia coli
Actinomyces spp.
Legionella bosmanii
Clostridium difficile

図 3.19　慢性肉芽腫症で頻繁に感染を引き起こす真菌と細菌

3-10　炎症性サイトカインは体温を上昇させ，さらに肝細胞を活性化することで急性期応答を起こす

一組織の局所感染に伴う炎症は，体全体に広範な変化を引き起こす．IL-1，IL-6，TNF-α といった炎症性サイトカインは全身の体温を上昇させる作用があり，これを**発熱**（fever）と呼ぶ．これらのサイトカインは視床下部の体温調節中枢，筋肉および脂肪細胞に作用してエネルギー動員を変化させ，発熱を促す（**図 3.20**）．発熱を引き起こすサイトカインやその他の分子は**発熱物質**（pyrogen）という．いくつかの病原体由来の物質も体温を上昇させる．普通それらは炎症性サイトカインの産生を介して体温を上昇させる．病原体由来の体温を上昇させる物質は"外因性発熱物質"，サイトカインなどの生体内由来の発熱物質は"内因性発熱物質"と呼ばれる．

ほとんどの細菌やウイルスなどの病原体は，ヒトの体温よりも低い温度のほうが生育しやすいこと，また適応免疫は高い温度においてより強力に発揮されることから，体温

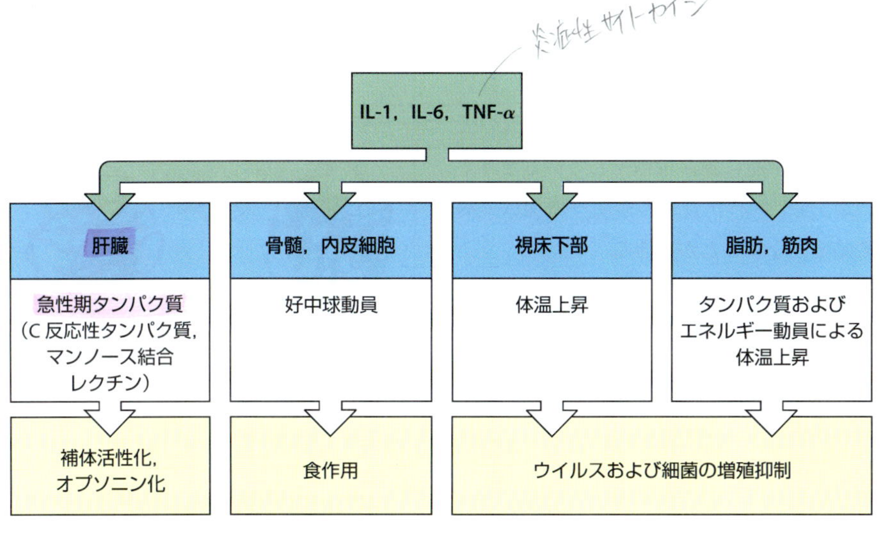

図 3.20　マクロファージから産生されるサイトカインである TNF-α，IL-1，IL-6 は幅広い生物活性をもつ

の上昇は免疫系が感染と戦いやすい状況を作ることになる．これに加え，ヒト細胞は発熱を経験することで TNF-α の有害作用に耐性を示すようになる．サイトカインは，また発熱に伴う倦怠感・傾眠・食欲不振を引き起こすが，これは他の生命活動に無駄なエネルギーを浪費せず，感染だけに対して戦うための戦略である．

IL-6 のもう 1 つの全身性作用は，肝細胞で産生・分泌される可溶性血漿タンパク質群の量を変えることである．程度は弱くなるが，この作用には IL-1β や TNF-α も関わっている．これらのサイトカインによって感染に対する免疫応答に関わる 30 種類あまりのタンパク質は濃度が上昇する一方で，血漿タンパク質の中で最も多く存在するアルブミンを含むいくつかのタンパク質は濃度が低下する．このような血漿タンパク質の変化を総称して**急性期応答**（acute-phase response）と呼ぶ．また，この際に 25％以上増減するタンパク質を**急性期タンパク質**（acute-phase protein）と呼ぶ．これら急性期タンパク質の中でも特に顕著に変化する C 反応性タンパク質や血清アミロイド A タンパク質においては，その濃度が数百倍に増加する．その変化が大きく，高い予測性をもつため，C 反応性タンパク質濃度は臨床的に感染・炎症・組織損傷の診断のための検査に利用されている（図 3.21）．

C 反応性タンパク質（C-reactive protein：**CRP**）は同一サブユニットからなる中央に穴がある平板状の五角形の分子であり，ペントラキシンファミリーに属する（図 3.22）．C 反応性タンパク質は細菌に結合するが，もともとは肺炎レンサ球菌 *Streptococcus pneumoniae* の C 多糖に結合する性質によって名づけられた．その結合標的部位は，細菌細胞壁の LPS の成分であるホスホリルコリンであった．C 反応性タンパク質は細菌と同様に，真菌，酵母，マラリアやリーシュマニアを引き起こす寄生虫にも結合する．

図 3.21　血中の急性期タンパク質群の動態
左図：急性期応答時に増加する各種血漿タンパク質の代表例とその機能を示す．右図：炎症反応開始からの 5 つのタンパク質の血中濃度変化を示す．C 反応性タンパク質と血清アミロイド A は著明に増加する急性期タンパク質で，C3 とフィブリノーゲンは軽度に増加する．血漿タンパク質の中で最も多いアルブミンは，急性期応答で濃度が低下する．

急性期タンパク質	機能
C 反応性タンパク質	病原体認識
マンノース結合レクチン	
リポ多糖結合タンパク質	
補体成分 C3，C4，C9，B 因子	病原体排除
顆粒球コロニー刺激因子，血清アミロイド A，分泌型ホスホリパーゼ A_2	炎症反応
フィブリノーゲン，プラスミノーゲン，組織プラスミノーゲン因子	凝固

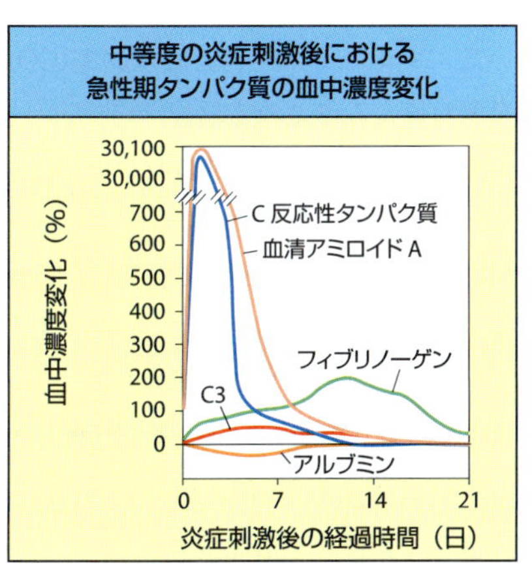

病原体と結合することによりC反応性タンパク質はオプソニンとして働くほか，特異抗体なしで古典経路による補体活性化を開始できる．C反応性タンパク質は食細胞の表面にも結合し，病原体を排除しやすいようにこれらの細胞に運ぶ役割をしていると考えられている．このように，急性期応答でのC反応性タンパク質量の著明な増加は，病原体の数を凌駕する圧倒的な力を得るための戦略とみなすことができる．

血清アミロイドAタンパク質(serum amyloid A protein)は，高密度リポタンパク質粒子と結合する約100アミノ酸からなる小さなタンパク質である．これは，Toll様受容体やCD36スカベンジャー受容体を含む各種の細胞表面受容体に結合し(図3.21参照)，細胞を活性化して炎症性サイトカインの産生を誘導する．このように急性期応答における血清アミロイドAタンパク質濃度の著明な上昇は，病原体によって最初に引き起こされた炎症状態をさらに増強するための戦略とみなすことができる．

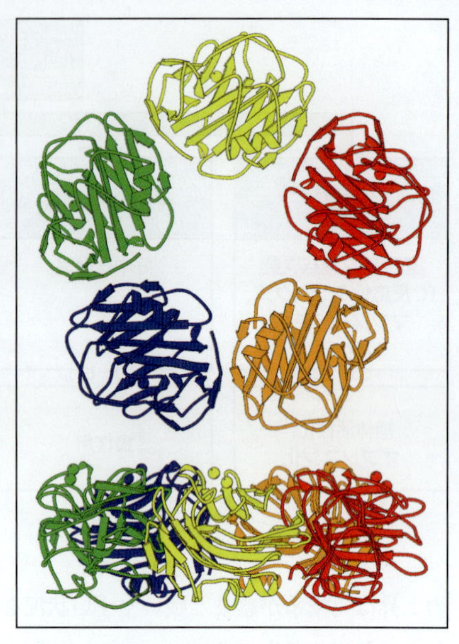

図3.22　C反応性タンパク質の構造
C反応性タンパク質は同一サブユニットからなる五量体で，ペントラキシンファミリーに属する．骨格をなす5つのサブユニットをそれぞれ異なる色で示す．上方からみたもの(上図)と側面からみたもの(下図)を見ると，全体として中心に穴が開いた五角形の平板構造をとることがわかる．(図はAnnette ShriveとTrevor Greenhoughの厚意による)

3-11 レクチン経路による補体活性化は，マンノース結合レクチンにより開始される

マンノース結合レクチン(mannose-binding lectin：**MBL**)はC型レクチンで，細菌や真菌，原虫，ウイルスのマンノース含有糖鎖に結合する．これは急性期タンパク質でもある．マンノース結合レクチンは花束のような形状をしており，3つの同一ポリペプチドからなる三重らせんが1本の茎を形成する．このらせん構造は，ちょうどコラーゲン分子あるいはコラーゲン線維にみられる構造に似ている．それぞれのポリペプチドは糖鎖認識ドメインをもち，3つの糖鎖認識ドメインが1つの“花”を形成する(**図3.23**)．マンノース結合レクチンは5または6つの“花”をもち，各花に3つの糖鎖認識ドメインが存在することから，病原体表面と結合しうる部位を15もしくは18か所もっている．それぞれの糖鎖構造との相互作用が比較的弱かったとしても，多点での結合によって，全体では強い相互作用が成立しうる．ヒトの細胞上にもいくつかのマンノース含有糖鎖が存在するが，多点で結合できないような幾何学的配置をとっているためマンノース結合レクチンとは結合しない．

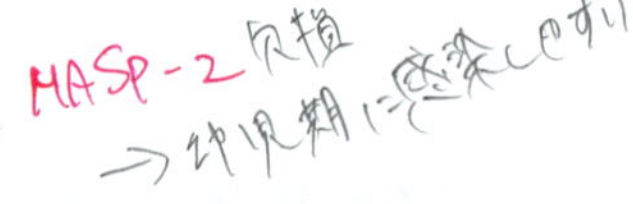

マンノース結合レクチンは病原体に結合すると，**レクチン経路**(lectin pathway)による補体活性化を誘導する．また，オプソニンとしても機能し，血中での単球による細菌の取り込みを促進する(**図3.24**)．これらの細胞はマクロファージマンノース受容体をもっていないが，細菌表面を覆うマンノース結合レクチン分子と結合する受容体をもっている．マンノース結合レクチンは**コレクチン**(collectin)と呼ばれるタンパク質ファミリーに属している．このファミリーには，肺において*Pneumocystis jirovecii*のような病原体をオプソニン化する肺サーファクタントタンパク質SP-AおよびSP-Dも含まれている．マクロファージ表面のMARCOやSR-A受容体もコラーゲンやレクチンの性質を兼ね備える(3-2項参照)．

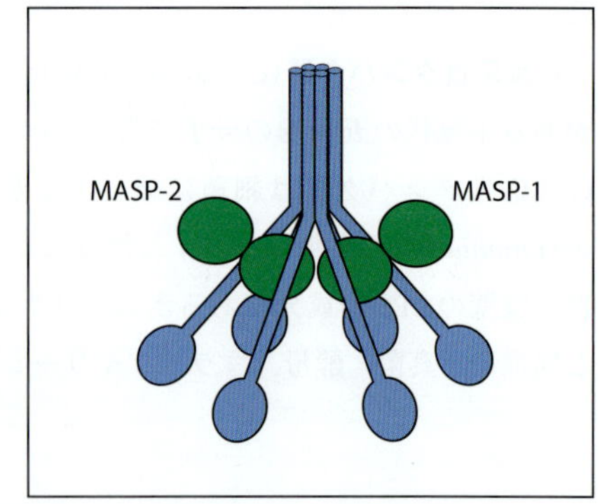

図3.23　マンノース結合レクチンの構造
マンノース結合レクチン(MBL)は，3つの同一ポリペプチドで構成される“花”を集めた花束のような形状をしている．それぞれの茎部は1か所の屈曲部をもつコラーゲンのような三重らせんで，それぞれの花部は3つの糖鎖認識ドメインで形成される．MBL関連セリンプロテアーゼ1(MASP-1)とMASP-2がMBL(青色)に会合している．

血漿中のマンノース結合レクチン(MBL)は，2つの不活性型セリンプロテアーゼ，すなわちMBL関連セリンプロテアーゼ1(MBL-associated serine protease 1：MASP-1)とMASP-2との複合体として存在し，それぞれのMASPが2つずつMBLの主茎部に会合している(図3.23参照)．このMBL複合体が病原体表面のマンノース含有糖鎖に結合すると，MASP-2の1つが活性化して自身を切断し，さらにもう1つのMASP-2を切断する．レクチン経路による補体活性化において，MASP-1が酵素的役割をもっているかどうかはよくわかっていない．活性化MASP-2は補体成分**C4**と**C2**に作用する．C2はB因子に似た不活性型セリンプロテアーゼであるが，C4はC3に類似した構造，機能，

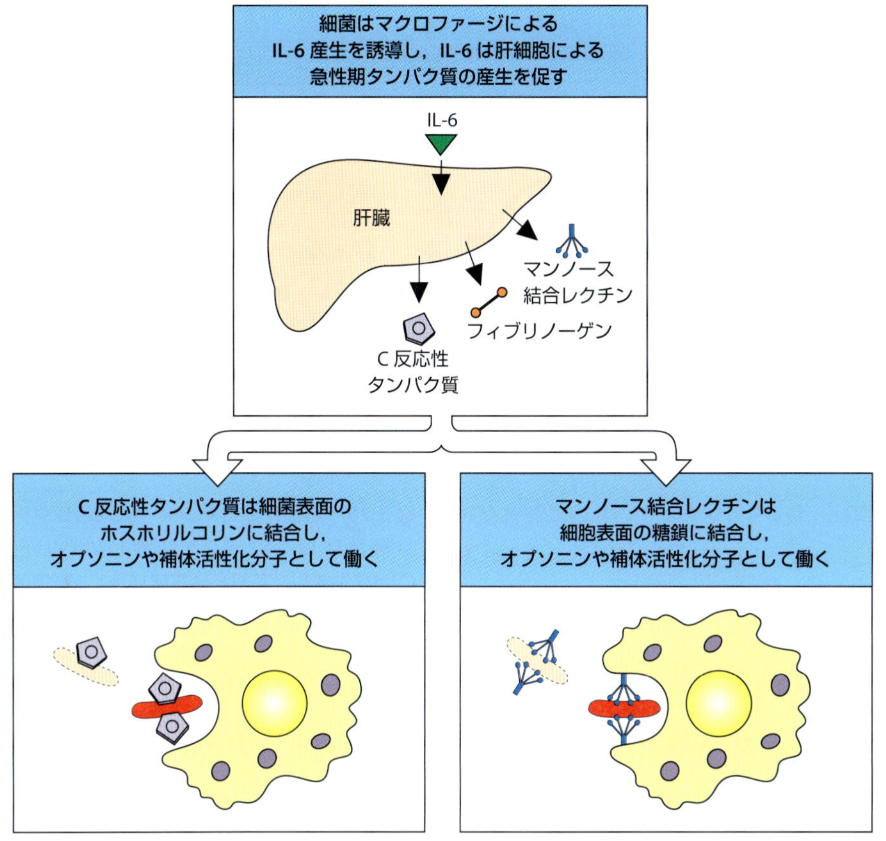

図 3.24　急性期応答により自然免疫系の病原体認識分子の供給が増える
急性期タンパク質は，細菌により刺激された食細胞から分泌されたサイトカインに反応して，肝細胞により産生される．急性期タンパク質としては，C 反応性タンパク質，フィブリノーゲン，マンノース結合レクチンが挙げられる．C 反応性タンパク質とマンノース結合レクチンはどちらも，ヒト細胞にはなく細菌表面にある特徴的な構造に結合する．これらは細菌と結合するとオプソニンとして働くほか，補体を活性化することで貪食を促進し，補体最終成分により細菌を直接溶解する（破線で示す）．

チオエステル結合をもつ（図 2.8 参照）．

C4 は活性化 MASP-2 に結合すると，大きな断片 C4b と小さな断片 C4a に分解される．これにより C4b のチオエステル結合が露出し，いくつかの C4b は病原体表面へ共有結合する（図 3.25）．可溶性断片である C4a はアナフィラトキシンとして機能し，C4b 結合部位へと白血球を誘導する．ただしこの作用は C3a や C5a（p.37 の 2-7 項参照）よりも弱い．一方，C2 は活性化 MASP-2 に結合すると，酵素活性をもつ大きな断片 C2a と酵素活性がない小さな断片 C2b に分解される（歴史的経緯から，C2 以外の補体成分では大きな断片を“b”，小さな断片を“a”と呼ぶのに対し，C2 では小さな断片を“b”，大きな断片を“a”と呼ぶ）．C2a は病原体表面に結合した C4b に結合する．その結果生じた複合体（C4bC2a）は C3 転換酵素であるが，レクチン経路，古典経路の両方の構成成分であるにもかかわらず**古典経路 C3 転換酵素**（classical C3 convertase）と呼ばれる．この段階以降，レクチン経路と古典経路は共通の経路をたどる．レクチン経路の特徴は病原体との結合に MBL が関与し，C4 と C2 が MASP によって活性化されることにある．

古典経路 C3 転換酵素 C4bC2a は C3 と結合してこれを切断し，病原体表面に結合する C3b を生成する．C3b は次に B 因子と結合してこれを活性化し，結果的に，第二経路 C3 転換酵素である C3bBb が生じる（図 3.26）．この段階でレクチン経路と古典経路は，第 2 章で述べた補体活性化の第二経路と合流する．C3 は C4 よりもずっと高い濃度で血漿中に存在するため，補体活性化への貢献度は古典経路 C3 転換酵素よりも第二経路 C3 転換酵素のほうがずっと大きい．

機能しない MBL バリアントをコードするアレル（対立遺伝子ともいう）をもつヒトは 10％以上の割合で存在する．したがって MBL の欠損は一般的であり，感染症への感受性を高める原因である．変異アレルを 2 つもつ個体は，髄膜炎菌 *Neisseria meningitidis*

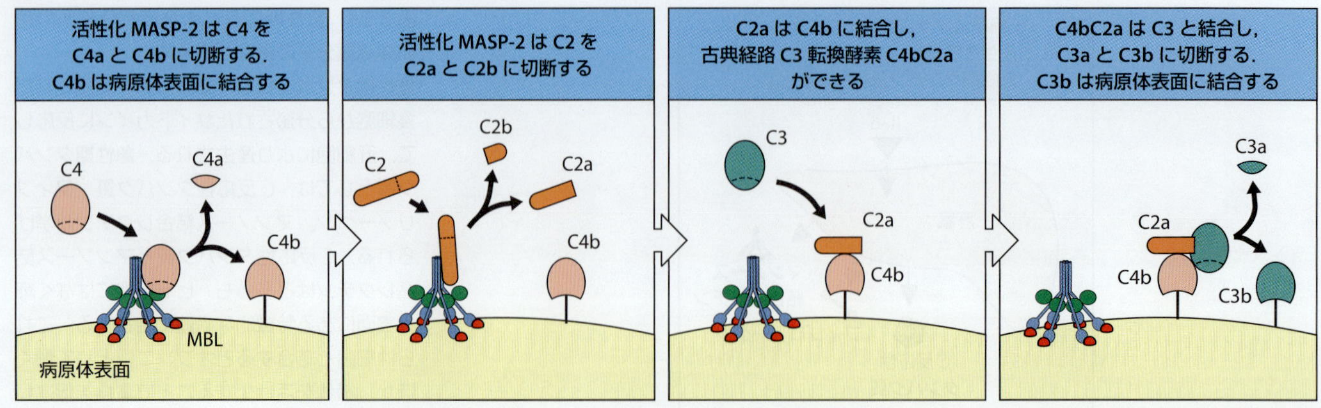

図 3.25　活性化したマンノース結合レクチン複合体は C4 と C2 を切断して C4b と C2a を生成し，これらは古典経路 C3 転換酵素を形成する

左から 1 番目の図：マンノース結合レクチン（MBL）と MASP-1，MASP-2 との複合体が病原体表面に結合すると，この MBL 複合体は MASP-2 を活性化する．活性化 MASP-2 が C4 と結合しこれを切断すると，生じた C4b のチオエステル結合が露出して，C4b は病原体表面へ共有結合する．2 番目の図：C2 が MBL 複合体に結合し，活性化 MASP-2 によって切断される．3 番目の図：生じた C2a は C4b に結合し，古典経路 C3 転換酵素 C4bC2a ができる．4 番目の図：C4bC2a が C3 と結合しこれを切断すると，生じた C3b は病原体表面へ共有結合する．

による重症髄膜炎を発症しやすくなる．この菌は，およそ 1%のヒトの体内に無害な共生細菌として存在する．補体最終成分を欠損しているヒトにも同様の感受性がみられることから，補体系による殺菌は健常保菌者が髄膜炎菌を制御するうえで必要な機構であるといえる．

3-12　古典経路による補体活性化は，C反応性タンパク質により開始される

C 反応性タンパク質はいったん細菌と結合すると，古典経路に関わる最初の補体成分である C1 と相互作用できるようになる．C1 は，マンノース結合レクチンと MASP-1，MASP-2 の複合体と類似した構成・構造をもつ（図 3.27）．C1 は 18 本の C1q ポリペプチド鎖からなる 6 本の“花束”のような形状の分子に，MASP-1，MASP-2 に似た不活性型セリンプロテアーゼである C1r と C1s が 2 分子ずつ結合した構造をしている．また，コラーゲン分子のらせん構造のように，3 本の C1q ポリペプチド鎖からなる三重らせんが 1 本の茎を形成している．C 反応性タンパク質が C1q に結合すると，C1r の 1 つが活性化して自身を切断し，さらにもう 1 つの C1r と 2 つの C1s を切断する．C1s は切断されると活性型プロテアーゼとなり，C4 を切断する．これにより生じた C4b は病原体表面へ共有結合する（図 3.28）．C1s は C2 も切断し，その結果，古典経路 C3 転換酵素である C4bC2a が生じる．この段階以降，古典経路とレクチン経路は共通の経路をたどる．古典経路の特徴は病原体への結合に C1q が関与し，C4 と C2 が C1r および C1s によって活性化されることにある．

補体の活性化は，感染初期の段階では主に第二経路によって誘導される．炎症反応が進行して急性期タンパク質が作られると，マンノース結合レクチンと C 反応性タンパク質はそれぞれレクチン経路と古典経路を介して補体活性化を促す．これら 3 つの補体活性化経路は自然免疫系に寄与し，病原体表面上で多くの C3b と C3 転換酵素を協働して作り出すのである．

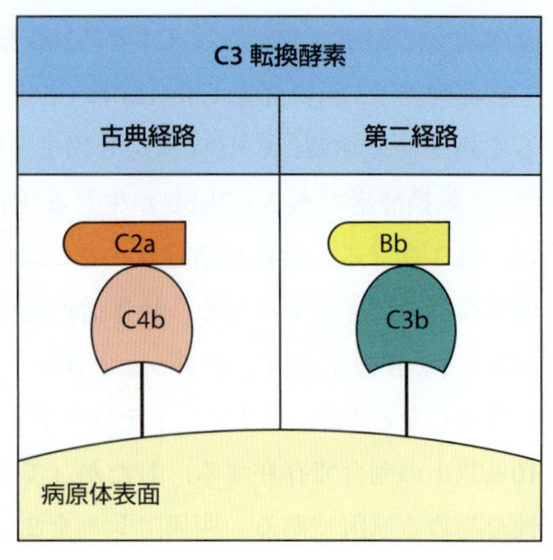

図 3.26　古典経路と第二経路の C3 転換酵素は類似した構造と機能をもつ

古典経路によって産生された C3 転換酵素 C4bC2a では，活性化 C2a が C3 を C3b と C3a に切断する．第二経路によって産生された C3 転換酵素 C3bBb では，活性化 Bb が同様の切断反応を引き起こす．

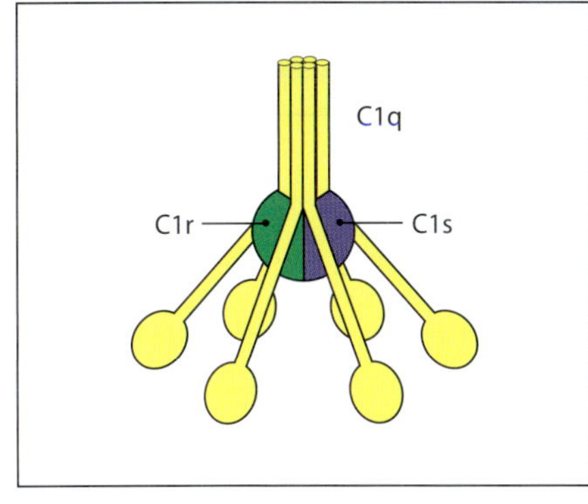

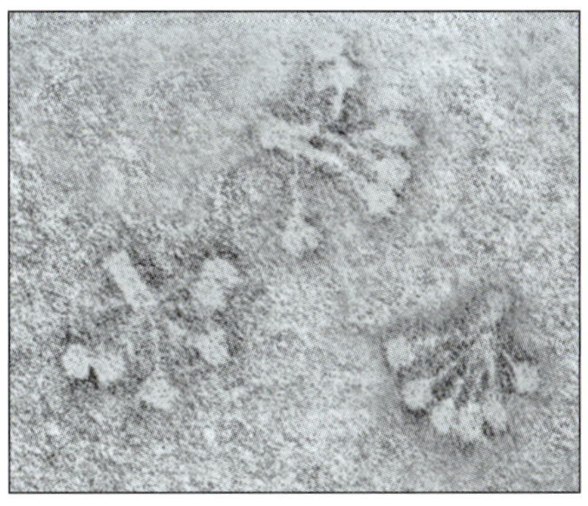

図 3.27　補体第 1 成分(C1)
C1 分子は，C1q，C1r，C1s からなる複合体である．C1q は 6 つの同一サブユニットからなり，各サブユニットには IgM あるいは IgG の Fc 領域に結合する部位が 1 か所ある．サブユニットの N 末端側は長い茎状で，互いに相互作用し合って束になっており，セリンプロテアーゼである C1r と C1s が結合している．右の電子顕微鏡写真には，3 分子の C1q が写されている．(写真は K.B.M. Reid の厚意による)

3-13　Toll 様受容体はあらゆる種類の病原体の存在を感知する

3-3 項で TLR4 がいかに細菌成分を認識し，その細菌感染に対処するためにいかにマクロファージにシグナルを伝えるかを説明した．TLR4 の役割を補填するために，他の Toll 様受容体のファミリーがウイルス，真菌，寄生虫感染の存在を感知する(図 3.29)．Toll 様受容体は機能的に 2 つの異なるグループに分けることができる．TLR4 を含む 1 つ目の受容体ファミリーは細胞膜に存在し，病原体の外壁を形成している糖鎖・脂質・タンパク質構造を認識する．2 つ目の受容体ファミリーは細胞内やエンドソームの膜に存在し，病原体由来の核酸とヒト由来の核酸の違いを認識し，多くのウイルス感染を感知するものである．TLR9 は，細菌やウイルスゲノムに多くある非メチル化 CpG DNA モチーフを認識する(図 3.30)．これはヒトゲノム DNA にみられない．細胞外環境から取り込まれた病原体由来の核酸はエンドソームに運ばれ，これら TLR 受容体によって認識される．

1 つの染色体上に集まって群を形成している他の免疫系に関わる遺伝子ファミリーと異なり，10 種類の異なるヒト *TLR* 遺伝子が 5 つの染色体上に分布している．これは Toll 様受容体がかなり古くから存在しており，約 5 億年前ごろ脊椎動物の初期の進化で起こった 2 回のゲノム全体の重複以前に生存していた非脊椎動物もこれを有していたことを示唆している．配列の相同性から，Toll 様受容体は，進化学的に 4 つの系統(Ⅰ，Ⅱ，Ⅲ，Ⅳ)に分けることができる．これらは，過去に起こった 2 回のゲノム重複によって形成された 4 つの Toll 様受容体の子孫である．4 つすべての系統の Toll 様受容体はホモ二量体を形成するが，系統Ⅰの Toll 様受容体だけがヘテロ二量体も形成できる．ヒト Toll 様受容体の種類は限られているが，病原微生物のすべてのグループの特徴を認識することができる．これにより，Toll 様受容体はヒトにおいて感染症を引き起こすすべてといわないまでも多くの種類の病原体を感知することができるのである．

3-14　Toll 様受容体の遺伝子変異は，病気に対する抵抗性と感受性に関連している

10 種類の異なる Toll 様受容体遺伝子によって達成される多様性は，ヒトにおける受容体バリアントをコードする遺伝子のアレルの存在によってさらに増大する．同じ遺伝子の異なるアレルによってコードされるタンパク質を**アロタイプ**(allotype)と呼ぶ．**遺伝的多型**(genetic polymorphism)と呼ばれるこの多様性は，核酸を認識する Toll 様受容体

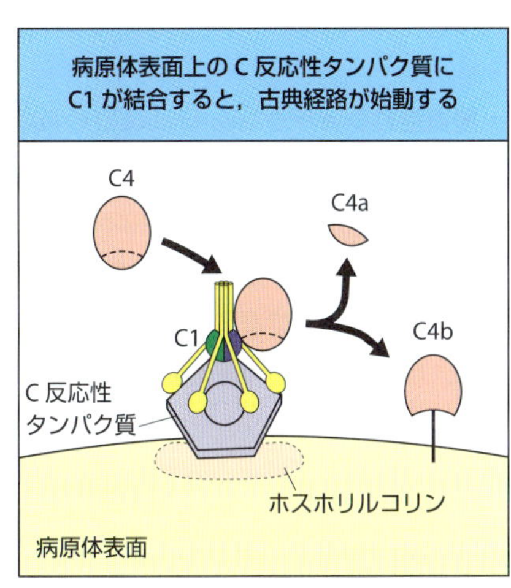

図 3.28　C 反応性タンパク質は古典経路による補体活性化を開始する
病原体表面上のホスホリルコリンに結合した C 反応性タンパク質が補体成分 C1 と結合すると，結果的に C4 が切断されて C4b 断片を生じ，C4b は病原体表面をオプソニン化する．

Toll 様受容体による微生物成分の認識

	受容体の種類	染色体	リガンド	認識される微生物	受容体をもつ細胞	受容体の細胞内局在
I	TLR1－TLR2 ヘテロ二量体	4	リポペプチド	細菌	単球，樹状細胞，好酸球，好塩基球，マスト細胞	細胞膜
			グリコシルホスファチジルイノシトール	寄生虫		
	TLR2－TLR6 ヘテロ二量体		リポテイコ酸	グラム陽性菌		細胞膜
			ザイモサン	真菌		
	TLR10 ホモ二量体 TLR10－TLR1 ヘテロ二量体 TLR10－TLR2 ヘテロ二量体		不明		形質細胞様樹状細胞，好塩基球，好酸球，B 細胞	不明
	TLR4 ホモ二量体	9	リポ多糖	グラム陰性菌	マクロファージ，樹状細胞，マスト細胞，好酸球	細胞膜
II	TLR7 ホモ二量体	X	ウイルス一本鎖 RNA	RNA ウイルス	形質細胞様樹状細胞，NK 細胞，好酸球，B 細胞	エンドソーム
	TLR8 ホモ二量体		ウイルス一本鎖 RNA	RNA ウイルス	NK 細胞	エンドソーム
	TLR9 ホモ二量体	3	非メチル化 CpG リッチ DNA	細菌，DNA ウイルス	形質細胞様樹状細胞，B 細胞，好酸球，好塩基球	エンドソーム
III	TLR3 ホモ二量体	4	ウイルス二本鎖 RNA	RNA ウイルス	NK 細胞	エンドソーム
IV	TLR5 ホモ二量体	1	フラジェリン，タンパク質	細菌	腸管上皮	細胞膜

図 3.29　ヒトの Toll 様受容体は多種多様な病原体の感染を感知できる
既知の各 Toll 様受容体(TLR)は，微生物に由来する 1 つあるいは複数の高分子の特徴を認識するようである．ただし TLR5 は，現在までに，微生物由来成分であるフラジェリンと直接相互作用することが証明されている唯一の TLR である．ヒトには 10 種類の *TLR* 遺伝子が存在し，それぞれは異なる TLR タンパク質をコードしている．TLR の中には，2 つのポリペプチド鎖からなるヘテロ二量体のものもあれば，TLR4 のようにホモ二量体としてのみ機能するものもある．TLR は，キイロショウジョウバエ(*Drosophila melanogaster*)の成虫において感染防御に関与する Toll と呼ばれる受容体と構造が似ていることから名づけられた．

におけるよりも，病原体の表面決定基を認識する Toll 様受容体で大きい(図 3.31)．この違いは，核酸と比べて，糖鎖や脂質，タンパク質の構造の多様性が大きいことと合致する．

敗血症性ショック(septic shock)の疫学研究から遺伝的多型が Toll 様受容体の機能に影響を与えることが明らかとなっている．敗血症性ショックは細菌感染が血中に広がり，全身性になったときに起こる生命の危機を伴う状況である．この場合，肝臓や脾臓，他の臓器のマクロファージが活性化して TNF-α を分泌し，広範囲な血管の拡張と全身の組織への体液の多量な漏出を引き起こす．その結果，血流供給が激しく遮断され，腎臓，心臓，肺，肝臓などの重要臓器が機能しなくなる敗血症性ショックの状態を生じる．敗血症性ショックはグラム陰性菌によって生じることが最も多く，このことは敗血症を起こした患者における 2 つの TLR4 アレルの分布の研究のきっかけを与えた．敗血症患者において 299 番目がグリシン残基である TLR4 のまれなアロタイプをもつ割合は，一般人がこの変異をもつ割合よりも高かった．すなわち，このまれな TLR4 の変異は敗血症に対する感受性を高める一方，299 番目がアスパラギン残基である一般的なアロタイプは敗血症に抵抗性を示すことが示唆される．この変異の頻度が低いため，両親からそのアレルを受け継ぎ，両方の染色体に変異をもつ人はきわめてまれである．この遺伝子型をもつ人はグラム陰性の常在菌である大腸菌 *Escherichia coli* の腎臓感染による敗血症性ショックで若いときに死亡していた．299 番目のアスパラギンがグリシンへ置換した TLR4 のまれな変異をもつ人はグラム陰性菌の LPS に対して応答性が弱く，感染を原発

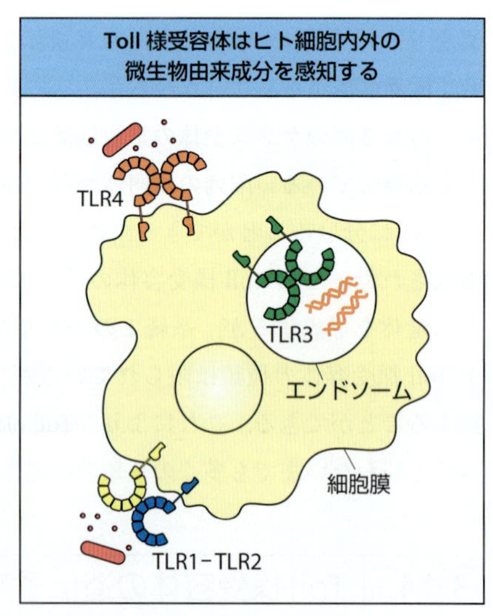

図 3.30　Toll 様受容体は細胞外の細菌感染や細胞内のウイルス感染を感知する
細胞表面上の TLR4 ホモ二量体や TLR1－TLR2 ヘテロ二量体は細菌感染を感知し，エンドソームと呼ばれる小胞に局在する TLR3 ホモ二量体はウイルス感染を感知する．

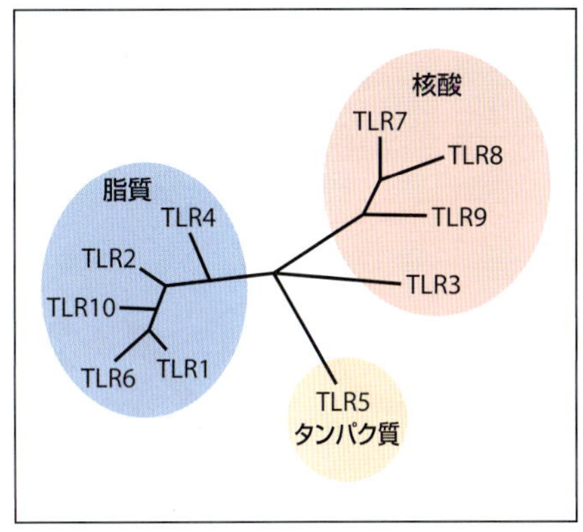

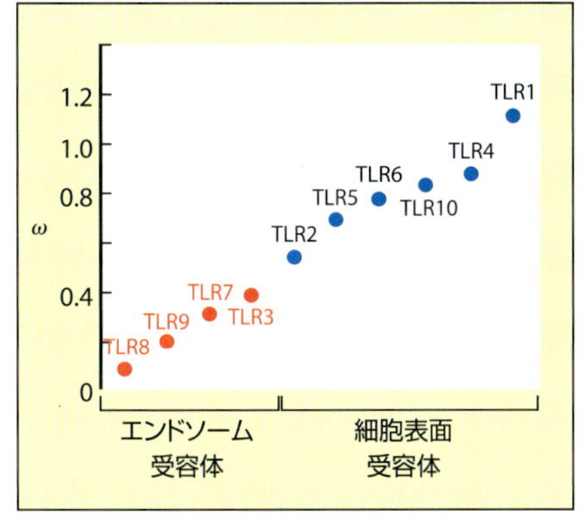

図 3.31　Toll 様受容体の構造的相同性とそれらに向けられた相対的な進化的圧力
左図：ヒト Toll 様受容体の塩基配列から構築された系統樹を示す．脂質，核酸，タンパク質を認識する受容体が色で区別されている．右図：y 軸はヒト集団における Toll 様受容体の多様性の尺度(ω)を表し，Toll 様受容体を ω が低いものから順に x 軸上に並べた．赤色のプロットはエンドソーム受容体，青色のプロットは細胞表面受容体を示している．

組織内にとどめておけず，より全身性の感染症になる傾向がある．米国では敗血症性ショックで毎年 10 万人が死亡している．

3-15　細胞内でウイルス感染を感知すると，細胞にインターフェロン応答が誘導される

本章のここまででは，細胞外病原体，特に細菌に対する自然免疫に焦点を絞って述べてきた．これからは，ウイルス感染に対して細胞が用いる自然免疫のメカニズムをみていこう．ウイルスがヒト細胞に感染すると，ウイルスは細胞内の機構を利用してゲノムの転写・翻訳・複製を開始し，その結果，細胞質にウイルス由来の核酸が生じる．ヒト細胞は細胞質内にウイルスセンサータンパク質をもち，それがウイルス由来の核酸を感知すると防御反応を開始させる．この最初の反応は，感染の拡大を阻止する **I 型インターフェロン**(type I interferon)，もしくは単に**インターフェロン**(interferon：IFN)と呼ばれるサイトカインの産生を誘導する．

I 型インターフェロンの急性効果は，感染細胞ではウイルス複製を抑制し，隣接する非感染細胞へはウイルス感染に対して抵抗する準備をするように伝達することである．また，あらゆる細胞に感染が起こりつつあることを警告し，ウイルス感染細胞をキラーリンパ球によって攻撃されやすくするという作用もある．すべてのヒト細胞はウイルス感染に感受性があるので，すべての細胞は I 型インターフェロンとその受容体をもっている．この受容体はすべて細胞表面に存在し，感染に対して新しく作られたインターフェロンにすぐに結合する．I 型インターフェロンは健常者の血中にはほとんど検出されないが，感染とともに多量に産生される．

細胞質内のウイルス由来の RNA は，**RIG-I 様受容体**(RIG-I-like receptor：RLR)ファミリーである **RIG-I**(retinoic-acid-inducible gene 1)や **MDA-5**(melanoma differentiation-associated protein 5)というタンパク質によって認識される(図 3.32)．ウイルス由来 DNA のセンサーはよくわかっていない[1]．RIG-I と MDA-5 は，RNA を認識する RNA ヘリカーゼ様ドメインとミトコンドリア外膜上の MAVS(mitochondrial antiviral signaling protein)と相互作用する 2 つの CARD(カスパーゼ受け入れドメイン)ドメインからなる．この相互作用は RIG-I 様ヘリカーゼの二量体形成を誘導し，シグナル伝達経路を活性化して，細胞質内転写因子であるインターフェロン応答因子 3(IRF3)のリン酸化を誘導する．IRF3 は二量体化して核内に入り，IFN-β 遺伝子の転写を活性化する．ただし，IFN-β 遺伝子の転写には転写因子 NFκB や AP-1(activator protein 1)も必要である．9 番染色体に I 型インターフェロンの遺伝子ファミリーが存在し，IFN-β や多種

1)訳注：最近，細胞質内 DNA センサーが同定された．細胞内二本鎖 DNA は酵素 cGAS に結合して酵素を活性化し，ATP と GTP を用いて cGAMP と呼ばれるセカンドメッセンジャーを合成する．これが STING(インターフェロン遺伝子刺激因子)に結合し，最終的にインターフェロンが誘導されることが判明している．

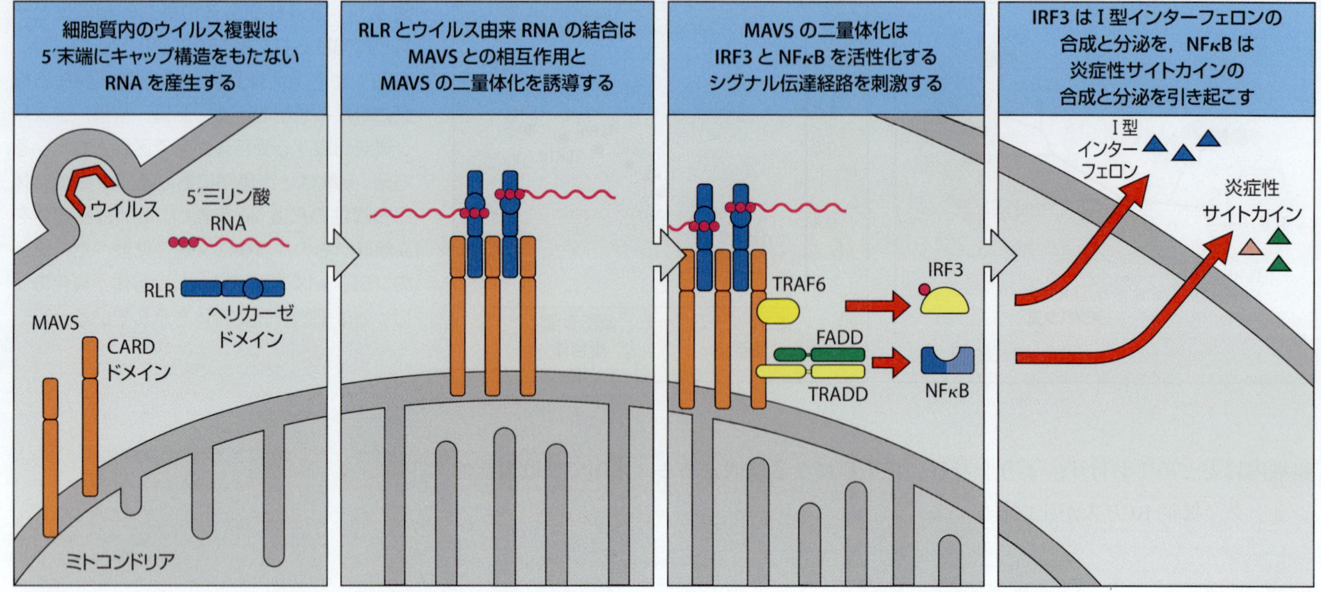

図 3.32　RIG-I 様受容体によるウイルス由来核酸の認識は炎症反応を引き起こす
左から1番目の図：ウイルスに感染した細胞は，5′末端(三リン酸)にキャップ構造をもたないウイルス由来のRNAを産生し始める．この段階では，RIG-I様受容体(RLR)は細胞質内に存在し，MAVSアダプター分子はミトコンドリア膜と結合している．2番目の図：RLRのヘリカーゼドメインがウイルス由来RNAの5′三リン酸を認識し，そのCARDドメインがMAVS分子のCARDドメインを認識した後，ミトコンドリア膜上に二量体構造が形成される．MAVSのある部位はTRAF6を結合し，IRF3(3番目の図)の活性化とI型インターフェロンの分泌(4番目の図)を誘導する．MAVSのもう1つの部位は，TNF受容体関連デスドメイン(TRADD)とFas関連デスドメイン(FADD)の複合体に結合し，NFκBの活性化と炎症性サイトカインの分泌を導く．

のIFN-αだけでなく，IFN-δ，IFN-κ，IFN-λ，IFN-θ，IFN-ωからなる．IFN-βはいったん産生されると，**オートクリン**(autocrine．自己分泌ともいう)の様式で作用してその産生細胞自身にある受容体に結合するか，あるいは**パラクリン**(paracrine．傍分泌ともいう)の様式で作用して近傍の非感染細胞上の受容体に結合する(**図 3.33**)．

こうしてインターフェロンが受容体に結合すると，受容体に会合している細胞内のJAK1やTYK2などのキナーゼが多様なヒト遺伝子の発現変化をもたらす細胞内反応，すなわち**インターフェロン応答**(interferon response)を開始する(**図 3.34**)．インターフェロン応答により発現誘導される細胞内タンパク質の中には，ウイルスゲノムの複製を直接阻害するものがある．例えばオリゴアデニル酸合成酵素は，ヒトの核酸に通常存在する3′-5′結合ではなく2′-5′結合によりATPを重合させる．この過程で生じた異常なオリゴマーは，エンドリボヌクレアーゼを活性化することでウイルスRNAを分解する．そのほか発現誘導されるタンパク質には，セリン/トレオニンキナーゼであるプロテインキナーゼR(PKR)もある．これは，タンパク質合成開始因子であるeIF-2をリン酸化し，それによりウイルスタンパク質の合成や新たな感染性ビリオンの産生を阻害する．

インターフェロン誘導タンパク質にはIRF3によく似た転写因子もある(IRF3は転写因子の中でも唯一常に産生されるタンパク質である)．これらのIRFは，IFN-β以外のI型インターフェロン遺伝子など多様な遺伝子の転写開始に役立つ．例えばIRF7は，NFκBやAP-1を必要とせずにIFN-αの転写を開始する．そしてこれが正のフィードバック機構で働き，この少量のインターフェロンがその後に産生されるインターフェロンの量と種類を増やすのである．

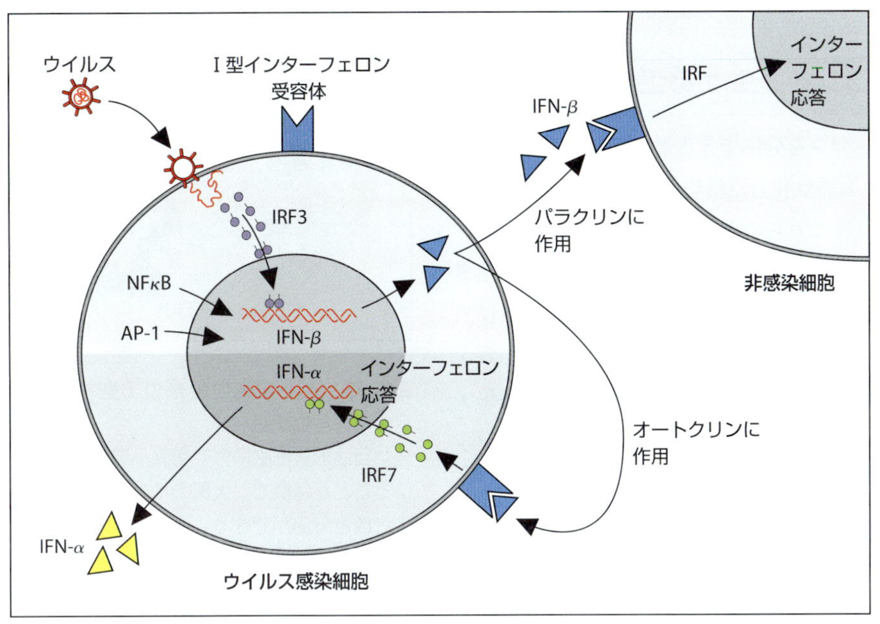

図 3.33 ウイルス感染細胞は I 型インターフェロンを産生する
左側の細胞では，ウイルスの感染を受けて細胞内にシグナルが伝達され，転写因子であるIRF3（インターフェロン制御因子 3）がリン酸化，二量体化，そして核内移行する．転写因子であるNFκBやAP-1もIRF3とともに核内へ移行して，インターフェロンβ（IFN-β）遺伝子の転写を開始する．この様子は細胞の上半分に示している．分泌されたIFN-βは感染細胞表面のインターフェロン受容体に結合し，オートクリンに作用して他のIRFを招集したり，遺伝子発現パターンを変化させるインターフェロン応答を起こしたりする．この様子は細胞の下半分に示しており，NFκBやAP-1を必要としないIFN-αの転写を開始するIRF7を例に挙げている．分泌されたIFN-βはまたパラクリンに作用して，感染細胞自身だけではなく近傍の細胞（上右）に発現しているインターフェロン受容体にも結合し，これらの細胞が感染に対する抵抗性を得るためにインターフェロン応答を誘導する．

インターフェロンはウイルスの複製を阻害するだけでなく，キラー細胞の攻撃が受けやすくなるように感染細胞自身の変化も誘導する．NK細胞は自然免疫系のリンパ球で，サイトカインを産生したり感染細胞を殺すことでウイルスの感染防御にあたっている．循環しているNK細胞は，そのインターフェロン受容体にIFN-αやIFN-βが結合すると，活性化されて感染組織まで引っ張り込まれ，そこでウイルス感染細胞を攻撃する．また，I型インターフェロンには免疫応答を後押しする力があるので，ヒトの病気の治療用として開発されてきた．これまでに，インターフェロンは，B型およびC型肝炎ウイルスの感染，中枢神経系に影響を及ぼす変性自己免疫疾患である多発性硬化症，特定の白血病やリンパ腫を軽減することがわかっている．

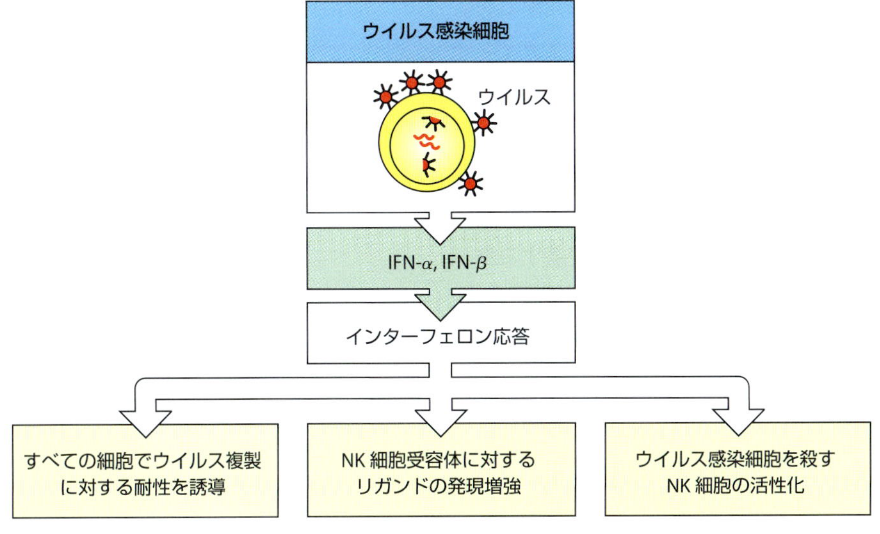

図 3.34 I 型インターフェロンの主な機能
IFN-αとIFN-βには主に3つの機能がある．1つ目は，ウイルスmRNAの分解とウイルスタンパク質の翻訳阻害を行う宿主遺伝子を活性化することで，ウイルス複製に対し耐性を誘導する機能．2つ目は，NK細胞受容体に対するリガンドの発現を増強する機能．3つ目は，ウイルス感染細胞を殺すNK細胞を活性化する機能である．

3-16 形質細胞様樹状細胞は多量のⅠ型インターフェロンを産生する工場である

ほとんどすべてのヒト細胞がⅠ型インターフェロンを分泌できるが，形質細胞様樹状細胞（plasmacytoid dendritic cell：PDC）と呼ばれる特殊化した細胞は，他の細胞の約 1,000 倍ものインターフェロンを産生する．それゆえ，これらの細胞はプロフェショナルインターフェロン産生細胞と考えられている．形質細胞様樹状細胞は，リンパ球と骨髄系樹状細胞の特徴を併せもち，これまでの血液細胞分化の模式図（p.14 の図 1.13 参照）に当てはまらない．全白血球の 1％以下の割合で血中に存在し，リンパ組織にも存在するが，他の組織には存在しない．形質細胞様樹状細胞は多量の 1 つの分泌タンパク質を産生することに特化した細胞であり，抗体を産生する形質細胞の細胞質と似た細胞質をもつことが特徴である（**図 3.35**）．また，TLR7 と TLR9 を用いてウイルス感染を感知し，TLR4 と同様に MyD88 を用いてシグナルを伝える（図 3.7 参照）．このシグナルは IRF7 の活性化とその核内移行を引き起こし，多量のⅠ型インターフェロンを産生する．活性化から 6 時間以内に，転写の約 60％がインターフェロンの産生に向けられ，全種類のインターフェロン遺伝子ファミリーが発現する．形質細胞様樹状細胞によって作られた多量のインターフェロンは，リンパや血液を通して全身に広がる．そして，このⅠ型インターフェロンは体中の細胞を刺激することにより，感染の全身への拡大を阻止するのである．

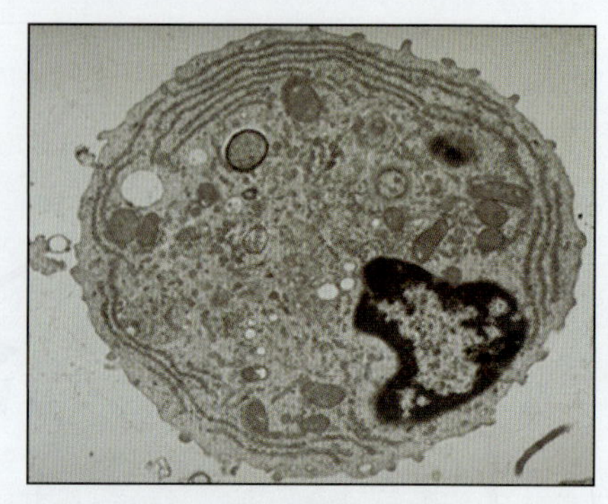

図 3.35 ヒト末梢血由来のⅠ型インターフェロン産生細胞
見た目は形質細胞に似て粗面小胞体に富んでいることが特徴で，大量のインターフェロンの合成と分泌ができるようになっている．これらの細胞はⅠ型インターフェロン産生細胞とも呼ばれる．（写真は Yong-Jun Liu の厚意による）

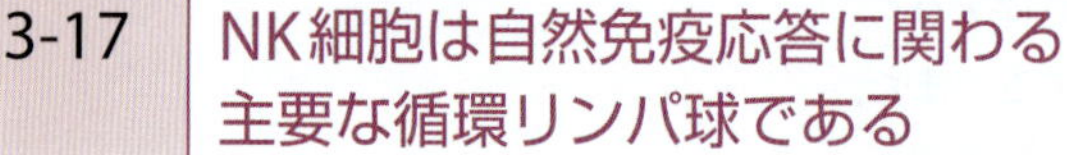

3-17 NK細胞は自然免疫応答に関わる主要な循環リンパ球である

血中を循環している主要なリンパ球には 3 種類ある．後期の適応免疫に働く B 細胞と T 細胞，初期の自然免疫に働く**ナチュラルキラー細胞**（natural killer cell：**NK 細胞**）である．必要なときだけ一時的に分裂する B 細胞や T 細胞は，感染に抵抗できるようになるのに数日間の増殖と分化を必要とする小型の休止リンパ球である．一方，NK 細胞は大型かつ活動的なリンパ球であり，より迅速に感染，がん，その他のストレスに応答できる．NK 細胞はウイルス感染に対する自然免疫応答において 2 つの機能をもっている．1 つ目は，ウイルスが感染した細胞を殺すことである．これは，ウイルスの増殖と近隣の細胞へのウイルスの伝播を阻止する．もう 1 つの機能は，感染組織で炎症状態を維持し，さらには増強させることである．これは，主に組織マクロファージに作用する炎症性サイトカインの分泌によってなされ，マクロファージにおける炎症性サイトカイン分泌能や細胞外環境にいるウイルス粒子や微生物の貪食能を増強する．NK 細胞はこのようにして細胞内と細胞外の両方の病原体に対する生体防御に関わっている．

大まかにいうと NK 細胞は，自然免疫応答において，適応免疫応答で細胞傷害性 T 細胞が果たす機能に似た働きをする．機能的に似ているため，NK 細胞のエフェクター分子や細胞表面分子の多くは T 細胞にもみられる．このため，NK 細胞を定義する唯一のマーカーは存在しない．言い換えれば，どんな細胞内タンパク質も細胞表面受容体も NK 細胞特異的に発現するものはなく，すべての NK 細胞に共通して発現するものもない．免疫学の分野では，現在のところ，ヒト NK 細胞はすべての NK 細胞が発現する機能不明のタンパク質 CD56（一部の T 細胞も発現）を発現し，すべての T 細胞に存在する細胞表面タンパク質 CD3 を欠損しているリンパ球と定義されている．

NK 細胞がないため免疫不全である患者は，ウイルス感染が持続することになる．特

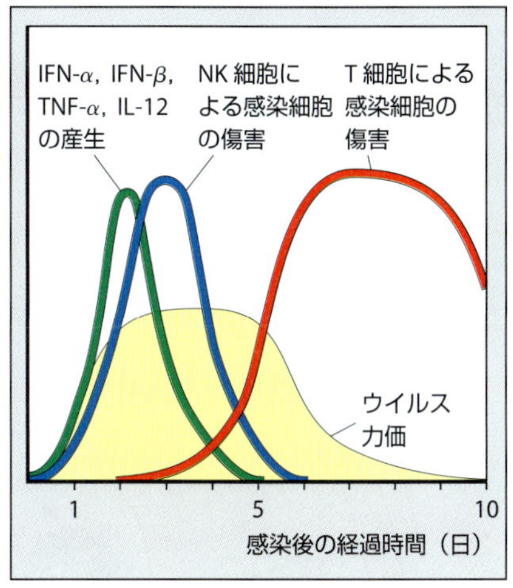

図 3.36　NK 細胞はウイルス感染に対し初期応答を起こす
マウスを用いた実験で，ウイルスを感染させた際にみられる免疫応答の動態を示す．感染の結果，IFN-α，IFN-β，TNF-α，IL-12 などのサイトカインが大量に産生される（緑色）．これらは NK 細胞の増殖と活性化を誘導する（青色）．ここでは，その様子を波状の曲線として示している．NK 細胞はウイルスの複製と感染の拡大を制御し，エフェクター機能をもった細胞傷害性 T 細胞が分化してくる（赤色）まで時間をかせぐ．黄色で塗られた曲線はウイルスのレベル（ウイルス力価）を示す．

にヘルペスウイルスに対しては正常な適応免疫応答が誘導されるのにもかかわらず，そのウイルス感染を終わらせることができない．このような患者では，感染を抑制するため抗ウイルス剤の持続的な投与が行われる．このようなまれな患者の病歴は，適応免疫応答が効果を発揮するまでの間に NK 細胞がウイルス感染を処理し，押さえ込むのに重要であることを示している．また，NK 細胞による自然免疫応答がいかに細胞傷害性 T 細胞による適応免疫応答と協調的に働き，ウイルス感染を制御し消滅させているかを示している（図 3.36）．

3-18　血中と組織には異なる NK 細胞が分布している

健常者では，NK 細胞は血中に多く存在し，個々に異なるがリンパ球の 5 ～ 25％を占めている．NK 細胞は，すべての組織ではないが，多くの他の組織にも存在しており，細胞表面の CD56 糖タンパク質の発現量と細胞傷害能に基づき 2 つの亜集団に分類される．血中 NK 細胞の 90％以上は CD56 弱陽性 NK 細胞が占め，これは CD56 強陽性 NK 細胞よりも CD56 分子の発現は少ないが，より強力な細胞傷害能がある．血中以外の組織では，この 2 つの NK 細胞の相対量が逆転し，CD56 強陽性細胞が優位となる．例えば肺では，80％以上の NK 細胞は CD56 強陽性である．CD56 弱陽性 NK 細胞と CD56 強陽性 NK 細胞が異なるタイプのエフェクター NK 細胞か，分化の異なる段階にある NK 細胞かは大いに議論されてきた．最近の考えは，後者を支持する方向になってきている．NK 細胞分化の初期は骨髄で起こるが，後期の分化は二次リンパ組織や他の組織で起こる．

NK 細胞の分化に関して，ヒトの生殖に関わる特殊な NK 細胞から有益な情報が得られた．女性の子宮に存在する白血球の中で，**子宮 NK 細胞**（uterine NK cell：**uNK**）が最も多く存在する．その数は生理周期とともに変動し，妊娠の初期の胎盤形成に必須である．子宮 NK 細胞の役割は細胞を殺したり炎症を引き起こすことではなく，胎児の栄養膜と協力して母体の血管を拡張させることである．それによって妊娠の 9 か月間にわたって胎盤，そして成長する胎児に十分な酸素と栄養を提供できるのである．ほとんどすべての子宮 NK 細胞は CD56 強陽性で細胞傷害性が弱く，増殖因子や非炎症性サイトカインを分泌する．これらの特徴は子宮という特殊な環境に依存し，子宮 NK 細胞が子宮の外に出ていくとこの特徴が変化する．

これらの所見は，一般に NK 細胞は定住している組織に適応する能力があることを示唆している．B 細胞や T 細胞のように，NK 細胞は血液を循環し組織に入り所属リンパ管に移動し，二次リンパ器官・組織から血中へ戻る．NK 細胞の再循環は B 細胞や T 細胞ほど詳細には研究されていないが，B 細胞や T 細胞と同じ経路であることを示す証拠が集まってきている（図 3.37）．

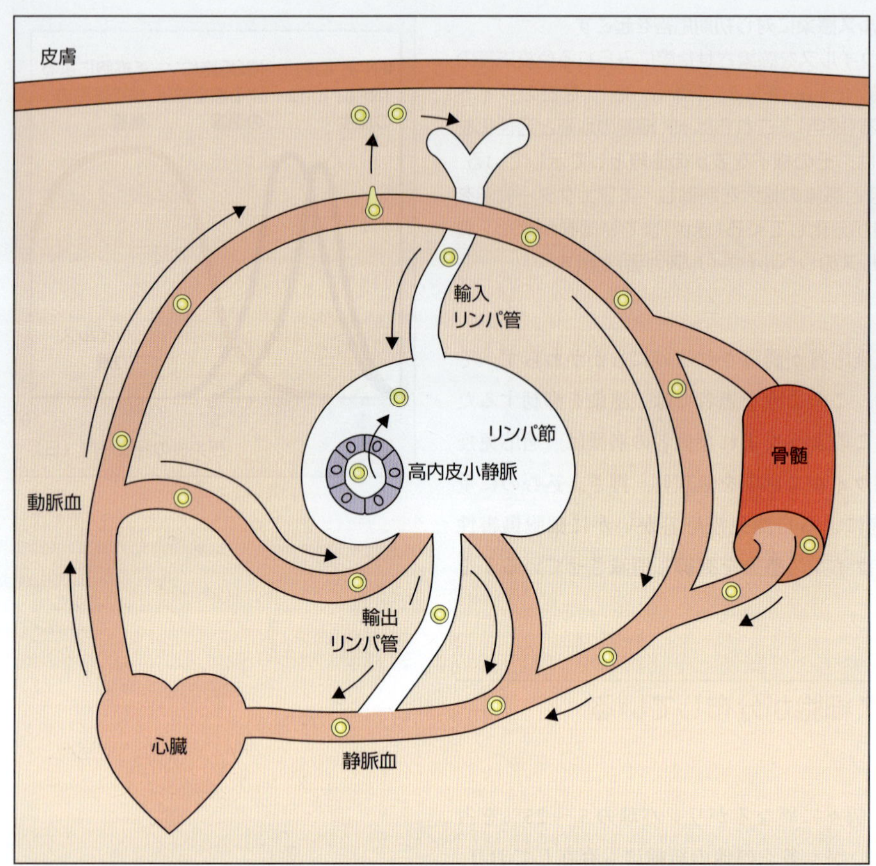

図 3.37　NK 細胞は血中と組織を循環する
NK 細胞は骨髄で作られ分化する．その後，骨髄を離れ循環血中に入る．NK 細胞は，高内皮小静脈から二次リンパ組織に入り，リンパを通って血液に戻る．NK 細胞はまた，血中を離れ皮膚のような他の組織に入り，その後所属リンパ管を通じて循環する．NK 細胞がリンパや他の組織に入ると，各種のエフェクター細胞へと分化する．例えば，あるものはサイトカインを産生することに特化するし，あるものは感染や傷害を受けた細胞の殺傷に関わる．

皮肉なことに，主要な 3 種のリンパ球についての免疫学的研究の順序が，それらが免疫応答に寄与する順序，さらにはおそらく進化の順序とも逆であるということである．最も進化的に新しいのは B 細胞であると考えられているが，B 細胞や抗体は T 細胞が 1960 年代に研究されるようになる 50 年以上前から研究されていた．一方，NK 細胞は病理学者によって形態学的にはずっと以前から知られていたにもかかわらず，1970 年代に腫瘍免疫学者によって“再発見”され，感染に対する自然免疫における役割が明らかになったのは 1990 年代に入ってからである．このため，NK 細胞がおそらく進化的には最も早く出現したにもかかわらず，NK 細胞の研究は B 細胞や T 細胞の研究に遅れをとっている．

3-19　NK細胞の細胞傷害能はウイルス感染部位で活性化される

感染のない場合，1 億個以上の NK 細胞がヒト細胞に対して傷害性のある毒素を十分に装備した状態で体中を素早く循環している．このような危険な状態にあるため，NK 細胞による細胞傷害の活性化と実行は厳重に制御される必要がある．NK 細胞が健康な細胞を攻撃せず，感染細胞を効果的に殺すための各種の安全策が進化してきた．第一の安全対策として，NK 細胞は離れた場所から武器を発射できず，標的細胞との密接な接触が必要になっている．また，標的細胞を殺すのは一度限りという制限もある．第二に，細胞を殺すか殺さないかの決定は，1 つの受容体-リガンド相互作用によってなされるのではなく，各種の異なる NK 細胞受容体と標的細胞上のリガンドとの相互作用の総和

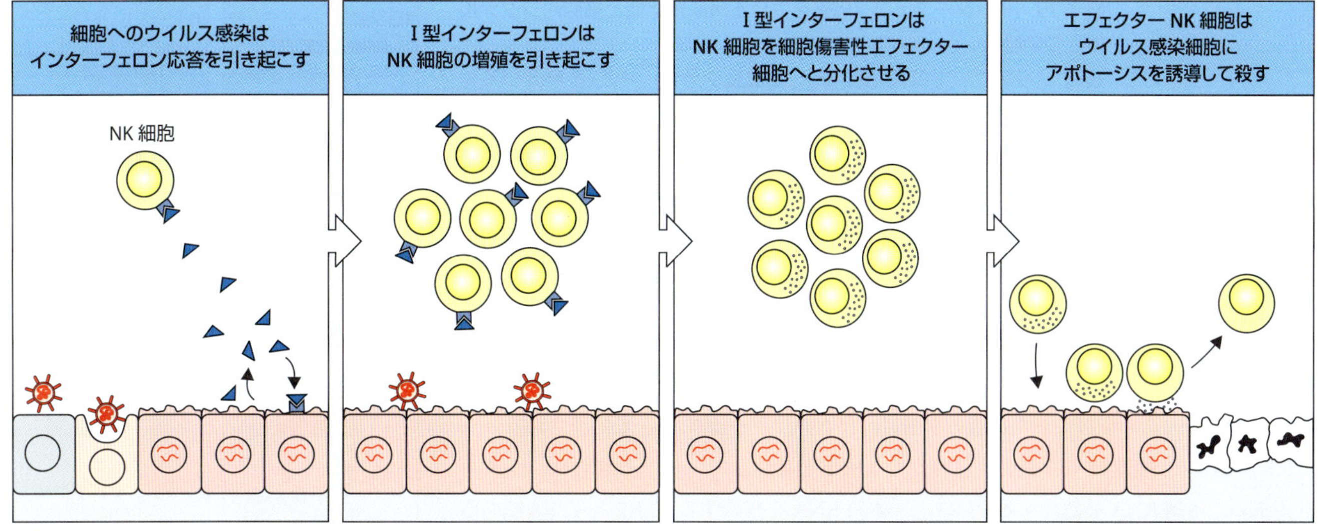

によってなされている．第三に，NK 細胞と標的細胞との相互作用の基底状態は抑制性受容体によって積極的に抑制されている．細胞傷害が起こる前には，活性化受容体によってこの抑制性の相互作用が解除されなくてはならない．

ウイルスが感染した組織内では，IFN-α と IFN-β が常在 NK 細胞に作用する最初のサイトカインである．これらのサイトカインの効果は，まずは NK 細胞の染色体の分裂と増殖で，次にウイルス感染細胞を殺す細胞傷害性エフェクター細胞に NK 細胞を分化させることである（図 3.38）．感染組織では，NK 細胞はまず出くわした組織細胞と一過性の接触をする．細胞が正常ならば NK 細胞は動き続けるが，もし細胞に感染が潜むなら好中球の漏出のときのように CR3 と LFA-1 接着分子を用いたより堅固な接着が起こる（3-8 項参照）．いくつかの受容体とそのリガンドの相互作用が両細胞表面のある限られた場所に集中して起こり，そこで免疫シナプスが形成される．このシナプスは **NK 細胞シナプス**（NK-cell synapse）と呼ばれ，細胞間の結合を保つことや，互いの情報や物質の交換に役立っている．リンパ球間や他の細胞との相互作用の多くは，このようなシナプス形成を伴う．各種の活性化および抑制性受容体が NK 細胞シナプスに呼び寄せられ，そこで相手方の標的細胞にリガンドが存在すると，それに結合する．各種の受容体-リガンド相互作用から伝達された活性化と抑制のシグナルは，NK 細胞によって統合され，抑制性シグナルが優位であると標的細胞は傷害されずに解き放されるが，活性化シグナルが優位であると標的細胞に死が誘導される．

NK 細胞はいったん標的細胞の傷害に寄与することになると，シナプス上での接着分子間の相互作用を増強し，細胞内構造を再編成し，運んでいた毒素すべてを相手方の細胞に素早く正確に撃ち込む．これは，微小線維の細胞内ネットワークの再構築を伴い，微小管形成中心（MTOC）とゴルジ体をシナプスへ整列させる．膜に結合した細胞溶解粒子は，微小管を伝わってシナプスへ運ばれ，そこで NK 細胞の膜と融合し，顆粒内容物が標的細胞の外側表面に打ち込まれる．

顆粒内の各種の酵素，タンパク質，プロテオグリカンが細胞膜を破壊し，標的細胞に選択的タンパク質分解による攻撃を行い，**プログラム細胞死**（programmed cell death）もしくは**アポトーシス**（apoptosis）と呼ばれる過程によって細胞を自殺へと導く．NK 細胞が標的細胞から離れた後，標的細胞は自身のヌクレアーゼによって DNA の切断を始める．続いて核は破壊され，細胞膜の完全性や細胞の正常な形態は失われる（図 3.38 参照）．

図 3.38　I 型インターフェロンによる活性化は NK 細胞の増殖と細胞傷害性細胞への分化を誘導する

ここでは，ウイルスに感染した上皮細胞を例に考えてみる．感染した上皮細胞は I 型インターフェロンを分泌する．この I 型インターフェロンは上皮細胞上の受容体に結合し，インターフェロン応答を引き起こすとともに NK 細胞上の受容体にも結合する（左から 1 番目の図）．この相互作用は NK 細胞を活性化し，その増殖（2 番目の図）と強力な細胞傷害性エフェクター細胞への分化を誘導する（3 番目の図）．エフェクター NK 細胞はウイルス感染上皮細胞にアポトーシスを誘導して殺す（4 番目の図）．NK 細胞は感染細胞を殺すことにより，ウイルスの複製を阻害し，感染の拡大を抑制する．

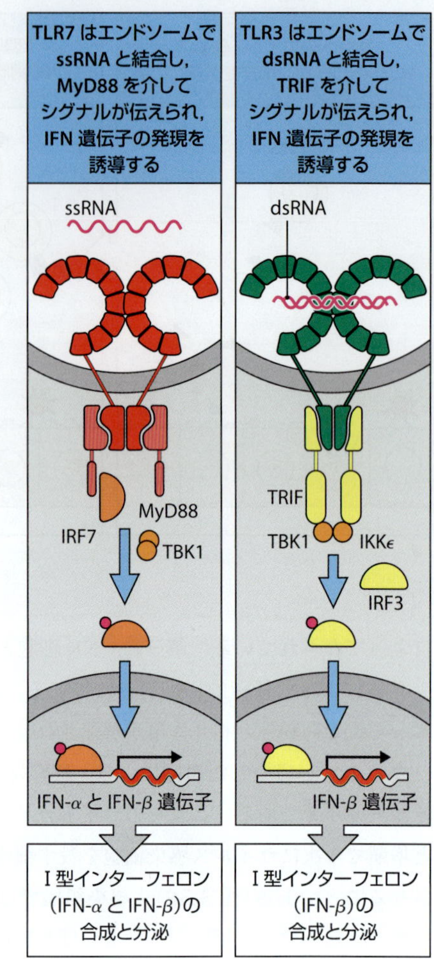

図 3.39 インターフェロン応答を生じる病原体認識と細胞内シグナルの 2 つの経路
左図：TLR7 が一本鎖 RNA（ssRNA）を認識すると，MyD88 を介してシグナルが伝えられ，IRF7 のリン酸化と活性化が誘導される．これは IFN-α と IFN-β の産生を引き起こす．右図：TLR3 がウイルス由来の二本鎖 RNA（dsRNA）を認識すると，MyD88 と構造的に類似した TRIF を介してシグナルが伝えられる．TRIF は，セリン／トレオニンキナーゼの IKKϵ と TBK1 を活性化し，IRF3 の活性化を誘導する．この経路は，IFN-β の産生を引き起こすが，IFN-α は誘導しない．

膜に囲まれた小胞の放出や細胞内容物の分解によって，細胞は縮小しほとんど何も残らない．アポトーシスを起こした細胞の残骸は，マクロファージによって処理される．

NK 細胞は 10 種類の Toll 様受容体のうち 3 種類を発現している．それらは，ウイルス由来の二本鎖 RNA を認識する TLR3 と一本鎖 RNA を認識する TLR7 と TLR8 である．TLR3 と TLR8 は NK 細胞に発現しており，NK 細胞の感染応答に関わる．感染部位に動員された際に，これらの Toll 様受容体を発現している NK 細胞は，感染細胞のリガンドを認識し，TLR3，TLR7，TLR8 を介してシグナルを伝え，さらに活性化させる[2)]．核酸認識受容体 TLR7，TLR8，TLR9 は，MyD88 依存的経路を使ってシグナルを伝え，転写因子 IRF7 の活性化と IFN-α および IFN-β の産生を誘導する（**図 3.39** 左）．TLR3 は，MyD88 アダプター分子を使ったシグナル伝達を行わない唯一の Toll 様受容体で，代わりに異なるシグナル伝達経路を介して，転写因子 IRF3 の活性化と IFN-β のみの産生を誘導する（図 3.39 右）．

この経路は，TRIF（Toll-receptor-associated activator of interferon）と呼ばれるアダプター分子を使う．Toll 様受容体はシグナル伝達に利用するアダプター分子の違いによって 3 つのグループに分類できる．TLR3 は TRIF だけを利用し，TLR4 は MyD88 と TRIF を利用する．他の 8 種類の受容体は MyD88 だけを利用する．結論として，Toll 様受容体のリガンドとの結合とその後のシグナル伝達は感染部位での I 型インターフェロンの合成と分泌を誘導する効果がある．その後，I 型インターフェロンは NK 細胞の細胞傷害能を活性化させる（図 3.38 参照）．

2）訳注：NK 細胞の Toll 様受容体の発現に関しては研究者間で意見の相違がある．訳者としては，病原体成分が Toll 様受容体を介して自然免疫系の細胞からの I 型インターフェロン，IL-12，IL-18 などの産生を誘導し，これらのサイトカインが NK 細胞を活性化する経路のほうが重要であると考える．

3-20 NK 細胞とマクロファージは感染部位でお互いに活性化し合う

IL-12 は感染組織で活性化マクロファージから分泌される炎症性サイトカインの 1 つであり，NK 細胞の活性化と動員を引き起こす．このため，かつては NK 細胞刺激因子と呼ばれていた．IL-12 がまず活性化するのは，I 型インターフェロンによって活性化されなかった感染組織にいる NK 細胞であり，その後，炎症性サイトカインの影響で血中から組織に入り込んできた NK 細胞も活性化する．IL-12 による活性化は，NK 細胞と活性化マクロファージが NK 細胞シナプス（3-19 項参照）を形成して接触していると最も効果的である．この 2 つの細胞間の密接な接触によって，マクロファージは NK 細胞の表面に直接 IL-12 を運ぶことができるのである（**図 3.40**）．

NK 細胞は，IL-12Rβ1 と IL-12Rβ2 と呼ばれる 2 つのポリペプチドからなる IL-12 受容体を表面にもっている．IL-12 非存在下では，これらのポリペプチドは互いに結合できないが，IL-12 存在下では，IL-12 が異なる場所でこれらのポリペプチドと結合して，2 つのポリペプチドが互いに引き寄せられる．この受容体ポリペプチドの結合の結果と

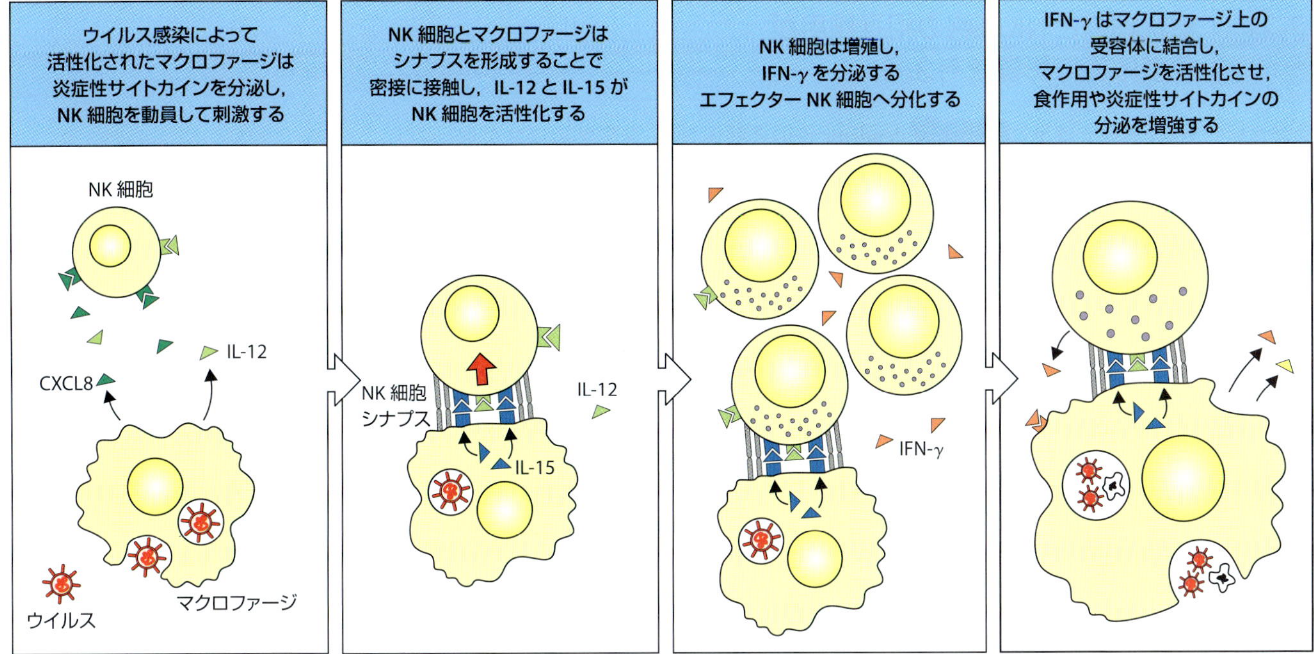

図 3.40　マクロファージと NK 細胞の相互作用は NK 細胞の増殖とインターフェロン γ (IFN-γ)を分泌するエフェクター細胞への分化を誘導し，IFN-γ がさらにマクロファージを活性化する

ウイルス感染部位での活性化されたマクロファージは炎症性サイトカインを分泌する．NK 細胞にとって重要なのは，ケモカイン CXCL8 とサイトカイン IL-12 である．CXCL8 が NK 細胞上の受容体に結合すると，血中の NK 細胞が感染組織に動員される(左から 1 番目の図)．NK 細胞とマクロファージが密接に結合し，マクロファージによって分泌される IL-12 が NK 細胞上の受容体に結合する(2 番目の図)．これにより NK 細胞が活性化されて増殖し，IFN-γ を分泌するエフェクター細胞へと分化する(3 番目の図)．IFN-γ がマクロファージ上の受容体へ結合すると，マクロファージはさらに活性化する．これにより，ウイルス粒子や NK 細胞によって殺されたウイルス感染細胞の食作用が増強し，炎症性サイトカインの分泌も増大する(4 番目の図)．

して細胞内にシグナルが伝えられ，NK 細胞の活性化が引き起こされる．IL-15 は，マクロファージによって作られ，NK 細胞の活性化・増殖・生存に必須のもう 1 つのサイトカインである．その効果は特に NK 細胞とマクロファージの接触に依存している．というのは，IL-15 は細胞外空間には分泌されず，IL-15 受容体によってマクロファージ細胞表面上にとどまり，その後，NK 細胞上の異なる IL-15 受容体と結合するからである．IL-12 による刺激は，NK 細胞を細胞傷害性エフェクター細胞ではなく，エフェクター NK 細胞へと分化させ，感染組織のマクロファージや他の細胞に作用するサイトカインの産生を促し，強い炎症を引き起こす(図 3.40 参照)．

NK 細胞によって分泌される重要なサイトカインの 1 つに，強い炎症作用をもつ**インターフェロン γ**(interferon-γ：**IFN-γ**)がある．これは**Ⅱ型インターフェロン**(type Ⅱ interferon)とも呼ばれるが，構造的にも機能的にもⅠ型インターフェロンとは異なる．Ⅰ型インターフェロンにはさまざまなものが存在するのに対し，Ⅱ型インターフェロンは IFN-γ の 1 種類しか存在しない．自然免疫応答において，NK 細胞は IFN-γ の主たる産生細胞である．感染組織において，IFN-γ の主たる標的細胞は，感染初期では組織に常在するマクロファージで，感染の経過中では，血中から動員される単球由来のマクロファージである．マクロファージ上での IFN-γ と IFN-γ 受容体の相互作用は，マクロファージを活性化させるシグナルを生み出し，マクロファージをさらに活性化させ，病原体に対する貪食能と分解，さらには炎症性サイトカインの分泌を亢進させる(図 3.40 参照)．NK 細胞を活性化させるマクロファージからの IL-12 産生とマクロファージを活性化させる NK 細胞からの IFN-γ 産生は，正のフィードバックループを形成し，自然免疫応答を増強させる．これにより，適応免疫応答を必要とすることなく，ウイルス感染を終焉させる可能性もある．

3-21 樹状細胞とNK細胞の相互作用が免疫応答に影響を与える

骨髄性樹状細胞〔本書では単に**樹状細胞**(dendritic cell)と呼ぶ〕は，発生学的にマクロファージと関連しており，マクロファージと同様にすべての体の組織に常在している(p.12 の 1-7 項参照)．マクロファージは病原体を殺し炎症を引き起こすエフェクター細胞であるのに対して，樹状細胞は周囲を検査し感染を見つけるとその情報を使って病原体に対するリンパ球の応答を誘導する見張り役の細胞である．自然免疫では樹状細胞は NK 細胞と相互作用し，適応免疫では T 細胞と相互作用する．

樹状細胞は周囲から病原体やその産物を取り込んだり，自身がウイルスや他の細胞内病原体に感染したりする．すると，樹状細胞上のタンパク質に変化が引き起こされ，NK 細胞表面上の一連の細胞表面受容体がこれをモニターしている．NK 細胞受容体の 1 つもしくはいくつかが樹状細胞表面に生じた病原体による変化を感知したら，2 つの細胞はシナプスを通じて強力な結合を形成する．樹状細胞内で活性化されたシグナルは IL-15 の発現を誘導し，NK 細胞の増殖・分化・生存を亢進させる．

研究室での実験から，NK 細胞の樹状細胞への効果は状況によって異なることがわかった．NK 細胞の数が樹状細胞の数より多いときは，NK 細胞は細胞傷害性細胞となり，樹状細胞を殺す．逆に，樹状細胞の数が NK 細胞の数より多いときは，NK 細胞は樹状細胞を分化させるサイトカインを分泌し，樹状細胞を感染組織からリンパを通って二次リンパ組織に移動させる．樹状細胞の感染組織からリンパ組織への移動は適応免疫応答を開始させる．これは，自然免疫系だけで感染を終わらせることができなかったときに起こる．この状態は NK 細胞の数が少なすぎたことを表す．反対に，樹状細胞が分化したり移動できないほど NK 細胞の力が強い場合は，適応免疫応答を必要とせず，自然免疫系だけで感染を止めることができる(**図 3.41**)．

第 3 章のまとめ

感染組織に常在するマクロファージは感染によって誘導される自然免疫応答を指揮する役割をもつ．このマクロファージは，病原体の糖鎖・脂質・タンパク質・核酸などの異なる化学構造を認識する各種の細胞表面受容体，エンドソーム受容体，細胞内受容体をもっている．マクロファージは感染を感知すると，炎症性サイトカインやケモカインを分泌し，局所血管の透過性を変え，積極的に白血球，単球，NK 細胞を循環血中から感染組織へ動員する．この過程で，熱感，痛み，発赤，腫脹を伴う局所の炎症状態が作り出される．炎症性サイトカインはまた，急性期応答を誘導し，多くの血漿タンパク質の産生源である肝臓でのタンパク質合成のパターンを変化させる．全体としては，他のタンパク質の合成を止め自然免疫系に関わるタンパク質の産生を増やすように働く．このとき特に濃度が著明に上昇するのは C 反応性タンパク質である．C 反応性タンパク質は病原体を認識し，古典経路での補体活性化を開始させる．細胞外感染では，病原体を殺す主要なエフェクター細胞は好中球であり，これは強い殺傷能をもつが短命である．常在マクロファージのもつもう 1 つの使命は，感染部位で死んだ無数の好中球の処理である．

ほとんどすべての細胞が I 型インターフェロンを分泌することによってウイルス感染に応答する．この一般的な細胞応答は，これらのサイトカインを多量に作ることに特化

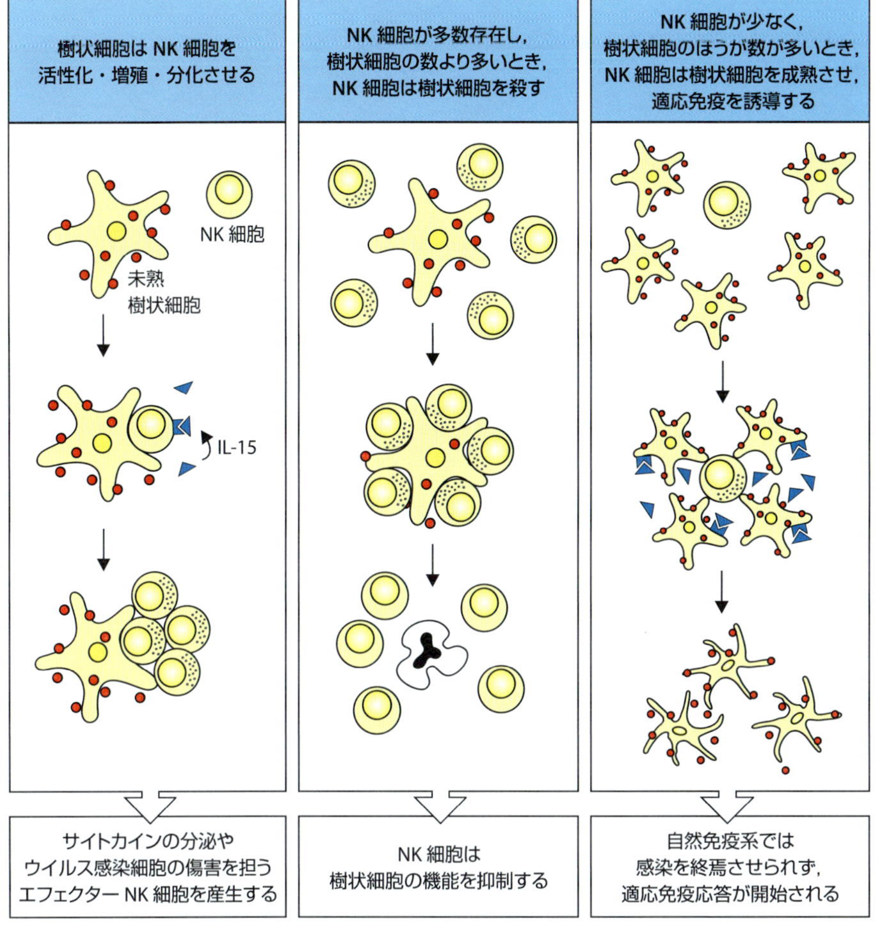

図 3.41　NK 細胞と樹状細胞の相互作用
NK 細胞と樹状細胞の相互作用はいくつかの結果を生じる．ウイルス感染組織では，ウイルス抗原を発現する未熟樹状細胞が NK 細胞を活性化しエフェクター細胞へと分化させる（左図）．活性化された NK 細胞が多数存在し，自然免疫系が感染に打ち勝つとき，NK 細胞は樹状細胞を殺し，適応免疫の活性化を阻止する（中央図）．NK 細胞の数が少なく，自然免疫系が感染を制御できない場合，NK 細胞は樹状細胞の分化を誘導し，その後樹状細胞は二次リンパ組織に移動し，適応免疫応答を開始する（右図）．

した形質細胞様樹状細胞によって完全なものとなる．I 型インターフェロンは NK 細胞を活性化し，ウイルス感染細胞を殺し，それによってウイルスの複製と感染の拡大を阻止する．これは，NK 細胞とウイルス感染細胞との間でのシナプス形成により引き起こされる．このシナプスは正確に致死的毒素が送り込まれる導管として働く．NK 細胞は常在マクロファージとも同様のシナプスを形成し，相互の活性化と NK 細胞からのインターフェロン γ の分泌を引き起こす．自然免疫応答を誘導する多くの感染は，その強力な防御機構によって終焉させられる．この段階で消滅に至らなかった感染の残りは，適応免疫応答を動員することになる．NK 細胞と樹状細胞との相互作用がこの決定に関わっている．

本書には，各章で学んだことの理解をより深めるために演習問題が用意されている（http://www.medsi.co.jp/e-meneki3/）．アクセス方法については「概略目次」の次の頁も参照．

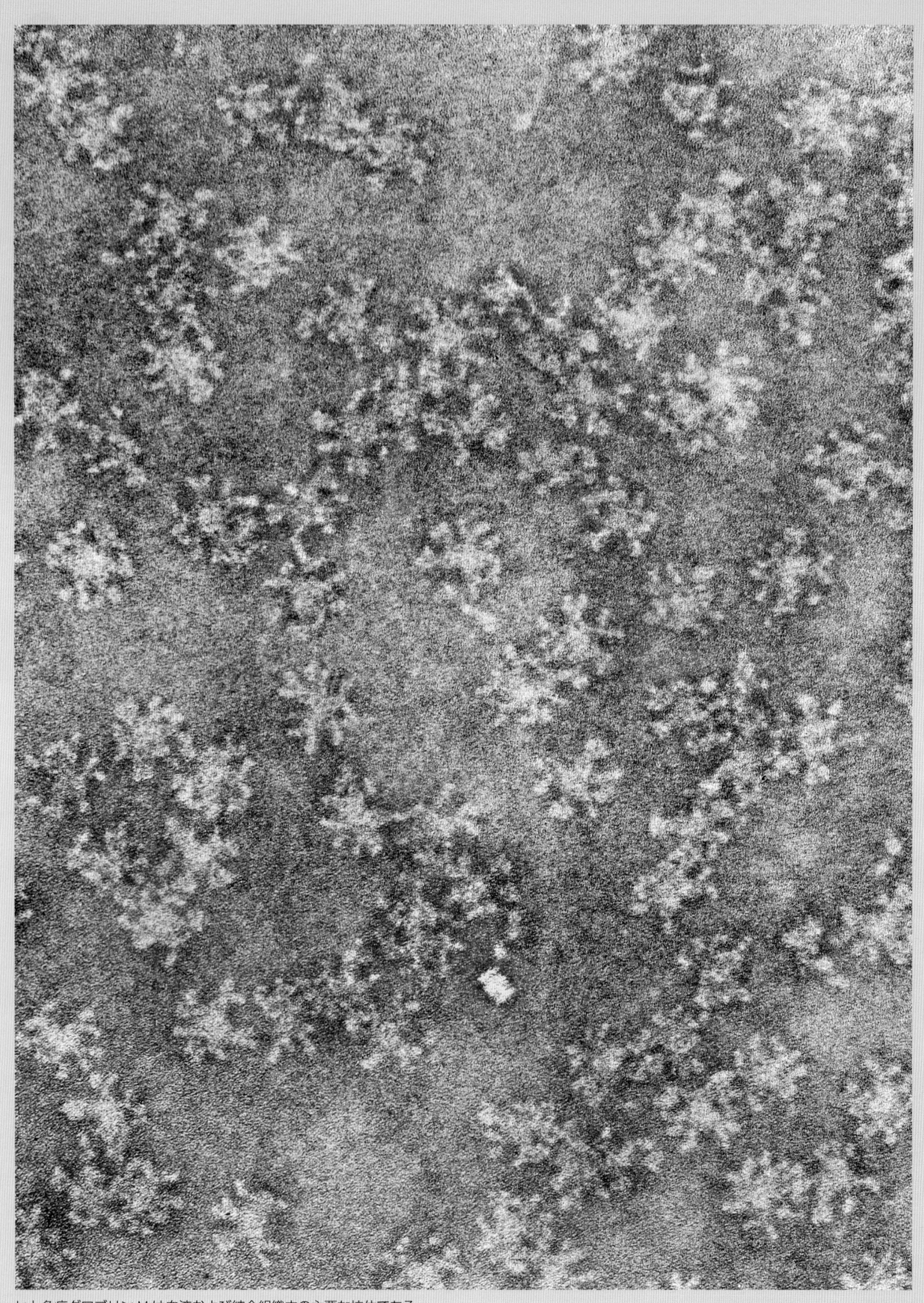

ヒト免疫グロブリン M は血液および結合組織内の主要な抗体である．

第 4 章

抗体の構造と B 細胞の多様性

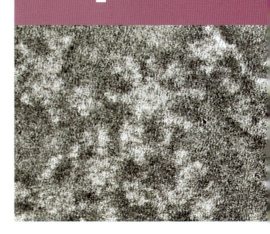

病原体とその産物は感染細胞内および細胞外の細胞間液中や血中にみられる．適応免疫応答では，細胞外病原体やその毒素がその抗原に対する**B 細胞受容体**(B-cell receptor)の分泌型である**抗体**(antibody)によって排除される．抗体は感染に際して，エフェクター B 細胞すなわち形質細胞により産生される．そして血漿やリンパの主要成分として循環するとともに，粘膜表面にも存在する．抗体は生体高分子であれば何でも認識できるが，実際にはタンパク質と糖鎖が最も一般的な抗原である．抗体は細菌やウイルス粒子由来の抗原に結合することでそれら病原体の機能を阻害するとともに，それらを免疫系の他の成分により破壊されやすくする．抗体は防御免疫に最も効果的な成分であり，ワクチンは優れた機能をもつ抗体の産生を誘導することで感染を効果的に防御できる手段である．

第 1 章で学んだように，抗体は非常に多様なタンパク質である．個々の抗体分子は**特異的**(specific)で，1 つの抗体は 1 つないしごく少数の抗原としか反応しない．免疫系は，ヒトが一生の間に出会うきわめて多種類の抗原に匹敵するくらい多種多様な物質に対して抗体を産生する能力をもつ．したがって，抗体の抗原特異性は多様であり，1 人のヒトが産生できる特異性の異なる抗体の総体は**抗体レパートリー**(antibody repertoire)と呼ばれ，その総数は 10^{16} にも上るとされている．ただし，B 細胞数に限りがあるため，実際の抗体レパートリーは 10^{9} 弱となっている．

細胞表面に存在する B 細胞受容体と細胞から分泌される抗体は，ともに**免疫グロブリン**(immunoglobulin：Ig)として知られる．個々の B 細胞は分化の過程で 1 つの抗原に特異性をもつ免疫グロブリンを産生するようになる．したがって，成熟 B 細胞は細胞集団全体としてはさまざまな抗原特異性をもつ免疫グロブリンを作る．抗原に出会うまで，成熟 B 細胞は膜型の免疫グロブリンを抗原受容体として細胞表面に発現している．抗原がこの受容体に結合すると，成熟 B 細胞は活性化されて増殖し，**形質細胞**(plasma cell)へと分化して膜型免疫グロブリンと同じ抗原特異性をもつ抗体を大量に分泌するようになる(図 4.1)．これは適応免疫応答の基本原理である**クローン選択**(clonal selection)の一例である(p.9 の 1-5 項参照)．抗体産生は B 細胞の唯一のエフェクター機

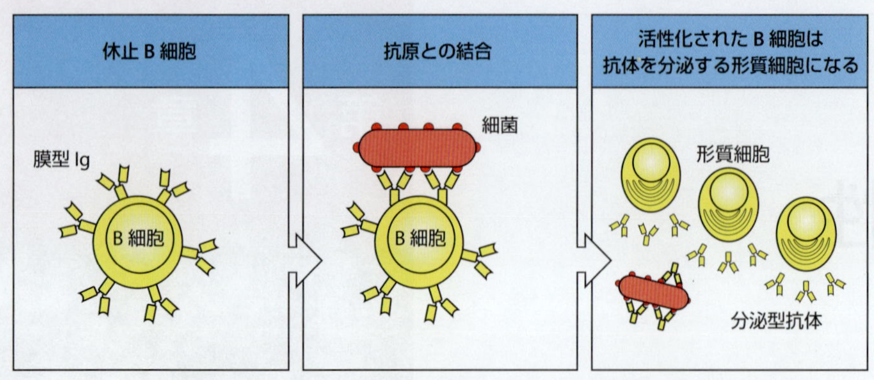

図 4.1　形質細胞はその前駆細胞である B 細胞が発現する抗原受容体と同じ特異性をもった抗体を産生する
成熟 B 細胞は膜型免疫グロブリン(Ig)を産生する．個々の B 細胞が産生する免疫グロブリンは，それぞれ 1 つの抗原に対し特異的に反応する．侵入してきた外来抗原が膜型免疫グロブリンに結合すると，B 細胞は活性化されて増殖し，抗体を産生する形質細胞に分化する．この形質細胞が産生する抗体の特異性は膜型免疫グロブリンと同じであるため，侵入してきた外来抗原に特異的に結合する．

能である．免疫グロブリンを産生できない**無γグロブリン血症**(agammaglobulinemia)の患者は，特定の感染症に非常にかかりやすい．

本章では最初に，免疫グロブリンの一般的な構造について述べ，次いで，B 細胞の分化過程でどのようにして免疫グロブリンの多様性が生み出されるかについて考える．成熟 B 細胞が抗原に反応すると，抗体の特異性やエフェクター機能が変化するが，これらの点については本章の最後に述べることとする．

抗体の多様性の構造的な基盤

生体防御における抗体の役割は，抗原を認識して結合し，免疫系の他の構成成分の標的にすることである．これにより，抗原は破壊されて体内から排除される．抗体分子内において，このように抗原と結合する部位と免疫系の他の細胞や分子と相互作用する部位はそれぞれ異なっている．抗体分子のある部分はアミノ酸配列が抗体分子間できわめて異なり，多様である．この可変領域は抗原結合部位を含んでおり，抗原特異性を決める．それ以外の部分のアミノ酸配列はそれほど多様ではない．この定常領域は，免疫系の他の細胞や分子と相互作用する．

免疫グロブリンは，定常領域の構造によって IgG，IgM，IgD，IgA，IgE の 5 つのクラス(アイソタイプ)に分けられる．構造の違いにより，異なるクラスの抗体は異なる免疫関連タンパク質と相互作用し，その結果異なるエフェクター機能を発揮する．本節では，最初に免疫グロブリンの一般的な構造について述べ，次に，抗原特異性がどのように生み出されるのかということについて構造的な基盤をより詳細にみていくこととする．なお，IgG は血液およびリンパ中に最も多く含まれる抗体であるため，IgG を例に免疫グロブリンの一般的な構造について述べる．

N 末端
N 末端
軽鎖
(L 鎖)
ジスルフィド
結合
重鎖
(H 鎖)
糖鎖
C 末端

抗原結合部位
可変領域
(V 領域)
ヒンジ領域
定常領域
(C 領域)

図 4.2　免疫グロブリン G(IgG)分子
上図：IgG 分子は 2 本の同一の重鎖(H 鎖．緑色)と 2 本の同一の軽鎖(L 鎖．黄色)からなる．H 鎖には糖鎖(青緑色)が付加されている．下図：IgG の可変領域(V 領域．赤色)と定常領域(C 領域．青色)の位置を示す．H 鎖および L 鎖の N 末端領域の配列は IgG 分子間で多様である(V 領域)．それ以外の領域の配列は一定である(C 領域)．この図およびこれ以降のほとんどの図では，糖鎖を省略している．IgG では Y 字の 2 つの腕の部分と幹の部分の間に，柔軟性のあるヒンジ領域がある．

図 4.3　Y 字形をした免疫グロブリン分子は，プロテアーゼの作用でいくつかの部分に分解することができる
はさみで示すようにプロテアーゼが各重鎖のヒンジ領域を切断し，還元剤が 2 つのヒンジ領域を結ぶジスルフィド結合を解離することで，IgG 分子は Fab フラグメント 2 つと Fc フラグメント 1 つの合計 3 つのフラグメントに分解される．

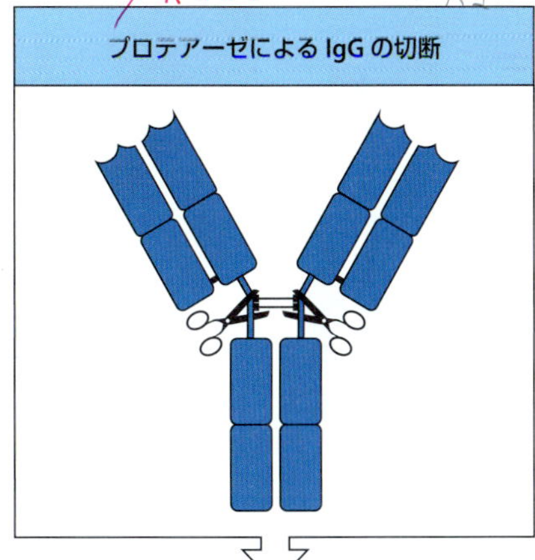

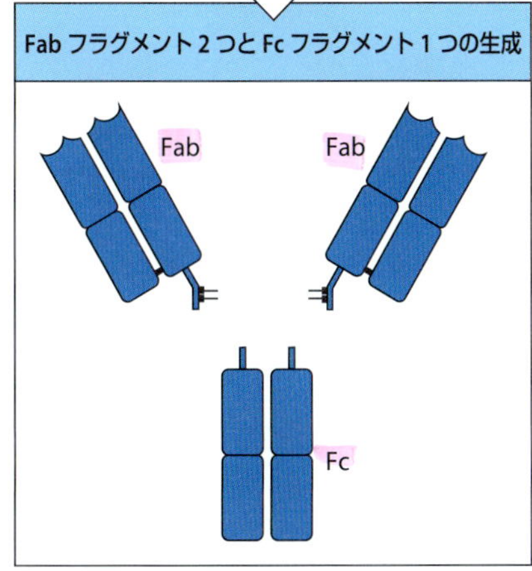

4-1　抗体は可変領域と定常領域をもつペプチド鎖からなる

抗体は糖タンパク質で，その基本単位は 4 つのポリペプチド鎖からなる．この基本構造は，2 本の同一の**重鎖**(heavy chain：**H 鎖**)と，H 鎖より小さな 2 本の同一の**軽鎖**(light chain：**L 鎖**)が，Y 字形に集合したものである(図 4.2 上)．IgG 分子の分子質量は約 150 kDa であり，その H 鎖 1 本は約 50 kDa，L 鎖は約 25 kDa である．Y 字の腕の部分では，L 鎖全体と H 鎖のアミノ末端(N 末端)部分がジスルフィド結合でつながっており，Y 字の幹の部分では，2 本の H 鎖のカルボキシ末端(C 末端)領域が対になっている．この 2 本の H 鎖もジスルフィド結合でつながっている．

異なる抗体間ではポリペプチド鎖のアミノ酸配列が大きく異なり，H 鎖，L 鎖ともに，配列の違いは N 末端領域に集中している．この領域は**可変領域**(variable region：**V 領域**)と呼ばれ，V 領域の配列の多様性により，抗体はきわめて多様な抗原特異性をもつことができる．なぜなら，H 鎖と L 鎖の V 領域が対となることで**抗原結合部位**(antigen-binding site)が形成されるからである(図 4.2 下)．抗体がとる Y 字の腕の両端は，まったく同じ特異性をもつ抗原結合部位である．一方，L 鎖および H 鎖の V 領域以外の部分のアミノ酸配列は多様性に乏しく，**定常領域**(constant region：**C 領域**)と呼ばれる．

IgG の H 鎖の中央部は，構造的に比較的不安定で柔軟なヒンジ領域を構成している．この領域はプロテアーゼで容易に切断され，機能の異なる 2 つのフラグメントとなる(図 4.3)．腕の部分に相当するフラグメントは，抗原に結合することから **Fab**(fragment antigen binding：抗原結合性)フラグメントと呼ばれる．幹の部分のフラグメントは，容易に結晶化することから **Fc**(fragment crystallizable：結晶性)フラグメントと呼ばれ，血漿タンパク質や細胞表面受容体に結合することにより抗体のエフェクター機能を発揮する．抗体の幹の部分は **Fc 領域**(Fc region)，抗体の腕の部分は Fab 領域と呼ばれることも多い．IgG のヒンジ領域の柔軟性によって 2 つの Fab は多様な相対位置をとることができる．この柔軟性により，病原体表面に異なる間隔で存在する抗原に，IgG の両方の Fab が強固に結合できるのである(図 4.4)．

免疫グロブリンは，H 鎖の C 領域の違いによって 5 つの**クラス**(class)あるいは**アイソタイプ**(isotype)に分けられ，それぞれは免疫応答において異なる機能をもつ．クラスには**免疫グロブリン G**(**IgG**)，**免疫グロブリン M**(**IgM**)，**免疫グロブリン D**(**IgD**)，**免疫グロブリン A**(**IgA**)，**免疫グロブリン E**(**IgE**)がある(図 4.5)．これらの H 鎖は対応するギリシャ文字の小文字で表記される(それぞれ γ 鎖，μ 鎖，δ 鎖，α 鎖，ϵ 鎖)．

L 鎖には **κ 鎖**(kappa chain)と **λ 鎖**(lambda chain)と呼ばれる 2 つのアイソタイプしかない．これら 2 種類の L 鎖はすべての H 鎖アイソタイプと会合し，κ 鎖をもった抗体と λ 鎖をもった抗体の間で特に機能的な差異は認められない．ただし，個々の抗体は κ 鎖か λ 鎖のいずれかしかもたない．κ 鎖と λ 鎖の量的な比率は動物種によって異なり，ヒトでは抗体の 3 分の 2 が κ 鎖を，3 分の 1 が λ 鎖をもっている．

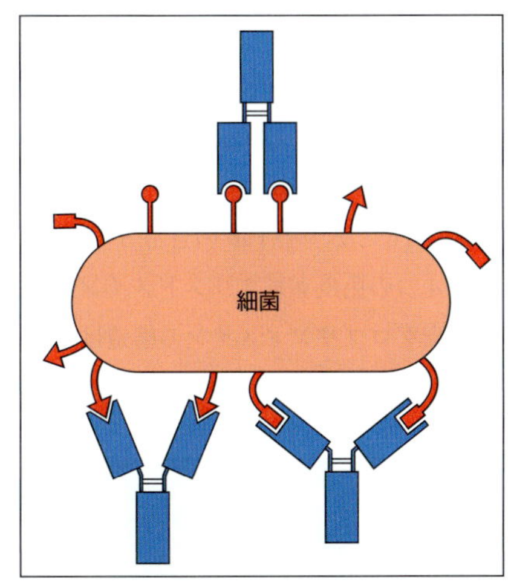

図 4.4　ヒンジ領域の柔軟性により，IgG 分子は病原体表面に異なる間隔で存在する抗原にも両方の腕の部分で結合できる
細菌表面上に異なる間隔で並んでいる抗原に，3 つの IgG 分子いずれもが両方の腕の部分で結合している．

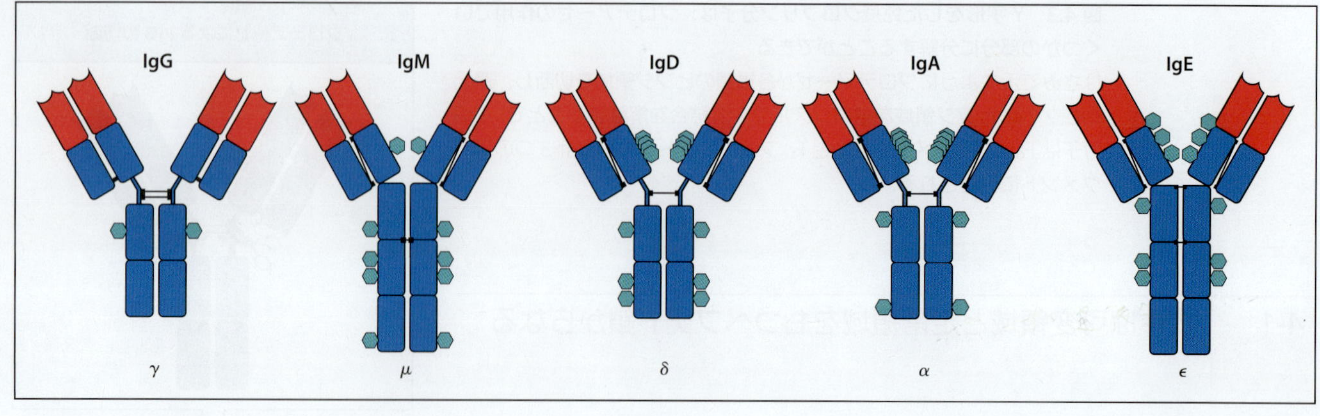

図 4.5 種々のクラスのヒト免疫グロブリンの構造
アイソタイプによって，H 鎖 C 領域の長さとジスルフィド結合の位置が異なる．また，ヒンジ領域が IgG，IgD，IgA にはあるが IgM と IgE にはない．H 鎖のアイソタイプはギリシャ文字で示す．*N* 結合型糖鎖群（青緑色）の分布もアイソタイプによって異なる．膜型免疫グロブリンはいずれのクラスも単量体である．分泌型については，IgG，IgD，IgE は単量体であるが，IgA は単量体と二量体，IgM は五量体となっている．

4-2 免疫グロブリン鎖は折りたたまれて，コンパクトで安定なドメイン構造をとっている

抗体は感染の起こっている細胞外環境で機能する．そこでは pH および塩濃度の変化が生じており，プロテアーゼやタンパク質の構造を不安定化する因子が存在するが，抗体はこのような厳しい環境に耐えることができる．H 鎖，L 鎖はともに，100 ～ 110 アミノ酸からなる配列モチーフの繰り返しによって構成されており，それぞれのモチーフはコンパクトに折りたたまれて**免疫グロブリンドメイン**（immunoglobulin domain）と呼ばれる安定なタンパク質ドメイン構造をとっている．H 鎖，L 鎖ともに，免疫グロブリンドメインが直線的につながってできているのである．

H 鎖および L 鎖の N 末端にある V 領域は，それぞれ 1 つの**可変ドメイン**（variable domain：**V ドメイン**）からなり，H 鎖では V_H ドメイン，L 鎖では V_L ドメインと呼ばれる．V_H ドメインと V_L ドメインは一緒になって抗原結合部位を形成する（**図 4.6**）．その他のドメインは同じクラスの抗体間ではアミノ酸配列の多様性がほとんどなく，**定常ドメイン**（constant domain：**C ドメイン**）と呼ばれ，C 領域を形成する．L 鎖の C 領域は 1 つの C_L ドメインからできている．一方，H 鎖の C 領域は 3 ないし 4 つの C_H ドメインからなる．H 鎖の C ドメインの数は抗体のクラスによって異なり，IgG，IgD，IgA の H 鎖には C_H1，C_H2，C_H3 の 3 つの C ドメインがある．また，IgM と IgE にはさらに C_H4 がある（図 4.5 参照）．IgG 分子では，4 本のポリペプチド鎖が会合することにより Fc と 2 つの Fab の合計 3 つの密な球状の領域が形成され，それぞれの球状の領域は 4 つの免疫グロブリンドメインから構成されている（図 4.6 参照）．

免疫グロブリンドメインの構造は，盛り上がったサンドイッチに例えられる．スライ

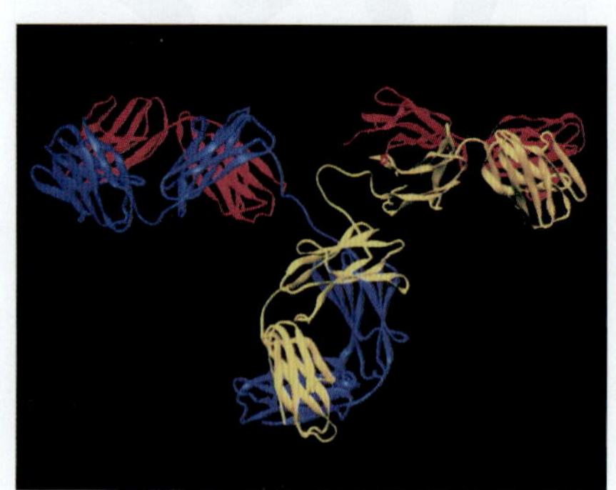

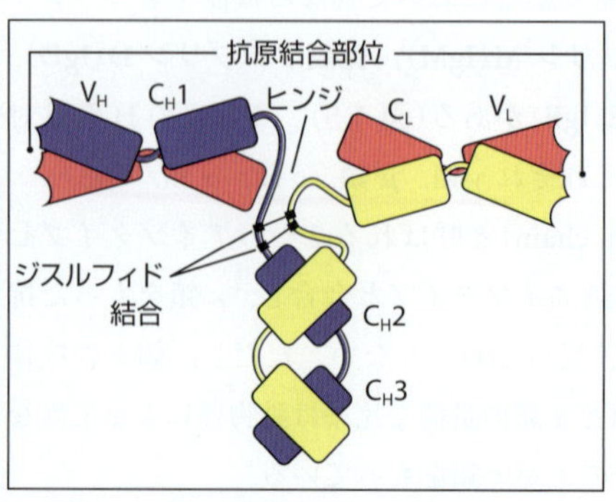

図 4.6 IgG は構造が類似した 12 個の免疫グロブリンドメインから作られる
左図：IgG の三次元結晶構造を基にした略図．H 鎖（1 本は黄色で，もう 1 本は紫色）と L 鎖（2 本とも赤色）のポリペプチド鎖の骨格をリボンで示す．Fab および Fc フラグメントはそれぞれ 4 個の免疫グロブリンドメインからなり，各免疫グロブリンドメインはお互いによく似た球状の構造をとっている．右図：それぞれのドメインが三次元構造でどのように配置され，結合しているかを示す．（図は L. Harris の厚意による）

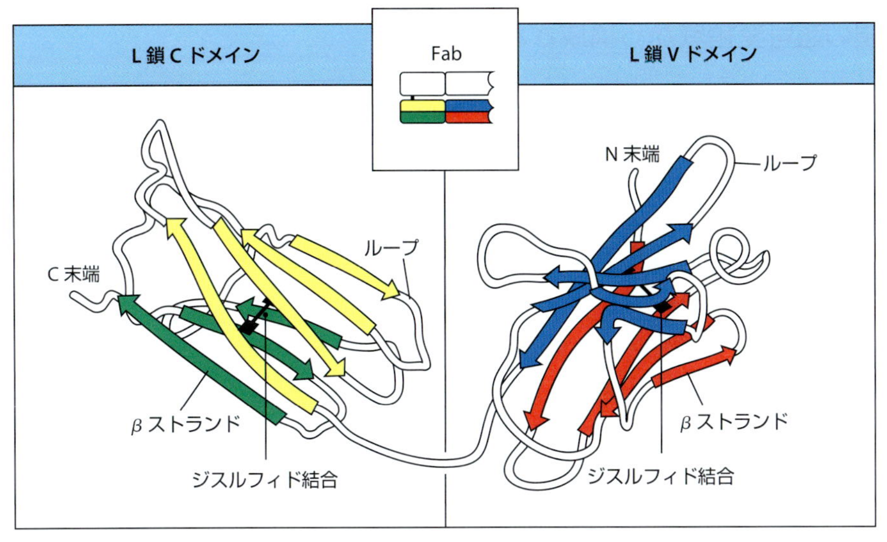

図 4.7 免疫グロブリンのCおよびVドメインの三次元構造
L鎖を構成するCドメイン(左図)とVドメイン(右図)を示す．挿入図にはIgG Fab領域でのL鎖の位置を示す．ポリペプチドの模式図では，太い矢印がβシートを構成するβストランドに相当する．矢印はN末端側からC末端側に向いている．それぞれのβシート内で隣接するβストランドは，矢印の向きからわかるように反対方向に向かっており(逆平行)，ループで結ばれている．Cドメインの上側のβシート(黄色)は4つのβストランドからなり，下側のβシート(緑色)は3つのβストランドからなる．Vドメインの上側のβシート(青色)は5つのストランドから，下側のβシート(赤色)は4つのストランドからなる．

スパンに相当する2枚のβシートが，それを構成するアミノ酸側鎖(具に相当する)間の強い疎水結合によりくっつき合っている．さらに，この構造は2枚のβシート間のジスルフィド結合によって安定化されている．βシートを構成するβストランドは，ループ部分を経て次のβストランドへと続く．βシートがこのような構造をとることにより，すべての免疫グロブリンドメインは安定な構造をとることができる．一方，ループ部分では多様なアミノ酸配列をとることができるために，免疫グロブリンドメインは，他の分子と結合するうえで異なる結合特性をもつようになる．CドメインとVドメインの構造上の相違点について，L鎖を例にとって図 4.7 に示す．

免疫グロブリンドメインは最初に抗体で発見されたが，その後，**免疫グロブリン様ドメイン**(immunoglobulin-like domain)といわれる非常によく似たドメインが他の多くのタンパク質で見つかり，免疫系の細胞表面タンパク質や分泌タンパク質でとりわけよく認められることがわかってきた．このようなタンパク質をまとめて**免疫グロブリンスーパーファミリー**(immunoglobulin superfamily)と呼ぶ．

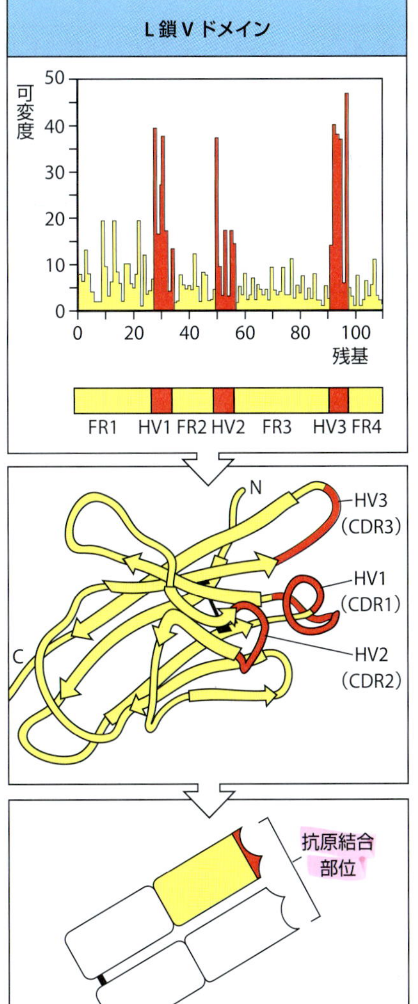

図 4.8 抗体の超可変領域はVドメインの一端のループに局在する
上図：L鎖Vドメインの110アミノ酸の可変度プロット．多数のL鎖の配列を比較することにより得られた．可変度とは，ある位置において出現する異なるアミノ酸の数を，その位置で最も頻繁にみられるアミノ酸の出現頻度で割った比率である．可変度の理論的な最大値は400で，これはアミノ酸の種類である20を2乗することで求められる．最小値は1である．Vドメインの配列は3つの超可変領域(HV1，HV2，HV3．赤色)と4つのフレームワーク領域(FR1，FR2，FR3，FR4．黄色)に分けられる．中央図：超可変領域がVドメインの中の最もC領域から遠い末端の3本のループに相当することを示す．図には示していないが，H鎖Vドメインの超可変領域の位置も同様である．超可変領域のループは，抗体の腕の部分の先端に局在する抗原結合部位に相当し，抗体の抗原特異性を決める．超可変領域は相補性決定領域(CDR1，CDR2，CDR3)とも呼ばれる．下図：IgG分子Fab領域でのL鎖V領域の位置を示す．

4-3 抗原結合部位はH鎖とL鎖の超可変領域から構成される

H鎖とL鎖のVドメインを種々の抗体で比較すると，アミノ酸配列の違いが**超可変領域**(hypervariable region：HV領域)と呼ばれる領域に集中してみられることがわかる．超可変領域以外の部分のアミノ酸配列はそれほど多様ではなく，**フレームワーク領域**(framework region)と呼ばれる(図4.8上)．各Vドメインにはそれぞれ3つの超可変領域がある．Vドメインを立体構造上でマップすると，超可変領域はC領域とは反対側のVドメイン端に露出した3つのループに相当する．フレームワーク領域はその他のループとβシートに相当する．これらの関係は，L鎖のVドメインを例にとって図4.8中央に示す．このような免疫グロブリンドメインの構造特性により，構造的に安定なドメインの中に多様性をもった領域を設けることができるのである．

H鎖とL鎖の会合によりH鎖とL鎖両方のVドメインの超可変ループが一緒になって，Fab領域の先端に複合的な超可変面を形成し，抗原結合部位となる(図4.8下)．異なる抗体が多様なループをもつことで，抗原結合部位の特異性と多様性が生じる．3つの超可変ループは，抗原に相補的な結合面を形成することから，**相補性決定領域**(complementarity-determining region：CDR)とも呼ばれ，それぞれCDR1，CDR2，CDR3という．

4-4 抗原結合部位は形状と物理的性状が多様である

抗体の機能は病原微生物に結合し，その破壊や排除を促すことである(p.18の1-10項参照)．したがって，感染防御に最も有効な抗体とは一般的に，病原体表面上に露出した分子に結合するような抗体である．抗体が結合する抗原上の部位を**抗原決定基**(antigenic determinant)または**エピトープ**(epitope)と呼ぶ(図4.9)．病原体の細胞表面は通常，糖タンパク質，多糖，糖脂質およびペプチドグリカンで構成されているので，もっぱらタンパク質，糖鎖，またはその両方がエピトープとなる．このような複合高分子には通常数種類のエピトープがあり，それぞれのエピトープには異なる抗体が結合する．一般的に，個々のエピトープはアミノ酸のクラスターまたは多糖の一部からなる．異なるエピトープあるいは同一のエピトープを複数もつ抗原を**多価**(multivalent)抗原と呼ぶ(図4.9参照)．

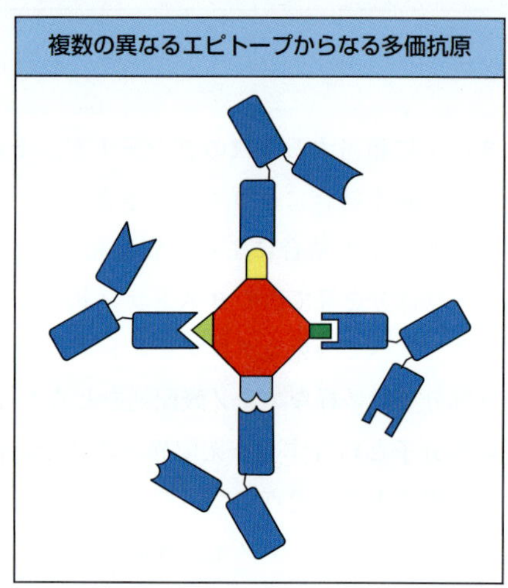

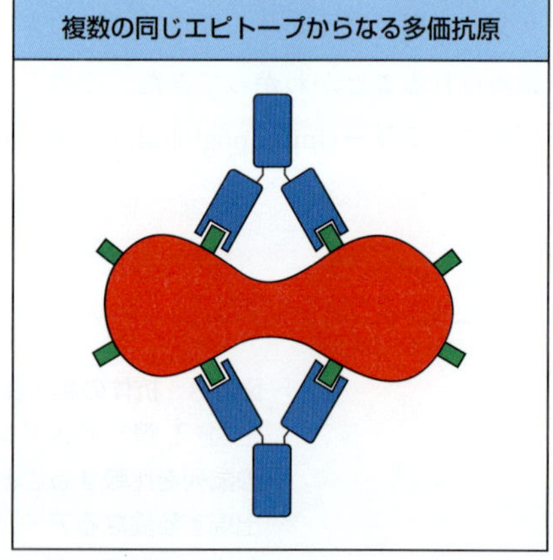

図4.9 2種類の多価抗原
左図：多くの可溶性タンパク質抗原は数種類のエピトープをもっているが，それぞれのエピトープは1つのタンパク質分子に1つしかない．ここでは，すべて特異性の異なる4つのIgG分子がFab領域の一方でタンパク質抗原に結合している．右図：病原体表面では同じエピトープが多数存在する．ここでは，抗原特異性が同じ複数のIgG分子が両方のFabで多価抗原に結合している．

免疫グロブリンの抗原結合部位は構造的に多様性が高く，図4.10に示すようにさまざまな構造のエピトープを取り囲むことができる．多糖の末端糖鎖のような小さなエピトープに結合する抗体では，H鎖とL鎖のV領域の間に深いポケット(図4.10，左から1番目の図)が形成され，このポケットで糖を捕らえる．一方，多糖の中の隣り合ういくつかの糖鎖に結合する抗体は，抗原結合部位の長く浅い溝を利用する(図4.10，左から2番目の図)．球形のタンパク質の表面に結合する抗体は，抗原の広い面(約700〜900 Å)に結合する．ポケットや溝ではこのような結合をすることはできず，抗体上のエピトープと同じ広さの面で結合する(図4.10，左から3番目の図)．場合によっては，抗原タンパク質のポケットや溝がエピトープになっており，抗体の抗原結合部位がポケットや溝にぴったりはまるこぶ状ないしは突き出したスパイク状のこともある(図4.10，左から4番目の図)．最後の例では，抗原が抗体に結合しにいっているかのようである．抗原結合部位は長さや配列，化学的な性質の異なる6つの相補性決定領域から

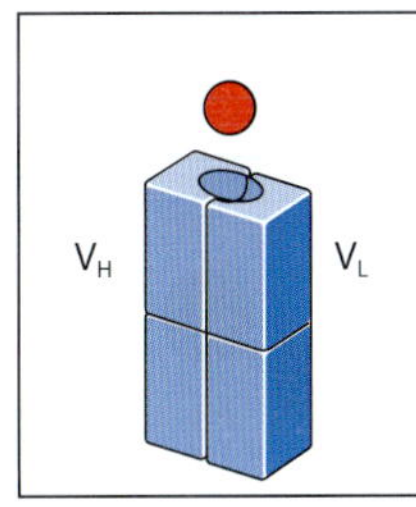

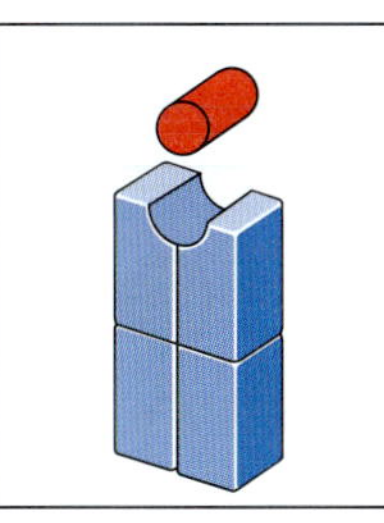
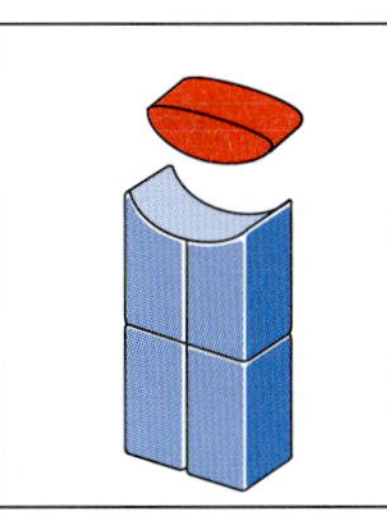
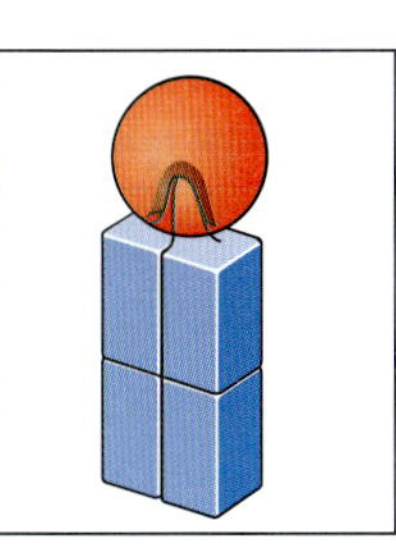

図 4.10　エピトープは抗原結合部位のポケット状や溝状の部位，広い表面領域や突き出した領域に結合する

抗体(青色)が 4 種類のエピトープ(赤色)に結合する様子を模式的に示す．各抗体の片方の Fab 領域だけを示してある．左から 1 番目の図：小さくコンパクトなエピトープは，ポケット状の抗原結合部位に結合する．2 番目の図：ポリペプチド鎖のあまり折りたたまれていない部分からなるエピトープは，浅い溝状の抗原結合部位に結合する．3 番目の図：広い表面領域からなるエピトープは，同様に広い相補的な抗体表面に結合する．4 番目の図：抗原のポケット状の部分がエピトープになっており，その中に抗体の抗原結合部位がはまるように結合する．

なる．このうち抗原との結合に関わる領域の数は，その抗原の大きさや形，化学的な性質によって異なる．

タンパク質抗原のエピトープは大きく 2 つのグループに分けられる(図 4.11)．タンパク質の中の連続するいくつかのアミノ酸からなるエピトープは**線状エピトープ**(linear epitope)と呼ばれる(図 4.11 左)．タンパク質抗原の中で抗体が接近できるループはこのようなエピトープになりうる．変性していないタンパク質の線状エピトープを認識する抗体は，しばしばエピトープと同じアミノ酸配列を含む合成ペプチドにも結合する．線状エピトープとは異なり，**不連続エピトープ**(discontinuous epitope)はアミノ酸配列上では離れているが折りたたまれたタンパク質では近接している 2 つ以上の部分からなる(図 4.11 右)．不連続エピトープはタンパク質の三次元構造に依存するため，これを認識する抗体が合成ペプチドのエピトープと同等の部分に反応することはほとんどない．

抗原と抗体の反応は，静電引力，水素結合，ファン・デル・ワールス力や疎水性相互作用といった非共有結合的な力によっている．抗体の抗原結合部位は芳香族アミノ酸を多く含み，このアミノ酸がファン・デル・ワールス力や疎水性相互作用に関与している．これらの力は抗原と抗体が近接するほど強くなるので，抗原と抗体の反応表面どうしが全体的によく合えば合うほど強くなる．したがって，いくつかの異なる抗体が同じエピトープを認識しても，抗原結合部位の形や化学的な性質がわずかに異なるために，抗体によってエピトープへの結合力すなわち**親和性**(affinity)が異なる．ファン・デル・ワールス力や疎水性相互作用に基づく結合以外に，抗原の特定の化学基と抗体の特定のアミノ酸残基との間の静電気的な反応(塩橋)や水素結合が関与することもある．

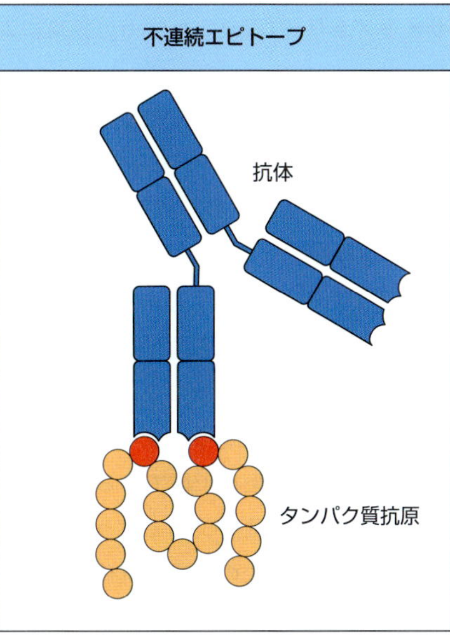

図 4.11　線状エピトープと不連続エピトープ

タンパク質抗原の線状エピトープは，連続したアミノ酸によって形成される．不連続エピトープは，ポリペプチド鎖の別々の部位のアミノ酸がペプチド鎖の折りたたみによって近傍に集まることで形成される．

免疫応答において効果的な抗体とは，抗原に強く結合して離れない抗体である．このような性状は，基質と結合し，基質を化学的に修飾した後で基質から離れる酵素とは対照的である．しかし，酵素も抗体も同じ20種類のアミノ酸から形成されており，精力的な検索により抗体の中には抗原を化学的に修飾できるものがあることが明らかとなった．このような抗体は**触媒抗体**（catalytic antibody）と呼ばれ，医薬品への応用が研究されている．触媒抗体を利用することにより，有毒な化合物を体内で無害にすることができるかもしれない．この目的のために作られた触媒抗体の例として，コカインやメタンフェタミンに結合し，これらの非常に習慣性の強い薬剤を興奮性のない誘導体に変換するような抗体がある．

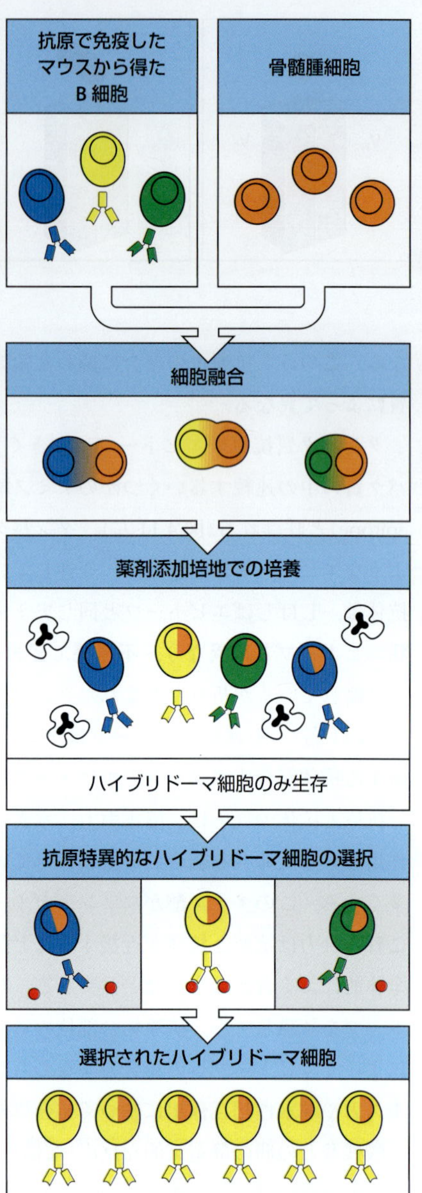

図4.12 マウス単クローン抗体の産生
ポリエチレングリコールを用いて，抗原で免疫したマウスのリンパ球と骨髄腫細胞とを融合させる．次いで，骨髄腫細胞は死滅するがハイブリドーマ細胞は生存できるような薬剤の存在下で細胞を培養する．このとき，細胞融合しなかったリンパ球も死滅する．その後，個々のハイブリドーマ細胞について，目的の抗体を産生するかどうか調べる．目的とする抗体の産生を認めた細胞をクローン化し，単クローン抗体を産生する均一の細胞集団を得る．骨髄腫細胞は形質細胞ががん化したものであり，H鎖もL鎖も産生しないものだけがハイブリドーマ細胞の産生に用いられる．そのため，ハイブリドーマ細胞は細胞融合のパートナーであるB細胞に由来する抗体のみを産生する．

4-5 抗体産生細胞のクローンから単クローン抗体が作られる

抗体は抗原に対し特異的に強く結合するので，特定の抗原を同定したり定量するのに有用である．このような目的で，抗体は臨床検査やバイオサイエンスの研究で幅広く用いられている．古典的な抗体の産生法は，動物を適当な抗原で免疫し，血液から**抗血清**（antiserum）を採取することである．この方法では，免疫に用いた抗原に含まれるすべての異物に対して抗体が産生されるので，抗血清の特異性や質は免疫に用いる抗原の精製度に強く依存する．したがって，単一のタンパク質や糖鎖に対する抗体は，高純度に精製された抗原が利用可能な場合にのみ産生可能である．

現在の抗体産生法では抗原を精製する必要はない．この方法では，免疫した動物，通常はマウスからB細胞を単離し，がん細胞と融合することにより不死化し，無限に増殖して抗体を産生する**ハイブリドーマ**（hybridoma）細胞株を作製する．そして個々のハイブリドーマ細胞を別々に分け，必要とする抗原特異性をもった抗体を産生するハイブリドーマ細胞を同定し，これを増やす．あるハイブリドーマ細胞が産生する抗体はすべて同一であるため，**単クローン抗体**（monoclonal antibody）と呼ばれる（図4.12）．

1970年代にハイブリドーマ法が開発されて以来，単クローン抗体は多くの臨床検査での試薬として抗血清に取って代わった．また単クローン抗体により，免疫細胞上に多くの未知の表面タンパク質が同定された．CD分類された300以上の細胞表面タンパク質（例えばCD4やCD8）はすべて単クローン抗体を用いて発見されたものである．異なる細胞種への単クローン抗体の反応は**フローサイトメトリー**（flow cytometry）技術により調べられる（図4.13）．

臨床では，フローサイトメトリーは末梢血中の細胞集団を解析し，病気によって引き起こされる異常の検索に用いられる．例えば，先天性の遺伝子異常の小児の中に，B細胞と抗体をまったくもたない者がいる．母乳由来の抗体により感染が防御されるため，このような患児でも生後1年ほどは異常が明らかにならない．しかし母乳栄養の終了とともに母親由来の抗体による感染防御がなくなると，肺炎レンサ球菌 *Streptococcus pneumoniae* やインフルエンザ菌 *Haemophilus influenzae* などの莢膜保有細菌に非常に感染しやすくなる．これらの感染症にかかると，抗菌剤によって治療しない限り死に至ることもある．患児がB細胞を欠損していることがわかると，健康なドナーの血清プールから精製したIgGを定期的に注射することにより将来の感染を予防できる．このような抗体は種々の免疫不全症やその他の病気の治療に用いることができるよう，一度に10,000～60,000人のドナーからの血清をまとめて作られる．この治療用抗体は，**静注用免疫グロブリン製剤**（intravenous immunoglobulin：IVIG）と呼ばれる．

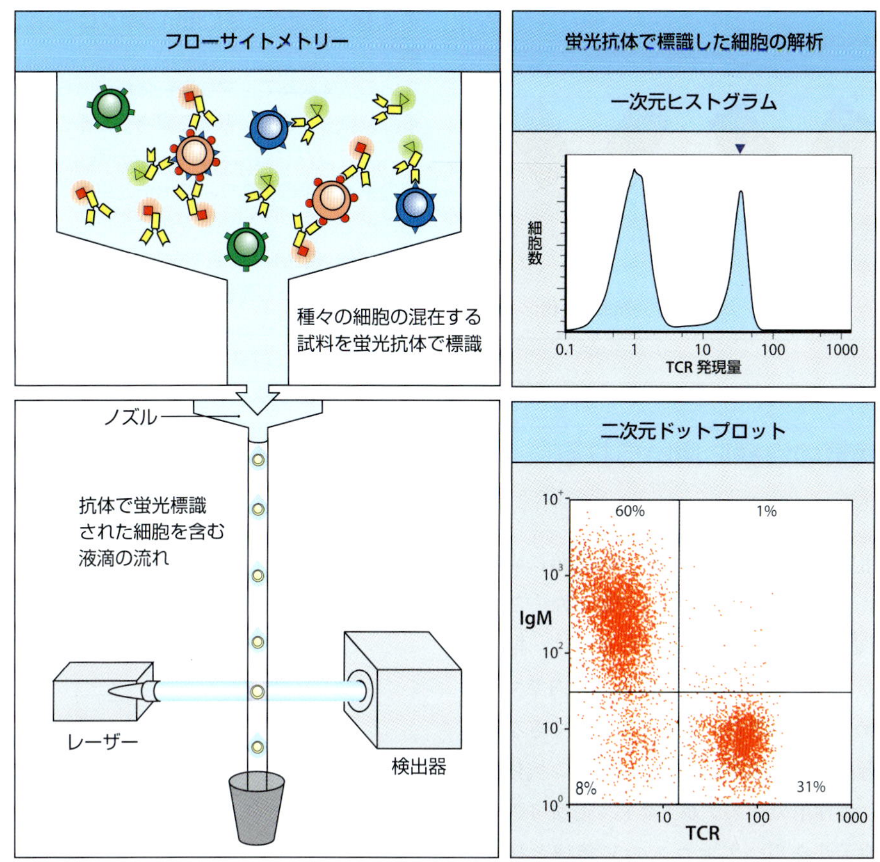

図 4.13　フローサイトメトリーにより個々の細胞の細胞表面分子の発現を検出できる

左側の 2 つの図で，フローサイトメトリーの基本原理を示す．ヒトの細胞表面分子に対するマウス単クローン抗体でヒトの細胞を蛍光標識する．特異性の異なる抗体は異なる色の蛍光色素で標識してある．標識した細胞はノズルを通過することにより，それぞれの細胞を 1 つずつ保持する液滴の流れが作られる．細胞の流れがレーザー光線中を通過すると，蛍光色素が異なる波長の光を発する．この蛍光を検出器で解析する．特定の性状の細胞について，標識された各細胞表面分子の量が測定される．右側の 2 つの図には，得られたデータがどのように表示されるかを示す．ここでは，ヒトの脾臓由来のリンパ球上の IgM と T 細胞受容体(TCR)の発現を示している．IgM は B 細胞の，TCR は T 細胞のマーカーである．1 種類の分子を解析する場合は通常，データはヒストグラムで示される．右上図に TCR 発現のヒストグラムを示す．このヒストグラムでは 2 つの細胞集団に分かれる．左側の大きなピークは抗 TCR 単クローン抗体に反応しないリンパ球(主に B 細胞)で，全体の 68%を占める．右側の小さなピークは抗 TCR 抗体が結合した T 細胞で，全体の 32%を占める．右下図のような二次元ドットプロットは 2 種類の細胞表面分子の発現を比較するのに用いられる．横軸は個々の細胞に結合している蛍光抗 TCR 抗体の量を，縦軸は結合した蛍光抗 IgM 抗体の量を表す．個々の点は，1 つ 1 つの細胞で得られた数値を示す．通常は数千個の細胞を解析し，多くの点が集まると点がくっつき合って塗りつぶされたようにみえる領域ができる．このようなドットプロットは，2 つの抗体の反応の有無で決まる 4 つの細胞集団に対応して 4 分割される．4 分割された左上の部分(クアドラント)は，抗 IgM 抗体に結合するが抗 TCR 抗体には反応しない細胞で，B 細胞に相当し全体の 60%を占める．T 細胞は，抗 TCR 抗体には反応するが抗 IgM 抗体には反応しない細胞として右下のクアドラントに示され，全体の 31%を占める．左下のクアドラントは，抗 IgM 抗体にも抗 TCR 抗体にも反応しない細胞で，全体の約 8%の細胞を占めている．これはおそらく NK 細胞や混入してきたリンパ球以外の白血球である．理論的には，右上のクアドラントには抗 IgM 抗体と抗 TCR 抗体の両方に反応するリンパ球が示される．実際には IgM と TCR の両方を発現するリンパ球は存在しないので，これらの両方の抗体への反応(全体の 1%)は，細胞をクアドラントに分割するのを失敗したか，抗原を発現していない細胞に抗体が非特異的に反応するなどの実験上の人為的産物によるものである．フローサイトメトリーは細胞集団の解析と精製の両方の目的に用いられる．ここに示す例では細胞表面分子 2 つを同時に解析しているが，技術の進歩により表面マーカー 18 個まで同時に解析できるようになった．

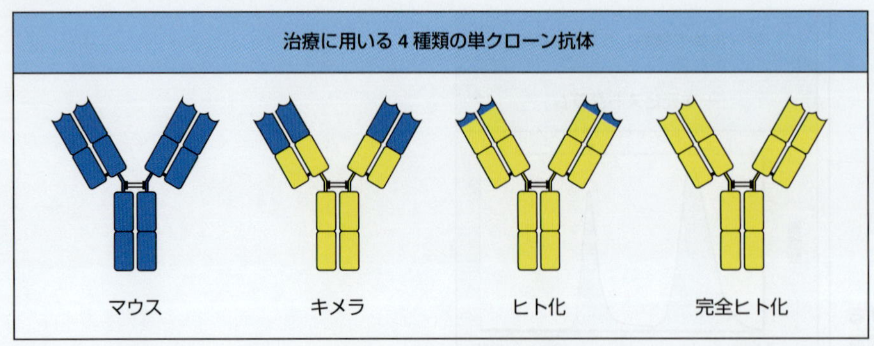

図 4.14　病気の治療に用いる単クローン抗体
初期の抗体医薬ではマウス抗体が用いられた．その欠点は，患者にとって異物であるこのマウスのタンパク質に対する抗体が産生され，この患者由来の抗体により治療効果が減弱することである．この問題を避けるために，マウス抗体（青色）のC領域がヒト抗体のC領域（黄色）によって置換されたキメラ抗体が作られた．これをさらに応用して作られたのがヒト化抗体で，CDRループだけがマウス由来である．さらに，マウス免疫グロブリン遺伝子をヒトの免疫グロブリン遺伝子で置換したマウスを免疫し，完全ヒト化単クローン抗体を産生することもできる．これら4つの種類の抗体はすべて治療薬として用いられてきた．

4-6　単クローン抗体は種々の病気の治療に用いられる

単クローン抗体は診断ばかりでなく治療にも用いられる．最初に治療への応用に成功した抗体は，ヒトT細胞のCD3抗原に対するマウスの単クローン抗体であった．この抗体は腎移植の際にT細胞による移植片拒絶反応の早期の徴候を認めた患者に，拒絶を予防するために用いられた．この抗体は有効であったが，治療後に患者の体内でマウスの抗体のC領域に対する抗体が産生されるため，1人の患者に1回しか使用できなかった．再度このマウスの抗体を投与しても，患者由来の抗体がマウス単クローン抗体に反応するために治療効果が減弱するだけでなく，副作用のリスクが上昇してしまうのである．この問題を避けるために，遺伝子工学的手法を用いてマウスのV領域とヒトのC領域を組み合わせた**キメラ単クローン抗体**（chimeric monoclonal antibody）が作製されるようになった（図 4.14）．

このようなキメラ抗体の1つでリツキシマブと呼ばれる抗体は，非ホジキンB細胞リンパ腫の一部などいくつかの病気の治療に用いられる．この抗体は，正常およびがん化B細胞に発現しB細胞の増殖や生存を調節するCD20という細胞表面タンパク質に特異的である．リツキシマブが正常およびがん化B細胞に強く結合すると，NK細胞がB細胞を破壊する．NK細胞表面の受容体がB細胞に結合したリツキシマブのFc領域を認識すると，NK細胞の細胞傷害作用が活性化する．リツキシマブにより正常B細胞も一時的に消失するが，形質細胞はCD20の発現を欠きリツキシマブの影響を受けないため，治療を受けた患者でも正常に抗体を産生し続けることができる．通常，治療後1年以内に血中のB細胞は正常レベルにまで再構築される．1997年に医療での使用が認められて以来，百万人以上の患者がリツキシマブで治療を受けてきた．

有用なマウス単クローン抗体に対してヒト由来の抗体が産生されないようにするもう1つのアプローチは，遺伝子工学的手法によりマウス由来の抗体を**ヒト化**（humanize）することである．この方法では，マウス抗体のH鎖およびL鎖のCDRループをコードする配列を，ヒト免疫グロブリンの対応するCDRループに置換する（図 4.14 参照）．これによりヒト化H鎖およびL鎖を産生する細胞は，CDRループだけがマウス由来でほかはすべてヒト由来の抗体を産生するようになる．オマリズマブはヒト化されたヒトIgEに対する抗体で，重症のアレルギー性喘息の治療に使用されている．IgEのC領域に結合することにより，この治療抗体はアレルギー反応へのマスト細胞，好酸球，好塩基球の動員を阻害する．

現在では，マウス免疫グロブリンに伴う問題点を回避するために，完全なヒト化単クローン抗体を治療用に作製することができる．その1つの方法は，マウスの免疫グロブリン遺伝子をヒト遺伝子に置換したマウスで抗体を作るというものである．アダリムマブは，炎症性サイトカインのTNF-α(p.53の3-4項参照)に対する完全ヒト化単クローン抗体で広く用いられている．この抗体は，TNF-αにより関節の慢性炎症が引き起こされる関節リウマチの治療に用いられる．

■ まとめ

IgG抗体は2本の同一のH鎖と2本の同一のL鎖の合計4本のポリペプチド鎖からできている．H鎖，L鎖ともに抗原結合部位を構成するV領域とそれ以外の領域であるC領域からなっている．H鎖のC領域はクラスによって異なり，それぞれに特徴的なエフェクター機能をもっている．IgG分子はY字形をしており，Y字の両腕それぞれの部分と幹の部分は同じぐらいの大きさで，互いに自由な位置関係を取りうる．それぞれの腕の部分には抗原結合部位があり，幹の部分でエフェクター分子や細胞に結合し，エフェクター分子や細胞の働きによって抗原を排除することができる．H鎖，L鎖ともに，構造的に相似の免疫グロブリンドメインが複数連なった構造をしている．Vドメインの中では，配列の多様性が3つの相補性決定領域(CDR)に限局しており，これらのCDRはVドメインのN末端に集まる3本のループに相当する．H鎖とL鎖のCDRは多様な抗原との結合面を形成する．抗体がどのような抗原に反応するかは，抗原結合部位の形状に依存する．抗原結合部位が深いポケット状の形状になっていると，低分子の抗原に反応する．タンパク質や糖鎖が直鎖に連なった線状エピトープは，浅い溝状の抗原結合部位と結合する．折りたたまれたタンパク質からなる不連続エピトープとの結合は，広い表面領域で起こる．単クローン抗体は同じ抗体を産生する細胞クローンに由来する単一の特異性をもった抗体であり，臨床検査薬や治療薬として用いられる．

B細胞が抗原と反応する前に起こる免疫グロブリンの多様性の形成

ヒトが産生できる抗体の種類は実質的にほぼ無限である．これを可能にするために，免疫グロブリン遺伝子は他の遺伝子とは異なる構造をとっている．B細胞以外のすべての細胞では，免疫グロブリン遺伝子は断片化した状態で並んでおり，そのままでは発現できない．H鎖もL鎖も**遺伝子断片**(gene segment)のファミリーが複数あり，これらは染色体に沿って順々に並んでいる．各遺伝子断片群には，免疫グロブリンV領域を形成するいくつかの異なる種類の断片が含まれている．免疫グロブリン遺伝子はこのような形態で生殖細胞(卵および精子)を通じて遺伝する．このような形態を**生殖細胞系列型**(germline form)または**生殖細胞系列の遺伝子構成**(germline configuration)と呼ぶ．

免疫グロブリン遺伝子が発現するためには，個々の遺伝子断片が再編成し，完全な遺伝子になるよう集合しなければならない．このような免疫グロブリン遺伝子再編成は，骨髄においてB細胞がその前駆細胞から分化する際に起こる．遺伝子再編成が完了すると，H鎖とL鎖が産生され，膜型免疫グロブリンとしてB細胞表面に出現する．こうなるとB細胞は抗原受容体を介して抗原を認識し，これに反応することができる．抗体レパートリーの多様性のかなりの部分は，この遺伝子再編成によって生み出される．そこで本節では，免疫グロブリンの遺伝子再編成について述べていく．

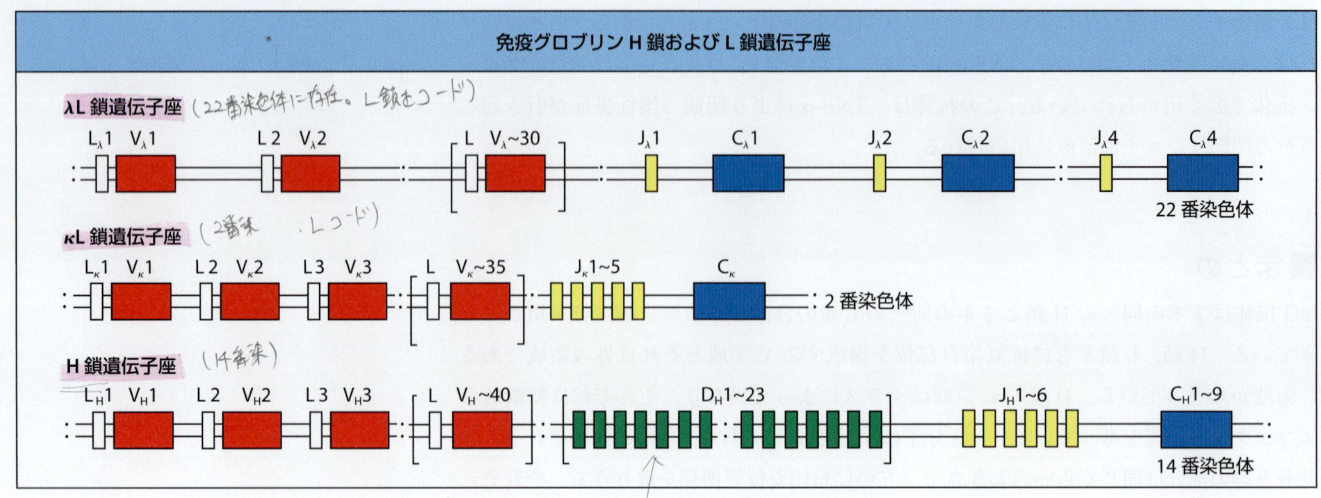

図4.15　生殖細胞系列型のヒト免疫グロブリンH鎖およびL鎖遺伝子座

上段にλL鎖遺伝子座を示す．約30個の機能的V_{λ}遺伝子断片，4個の機能的なJ_{λ}断片［訳注：図では$J_{\lambda}3$が省略されている］といくつかのC_{λ}断片からなる．κL鎖遺伝子座（中段）も同様の構造をしており，約35個の機能的V_{κ}断片，5個の機能的J_{κ}断片と1つのC_{κ}断片からなる．人類の約半数では，V_{κ}断片全体を含む領域が重複している（単純化するため図には示していない）．H鎖遺伝子座（下段）には，約40個の機能的V_{H}断片，約23個のD_{H}断片と6個のJ_{H}断片がある．単純化するために，9個のC_{H}遺伝子を1個にまとめてC_{H}遺伝子（$C_{H}1$~9）として示す．この図では長さは必ずしも実際の物理的なDNAの長さに比例しない．H鎖遺伝子座の全長は2 Mb（200万塩基対）以上であるが，D断片の中には6塩基対しかないものがある．L：リーダー配列．

4-7　V領域をコードするDNA配列は，2つないし3つの遺伝子断片が集合することで形成される

ヒトでは，免疫グロブリン遺伝子は3つの染色体上に存在する．H鎖は14番染色体に，κL鎖は2番染色体に，λL鎖は22番染色体上に存在している．H鎖およびL鎖のリーダーペプチド（L）やV領域（V），C領域（C）は異なる遺伝子断片によりコードされている．C領域をコードする遺伝子断片はC遺伝子とも呼ばれる（**図4.15**）．H鎖遺伝子座には，すべての異なるH鎖アイソタイプのC領域が存在する．

リーダーペプチドとC領域をコードする遺伝子断片は他の遺伝子と同様にエキソンとイントロンで構成され，そのままでも転写される．一方，V領域は2つ（V_L）または3つ（V_H）の遺伝子断片によりコードされており，転写可能なエキソンを形成するためには，それぞれよく似た遺伝子断片の集まりから選ばれて再編成される必要がある．L鎖V領域は，**可変（V）遺伝子断片**（variable gene segment）と**連結（J）遺伝子断片**（joining gene segment）の2種類の遺伝子断片からなる．H鎖遺伝子座には，VおよびJ遺伝子断片群の間に，**多様性（D）遺伝子断片**（diversity gene segment）が存在する（図4.15参照）．

L鎖V領域は1つのV断片と1つのJ断片の組み合わせによりコードされ，C領域はC遺伝子単独でコードされる．それぞれのV断片は，VドメインのCDR1とCDR2（4-3項参照）をコードする配列が大きく異なっている．一方，CDR3の多様性はV断片とJ断片の結合部に導入される配列の多様性に基づく．個々のB細胞では，κまたはλのL鎖遺伝子座のどちらかがL鎖を産生できる機能的なL鎖遺伝子となる．一方，H鎖のV領域はV，D，J断片のそれぞれ1つずつの組み合わせによりコードされる．CDR1とCDR2の多様性はH鎖V断片間の配列の違いによって生じ，CDR3はD断片および，DとV，DとJ断片との連結部の多様性によって生じる．H鎖のC領域はC遺伝子の1つによってコードされる．

4-8　遺伝子断片のランダムな再編成により，免疫グロブリンの抗原結合部位に多様性が生じる

B細胞が分化する過程で，DNAの組換えによりV，D，J断片群のDNAの切断とつなぎ合わせが起こる．この過程は**体細胞遺伝子組換え**（somatic recombination）と呼ばれる

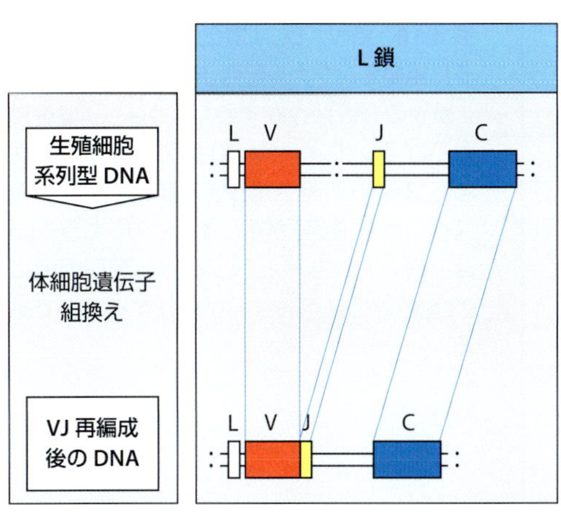

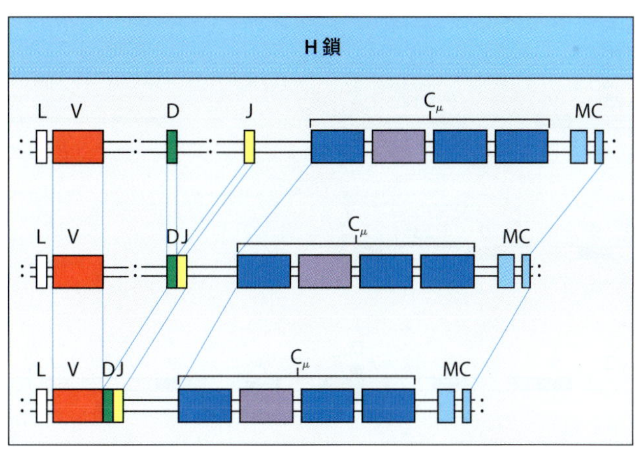

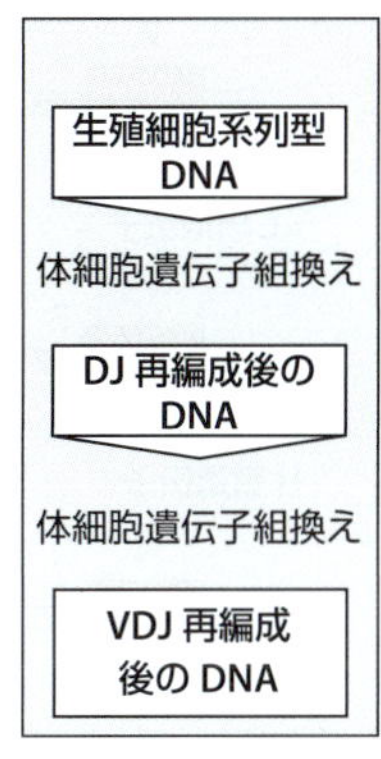

図 4.16　V 領域の配列はいくつかの遺伝子断片から構築される
L 鎖 V 領域遺伝子は 2 つの遺伝子断片から形成される（左側）．生殖細胞系列型 DNA の 1 つの可変（V）断片と 1 つの連結（J）断片が連結して完全な L 鎖 V 領域（V_L）エキソンができる．遺伝子再編成後には，L 鎖遺伝子はリーダーペプチド（L），V 領域，C 領域をそれぞれコードする 3 つのエキソンからなり，エキソン間にはイントロンが存在する．一方，H 鎖 V 領域は 3 つの遺伝子断片から形成される（右側）．最初に多様性（D）断片と J 断片が連結し，次いで，V 断片がすでに連結している DJ 複合体に連結し，完全な H 鎖 V 領域（V_H）エキソンができる．単純化するため，H 鎖 C 領域遺伝子は C_μ のみを示す．個々の免疫グロブリンドメインは異なるエキソンによってコードされ，さらに 2 つの膜エキソン（MC．水色）が存在する．膜エキソンは H 鎖が B 細胞の細胞膜に結合するための疎水性配列をコードする．

が，これは B 細胞が胚細胞以外の体の細胞をすべて包括する用語である体細胞の 1 つだからである．この過程でそれぞれの遺伝子断片が 1 つずつ集められ，免疫グロブリン鎖の V 領域をコードする DNA 配列が形成される．L 鎖の場合には V_L と J_L の間で 1 回の遺伝子組換えが起こる（図 4.16 左）．一方，H 鎖では 2 回の遺伝子組換えが必要で，最初に D と J_H が連結し，次いで DJ_H の複合体と V_H が連結する（図 4.16 右）．いずれの場合も，連結する V，D，J 断片はランダムに選ばれる．それぞれの断片群には多数の断片が存在するので，V，D，J 断片の組み合わせはきわめて多様である．したがって，遺伝子再編成の結果，B 細胞集団では配列の異なる多数の V 領域が形成される．これは免疫グロブリン V 領域の多様性を生み出す一因となっている．

ヒトの κ 鎖には約 35 個の V_κ 断片と 5 個の J_κ 断片（図 4.17）があるので，35×5 で 175 通りの組換えが起こりうる．同様に，λ 鎖には約 30 個の V_λ 断片と 4 個の J_λ 断片があるので，30×4 で 120 通りの遺伝子組換えが起こりうる．H 鎖では，V_H 断片が 40 個，D 断片が約 23 個，J_H 断片が 6 個あるので，5,520（40×23×6）通りの組換えが起こりうる．もし，異なる遺伝子断片を用いることが唯一の多様性を生み出すメカニズムであったとしても，最大で 295 種類の L 鎖と 5,520 種類の H 鎖ができることになる．H 鎖と L 鎖がランダムに組み合わさることにより，抗体は 160 万種類もの多様性を達成できる．

体細胞遺伝子組換えは，DNA を“切断し再結合する”酵素によって起こる．この機構の一部は，DNA の組換えや修復といったすべての細胞で起こる現象に用いられる．V，D，J 断片の組換えは，**組換えシグナル配列**（recombination signal sequence：RSS）と呼ばれる配列を目印にして起こる．RSS は V 断片の 3′ 側，D 断片の 3′ と 5′ の両側，および J 断片の 5′ 側のすぐ外側に存在する（図 4.18）．RSS には，保存されたヘプタマー（CACAGTG の 7 塩基対）配列と保存されたノナマー（ACAAAAACC の 9 塩基対）配列の間に 12 塩基対のスペーサーが存在する RSS と，ヘプタマーとノナマーの間に 23 塩基対のスペーサーが存在する RSS の 2 種類があり，組換えは異なる種類の RSS 間でのみ起こる．RSS は，DNA を切断し再結合する酵素の認識配列として機能する．

3 種のヒト免疫グロブリン遺伝子座に存在する遺伝子断片の数

遺伝子断片	L 鎖		H 鎖
	κ	λ	H
V（可変）	31 ～ 36	29 ～ 33	38 ～ 46
D（多様性）	0	0	23
J（連結）	5	4 ～ 5	6
C（定常）	1	4 ～ 5	9

図 4.17　ヒト免疫グロブリン H 鎖と L 鎖の V 領域と C 領域を構築するのに利用可能な機能的遺伝子断片の数

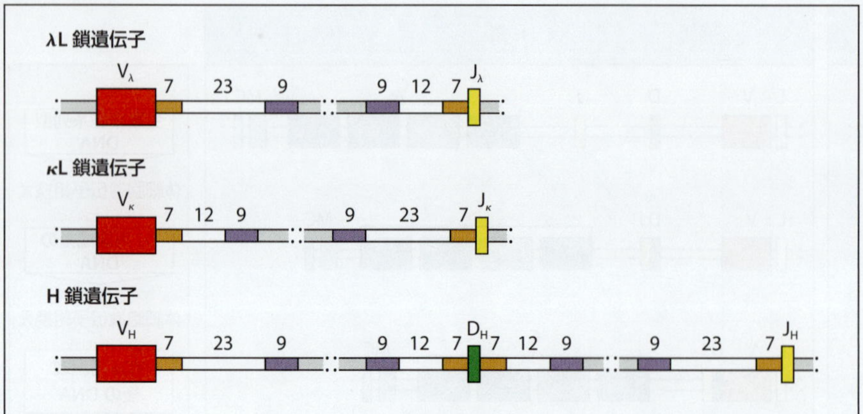

図 4.18　各 V，D，J 遺伝子断片に接するように組換えシグナル配列（RSS）が存在する

2 種類の RSS が存在する．1 つは，9 塩基対からなるノナマー（紫色）と 7 塩基対からなるヘプタマー（橙色）配列の間に 12 塩基対のスペーサー（白色）が存在するもの，もう 1 つは，同じノナマーとヘプタマー配列の間に 23 塩基対のスペーサーが存在するものである．

さらに，図 4.19 で L 鎖の VJ 組換えを例にとって示すように，異なる種類の間でのみ組換えが起こることによって，組換えが正しい遺伝子断片間で起こることが保証される．この RSS 組換えの必要条件は **12/23 の法則**（12/23 rule）として知られ，V_H と J_H が同じ種類の RSS をもっているために，H 鎖の組換えでは V_H と J_H が直接結合できず，必ず D_H を含んだ組換えが起こるようになっている（図 4.18 参照）．

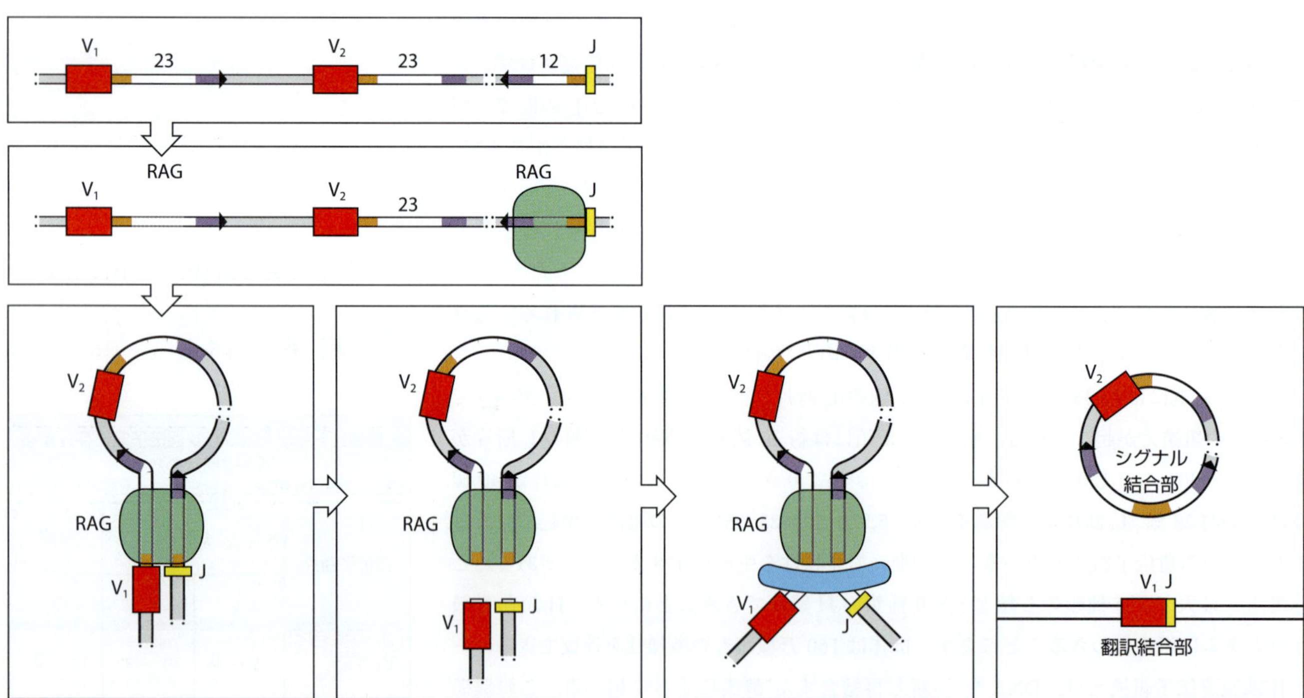

図 4.19　組換えシグナル配列での遺伝子組換えにより V 領域の遺伝子断片が連結する

L 鎖の V 断片（赤色）と J 断片（黄色）の組換えを示す．まず，組換えを起こす遺伝子断片で翻訳配列に隣接する組換えシグナル配列（RSS）の片方に RAG 複合体が結合する．次いで，RAG 複合体はもう片方の RSS を引き寄せる．この際に，12 塩基対のスペーサーをもつ RSS と，23 塩基対のスペーサーをもつ RSS が引き寄せられる．これは 12/23 の法則といわれる現象で，これにより各遺伝子断片が正しく連結することが保証される．2 つのヘプタマー配列（橙色）の末端で DNA が切断され，異なる位置関係で連結される．もともと V 断片と J 断片の間にあった DNA 領域は，機能のない小さな環状 DNA となって切り出される．このような環状 DNA を形成することにより生じる連結部をシグナル結合部と呼ぶ．染色体 DNA 上では，V 断片と J 断片が連結して翻訳結合部を形成する．この結合部が形成される際に，結合部のまわりの塩基配列にさらなる多様性が導入される．このような反応に関わる酵素のうち RAG 以外のものを青色で示す．また，ノナマーは紫色，ヘプタマーは橙色，スペーサーは白色で示す．

V, D, J断片の組換えに必要な酵素群を**V(D)Jリコンビナーゼ**〔V(D)J recombinase〕と呼ぶ．このうち**RAG-1**と**RAG-2**〔組換え活性化遺伝子(recombination-activating gene：*RAG*)のタンパク質産物〕と呼ばれる2つの因子はリンパ球でのみ産生される．その他の因子はすべての有核細胞に存在し，二本鎖DNAの修復およびDNAの湾曲や切断されたDNAの断端の修飾を行う．RAG-1とRAG-2は互いに会合するとともに，HMGタンパク質(high-mobility group of protein：高可動性タンパク質)と呼ばれる因子と会合し，RAG複合体を形成する．組換えの最初のステップでは，組換えにより結合する2つの遺伝子断片のうち一方のRSSにRAG複合体が結合し，次いでもう一方の遺伝子断片のRSSをこの複合体に引き寄せる(図4.19参照)．その後，RAGのエンドヌクレアーゼ活性によりヘプタマー配列の末端でDNAがきれいに切断される．RSSが整列しRAG複合体により決まった位置に保持される間に，切断された断端はDNA修復酵素により非相同末端再結合(nonhomologous end-joining：NHEJ)と呼ばれる機構で再結合する．結果的に，保持されていたDNA分子は断端が結合して**シグナル結合部**(signal joint)を生じ，染色体上には遺伝子断片の断端が連結した**翻訳結合部**(coding joint)が形成される．

4-9 組換え酵素により，免疫グロブリンの抗原結合部位にさらなる多様性が加えられる

発生途中のB細胞でRAG複合体により始まった遺伝子組換えの際に，翻訳結合部にランダムな塩基配列の変化や塩基の追加が起こり，その結果V領域にさらなる多様性が生じる．この多様性はゲノムDNA配列にコードされたものではなく，切断DNAの修復に関わる酵素の一連の作用によって生じる．**図4.20**ではDJ再結合を例にとって示す．RAG複合体による最初のDNAによりDNAヘアピンと呼ばれる一本鎖構造が切断された遺伝子断片の末端に形成される(図4.20，上から1番目と2番目の図)．次いでDNA修復酵素がヘアピンを開裂する．ヘアピンの開裂はヘアピンのどの位置でも起こり，このことも多様性の一因になっている．これにより，もともと2本のDNA鎖上にあった相補的な塩基が同じDNA鎖に存在するような一本鎖DNA末端ができる．その結果，新たな塩基配列が形成され，この配列が二本鎖DNAになったものでは，3′側から読ん

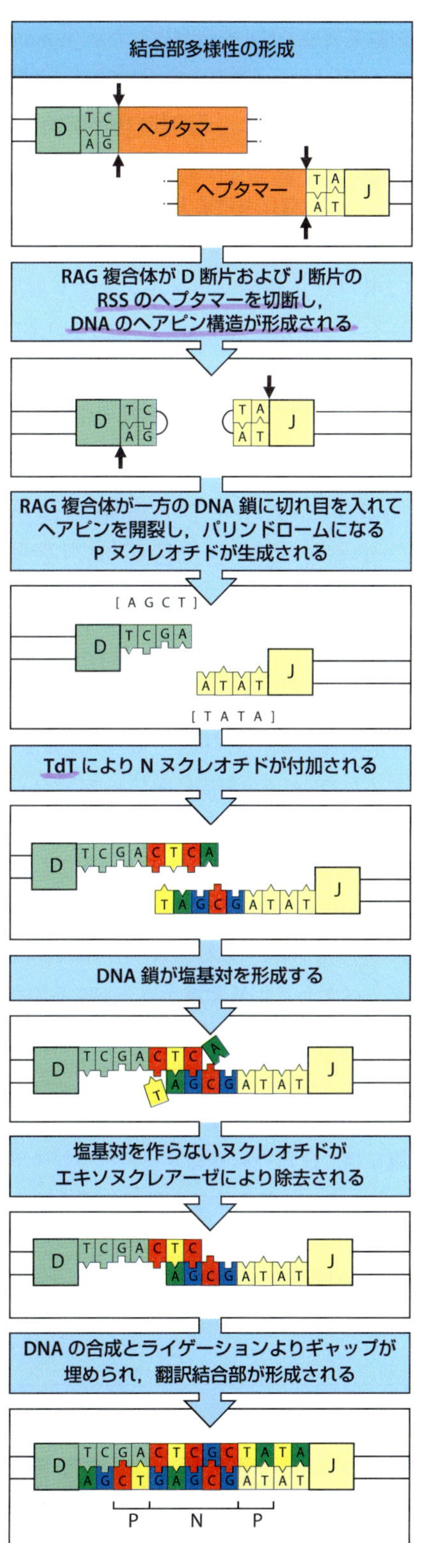

図4.20　遺伝子再編成の際に生じる結合部多様性
DJ再編成を例に示す．2つの組換えシグナル配列(RSS)が近傍に位置するようになると，ヘプタマー配列とJまたはD遺伝子断片の間でRAG複合体によるDNA切断(矢印)が起こる(最上段)．その結果，D断片とJ断片の間のDNAが除去される．D断片とJ断片の断端では，二本鎖DNAは2本の鎖が連結し"ヘアピン"構造を作る．ヘアピン部分で一本鎖DNA切断(矢印)が起こり，ヘアピンがいずれかのDNA鎖で開裂することによって，DおよびJ断片の末端に短い一本鎖配列ができる．この余分なヌクレオチドは，最終的に生じる二本鎖DNA(最下段)でパリンドローム(palindrome)配列になるため，Pヌクレオチドと呼ばれる．ターミナルデオキシヌクレオチジルトランスフェラーゼ(TdT)が一本鎖DNAの末端にランダムなヌクレオチドを付加する．生殖細胞系列型DNAに存在しないこの配列は，Nヌクレオチドといわれる．一本鎖DNAはその一部で塩基対を形成し，エキソヌクレアーゼ，DNAポリメラーゼおよびDNAリガーゼの作用により二本鎖DNAに修復され，翻訳結合部が完成する．

でも5′側から読んでも同じ塩基配列になる回文構造(パリンドローム)ができる(図4.20, 3番目の図). この配列はパリンドローム(palindrome)の頭文字をとって, **Pヌクレオチド**(P nucleotide)と呼ばれる. 開裂したヘアピンの末端は, 生殖細胞系列型のヌクレオチドを除去するエンドヌクレアーゼや**ターミナルデオキシヌクレオチジルトランスフェラーゼ**(terminal deoxynucleotidyl transferase : TdT)により種々の修飾を受ける. TdTはランダムにヌクレオチドを付加することでさらなる多様性を生み出す. TdTによって付加された配列は生殖細胞系列型の配列とは順序も数もまったく一致せず, 生殖細胞系列型DNAを鋳型にしない(nontemplated)ので**Nヌクレオチド**(N nucleotide)と呼ぶ(図4.20, 4番目の図). 2つの遺伝子断片から伸びる一本鎖DNAの中に塩基対を作る部分があると, その他の部分にも相補的なヌクレオチドが挿入され, 翻訳結合部が完成する(図4.20, 5～7番目の図).

翻訳結合部におけるPおよびNヌクレオチドによる多様性は**結合部多様性**(junctional diversity)と呼ばれ, 免疫グロブリンのCDR3のアミノ酸配列の多様性を増加させる. CDR3は, L鎖のVドメインではV断片とJ断片の結合部(図4.8参照)で, H鎖VドメインではD断片そのものとD-JおよびV-Jの2つの結合部により形成される. 結合部多様性は免疫グロブリンの多様性をもたらす重要なメカニズムになっており, 全体の多様性を最大で3×10^7倍増加させる.

4-10 ナイーブB細胞は選択的mRNAスプライシングにより, IgMとIgDの両方を産生する

抗原と反応する前のこの循環B細胞は**ナイーブB細胞**(naive B cell)として知られ, 細胞表面上にIgMとIgDを発現している. これは, 1つのB細胞で複数の免疫グロブリンクラスが同時に産生される唯一の例である. 同じH鎖遺伝子座からμ鎖とδ鎖を同時に発現するのは, 同じ一次RNA転写産物からの異なるスプライシングによるもので, ゲノムDNAの再編成は関与していない.

B細胞の分化の際に起こるH鎖遺伝子のV, D, J断片の再編成により, この遺伝子のプロモーターがエンハンサーの近くに存在するようになり, 結果的に再編成された遺伝子が転写される. 転写されたRNA産物はスプライシングとプロセシングを受け, mRNAはH鎖タンパク質へと翻訳される. 再編成を受けたH鎖遺伝子座では, リーダーペプチドとV領域をコードするエキソンは9つの異なるC遺伝子の5′側(上流)に存在する. 再編成されたV遺伝子に最も近い(上流)のがμ鎖遺伝子で, その次にδ鎖遺伝子が存在する(図4.21). 図4.22に示すように, μ鎖およびδ鎖遺伝子では, 個々のC遺伝子がドメインごとに異なるエキソンにコードされている. 成熟ナイーブB細胞では, H鎖の転写はリーダーペプチドおよびV領域をコードするエキソンの上流から始まり, μ鎖およびδ鎖遺伝子をカバーして, δ鎖遺伝子より下流で$\gamma3$遺伝子より上流の部位で終了する. この長い一次RNA転写産物は2つの異なるスプライシングとプロセシングを受けて, 1つはμH鎖のmRNAに(図4.22左), もう1つはδH鎖の

図4.21 V, D, J断片の再編成により機能的なH鎖遺伝子ができあがる
連結したVDJ配列はC遺伝子群から一定の距離をおいて存在する. ここでは機能的なC遺伝子のみを示す. 4つのγ鎖遺伝子はγH鎖の4種類のサブタイプをコードする. 2つのδ鎖遺伝子はαH鎖の2種類のサブタイプをコードする. この図では, 単純化のためC遺伝子の個々のエキソンは示さない. また, 長さは必ずしも実際の物理的なDNAの長さには比例していない.

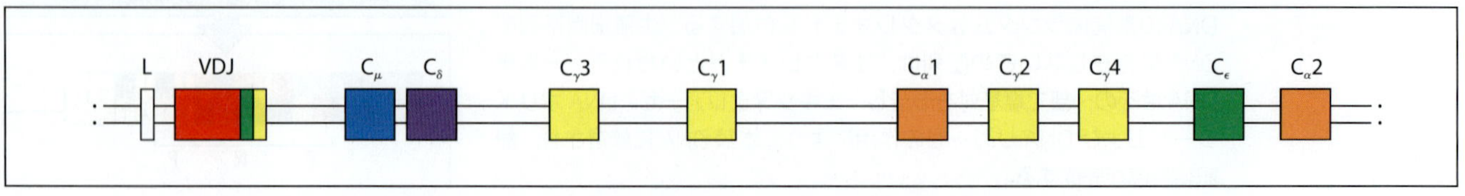

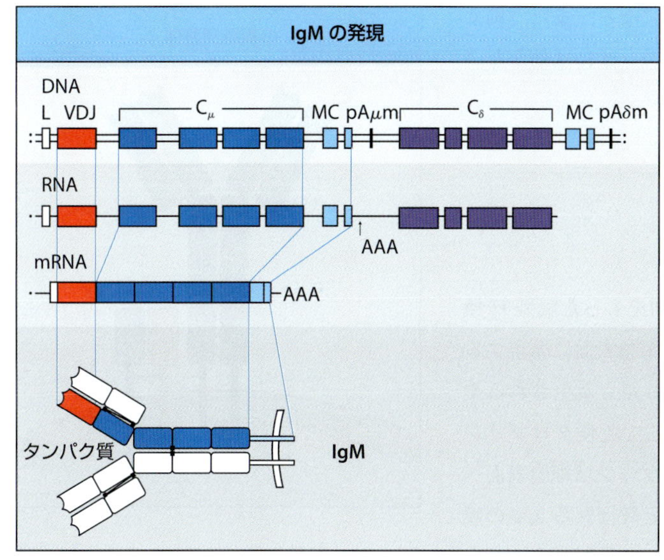

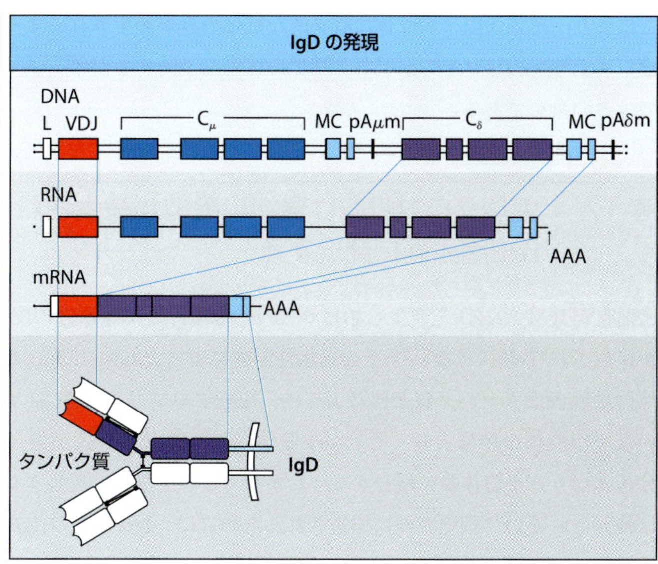

図 4.22　選択的 mRNA スプライシングにより IgD と IgM が共発現する

成熟B細胞では，転写は V_H プロモーターから始まり，C_μ あるいは C_δ 遺伝子まで行われる．わかりやすいように，C遺伝子のエキソンすべては示さず，IgM と IgD の産生に関係のあるエキソンのみを示す．次いで，長い一次 RNA 転写産物は切断，ポリアデニル化，スプライシングを受ける．切断，μ配列でのポリアデニル化（pAμm．"m"はこの部位が膜型 IgM を産生することを示す），C_μ エキソン間のスプライシングにより，μH 鎖をコードする mRNA が産生される（左図）．切断，δ配列でのポリアデニル化（pAδm），C_μ エキソンを除去するスプライシング，C_δ エキソン間のスプライシングにより，δH 鎖をコードする mRNA が産生される（右図）．AAA はポリ（A），MC は H 鎖の膜貫通領域をコードするエキソンを表す．

mRNA になる（図 4.22 右）．μ鎖の mRNA が産生される場合には，δ鎖遺伝子全体とμ鎖遺伝子のイントロン部分が除去される．一方，δ鎖の mRNA が産生される場合には，μ鎖遺伝子全体とδ鎖遺伝子のイントロンが除去される．

4-11　個々のB細胞は単一の抗原特異性をもつ免疫グロブリンしか産生しない

免疫グロブリン遺伝子の再編成はB細胞の分化過程で厳密に制御されており，**アレル排除**（allelic exclusion．対立遺伝子排除ともいう）と呼ばれる現象により，最終的には1つのH鎖と1つのL鎖のみが産生される．その結果，個々のB細胞は単一の抗原特異性をもつ IgM と IgD しか産生できない．アレル排除とは，H鎖遺伝子座およびそれぞれのL鎖遺伝子座が父親と母親由来の2コピーあるにもかかわらず，遺伝子再編成により1つのH鎖遺伝子座と1つのL鎖遺伝子座からのみタンパク質を産生するような機能的な遺伝子になるという現象である．

B細胞の中には，まったく同じ機能的なL鎖遺伝子再編成を起こしながら，異なるH鎖遺伝子の機能的な再編成を起こしている細胞がある．また，まったく同じH鎖遺伝子再編成を起こしながら，異なるL鎖遺伝子再編成を起こしている細胞もある．抗原結合部位はH鎖とL鎖の会合により形成されるので，H鎖とL鎖の組み合わせは免疫グロブリンの多様性において重要である（図 4.8 参照）．

上述の通り，個々のB細胞は単一の特異性をもった免疫グロブリンしか産生しないので，感染の際，病原体はその病原体に結合するような抗体を産生するB細胞のみを刺激する．このようなクローン選択は適応免疫の基本原理である（第1章参照）．このことにより，感染の際に病原体に特異的な抗体のみが産生されるようになる．また，例えばジフテリアのワクチンがジフテリアの感染を予防するがインフルエンザには効かないのはこのためである．

4-12 免疫グロブリンは最初に膜型が産生され，B細胞表面に発現する

B細胞がIgMとIgDを産生し始めると，C末端付近に疎水性の配列をもった膜型H鎖が産生され(L鎖にはない)，その疎水性配列によってIgMとIgDが細胞表面に発現する．他の細胞表面タンパク質と同じように，免疫グロブリンのH鎖とL鎖も産生されるやいなや小胞体の中に入る．そして小胞体内で，H鎖とL鎖が集合して免疫グロブリン分子となり，小胞体膜に結合する．しかし，このままでは免疫グロブリンは細胞表面へは輸送されない．細胞表面に輸送されるためには，**Igα** および **Igβ** と呼ばれる2つの膜貫通タンパク質と会合する必要がある(図4.23)．免疫グロブリンとは異なり，これらのタンパク質は再編成しない遺伝子によりコードされているため，異なるB細胞クローン間でその遺伝子配列に差はない．IgαとIgβは免疫グロブリン分子と複合体を形成してB細胞の表面に輸送される．IgMとIgα，Igβの複合体はB細胞表面で抗原受容体(B細胞受容体)として機能する．量の少ないIgDとIgα，Igβの複合体の機能はそれほど理解されていない．

抗原と反応する際には，B細胞受容体の免疫グロブリン部分が抗原に結合する．しかしその際，抗原と結合したときにそのことを細胞内に知らせるシグナルを送る必要がある．免疫グロブリンH鎖の細胞質部分は非常に短く，細胞の分裂や分化をB細胞に指令するような細胞内タンパク質と反応することはできない．一方，IgαとIgβの細胞質部分は長く，B細胞受容体のシグナル伝達機能を担う．これらの細胞質部分には細胞内のシグナル伝達分子と結合するアミノ酸配列モチーフがある．

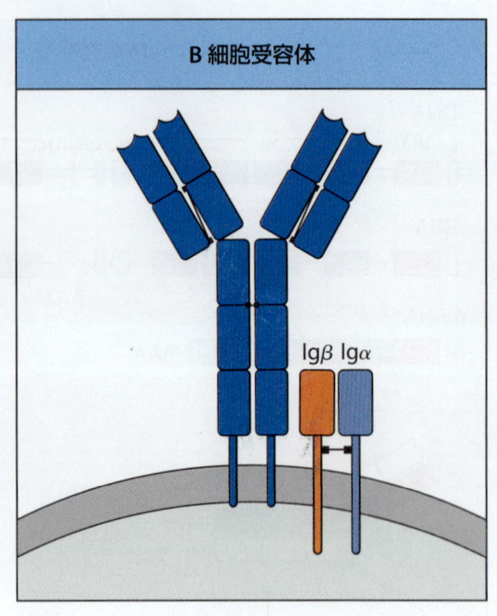

図4.23 膜型免疫グロブリンはIgαおよびIgβタンパク質と会合する
IgαとIgβはジスルフィド結合で結合している．これらのタンパク質には，細胞内シグナル伝達分子と会合できる長い細胞質部分があり，免疫グロブリンとIgα，Igβの複合体はB細胞受容体として機能する．ここに示す免疫グロブリンはIgMであるが，すべてのクラスがB細胞受容体として機能する．IgαおよびIgβはそれぞれCD79aおよびCD79bと呼ばれる．

■ まとめ

ヒトゲノムでは，免疫グロブリンのH鎖およびL鎖遺伝子は発現できないような形態になっている．しかし，分化途中のB細胞では免疫グロブリン遺伝子は構造的な再編成を受け，発現できるようになる．免疫グロブリンH鎖およびL鎖のVドメインは，それぞれV，D，Jの3つまたはV，Jの2つの異なる遺伝子断片にコードされており，これらが遺伝子組換えによって互いに隣接する位置に集合する．L鎖では異なるV断片とJ断片が，H鎖では異なるV，D，J断片がランダムに組み合わさることにより，V領域の配列に多様性が生じる．V領域の多様性を生じる第二のメカニズムは，遺伝子組換えの過程において遺伝子断片の連結部にヌクレオチド(PおよびNヌクレオチド)が余分に挿入されることである．さらに第三のメカニズムは，H鎖とL鎖が異なる組み合わせで抗体の抗原結合部位を形成することである．個々のB細胞での遺伝子再編成は厳密に制御され，1つのH鎖と1つのL鎖のみが発現する．その結果，個々のB細胞は単一の抗原特異性をもった免疫グロブリンのみを産生する．抗原とまだ反応していないナイーブB細胞は，IgMとIgDクラスの膜型免疫グロブリンのみを産生する．μH鎖とδH鎖は1つの転写単位から選択的スプライシングによって産生される．

B細胞が抗原と反応した後に起こる抗体の多様化

B細胞の抗原との反応はB細胞分化の分岐点である．すなわち，抗原が細胞表面の免疫グロブリンに結合することによりB細胞の増殖と分化が始まり，最終的には抗体産生が起こる．免疫応答の進行とともに，異なる性状の免疫グロブリンが産生されるようになる．本節では，抗原との反応後に免疫グロブリンで起こる構造的および機能的変化と，どのようにして違った機能をもつ抗体が産生されるようになるかについて述べていく．

4-13 分泌型免疫グロブリンはH鎖RNAの選択的スプライシングにより産生される

未熟B細胞での遺伝子再編成によって機能的なH鎖とL鎖が産生されるようになり，成熟B細胞上に膜型のIgMとIgDが発現する．また抗原と反応後，これらは抗体として分泌される．IgM抗体は大量に産生され，幅広い感染への防御機構として重要な役割を果たす．一方，IgD抗体は主に気道で，しばしば気道感染を起こす細菌に対して産生される．

免疫グロブリンのすべてのクラスは2つの形で産生される．1つは膜型で，細胞膜に結合してB細胞受容体として機能する．もう1つは抗体で，分泌され可溶性のエフェクター分子として機能する．ナイーブB細胞から抗体を産生する形質細胞に分化する過程で，膜型のみの産生から分泌型のみの産生へと移行する．膜型と分泌型とではH鎖のC末端が違っている．膜型免疫グロブリンでは細胞膜に結合する疎水性のアンカー配列に，抗体では分泌可能な親水性の配列になっている．この違いは，DNAの再編成ではなくRNAスプライシングのパターンと一次RNA転写産物のプロセシングによるものである．膜型と分泌型IgMの選択的スプライシングについて図4.24に示す．

分泌型μ鎖の親水性C末端は，第4Cドメインのエキソンの3′末端部分にコードされている．一方，膜型μ鎖の疎水性の膜貫通領域は下流の小さなエキソン2つにコードされる．分泌型μ鎖を産生する際のスプライシングは膜型のそれより単純である．

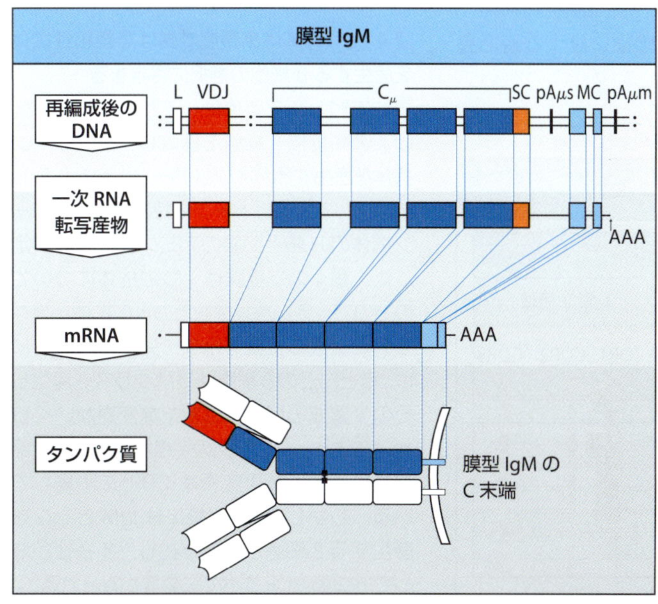

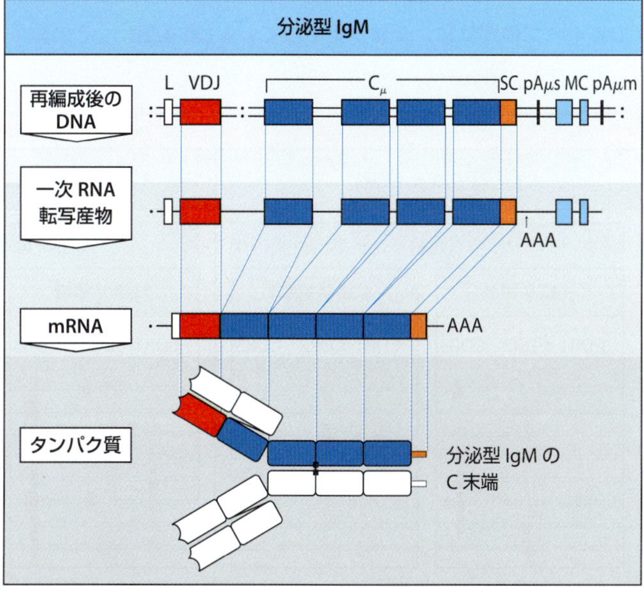

図4.24 膜型と分泌型の免疫グロブリンは同じH鎖遺伝子から選択的スプライシングによって産生される

すべてのH鎖C遺伝子には，膜型免疫グロブリンの膜貫通領域と細胞質部分をコードする2つの膜エキソン（MC．水色）と分泌型免疫グロブリンのC末端部分をコードする分泌配列（SC．橙色）の両方がある．H鎖RNAから膜型と分泌型のどちらができるかは，一次RNA転写産物のスプライシングによって決まる．ここではIgMを例に示す．各H鎖C遺伝子には2つのポリアデニル化部位がある（pAμsとpAμm．"s"は分泌型，"m"は膜型を表す）．左図に示すように，転写産物が2番目のポリアデニル化部位（pAμm）で切断されてポリアデニル化が起こると，第4 C_μ エキソンとSC配列の境界部位とMCエキソンの5′側の末端部位の間でスプライシングが起こり，SC配列が除かれてMCエキソンが第4 C_μ エキソンにつながる．その結果，膜型H鎖が産生される．右図のように，一次RNA転写産物が最初のポリアデニル化部位（pAμs）で切断されてポリアデニル化が起こると，MCエキソンが除去され分泌型H鎖が産生される．AAAはポリ(A)を表す．

すなわち，親水性のC末端をコードする配列は保持され，それより3′側の疎水性膜貫通領域をコードするエキソンを含む領域が除かれる(図4.24右)．これに対して膜型μ鎖をコードするmRNAを産生するには，第4Cエキソン内での選択的スプライシングにより親水性C末端をコードする配列が取り除かれ，一方，疎水性C末端をコードするエキソンは保持されたうえでイントロンが除去され，mRNAに組み込まれる(図4.24左)．

4-14 再編成で形成されたV領域の配列は，体細胞高頻度変異によりさらに多様性が増す

遺伝子再編成により，とりわけ V_H と V_L の3番目の超可変領域(CDR3)において多様性が生じる．一方，B細胞が抗原により活性化されると，Vドメインをコードする配列全体で**体細胞高頻度変異**(somatic hypermutation)によりさらに多様性が増す．このメカニズムにより，すでに再編成しているH鎖とL鎖のV領域全体で，ランダムに一塩基置換(点変異)が高い頻度で起こる(図4.25)．このような体細胞高頻度変異はB細胞以外では起こらず，また免疫グロブリンC領域ではみられない．変異は細胞が1回分裂するごとに1つのV領域において約1回の頻度で起こる計算になり，これは通常の遺伝子の変異率に比べ100万倍も高い．

体細胞高頻度変異には**活性化誘導シチジンデアミナーゼ**(activation-induced cytidine deaminase：AID)という酵素が必要で，この酵素は増殖しているB細胞でのみ産生される．AIDは一本鎖DNA中のシトシンを，RNAの正常な成分ではあるがDNAの成分ではないウラシルに変換する酵素である．免疫グロブリン遺伝子の転写の過程で，2本のDNA鎖が一時的に分離する際にAIDが作用する．次いで，B細胞に特異的ではなくDNA修復や修飾の一般的な経路に関わる他の酵素により，このウラシルは正常DNAの4つの塩基のいずれかに変換され，多くの場合変異が起こる．

体細胞高頻度変異によって，B細胞は変異した免疫グロブリンを細胞表面に発現する．これらの変異免疫グロブリンの中には，抗原への親和性がより高くなるような変異が抗原結合部位に導入されるものもある．このような高親和性免疫グロブリンを抗原受容体として産生するB細胞は抗原に最も強力に結合し，優先的に選択を受けて抗体を産生する形質細胞へと分化する．この選択により出現する変異抗体では，アミノ酸置換の分布がランダムではなく，抗原結合部位を形成して抗原に直接結合するH鎖とL鎖のCDRループの部位に，変異が集中している(図4.26)．その結果，感染に対する適応免

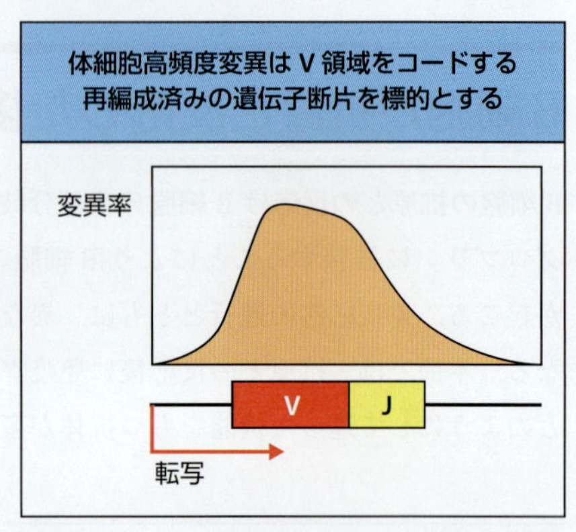

図4.25 体細胞高頻度変異は，免疫グロブリンV領域をコードする再編成遺伝子断片を標的とする
発現しているL鎖遺伝子の再編成したVJ配列とその周辺領域の変異の頻度を示す．

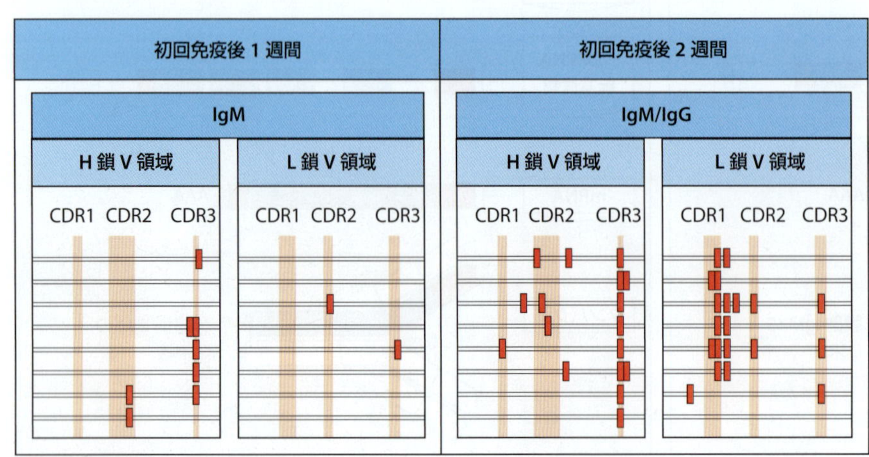

図4.26 体細胞高頻度変異は高親和性抗体を産生するB細胞の選択に寄与する
同じエピトープで免疫してから1週間または2週間後にB細胞を採取し，単クローン抗体を産生するハイブリドーマ細胞を作製した．そして，エピトープに特異的な単クローン抗体のH鎖とL鎖のアミノ酸配列を決定した．個々の二重線は1つの抗体についてのもので，赤い棒線はもともとの抗体と異なるアミノ酸の位置を示す．免疫1週間後には，ほとんどのB細胞はIgMクラスを産生し，そのV領域の配列には新たな変異がいくらか存在する．この配列の多様性は抗原結合部位を形成する超可変領域(CDR)に限局している．しかし，2週間後にはIgMとIgGを産生するB細胞が両方存在し，多様性が増して6つのCDRすべてに変異がみられる．

疫応答が進行するにつれて，その病原体により高い親和性で反応する抗体が産生されるようになる．この現象を抗体の**親和性成熟**(affinity maturation)と呼ぶ．

親和性成熟は，変異免疫グロブリンがランダムに産生された後に病原体への反応性が向上したもののみが選択されるという進化的生命現象である．通常の遺伝子では古典的なダーウィン型進化で 100 万年とはいかないまでも数千年かかる変異がわずか数日で起こる．病原体に結合するこのような免疫グロブリンの並外れて迅速な進化能は，ヒトの免疫系が一般的に進化の速い病原体に対応するうえで特に重要な要素となっている．

4-15 クラススイッチにより，抗原特異性は変化しないがC領域の異なる免疫グロブリンが産生される

IgM は一次免疫応答で最初に産生される抗体である．B 細胞受容体である膜型 IgM が単量体であるのに対し，分泌型のエフェクター IgM は Y 字形をした免疫グロブリン単量体が集まって環状五量体を形成している(図 4.27)．分泌型 IgM は 10 個の抗原結合部位をもつために，繰り返し構造のエピトープをもつ病原体の表面に強く結合する．しかし，抗原結合部位が大きく低親和性であり，またエフェクター作用が限られているために，その機能には限界がある．他のエフェクター作用をもった抗体は，**クラススイッチ**(class switching)または**アイソタイプスイッチ**(isotype switching)と呼ばれる機構によって産生される．このクラススイッチにより，再編成によって形成された V 領域をコードする配列が，さらなる DNA 組換えによって他の H 鎖 C 領域と連結される．体細胞高頻度変異と同様に，クラススイッチは AID を必要とし，抗原に反応して増殖している B 細胞でのみ起こる．

クラススイッチは，すでに発現している C 遺伝子を切り取り，他の C 遺伝子を V 領域集合体配列の近傍にもってくるような C 遺伝子クラスター内の組換えによって起こる．その結果，抗体の特異性は保たれたままでアイソタイプが変化する．図 4.28 には，例として IgM(および IgD)から IgG1 へのクラススイッチを示す．δ 鎖遺伝子以外の C 領域の 5′側には，組換えに重要な繰り返しの多い配列がある．この配列は**スイッチ配列**(switch sequence)または**スイッチ領域**(switch region：**S 領域**)と呼ばれる．クラススイッチの最初には，入れ替わる予定の C 領域(ここでは $C_{\gamma}1$)とその近傍のスイッチ領域(ここでは $S_{\gamma}1$)の転写が始まる．AID はスイッチ領域 S_{μ} と $S_{\gamma}1$ のシトシンを脱アミノ

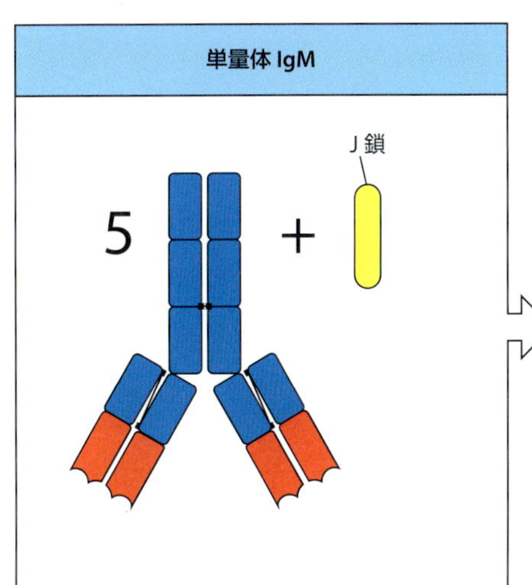

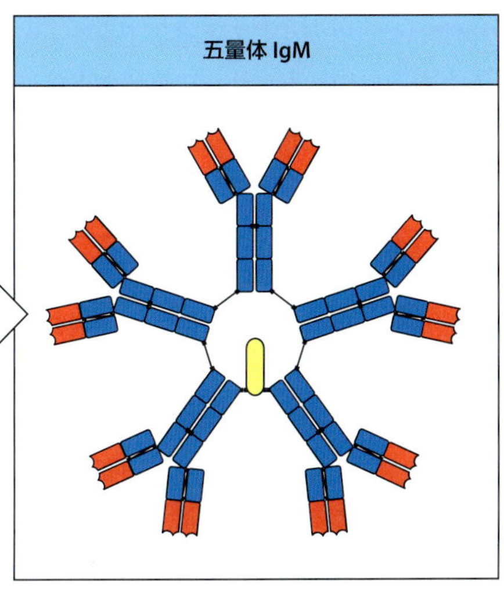

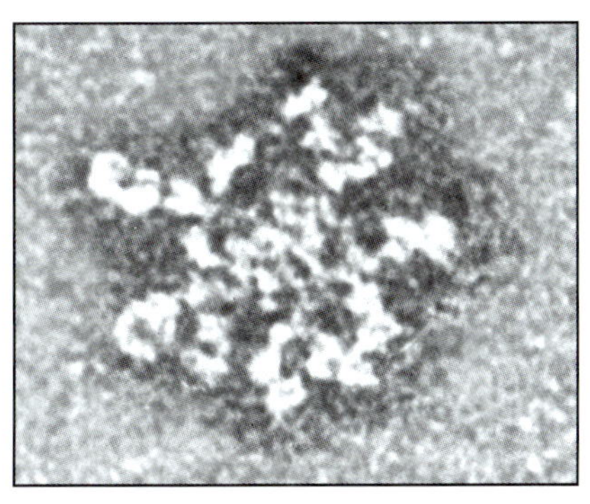

図 4.27　IgM は五量体として分泌される
単量体 IgM(左図)と五量体 IgM(中央図)の模式図を示す．IgM は J 鎖(連結鎖．J 断片と混同しないように)と呼ばれるポリペプチド鎖によって集合し，五量体を形成する．このとき，IgM 単量体はジスルフィド結合によって互いに結合するとともに，J 鎖とも結合する．右図には五量体 IgM の電子顕微鏡写真を示す．単量体が集合して平らな円盤状になっている．IgM にはヒンジ領域がないため IgG などに比べて柔軟性に乏しい分子になっているが，この欠点は，五量体 IgM の抗原結合部位が IgG よりも 5 倍多くあることによって補われている．表面上に同一のエピトープを複数発現する病原体に対し，IgM はいくつかの抗原結合部位を用いて同時に結合することができる．倍率 90 万倍．(写真は K.H. Roux と J.M. Schiff の厚意による)

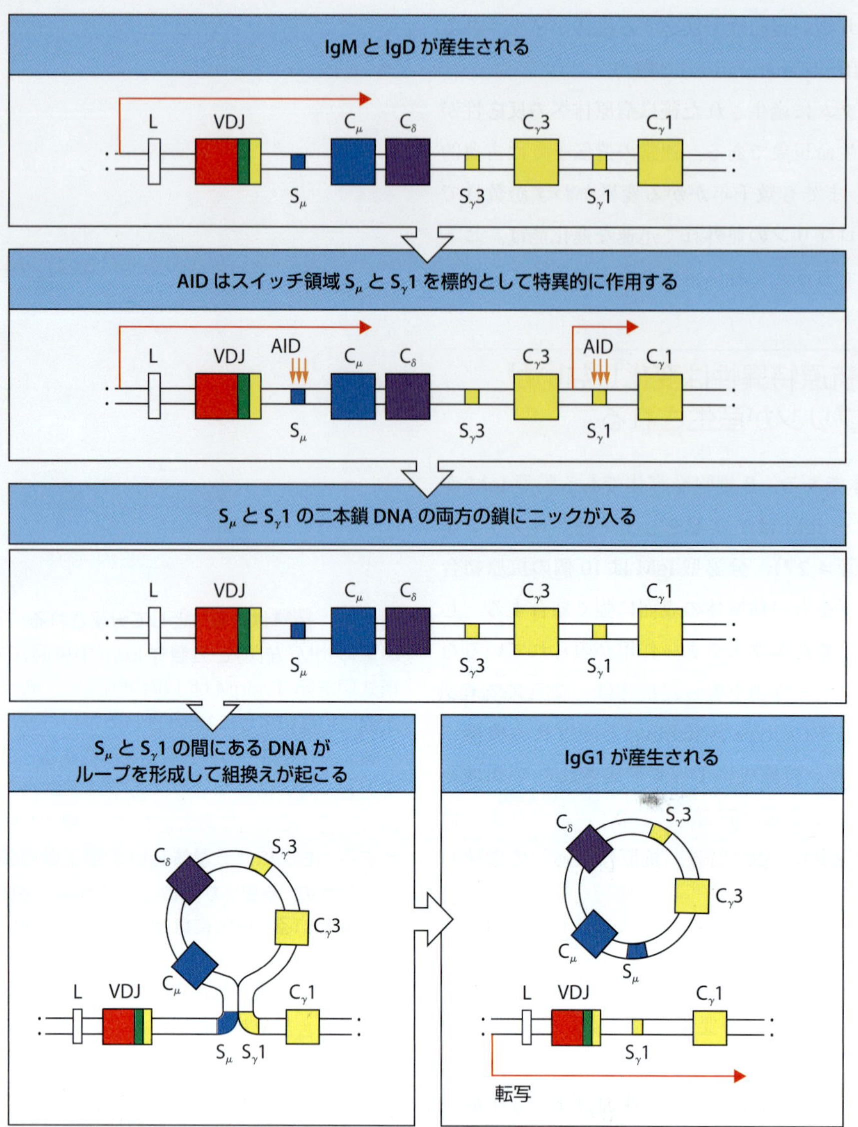

図 4.28　スイッチ領域間の遺伝子組換えによってクラススイッチが起こる

δ鎖遺伝子を除くすべてのH鎖C遺伝子の5′側にはDNAの反復配列がある．このスイッチ(S)領域間で遺伝子組換えが起こり，S領域間のDNAが除去されることにより免疫グロブリンのクラススイッチが起こる．S領域は活性化誘導シチジンデアミナーゼ(AID)の標的となり，二本鎖DNAの両方の鎖に切れ目(ニック)が入る．このようなニックはS領域間の遺伝子組換えを促進する．その結果，S領域間のDNAは非機能的な環状DNAとなって切り出され，再編成済みのVDJ配列の近傍に異なるC遺伝子が移動してくる．B細胞が起こす最初のクラススイッチ組換えは，μ鎖から別のアイソタイプへと起こる．ここでは，μからγ1アイソタイプへのスイッチを示す．その後も引き続き，他のアイソタイプへのスイッチが起こりうる．

化し，ウラシルに変換する(図4.28参照)．次に，ウラシルがウラシルDNAグリコシラーゼによって除去され，塩基を欠くヌクレオチドが残される．特殊なエンドヌクレアーゼであるAPE1がこの無塩基ヌクレオチドを除去し，DNA鎖に切れ目(ニック)が生じる．両方のスイッチ領域で二本鎖DNAの両鎖にニックが生じると遺伝子組換えが促進され，μ，δおよび$C_\gamma3$遺伝子が環状DNAとなって切り出され，V領域の近傍に$C_\gamma1$遺伝子がやってくる．次いで，新たな免疫グロブリンのmRNAが4-9項で示したようにして産生される．クラススイッチは，μスイッチ領域と，他のどのクラスのスイッチ領域との間ででも起こりうる．さらにμからγ1，γ1からα1といったような連続的なスイッチも起こりうる．クラススイッチは免疫応答の際にのみ起こり，そのスイッチパターンは抗原により活性化されたT細胞由来のサイトカインによって制御されている．

V遺伝子やC遺伝子のスイッチ配列の変異や修飾に関わる種々の酵素に欠陥のある患者の研究により，クラススイッチと体細胞高頻度変異の分子機構について情報が充実してきた．とりわけ，機能的なAID遺伝子を欠損する患者のB細胞では，免疫グロブリン遺伝子のクラススイッチも体細胞高頻度変異も起こらない．この患者が唯一産生できる抗体は低親和性 IgM で，しかも健常者よりも多量に産生する．そのため，このような状態は**高 IgM 症候群**(hyper-IgM syndrome)と呼ばれる．この免疫不全により，特に副鼻腔，耳，肺が化膿性細菌に感染しやすくなる．これらの感染は通常抗菌剤で治療でき，IVIG を定期的に注射することで予防できる．

4-16 異なるC領域をもつ抗体は異なるエフェクター機能をもつ

ヒトの免疫グロブリンには，IgG，IgM，IgD，IgA，IgE の 5 つのクラスがある(図 4.5 参照)．IgG には IgG1，IgG2，IgG3，IgG4 の 4 つのサブクラスがある．サブクラスの番号は血漿中の相対量によって決まっており，IgG1 が最も多い(**図 4.29**)．IgA にも IgA1 と IgA2 の 2 つのサブクラスがある．ヒト IgA サブクラスの H 鎖は α1 鎖および α2 鎖と呼ばれ，ヒト IgG サブクラスの H 鎖は γ1 鎖，γ2 鎖，γ3 鎖，γ4 鎖と呼ばれる．α，δ，γ 鎖の C 領域には 3 つの C ドメインがあり，μ および ϵ 鎖には 4 つの C ドメインがある(図 4.5 参照)．それぞれの C ドメインは，C 遺伝子内の異なるエキソンによってコードされている．また，ヒンジ領域と C 末端領域はアイソタイプの種類によってそれぞれ別のエキソンにコードされている．ヒト免疫グロブリンのクラスごとの物理的性状を図 4.29 に示す．

抗体はさまざまな経路によって病原体の排除に寄与する．**中和抗体**(neutralizing antibody)は病原体や毒素を直接不活性化し，ヒト細胞と反応できないようにする．例えば，ウイルスに対する中和抗体は細胞への侵入に必要な部分に結合する．抗体のもう 1 つの機能はオプソニン化である．オプソニン化とは，抗原の排除を促進するタンパク質で病原体を包むことである(p.35 の 2-6 項参照)．主要な**オプソニン**(opsonin)としては抗体と補体が挙げられる．食細胞は，一部の抗体の Fc 領域に対する受容体やある種の補体タンパク質に対する受容体を発現しており，オプソニン化された病原体を効率よく貪食する．また，病原体に結合した抗体は，補体を活性化させて直接溶菌する．IgM は病原体に対する免疫応答で最初に産生される抗体で，基本的にはリンパ節，脾臓，骨髄の形質細胞で産生され，血中やリンパ中を循環する．免疫応答の初期には，抗原に反応する抗体の親和性は低い．免疫学用語では，親和性は抗体の個々の抗原結合部位が抗原に結合する強さを表している．IgM のように抗体の親和性が低いと，病原体に結合するのに 10 個の抗原結合部位が必要である．しかし IgM は，個々の抗原結合部位の親和性が低くても，多数の結合部位が協調して病原体に結合するため，全体としての結合

	免疫グロブリンのクラスおよびサブクラス								
	IgM	IgD	IgG1	IgG2	IgG3	IgG4	IgA1	IgA2	IgE
H 鎖	μ	δ	γ1	γ2	γ3	γ4	α1	α2	ϵ
分子質量(kDa)	970	184	146	146	165	146	160	160	188
血清中濃度〔成人の平均値(mg/mL)〕	1.5	0.03	9	3	1	0.5	2.0	0.5	5×10^{-5}
血清中での半減期(日)	10	3	21	20	7	21	6	6	2

図 4.29 ヒト免疫グロブリンの物理的性状
IgM の分子質量は五量体(図 4.27 参照)のものである．五量体 IgM は血清中の IgM がとる主要な構造である．IgA の分子質量は単量体のものを示す．ただし，大部分の IgA は二量体で，粘膜表面の分泌液中にみられる．

機能・性状	IgM	IgD	IgG1	IgG2	IgG3	IgG4	IgA	IgE
中和	+	−	+++	+++	+++	+++	+++	−
オプソニン化	−	−	+++	*	++	+	+	−
NK細胞による細胞傷害の誘導	−	−	++	−	++	−	−	−
マスト細胞の活性化	−	−	+	−	+	−	−	+++
好塩基球の活性化	−	+++	−	−	−	−	−	++
補体の活性化	+++	−	++	+	+++	−	+	−
上皮透過	+	−	−	−	−	−	+++（二量体）	−
胎盤通過	−	−	+++	+	++	++	−	−
血管外への拡散	+/−	−	+++	+++	+++	+++	++（単量体）	+

図4.30 ヒトの各免疫グロブリンクラスはその特有の性状に基づきそれぞれ特定の機能を有する
各クラス（およびサブクラス）について，特に主要なエフェクター機能（＋＋＋）を濃い赤色で示す．その他の主な機能（＋＋）を濃い桃色で，あまり主要でない機能（＋）を薄い桃色で示す．その他の性状についても同じ要領で示す．"オプソニン化"の項目には，抗体が直接貪食を誘導する能力を示す．補体を活性化する抗体は，補体を介して間接的にオプソニン化を誘導する．IgA1とIgA2は同様の性状であるため，ここではIgAとして記載する．＊IgG2は，食細胞のFc受容体に白色人種の約半数でみられるある変異が存在する場合にオプソニンとして機能する．NK細胞：ナチュラルキラー細胞．

力は強く，実際上不可逆的である．複数の結合部位での結合力の総和は抗体の**結合活性**（avidity．アビディティーともいう）と呼ばれる．抗原に結合するとIgMのC領域は補体を活性化し，補体は病原体を直接殺したり，オプソニン化して貪食を促進する．体細胞高頻度変異によって高親和性抗体が産生されるようになると，IgGなどのように1分子に2つの抗原結合部位があれば抗原に十分強く結合できるようになる．さらにクラススイッチにより，抗原特異性は保ったままで異なるエフェクター機能を発揮できるようになる（図4.30）．

単量体IgAはリンパ節，脾臓，骨髄の形質細胞で産生され，血中に分泌される．五量体IgMと同じように，IgAもJ鎖によって単量体2つが結合して二量体を形成する（図4.31）．一方，二量体IgAは主に粘膜下のリンパ組織で産生され，腸管内に分泌される唯一の抗体である．また，母乳，唾液，汗，涙といった分泌物中の主要な抗体でもある．腸管の粘膜は生体外環境と接する面積が非常に広く，食物摂取に関わる輸送の機構をもつために感染を起こしやすい．免疫グロブリンのクラスのうち，IgAは最も産生量が多い．その一部は腸管内の種々の常在菌に対する抗体であり，常在菌の量を制御している．

IgEは，上皮組織に存在するマスト細胞，粘膜表面に存在する好酸球および血中の好塩基球のエフェクター機能を誘導することに特化している．これらの細胞はIgEに対する高親和性受容体を発現し，抗原の非存在下でもIgEに結合している．そして抗原がIgEに結合すると，強力な物理的および炎症性の反応を引き起こし，病原寄生虫を排除し殺すことができる．寄生虫感染がまれな国では，IgEは主に，通常は害のない抗原に対して産生され，アレルギーや喘息を引き起こす．

δ鎖遺伝子には通常のS領域はないが，μ鎖遺伝子とδ鎖遺伝子の間の潜在的なS領域が用いられるとIgDのみを分泌するB細胞が産生される．このようなB細胞は上気道，とりわけ扁桃に集積し，気道の常在菌や病原体に結合する．好塩基球にはIgE受容体とは別に，IgDと高親和性に結合する受容体もあり，この受容体は抗原がなくてもIgDに結合する．そして抗原がIgDに結合すると，IgD受容体は好塩基球を活性化し，好塩基

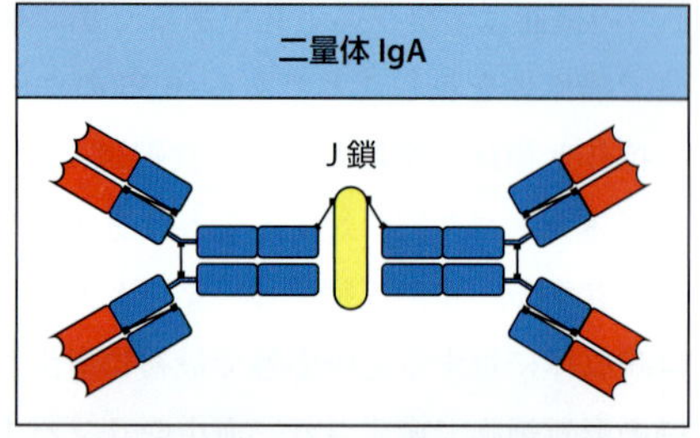

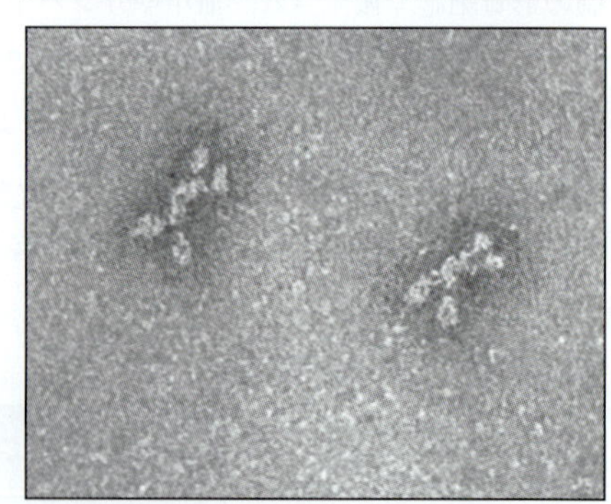

図4.31 IgAは二量体を形成する
上図：粘膜リンパ組織では，IgAは五量体IgMにみられるのと同じJ鎖と会合して二量体を形成する．二量体IgAでは単量体IgAはJ鎖とジスルフィド結合により結合しているが，単量体どうしは結合しない．下図：二量体IgAの電子顕微鏡写真．倍率90万倍．（写真はK.H. RouxとJ.M. Schiffの厚意による）

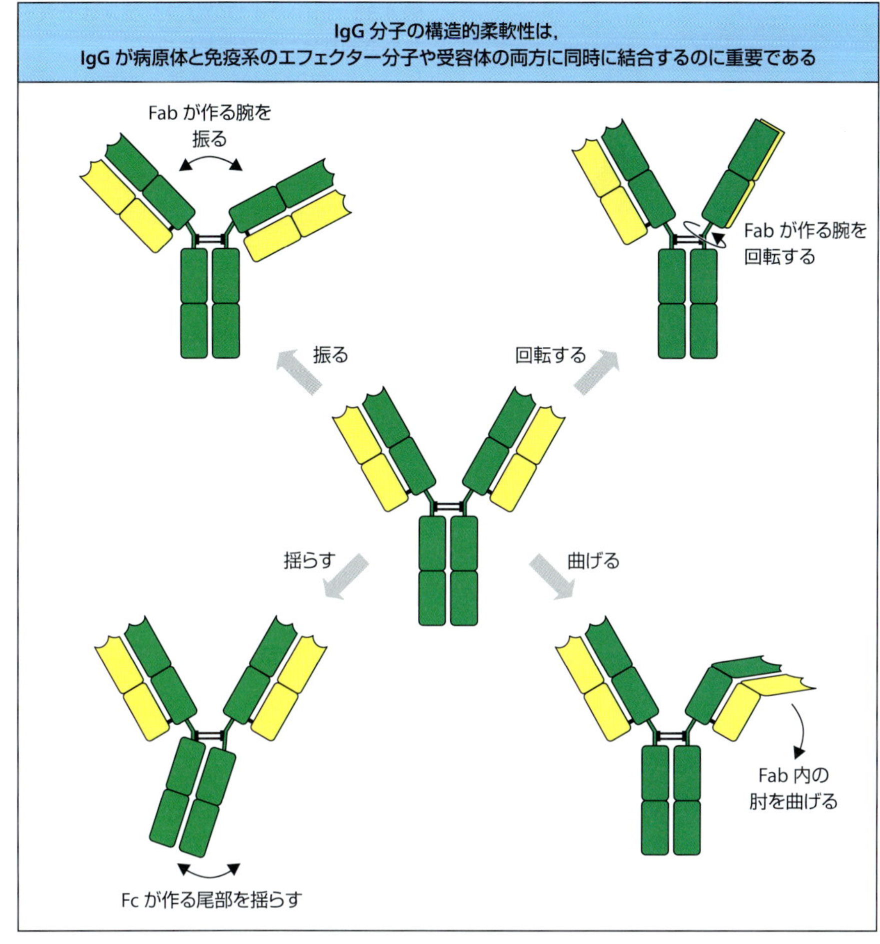

図 4.32　IgG は構造的に柔軟性の高い分子である
IgG 分子のうち構造的柔軟性が最も高いのはヒンジ領域である．ヒンジ領域の構造的柔軟性により，IgG の腕に相当する Fab の部分を振ったり回転したりして，病原体表面のエピトープにぴったりはまる体勢をとることができる．Fab 内に"肘"に相当する構造があり，V ドメインが C ドメインに向かって折り曲がることでさらに構造的柔軟性が増す．また，IgG の尾部にあたる Fc の部分が揺れ動くことで，抗原と結合した IgG が C1q やその他のエフェクター分子と結合できる体勢をとる．ここでは IgG1 抗体を示す．本書を通して IgG を代表するものとして IgG1 を用いる．

球を起点とする局所免疫応答を誘導して，細菌を排除する．

IgG は，血液やリンパを含む体液中で最も多い抗体である．IgM と同様に，もっぱらリンパ節や脾臓，骨髄で産生され，血中やリンパ中を循環する．IgG は IgM より小さく柔軟性が高いため，損傷または感染した組織の細胞外空間で抗原に容易に近づくことができる．また，この構造的柔軟性が IgG の効力と汎用性の高さの主要な要因となっている．これにより 2 つの Fab の抗原結合部位と Fc がある程度独立して動き，さまざまな相対的位置をとることができる(図 4.32)．この柔軟性は主にヒンジ領域に起因しており，これにより IgG 分子が，病原体上の 2 か所のエピトープ，および補体成分 C1 (p.66 の 3-12 項参照)や食細胞表面上の Fc 受容体(抗体の Fc フラグメントに結合する受容体)などのエフェクター分子に同時に結合できる可能性が大きく高まる．

4-17　IgGの4つのサブクラスは異なった相補的な機能をもつ

IgG のヒンジ領域の構造的柔軟性は，前述のように長所でもあるが，この領域が緩くしか折りたたまれていないためにタンパク質分解による切断を受けやすく，切断されると Fc フラグメントと Fab フラグメントが分かれて IgG の機能が損なわれるという短所でもある．この相反する選択圧に対応して IgG1，IgG2，IgG3，IgG4 という 4 つの異なるサブクラスが進化した．それぞれは H 鎖 C 領域が異なり，その違いの多くはヒンジ

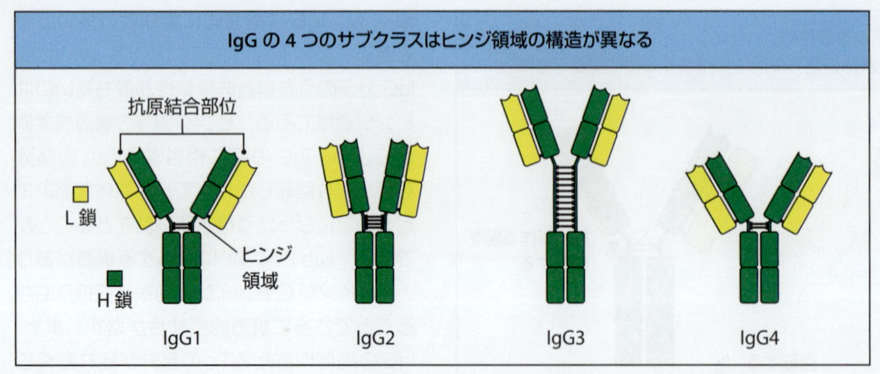

図4.33　IgGの4つのサブクラスはそれぞれ特徴的なヒンジ領域をもつ
ヒンジ領域の相対的な長さと2本のH鎖を架橋するヒンジ領域内のジスルフィド結合の数を示す．ヒンジ領域の構造的柔軟性に関わるグリシン残基やプロリン残基などアミノ酸配列のその他の違いは示していない．

領域にみられる(**図4.33**)．

IgGのサブクラス間での機能的な相違の一部を**図4.34**に示す．IgG1は最も多く存在する汎用的なIgGで，構造的柔軟性，タンパク質分解への感受性および補体活性化能でいずれも中間的である．このようにIgG1は万能であり，タンパク質抗原に対して産生される抗体の大部分を占める．2番目に多いサブクラスであるIgG2では，ヒンジ領域の長さはIgG1と同様であるが，ジスルフィド結合がより多くあるために，構造的柔軟性，タンパク質分解への感受性および補体活性化能は低下している．IgG2は主に微生物表面に存在する高度な繰り返し構造をもつ糖鎖抗原に対して産生され，このような抗原への結合には構造的柔軟性はあまり必要ではない．IgG2の作用は，IgG2欠損患者では莢膜保有細菌に対する感染制御が不良であることからも伺える(図4.34参照)．

4つのIgGサブクラスのうちIgG3は最も強く補体を活性化する．IgG3のヒンジ領域は他のサブクラスと比べて非常に長く，IgG1の4倍である．この長いヒンジ領域により，IgG3は抗原に結合する際に高い構造的柔軟性をもつとともに，Fcフラグメントが C1に結合しやすくなる．これらの特性の両方が，IgG3の優れた補体活性化能に寄与する．長いヒンジ領域があることの欠点はプロテアーゼによる切断がとりわけ容易に行われることである．このことは他の3つのサブクラスに比べて血中の半減期が3分の1であることからも明らかである(図4.29参照)．IgG3欠損では反復性の感染が起こり，慢

	IgGサブクラス			
	IgG1	IgG2	IgG3	IgG4
総IgG中の割合（%）	45～75	16～48	2～8	1～12
H鎖ヒンジ領域の長さ（アミノ酸の数）	15	12	62	12
ヒンジ領域のジスルフィド結合の数	2	4	11	2
プロテアーゼによるヒンジ領域の解離されやすさ	++	+	+++	+
血中半減期（日）	21	21	7	21
補体活性化能	++	+	+++	+
タンパク質抗原への反応	++	+	++	+
糖鎖抗原への反応	+	++	−	−
アレルゲンへの反応	+	−	−	++

図4.34　IgGの4つのサブクラスはそれぞれ異なる相補的な機能をもつ

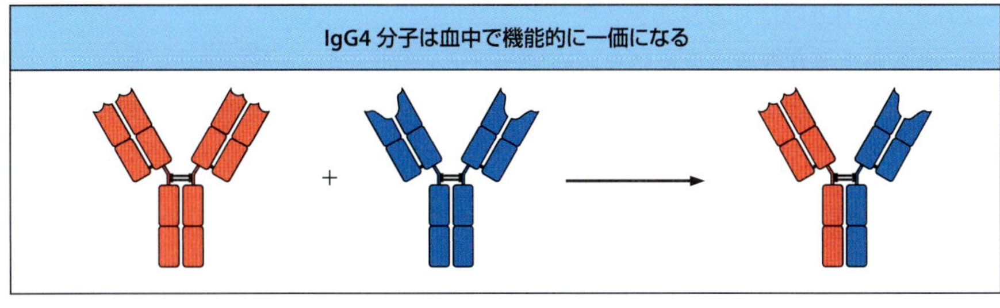

図 4.35　IgG4は血中で機能的に一価の状態で存在する
他のIgGサブクラスと同様にIgG4は2本のH鎖，2本のL鎖，2つの同一の抗原結合部位をもつ形で産生される．しかし，他のサブクラスとは異なり，血中でIgG4分子間の相互作用が起こり，1本のH鎖とそれに会合するL鎖が交換される．この性質により，血中IgG4分子の大部分は異なる2つの抗原結合部位をもつ．このため，IgG4は病原体やタンパク質抗原に片方の抗原結合部位だけで結合する．

性肺疾患をきたす．

IgG1，IgG2，IgG3のサブクラスは，病原体に結合し補体を活性化することで，食細胞の活性化を促進し感染部位での炎症を増強する．一方，IgGのサブクラスの中で最も少ないIgG4は，FcフラグメントがC1qにほとんど結合しないために補体を活性化しない．さらにIgG4に特徴的な性質として，H鎖1本とL鎖1本からなるモジュールを他のIgG4分子と交換できることが挙げられる．このことが頻繁に起こるために，IgG4分子の大部分は異なる2本のH鎖と異なる2本のL鎖をもち，特異性の異なる2つの抗原結合部位をもつことになる（図4.35）．このことはIgG4が機能的に一価であり，中和作用でしか病原体による感染を制御できないことを意味する．これらの特性すべてが，IgG4の抗炎症作用に寄与している．アレルギー体質のヒトでは，しばしばIgEだけでなくIgG4値も上昇する．IgG4がアレルゲンに結合すると，IgEとの結合を阻害しアレルギー反応を軽減する．このように，IgG4の機能は免疫応答を抑制することであると考えられている．

IgG4に特徴的な交換反応が十分明らかになるまでは，IgG4は単クローン抗体を抗体医薬として用いるのに最も適したクラスであると考えられていた．しかし，IgG4が機能的に一価であることは，実効的な結合の強さが二価のIgGよりも劣るため，抗体医薬として使用する際に欠点となる．この問題を回避する方法として，IgG4の$\mathrm{C_H}3$領域を変異させることで，低補体活性化能を保持しつつ交換反応が起こらないようにすることができる．

■まとめ

膜型IgMとIgDは成熟ナイーブB細胞の抗原受容体として機能する．病原体がこのB細胞受容体に結合すると，B細胞は増殖し，その一部は形質細胞へと分化する．形質細胞は免疫グロブリンをその表面に発現することはないが，大量の分泌型IgMとある程度のIgDを分泌する．膜型免疫グロブリン産生から抗体である可溶性の分泌型免疫グロブリン産生への変化は，H鎖のmRNAスプライシングが変化して疎水性膜貫通領域をコードする配列が除去されることで起こる．分化過程にあるB細胞の一部では体細胞高頻度変異が起こり，H鎖とL鎖のV領域に広く変異が導入される．高頻度変異の後，抗原に最も親和性の高い膜型免疫グロブリンを発現するB細胞が選択され，形質細胞に分化する．抗体の親和性が高まると，抗原に強く結合するにあたり必ずしもIgMのように五量体である必要がなくなる．そのため，IgM産生を停止し，感染した病原体の種類とその解剖学的部位により適したエフェクター機能をもつIgG，IgE，IgA，IgDのいずれかのクラスが産生されるようになる．クラススイッチは発現するH鎖のさらなる遺伝子組換えによって起こり，μおよびその下流のC遺伝子が除去されて再編成済みのVDJ配列の近傍に新たなC領域が移動してくる．体細胞高頻度変異とクラスイッチは両方とも，活性化誘導シチジンデアミナーゼ（AID）と呼ばれる酵素を必要とする．AID は抗原に反応して増殖している B 細胞でのみ産生される適応免疫にきわめて特異的な酵素である．

第 4 章のまとめ

B 細胞の主要な機能は抗体を産生することである．抗体は病原体に強く結合して，これらを破壊し排除するよう誘導する．個々の抗体は抗原に特異的に結合する．各個体のもつ抗体レパートリーは種々の異なる抗原に反応する多様な抗体から構成され，その数はほとんど無限である．また抗体は構造の異なる IgA，IgD，IgE，IgG，IgM の 5 つのクラスに分類され，免疫応答においてそれぞれ異なる機能をもつ．本章では抗体分子の構造と機能について概観し，さらに，抗体の抗原特異性とエフェクター機能の多様性を生じる遺伝子上で起こる特異的なメカニズムについて述べた．抗体分子は V 領域と C 領域という別々の領域からなっており，抗原との結合には V 領域が，補体や食細胞，その他の免疫細胞などエフェクター機能をもった細胞や分子との反応には C 領域が関与する．H 鎖と L 鎖の V ドメインは対になり，構造的に異なる種々の分子に結合すべくほとんど無限大に上る数のさまざまな抗原結合部位を形成する．H 鎖，κL 鎖，λL 鎖と

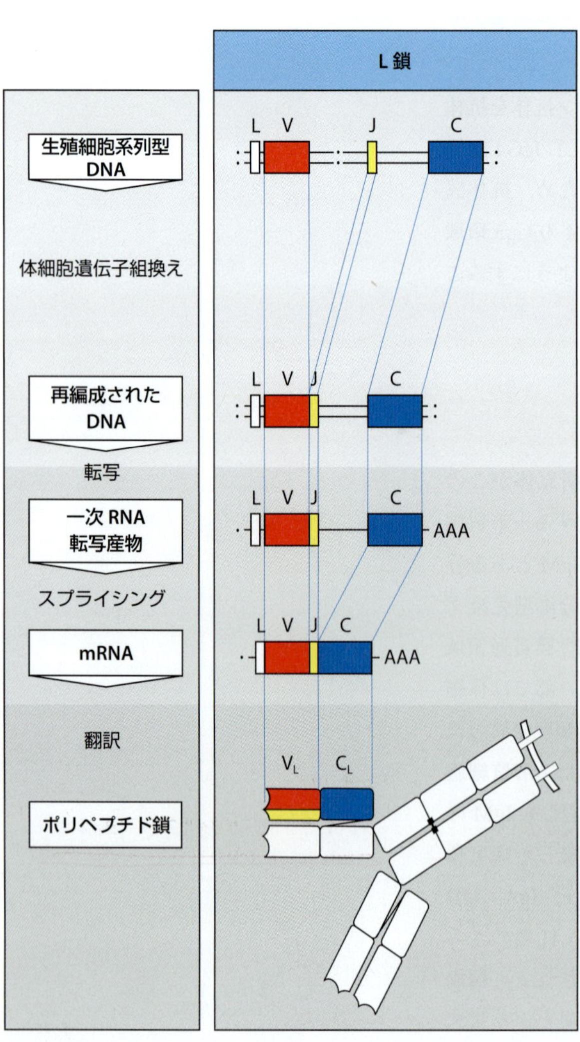

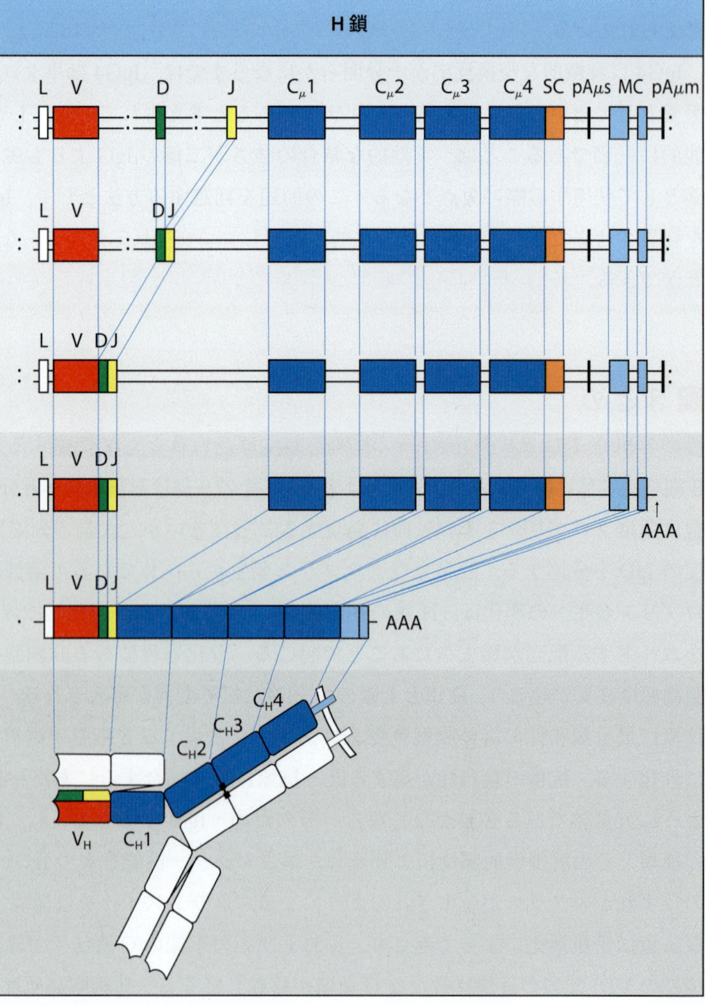

図 4.36　B 細胞における膜型 IgM の遺伝子再編成と生合成
免疫グロブリン L 鎖（中央列）と H 鎖（右列）遺伝子が発現するには，遺伝子断片の再編成により V 領域をコードするエキソンを形成する必要がある．このエキソンが形成されると，転写によってエキソンとイントロンを含む一次 RNA 転写産物ができる．イントロンはスプライシングにより除去され，生じた mRNA は κ または λL 鎖および H 鎖へと翻訳されて，これらが細胞内で集合し膜型 IgM が細胞表面に発現する．H 鎖と L 鎖の生合成の主要な段階を左列に示す．

B 細胞の一生における免疫グロブリン遺伝子の変化			
	事象	メカニズム	B 細胞ゲノムに生じる変化の性状
1	遺伝子断片の集合によるV 領域の形成	ゲノム DNA の体細胞遺伝子組換え	不可逆的
2	結合部多様性の形成	再編成 DNA 断片の不精密な連結によるゲノム上にないヌクレオチド(P および N)の付加とゲノム上のヌクレオチドの除去	不可逆的
3	転写調節因子の集合	V 領域の形成に伴い，プロモーターとエンハンサーが互いに近傍に位置するようになる	不可逆的
4	転写が活性化され膜型 IgM と IgD を共発現	2 種類の異なる RNA スプライシングとプロセシングが起こる	可逆的，制御的
5	膜型 Ig から分泌型抗体産生への変化	2 種類の異なる RNA スプライシングとプロセシングが起こる	可逆的，制御的
6	体細胞高頻度変異	ゲノム DNA の点変異	不可逆的
7	クラススイッチ	ゲノム DNA の体細胞遺伝子組換え	不可逆的

図 4.37　B 細胞の一生の間に起こる免疫グロブリン遺伝子の変化

いった免疫グロブリン遺伝子は B 細胞で組織特異的に発現するが，この過程で体細胞遺伝子組換えによりいくつかの遺伝子断片が集まって V 領域をコードする配列が形成される．遺伝子断片がランダムに選ばれて集合するため，多様な抗原結合部位が形成されるのである．この遺伝子組換えには，リンパ球特異的なタンパク質とともに DNA 修復や DNA 組換えに関わる組織非特異的な酵素が関与する．これらの反応には不正確なところがあり，これが遺伝子断片の連結部においてさらなる多様性を生み出す．個々の B 細胞では，1 つの H 鎖遺伝子座と 1 つの L 鎖遺伝子座のみが機能的となるため，各 B 細胞は単一の特異性をもった免疫グロブリンしか産生できない．膜型 IgM は最初に産生される免疫グロブリンであり，これを産生するに至る遺伝子再編成の過程を図 4.36 に示す．

膜型免疫グロブリンは成熟 B 細胞上に発現し，特異的な抗原受容体として機能する．抗原に反応すると，B 細胞は増殖して形質細胞へと分化し，膜型免疫グロブリンと同じ抗原特異性をもつ抗体を産生する．これにより，侵入してきた病原体や免疫された抗原にのみ向けられた免疫応答が起こる．特異抗原によって B 細胞が刺激されると，体細胞高頻度変異と呼ばれるメカニズムにより再編成済みの V 領域 DNA に多数の点変異が生じる．そして抗原が特定の B 細胞に選択的に結合することを通して，抗原に対する抗体の反応強度が増していく．このように抗体の多様性とは，ゲノムにコードされた遺伝的な多様性と，生後に B 細胞の分化過程で起こる非遺伝的な多様性の両方によるものである．抗原との反応後に最初に産生される抗体は常に IgM である．免疫応答が進行するとクラススイッチと呼ばれる現象により，発現する H 鎖遺伝子の組換えが起こり，V 領域は変化せずに異なる C 領域をもつ抗体分子が産生される．クラススイッチの役割は，抗原特異性を保ちつつ，IgA や IgE，IgG といった異なるエフェクター機能をもつ抗体を産生させることにある．B 細胞の一生の間に起こる免疫グロブリン遺伝子の変化を図 4.37 にまとめる．

本書には，各章で学んだことの理解をより深めるために演習問題が用意されている（http://www.medsi.co.jp/e-meneki3/）．アクセス方法については「概略目次」の次の頁も参照．

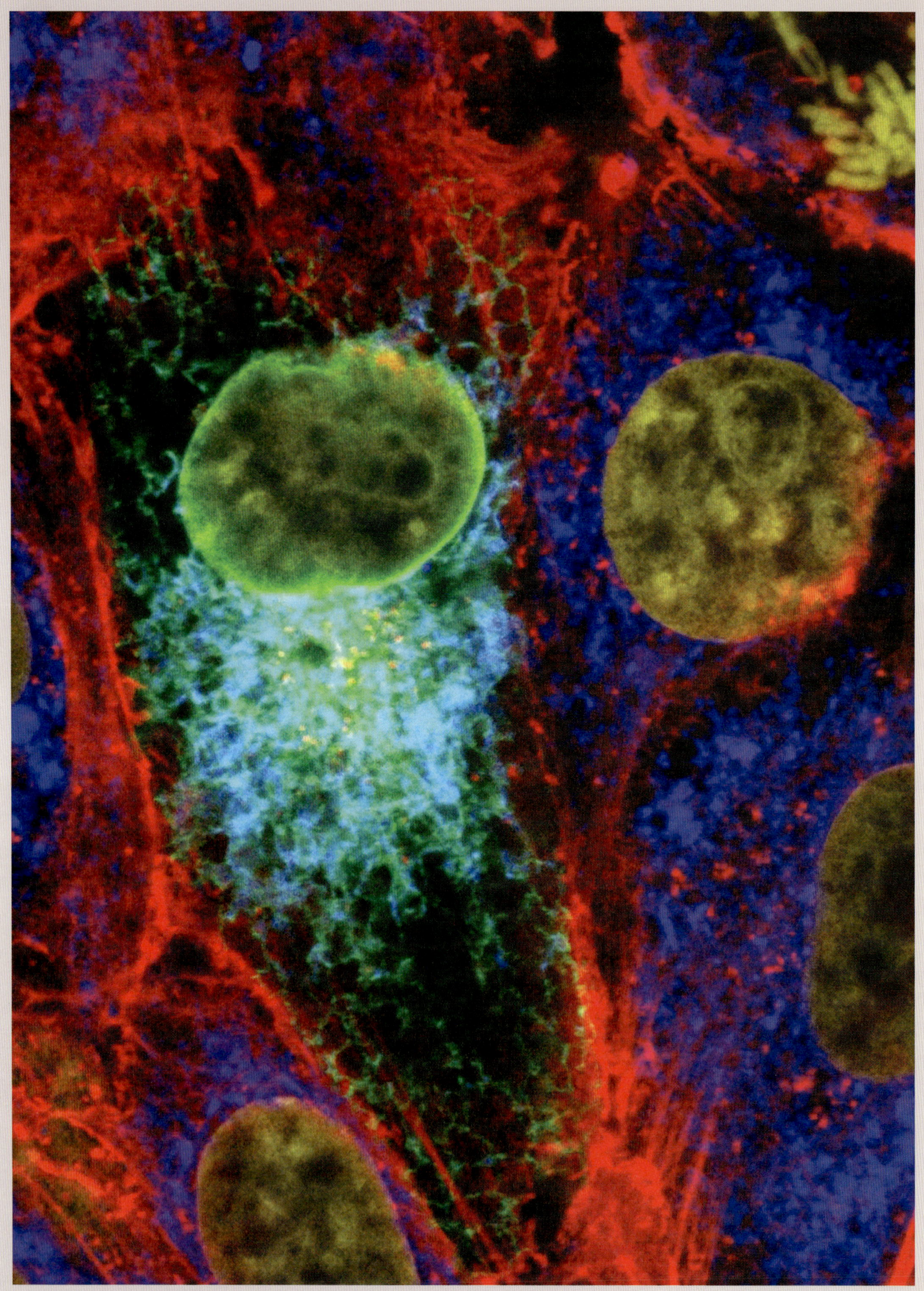

ムンプスウイルスに感染した細胞では，ウイルスタンパク質がペプチドへと分解され小胞体内で MHC クラスⅠ分子に結合する.

T 細胞による抗原の認識

第 5 章

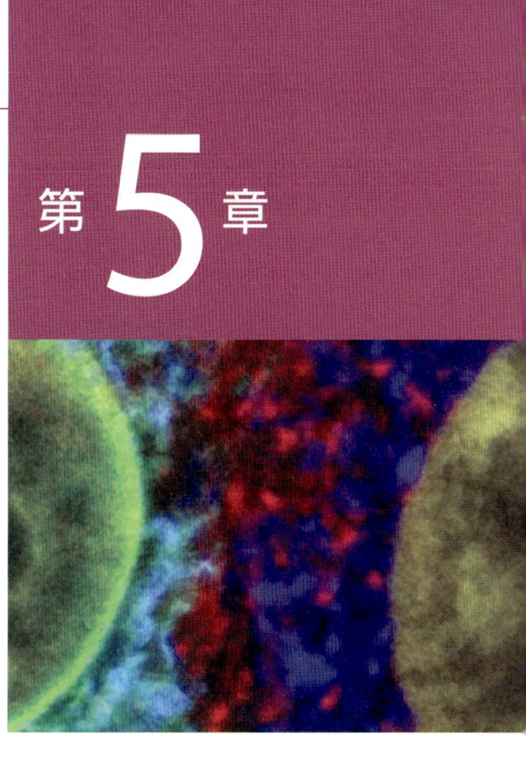

B 細胞(B リンパ球)と同様に，T 細胞(T リンパ球)は多様な抗原特異性をもつ受容体を介して抗原を認識し，これと結合する．B 細胞の唯一の機能は抗体を産生することであるのに対し(第 4 章参照)，T 細胞は多彩な機能をもっており，それらの機能を発揮するためには他の細胞との相互作用を必要とする．B 細胞と T 細胞は，抗原認識の基本原理は同じであるものの機能は異なっており，認識する抗原のタイプも含めて大きな違いがある．

本章の最初の節では，T 細胞の抗原受容体の構造とそれが抗原特異性や多様性を獲得するメカニズムについて説明する．T 細胞の抗原受容体は通常 **T 細胞受容体**(T-cell receptor：**TCR**)と呼ばれ，免疫グロブリンとの間に多くの共通点をもつ．すなわち，T 細胞受容体も免疫グロブリンも類似した構造をとっており，遺伝子再編成の結果形成されて多様な抗原を認識する．B 細胞と同様に，1 つの T 細胞は 1 種類の抗原受容体を発現するため，個々の T 細胞クローンはそれぞれ個有の抗原特異性をもっている．このような T 細胞受容体の発現様式は，B 細胞の分化過程で免疫グロブリンが作られるのと類似したメカニズムによる．

一方で，T 細胞によって認識される抗原は免疫グロブリンによって認識される抗原とはかなり異なっている．免疫グロブリンはタンパク質，糖鎖，脂質といったさまざまな高分子上のエピトープに結合する．このようなエピトープは細菌やウイルス，寄生虫の表面，さらに可溶性のタンパク質毒素においてみられる．一方，T 細胞受容体は主に，病原体のタンパク質が分解されてできたペプチド抗原を認識し，これと結合する．

T 細胞のエフェクター機能も B 細胞のそれとは異なり，他の細胞との抗原特異的な相互作用を介して発揮される．これは，T 細胞受容体が認識する抗原の種類が関係している．T 細胞受容体は，MHC 分子と呼ばれるヒト糖タンパク質と結合した病原体由来のペプチド抗原からなる複合構造物をヒト細胞表面上で認識する．それゆえ，T 細胞受容体のリガンドは単なるペプチド抗原ではなく，細胞表面上にある MHC 分子とペプチドの組み合わせからなる．本章の第 2 節では，病原体タンパク質に由来するペプチドが MHC 分子と結合し，細胞表面に提示される抗原処理の経路を説明する．

MHC 分子をコードする遺伝子は**主要組織適合遺伝子複合体**(major histocompatibility complex：MHC)と呼ばれる染色体領域に集まっている．MHC タンパク質の遺伝子には非常に多型に富んでいるものがある．ヒトにおいて，MHC 遺伝子には多くの異なる変異型があるので，その遺伝子がコードする MHC 分子にも多くの異なる変異型が存在するのである．これは，臨床での臓器移植や組織移植において，ドナーとレシピエントとの間の組織不適合や移植片拒絶反応を引き起こす主な原因となる．本章の第 3 節では MHC 自体について取り上げ，そのきわめて高度な遺伝的多型の免疫学的な意義を説明する．

T 細胞受容体の多様性

T 細胞受容体は細胞表面に発現する糖タンパク質で，2 つのポリペプチド鎖のそれぞれが抗原結合能をもつ免疫グロブリンの 1 つのポリペプチド鎖と類似した構造をもつ．免疫グロブリンとは異なり，T 細胞受容体が分泌されることはないが，免疫グロブリンと同様に(抗原に結合する)可変領域と定常領域からなる．T 細胞の分化過程で，T 細胞受容体の可変領域には遺伝子再編成によって多様性が生まれるが，このメカニズムも免疫グロブリンの多様性獲得機構と同じである．しかし，T 細胞を抗原で刺激しても T 細胞受容体に変化はない．すなわち，免疫グロブリンに起こる抗原結合部位の体細胞高頻度変異や定常領域でのクラススイッチに相当するものはない(第 4 章参照)．この違いは，T 細胞受容体が抗原を認識する受容体としてのみ機能するのに対して，免疫グロブリンは抗原認識のみならず，エフェクター分子として機能することに起因している．

5-1 T 細胞受容体は，膜に結合した免疫グロブリンの Fab フラグメントと似ている

T 細胞受容体は **α 鎖**(**TCRα**)，**β 鎖**(**TCRβ**)という 2 つのポリペプチド鎖からなる．α 鎖と β 鎖をコードする遺伝子座は，1 つの機能的な遺伝子を形成するために再編成される遺伝子断片群からなり，免疫グロブリンの重鎖(H 鎖)と軽鎖(L 鎖)遺伝子座に似ている．T 細胞の分化過程で起こる遺伝子再編成の結果，個々の成熟 T 細胞は機能的な 1 つの α 鎖と β 鎖を発現し，これにより特異的な T 細胞受容体が作られる．健常者の体内には多数の T 細胞受容体を発現する T 細胞が存在するが，その 1 つ 1 つは限られた抗原特異性をもつ 1 種類の T 細胞受容体のみを発現している．

異なる T 細胞に発現する α 鎖と β 鎖のアミノ酸配列をみると，T 細胞受容体が免疫グロブリンと同様に可変領域(V 領域)と定常領域(C 領域)からなるのがわかる．α 鎖と β 鎖は会合することで，膜型免疫グロブリンとよく似たドメイン構造をとる．両鎖はいずれもアミノ末端側から V 領域，C 領域，膜貫通領域からなり，V_α および V_β ドメインが抗原結合部位(免疫グロブリン同様，最も多様性に富む V 領域からなる)を形成する．T 細胞受容体の 4 つの細胞外ドメイン(V_α，C_α，V_β，C_β)の立体構造は，IgG の Fab フラグメントと類似している(図 5.1)．

異なる T 細胞受容体間における V_α と V_β ドメインのアミノ酸配列の違いは，細胞膜から最も離れたポリペプチド鎖のループからなる超可変領域に集中している．このループは抗原の認識に最も重要な部位であり，相補性決定領域(CDR)と呼ばれる．V_α ドメインと V_β ドメインはそれぞれ CDR1，CDR2，CDR3 という 3 つの CDR ループをもっ

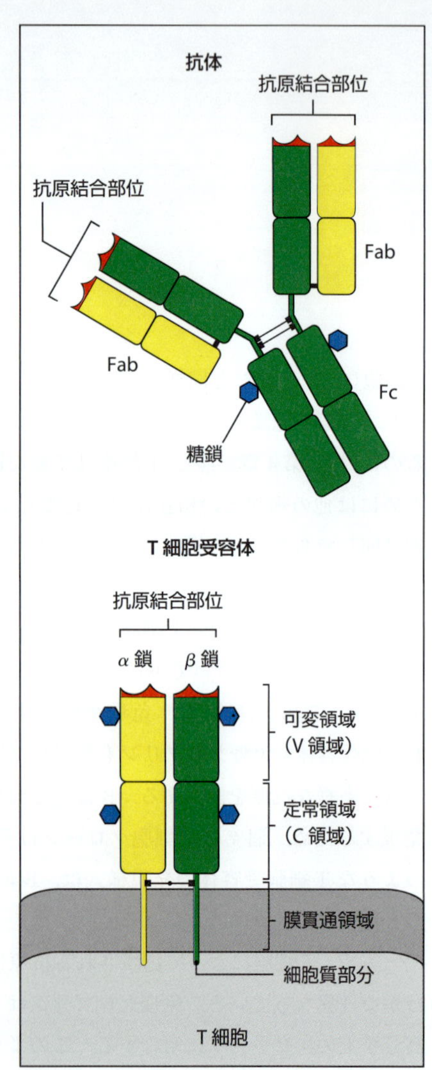

図 5.1 T 細胞受容体は膜型免疫グロブリンの Fab フラグメントに似ている
T 細胞受容体と IgG 抗体を示す．T 細胞受容体は 40 ～ 50 kDa の α 鎖と 35 ～ 46 kDa の β 鎖が結合したヘテロ二量体である．両鎖の細胞外領域は V 領域と C 領域からなる．α 鎖と β 鎖はいずれも細胞膜を貫通するが，その細胞質部分は短い．細胞外の 4 つの免疫グロブリン様ドメインの三次元構造は，抗体の Fab フラグメントと似ている．

ている(図 5.2).

免疫グロブリンは2つ以上の抗原結合部位をもつため，結果として，病原微生物表面に繰り返し存在する抗原に対して強く結合すると考えられる．しかし，T細胞受容体には1つの抗原結合部位しかなく，分泌型はとらず常に膜型として機能する．すなわち，T細胞の抗原認識はT細胞受容体とペプチド-MHC複合体を介して，常にT細胞と抗原提示細胞という2つの異なる細胞の接触面で起こる．T細胞受容体もペプチド-MHC複合体も細胞表面に多数発現している．

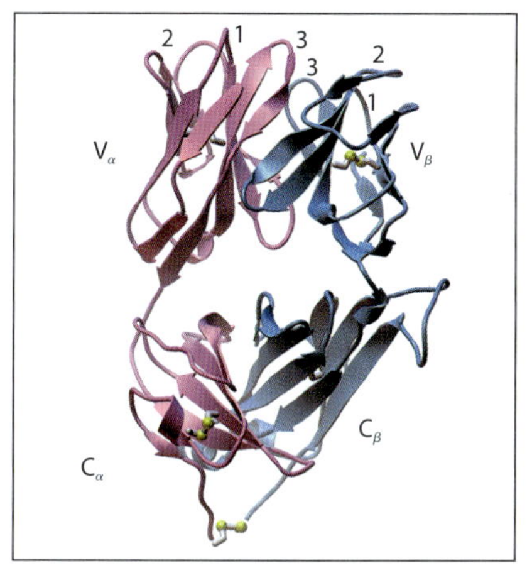

図 5.2 抗原との結合に重要なCDRループをもつT細胞受容体の三次元構造
α鎖を紫色で，β鎖を青色で示す．これはT細胞受容体が細胞表面に存在するときの構造を横から眺めた図であり，ペプチド-MHC複合体と結合するCDRループは先端部分に比較的平坦に位置している．α鎖とβ鎖のCDRループはそれぞれ1～3の番号を記してある．(図はI.A. Wilsonの厚意による)

5-2 T細胞受容体の多様性は遺伝子再編成によって生み出される

第4章では，抗体の多様性獲得の過程が，特定の抗原で刺激される前と後の2つに分けられることを述べた．刺激前はV領域をコードする配列の遺伝子再編成がその主体であり，刺激後は分泌型免疫グロブリンの産生に関わるmRNAのスプライシングや，クラススイッチを引き起こすH鎖C領域の遺伝子再編成，そしてより親和性の高い抗体を産生するための体細胞高頻度変異がこれに関与している．T細胞における抗原刺激前の多様性獲得機構はB細胞のそれと本質的に同じであるが，刺激後はまったく異なる．すなわち，T細胞受容体遺伝子は免疫グロブリン遺伝子と違ってまったく変化しないのである．この本質的な違いは，T細胞受容体自体が抗原認識に関わるだけでエフェクター分子ではないことに起因しており，T細胞におけるエフェクター機能はT細胞が分泌する他のタンパク質が担っている．

ヒトにおいてT細胞受容体のα鎖遺伝子座は14番染色体上に，β鎖遺伝子座は7番染色体上に位置しており，その構造は免疫グロブリンのそれとよく似ている(図 5.3)．

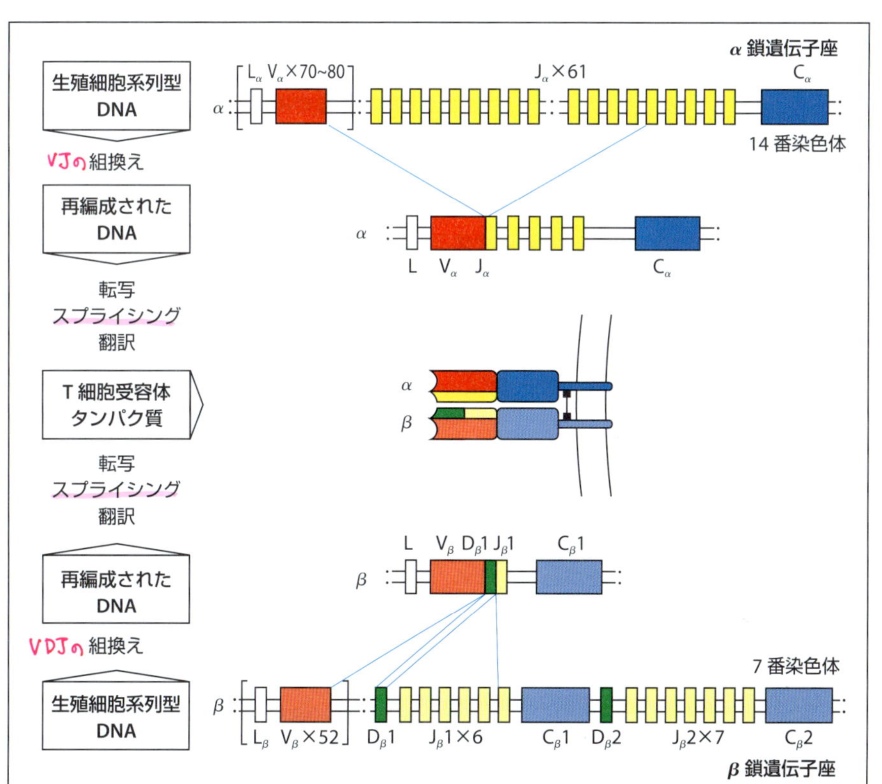

図 5.3 T細胞受容体の遺伝子構造とその再編成
最上段と最下段には，それぞれT細胞受容体α鎖遺伝子座およびβ鎖遺伝子座のV(可変)，D(多様性)，J(結合)，C(定常)遺伝子断片の染色体DNA上での配列を示す．T細胞の分化過程において，α鎖やβ鎖のV領域をコードする遺伝子断片群はDNA組換えを受ける．α鎖の場合，遺伝子再編成により1つのV_α遺伝子断片は1つのJ_α遺伝子断片と結合し，可変領域をコードする機能的エキソンが形成される．β鎖の場合は1つのV_β，D_β，J_β遺伝子断片から機能的エキソンが形成される．再編成された遺伝子は転写され，スプライシングを起こした後，α鎖やβ鎖をコードするmRNAを形成する．膜貫通領域をコードするエキソンは省略してある．L：リーダー配列．

主な違いはT細胞受容体のC領域の単純さにあり，1つのC_α遺伝子と，これと機能的にまったく等しい2つのC_β遺伝子で構成されている．α鎖遺伝子座は免疫グロブリンのL鎖遺伝子座と類似しており，V遺伝子断片とJ遺伝子断片から構成されている．一方，β鎖遺伝子座にはH鎖遺伝子座と同様，V，J遺伝子断片に加えD遺伝子断片が存在する．言い換えるとα鎖のV領域はV，J断片により，β鎖のV領域はV，D，J断片によりコードされる．

T細胞受容体の遺伝子再編成は胸腺でT細胞が分化する過程で起こり，そのメカニズムは第4章で述べた免疫グロブリンのそれと似ている．α鎖遺伝子ではDNA組換えによりV断片とJ断片が結合し，V領域をコードする遺伝子が形成されるが，β鎖遺伝子ではまずD断片とJ断片が結合し，続いてV断片が結合する(図5.3参照)．T細胞受容体をコードする遺伝子断片は免疫グロブリンと同様にいずれも両端に組換えシグナル配列をもっており，組換え活性化遺伝子(recombination-activating gene：RAG)複合体や他のDNA修飾酵素がこの組換えに関与している(p.92の4-8項，p.95の4-9項参照)．さらに遺伝子再編成の過程で，ゲノムにコードされていないPヌクレオチドやNヌクレオチドがV_β-D_β，D_β-J_β，V_α-J_α間に挿入される．この挿入はT細胞受容体α鎖およびβ鎖のCDR3配列の多様性獲得に大きく貢献している．

まれな遺伝性疾患である**重症複合免疫不全症**(severe combined immunodeficiency：SCID)の1つの原因は*RAG*遺伝子の異常にある．この病気は機能的なB細胞もT細胞も欠損していることから“複合(combined)型”といわれ，B細胞のみが欠損する免疫不全症よりも“重症(severe)”である．造血細胞移植もしくは他の医療的処置なくしては，SCIDの患児は感染症により乳幼児期に死亡する(**図5.4**上)．また，ヒトにおいて，酵素活性が部分的に障害されたミスセンス変異をもつ*RAG*遺伝子が見つかっている．この変異に起因する**オーメン症候群**(Omenn syndrome)では，SCIDといくつかの点で異なる症状を示すが，やはり致死的な免疫不全を引き起こす(図5.4下)．

遺伝子再編成の結果，リーダーペプチド(L)，V領域，C領域，膜貫通領域をコードするエキソンからなる機能的なα鎖およびβ鎖遺伝子が形成される．これらのエキソンの間にはイントロンが挟まっており，V領域とC領域の間のイントロンには再編成されていない遺伝子断片が含まれている(図5.3のα鎖遺伝子を参照)．転写に伴い，これらのイントロンはスプライシングによって除去され，mRNAが産生される．mRNAはその後翻訳されることでα鎖およびβ鎖ができる．他の膜タンパク質と同様に，新しく合成されたα鎖とβ鎖は小胞体に運ばれ，そこで会合して**αβ型T細胞受容体**(αβ T-cell receptor)を形成する(図5.3参照)．

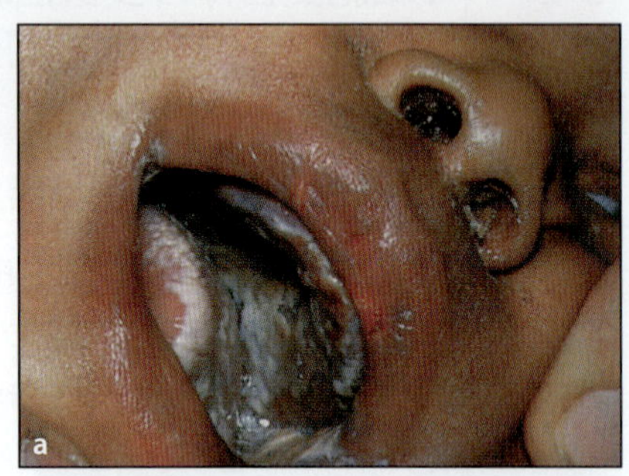

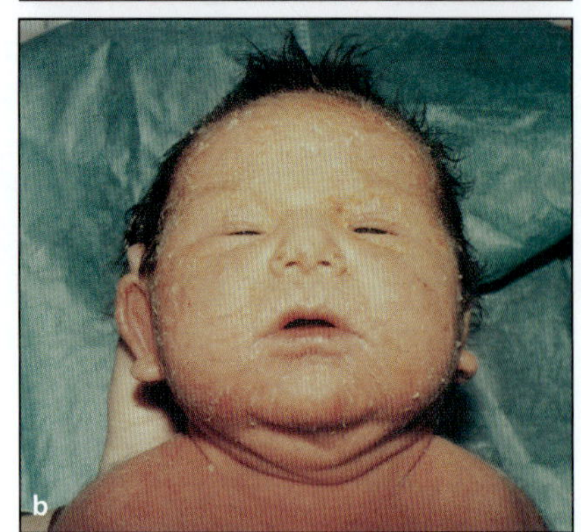

図5.4　重症複合免疫不全症(SCID)
SCIDの幼児はT細胞とB細胞を機能的に欠損しており，適応免疫応答を起こすことができない．(a)SCIDの幼児の口腔における*Candida albicans*感染．SCIDの幼児は典型的に日和見病原体による感染を起こす．SCIDはさまざまな遺伝的異常によって引き起こされるが，その1つはRAGタンパク質の機能の完全欠損である．RAGの異常に関連する免疫不全症としてオーメン症候群があり，この病気では*RAG*遺伝子の変異によりRAG活性が80%程度低下している．(b)オーメン症候群の幼児では慢性的に炎症状態となり，特徴的な顔と肩の鮮紅色の皮疹を示す．SCIDやオーメン症候群の診断を受けた乳幼児は，健常なドナーから造血細胞移植を受けなければ幼い頃に死んでしまう．移植によりその乳幼児の障害された免疫系が移植造血幹細胞由来の適格な免疫系に入れ替わることで治療される．(写真aはFred Rosen，写真bはLuigi Notarangeloの厚意による)

5-3　*RAG*遺伝子は適応免疫の起源に関わる重要な要素である

T細胞とB細胞において，抗原受容体がクローン多様性を獲得するための遺伝子再編成，いわゆる**V(D)J組換え**〔V(D)J recombination〕の仕組みは同じである．このV(D)J組換えにおいて鍵となる分子はRAGリコンビナーゼの2つのサブユニットであり，これらはリンパ球でのみ産生される(p.95の4-9項参照)．したがってRAGタンパク質は適応免疫に特異的であり，その欠損もしくは機能不全によって生じる病気(図5.4参照)からも明らかなように，適応免疫の機能に必須である．このことは，脊椎動物の共通の祖先に*RAG*遺伝子が出現したことから，進化の過程で適応免疫系が形成されてきたということを裏づける．

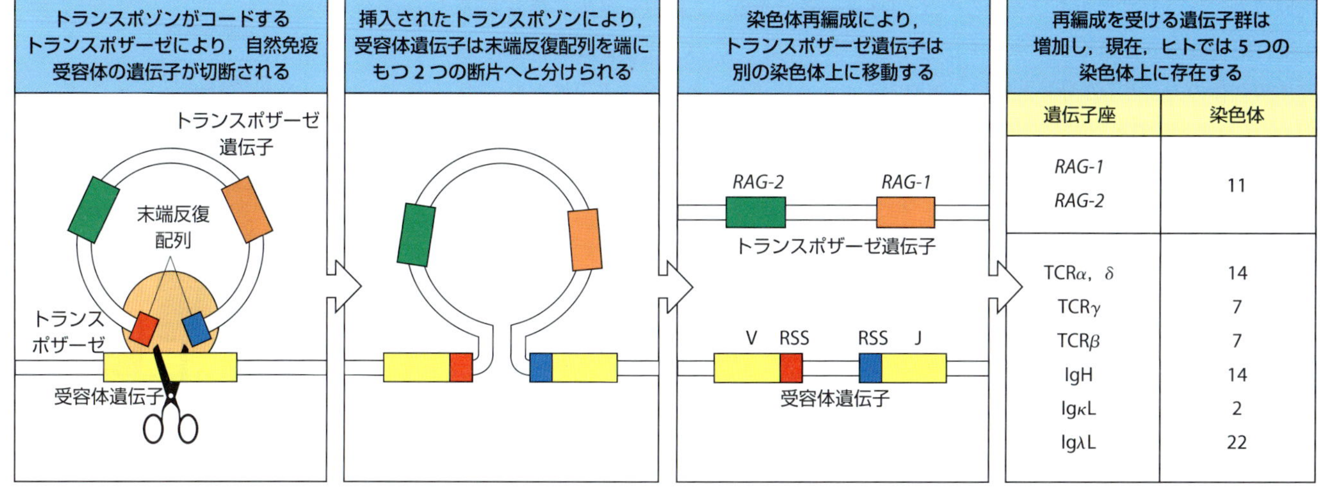

遺伝子座	染色体
RAG-1 *RAG-2*	11
TCRα，δ	14
TCRγ	7
TCRβ	7
IgH	14
IgκL	2
IgλL	22

図 5.5 *RAG* 遺伝子と免疫グロブリンおよびT細胞受容体遺伝子の組換えシグナル配列は，もともとトランスポゾンの構成要素であった

再編成される抗原受容体遺伝子群の進化の始まりは，4億年以上前にさかのぼると考えられる．まず，トランスポゾンが自然免疫受容体をコードする遺伝子に挿入された（左から1番目の図）．その結果，受容体遺伝子は2つの遺伝子断片へと分けられ，それぞれの末端にはトランスポゾンの反復DNA領域（末端反復配列）が配置されることになる（2番目の図）．次に，染色体再編成によって，トランスポザーゼ遺伝子は最初の再編成遺伝子から切り出され，別の染色体上に移動する．残った末端反復配列は，最初の再編成遺伝子に対する組換えシグナル配列になり，一方，トランスポザーゼ遺伝子は *RAG-1* および *RAG-2* 遺伝子の原型となる（3番目の図）．4億年以上に及ぶ進化の過程で，再編成を受ける遺伝子群は増加し，現在では5つのヒト染色体上に位置している．

RAG 遺伝子には，真核生物の遺伝子構造に特徴的なイントロンがない．この点において *RAG* 遺伝子は，自身のコピーを作って，これを染色体上の異なる位置に移動させることができる遺伝因子であるトランスポゾンのトランスポザーゼ遺伝子とよく似ている．トランスポゾンは，二本鎖DNAを切断する酵素であるトランスポザーゼをコードしており，さらにトランスポザーゼによって認識される末端反復配列（terminal repeat sequence）と呼ばれる反復DNA領域をもつ（図 5.5）．これら2つの重要な構成要素により，トランスポゾンはある場所から切り出されて他の場所へと挿入される．RAGリコンビナーゼとトランスポザーゼが似ていることから，免疫グロブリンとT細胞受容体の遺伝子断片を再編成するのに現在用いられているメカニズムは，脊椎動物の祖先においてトランスポゾンがある種の自然免疫受容体遺伝子に挿入されたことに始まると考えられている．この挿入されたトランスポザーゼ遺伝子はRAGタンパク質をコードするよう進化し，末端反復配列は最初に再編成される遺伝子断片に対する組換えシグナル配列になるよう進化した．この進化の過程でトランスポゾンを構成するトランスポザーゼ遺伝子と末端反復配列は，別々の遺伝子を構成する要素として，どちらもリンパ球に特異的に発現するようになったと思われる．今日，ヒトの *RAG* 遺伝子は11番染色体上にあり，再編成を受ける抗原受容体遺伝子群は大幅に増加し，免疫グロブリン遺伝子やT細胞受容体遺伝子は別の4つの染色体上にコードされている．

5-4 T細胞受容体の細胞表面での発現には，他の分子との会合が必要である

T細胞受容体は多様性を有しており，抗原を特異的に認識する．しかし α 鎖と β 鎖のヘテロ二量体だけでは，小胞体を離れて細胞表面に発現されることはない．この点においてT細胞受容体と免疫グロブリンは類似している．すなわち，小胞体を離れる前に $\alpha\beta$ ヘテロ二量体は4つの不変な膜タンパク質と会合するのである．4つのうちCD3γ，CD3δ，CD3ϵ はヒト11番染色体上の互いによく似た遺伝子によりコードされており，**CD3複合体**（CD3 complex）と呼ばれる．残りの1つは ζ 鎖で，これはヒト1番染色体上の遺伝子によってコードされている．

細胞表面においてCD3複合体と ζ 鎖はT細胞受容体と安定的に会合しており，**T細胞受容体複合体**（T-cell receptor complex）を形成する（図 5.6）．$\alpha\beta$ ヘテロ二量体による

抗原認識に伴いシグナルを伝達するのはCD3とζ鎖である．T細胞受容体α鎖およびβ鎖の細胞質部分は短くシグナルを伝達できないのに対して，CD3とζ鎖はB細胞受容体複合体のIgαとIgβ分子と同様，細胞内シグナル伝達分子と会合する領域をもっている．CD3δやCD3ϵの発現を欠く人では，T細胞受容体の細胞表面への輸送が障害されており，その結果受容体の発現レベルが低く，シグナル伝達も障害されているため，免疫不全の症状を呈することになる．

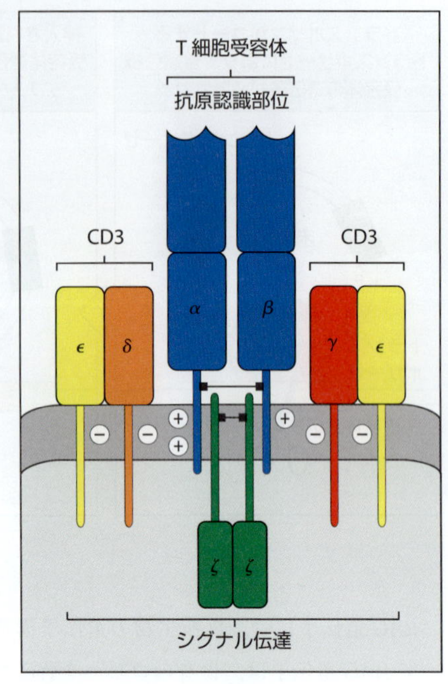

図5.6　T細胞受容体複合体の構造

T細胞表面に存在する機能的な抗原受容体は8個のポリペプチド鎖から構成されており，T細胞受容体複合体と呼ばれる．α鎖とβ鎖が抗原と結合し，複合体の中心をなす．T細胞受容体は1つのCD3γ鎖とCD3δ鎖，2つのCD3ϵ鎖とζ鎖と会合する．これらのポリペプチド鎖には多様性はないが，新しく合成されたT細胞受容体が細胞表面に発現するためにも，また抗原認識に伴いシグナルを伝達するためにも必要である．α鎖，β鎖の膜貫通領域は正（＋）の電荷をもつアミノ酸を有しており，これがCD3γ，δ，ϵ鎖の膜貫通領域の負（－）に荷電したアミノ酸とイオン結合している．

5-5　γ鎖とδ鎖が会合してできた別のクラスのT細胞受容体は，$\alpha\beta$型T細胞受容体のない別のT細胞集団に発現する

$\alpha\beta$型T細胞受容体と構造上よく似ているが，**T細胞受容体γ鎖**（**TCRγ**．CD3γと混同しないように）と**T細胞受容体δ鎖**（**TCRδ**）と呼ばれる2種類の分子からなる別のT細胞受容体が存在する．γ鎖はα鎖に，δ鎖はβ鎖に似ている（図5.7）．すべてのT細胞は$\alpha\beta$型受容体か$\gamma\delta$型受容体のいずれかを発現しており，両者を同時に発現することはない．これら2種類のT細胞受容体は，古代からある2つの基本的で特徴のあるT細胞系列を規定しており，すべての有顎脊椎動物に存在している．$\alpha\beta$型受容体を発現するT細胞を**$\alpha\beta$型T細胞**（$\alpha\beta$ T cell）と呼び，$\gamma\delta$型受容体を発現するT細胞を**$\gamma\delta$型T細胞**（$\gamma\delta$ T cell）と呼ぶ．

γ鎖およびδ鎖遺伝子座の構造はα鎖およびβ鎖遺伝子座とよく似ているが，いくつかの重要な違いがある（図5.8）．例えば，δ鎖遺伝子断片は14番染色体上のα鎖遺伝子座内のV_α遺伝子断片とJ_α遺伝子断片の間に存在しているため，α鎖遺伝子座に遺伝子再編成が起こればδ鎖遺伝子座は欠失あるいは不活性化されることになる．一方，ヒトγ鎖遺伝子座は7番染色体上に存在する．γ鎖およびδ鎖遺伝子座はα鎖およびβ鎖遺伝子座に比べてV遺伝子断片の数が少ない．そのため$\gamma\delta$型T細胞受容体は，$\alpha\beta$型T細胞受容体よりも多様性が乏しい．δ鎖に関しては，結合部の多様性によってこれが部分的に補完されている．γ鎖およびδ鎖遺伝子の再編成はα鎖およびβ鎖遺伝子の再編成とよく似た機序で起こるが，δ鎖遺伝子の再編成過程では2つのD遺伝子断片が組み込まれる点が特徴的である．これは2つの点でδ鎖の多様性獲得に貢献して

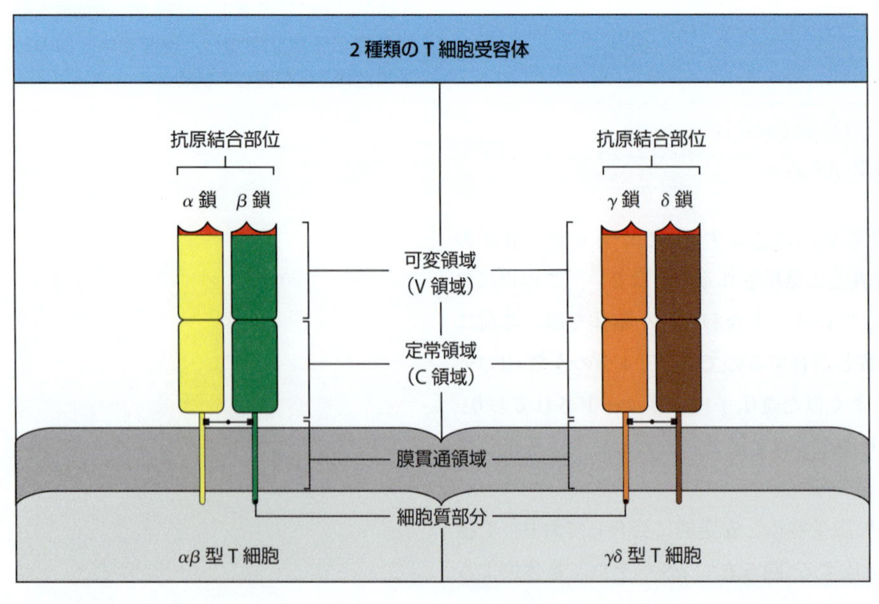

図5.7　2種類のT細胞受容体

$\alpha\beta$型T細胞受容体（左図）と$\gamma\delta$型受容体（右図）は似た構造をとるが，これらは異なる遺伝子断片が再編成されてできたものであり，機能も異なっている．

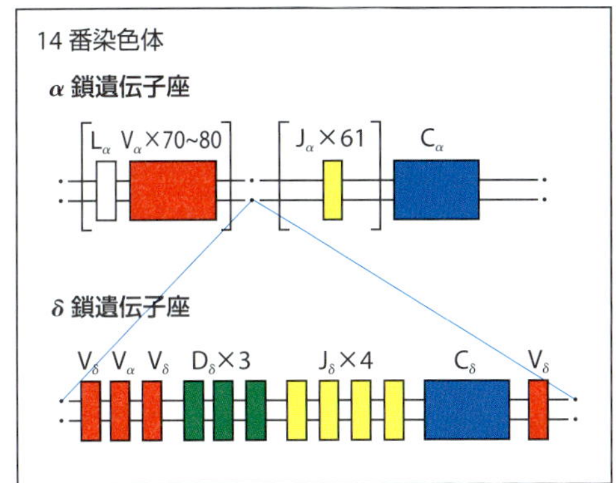

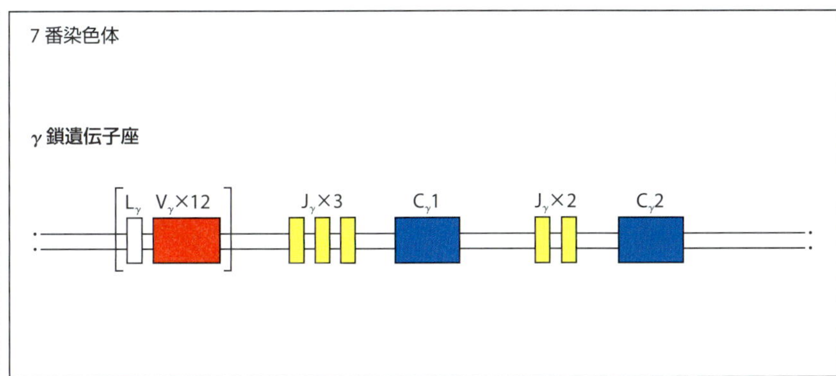

図 5.8 ヒトT細胞受容体の γ 鎖および δ 鎖遺伝子座の構造

T細胞受容体(TCR)α，β 鎖遺伝子座と同様に，TCRγ，δ 鎖遺伝子座もV(可変)，D(多様性)，J(結合)，C(定常)遺伝子断片からなる．δ 鎖遺伝子座は 14 番染色体上で V_α，J_α 断片群に挟まれて存在する．少なくとも 3 つの V_δ 断片，3 つの D_δ 断片，3 つの J_δ 断片と 1 つの C_δ 断片がある．V_δ 断片は，V_α や他の遺伝子断片の間に散在している．一方，γ 鎖遺伝子座は 7 番染色体上にあり，TCRβ 鎖遺伝子座と同様に，一連のV断片に加えて 2 つのC断片があり，それぞれがJ断片を伴っている．

いる．すなわち第一に，遺伝子断片の組み合わせの数が増えるため，第二に，V_δ-D_δ，D_δ-J_δ に加え 2 つの D 断片間の連結部にも N ヌクレオチドが挿入されるためである．

魚類，鳥類，哺乳類やその他のあらゆる有顎脊椎動物では，αβ 型 T 細胞は同じ種類の抗原を認識する．つまり，MHC 分子に結合したペプチド抗原を認識するのである．一方，γδ 型 T 細胞の機能面において抗原認識やその他の特性は保存されておらず，生物種間で，特に免疫学者が主な動物モデルとして使うマウスとヒトの間で大きな相違がある．したがって，マウス αβ 型 T 細胞の研究から，ヒト αβ 型 T 細胞の生物学に関する(すべてではないが)多くの貴重な成果がもたらされてきたが，γδ 型 T 細胞に関しては，生物種の相違点が類似点を上回るのでそうはいかない．γδ 型 T 細胞の重要な共通の特性としては，血中よりも組織中に豊富に存在すること，NK 細胞やその他の自然リンパ球と似た特性をもつこと，そして γδ 型 T 細胞受容体の認識が MHC 分子とそれに結合したペプチドに完全には依存していない(部分的には関係している)ことが挙げられる．こういった複雑さと生物種の相違点があるので，γδ 型 T 細胞の機能は αβ 型 T 細胞の機能ほどは明らかになっていない．本書のこれ以降では，簡潔にするために，特別に規定しない限り，T 細胞は αβ 型 T 細胞を，T 細胞受容体は αβ 型 T 細胞受容体を指すこととする．

■ まとめ

T 細胞は，T 細胞受容体と呼ばれる細胞表面の受容体を介して抗原を認識する．T 細胞受容体は，B 細胞の抗原受容体である膜型免疫グロブリンと似た構造および機能をもつ．T 細胞受容体は V 領域，C 領域，膜貫通領域からなるポリペプチド鎖が会合して形成される糖タンパク質で，その細胞外領域の立体構造は IgG の Fab フラグメントに類似している．T 細胞受容体には α 鎖と β 鎖が会合した αβ 型と，γ 鎖と δ 鎖が会合した γδ 型の 2 種類が存在し，αβ 型 T 細胞の機能はよくわかっているのに対して，γδ 型 T 細胞の機能はよくわかっていない．T 細胞受容体を構成する 4 種類のポリペプチド鎖は免疫グロブリン遺伝子とよく似た遺伝子群によってコードされており，発現のためには遺伝子再編成を必要とする．T 細胞受容体が T 細胞表面に発現するには CD3 複合体と会合する必要がある．T 細胞受容体が抗原を認識すると，CD3 複合体が細胞内にそのシグナルを伝達する．

T 細胞受容体と免疫グロブリンの大きな違いは後者がエフェクター機能をもつ分泌型にもなるのに対して，前者は常に細胞表面で受容体として機能する点にあり，T 細胞のエフェクター機能は他の分子が担っている．このことは，T 細胞受容体が免疫グロブリ

構成要素	免疫グロブリン		αβ型T細胞受容体	
	H鎖	L鎖(κ+λ鎖)	β鎖	α鎖
V(可変)遺伝子断片	40	70	52	約70
D(多様性)遺伝子断片	23	0	2	0
3フレームで読まれるD遺伝子断片	まれ	–	多い	–
J(結合)遺伝子断片	6	5(κ), 4(λ)	13	61
NおよびPヌクレオチドが挿入される結合部	2	結合部の50%	2	1
V領域遺伝子の組み合わせ	約1.9×10^{6}		約5.8×10^{6}	
結合部多様性	約3×10^{7}		約2×10^{11}	
すべての多様性	約5×10^{13}		約10^{18}	

図 5.9 抗原と反応する前のT細胞受容体およびB細胞受容体レパートリーにおける多様性の比較

ンと異なり，抗原認識に伴い体細胞高頻度変異やクラススイッチを受けないことと関係している．T細胞受容体は抗原と出会った後にさらなる多様化を受けないにもかかわらず，T細胞受容体レパートリーは抗体レパートリーよりも多様性がある(図5.9)．これは，V(D)J組換えのときに多様化する能力が上回っているからである．

抗原の処理と提示

ナイーブB細胞の抗原受容体は細胞表面に存在するIgM分子であり，天然や人工のあらゆる化合物や巨大分子に低親和性で結合する能力をもっている．ナイーブT細胞の抗原受容体には免疫グロブリンの抗原受容体と構造的によく似た抗原結合部位があるものの，抗体とは違って多様な構造的特徴を認識できるわけではない．T細胞受容体によって認識されるリガンドは非常に制約されていて，T細胞受容体は1つの構造物上での変化のみを認識する．T細胞受容体が認識する外来抗原は，病原体タンパク質が細胞内で分解されてできた短いペプチドである．そのペプチド抗原が小胞体またはエンドソームの中で特殊化されたヒトタンパク質(MHC分子)と結合すると，そのヒトタンパク質が適切な形状を保ち，安定した構造を獲得して，細胞表面に到達する．このようにして，このヒトタンパク質は細胞表面にペプチドを運び，それをT細胞受容体が認識して機能を発揮する．この相互作用にはペプチド抗原と結合したヒトタンパク質とT細胞受容体の間の接触が関わっている．つまり，病原体由来のさまざまな抗原とT細胞受容体との相互作用も1つの構造物上での変化ということである．抗原処理とは，ヒト細胞内でペプチド抗原が作られることである．抗原提示とは，ヒト細胞表面にT細胞受容体が結合できるペプチド抗原を適切な様式で提示することである．本節では抗原処理と抗原提示の細胞内メカニズムについて説明する．

5-6 T細胞受容体はMHC分子に結合したペプチド抗原を認識する

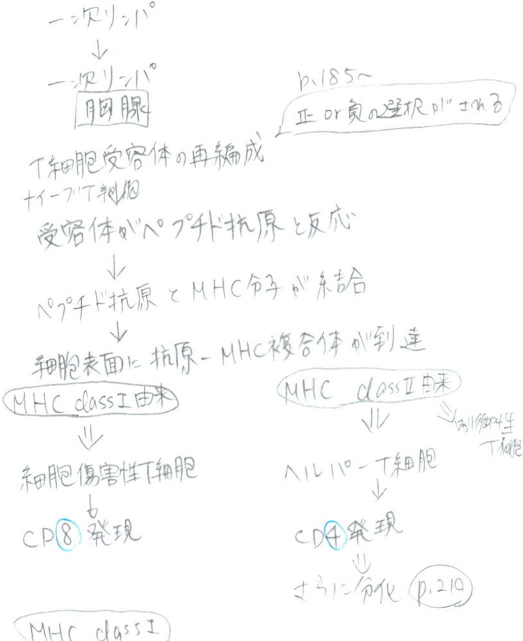

T細胞受容体によって認識される抗原は短いペプチドであり，病原体やそのタンパク質の分解によって生じた8～25アミノ酸からなるペプチドである．このため，T細胞による抗原認識は次の2点で単純化されている．1つはたった1種類の巨大分子(つまり，タンパク質)に特化していること，もう1つはタンパク質の三次元構造の複雑さを無視してその代わりに一次構造の小さな線状成分を標的にしていることである．一般に1つのタンパク質からさまざまな抗原性をもったペプチドが作り出されるが，T細胞集団におけるT細胞受容体の多様性のおかげで，いかなる病原体にも特異的なT細胞適応免疫応答ができる．

T細胞受容体によって認識されるペプチドは，ヒト細胞において病原体やその生成物が分解されることで作られる．マクロファージと樹状細胞による病原体の捕捉と殺傷が，細菌や他の細胞外病原体に由来するペプチドの主な供給源となっている．ウイルスタンパク質の分解により生じるペプチドは，ウイルスに感染したすべてのヒト細胞で作られる．病原体やその生成物からペプチド抗原が作られる過程は，**抗原処理**(antigen processing)と呼ばれている．

ヒト細胞内で抗原ペプチドが作られた後，抗原特異的なT細胞受容体に結合するためにはペプチドが細胞表面へ移行しなければならない．これはペプチドが細胞内の膜関連タンパク質と結合することによって行われ，その結果，抗原が細胞表面に運ばれることになる．ペプチド抗原を結合して運ぶ機能を担う専用のヒト糖タンパク質は，**主要組織適合遺伝子複合体分子**(major histocompatibility complex molecule)あるいは**MHC分子**(MHC molecule)と呼ばれている．各MHC分子は1つのペプチドと結合することができ，ペプチドが結合したときにだけMHC分子は細胞内から細胞表面へ移動する．そのペプチド抗原とMHC分子の複合体は，細胞表面で抗原特異的なT細胞受容体によって認識される(図5.10)．MHC分子はT細胞受容体にペプチド抗原を提示(present)するので，その過程は**抗原提示**(antigen presentation)と呼ばれ，抗原提示ができる細胞は**抗原提示細胞**(antigen-presenting cell)という．

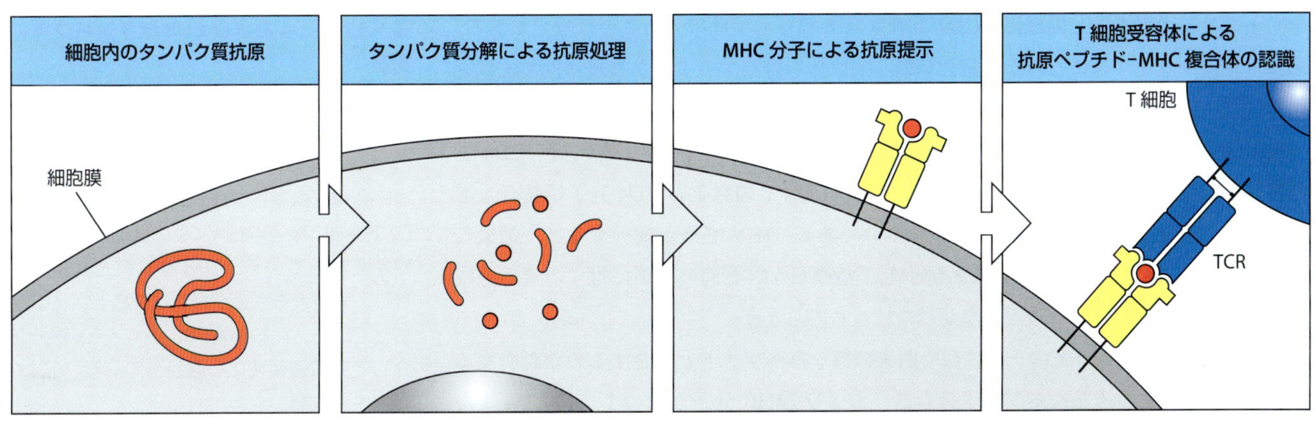

図5.10 抗原の処理と提示
T細胞に認識される抗原は，タンパク質分解によって折りたたみ構造がほどけ小分子となったペプチドであり，このペプチドを生成する過程を抗原処理と呼ぶ．T細胞受容体がペプチド抗原を認識するためには，ペプチドがMHCに結合して細胞表面に提示されなければならず，これを抗原提示という．

5-7 2種類のMHC分子が2種類のT細胞にペプチド抗原を提示する

ヒト組織に感染する微生物には大きく2種類ある．1つは細胞外病原体(例えば多くの細菌)であり，ヒト細胞外空間で生存し複製する．もう1つは細胞内病原体(例えばウイルス)であり，ヒト細胞内で生存し複製する．このように生存部位の違いがあるため，細胞外病原体のタンパク質は細胞内小胞とリソソームの中で分解されるのに対して，細胞内病原体のタンパク質は細胞質で分解される．これら異なる病原体の感染にT細胞が反応するために，2種類のMHC分子が用いられている．**MHCクラスⅠ**(MHC class Ⅰ)が細胞内病原体由来の抗原を提示し，**MHCクラスⅡ**(MHC class Ⅱ)が細胞外病原体由来の抗原を提示する(図5.11)．細胞内病原体が細胞質で分解されてできたペプチドは小胞体へと運ばれ，MHCクラスⅠ分子が結合して細胞表面へ運ばれる．それに対して，MHCクラスⅡ分子は初めにエンドソームへ移動し，リソソームで分解された細胞外病原体のペプチドと結合して細胞表面へ移動する．

2つのクラスのMHC分子に対応して2つの専門化したエフェクターT細胞がある．すなわち，MHCクラスⅠ分子によって提示された抗原を認識して細胞内感染に対して防御する**細胞傷害性T細胞**(cytotoxic T cell)と，MHCクラスⅡ分子によって提示された抗原を認識して細胞外感染に対して防御する**ヘルパーT細胞**(helper T cell)である．細胞傷害性T細胞とヘルパーT細胞は簡単に区別できる．なぜなら，すべての細胞傷害性T細胞は細胞表面タンパク質**CD8**を発現するのに対して，すべてのヘルパーT細胞は細胞表面タンパク質**CD4**を発現するからである．細胞傷害性T細胞がCD4を発現することや，ヘルパーT細胞がCD8を発現することはない．

CD4とCD8は**T細胞補助受容体**(T-cell co-receptor)と呼ばれ，ペプチド抗原とMHC分子の複合体を認識するときにT細胞受容体と協調して働く．CD4はT細胞受容体が結合する場所とは位置的に離れた部位でMHCクラスⅡ分子と結合する．同様に，CD8もT細胞受容体が認識する場所とは重ならない部位でMHCクラスⅠ分子と結合する．CD4とCD8は機能的に似ているが，それぞれの構造は異なっている．CD4は4つの細胞外免疫グロブリン様ドメインからなる1本のポリペプチドである．CD8は2本のポリペプチドのヘテロ二量体であり，それぞれのポリペプチドが1つの細胞外免疫グロブリン様ドメインをもっている(図5.12)．

細胞傷害性CD8 T細胞の主な機能は，ウイルスや細菌，その他のいくつかの細胞内病原体に感染している細胞を殺傷することである．CD4 T細胞の機能は組織マクロファージの活性化を促進することである．つまり，マクロファージが細胞外病原体を貪食したり，適応免疫応答を活発にするためのサイトカインやケモカインを分泌する能力を向上させるのである．同様に，CD4 T細胞はB細胞も手助けすることは重要である．細胞外細菌やウイルスにしっかり結合して，病原体を排除するような高親和性の抗体を作るには，CD4 T細胞の手助けが欠かせないのである(図5.13)．

後天性免疫不全症候群(AIDS)の原因であるヒト免疫不全ウイルス(HIV)は，CD4を受容体としてCD4 T細胞に感染する．HIVは，CD4 T細胞上のCD4分子に結合して細胞内に入り込むことで，自身を複製するのである．HIV感染が進行すると，循環しているCD4 T細胞の数はだんだんと減少し，治療しないと別の感染に対する適応免疫応答が働かなくなるような致死的なレベルに至ってしまう．

2種類のMHC分子がどのようにして由来の異なるペプチドと結合するのか説明する前に，MHC分子の構造やペプチド結合能，およびMHC分子がどのようにCD4また

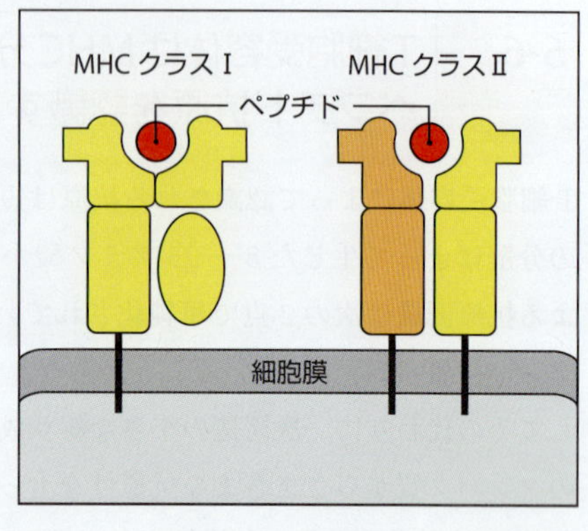

図5.11 2種類のMHC分子
MHCクラスⅠ分子とMHCクラスⅡ分子は全体的に似た三次元構造をしている．その違いは構成要素であるポリペプチド鎖にある．MHCクラスⅡ分子は2つの似た大きさのポリペプチドでできており，それぞれ2個の細胞外ドメインをもち，細胞膜に固定されている．MHCクラスⅠ分子は，3個の細胞外ドメインをもち細胞膜に固定された大きなポリペプチド鎖と，細胞膜に固定されていない小さなポリペプチドで構成されている．

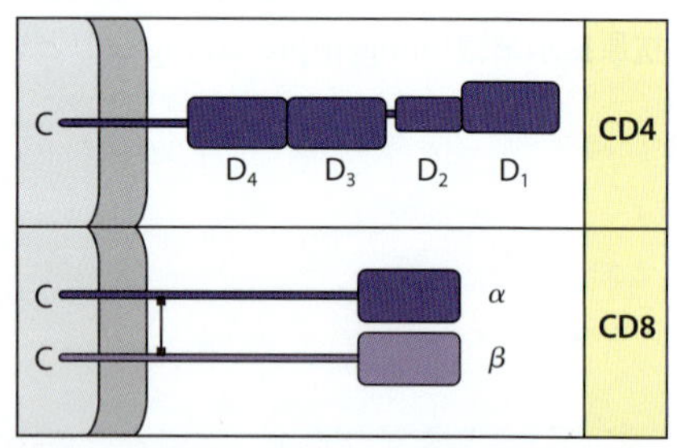

図5.12 CD4およびCD8糖タンパク質の構造
補助受容体のCD4とCD8は免疫グロブリンスーパーファミリーに属する分子である．CD4は細胞外にD_1，D_2，D_3，D_4という4つの免疫グロブリン様ドメインをもっており，D_2ドメインとD_3ドメインの間は折れ曲がりやすくなっている．CD8はα鎖とβ鎖からなり，両方とも免疫グロブリン様ドメインをもっていて，比較的長いポリペプチド部分を介して膜貫通領域につながっている．C：カルボキシ末端．

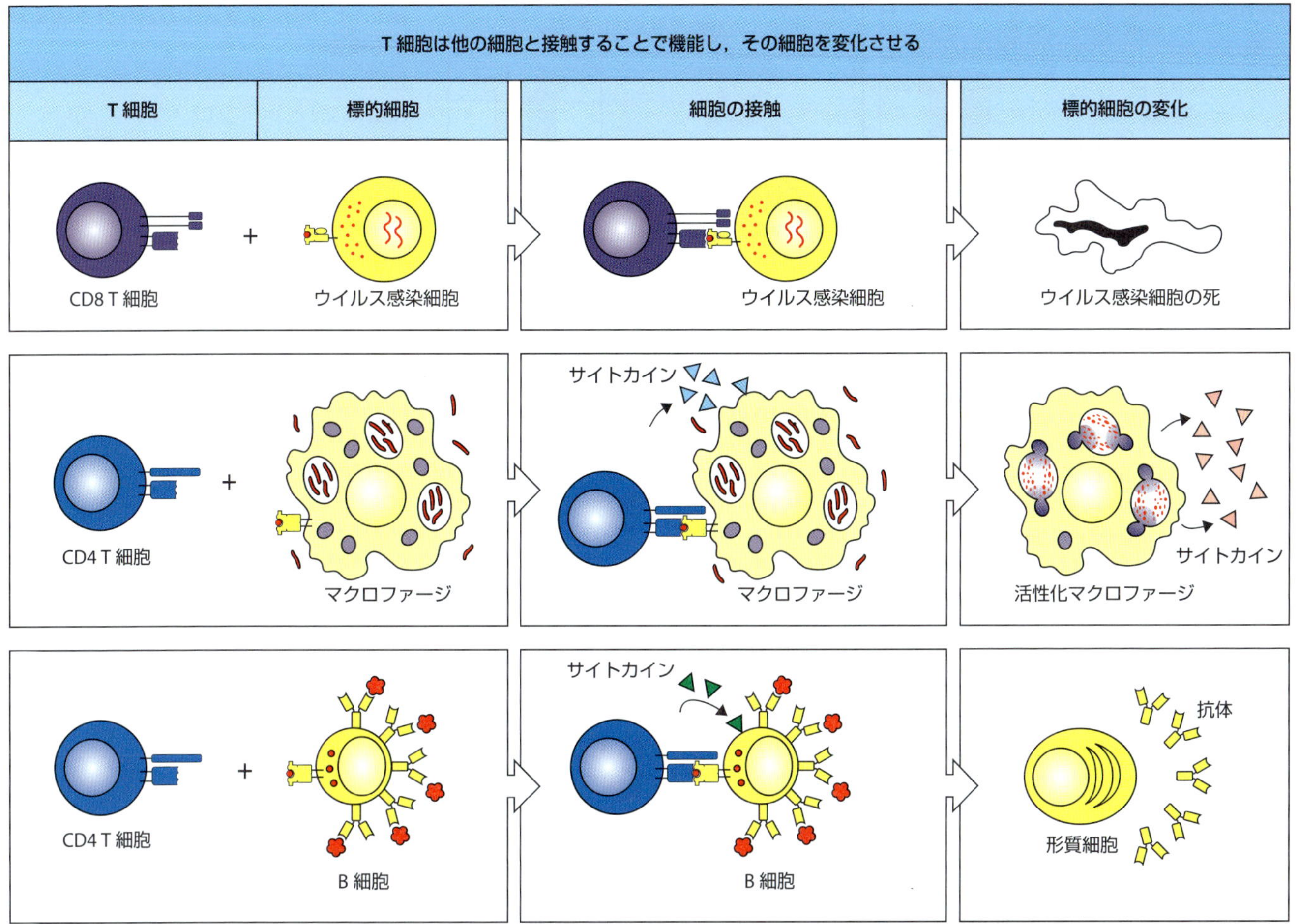

図 5.13　T 細胞は他の細胞と接触することで機能する

T 細胞の機能を 3 種類示す．上段：細胞傷害性 CD8 T 細胞はウイルスに感染した細胞と接触し，感染細胞を殺す．中段：ヘルパー CD4 T 細胞は細菌を取り込んだマクロファージと接触し，サイトカインを分泌することで，マクロファージの殺菌能や炎症性サイトカイン分泌を増強する．下段：ヘルパー CD4 T 細胞は特異抗原を結合した B 細胞と接触し，サイトカインを分泌することで B 細胞を形質細胞へと分化させる．

は CD8 と会合するのかについて述べておく．

5-8　2 種類の MHC 分子の立体構造は類似している

MHC クラスⅠとクラスⅡ分子はいずれも膜糖タンパク質であり，その機能は抗原ペプチドを結合して T 細胞に提示することである．そのため両者の三次元構造は似ているが，その構成は異なっている．

MHC クラスⅠ分子は，膜貫通領域をもつ H 鎖（α 鎖）が **β_2 ミクログロブリン**（β_2-microglobulin：**β_2m**）と非共有結合して形成される（図 5.14）．H 鎖は α_1，α_2，α_3 という 3 つの細胞外ドメインをもつ．ペプチドが結合する部位（ペプチド収容溝）は α_1 と α_2 ドメインが折りたたまれることで形成される．この 2 つのドメインは膜から最も遠い位置にある．ペプチド収容溝を支えるのが，H 鎖の α_3 ドメインと β_2 ミクログロブリンの 2 つの免疫グロブリン様ドメインである．MHC クラスⅠ分子の H 鎖は MHC 遺伝子領域内の遺伝子によりコードされるが，β_2 ミクログロブリンをコードする遺伝子は別の染色体上に存在する．

一方，MHC クラスⅡ分子は α 鎖，β 鎖という 2 つの膜貫通領域をもつ分子からなり，それぞれがペプチド収容溝（α_1，β_1）とそれを支える免疫グロブリン様ドメイン（α_2，β_2）をもっている（図 5.14 参照）．α 鎖と β 鎖をコードする遺伝子はいずれも MHC 遺伝子

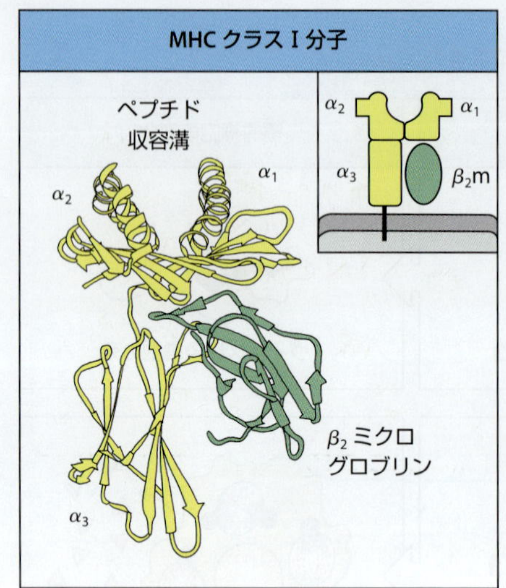

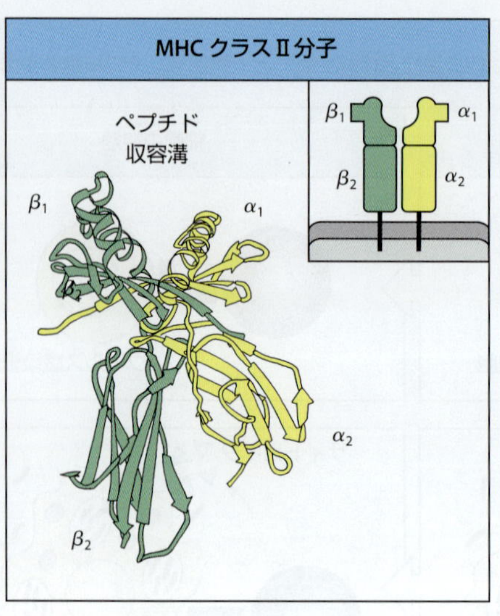

図 5.14 MHC クラスⅠおよびクラスⅡ分子の構造

左図：MHC クラスⅠ分子は，膜に結合した H 鎖（α 鎖）と β_2 ミクログロブリン（β_2m）が非共有結合して形成される．H 鎖は 3 つの細胞外ドメインから構成されるが，そのうち N 末端の構造上類似した α_1 および α_2 ドメインによってペプチド収容溝が形成される．右図：MHC クラスⅡ分子は，両者とも膜に結合した α 鎖（MHC クラスⅠ分子の α 鎖とは異なる）と β 鎖からなる．これらはいずれも細胞外に 2 つのドメインをもち，N 末端の構造上類似した α_1 および β_1 ドメインがペプチド収容溝を形成する．MHC クラスⅡ分子の β_2 ドメインと MHC クラスⅠ分子の β_2 ミクログロブリンとは異なるものである．下段にはこれらのポリペプチドの立体構造を示す．

領域内に存在する．このように MHC クラスⅠ分子とクラスⅡ分子の構成は異なるが，その三次元立体構造はよく似ている．

MHC クラスⅠ分子とクラスⅡ分子の免疫グロブリン様ドメインは単にペプチド収容溝を支えるのみならず，CD4 や CD8 補助受容体と会合する領域でもある．そのため，MHC が T 細胞受容体と補助受容体に会合する部位はそれぞれ異なることになり，MHC はこれらの受容体に同時に認識される（図 5.15）．

5-9 MHC分子は多様なペプチドと結合する

MHC 分子のペプチド収容溝は深い溝を形成しており（図 5.16），ここに 1 種類の抗原ペプチドが非共有結合によって結合する．しかし，MHC に結合するペプチドの長さやアミノ酸配列には制約がある．これは MHC 分子のペプチド収容溝の構造に依存しており，MHC クラスⅠ分子とクラスⅡ分子とでは異なる．このような制約の下で，MHC 分子はアミノ酸配列の異なる何千種類ものペプチドと結合することができる．MHC 分子は**非限定的結合特異性**（promiscuous binding specificity）あるいは**非限定的特異性**

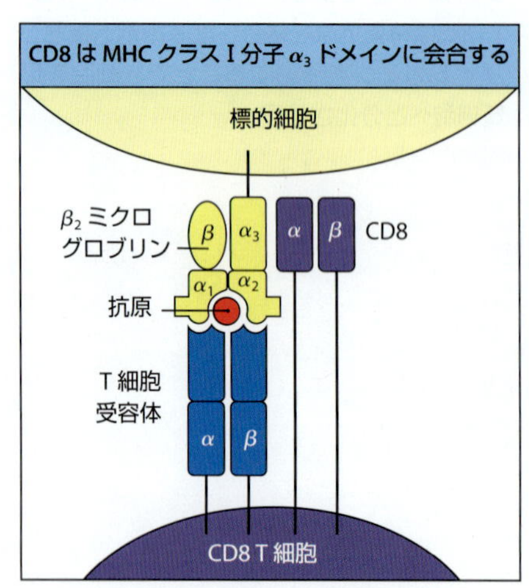

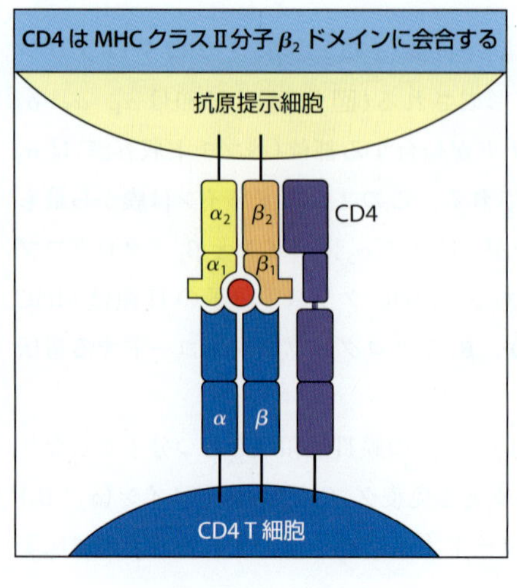

図 5.15 MHC クラスⅠ分子は CD8 に，MHC クラスⅡ分子は CD4 に会合する

左図：CD8 補助受容体は MHC クラスⅠ分子 H 鎖の α_3 ドメインに会合し，このため MHC クラスⅠ分子は CD8 T 細胞にのみ抗原を提示することになる．右図：CD4 補助受容体は MHC クラスⅡ分子の β_2 ドメインと会合し，このため MHC クラスⅡ分子に結合したペプチドは CD4 T 細胞のみを活性化できる．

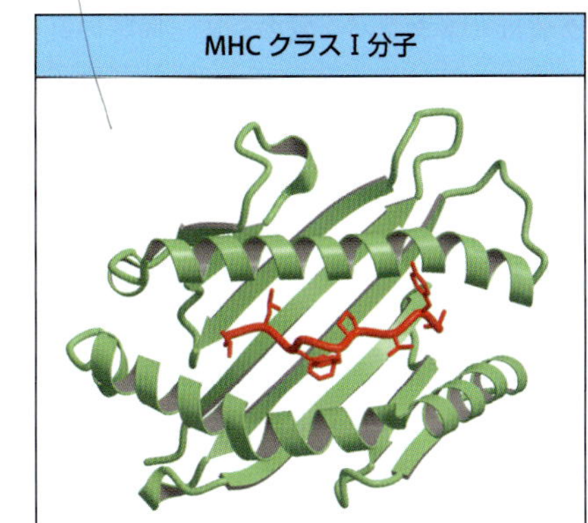

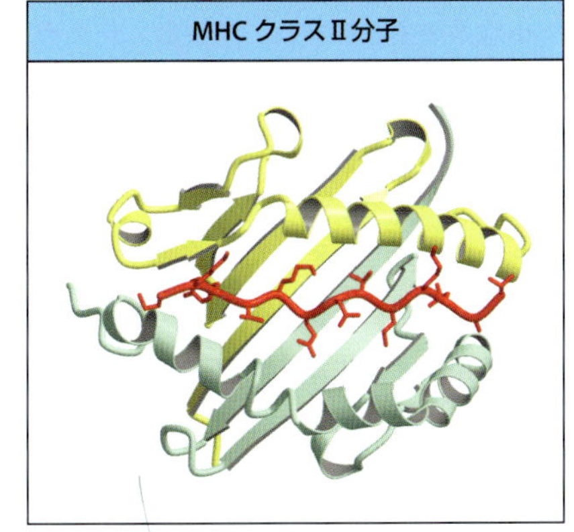

図 5.16　MHC クラスⅠおよび MHC クラスⅡ分子のペプチド収容溝
収容溝に結合したペプチドをT細胞受容体側から眺めた図を示す．MHC クラスⅠ分子(上図)のペプチド収容溝は α_1 と α_2 ドメインから構成されている．MHC クラスⅡ分子(下図)のペプチド収容溝は α_1 ドメインと β_1 ドメインから構成されている．ペプチドとの相互作用に重要な MHC 分子のアミノ酸側鎖を示す．クラスⅠ分子の場合，結合ペプチドの両端は MHC 分子と相互作用するが(上図)，クラスⅡ分子の場合ペプチドは収容溝からはみ出た形で結合し，ペプチド全長で相互作用している(下図)．(構造図は R.I. Stanfield と I.A. Wilson の厚意による)

(promiscuous specificity)をもつといわれる．

MHC クラスⅠ分子のペプチド収容溝の端はペプチドの両端と接触することから(図5.16左)，結合するペプチドの長さはおのずと制限され，通常 8 〜 10 アミノ酸からなる(9 アミノ酸の場合が最も多い)．結合ペプチドの長さはその構造上のねじれに関係している．結合ペプチドのアミノ末端(N 末端)やカルボキシ末端(C 末端)，その他のペプチド骨格は MHC クラスⅠ分子のペプチド収容溝と相互作用し，これがペプチド-MHC クラスⅠ分子間の結合の基本となる．MHC クラスⅠ分子に結合する多くのペプチドはその C 末端に疎水性あるいは塩基性のアミノ酸残基をもつ．これら 2 種類のペプチドは，それぞれ疎水性もしくは塩基性アミノ酸の側鎖に相補的な収容溝をもつ異なる MHC クラスⅠ分子に結合する．

MHC クラスⅡ分子の場合，結合ペプチドの両端はペプチド収容溝と相互作用せず(図5.16右)，収容溝からはみ出している．そのため，MHC クラスⅡに結合するペプチドは長く，その長さもまちまちであり，通常 13 〜 25 アミノ酸からなる．

5-10　MHCクラスⅠおよびクラスⅡ分子は異なる細胞内区画で機能する

ヒト細胞は細胞膜によって空間的に隔てられた 2 つの区画で構成されている．1 つの区画は細胞の外部から切り離された細胞核と細胞質で構成される領域で，両者は核膜孔でつながっている．もう 1 つの区画は小胞系と呼ばれ，細胞の外側に接触しており，小胞体，ゴルジ体，リソソーム，そしてより小さく多様なエンドサイトーシス小胞やエキソサイトーシス小胞で構成される(**図 5.17**)．

翻訳は細胞質で起こる．時に役に立たない翻訳がなされ，適切に折りたたまれない不完全なヒトタンパク質が作られてしまうことがある．このようなタンパク質は細胞内プロテアーゼによる分解と再利用の対象となる．ウイルス感染の際には，ウイルスタンパ

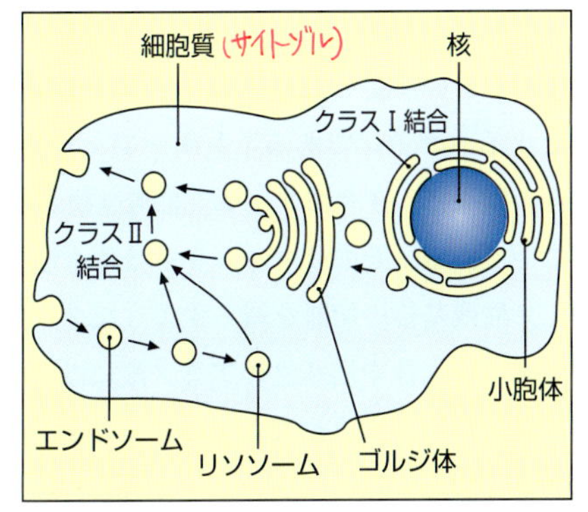

図 5.17　MHC クラスⅠ分子と MHC クラスⅡ分子は 2 つの異なる細胞区画で産生されるペプチドと結合する
1 つの区画は細胞質と核からなる．両者は核膜孔でつながっている．もう 1 つの区画は小胞系であり，小胞体，ゴルジ体，エンドソーム，リソソームからなる．病原体ごとにその 2 つの細胞区画のどちらに侵入するかは異なる．細胞質内でタンパク質分解によって生じたペプチドは小胞体の内腔へと汲み上げられ，そこで MHC クラスⅠ分子に結合し，ゴルジ体を経由して分泌小胞によって細胞膜へと運ばれる．リソソームでタンパク質分解によって生じたペプチドはエンドソームに移動し，そこで MHC クラスⅡ分子と結合し細胞膜へと運ばれる．

ク質はヒトタンパク質の合成と同等の厳密な品質管理を受ける．このタンパク質分解で生じたいくつかのペプチドは，細胞質から細胞内にある膜を越えて小胞体へ運び出される．このペプチドの長さと配列が合うものであったら，小胞体でMHCクラスI分子に結合する．MHCクラスI分子に結合したペプチドの複合体は，その後ゴルジ体を経由して細胞膜へと運び出される．健常な細胞では，MHCクラスI分子に結合するすべてのペプチドはヒトタンパク質由来のものであるが，感染細胞ではヒトとウイルスのタンパク質に由来するペプチドが混在することになる．このような状況において，ヒトのタンパク質とペプチドを**自己タンパク質**(self protein)および**自己ペプチド**(self peptide)と呼び，病原体のタンパク質とペプチドを**非自己タンパク質**(non-self protein)および**非自己ペプチド**(non-self peptide)と呼ぶ．

小胞系の主な機能は，栄養素・シグナル伝達分子・損傷した分子をファゴサイトーシスやエンドサイトーシスによって取り込むことと，細胞成分を循環させることである．これらはリソソーム内へ移動して，そこで分解されて大量のペプチドが作られる．エンドサイトーシスとエキソサイトーシスの合流部では，MHCクラスII分子がペプチドを待ち受けており，それによく適合する配列のペプチドが結合する．細胞外病原体による感染がない場合，MHCクラスII分子は自己ペプチドとだけ結合するが，細菌感染があると細菌やその生成物が取り込まれ分解されてできた非自己ペプチドもMHCクラスII分子に結合することになる．

2つの細胞区画は違う種類の微生物による感染の対象となるので，免疫系はそれぞれの細胞区画の状態を監視するために2つの並列する経路を進化させてきた．つまり，2種類のMHC分子が，異なる2つの細胞区画でペプチドと結合して，2種類のT細胞へそれらを提示するのである．

5-11　細胞質で形成されたペプチドは小胞体へ運ばれてMHCクラスI分子と結合する

損傷したり，不完全に折りたたまれたり，不要となったタンパク質の細胞質での分解は，**プロテアソーム**(proteasome)と呼ばれる大きな樽型のタンパク質複合体が担っており，細胞タンパク質の1%以上を分解している．プロテアソームの樽(すなわちコア)は，7つのポリペプチドサブユニットからなる輪が4つ合わさってできており，それぞれのサブユニットの分子質量は20〜30 kDaである．内側の2つの輪にあるβ_1，β_2，β_5サブユニットは，コアの触媒部の内側で一緒になって効率的にタンパク質を分解するさまざまなプロテアーゼ活性をもっている．樽の端には，19S制御キャップと呼ばれる2つの同一のタンパク質複合体があり，分解すべきタンパク質を認識して，それらを触媒部へと導く(図5.18左)．

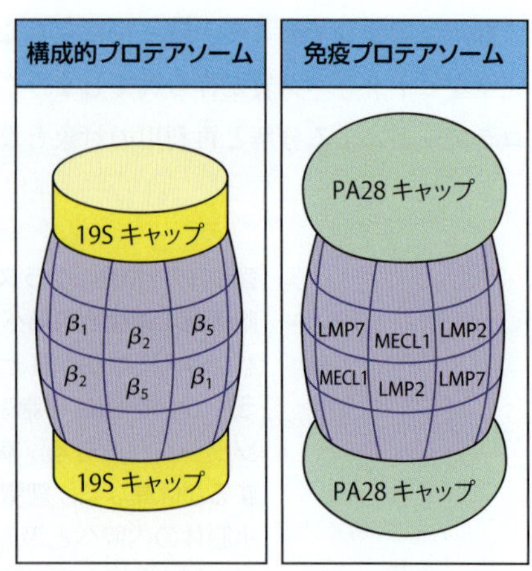

図5.18　構成的プロテアソームと免疫プロテアソームの構造

感染があると，細胞はMHCクラスI分子と結合するペプチドを作れるようにプロテアソームの構造を修飾する．このような変化は自然免疫応答のときにNK細胞が分泌するサイトカインであるインターフェロンγ(IFN-γ)によって誘導される．IFN-γの1つ目の効果は，βサブユニットに置き換わる選択的な別のサブユニットの産生を誘導することである．そのサブユニットは疎水性アミノ酸残基後のペプチド切断を促し，酸性アミノ酸残基後の切断を減らすようなタンパク質分解活性へと変化させる．これによりC末端が疎水性や塩基性のアミノ酸になるペプチドの生成が増加し，MHCクラスI分子と結合できるようになる．IFN-γの2つ目の効果は，キャップとなるPA28αとPA28β，つまり20Sプロテアソーム活性複合体の生成を誘導することである．この複合体は19S

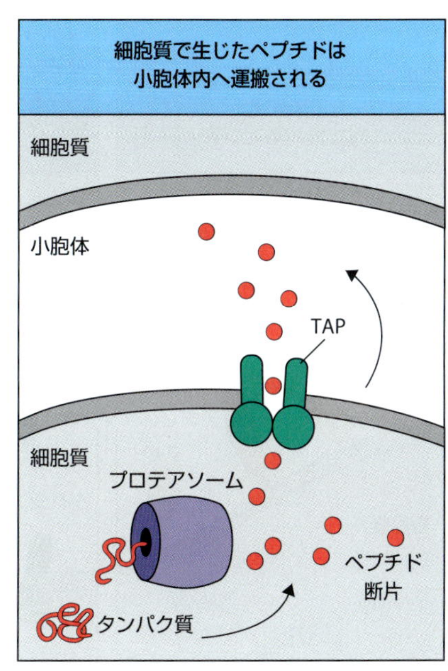

図 5.19　MHC クラスⅠ分子に結合するペプチドの生成と輸送
すべての細胞において，きちんとした折りたたみ構造をとらなかったタンパク質や壊れたタンパク質，あるいは不必要なタンパク質はプロテアソームによって分解される．細胞が感染を受けると，病原体に由来する細胞質内のタンパク質もプロテアソームによって分解される．分解によって生じたペプチドは，小胞体膜に存在する抗原処理関連トランスポーター（TAP）と呼ばれる分子により小胞体内へ運搬される．

制御キャップと置き換わり，プロテアソームからのペプチド放出を加速する働きをもつ（図 5.18 右）．

IFN-γ に曝露された細胞に存在する修飾型プロテアソームは**免疫プロテアソーム**（immunoproteasome）と呼ばれ，感染や IFN-γ が存在しないときの型は**構成的プロテアソーム**（constitutive proteasome）と呼ばれる．

抗原ペプチドが生成されると，これは細胞質から小胞体内へ膜を越えて運ばれる（図 5.19）．この運搬に関わるのが，小胞体膜に存在する**抗原処理関連トランスポーター**（transporter associated with antigen processing：**TAP**）である．TAP は TAP-1，TAP-2 と呼ばれる構造上よく似たポリペプチドが会合してできるヘテロ二量体である．TAP は大きなトランスポーターファミリーの 1 つであり，ATP の結合や加水分解に依存して輸送機能を担っている．TAP によって運ばれるペプチドは MHC クラスⅠ分子に結合するペプチドと類似した特徴をもっていて，8 〜 10 アミノ酸からなり，その C 末端には疎水性あるいは塩基性の残基を有している．しかし，TAP によって運ばれるほとんどのペプチドは MHC クラスⅠ分子にうまく結合することができず，小胞体の外へと運ばれて，細胞質へと戻されてしまう．

Ⅰ型ベアリンパ球症候群（bare lymphocyte syndrome type Ⅰ）あるいは MHC クラスⅠ欠損症（MHC class Ⅰ deficiency）では，TAP タンパク質の機能が欠損しているため小胞体にペプチドが供給されない．MHC クラスⅠ欠損症の患者では，MHC クラスⅠ分子は完全になくなっているわけではないが，細胞表面に通常あるレベルの 1％未満しか発現していない．これは，TAP によって運び込まれるペプチドが MHC クラスⅠ分子の構成成分として不可欠であることを証明している．TAP は免疫機能にも必須である．この患者はウイルスへの CD8 T 細胞応答が弱く，若いときから慢性呼吸器感染に苦しむことになる．

5-12　MHC クラスⅠ分子は，ペプチド結合複合体の一部としてペプチドと結合する

新しく合成された MHC クラスⅠ分子の H 鎖（α 鎖）と β_2 ミクログロブリンも小胞体に運ばれ，そこで互いが会合し，ペプチドを結合することで安定した MHC クラスⅠ分子を形成する．小胞体内で，MHC クラスⅠ分子がペプチドを結合できるような正しい立体構造をとるために必要となるのがシャペロンである．シャペロンは他の分子の折りたたみや会合を助ける分子の総称であり，それらの分子が細胞内経路に入って機能を発揮するまで損傷されないように保つ役割がある．

MHC クラスⅠ分子の H 鎖は小胞体に運ばれてくると，**カルネキシン**（calnexin）という膜結合型シャペロンと会合し，部分的に折りたたまれた状態に維持される（図 5.20）．カルネキシンはカルシウム依存性のレクチンであり，T 細胞受容体や免疫グロブリンと

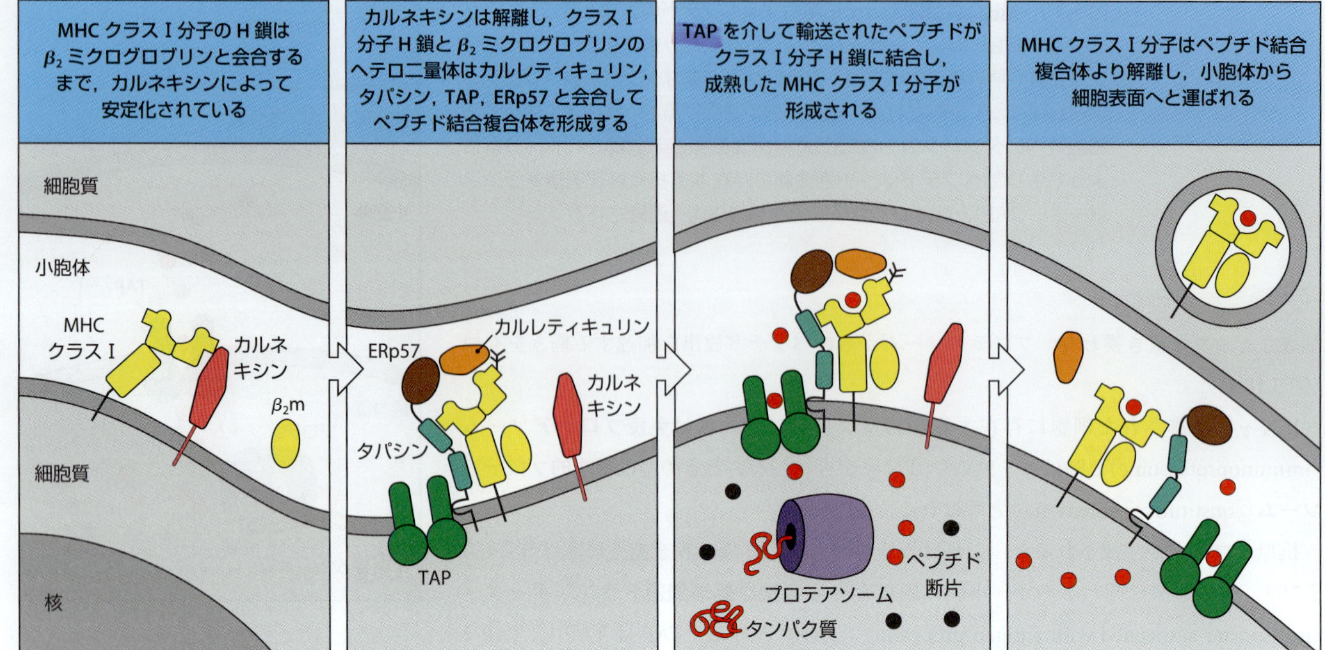

図 5.20 ペプチド結合複合体は，小胞体内でMHCクラスⅠ分子の形成やペプチド結合を助ける

MHCクラスⅠ分子のH鎖は，小胞体において膜結合タンパク質であるカルネキシンと会合する．この複合体がβ_2ミクログロブリン(β_2m)と会合すると，部分的に折りたたまれたMHCクラスⅠ分子はカルネキシンと解離し，抗原処理関連トランスポーター(TAP)，タパシン，ERp57，カルレティキュリンと会合してペプチド結合複合体を形成する．プロテアーゼによる細胞内タンパク質の分解で生じたいくつかのペプチド(赤丸)はTAPを介して小胞体の中へ運び込まれるが，TAPを介して運ばれないペプチド(黒丸)もある．こうしてMHCクラスⅠ分子はペプチドが結合するまで小胞体内に保持され，ペプチドが結合すると安定な構造をとる．ペプチド-MHCクラスⅠ複合体は，それ以外の分子が解離した後，小胞体から細胞表面へと運ばれる．

いった複数サブユニットからなる糖タンパク質のアスパラギンにつながっているオリゴ糖と結合し，そのサブユニットが正しい立体構造を形成するまで小胞体でサブユニットを保持している．

MHCクラスⅠ分子のH鎖が折りたたまれ，ジスルフィド結合を形成し，β_2ミクログロブリンと会合すると，カルネキシンは解離し，そのヘテロ二量体は**ペプチド結合複合体**(peptide-loading complex)に組み込まれる．この複合体の中心の部位は**タパシン**(tapasin)であり，β_2ミクログロブリンとMHCクラスⅠのH鎖からなる二量体をTAPに近接させて架橋する．タパシンの2つの細胞外免疫グロブリン様ドメインは，MHCクラスⅠのH鎖のα_2ドメインとα_3ドメインに結合する．一方，TAPとタパシンは膜貫通部を介して相互作用する．このタパシンによる架橋効果のおかげで，MHCクラスⅠ分子はそのペプチド収容溝が空っぽな状態でTAPからペプチドを受け取れるような配置をとることができる．ペプチド結合複合体の形成に役立つタンパク質はこのほかにも2つある．MHCクラスⅠのH鎖と結合するカルネキシンに関連する可溶性シャペロンの**カルレティキュリン**(calreticulin)と，ジスルフィド結合でタパシンにつながっているチオール還元酵素の**ERp57**である．ERp57はカルレティキュリンと物理的に相互作用すること，ならびに還元作用によってMHCクラスⅠのH鎖α_2ドメインのジスルフィド結合が破壊されるのを酵素的に保護することで，ペプチド結合複合体を安定にしている．

MHCクラスⅠのH鎖とタパシンの相互作用は，ペプチドが結合したMHCクラスⅠ分子と比較してペプチド収容溝をさらに開いた構造にする．これによりペプチド結合

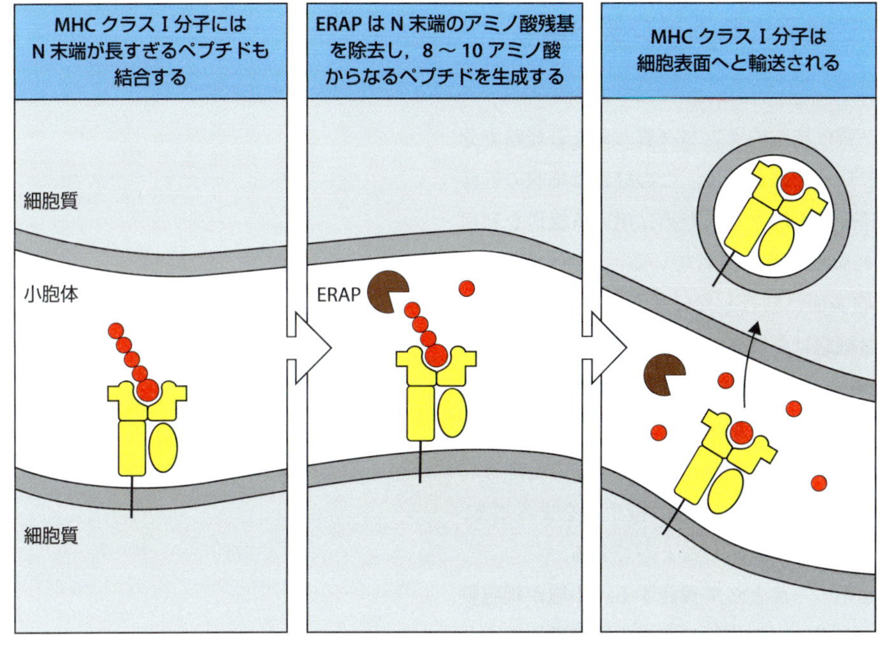

図 5.21　アミノペプチダーゼの作用により，MHC クラス I 分子に結合したペプチドの N 末端が除去され，クラス I 分子の抗原への親和性が増す

小胞体アミノペプチダーゼ(ERAP)は，ペプチド収容溝の外側にはみ出すような長いペプチドを結合した MHC クラス I 分子と会合する．その結果，ペプチドの N 末端のアミノ酸は除去され，ペプチド収容溝に適合するような 8 ～ 10 アミノ酸のペプチドになる．ERAP がペプチドに作用するのは，MHC クラス I 分子がペプチド結合複合体の一部となっているときなのか，それともこの図に示すようにペプチド結合複合体から解離した後なのか，あるいはその両方なのかは明らかではない．

部位の全体的な結合力が低下し，よりしっかりと結合するペプチドを選択しやすくなる．TAP がペプチド結合部位に運ぶ多くのペプチドは安定した複合体を形成せずにすぐに解離する．MHC クラス I 分子にしっかりと結合するペプチドがやってくると，MHC クラス I 分子はタパシンから解離する立体構造変化を起こし，ペプチド結合複合体から離れて，小胞体から膜に包まれた小胞へと出ていく．そしてゴルジ体で MHC クラス I に糖鎖が付加された後，細胞膜へと移行していく．

本当によく適合したペプチドが見つかるまでさまざまなペプチドを試すために，タパシンが MHC クラス I の H 鎖と β_2 ミクログロブリンのヘテロ二量体を助ける過程は，**ペプチド編集**(peptide editing)の一部である．時にペプチドがその C 末端を介してペプチド結合部位に強固に結合するが，溝にぴたりと収まるには長すぎることがある(図 5.21)．その場合には，引き続いて**小胞体アミノペプチダーゼ**(endoplasmic reticulum aminopeptidase：**ERAP**)と呼ばれる酵素がちょうどよいペプチドの長さになるまで N 末端からアミノ酸を取り除くことになる．この機構もペプチド編集に寄与している．

ペプチド結合複合体でのペプチド編集があるにもかかわらず，輸送中にペプチド収容溝から外れてしまうほど弱くしかペプチドと結合していない MHC クラス I 分子が小胞体から出てくることがある．これが起こると，小胞の膜上にあるカルレティキュリンが MHC クラス I の H 鎖と β_2 ミクログロブリンのヘテロ二量体を安定化させたまま，この“空”の MHC クラス I 分子を小胞体へ戻して再利用できるようにする機構が存在している．この二量体は小胞体でもう一度しっかりと結合するペプチドを試すことができる．これがさらなるペプチド編集の過程である．1 つの MHC クラス I 分子が効率的に複数の T 細胞にペプチド抗原を提示するためには，細胞表面に到達してから長期間ペプチドを保持しておく必要がある．この要求を満たすためにさまざまなペプチド編集の機構が役に立っている．

5-13 MHCクラスII分子によって提示されるペプチドは酸性小胞で生成される

細胞外の細菌，ウイルス粒子，可溶性タンパク質は細胞内タンパク質と異なる経路で分解され，生じたペプチド断片はMHCクラスII分子に結合する．この経路は細胞の近傍から栄養素やホルモン，その他のシグナル伝達分子を取り込むために用いる機構を利用しており，食細胞では生体防御のために非常に緻密に制御されている．多くの細胞は，エンドサイトーシスにより常に細胞外液や細胞表面に結合した分子を取り込んでいる．樹状細胞，マクロファージ，好中球といった食細胞は細胞表面の受容体を介して病原体表面に結合したり，貪食を誘導したりする(p.35の2-6項参照)．これらすべての取り込み機構は細胞内小胞を作り出す．その小胞の膜は細胞膜に由来しており，内腔には細胞外のものを含んでいる．すべての細胞で作られる取り込み小胞はエンドソームと呼ばれる．食細胞が形成するもっと大きな小胞はファゴソームと呼ばれ，微生物をまるごと，あるいはアポトーシスを起こしたヒト細胞をその中に取り込むことができる．

このようにして形成された小胞は，小胞輸送系の一部として機能する．小胞が細胞膜から離れていくに従って，小胞膜にあるプロトンポンプの作用でその内腔は酸性になり，リソソームなどの他の小胞と融合する．リソソームは酸性条件下で活性化されるプロテアーゼやヒドロラーゼを含んでおり，融合で生じたファゴリソソーム内でこれらの酵素は小胞内のタンパク質を分解し，結果として病原体由来のペプチドを生成する．

細胞外環境で生存する微生物は，マクロファージや樹状細胞といった細胞によりファゴサイトーシスで貪食され，ファゴリソソーム内で分解される．B細胞は細胞表面の免疫グロブリンを介して特定の抗原と結合し，これを受容体介在性エンドサイトーシスによって取り込み，同様に小胞系で分解する．ファゴリソソーム内で生成されたペプチドは小胞内でMHCクラスII分子と結合し，小胞輸送により細胞表面に運ばれる．このように，MHCクラスII分子を介した抗原処理は細胞外タンパク質を対象としたものであり，MHCクラスI分子を介した抗原処理は細胞内タンパク質を対象としたものである(図5.22)．

ハンセン病や結核を引き起こすマイコバクテリアは，小胞を増殖や複製の場として利用する．このような病原体のタンパク質は細胞質に出ていかないので，MHCクラスI分子によってCD8 T細胞に提示されることはない．また，これらの病原体はファゴソー

図5.22 MHCクラスII分子に結合するペプチドは酸性のエンドサイトーシス小胞で生じる
本図では，細菌や細菌由来の抗原といった細胞外の外来抗原がマクロファージや未成熟樹状細胞などの抗原提示細胞によって取り込まれる過程を示す．また，他の細菌や寄生虫による感染の場合では，細胞内小胞で複製するために細胞へ侵入した病原体がペプチド抗原となることがある．そのどちらの場合でも抗原提示の経路は同じである．エンドソームが内側に向かって移動するにつれて，取り込んだ病原体を含むエンドソームのpHは低下していき，プロテアーゼを活性化して小胞内で貪食したものを分解する．細胞表面へと向かう経路のどこかで，新生MHCクラスII分子がそのような酸性の小胞へと移動し，抗原ペプチド断片と結合してそれを細胞表面へ運ぶ．

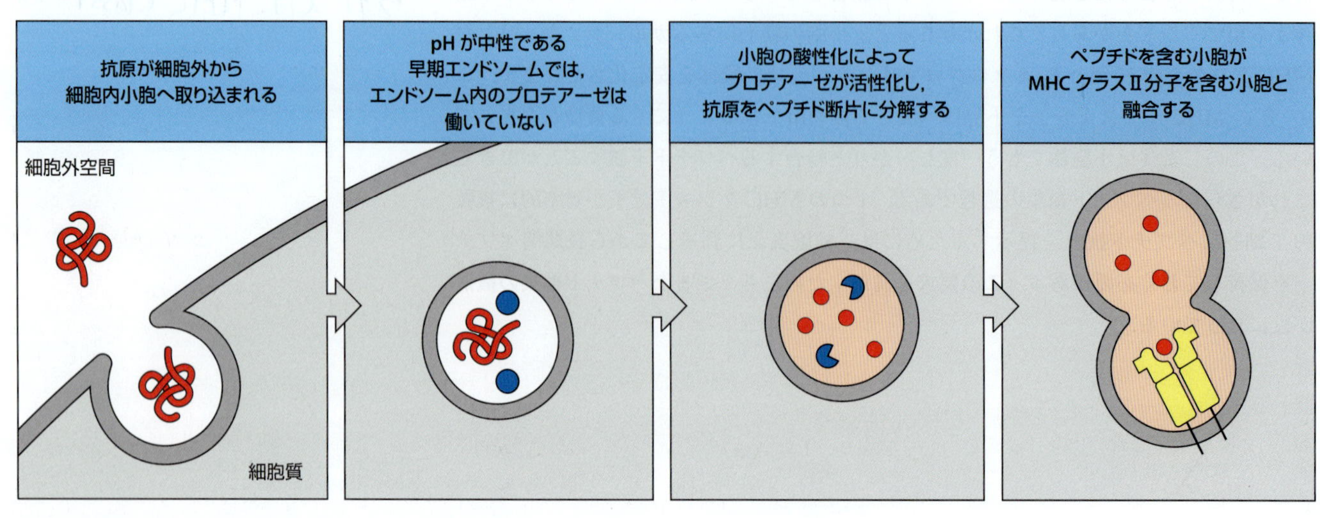

ムがリソソームと融合するのを抑制してリソソーム内の酵素によるタンパク質分解を免れるため，MHCクラスⅡ分子によって提示されることもない．

5-14 インバリアント鎖は，MHCクラスⅡ分子が小胞体内でペプチドと結合するのを阻害する

新しく合成されたMHCクラスⅡ分子のα鎖とβ鎖は，リボソームから小胞体へ移動する．ここでα鎖とβ鎖は**インバリアント鎖**（invariant chain）と会合する（図5.23）．"インバリアント"と呼ばれる所以は，α鎖とβ鎖が多型に富むのに対して，この鎖はすべてのヒトに共通だからである．インバリアント鎖の1つ目の機能は，小胞体内でMHCクラスⅡ分子がペプチドと結合するのを防ぐことである．2つ目の機能は，MHCクラスⅡ分子がペプチドと結合するまでMHCクラスⅡ分子の構造を安定にすることである．3つ目の機能は，MHCクラスⅡ分子をペプチドが結合する特殊なエンドサイトーシス小胞へと運び込むことである．

この小胞は**MⅡC**（MHC class Ⅱ compartment：MHCクラスⅡ区画）と呼ばれ，インバリアント鎖を分解するカテプシンSやその他のプロテアーゼを含んでいる．インバリアント鎖が分解されると，**CLIP**（class Ⅱ-associated invariant chain peptide：クラスⅡ分子関連インバリアント鎖ペプチド）が生じ，これがMHCクラスⅡ分子のペプチド収容溝をふさぐ．このCLIPの除去とその後のペプチドの結合は，MHCクラスⅡ分子と小胞内膜に発現する糖タンパク質**HLA-DM**との会合によって誘導される（図5.22参照）．HLA-DMは，ペプチドとは結合できない特殊なMHCクラスⅡ分子で，細胞表面には発現しておらずMⅡCに多く存在する．MHCクラスⅡ分子とペプチドが結合する際のHLA-DMの働きの一部は，MHCクラスⅠ分子とペプチドが結合する際のタパシンの働きとよく似ている．MHCクラスⅡ分子への結合の際には，HLA-DMがペプチド収容溝を開くように立体構造を変化させて，CLIPを放り出して他のペプチドが結合するようにする．HLA-DMに結合している間，HLA-DMを放り出すような立体構造の変化を誘導するほどしっかりと結合するペプチドがくるまで，MHCクラスⅡ分子は次々とペプチドを試すことができる．そしてしっかり適合するペプチドと結合すると，MHCクラスⅡ分子はMⅡCから細胞膜へ移行する．

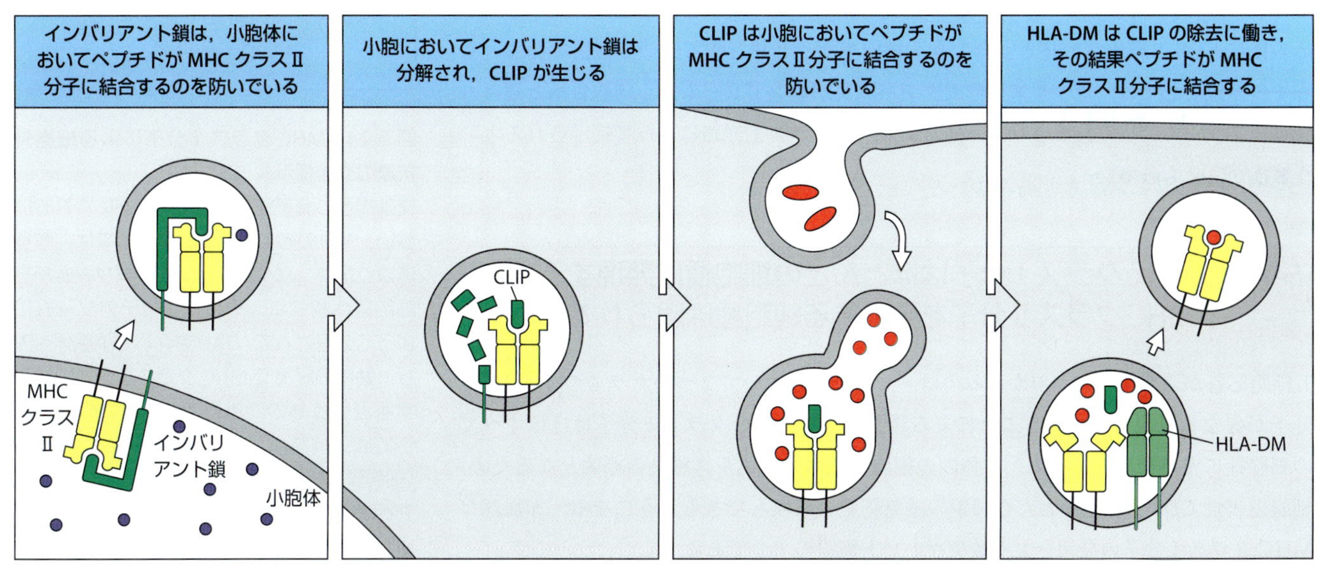

図5.23 インバリアント鎖は，細胞外タンパク質が分解される小胞にMHCクラスⅡ分子が運ばれるまでペプチドの結合を防いでいる
小胞体において，MHCクラスⅡ分子のα鎖とβ鎖にはペプチド収容溝をふさぐようにインバリアント鎖が会合しており，この複合体はエンドソームの酸性小胞へと運搬される．そこでインバリアント鎖は分解され，その結果生じたCLIPがMHCクラスⅡ分子のペプチド収容溝をふさぐ．小胞膜に存在するHLA-DM分子はCLIPの除去に働き，その結果酸性小胞内で細胞外抗原から生成されたペプチドはMHCクラスⅡ分子と結合できるようになる．

HLA-DOはペプチドとは結合できない2つ目の特殊なMHCクラスII分子で，細胞表面にはなく，細胞内小胞に閉じ込められている．HLA-DOの機能はHLA-DMに拮抗する．HLA-DOがHLA-DMに結合すると，HLA-DMはMHCクラスII分子からCLIPを放出できなくなる．HLA-DMとHLA-DOの間のバランスはIFN-γによって調節されており，IFN-γはHLA-DOの発現を増加させることなく，HLA-DMの発現を増加させる．感染があると，初期にはNK細胞によって，後期にはエフェクターT細胞によってIFN-γが産生され，HLA-DMの産生がHLA-DOの産生を上回るようになり，MHCクラスII分子による抗原ペプチドの提示が促進されることになる．

5-15 交差提示により，細胞外抗原はMHCクラスIによって提示される

本節を通して，細胞内外の2つの区画をはっきりと分離し，それぞれに関連する感染部位，MHC分子，そしてT細胞を明確に分けて説明することに重点を置いてきた．しかし，この2つの区画の防御機構が完全に分かれているわけではないことが，ウイルス感染の研究から明らかになった．C型肝炎ウイルスに感染した人では，細胞傷害性CD8 T細胞応答が誘導され，ウイルスに感染した肝細胞が殺傷されるようになる．ナイーブT細胞を刺激してそのような応答を誘導するには，樹状細胞かマクロファージがMHCクラスI分子と結合したウイルス由来のペプチドをナイーブCD8 T細胞に提示する必要がある．C型肝炎ウイルスは肝細胞にだけ感染し，肝臓でのマクロファージ様細胞であるクッパー細胞には感染しないので，クッパー細胞がウイルスタンパク質を獲得するには，死んでいたり，死につつあったり，崩壊しつつある感染した肝細胞をファゴサイトーシスかエンドサイトーシスによって手に入れるしか方法がない．つまり，MHCクラスIIによる提示という従来型の経路を意味するのであるが，ナイーブCD8 T細胞へのこれらの抗原の最終的な提示があるということは，クラスII抗原提示経路に位置する抗原がクラスI抗原提示経路に移行しうることを示唆している．この現象を**交差提示**(cross-presentation)と呼ぶ(図5.24)．また，免疫応答が交差提示により惹起されたとき，これを**交差刺激**(cross-priming)という．

交差提示や交差刺激の現象はよく知られているが，その根底にあるメカニズムはまだよくわかっていない．1つの説として，ファゴサイトーシスすることで死んだ肝細胞のMHCクラスI分子とウイルスペプチドの複合体がクッパー細胞の小胞上の膜へ移動し，その後にCD8 T細胞受容体と会合できる細胞表面へと移行するという機構である．もう1つの説としては，ウイルスの構成タンパク質がエンドソームから細胞質へと運ばれ，プロテアソームにより分解されて，通常のMHCクラスI経路によって提示されるという機構が考えられる．

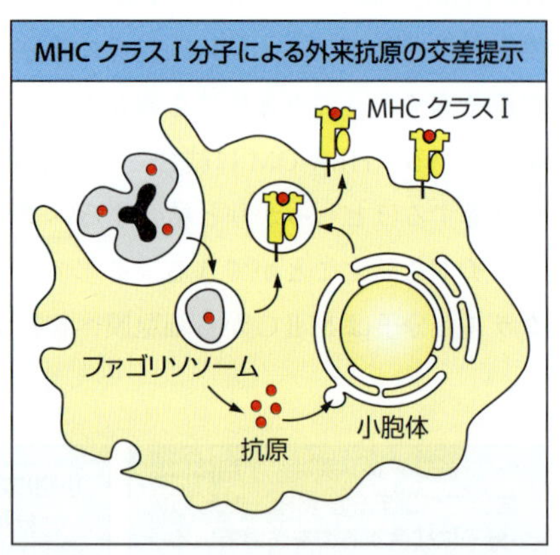

図5.24 MHCクラスI分子による細胞外抗原の交差提示
交差提示の分子経路はまだ明らかにされていない．1つの考えられる経路としては，取り込まれたタンパク質がファゴリソソームから細胞質へ運ばれ，そこでプロテアソームによって分解されて，TAPを介して小胞体へ入り，通常の経路でMHCクラスI分子に結合するというものである．もう1つの経路としては，抗原がファゴリソソームから直接(細胞質を経由せずに)小胞へ運ばれて，そこでペプチドが成熟したMHCクラスI分子と結合するというものである．

5-16 MHCクラスI分子はほとんどの細胞種に発現するが，MHCクラスII分子を発現する細胞種は限られている

T細胞応答が適切な方向へ導かれるのは，ヒト細胞において2つのクラスの多型MHC分子が異なる発現をしていることによる(図5.25)．MHCクラスI分子はほぼすべての細胞種に常時発現している．生体内の細胞はすべてウイルス感染の標的となるため，細胞傷害性CD8 T細胞がどんな種類の感染細胞の破壊もできるようになる．赤血球はMHCクラスI分子の発現を欠く数少ないヒト細胞の1つである．

一方，MHC クラスⅡ分子はごく限られた細胞，特に B 細胞，マクロファージ，樹状細胞に発現する．これら免疫細胞は細胞外環境からの抗原の取り込み，処理，提示を専門にしている．MHC クラスⅡ分子のこの分布は，細胞外感染の存在を CD4 T 細胞へと警報を出す機能と一致している．効果的であるためには，この機能は組織や臓器内のすべての細胞に施される必要はなく，細胞外領域を守る態勢を整えるのに十分な数の特殊な細胞にだけ施されればよい．この機能をもつ B 細胞，マクロファージ，樹状細胞は**プロフェッショナル抗原提示細胞**(professional antigen-presenting cell)と呼ばれる．

組織 / 細胞	MHC	
	クラスⅠ	クラスⅡ
造血系		
T 細胞	+++	+*
B 細胞	+++	+++
マクロファージ	+++	++
樹状細胞	+++	+++
好中球	+++	−
赤血球	−	−
非造血系		
肝細胞	+	−
腎上皮細胞	+	−
脳細胞	+	−†

図 5.25　MHC 分子の組織分布
*ヒトにおいて活性化 T 細胞は MHC クラスⅡ分子を発現するが，休止期の T 細胞には発現しない．†脳において大多数の細胞は MHC クラスⅡ分子を発現しないが，マクロファージに類似したミクログリアは発現する．

5-17　T細胞受容体はペプチドとMHC分子の両方を特異的に認識する

ペプチド-MHC 複合体が形成され細胞表面に提示されると，これは T 細胞受容体によって認識される．この際，T 細胞受容体はペプチドと MHC 分子の表面に同時に接触する．すなわち個々のペプチド-MHC 複合体は T 細胞受容体に特異的なリガンドとなる．

MHC クラスⅠ分子および MHC クラスⅡ分子のペプチド収容溝は，8 つの β ストランドからなる逆平行 β シートと 2 つの逆平行 α ヘリックスによって形成される(図 5.16 参照)．抗原ペプチドは 2 つの α ヘリックスの間に平行に収容され，ヘリックス上面とペプチドにより，T 細胞受容体と結合する面が形成される．MHC 分子との会合に重要なアミノ酸残基は収容溝に埋没しており T 細胞受容体と接触することはないが，他のアミノ酸残基の側鎖は上方に突き出すため T 細胞受容体と直接接触することができる．

T 細胞受容体の抗原結合部位は抗体のそれ(図 5.2 参照)とよく似ている．これまでに，T 細胞受容体とペプチド-MHC 複合体との相互作用に関する X 線結晶解析が行われている．数多くの複合体の解析により，MHC クラスⅠ分子および MHC クラスⅡ分子とペプチドの相互作用が広範によく似ていることが明らかにされてきた．ここでは，主に MHC クラスⅠ分子に関するデータを示す(**図 5.26**)．T 細胞受容体はペプチド-MHC クラスⅠ複合体に，ペプチド収容溝に対して斜めに位置するように結合する(図 5.26d)．MHC クラスⅡ分子の場合も同様である(図 5.26e)．T 細胞受容体 α 鎖および β 鎖の CDR3 ループが結合部位の中心に位置し，抗原ペプチドの中央のアミノ酸側鎖と接触する．CDR1 ループと CDR2 ループは結合部位の周辺に位置し，MHC 分子の α ヘリックスと接触する．CDR3 ループは T 細胞受容体の中で最も多様性に富み，直接抗原ペプチドと接触する部位である．α 鎖の CDR3 は V 遺伝子断片と J 遺伝子断片の結合部を含んでおり，β 鎖の CDR3 は V-D 間および D-J 間の結合部と D 遺伝子断片全体を含んでいる．

まとめ

αβ 型 T 細胞受容体を発現する T 細胞は，細胞表面で MHC 分子によって提示された抗原ペプチドを認識する．このように，MHC 分子は適応免疫系においてペプチドと結合する第三の分子であるが，免疫グロブリンや T 細胞受容体と異なり，抗原特異性は低く，1 つの MHC 分子は異なるアミノ酸配列をもつ多くのペプチドと結合できる．抗原ペプチドは病原微生物や自己抗原が細胞内で分解されることで生じる．CD8 T 細胞は MHC クラスⅠ分子によって提示されたペプチドを認識し，CD4 T 細胞は MHC クラスⅡ分子によって提示されたペプチドを認識する．補助受容体である CD8 は MHC クラスⅠ

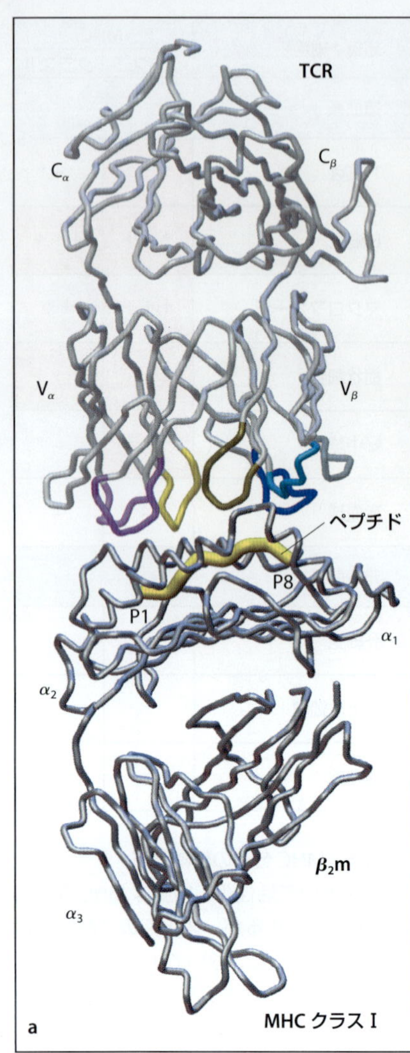

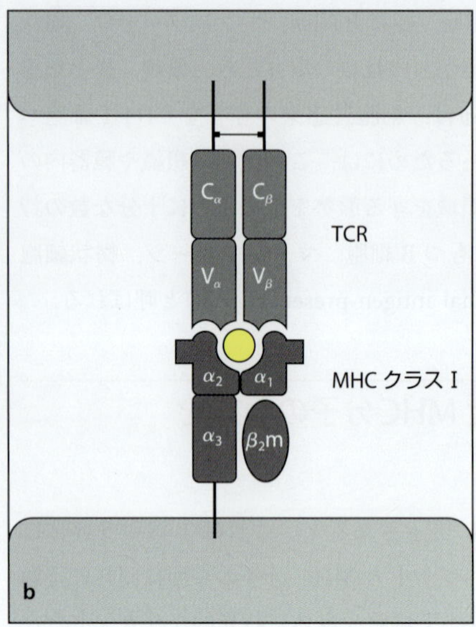

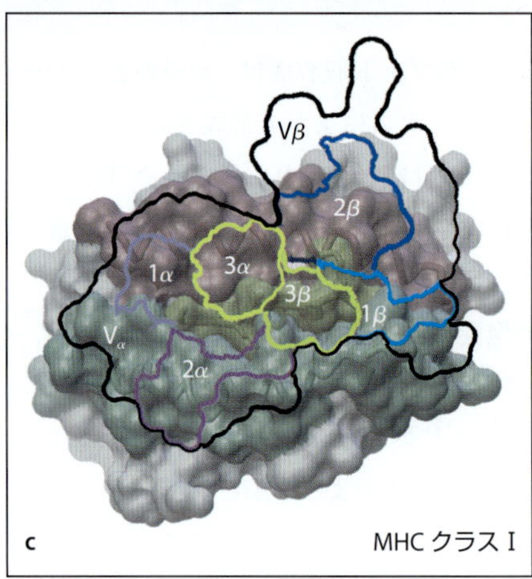

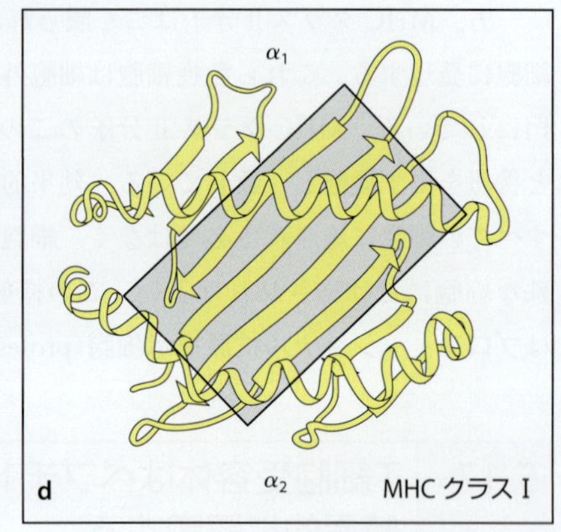

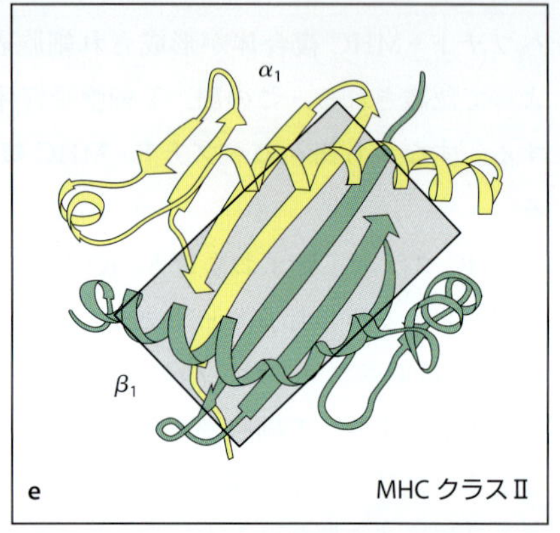

図 5.26 ペプチド-MHC-T 細胞受容体複合体の構造

(a)ペプチド-MHC クラス I 複合体と結合したT細胞受容体(TCR)の三次元構造を示す．これを模式的に示すと(b)のようになる．(a)では，β 鎖の CDR1 と CDR2 をそれぞれ薄い青色と濃い青色で，α 鎖の CDR1 と CDR2 を薄い紫色と濃い紫色で示してあり，α 鎖の CDR3 は黄色で，その右側にある β 鎖の CDR3 は暗い黄色で示してある．8アミノ酸からなるペプチドは黄色で示してあり，最初(P1)と最後(P8)のアミノ酸が表示してある．(c)は(a)を 90° 回転させたものであり，ペプチド-MHC クラス I 複合体の上面とT細胞受容体の接触面(黒の輪郭線)ならびに各 CDR(個別の色線)が示してある．(d)では MHC クラス I 分子，(e)では MHC クラス II 分子のペプチド収容溝に対してT細胞受容体が斜めに位置する様子を模式的に示している．ここでは，T細胞受容体は灰色の長方形で，MHC のペプチド結合領域はリボン状に表す．〔(a)と(c)は I.A. Wilson の厚意による〕

分子と，CD4 はクラス II 分子と結合する．細胞内と細胞外に由来するタンパク質は異なる抗原処理経路を経てペプチドとなる．ウイルスをはじめとする細胞内病原体に由来するペプチドは小胞体に運ばれ，そこで MHC クラス I 分子と結合した後(図 5.27)，CD8 T 細胞(細胞内感染と戦うよう特殊化された細胞)によって認識される．すべての細胞はウイルス感染の標的となるため，MHC クラス I 分子はほぼすべての細胞に発現している．一方，細胞外の抗原はエンドサイトーシスによって取り込まれた後，エンドサイトーシス小胞内でペプチドに分解され MHC クラス II 分子と結合する．CD4 T 細胞はこのペプチド-MHC クラス II 複合体を認識して活性化され，B細胞やマクロファージなどの免疫細胞を介して細胞外病原体の排除に働く．MHC クラス II 分子は，細胞外の抗原を取り込んで CD4 T 細胞を活性化できる限られた免疫細胞であるプロフェッショナル抗原提示細胞にのみ発現している．MHC クラス I 分子による細胞外抗原の交差提示により，直接ウイルスに感染していないプロフェッショナル抗原提示細胞も細胞傷害性 CD8 T 細胞による応答を活性化できるようになる．

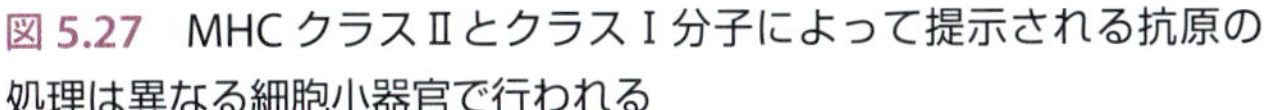

図 5.27　MHC クラスⅡとクラスⅠ分子によって提示される抗原の処理は異なる細胞小器官で行われる

左図：細胞外の抗原や病原体からペプチドが生成される過程とその後の過程を示す．細胞外に由来する物質はエンドサイトーシスやファゴサイトーシス(マクロファージの場合)によって小胞系に取り込まれ，プロテアーゼによりペプチドへと分解される．分解されたペプチドは，小胞体とゴルジ体を経て小胞内へ運ばれてきた MHC クラスⅡ分子と結合する．生じたペプチド-MHC クラスⅡ複合体は，小胞輸送により細胞表面へと運搬される．右図：細胞内感染したウイルスや細菌からペプチドが生成される過程とその後の過程を示す．このような病原体由来のタンパク質はプロテアソームによって細胞質でペプチドへと分解される．ペプチドは小胞体へ運搬された後，MHC クラスⅠ分子と結合する．ペプチド-MHC クラスⅠ複合体はゴルジ体を経て細胞表面へと運搬される．

主要組織適合遺伝子複合体（MHC）

MHC 分子と抗原の処理や提示に関わる分子をコードする遺伝子群は，ヒトでは 6 番染色体上にクラスターとして存在している．この領域は最初に，非血縁者ドナーの移植組織に対してレシピエントの T 細胞が拒絶反応を起こす原因となる遺伝子群として発見されたことから，主要組織適合遺伝子複合体(major histocompatibility complex：MHC)と呼ばれている．今日これらの遺伝子群は，T 細胞に抗原を提示する MHC クラスⅠおよびクラスⅡ分子をコードしていることがわかっている．MHC クラスⅠおよびクラス

Ⅱ分子は遺伝的多型に富み，結果的に結合できるペプチドや活性化するT細胞が異なることから，MHCの多型性は多様な病原体の脅威から人類を集団として保護するうえで重要であったと考えられる．MHCの多様性は免疫グロブリンやT細胞受容体の多様性には及ばないが，免疫応答や疾患感受性に影響を与えるという点で臨床医学とも深い関わりをもっている．つまり，MHCはヒトの病気に最も強く相関するゲノム領域であるとともに，最も広範で最も数多くの病気と相関している．MHCの多様性は，臨床医療での影響について，特に組織移植において，あらゆる人種を越えてヒト集団で非常によく研究されてきた．そこで本節では，MHCの多様性の本質と機能，そしてヒトにおける免疫学的な重要性について考えていく．

5-18 MHCの多様性は，遺伝子族であることと遺伝的多型に富むことに起因する

ヒトにおいてMHCは**ヒト白血球抗原複合体**(human leukocyte antigen complex：**HLA複合体**)と呼ばれるが，これはMHC分子を同定するのに用いられた抗体が赤血球(MHC分子を発現しない)には反応せず，白血球に反応することに起因する．このことは，MHCが輸血において重要な赤血球抗原(ABO式血液型抗原)と明らかに違うものであることを示している．ヒトMHCクラスⅠ分子とクラスⅡ分子は，それぞれ**HLAクラスⅠ分子**(HLA class Ⅰ molecule)，**HLAクラスⅡ分子**(HLA class Ⅱ molecule)と呼ばれる．

免疫グロブリンやT細胞受容体と異なり，MHCクラスⅠおよびクラスⅡ分子をコードする遺伝子は再編成を起こすことも，細胞分化の過程で構造変化を起こすこともない．MHCの多様性は以下に述べる2つの点に起因している．第一にMHCが**遺伝子族**(gene family．遺伝子ファミリーともいう)であるということであり，MHCクラスⅠ分子のH鎖，クラスⅡ分子のα鎖とβ鎖は多数の類似した構造をもつ遺伝子群によってコードされている[1)]．第二にMHCが**遺伝的多型**(genetic polymorphism)に富むことであり，ヒト集団中にはさまざまな遺伝子型が存在する．

MHCクラスⅠあるいはクラスⅡファミリーには異なる遺伝子によるタンパク質産物が存在し，これを**アイソタイプ**(isotype)と呼ぶ．1つの遺伝子座には個人個人で異なる遺伝子がコードされており，この遺伝子をアレル，その遺伝子産物を**アロタイプ**(allotype)と呼ぶ．MHCクラスⅠ分子やクラスⅡ分子の多様性が多数の遺伝子とアレルの組み合わせによって生じることを考えると，**アイソフォーム**(isoform)という用語はどのMHC分子に対しても用いることができる．ある種のMHCクラスⅠおよびクラスⅡ遺伝子には多数のアレルが存在することが知られており，これをきわめて**多型に富む**(polymorphic)という．MHCクラスⅠおよびクラスⅡ遺伝子の中には多型が認められないものもあり，これを**多型がない**(monomorphic．単一性ともいう)といい，また少数のアレルしか存在しない場合を**多型に乏しい**(oligomorphic)という．遺伝的多型の重要な点は，異なるアレルを母親と父親から受け継ぐことであり，その子供に受け継がれた遺伝子を**ヘテロ接合体**(heterozygote)という．もし，同じアレルを両親から受け継いだ場合は**ホモ接合体**(homozygote)という．

ヒトのMHCクラスⅠ分子には**HLA-A**，**HLA-B**，**HLA-C**，**HLA-E**，**HLA-F**，**HLA-G**という6つのアイソタイプが存在し，クラスⅡ分子には**HLA-DM**，**HLA-DO**，**HLA-DP**，**HLA-DQ**，**HLA-DR**という5つのアイソタイプが存在する(図5.28)．クラスⅠ分子のうちHLA-A，HLA-B，HLA-Cはきわめて多型に富み，これらはCD8 T細胞に

1) 訳注：このことを多重性(polygeny)という．

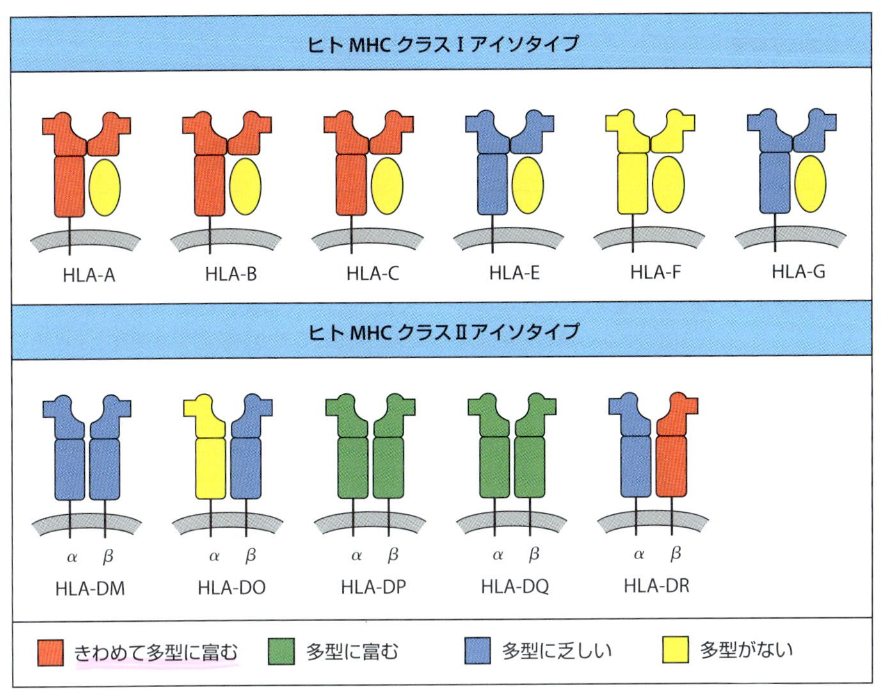

図 5.28　ヒト MHC クラスⅠ，クラスⅡアイソタイプでは機能および多型の程度が異なる

ヒト MHC クラスⅠアイソタイプのうち，HLA-A，HLA-B，HLA-C はきわめて多型に富み，ペプチド抗原を CD8 T 細胞へ提示するとともに，NK 細胞受容体のリガンドとなる．HLA-E と HLA-G は多型に乏しく，やはり NK 細胞受容体のリガンドとなる．HLA-F は多型がなく，細胞内に局在しており，その機能は不明である．ヒト MHC クラスⅡアイソタイプのうち，HLA-DP，HLA-DQ，HLA-DR は多型に富み，ペプチドを CD4 T 細胞に提示する．一方，HLA-DM と HLA-DO には数種類のアイソタイプが存在するのみで，細胞内に存在して，HLA-DP，HLA-DQ，HLA-DR へのペプチドの結合を制御している．

抗原を提示すると同時に，ナチュラルキラー(NK)細胞上の受容体のリガンドとしても機能する．HLA-E と HLA-G は多型に乏しく，NK 細胞受容体のリガンドとして機能する．HLA-F は細胞表面でペプチドを喪失した他の HLA クラスⅠ分子を回収して細胞内部へ引き戻すシャペロンとして働くと考えられている．HLA クラスⅡのアイソタイプも同様の特徴をもっている．HLA-DP，HLA-DQ，HLA-DR は多型に富み，CD4 T 細胞に抗原を提示するが，HLA-DM や HLA-DO は多型に乏しく，HLA-DP，HLA-DQ，HLA-DR に対するペプチドの結合を制御する働きがある．現在わかっている各 HLA 遺伝子座におけるアレルの数を図 5.29 に示す．

HLA-A，HLA-B，HLA-C 分子の多型は H 鎖に起因したものであり，β_2 ミクログロブリンには多型はない．一方，HLA クラスⅡ分子は α 鎖と β 鎖の双方に多型を有する．HLA-DR の α 鎖にはほとんど多型が存在しないが，β 鎖は遺伝的多型に富み，HLA-DP および HLA-DQ は α 鎖も β 鎖も多型に富む．全体としてみれば HLA クラスⅠ分子のほうが HLA クラスⅡ分子よりも多型に富んでいる．

5-19　HLA クラスⅠおよび HLA クラスⅡ遺伝子は，HLA 遺伝子領域内の異なる部位に存在する

ヒト MHC である HLA 複合体は 6 番染色体短腕上の約 400 万塩基対からなる遺伝子群によってコードされており，3 つの領域に大別される(図 5.30)．**クラスⅠ遺伝子領域**(class Ⅰ region)はセントロメアから最も離れて存在し，6 つの機能的遺伝子と数個の偽遺伝子より構成される．**クラスⅡ遺伝子領域**(class Ⅱ region)はセントロメアに近い側に存在し，ここには機能的クラスⅡ遺伝子と偽遺伝子が存在する．クラスⅠ遺伝子領域とクラスⅡ遺伝子領域の間には約 100 万塩基対の**クラスⅢ遺伝子領域**(class Ⅲ region / central MHC)が存在するが，ここには HLA 遺伝子は存在しない．HLA クラスⅠ分子を構成する不変の L 鎖である β_2 ミクログロブリンをコードする遺伝子は，15 番染色体上に存在する．

HLA 多型		
MHC クラス	HLA 遺伝子座	アロタイプの数
MHC クラスⅠ	A	1939
	B	2577
	C	1595
	E	6
	F	4
	G	16
MHC クラスⅡ	DMA	4
	DMB	7
	DOA	3
	DOB	5
	DPA1	17
	DPB1	286
	DQA1	32
	DQB1	399
	DRA	2
	DRB1	1158
	DRB3	46
	DRB4	8
	DRB5	17

図 5.29　HLA クラスⅠおよびクラスⅡ分子の多型

ヒトにおけるそれぞれの HLA 遺伝子座について，現在までにわかっている機能的なアレルの数を示す．(データは http://www.ebi.ac.uk/imgt/hla/ より)

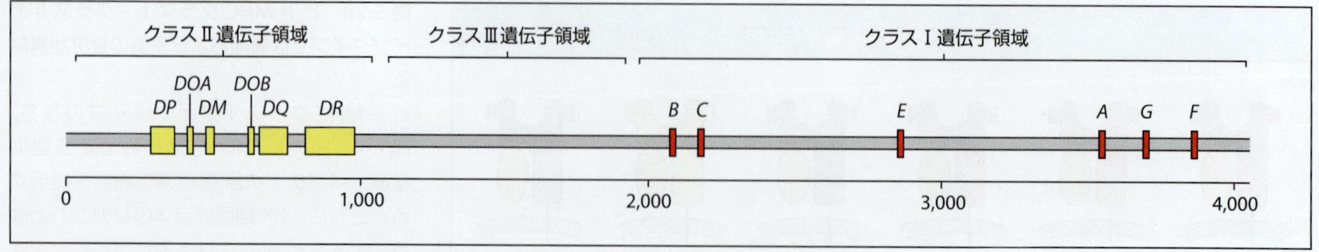

図 5.30 MHC 遺伝子領域は多種類の遺伝子をコードする3つの領域からなる
ヒトMHCであるHLA遺伝子領域におけるクラスI，クラスII遺伝子の位置を示す．クラスI遺伝子群(赤色)はクラスI領域に，クラスII遺伝子群(黄色)はクラスII領域に存在する．クラスIII領域はクラスI領域とクラスII領域の間に存在し，さまざまな遺伝子(図には示していない)をコードするが，抗原の処理や提示に関与するものはない．HLA-DM，HLA-DP，HLA-DQ，HLA-DRに関しては，α鎖とβ鎖をコードする遺伝子座は対になって存在しており，ここでは便宜上まとめて1つの黄色四角で示してある．HLA-DOのα鎖をコードする*HLA-DOA*とHLA-DOのβ鎖をコードする*HLA-DOB*は*HLA-DM*遺伝子を挟んで存在しているため別々に示してある．おおよその遺伝子距離を1,000塩基対(kb)単位で示す．

HLAクラスII分子のα鎖およびβ鎖をコードする遺伝子は，それぞれA遺伝子およびB遺伝子と呼ばれる(例えば*HLA-DMA*，*HLA-DMB*)．偽遺伝子も含めて2つ以上の遺伝子が存在する場合は，*HLA-DQA1*，*HLA-DQA2*のように数字が追加される．HLA-DM，HLA-DP，HLA-DQ，HLA-DRのα鎖およびβ鎖をコードする遺伝子は，クラスII遺伝子領域内に対をなして存在する(図5.30参照)．例外はHLA-DOであり，これは*HLA-DOA*遺伝子と*HLA-DOB*遺伝子間に*HLA-DM*やその他の遺伝子が存在する．HLA-DPとHLA-DQに関しては2セットの遺伝子が存在し，1つ(*HLA-DPA1*，*DPB1*，*DQA1*，*DQB1*)は機能的であり，もう1つ(*HLA-DPA2*，*DPB2*，*DQA2*，*DQB2*)は偽遺伝子である．HLA-DRに関してα鎖をコードする*HLA-DRA*遺伝子は1種類しか存在しないが，β鎖をコードする遺伝子には*HLA-DRB1*，*DRB3*，*DRB4*，*DRB5*の4種類が存在する．*HLA-DRB2*，*DRB6*，*DRB7*，*DRB8*，*DRB9*は偽遺伝子である．*HLA-DRB1*遺伝子はすべての人に存在するが，*HLA-DRB3*，*DRB4*，*DRB5*遺伝子はもっている人ともっていない人が存在する(**図5.31**)．

6番染色体上に存在するHLAアレルのある特定の組み合わせを**ハプロタイプ**(haplotype)という．HLA複合体の中では，減数分裂性組換えが約2%の頻度で起こる．このように頻度が低いため，ほとんどの家族では親のHLAハプロタイプは次の世代へと遺伝しても変わらない．しかし，およそ10,000世代という人類の歴史の間に，HLAアレルは何千種類ものハプロタイプに組換えられてきた．一個人には通常2種類のハプロタイプが存在することから，ヒト集団ではHLAクラスI分子とHLAクラスII分子の組み合わせは100万種類にも及ぶことになる．同じHLAハプロタイプをホモ接合として有する人はまれであるが通常健康であり，このような人では3種類のクラスI分子(HLA-A，B，C)と3種類のクラスII分子(HLA-DP，DQ，DR)によってT細胞に抗原が提示される．一方ヘテロ接合の個人において，もし2つの機能的なDRB遺伝子が存在し，多型に富むすべてのHLAクラスIとクラスII遺伝子が異なるアレルをコードしているとすれば，クラスI分子は最大6種類，クラスII分子は理論的には16種類が存在することになる．

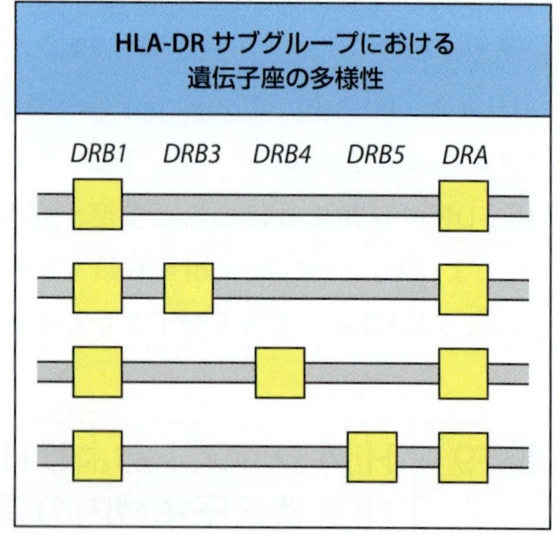

図 5.31 HLA ハプロタイプにより *HLA-DR* 遺伝子の数が異なる
ヒト6番染色体上のすべてのHLAハプロタイプにおいて，クラスII分子α鎖をコードする*DRA*遺伝子座，クラスII分子β鎖をコードする*DRB1*遺伝子座は必ず存在するが，あるHLAハプロタイプではこれに加え*DRB3*，*DRB4*，*DRB5*遺伝子座が存在する．いずれの*DRB*遺伝子によってコードされるDRβ鎖もDRα鎖と会合し，クラスII分子を形成する．

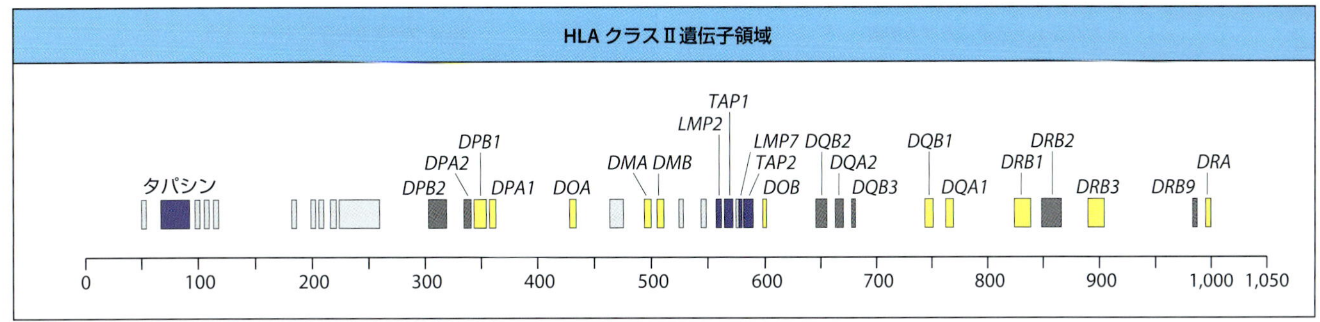

図 5.32　**HLA クラスⅡ遺伝子領域のほとんどすべての遺伝子は抗原の処理や提示に関与する**

HLA クラスⅡ遺伝子領域の詳細なマップを示す．濃い灰色で示してある遺伝子は偽遺伝子であり発現しない．薄い灰色で示してある名前のない遺伝子は，免疫系の機能とは関係ない遺伝子である．MHC クラスⅡアイソフォームをコードする遺伝子に加え，ペプチドを運搬する抗原処理関連トランスポーター（TAP），プロテアソームの構成成分である LMP，タパシンをコードする遺伝子群が存在している．おおよその遺伝子距離を 1,000 塩基対（kb）単位で示す．

5-20　抗原の処理や提示に関わる分子をコードする遺伝子は，HLA クラスⅡ遺伝子領域内に存在する

HLA 遺伝子領域には 200 以上の遺伝子が存在する．そのうち HLA クラスⅠおよびクラスⅡ分子をコードする遺伝子はわずかにすぎず，これらのほかに免疫系で機能するものも含め，多彩な遺伝子がコードされている．特筆すべきは HLA クラスⅡ遺伝子領域に，抗原の処理や提示に関わる遺伝子がコードされている点である（**図 5.32**）．この領域には 5 種類の HLA クラスⅡアイソタイプの α 鎖と β 鎖をコードする遺伝子に加え，TAP-1，TAP-2，タパシンをコードする遺伝子や，免疫プロテアソームに特有な 3 つのタンパク質分解サブユニットのうち 2 つ（LMP2 と LMP7）をコードする遺伝子が含まれている（図 5.18 参照）．インバリアント鎖をコードする遺伝子は，この領域にはなく 5 番染色体上に存在する．

抗原の処理や提示に関与する分子をコードする遺伝子の発現は，免疫応答の初期に感染部位で産生される IFN-α，β，γ といったサイトカインによって制御される．これらのサイトカインは HLA クラスⅠの H 鎖，β_2 ミクログロブリン，TAP，プロテアソームサブユニット（LMP2，LMP7）の発現を誘導する．HLA-DM，HLA-DP，HLA-DQ，HLA-DR，そしてインバリアント鎖の発現もサイトカイン IFN-γ によって制御される．これらの遺伝子発現は，転写活性化因子である **MHC クラスⅡトランスアクチベーター**（MHC class Ⅱ transactivator：**CⅡTA**）によって制御されるが，CⅡTA 自身の発現も IFN-γ によって制御される．CⅡTA の異常により MHC クラスⅡ欠損症が引き起こされる．この病気では HLA クラスⅡ分子が発現せず，CD4 T 細胞の機能不全が生じる．

クラスⅠ遺伝子領域の大多数の遺伝子は免疫系と関連しているが，クラスⅡ遺伝子領域のようにコンパクトではない（図 5.30 参照）．クラスⅡ分子をコードする遺伝子は HLA クラスⅡ遺伝子領域にしか存在しないが，クラスⅠ分子やクラスⅠ様分子をコードする遺伝子はいくつかの染色体上に存在する．また，HLA クラスⅡ分子の機能が T 細胞に抗原を提示することに限られているのに対し，HLA クラスⅠ分子と HLA クラスⅠ様分子は腸管での IgG の取り込みや鉄代謝の調節，自然免疫応答における NK 細胞の機能制御など，多岐に及ぶ．まとめると，これらの遺伝的・機能的な違いとして MHC クラスⅠは古い形の MHC 分子であり，MHC クラスⅡは MHC クラスⅠよりも進化したものだといえる．この説と一致して，MHC クラスⅠとは異なり MHC クラスⅡは脊椎動物の免疫系に必ずしも必要ではない．例えば，タイセイヨウダラは MHC クラスⅠ遺伝子群だけでうまく生きている．

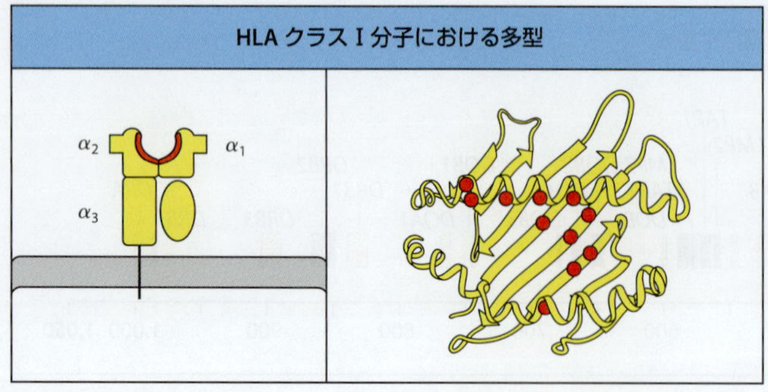

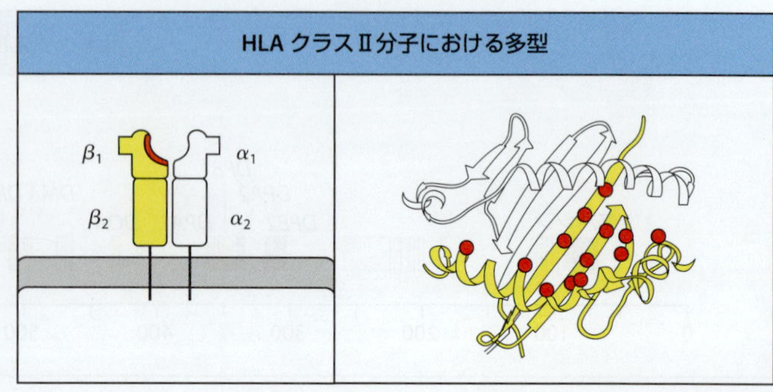

図 5.33 HLA アロタイプの多型は，ペプチドとの結合やT細胞受容体との接触に重要な部位に集中している

左図：HLA クラスⅠ分子において，アロタイプ間のアミノ酸置換は α_1 および α_2 ドメインからなる赤色で示した領域に集中している．この部位はペプチド収容溝の底部（β シート）や壁（α ヘリックス）に相当し，ペプチドとの結合に影響するのみならず，α ヘリックスでのアミノ酸置換はT細胞受容体との接触にも影響する．右図：HLA クラスⅡ分子であるHLA-DRの場合，α 鎖には多型がほとんどなく，アミノ酸置換は β_1 ドメインのみに認められる．

5-21 MHCの多型は抗原ペプチドの結合やT細胞への提示に影響する

遺伝的多型に富むMHCアレルは，それぞれアミノ酸残基が1～50個程度異なるタンパク質をコードしている．他のヒト遺伝子でこのようなことがみられるものはない．このようなアミノ酸置換は，ペプチドと結合するドメインやT細胞受容体によって認識されるドメインに集中しており，クラスⅠ分子では α_1，α_2 ドメインが，クラスⅡ分子では α_1，β_1 ドメインがこれに相当する．さらに詳しく述べれば，アミノ酸置換はペプチドとの結合やT細胞受容体との接触に重要な箇所に集中している（図 5.33）．HLA-DR分子の α 鎖には多型はほとんどないが，HLA-DPとHLA-DQ分子では α_1，β_1 ドメインの両方にこのようなアミノ酸置換が認められる．

ペプチド収容溝の底部（β シート）や壁（α ヘリックス）のアミノ酸置換は，結合するペプチドの種類に影響する．あるMHCに結合するペプチドは，アミノ酸配列内の決まった位置に同一あるいは類似のアミノ酸残基をもっている．これは，その側鎖がペプチド収容溝内のポケットにフィットするためであり，このようなアミノ酸残基を**アンカー残基**（anchor residue）と呼ぶ．ある特定のMHC分子に結合するためのアンカー残基の組み合わせを**ペプチド結合モチーフ**（peptide-binding motif）という．通常9アミノ酸残基からなるペプチドが結合するMHCクラスⅠ分子の場合，N末端から2番目と9番目の位置にあるアミノ酸がアンカー残基となる．一方，結合ペプチドの長さがまちまちであるMHCクラスⅡ分子の場合，アンカー残基はクラスⅠ分子ほど明確ではない（図 5.34）．

ペプチド結合モチーフの数は限られているため，数か所しかアミノ酸残基が異ならないMHC分子では，同じペプチドに結合できる場合もある．概して2つのMHC分子間のアミノ酸配列が異なるほど，結合するペプチドの種類も異なるといえる．

ペプチド-MHC複合体において，アンカー残基はペプチド収容溝の奥深くに埋没しT細胞受容体と直接接触することはないが，他の位置のアミノ酸残基は多様性に富み，T細胞受容体によって直接認識される．このようなアミノ酸残基とMHC分子の α ヘリックスが，T細胞受容体と接触できる面を形成している．またT細胞受容体は，ある特定のMHC分子に結合した抗原ペプチドのみを認識でき，このT細胞生物学の原則を**MHC拘束**（MHC restriction）と呼ぶ．結果的に，あるMHCに結合した抗原ペプチドを認識するT細胞受容体は，同じMHCに結合した別のペプチドにも，また別のMHCに結合した同じペプチドにも反応しない（図 5.35）．

	MHC 分子	ペプチド結合モチーフと実際結合するペプチドのアミノ酸配列		結合ペプチドの由来
		ペプチドのアミノ酸配列における位置	N-1 2 3 4 5 6 7 8 9-C	
クラスⅠ	HLA-A*02:01	ペプチド結合モチーフ	□ **L/M** □ □ □ **V** □ □ **V/L**	
		結合ペプチド	I **L** K E P **V** H G **V**	HIV 逆転写酵素
	HLA-B*27:05	ペプチド結合モチーフ	□ **R** □ □ □ □ □ □ **R/K**	
		結合ペプチド	S **R** Y W A I R T **R**	A 型インフルエンザウイルス核タンパク質
クラスⅡ	HLA-DRB1*04:01	自己ペプチド	G V Y F **Y** L Q **W** G R S T **L** V S V S	免疫グロブリン κL 鎖
	HLA-DQA1*05:01 HLA-DQB1*03:01	自己ペプチド	I P E **L** N K V A R A A A	トランスフェリン受容体

図 5.34 MHC アイソフォームのペプチド結合モチーフと実際結合するペプチドのアミノ酸配列

HLA-A および HLA-B アイソフォームについて，ペプチド結合モチーフと実際結合するペプチドのアミノ酸配列を示す．モチーフの空欄は，多くのアミノ酸残基が許容される位置である．HLA-DR と HLA-DQ アイソフォームについては，実際結合することが確認されている自己ペプチドのアミノ酸配列のみ示す．アンカー残基は緑色の丸で示してある．MHC クラスⅡ分子のペプチド結合モチーフはクラスⅠ分子ほどはっきりと決まっていない．アミノ酸は 1 文字表記で示してある．HLA クラスⅠまたはクラスⅡ遺伝子のアロタイプを区別するために使われる命名法では，アステリスクに続く 2 桁の数字がアロタイプの主要な群を区別するもので，コロンに続く数字が各主要な群の変異を区別するものである．この変異の多くは 1 つのアミノ酸置換によっている．

5-22 MHCの多様性は感染微生物との相互作用によって生じたものである

MHC アイソフォーム間のアミノ酸多型は，ペプチドとの結合やその提示に影響する部位に集中している．このような偏りはアミノ酸置換を生じる遺伝子変異が偶然に生じる

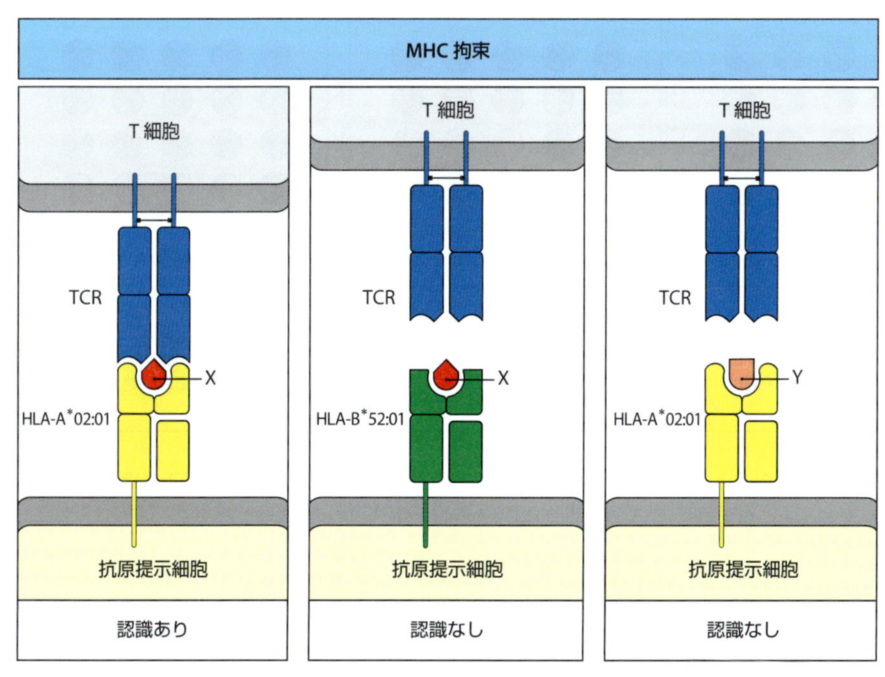

図 5.35 T 細胞受容体の抗原認識は MHC に拘束されている

左図：この CD8 T 細胞の受容体（TCR）は，クラスⅠ分子である HLA-A*02:01 に結合したペプチド X に特異的である．中央図：MHC 拘束のため，この TCR は別のクラスⅠ分子である HLA-B*52:01 に結合したペプチド X を認識することはできない．右図：この TCR は HLA-A*02:01 に結合したペプチド Y を認識することもできない．ペプチド X は，HIV-1 Nef のアミノ酸残基 190～198 由来のペプチド（AFHHVAR）であり，ペプチド Y は，A 型インフルエンザウイルスの基質タンパク質の残基 58～68 由来のペプチド（GILGFVFTL）である．

図 5.36 MHCのヘテロ接合体は有利である
大きな灰色の円はヒトMHCクラスIおよびクラスII分子によって提示される抗原ペプチドの総数を示す．小さな黄色の円はある特定のMHCハプロタイプのクラスIおよびクラスII分子が提示可能なペプチドを示す．提示できるペプチドの種類はMHCハプロタイプによって異なる．一般にヘテロ接合の人は（この例ではハプロタイプ1+2や3+4をもっている人），ホモ接合の人よりも多くの病原体由来のペプチドを提示できるが，これはハプロタイプの組み合わせによっても異なる．例えばハプロタイプ1と2をもつ人は，構造的に類似したMHCをコードするハプロタイプ3と4をもつ人よりも多様なペプチドを提示できる．

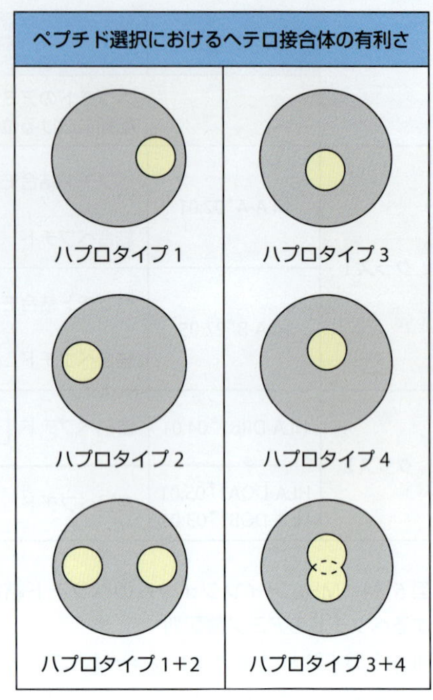

と予測される頻度よりも多いことから，MHCの多型性は自然選択（natural selection）に起因すると考えられる．MHC分子の免疫系における機能から，その選択圧の最たるものは感染症であろうと予測される．

複数のMHCクラスIおよびクラスII分子をもつことは，病原微生物に由来する多くのペプチドを提示し，より多くのT細胞を活性化できる，すなわち免疫応答を強めるという点で有利となるであろう．同様の議論は，MHC遺伝子座の多型性に関しても当てはまる．すなわち，ヘテロ接合体では1種類のMHC分子に関して2つの異なる特異性をもつことができるため，ホモ接合体よりも有利であるといえよう（図5.36）．さらに，HLAアイソタイプには多型が豊富に存在するため，大多数の人はヘテロ接合体ということになる．ただし，ヘテロ接合体が有利かどうかは，2つのアロタイプのペプチド特異性に依存している（図5.36参照）．このような“有利さ”は集団においてMHCアイソフォームの多様性維持に向かうことから，**安定化選択**（balancing selection）が働いていると考えられる（図5.37，左から1番目と2番目の図）．

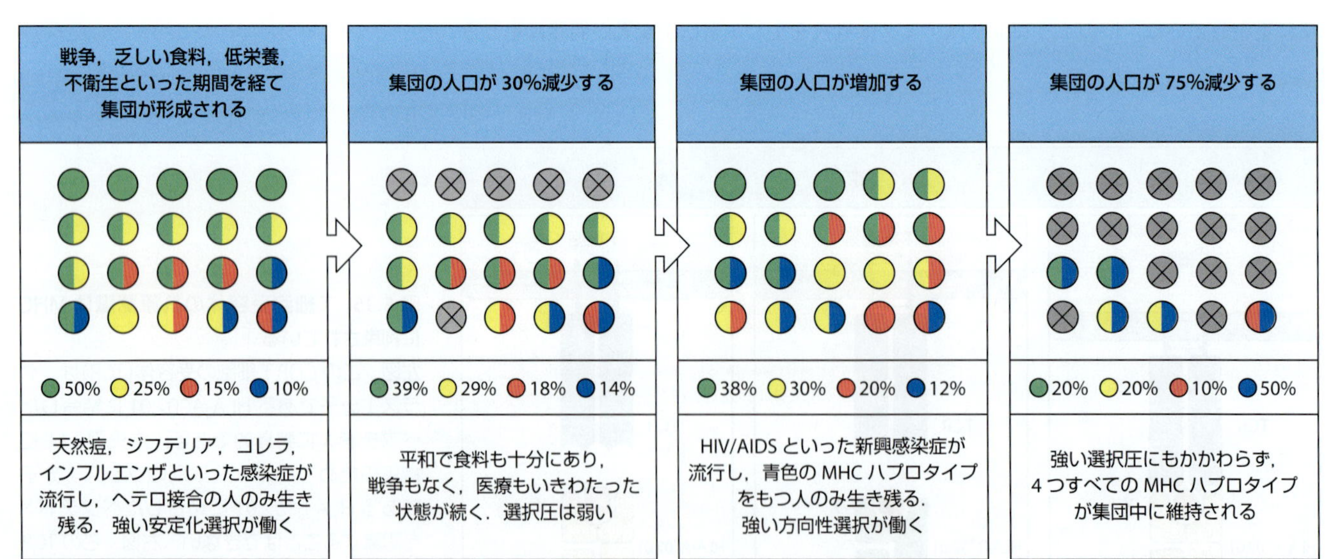

図 5.37 MHCの遺伝的多型は病原体によって選択されていく
ここではヒト集団に4種類のMHCハプロタイプが存在すると仮定し，それぞれを別の色で示している．集団は20人で構成されているとし，集団におけるハプロタイプの頻度は下段に示している．この集団は最初，さまざまな感染症により安定化選択によって特徴づけられる期間を経て（左から1番目の図），ヘテロ接合の人のみ生き残り（2番目の図），30%の人は死亡した（×で示している）．その後しばらく平穏な生活を送ったが（3番目の図），新しい重篤な感染症により75%の人が死亡し，唯一青色で示すMHCハプロタイプをもつ人のみが生き残った（4番目の図）．これが方向性選択であり，その結果MHCハプロタイプの頻度は大きく変化するが，いずれの4つのハプロタイプも集団の中に存在している．

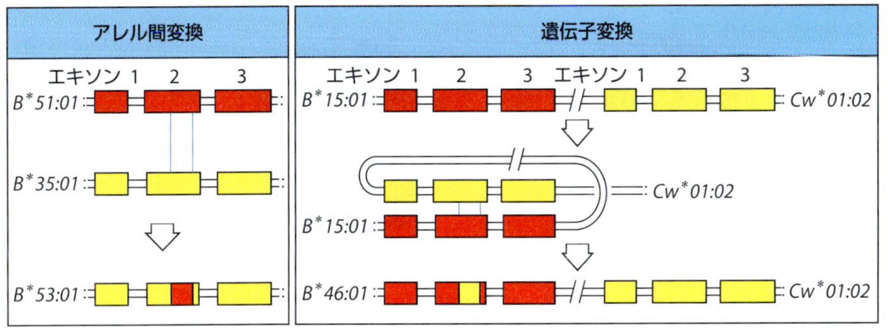

図 5.38 新しい MHC アレルはアレル間変換や遺伝子変換によって生じる
左図に示す同じ遺伝子座の異なるアレル（*HLA-B*51:01* と *HLA-B*35:01*）間の組換えでも，右図に示す異なる遺伝子（*HLA-B*15:01* と *HLA-Cw*01:02*）間の組換えでも，DNA 配列が部分的に異なる新しいアレルが形成される．*B*53:01* はアフリカのヒト集団に特徴的で，重篤なマラリア感染に対して抵抗性を示す．*B*46:01* は東南アジアにおいて認められ，鼻咽頭がんに対する感受性と相関している．

選択に関するもう 1 つの様式は，ある MHC アレルやその組み合わせが，特定の感染症のために有利に働くというものである．すなわち，ある MHC アロタイプをもつ人は病原体由来のペプチドを提示することで感染症を克服できるが，他の MHC アロタイプをもつ人は死に至ることもあるだろう．結果的に，病原体由来のペプチドを提示できる特定の MHC アレルの頻度は集団中で高くなり，そうでないアレルの頻度は減少する（図 5.37，3 番目と 4 番目の図）．この選択は平衡を崩すので，**方向性選択**（directional selection）と呼ばれている．民族や地理的条件の異なる集団における HLA の違いは，方向性選択が起こった証拠である．ヒト集団に共通して認められる HLA アレルはごくわずかであり，大多数のものは新しく生じた民族特異的なアレルである．

病原体はヒト集団の MHC に適合するため，病原体が適合できていない最近形成されたまれな MHC アレルはヒトにとって有利となり，感染症が流行した際には正に選択されると考えられている．新しい HLA クラスⅠおよびクラスⅡアレルは，同じ遺伝子や同じファミリーに属する異なる遺伝子の点変異や組換えによって生じる（図 5.38）．特に，ある HLA アレルの小さな断片が別のアレルの相同部分と入れ替わり，その結果，ペプチド収容溝のアミノ酸残基に置換が生じると考えられる（図 5.33 参照）．このような変異を生じるメカニズムは**アレル間変換**（interallelic conversion．対立遺伝子間変換ともいう）あるいは**遺伝子断片変換**（segmental exchange）と呼ばれる（図 5.38 左）．このタイプの選択は，南アメリカや中央アメリカの先住民の HLA-B 遺伝子座において認められている．

大都市に住む人々において，ほとんどの組織移植では HLA タイピングが行われており，たくさんの HLA アレルが存在することが知られている．この種類の多さは自然選択の結果ではなく，さまざまな地域から異なる HLA アレルをもった人々が大都市に移住してきた結果である．HLA 多様性が自然選択によって維持されている程度と，HLA 多様性がヒト集団の長期生存に寄与する程度に関するよりよい評価結果が先住民の研究から得られている．アメリカ先住民はシベリアからの少数移民の系統を引いているので，他のヒト集団よりもゲノム上における遺伝的な多様性は低い．それなのに，アメリカ先住民は HLA-A，B，C と DRB1 のそれぞれに 6 つくらいのアレルを維持している（図 5.39）．これは，人々の大多数がヘテロ接合体となるのに十分であり，そのヘテロ接合体の組み合わせが多様になるにも十分である．こういったことは，アメリカ先住民が何らかの特定の感染症によって淘汰されてしまう可能性を低下させている．一方で，ヒト集団が図 5.39 に示すよりも明らかに低いレベルまで HLA の多様性を失うと，その集団が他の集団と混じり合わない限りは生存の可能性は著しく低下する．

先進国における HIV 感染の流行により，HLA 多型が感染症に及ぼす影響と感染症が HLA 多型に及ぼす影響が研究されている．HLA ヘテロ接合体のほうが病気に対して有

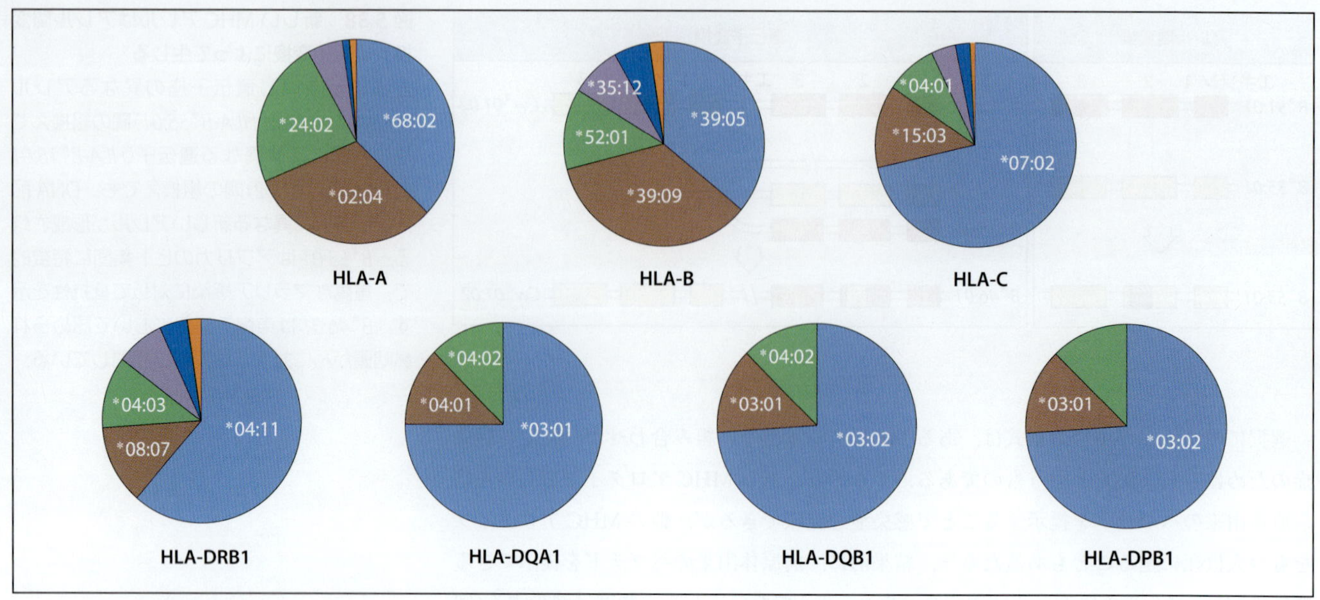

図 5.39 ヒト集団が生き残るには HLA クラスⅠおよびクラスⅡのアロタイプの多様性を維持しなければならない
各円グラフは多型 HLA クラスⅠまたはクラスⅡ遺伝子の 1 つに対応しており，南アメリカ先住民のユクパ族に存在するアレルの数と相対頻度を示している．各遺伝子で，最もよくみられるアレルを青色，2 番目にみられるアレルを茶色，3 番目にみられるアレルを緑色で表し，同様に 4，5，6 番目にみられるアレルまで色づけして示す．数多くの感染症の流行と種族の壁を切り抜けて生き残るうえで，ユクパ族はこれらの 7 つの HLA 遺伝子のすべてにおいて多型性を維持してきたのである．

利であることに加え（**図 5.40**），*HLA-B*14*，*B*27*，*B*57*，*C*8*，*C*14* といったアレルをもつ人は病気の進行が遅い傾向にあり，一方，*HLA-A*29*，*B*22*，*B*35*，*C*16*，*DR*11* をもつ人は進行が早い傾向にある．相関の多くは HLA クラスⅠアレルにおいて認められるが，このことは CD8 T 細胞がウイルス感染細胞を殺して感染症をコントロールすることと関係していると考えられる．

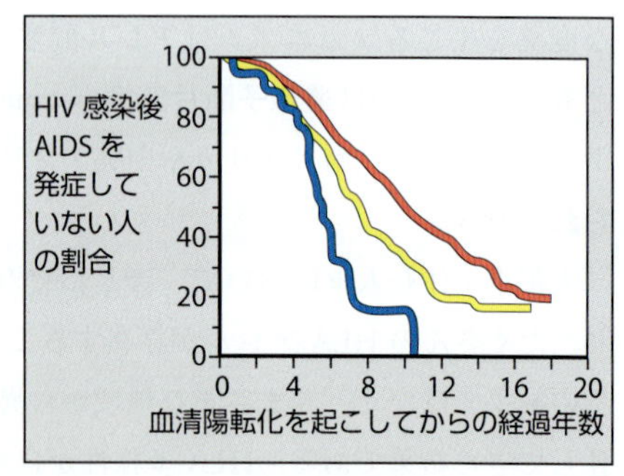

図 5.40 MHC のヘテロ接合体は HIV-1 感染による AIDS 発症が遅い
HIV-1 感染によりウイルスに対する抗体が検出されるようになることを，血清陽転化（seroconversion）を起こしたという．AIDS の症状は血清陽転化を起こして数年で認められるようになる．しかし，HLA がヘテロ接合の人では AIDS の発症率が低下する．図では AIDS 発症に至る経過を，多型に富むクラスⅠ，クラスⅡ遺伝子座のすべてがヘテロ接合の人（赤色）と，1 個の遺伝子座をホモ接合でもつ人（黄色），2 ～ 3 個の遺伝子座がホモ接合の人（青色）とで比較してある．

5-23 MHC の多型は T 細胞による移植片拒絶反応を引き起こす

T 細胞の分化過程において，他の MHC アイソフォームではなく，自分自身の MHC クラスⅠ，クラスⅡ分子と結合した自己ペプチドに反応する T 細胞は除去されるため，通常は T 細胞が健常組織を攻撃し病気を引き起こすことはない．**自己 MHC**（self-MHC）アイソフォームを**自己由来**（autologous），他の MHC アイソフォームを**同種異系**（allogeneic．アロまたは同種ともいう）と呼ぶ．すべてのヒトにおいて，T 細胞の分化過程で受容体の多様性が作られ，他人の細胞に発現するアロ MHC クラスⅠ分子あるいは MHC クラスⅡ分子とペプチドの複合体に応答できる T 細胞が血中に存在している．この T 細胞は**アロ反応性 T 細胞**（alloreactive T cell．同種異系反応性 T 細胞ともいう）と呼ばれ，血中の T 細胞の 1 ～ 10％を占める．

腎不全の患者に腎臓が同種移植された場合，まず問題となるのが，移植腎が患者の免疫系によって拒絶されることである．これは患者の血中に存在するアロ反応性 T 細胞が，移植組織に発現したアロ HLA 分子により活性化され，**アロ反応**（alloreaction．同種異系反応ともいう）を引き起こすためである．この移植片拒絶反応のリスクを軽減するためには，ドナーは患者と同じ，あるいは類似した HLA アレルの組み合わせをもっている必要がある．個人がもつ HLA の組み合わせを **HLA タイプ**(HLA type)と呼ぶ．免疫抑制剤はアロ反応性 T 細胞の活性化を抑え，拒絶反応を軽減するために用いられている．

妊娠中にもアロ反応が起こるが，これは母親の免疫系が，父親に由来する胎児の HLA 分子により活性化されるためである．この結果，母親の体内には父親の HLA に反応する**アロ抗体**(alloantibody．同種異系抗体，同種抗体ともいう)が作られる．アロ抗体とは HLA に限らず，同じ種に属するアロタイプ抗原に対する抗体の総称である．胎児においてはあるメカニズムのためアロ抗体の悪影響は出ないが，この抗体の存在は母親が将来腎移植を受ける際に問題となる．例えば，アロ抗体が移植腎に発現する HLA クラスⅠ分子と反応すれば，それは治療不可能な拒絶反応を引き起こすことになる．これを予防するため，患者の血清がドナーの白血球に反応しないかを検査し，反応性が低い場合にのみ移植が行われる．分子遺伝学的手法が用いられるようになる前は，経産婦より得た血清を用いてレシピエントとドナーの HLA タイプが決定されていた．

■ まとめ

きわめて遺伝的多型に富む MHC クラスⅠおよびクラスⅡ遺伝子は，ヒト 6 番染色体上に密に並んで存在する．免疫グロブリンや T 細胞受容体と異なり，MHC クラスⅠおよびクラスⅡ遺伝子は再編成を起こすことはない．ヒトにおいて MHC クラスⅠ遺伝子は HLA-A，HLA-B，HLA-C という 3 つのクラスⅠ分子の H 鎖(α 鎖)をコードしており，MHC クラスⅡ遺伝子は HLA-DP，HLA-DQ，HLA-DR という 3 つのクラスⅡ分子の α 鎖および β 鎖をコードしている．MHC クラスⅠ分子の L 鎖に相当する β_2 ミクログロブリンをコードする遺伝子は，MHC 遺伝子領域とは無関係に 15 番染色体上に存在する．ある MHC クラスⅠおよびクラスⅡ遺伝子は遺伝的多型に富み，アレルの数が数千に及ぶものもある．抗原提示に関わる分子をコードする遺伝子群も MHC 遺伝子領域に存在し，その遺伝子発現は MHC クラスⅠおよびクラスⅡ遺伝子と同様に，免疫応答に伴い産生されるインターフェロンによって制御されている．MHC がさまざまな抗原と結合する様式と T 細胞受容体の抗原との結合様式とは対照的である．T 細胞受容体と違って MHC 分子のペプチド特異性は低いため，MHC 分子は多様な抗原ペプチドを多くの T 細胞受容体に提示することができる．MHC クラスⅠ分子の H 鎖とクラスⅡ分子の α 鎖および β 鎖の遺伝的多型は，個人のみならずヒト集団としての T 細胞の応答を強めるのに寄与している．このことは，感染症の流行に対してヒト集団での抵抗性を高めることにつながるものの，一方で，移植医療においては障害となっているのも事実である．

第 5 章のまとめ

T 細胞受容体の一般的な構造は B 細胞表面に発現する膜型免疫グロブリンと似ており，構造的に類似した遺伝子によってコードされ，遺伝子再編成を起こす．その結果，B 細胞の場合と同様に，個々の T 細胞はそれぞれ 1 つの特異的な受容体を発現する．免疫グロブリンと T 細胞受容体の違いは，T 細胞受容体が膜型としてのみ存在するのに対して，免疫グロブリンは分泌されエフェクター分子としても機能する点にある．

T 細胞受容体の抗原認識は，それが細胞表面の MHC 分子に結合したペプチドのみを認識するという点で，免疫グロブリンよりも限られている．CD8 T細胞とCD4 T細胞はそれぞれ細胞内あるいは細胞外の抗原に対して免疫応答を惹起する．これらはいずれもMHC分子に結合した抗原ペプチドを認識して活性化される．その際にT細胞表面のCD4あるいはCD8糖タンパク質が補助受容体として機能する．細胞外および細胞内病原体の抗原は，いずれも細胞内でペプチドに分解されMHC分子に結合する．細胞傷害性CD8 T細胞はMHCクラスI分子によって提示された抗原ペプチドにより活性化され，抗原提示細胞を直接破壊する．大多数の細胞はMHCクラスI分子を発現しており，ウイルスなどの病原微生物に感染すると微生物由来のペプチドをCD8 T細胞へ提示する．一方，CD4 T細胞の機能は限られた免疫エフェクター細胞集団，特にマクロファージやB細胞と相互作用してその活性化を助けることである．CD4 T細胞はMHCクラスII分子によって提示されたペプチドを認識する．MHCクラスII分子は通常，マクロファージやB細胞といった細胞外環境から物質を取り込んで処理する特別な細胞にだけ発現する．

MHC分子はペプチド特異性が低いため，個々人がもつMHC分子の数は比較的限られているにもかかわらず，多くの異なるペプチドと結合することができる．ヒト集団としてみた場合，結合できるペプチドの数はMHCクラスIおよびクラスII分子の遺伝的多型によってさらに増大する．このため，ヒト集団は病原体に対して多様な免疫応答を惹起することができる．しかしこの多型性のため，異なるMHC分子をもつ個人間での移植では強いT細胞応答が引き起こされ，拒絶されることとなる．

本書には，各章で学んだことの理解をより深めるために演習問題が用意されている（http://www.medsi.co.jp/e-meneki3/）．アクセス方法については「概略目次」の次の頁も参照．

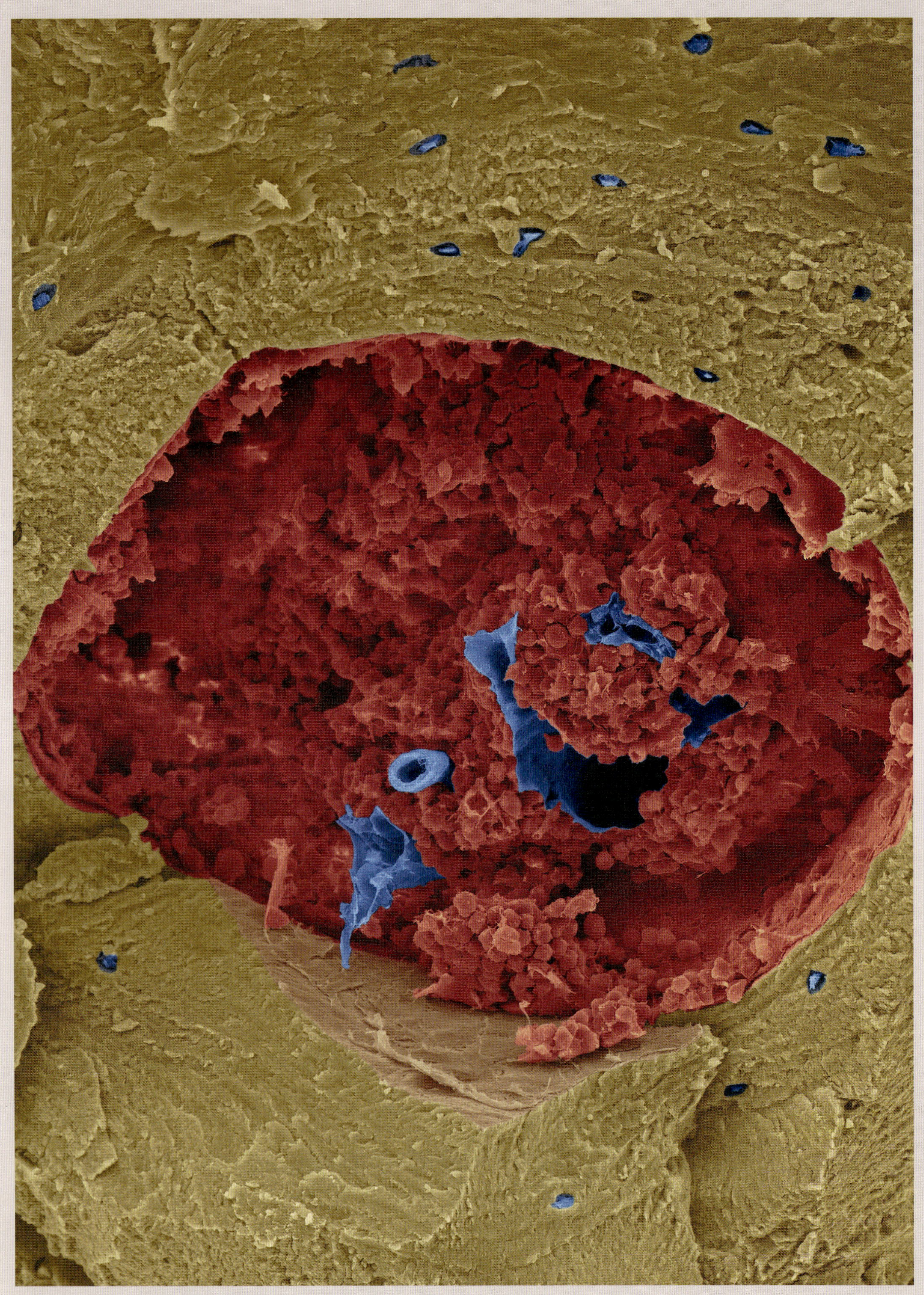

骨髄腔はＢ細胞の分化が起こる場所である．

B 細胞の分化

第6章

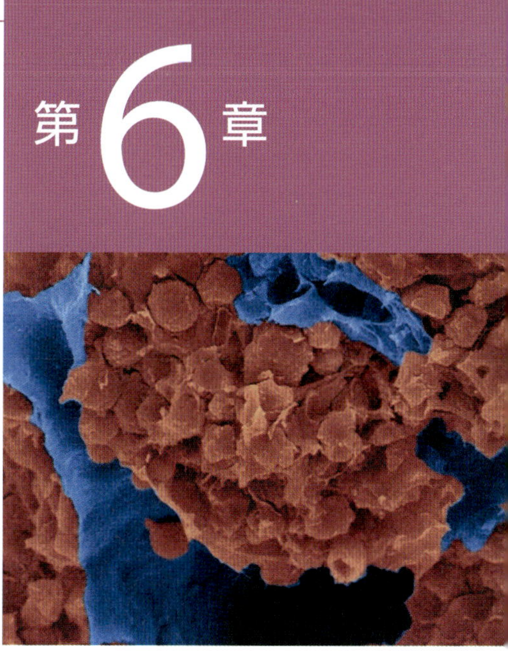

ヒトの免疫系においてB細胞は，ほぼすべての抗原に対して微細な化学構造の違いでも特異的に認識する免疫グロブリンを産生することができ，生涯にわたって出会うすべての感染微生物に対して抗体を作ることができる．しかし，この反応に必要となるB細胞があらかじめすべて生体内に蓄えられているわけではない．そのようなことをすれば，体内のほとんど資源は免疫系に充てられ，その保護自体にはほとんど割かれなくなるだろう．代わりに生体では，B細胞の蓄えは不十分だが，必要や状況に応じて個々のB細胞クローンを増殖・縮小させる．B細胞を維持しているのは骨髄にある幹細胞であり，一生を通じて毎日およそ600億個の新しいB細胞が供給され続けている．

本章では，骨髄幹細胞から抗体を産生する形質細胞へのB細胞の分化を説明する．B細胞の分化は機能的に6つの段階に分けられる(図 6.1)．本章の最初の節で述べる分化の第1段階では，第4章で学んだ免疫グロブリンの遺伝子再編成によって，骨髄中のB細胞前駆細胞が機能的な抗原受容体を獲得する．成熟B細胞はB細胞受容体としてただ1つの抗原特異性をもつ免疫グロブリンを発現するが，B細胞集団全体としては，さまざまな抗原特異性をもつ広範な免疫グロブリンレパートリーをもっている．第2節では，B細胞が成熟して骨髄から二次リンパ組織に輸送されるのに伴いこれらのレパートリーが第2～6段階でどのように変化するか，また，二次リンパ組織で抗原と出会い活性化されたB細胞が生体防御に働くためにどのように変化するかを述べる．

図 6.1　B細胞の分化は機能的に6つの段階に分けられる
最初の3段階(黄四角)では分化は骨髄中で起こり，最後の3段階(桃四角)は二次リンパ組織で起こる．

第1段階	第2段階	第3段階	第4段階	第5段階	第6段階
骨髄における B細胞受容体をもつ 多様な B細胞前駆細胞の産生	ヒト生体の 構成成分に結合する B細胞受容体の改変, 排除，不活性化	二次リンパ組織で 成熟B細胞に なるための一部の 未熟B細胞の 分化促進	リンパ，血液, 二次リンパ組織間 での成熟B細胞の 再循環	二次リンパ組織に おける病原体由来 抗原による B細胞の活性化と クローン増殖	二次リンパ組織に おける形質細胞と 記憶B細胞への分化
レパートリーの形成	負の選択	正の選択	感染の探索	感染の検知	感染に対する攻撃

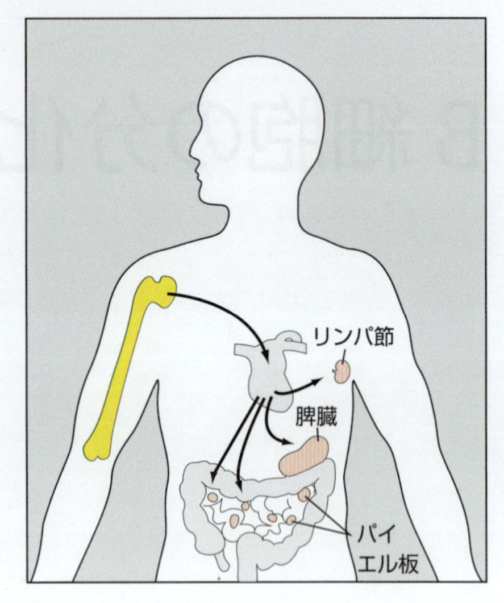

図 6.2 B細胞は骨髄で分化し，その後二次リンパ組織に移動する
骨髄（黄色）を出たB細胞は血中を通り，リンパ節，脾臓，パイエル板（すべて桃色），そして気道上皮（図示していない）などの二次リンパ組織に運ばれる．

B細胞分化の第②段階では負の選択の1つが働き，これにより，ヒト体内の通常成分に結合する受容体をもつ成熟B細胞が除去される．このようなB細胞は，正常な組織を攻撃して自己免疫疾患を引き起こす危険性がある．負の選択は骨髄で開始され，未熟B細胞が骨髄を離れて二次リンパ組織へ移行するまで続く．第③段階では正の選択の1つが働く．この過程で，未熟B細胞は成熟を完了するために二次リンパ組織の濾胞に入る（**図 6.2**）が，進入できる細胞数は限られているためB細胞の間に競合が起こる．第④段階において，成熟B細胞はリンパと血液を通じて二次リンパ組織間を移動し，B細胞受容体に結合する病原体由来の抗原があるかどうかを調べ感染の有無を常に見張っている．第⑤段階での抗原によるB細胞の活性化はその分化と増殖を引き起こし，抗原特異的B細胞のクローン増殖が起こる．第⑥段階ではクローン増殖を起こしたB細胞の分化が進み，進行中の感染に対して攻撃する抗体を産生する形質細胞と，将来の感染で同じ病原体を迅速に排除するための記憶B細胞が作られる．B細胞分化の各段階において，大部分の細胞はさまざまな理由によって次の段階に進むことができない．そのため，全体的にみると分化の効率はとても低いが，これはあらゆる病原体に対応する抗体を産生するようなほぼ無限の能力を得ることの代償である．

骨髄内でのB細胞の分化

B細胞の唯一の目的は免疫グロブリンを産生することにある．したがって，骨髄内におけるB細胞の分化は，免疫グロブリン遺伝子の再編成と発現の一連の段階に対応する各段階に分けられる．この遺伝子再編成と生じたタンパク質の"質"は2つのチェックポイントによって評価され，発現が十分でなければさらなる分化は起こらない．本節では，未熟B細胞が1種類の重鎖（H鎖）と1種類の軽鎖（L鎖）を産生して1つの抗原に対する特異性をもった免疫グロブリンを発現するために，遺伝子再編成がどのような順序で起こり，調節されているのかをみていく．

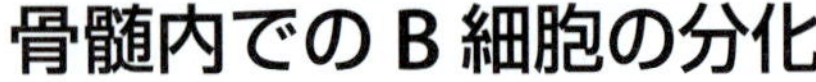

6-1 骨髄内でのB細胞分化はいくつかの段階を経て進む

骨髄中では，多能性造血幹細胞が分化してリンパ系共通前駆細胞が生じ，この前駆細胞はさらにB細胞やT細胞へと分化しうる（p.14の図1.13参照）．リンパ系共通前駆細胞の一部はB細胞への分化が運命づけられた前駆細胞へと分化する（**図 6.3**）．すべての未分化前駆細胞は細胞表面のマーカーによって区別される．そのうちの1つが，すべてのヒト造血幹細胞に発現しているCD34タンパク質である．CD34は臨床的に利用されており，抗CD34単クローン抗体を使って，移植治療のために造血幹細胞を他の骨髄細胞から分離することができる．

B細胞系列として同定可能な最も初期の段階にある細胞は**プロB細胞**（pro-B cell）と呼ばれる（図6.3参照）．この前駆細胞の自己複製能は限られており，多数のプロB細胞

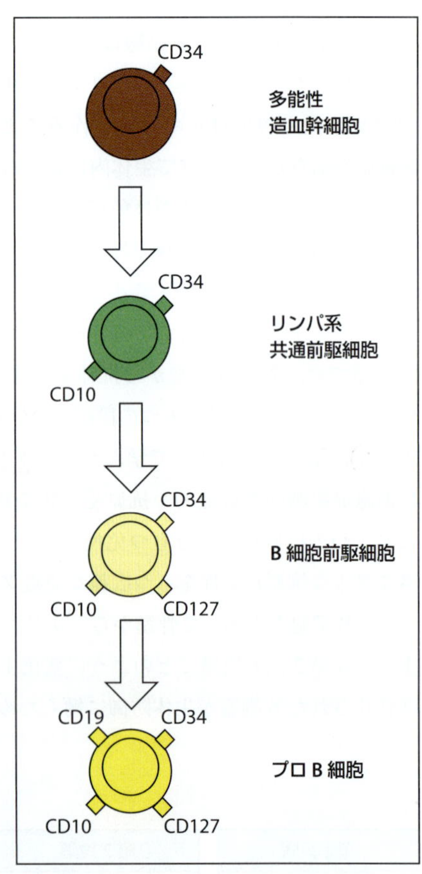

図 6.3 プロB細胞は多能性造血幹細胞から分化する
異なる分化段階の細胞は細胞表面上の異なるCDタンパク質の組み合わせによって見分けられる．CD127はインターロイキン7受容体α鎖である．

	造血幹細胞	早期プロ B 細胞	後期プロ B 細胞	大型プレ B 細胞	小型プレ B 細胞	未熟 B 細胞
H 鎖遺伝子	生殖細胞系列型	D-J 再編成	V-DJ 再編成	VDJ 再編成済み	VDJ 再編成済み	VDJ 再編成済み
L 鎖遺伝子	生殖細胞系列型	生殖細胞系列型	生殖細胞系列型	生殖細胞系列型	V-J 再編成	VJ 再編成済み
Ig の状態	存在せず	存在せず	存在せず	μH 鎖の産生	小胞体内 μH 鎖	μH 鎖, λ または κL 鎖, 細胞表面 IgM

図 6.4　骨髄内での B 細胞の分化は，免疫グロブリン遺伝子の再編成や発現により定義される多くの段階を経て進行する
造血幹細胞では，免疫グロブリン(Ig)遺伝子は生殖細胞系列型(生殖細胞系列の遺伝子構成)である．最初に，H 鎖遺伝子が再編成を起こす．D_H 遺伝子断片と J_H 遺伝子断片の結合が早期プロ B 細胞で起こると，後期プロ B 細胞になる．後期プロ B 細胞では V_H 遺伝子断片と DJ_H 遺伝子断片の結合が起こる．こうして機能的 μH 鎖が発現すると，大型プレ B 細胞と呼ばれる．大型プレ B 細胞は増殖し，その後，L 鎖遺伝子の再編成が起こると小型プレ B 細胞へと分化する．L 鎖の再編成に成功し細胞表面に膜型 IgM を発現したものは，未熟 B 細胞と呼ばれる．

を作るとともにさらに分化する細胞へと分裂していく．プロ B 細胞の段階で起こる主な現象は，L 鎖遺伝子再編成に先行して起こる H 鎖遺伝子再編成である．D_H 遺伝子断片と J_H 遺伝子断片の結合が**早期プロ B 細胞**(early pro-B cell)の段階で起こり，続いて**後期プロ B 細胞**(late pro-B cell)では V_H 遺伝子断片と再編成した DJ_H 遺伝子断片の結合が起こる．再編成を起こした遺伝子は，再編成した可変領域(V 領域)遺伝子の最も近傍にある定常領域(C 領域)遺伝子である C_μ 遺伝子まで転写される(p.96 の図 4.21 参照)．生じた RNA 転写産物は，スプライシングを経て μH 鎖の mRNA となる．μH 鎖は分化している B 細胞で最初に産生される免疫グロブリン鎖である．μH 鎖を発現した B 細胞は**プレ B 細胞**(pre-B cell)と呼ばれる．B 細胞の分化段階によってプレ B 細胞は 2 つに分けられる．より未熟なものが**大型プレ B 細胞**(large pre-B cell)，より成熟しているものが**小型プレ B 細胞**(small pre-B cell)である(図 6.4)．大型プレ B 細胞は H 鎖遺伝子再編成に成功し μH 鎖を産生する細胞であり，L 鎖の遺伝子再編成は開始されていないが，H 鎖の遺伝子再編成は停止された状態にある．

L 鎖の再編成は小型プレ B 細胞で起こる．κL 鎖遺伝子は最初に再編成を受けるが，機能的な κ 鎖が産生できなかった場合に限り λL 鎖遺伝子の再編成が起こる．L 鎖 V 断片と J 断片の結合に成功すると，L 鎖タンパク質が産生され，小胞体内で μH 鎖と会合し膜型 IgM を形成する．IgM はさらに Igα と Igβ 分子と会合して機能的な B 細胞受容体複合体を形成し，細胞表面へと運ばれる(p.98 の 4-12 項参照)．L 鎖遺伝子再編成が停止すると，小型プレ B 細胞は**未熟 B 細胞**(immature B cell)へと分化する．

6-2　骨髄間質細胞によりB細胞の分化が促される

骨髄での B 細胞の分化は非リンパ系の**間質細胞**(stromal cell)のネットワークに依存している．"間質"とは，あらゆる臓器の結合組織と支持細胞につけられている名前である．間質細胞は 2 種類の機能をもっており，成熟過程にある B 細胞に特殊な微小環境を提供している(図 6.5)．機能の 1 つは接着分子とリガンドの相互作用により，B 細胞表面と特異的に接触すること，もう 1 つは接触した B 細胞に作用する増殖因子を産生することである．この増殖因子は例えば膜結合型の幹細胞因子(stem cell factor：SCF)であり，成熟過程の B 細胞上にある Kit と呼ばれる受容体に認識される．B 細胞の分化に重要なもう 1 つの増殖因子はインターロイキン 7(IL-7)であり，間質細胞から分泌され，後期プロ B 細胞とプレ B 細胞に働く．

最も未熟な幹細胞は，骨の内部表面に隣接した骨内膜下と呼ばれる骨髄内領域に存在する．B 細胞は成熟するにつれて，間質細胞と接触しながら骨髄腔の中心に移動する．

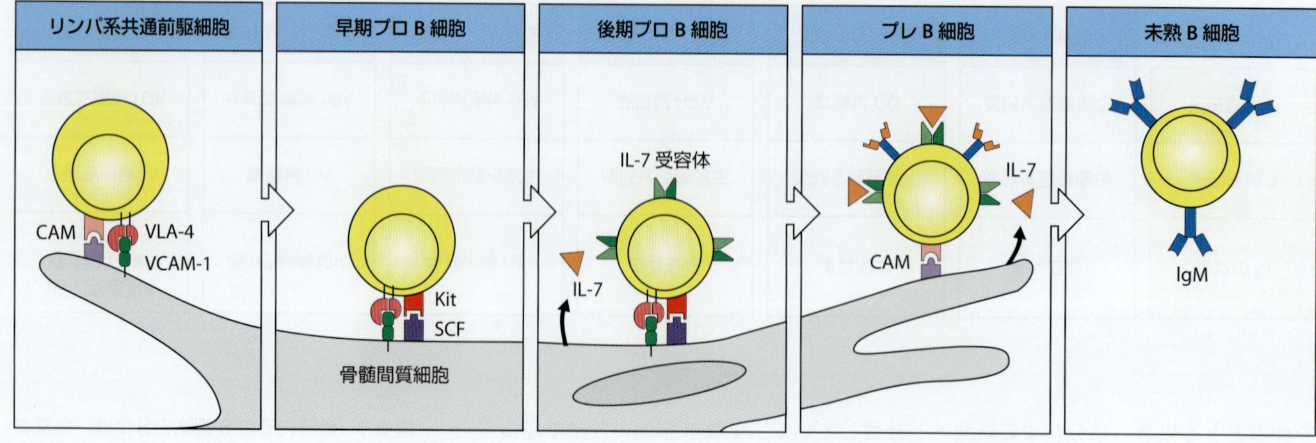

図 6.5 B細胞分化の初期段階は骨髄間質細胞に依存している

分化段階にあるB細胞と骨髄の間質細胞との相互作用を示す．幹細胞（リンパ系共通前駆細胞）と早期プロB細胞は，インテグリンVLA-4を介して間質細胞上の接着分子VCAM-1と相互作用する．この相互作用と他の細胞接着分子（CAM）の相互作用は，B細胞上の受容体Kitと間質細胞上の幹細胞因子（SCF）との結合を促す．こうしてKitが活性化すると，B細胞の増殖が促進される．B細胞成熟の後期段階にはインターロイキン7（IL-7）が必須であり，B細胞の成熟や増殖を引き起こす．

そして，分化の後期には間質細胞との接触にはあまり依存せず，最終的にB細胞は骨髄から出ていく．骨髄から離れた後，未熟B細胞はリンパ節，脾臓，パイエル板などの二次リンパ組織で次の分化段階に進む．ここで未熟B細胞は成熟B細胞となり，特異的な抗原に反応できるようになる．

6-3 プロB細胞のH鎖遺伝子座の再編成は非効率な過程をたどる

遺伝子再編成の過程は本質的に不正確で非効率なため，B細胞の分化過程には品質管理が絶対に必要である．この厄介な問題は主にV，D，J遺伝子断片間の連結部に起こるNおよびPヌクレオチドのランダムな付加に起因する（p.95の4-9項参照）．この付加によりDNA配列の読み枠が変わり，機能的なH鎖を保持できなくなることがある．機能的なタンパク質に翻訳できない遺伝子再編成は**非機能的再編成**（nonproductive rearrangement）と呼ばれる．一方，正しい読み枠を保ち，完全かつ機能的な免疫グロブリン鎖を発現できる再編成は**機能的再編成**（productive rearrangement）と呼ばれる．再編成では，3回に1回の確率で正しい読み枠が保持される．

すべてのB細胞には免疫グロブリンH鎖遺伝子座が2コピーずつある．これにより，プロB細胞が機能的なH鎖遺伝子再編成を起こす確率が高まるのである．各遺伝子座は相同染色体上にある．1つは母親由来で，もう1つは父親由来である．分化しているB細胞では，遺伝子再編成はこれら両方の染色体上に起こる可能性がある．そのため，1つの染色体上に非機能的再編成が起こったB細胞でも，もう1つの染色体上の遺伝子座に機能的再編成が起こればH鎖を作ることができる．しかし両方の再編成が非機能的であれば，そのB細胞は免疫グロブリンを産生することができず，分化せずに骨髄中で死滅する．

早期プロB細胞が免疫グロブリンH鎖の遺伝子再編成を起こすには，組換え活性化遺伝子である*RAG-1*および*RAG-2*の発現と，DNAを切断・結合・付加する他のDNA修飾酵素が必要となる（p.95の4-9項参照）．遺伝子再編成に働く遺伝子群は，E2AとEBFが中心となる転写因子のネットワークである．また，これらの転写因子はPax-5という別の転写因子の発現も誘導する．Pax-5は，Igαや細胞表面タンパク質CD19（図6.3参照）をはじめとするB細胞に特異的な多くのタンパク質の遺伝子発現に関与しており，これらのタンパク質は成熟B細胞において補助受容体の一部を形成し，抗原に対する

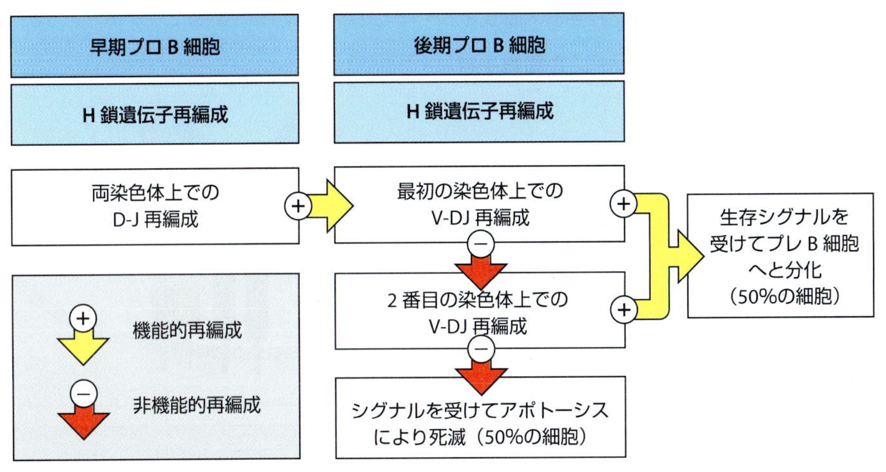

図 6.6 プロB細胞における免疫グロブリンH鎖遺伝子再編成は，機能的あるいは非機能的再編成を起こしうる

機能的再編成が起こると，B細胞は次の分化段階へと進むことができる．再編成は両方の染色体（相同染色体）のH鎖遺伝子座に起こるが，どちらのH鎖遺伝子座においても成功しなかった場合，細胞は死に至る．

細胞応答に寄与する．

最初の再編成はD_H遺伝子断片とJ_H遺伝子断片の結合であり，2コピーのH鎖遺伝子座に同時に起こる（図6.6）．この再編成は比較的効率がよい．なぜなら，ヒトD遺伝子断片は3つの読み枠のどれを読んでも機能的なタンパク質配列となるからである．H鎖遺伝子再編成の第2段階は，V_H断片と再編成されたDJ_H断片の結合である．この過程は最初，一方のH鎖遺伝子座でのみ起こる．その染色体でV_HとDJ_H間の再編成が非機能的であった場合には，その後にもう一方の染色体で再編成が起こる．機能的なタンパク質を生み出す読み枠の維持は3分の2の確率で失敗するが，2つの染色体があるので2回の再編成を行う機会が与えられている．したがって，H鎖の機能的再編成を起こすプロB細胞は過半数に達する．機能的再編成に成功したこれらのプロB細胞はその後大型となり，μ鎖を産生するプレB細胞へと分化する．一方，μ鎖の産生に失敗したプロB細胞はアポトーシスにより骨髄中で死滅する．これらの細胞には，D_HとJ_H間の非機能的再編成を2回起こしたものと，V_HとDJ_H間の非機能的再編成を2回起こしたものが含まれる．再編成に失敗しているにもかかわらず，前者の細胞は機能的な効果が得られなくても次のV_HとDJ_H間の再編成に進むことができる．リンパ球の分化における一般的な特徴はアポトーシスが“初期設定”の経路となっている点であり，生存とさらなる分化のための正のシグナルを受けない限りは死に至る．このようなシグナルを**生存シグナル**（survival signal）と呼ぶ．

6-4 プレB細胞受容体は免疫グロブリンH鎖の質を監視している

プロB細胞が生存するために満たさなければならない基準の1つはμH鎖を産生することである．2つ目の基準は，そのμH鎖が免疫グロブリンL鎖と会合する能力をもつことである．ただしB細胞のこの分化段階では，H鎖と本当に会合するL鎖は存在しない．そうではなく，プロB細胞は**VpreB**と**λ5**という2つのタンパク質を産生し，これらが免疫グロブリンL鎖と似たような様式でμH鎖と会合する．VpreBは構造的にV領域に，λ5は構造的にC領域に類似しており，両者は結合して**代替L鎖**（surrogate light chain）を形成する．VpreBとλ5という2つのタンパク質は免疫グロブリン遺伝子座とは別の，再編成しない通常の遺伝子にコードされており，これらの遺伝子の転写は転写因子E2AとEBFによって制御されている．

プロB細胞の小胞体内において，μH鎖はジスルフィド結合で結合したホモ二量体を形成し，代替L鎖の構成成分とIgβとともにB細胞受容体に類似した**プレB細胞受容体**(pre-B cell receptor)と呼ばれる複合体を形成する(**図6.7**)．

μH鎖が機能的プレB細胞受容体を形成すると，Igβは免疫グロブリンH鎖の遺伝子の再編成を止め，プロB細胞に細胞分裂を誘導するシグナルを送る．これにより，大型プレB細胞からなる小さなクローン細胞集団が生じる．一方で，プロB細胞のμH鎖が代替L鎖と会合できないと，機能的プレB細胞受容体を作れず，その細胞は生存シグナルを受け取れずにアポトーシスによって死滅する．B細胞受容体(IgM)とは異なり，プレB細胞受容体は抗原結合部位をもたず，細胞表面にほとんど発現していない．VpreBのC末端およびλ5のN末端は，Igに特徴的な配列のドメインよりも長く伸長している．これらの伸長部により，プレB細胞受容体はプレB細胞の生存に必要なシグナルを伝達するための二量体もしくはそれ以上の多量体(オリゴマー)を形成することができる．この伸長部はまた，細胞表面上のプレB細胞受容体の発現量を制御し，骨髄間質細胞表面にある潜在的リガンドのガレクチン1およびヘパラン硫酸と，プレB細胞受容体との結合を誘導する．

B細胞の分化におけるプレB細胞受容体の重要性は，両親から引き継いだλ5遺伝子がホモ欠損である若年患者の症例をみるとよくわかる．この患児では，機能的なμ鎖を産生できても，分化段階にあるB細胞はすべてプレB細胞受容体を形成できずプロB細胞の段階でアポトーシスに陥る．その結果，患者は重度のB細胞免疫不全症になり慢性の細菌感染症を患うが，これは抗菌剤と静注用免疫グロブリン製剤によって治療できる．

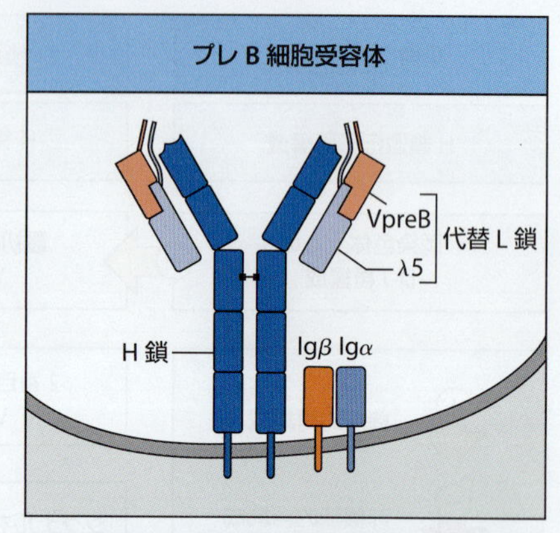

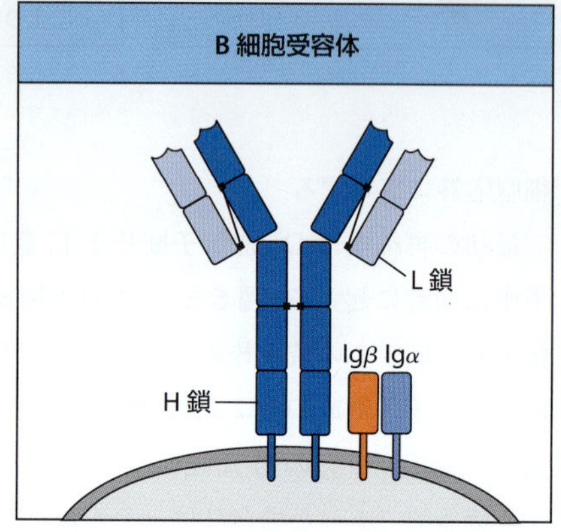

図6.7　プレB細胞受容体はB細胞受容体と類似している

B細胞受容体とプレB細胞受容体との違いは，κL鎖またはλL鎖がないことと，VpreBおよびλ5ポリペプチドで構成される代替L鎖があることである．プレB細胞受容体の大部分は，膜に囲まれた小胞内に保持され，H鎖遺伝子再編成の停止を導くシグナルを送ることができる細胞表面上にはほとんど存在しない．VpreBおよびλ5は，代替L鎖の2つのIg様ドメイン形成に加え，プレB細胞受容体のオリゴマー形成およびプレB細胞の生存に必要なシグナルの伝達を引き起こす伸長部をもつ．

6-5　プレB細胞受容体は，免疫グロブリンH鎖遺伝子座のアレル排除を引き起こす

プレB細胞受容体の形成は，機能的μH鎖を産生できなかったB細胞をアポトーシスにより除去するだけでなく，1つのB細胞に複数の機能的μH鎖が産生されるのを防いでいる．最初(一方)の免疫グロブリンH鎖遺伝子座の再編成に成功したプロB細胞では，μ鎖の合成とプレB細胞受容体の形成により，*RAG*遺伝子の転写を停止させるシグナルが即座に伝達される．それと同時に，RAGタンパク質を分解させるシグナルとH鎖のクロマチン構造を再構築させるシグナルが伝えられ，再編成が行われない状態になる．これら3つの相乗効果によって，もう一方の免疫グロブリンH鎖遺伝子座の再編成と，別のμH鎖の産生が抑制される．このように，細胞が2コピーあるうちの片方だけのアレルを発現する現象を**アレル排除**(allelic exclusion．対立遺伝子排除ともいう)という．どのB細胞も抗原受容体に関して片方のアレルのみを発現するが，B細胞集団全体としてみると両方のアレルは均等に発現している．

アレル排除が起こらない場合を考えれば，その利点が最もよく理解できる．例えば1つの成熟B細胞に異なる抗原特異性をもつ2つのμ鎖が発現するとしたら，この細胞は3種類のB細胞受容体をもつことになるだろう．この3種類のうちで最も発現量の多い受容体は，2種類のμ鎖，すなわち抗原特異性の異なる2種類の抗原結合部位をもつ受容体であろう．このB細胞は多価抗原に対して強い2価の結合を形成できないため，受容体の機能としては標準を下回るものとなる(**図6.8**)．こうした異種性によって起こる問題は，B細胞が五量体のIgM(p.101の図4.27参照)を分泌する形質細胞となることを考えれば，どれだけ大きな影響を与えるかわかるだろう．この抗体は異種性に富むも

のになり，おそらく10個の同一なμ鎖をもつ抗体は0.1%にも満たなくなる．アレル排除が起こるB細胞から産生される抗体は，アレル排除が起こらないB細胞から産生される抗体と比べて，単純計算で1,000倍も効果的であると推測される．

このような考え方は，治療用または診断用の単クローン抗体(p.88の4-5項，p.90の4-6項参照)の開発初期において実際に重要であった．最初の単クローン抗体は，2種類のH鎖と2種類のL鎖を発現するハイブリドーマ細胞から得られた．一方のH鎖と一方のL鎖は目的の抗原で免疫したマウスのB細胞に由来し，ともにその抗原に特異的なIgGを形成した．もう一方のH鎖とL鎖は融合相手である骨髄腫細胞株由来のものであり，ともに特異性が不明のIgGを形成する．初代のハイブリドーマ細胞では，2種類のH鎖とL鎖のランダムな会合により，10種類の異なる形態のIgGが産生された．このうちたった1種類のみが抗原特異的な2つの同一の結合部位をもっており，抗原特異的な結合部位を片方にもつIgGは3種類であった．また，これらの種類を分けるのは容易ではなく，作られたほとんどの抗体(6種類)は不活性であった．より特異的な単クローン抗体を産生するためには，機能的な免疫グロブリン遺伝子を欠損させた骨髄腫細胞を融合の相手として用いる必要がある．これにより作製されたハイブリドーマは，免疫に用いた抗原に特異的な均一の免疫グロブリンを産生するのである．

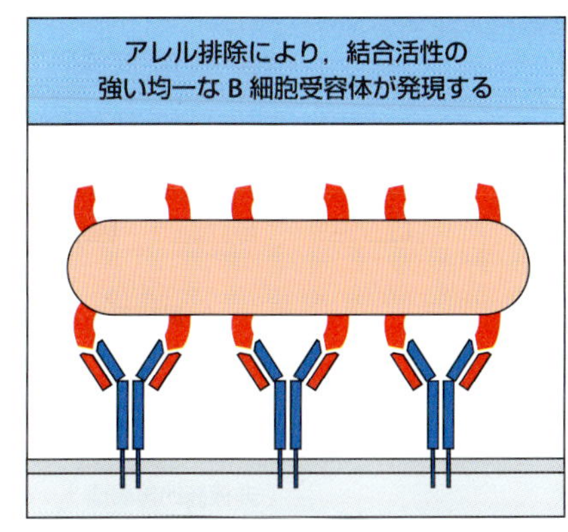

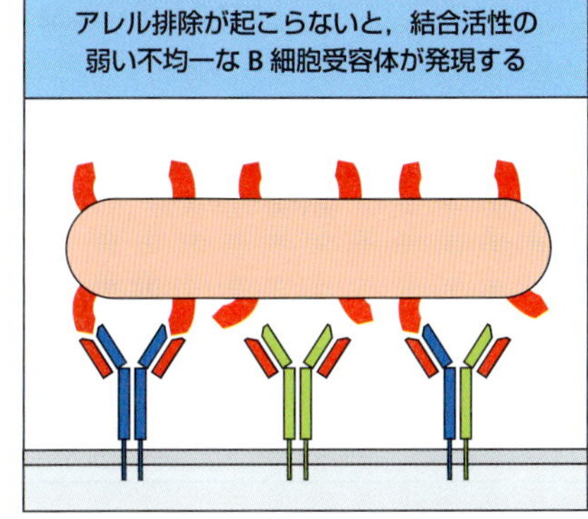

図6.8 免疫グロブリン遺伝子座におけるアレル排除により，単一の抗原特異性をもつ抗原受容体を発現するB細胞が産生される

上図：1種類のH鎖遺伝子座と1種類のL鎖遺伝子座から免疫グロブリンを発現するB細胞で産生されたB細胞受容体と抗原との結合を示す．すべての受容体は同一の抗原結合部位をもち，強い結合活性(アビディティー)で抗原に結合する．下図：両方の染色体に由来する2種類のH鎖遺伝子座と1種類のL鎖遺伝子座から免疫グロブリンを発現する仮想上のB細胞で産生されたB細胞受容体と抗原との結合を示す．混成して発現している免疫グロブリンは異なる抗原結合部位をもち，結合活性が低く抗原との結合は弱い．2種類のH鎖遺伝子座と2種類のL鎖遺伝子座から免疫グロブリンを発現するB細胞では，さらに抗原との結合が弱くなる．

6-6 プレB細胞のL鎖遺伝子座の再編成は比較的効率がよい

どの大型プレB細胞も数回の細胞分裂を行い，約100個の小型の休止期プレB細胞クローンを産生している．この小型プレB細胞は同一のμ鎖を発現するが，代替L鎖と引き続くプレB細胞受容体の発現は起こさない．この分化段階でB細胞は，適切なL鎖を産生する方向に向かうのである．分裂中のプレB細胞で発現が止まる*RAG*遺伝子はこの段階で再活性化される．RAGタンパク質が産生されると，免疫グロブリンL鎖の遺伝子再編成が開始される．

再編成は1回に1つのL鎖遺伝子座に起こり，λ鎖遺伝子座よりも先行してκ鎖遺伝子座の再編成が行われる．H鎖遺伝子座の場合には，V，D，J遺伝子断片を結合させるために2回の再編成を要するが，L鎖遺伝子座の場合はV，J遺伝子断片を結合させるのに1回の再編成でよい．L鎖では異なる遺伝子断片を連結させることで生じる多様性は減少するものの，再編成がうまくいかなかった場合に以前の再編成で用いられなかったV断片とJ断片を利用して，同じL鎖遺伝子座に再編成を何回か試みることができるという利点がある(図6.9)．H鎖では，V，D，J断片間の最初の2回の再編成の際に他のD断片がすべて取り除かれるため，何回も再編成できない．ある染色体上のκL鎖遺伝子座における複数回の再編成は，別の染色体上にあるλL鎖遺伝子座の再編成が開始される前に起こる．4つのL鎖遺伝子座が存在することと，各遺伝子座に対して再編成を複数回試みることができることから，プレB細胞集団の約85%が機能的なL鎖遺伝子再編成を起こすと考えられる(図6.10)．

全体として，骨髄で産生されたB細胞系列の半分以下が最終的に機能的な免疫グロブリンH鎖とL鎖を発現する．κL鎖とλL鎖は機能的に違いはないが，これら2つのアイソタイプの存在は，小型プレB細胞が免疫グロブリンの産生に成功する機会を増加させる．ヒトの免疫グロブリンの3分の2はκ鎖を，3分の1はλ鎖をもっており，このλ鎖のおかげで成功率が50%改善する．すべてのB細胞集団ではκL鎖のほうがλL鎖よりも多く利用されるが，上気道中のIgD分泌B細胞ではほとんどがλL鎖を利

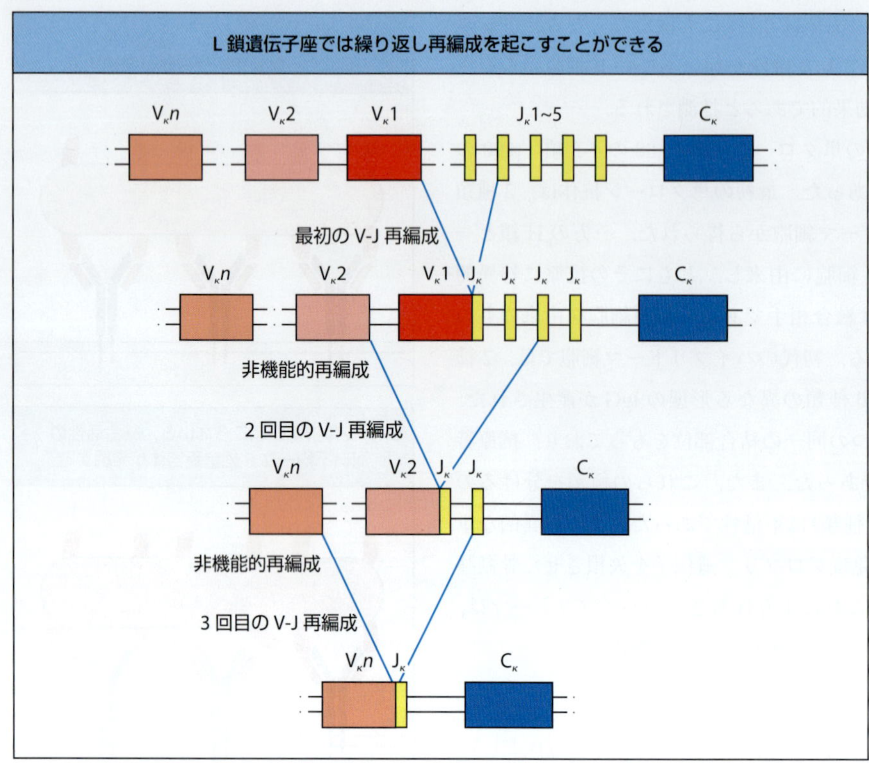

図 6.9 非機能的なL鎖遺伝子再編成は後続の遺伝子再編成により置き換わる
L鎖遺伝子座では，非機能的な再編成が起こると，後続の再編成によって機能的な遺伝子に置き換わる．この救済機構は κL 鎖遺伝子座でみられる．翻訳の読み枠を誤った V_κ 遺伝子断片と J_κ 遺伝子断片の非機能的再編成が起こると，その後 $V_\kappa 2$ または 5′側の他の V_κ 断片と，3′側の J_κ 断片間で2回目の再編成が起こる．2回目の再編成が起こると，以前の連結部位は削除される．κL 鎖遺伝子座上には多数の V_κ 断片と5つの J_κ 断片があるため，このようにして1つの染色体上で，機能的な κL 鎖遺伝子が産生されるまで最大で5回再編成を繰り返すことができる．

用する．このIgD抗体はインフルエンザ菌 *Haemophilus influenzae* のような細菌を認識し，抗菌ペプチドを分泌する好塩基球を集積する．利用されるL鎖の偏りの原因は不明であるが，1つの考えられる説明としては，λL鎖とδH鎖との組み合わせが，これらの細菌に対して特に優れた抗体を作ることができるということである．

機能的なL鎖遺伝子が形成されるとL鎖が作られ，これは小胞体内の μ 鎖と会合してIgMを形成する．IgMはさらに，シグナル伝達分子であるIgαとIgβと会合して成熟したB細胞受容体を形成し（図6.7参照），細胞表面へと運ばれる．こうして細胞表面に機能的なB細胞受容体が発現すると，シグナルが細胞内部へと伝えられ，即座にL鎖遺伝子再編成が停止する．この制御機構は，H鎖遺伝子座に由来するプレB細胞受容体により行われるのと類似しており，ただ1種類のL鎖を発現させる．ただし，L鎖には κ 鎖と λ 鎖の2つのアイソタイプがあるので，この制御はアレル排除とアイソタイプ排除の両方による．細胞表面上の機能的なB細胞受容体の発現と核内での再編成の停止によって，プレB細胞は未熟B細胞へと分化する．細胞がH鎖と会合できないL鎖を作った場合，通常それはL鎖の質に問題がある．なぜならH鎖の質はすでに代替L鎖によって検査されているからである．このような状況下では，機能的L鎖が産生されるか，あるいはすべてのVまたはJ断片が試されるまで再編成が続けられる．

L鎖の再編成は100個程度の小型プレB細胞それぞれに独立して起こるが，この小型プレB細胞は1個の大型プレB細胞の子孫である．したがって，小型プレB細胞はすべて同じ μH鎖を発現しており，その後これらの細胞1個1個に異なるL鎖遺伝子再編成が起こる．L鎖が作られる成功率は85％であり，100個のうち約85個の小型プレB細胞がIgMを作る未熟B細胞に分化すると考えられる．大型プレB細胞のクローン増殖には2つの利点がある．第一に，1つ1つの機能的なH鎖を得るために費やされた投資は，L鎖の産生に失敗している間も失われることがない．第二に，μH鎖は同じだが κL鎖または λL鎖が異なる多様な未熟B細胞集団が産生される．つまり，1つの

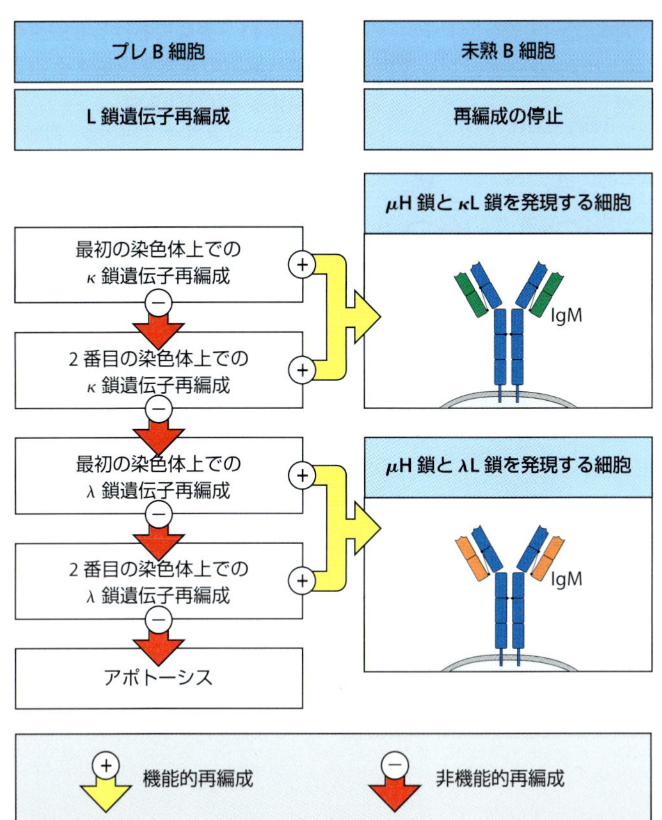

図 6.10　プレB細胞における免疫グロブリンL鎖遺伝子再編成は細胞表面IgMの発現を誘導する

H鎖の再編成に成功すると，その後クローン増殖することによって異なる抗原特異性をもつ最大で85種類の未熟B細胞クローンが生み出されることになる．

6-7　分化段階のB細胞は骨髄中で2つのチェックポイントを通過する

B細胞の主要な機能が免疫グロブリンを作ることであるように，骨髄中のB細胞初期発生はH鎖とL鎖を作るために必要な遺伝子再編成を中心に構成されている．この再編成の過程はもともと非効率であるので，骨髄内でのB細胞の分化は慎重に行われる．第一に，B細胞はまずH鎖を作ることに集中し，これが成功したときに初めてL鎖の産生に取りかかる．B細胞は各分化段階の後に**チェックポイント**(checkpoint)を通過するが，そこでは免疫グロブリンの質の評価を受ける．6-4項で説明したように，最初の評価は後期プロB細胞の段階で行われ，ここでは機能的プレB細胞受容体が形成されるか否かを確かめる．プロB細胞の段階では，免疫グロブリンH鎖遺伝子座において機能的または非機能的な再編成がランダムに起こり，これらが混ざり合った状態で存在している．ここでB細胞集団に生じた遺伝的多様性は，機能的なプレB細胞受容体となれるμ鎖を作る能力の有無によって厳密に選択される．機能的μ鎖を作ることができた細胞は生存・増殖し，できなかった細胞は死滅する．プレB細胞受容体によるこの選択は，B細胞分化における第一のチェックポイントである(図6.11)．

第二のチェックポイントは小型プレB細胞の段階であり，ここでは機能的再編成または非機能的再編成がL鎖遺伝子座にランダムに起こる．このチェックポイントを通過するプレB細胞は，μ鎖と結合し機能的なB細胞受容体と形成するL鎖を作る能力

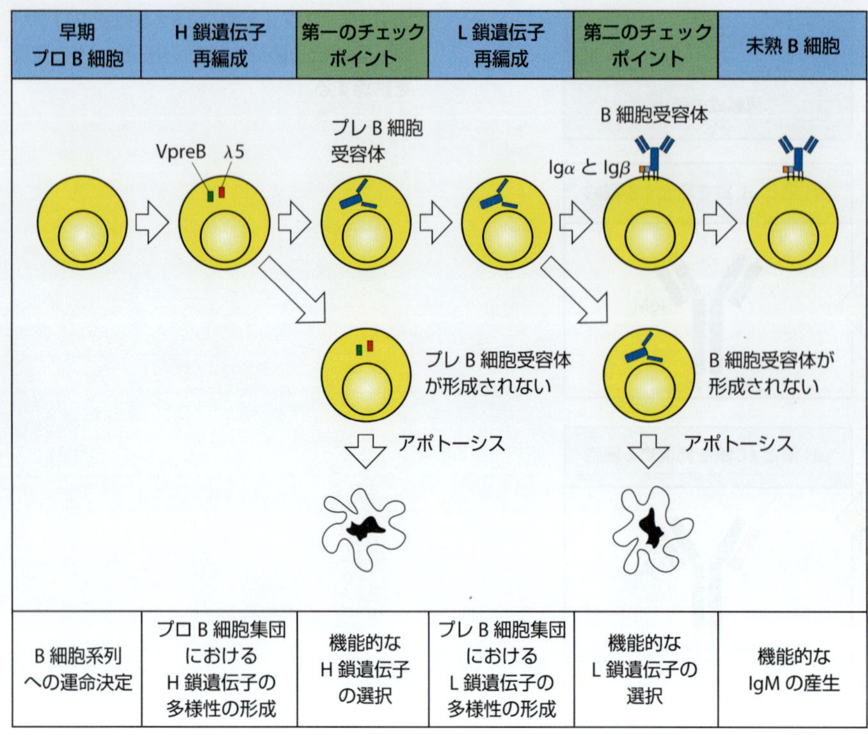

図 6.11 骨髄におけるB細胞の分化過程には，細胞の運命を決定する2つのチェックポイントが存在する
両チェックポイントでは，機能的な受容体が産生されるか否か，つまり機能的なH鎖(第一のチェックポイント)と機能的なL鎖(第二のチェックポイント)が作られたか否かが確かめられる．どちらか一方でもチェックポイントを通過できないと，細胞はアポトーシスにより死に至る．

があるものである．機能的なL鎖を作らない場合，細胞は骨髄内で死滅し，作った場合は生存し未熟B細胞に分化する(図6.11参照)．

免疫グロブリンを作る主要な機能をもつための両チェックポイントを通過したB細胞のみが正常な免疫グロブリンを作ることができる．しかし，これは始まりであり，骨髄を離れ，循環して免疫応答に加わるまでには，さらなるチェックポイントがB細胞分化に待ち構えている．

6-8 プログラム化されたタンパク質発現がB細胞の分化段階を決定している

B細胞の連続した分化段階は，免疫グロブリン遺伝子の再編成，免疫グロブリンの質の検査，細胞増殖の誘導に直接関与するタンパク質の発現変化を定めている．この変化は，これらのタンパク質をコードする遺伝子の発現を適切なタイミングで切り替える転写因子群の広範なネットワークによってもたらされる(**図 6.12**)．RAG-1とRAG-2というタンパク質は再編成機構に必須の構成要素で(p.95の4-9項参照)，これらの遺伝子は，H鎖あるいはL鎖遺伝子再編成が起こるB細胞の分化段階に特異的に発現する．言い換えると，大型プレB細胞の段階ではRAGタンパク質は存在せず，H鎖の質が検査されこれを通過した細胞はL鎖遺伝子再編成を起こす前に分裂する．ターミナルデオキシヌクレオチジルトランスフェラーゼ(TdT)は，再編成を起こしている遺伝子断片間の連結部にNヌクレオチドを付加する酵素である．TdTはH鎖の遺伝子再編成が始まるプロB細胞に発現し，L鎖の再編成が始まる小型プレB細胞では発現が停止されている．このことから，なぜNヌクレオチドがヒトH鎖遺伝子のVD連結部とDJ連結部ではすべてにみられるが，ヒトL鎖遺伝子のVJ連結部では約半分にしかみられないのかが説明できる．

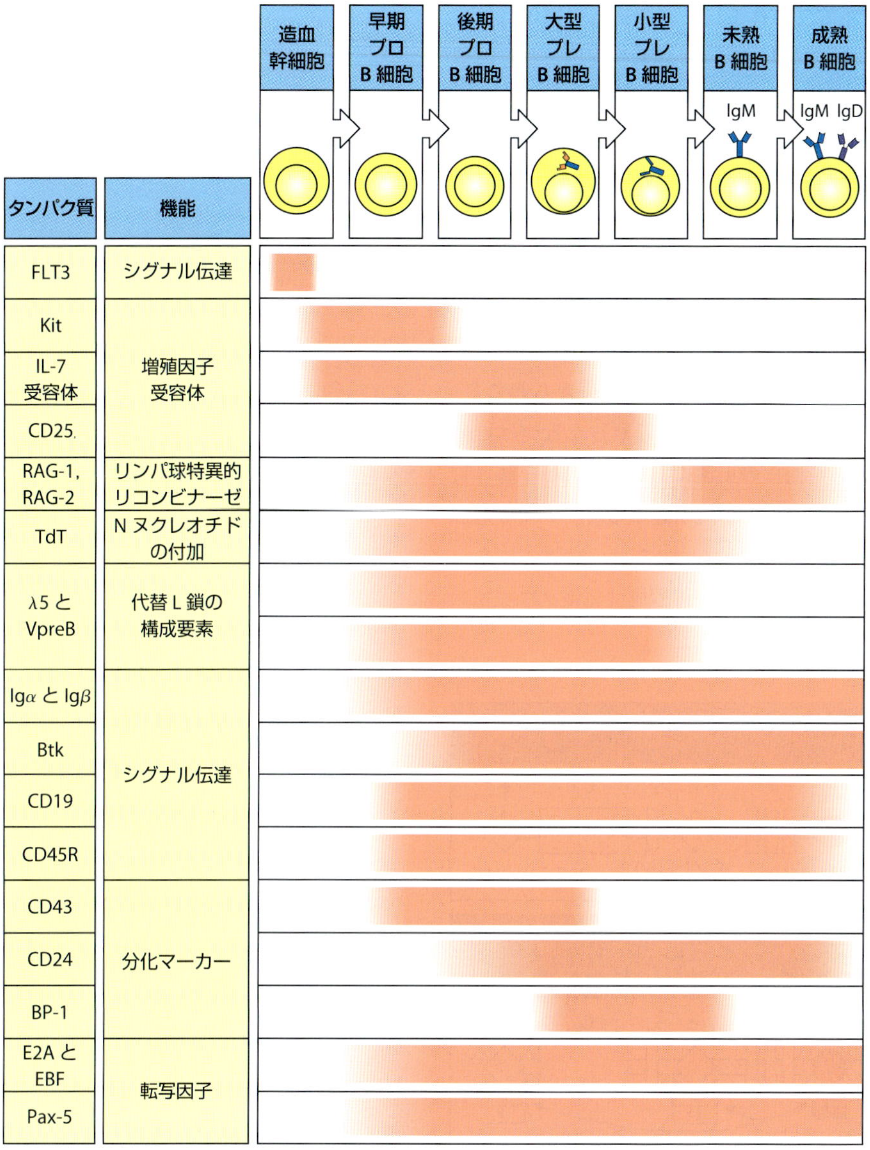

造血幹細胞 → 早期プロB細胞 → 後期プロB細胞 → 大型プレB細胞 → 小型プレB細胞 → 未熟B細胞（IgM） → 成熟B細胞（IgM IgD）

タンパク質	機能
FLT3	シグナル伝達
Kit	増殖因子受容体
IL-7受容体	増殖因子受容体
CD25	増殖因子受容体
RAG-1，RAG-2	リンパ球特異的リコンビナーゼ
TdT	Nヌクレオチドの付加
λ5とVpreB	代替L鎖の構成要素
IgαとIgβ	シグナル伝達
Btk	シグナル伝達
CD19	シグナル伝達
CD45R	シグナル伝達
CD43	分化マーカー
CD24	分化マーカー
BP-1	分化マーカー
E2AとEBF	転写因子
Pax-5	転写因子

図6.12　B細胞分化過程における免疫グロブリン遺伝子の再編成および発現に関わるタンパク質の発現タイミング
B細胞の分化過程において，免疫グロブリン遺伝子の再編成，プレB細胞受容体と細胞表面IgMの発現には，それぞれの分化段階に特化したタンパク質が必要である．図にはそうしたタンパク質の例を挙げ，それぞれ各段階での発現を赤の帯で示す．FLT3は細胞表面受容体型プロテインキナーゼで，リンパ系共通前駆細胞が分化するためのシグナルを間質細胞から受け取るのに関与する．CD19はB細胞補助受容体のサブユニットで，抗原受容体と協調して強力なシグナルを生み出すのに必要とされる．CD45Rは細胞表面プロテインホスファターゼで，抗原が結合したB細胞受容体からのシグナル伝達の制御にも関与する．CD43，CD24，BP-1は，B細胞の分化段階を見分けるうえで有用な細胞表面マーカーである．その他のタンパク質の役割に関しては本文中の説明を参照．

細胞表面に発現した受容体からのシグナルを伝達するいくつかのタンパク質もB細胞の分化に寄与している．IgαとIgβの合成はプロB細胞の段階で高まり，B細胞の一生を通じて継続する．これはつまり，いつでも免疫グロブリン鎖と会合でき，プレB細胞受容体やB細胞受容体を形成して，細胞にシグナルを伝達できるということである．このシグナル伝達はアレル排除に重要である．なぜなら，シグナルを伝達することで機能的H鎖が発現したときに遺伝子再編成を止め，その後のL鎖の産生にうつることができるからである．抗原により活性化されたB細胞が抗体を産生する形質細胞へと分化して，抗原受容体がもはや必要なくなればIgαとIgβ遺伝子は発現しなくなり，免疫グロブリンは細胞表面に存在しなくなる．同様の理由で，代替L鎖の構成要素であるλ5とVpreBはプロB細胞の段階を通じて発現しており，プレB細胞受容体を形成する準備ができている（図6.12参照）．

免疫グロブリン遺伝子再編成とB細胞分化に関与する遺伝子を制御する転写因子のごく一部を図6.12に示す．これらの転写因子が協調的に活性化されることで，B細胞およびT細胞に共通の遺伝子再編成に関与する酵素がB細胞内で働き，免疫グロブリン遺伝子が再編成されて発現する．しかしT細胞受容体遺伝子の再編成や発現に対しては作用しない．B細胞系列を特徴づける特に重要なものは，B細胞特異的な転写因子Pax-5である．この転写因子の合成は最初に早期プロB細胞で始まり，B細胞の分化過程と成熟B細胞の一生を通じて継続する．Pax-5は免疫グロブリン遺伝子の調節配列と，λ5，VpreB，CD19など数々のB細胞特異的なタンパク質の調節配列に結合する．

B細胞を除くすべてのヒト細胞では，免疫グロブリン遺伝子座を含むクロマチンの構造は転写が起こらない"閉じた"状態で保たれている．早期プロB細胞では，Pax-5はH鎖C領域遺伝子の3′側にあるエンハンサー配列に結合する．これによりクロマチン構造が開き，B細胞特異的でない他の転写因子との接触が可能となる（図6.13）．すると，低レベルの転写がすぐにD断片とJ断片の上流にあるプロモーターから起こる．転写によりRAG複合体の接触が促され，RAG複合体はD断片とJ断片を近づけ再編成を行って結合部を形成する．次にこの反応は，V断片の上流にある転写因子を誘導してV断片とDJ断片間の再編成を促す．こうして2つの再編成が起こると，V領域遺伝子の5′側にあるプロモーターがC領域遺伝子の3′側にあるエンハンサーの近くにやってきて，さらに転写が増強される．これらのことから，遺伝子再編成は免疫グロブリン

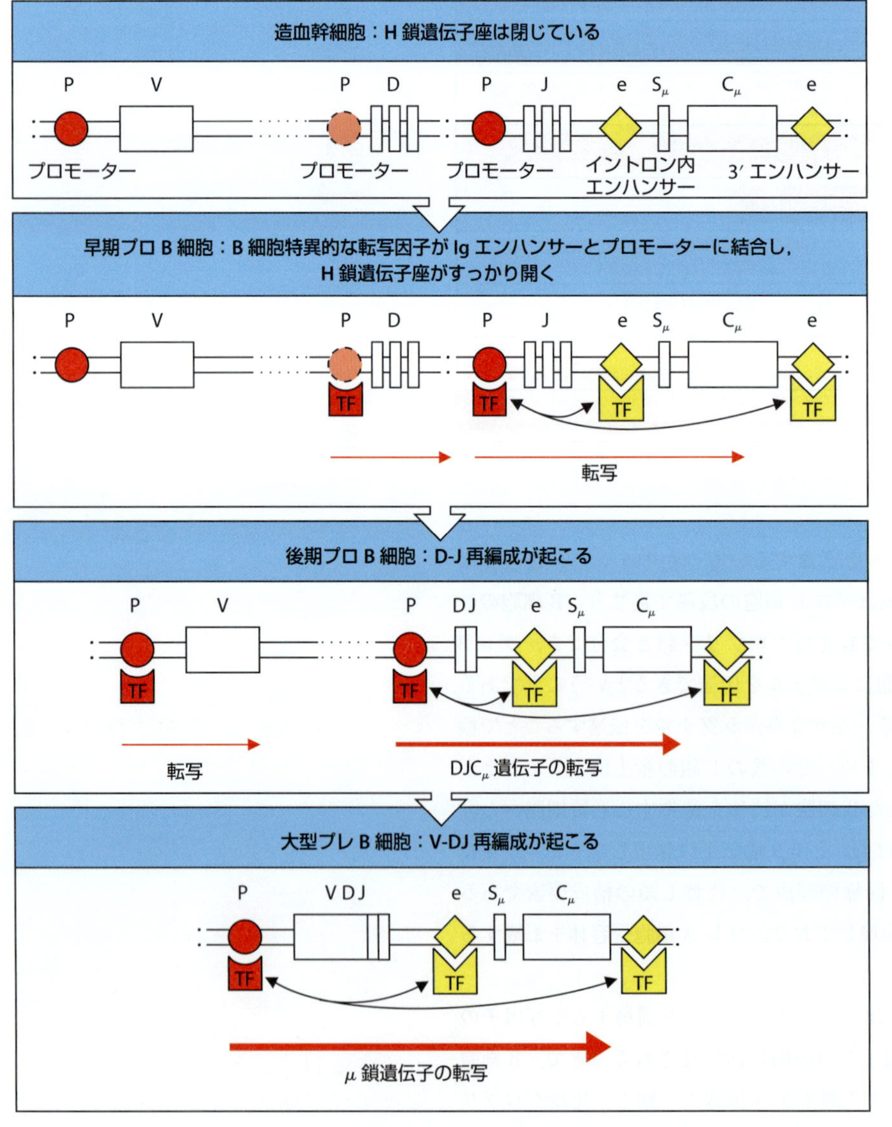

図6.13　免疫グロブリン遺伝子の再編成と転写は関連している

図にはH鎖遺伝子座を示す．V，D，J遺伝子断片群にはそれぞれプロモーター（P）が存在し，C_μ遺伝子とスイッチ領域S_μ遺伝子のそばには2つのエンハンサー（e）が存在する（1段目）．B細胞系列への運命決定が起こると，H鎖遺伝子座が開き，Pax-5などの転写因子（TF）がプロモーターとエンハンサーに結合できるようになる．その結果，転写が開始される（2段目）．この反応は遺伝子再編成を順に促し，調節配列を隣接させて転写レベルを上昇させる（3段目と4段目）．転写のレベルは水平方向の赤矢印の太さによって示し，プロモーターとエンハンサー間の相乗作用は，黒曲線の両矢印で示す．

遺伝子の発現とともに，その多様性の形成も調節していることがわかる．

図 6.12 に示すシグナル伝達タンパク質の 1 つ，ブルトンチロシンキナーゼ(BTK)は，プレ B 細胞以降の分化段階に必須である．機能的な *BTK* 遺伝子を欠損している患者では，プレ B 細胞の段階で分化が阻害されるため，血中にはほとんど抗体が存在しない．これらの患者に生じる免疫不全症は **X 連鎖無 γ グロブリン血症**(X-linked agammaglobulinemia：XLA)と呼ばれ，一般的な細胞外細菌であるインフルエンザ菌，肺炎レンサ球菌 *Streptococcus pneumoniae*，化膿レンサ球菌 *Streptococcus pyogenes*，黄色ブドウ球菌 *Staphylococcus aureus* などによる反復感染を起こす．これらの感染は抗菌剤により治療し，免疫グロブリンを静脈内注射することで予防できる．*BTK* 遺伝子は X 染色体上に存在し，この遺伝子は劣性であることから，X 連鎖無 γ グロブリン血症はたいていは男児にみられる．

6-9 多くのB細胞腫瘍では，細胞増殖制御遺伝子と免疫グロブリン遺伝子の間で染色体転座が起こる

B 細胞は正常な状態でも免疫グロブリン遺伝子に切断，スプライシング，変異を起こすため，B 細胞が変異を起こして腫瘍化することは驚くべきことではない．腫瘍化の過程では，細胞の正常な増殖に必要な制限を取り払うような変異が蓄積していく．B 細胞腫瘍では多くの場合，免疫グロブリン遺伝子が別の染色体上の遺伝子と連結する異常な免疫グロブリン遺伝子再編成により，増殖異常が起こる．染色体の一部が他の染色体と連結する現象を**転座**(translocation)と呼び，B 細胞腫瘍では，免疫グロブリン遺伝子が細胞増殖の制御に関与する遺伝子と結合することが多い．その機能や発現が乱されたときにがんを引き起こすような遺伝子はひとまとめにして，**がん原遺伝子**(proto-oncogene)と呼ばれる．細胞を直接形質転換させる RNA 腫瘍ウイルスを用いた研究において，多くのがん原遺伝子が発見されている．形質転換に関与するウイルスの遺伝子は**がん遺伝子**(oncogene)と呼ばれ，細胞の増殖，分裂，分化を制御しており，ウイルスの宿主である脊椎動物の細胞の遺伝子から発生したものであると考えられている．

光学顕微鏡を用いた解析から，B 細胞腫瘍における免疫グロブリン遺伝子とがん原遺伝子の間の転座は染色体の分裂期に起こることがわかっている．特定の転座は特有の腫瘍型でそれぞれ定義されており，診断に有用である．例えばバーキットリンパ腫では，8 番染色体上の *MYC* がん原遺伝子が，14 番染色体上の免疫グロブリン H 鎖遺伝子，2 番染色体上の κL 鎖遺伝子，あるいは 22 番染色体上の λL 鎖遺伝子と転座して連結している(図 6.14)．Myc タンパク質は通常は細胞周期の制御に関与しているが，転座により発現が異常になった B 細胞では，細胞分裂の制限が解除される．しかし単一の遺伝子の変化では，腫瘍化をもたらすには十分ではない．そのため，バーキットリンパ腫となるには，ゲノムの他の場所にさらなる変異が起こる必要がある．

B 細胞腫瘍でみられる他の転座には，免疫グロブリン遺伝子と *BCL2* がん原遺伝子が結合するものがある．通常，Bcl-2 タンパク質の機能は B 細胞系列の成熟前のアポトーシス，すなわちプログラム細胞死を阻害することである．この転座の起こった変異型 B 細胞では，Bcl-2 が過剰に産生されて通常よりも生存期間が長くなり，それにより悪性形質転換を誘導するようなさらなる変異が蓄積される．B 細胞腫瘍の免疫学的研究からは，このような病気に関する情報だけでなく，細胞分裂のメカニズムや制御に関わるタンパク質についての情報も得られる．

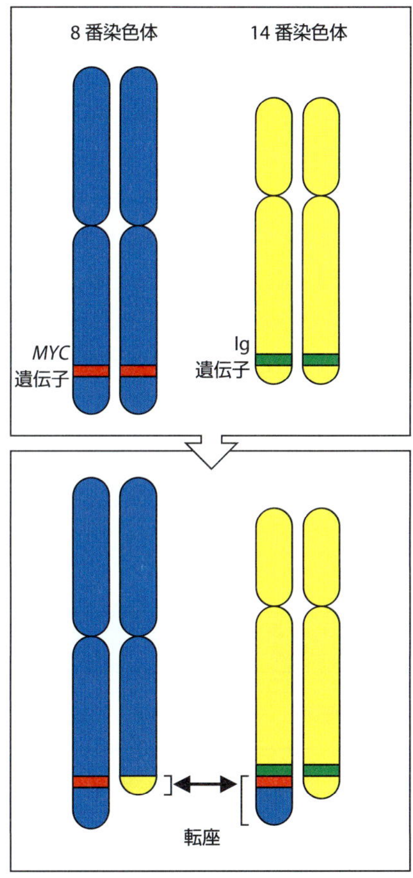

図 6.14 バーキットリンパ腫での染色体再編成

バーキットリンパ腫でみられる 8 番染色体と 14 番染色体の転座の例を示す．8 番染色体上の *MYC* がん原遺伝子と 14 番染色体上の免疫グロブリン H 鎖遺伝子に，切断と再結合が起こる．このような腫瘍では通常，もう 1 つの免疫グロブリン遺伝子に機能的再編成が起こり腫瘍の表面に免疫グロブリンが発現する．転座はおそらく最初の H 鎖遺伝子の再編成の際に起こる．この再編成は非機能的とみなされ，他の遺伝子が再編成される．2 番目の再編成も非機能的であった場合，細胞は死滅し，腫瘍は作られない．

6-10 糖タンパク質CD5を発現するB細胞は特別な受容体レパートリーを発現する

すべてのB細胞が前述した分化経路に正確に従うわけではない．胎生初期のヒトB細胞集団はCD5を発現しており，他のB細胞と区別される．CD5はヒトT細胞系列のマーカーと認められている細胞表面糖タンパク質である．この少数のB細胞集団は他のB細胞よりも先行して分化するために，**B-1細胞**(B-1 cell)と呼ばれる．これまで述べてきたB細胞は，ここでは**B-2細胞**(B-2 cell)と呼ぶ(**図6.15**)．B-1細胞の特徴は，表面にほとんどIgDが発現せず，抗原受容体に特別なレパートリーをもつことである．B-1細胞は**CD5 B細胞**(CD5 B cell)とも呼ばれる．B-1細胞は，ヒトとマウスのB細胞ではわずか5%を占めるにすぎないが，ウサギでは主要なB細胞である．

幹細胞から分化したB-1細胞は出生前期に最も活動的である．B-1細胞の免疫グロブリンH鎖の遺伝子再編成では，生殖細胞系列上のD遺伝子断片に最も近い位置にあるV_H遺伝子断片が優先的に用いられる．出生前期の初期ではTdTが発現しないために，B-1細胞の再編成されたH鎖にはNヌクレオチドが存在せず，VDJ結合部はB-2細胞の再編成されたH鎖遺伝子よりも多様性が少ない．その結果，B-1細胞が分泌する抗体は親和性が低く，多種類の抗原に結合する．これは**多特異性**(polyspecificity)と呼ばれている．B-1細胞は細菌の一般的な多糖や他の糖鎖抗原に対する抗体の産生には寄与しているが，タンパク質抗原に対する抗体の産生においてはほとんど重要でない．

B-1細胞は生後，多種多様なV遺伝子断片を用いて分化する．ここで再編成した免疫グロブリン遺伝子は，豊富なNヌクレオチドをもっている．やがて時間が経つとB-1細胞は骨髄で作られなくなり，成人ではB-1細胞集団は末梢の循環に入って自身の分裂により維持される．この自己複製はサイトカインIL-10に依存する．慢性リンパ性

特性	B-1細胞	通常のB-2細胞
発生時期	胎生期	生後
VDJ結合部中のNヌクレオチド	ほとんどなし	多い
V領域レパートリー	限定的	多様
組織分布	体腔	二次リンパ組織
複製様式	自己複製	骨髄からの補充
免疫グロブリン産生	高い	低い
アイソタイプ分泌	IgM≫IgG	IgG>IgM
T細胞依存性	なし	あり
体細胞高頻度変異	低い，またはなし	高い
記憶細胞への分化	ほとんどなし，またはなし	あり

図6.15 B-1細胞とB-2細胞の特性の比較
B-1細胞は胎生初期の短い間に骨髄で産生され，胎生期には肝臓で，その後腹膜の一部である大網で発達する．その後，生存に骨髄を必要としない自己複製能をもつB-1細胞集団が形成される．B-1細胞が産生する抗体は多様性に乏しいため，その抗体は多特異性であり親和性が低い．B-1細胞はB-2細胞に比べて，単純で適応性の低い免疫応答を行う．

白血病(chronic lymphocytic leukemia：CLL)のほとんどはB-1細胞によって引き起こされるが，これはB-1細胞の自己複製能に直接起因する．本書では特記しない限り，B細胞といえばB-2細胞を指すものとする．

■まとめ

ヒトでは生涯を通じて，B細胞が骨髄で幹細胞により産生される．B細胞成熟における多数の分化段階は，機能的な免疫グロブリンH鎖やL鎖の産生に必要な遺伝子再編成に伴う分子の変化に関連している．これらの変化については図6.16にまとめてある．多くの再編成は非機能的であり，この効率の悪さを補うために，個々のB細胞には2つのH鎖遺伝子座と4つのL鎖遺伝子座が存在する．機能的なH鎖とL鎖を産生するための再編成は，これらすべての遺伝子座に起こりうる．H鎖遺伝子が初めに再編成され，機能的なH鎖タンパク質を産生したB細胞だけがL鎖遺伝子の再編成に進む．H鎖遺伝子座に機能的再編成が起こると，μ鎖と代替L鎖はプレB細胞受容体を形成する．プレB細胞受容体が発現すると，これがシグナルとなってH鎖遺伝子再編成が停止し，L鎖の再編成に進行する．同様にL鎖遺伝子座に機能的再編成が起こると，IgMが形成され，それがシグナルとなってL鎖遺伝子再編成が停止する．これらのフィードバック機構は，遺伝子の再編成の進行を制御するタンパク質によって行われ，それぞれのB細胞にただ1つのH鎖とL鎖を発現させる．したがって，単一の抗原特異性をもつ免疫グロブリンが産生される．こうして遺伝子再編成によって，効率的なクローン選択に必須となる単一特異性が生み出される．L鎖遺伝子再編成は2つの遺伝子断片間で行われ(H鎖では3つ)，さらにB細胞は4つのL鎖遺伝子座(2つのκ鎖と2つのλ鎖遺伝子座)をもつために，機能的なL鎖遺伝子再編成の成功率はH鎖遺伝子の場合よりもずっと高い．なお，免疫グロブリン遺伝子再編成中のエラーにより染色体転座が生じると，B細胞に悪性形質転換が起こりうる．B細胞の少数を占めるB-1細胞は

図6.16 遺伝子再編成により誘導される細胞表面免疫グロブリンの発現のまとめ
H鎖遺伝子はL鎖遺伝子よりも前に再編成される．機能的再編成が起こったときのみ，分化過程にあるB細胞は次の段階に進行する．一方の染色体上で非機能的再編成が起こった場合には，その後，もう一方の染色体上で再編成が行われる．

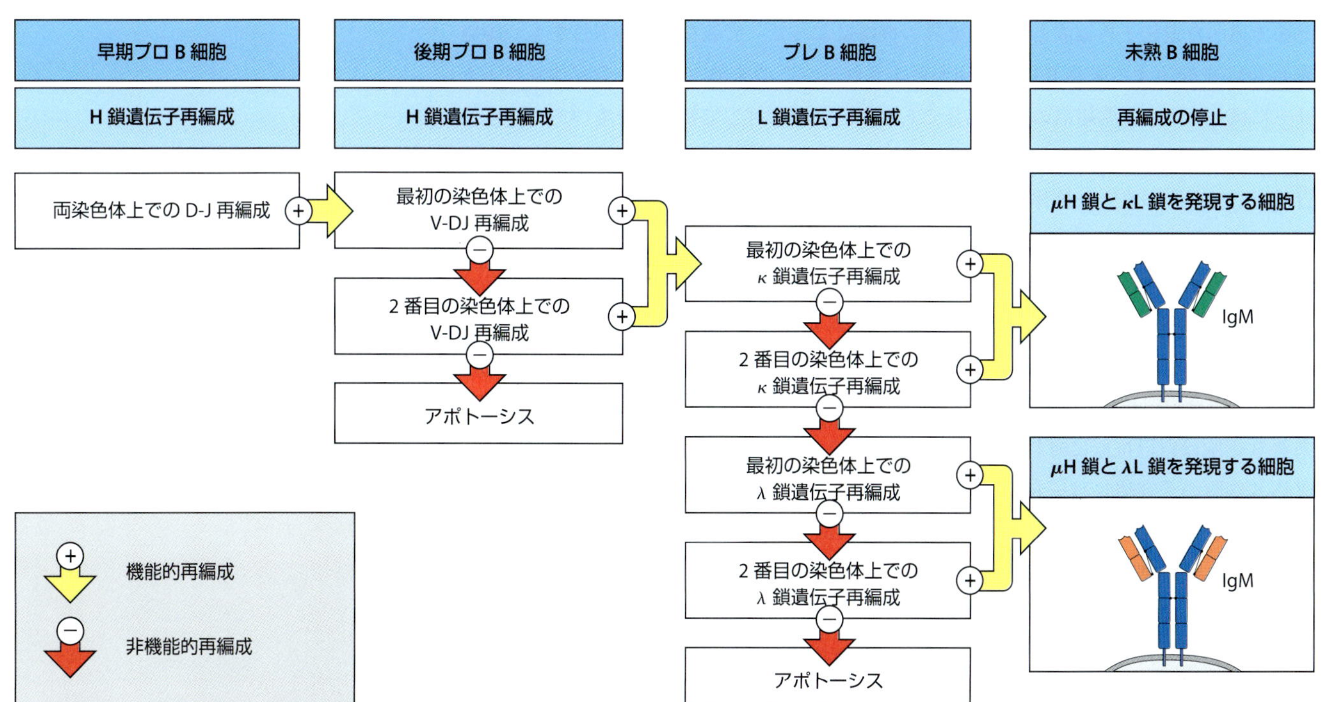

胎生期のごく初期に発生する．これらの産生する抗体は細菌由来の多糖に結合するが，そのほとんどがIgMで，多特異性・低親和性である．B-1細胞の特性は単純であり，主なB細胞集団の中でも進化的に古いB細胞であることが示唆される．

B細胞レパートリーの選択とさらなる分化

前節では，未熟B細胞集団がいかにして広範な抗原特異性をもつ受容体のレパートリーを獲得するかについて述べた．このレパートリーには，ヒトの体内に通常存在する構成成分に結合する免疫グロブリンが含まれ，組織を破壊する免疫応答を引き起こす可能性がある．個体自身の組織に反応する受容体や細胞は，**自己反応性**(self-reactivity / autoreactivity)をもつといわれ，これらが結合する構成成分を**自己抗原**(self-antigen)という．このような反応を防止するために，骨髄または末梢循環において自己抗原に出くわした自己反応性未熟B細胞は，成熟B細胞の段階へ分化することが妨げられている．

自己抗原に反応しない未熟B細胞では，H鎖遺伝子転写産物の選択的mRNAスプライシングが起こり，その後μ鎖と同様にδ鎖が産生される．こうしてB細胞の細胞表面上にはIgDとIgM両方の発現が誘導される(p.96の4-10項参照)．この段階で未熟B細胞は二次リンパ組織へと移行する．そこで個々の細胞は競合して一次リンパ濾胞へ入り，成熟を完了する．この競合は厳しく，わずかな未熟B細胞のみが抗原に反応できる**成熟B細胞**(mature B cell)となる．この成熟過程で，B細胞受容体は特異的な抗原との結合により正のシグナルを発生できるような能力をもつようになる．しかしながら，成熟B細胞集団の中でも，特異的な抗原に将来出会い，病原微生物に対して抗体を作るエフェクター機能を発揮するのはほんの一部のみである．

6-11 自己反応性B細胞受容体を産生する細胞は未熟B細胞集団から追放される

前節で述べた遺伝子再編成と体細胞変異の機構によって，広範な抗原特異性をもつ細胞表面IgMを発現する未熟B細胞集団が産生される．この未熟B細胞の受容体レパートリーには，ヒトの正常組織の構成成分である自己抗原に対して親和性をもつものが多く含まれる．このような受容体をもつ成熟B細胞は自己抗原によって活性化されると，自己反応性をもつ有害な抗体を産生しうる．こうした抗体は生体の機能を障害し病気を引き起こす．これを防ぐために，未熟B細胞のB細胞受容体には抗原に結合すると負の細胞内シグナルを発生させるような経路がある．負のシグナルはB細胞をアポトーシスにより死滅させるか，不活性化させる．これによって未熟B細胞は，自己反応性B細胞の成熟を防止する負の選択を受ける．結果として，健常者では休止期にある成熟B細胞集団は自己抗原に反応せず，この状態を**自己寛容**(self-tolerance)という．75%の未熟B細胞は自己抗原に対して親和性をもつので，いったんこの細胞が除去されると，成熟B細胞の受容体レパートリーは未熟B細胞のそれと大きく違ってくる．

B細胞はその生涯の大半を，血液，リンパ，二次リンパ組織，骨髄内で過ごす．これらの組織において，B細胞受容体は細胞表面上や結合組織中に露出した分子や血清中の可溶性分子と反応しうる．接触の機会が多いことから，こういった組織にある自己抗原は最もB細胞の自己反応性を惹起しやすい．多価抗原(p.86の図4.9参照)は最も効果的にB細胞受容体を架橋しB細胞を活性化するが，特に，ヒトの細胞上に豊富に存在す

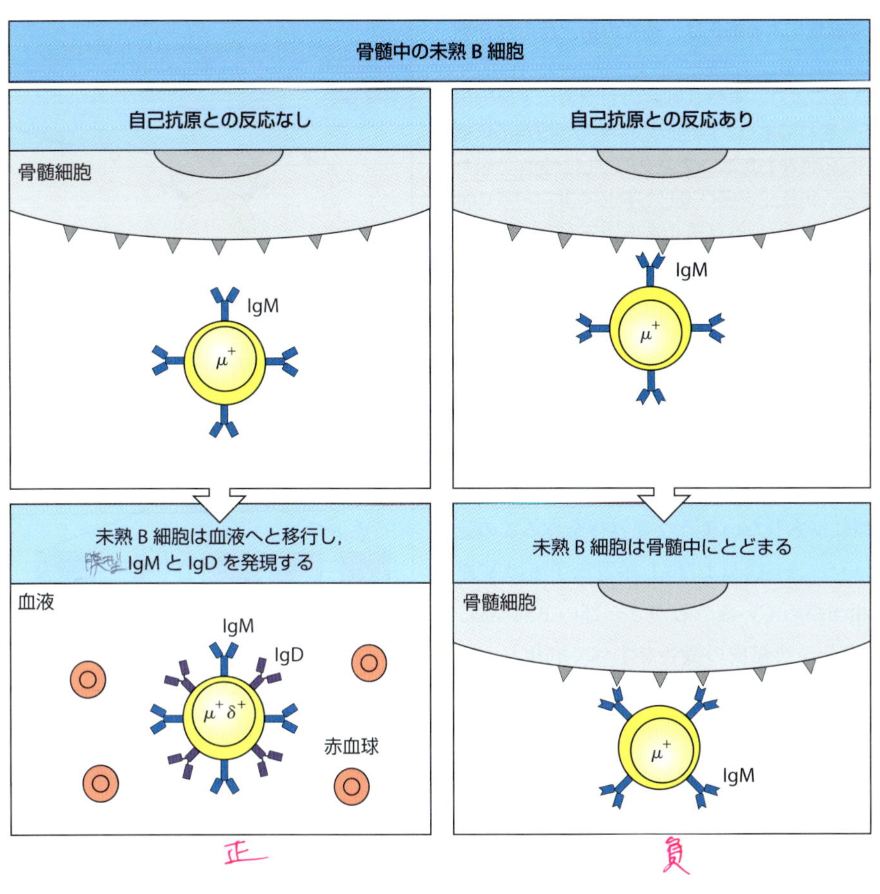

図 6.17　多価の自己抗原に特異性のある未熟B細胞は骨髄内にとどまる
自己抗原に特異性のない骨髄中の未熟B細胞は，骨髄から離れてさらに成熟し，IgMとIgDを発現する（左図）．自己抗原に特異性のある骨髄中の未熟B細胞は骨髄にとどまる（右図）．

る糖タンパク質，プロテオグリカン，糖脂質は多価の自己抗原として作用しうる．

一般的な多価自己抗原に特異的な成熟B細胞の出現を防止するために，未熟B細胞集団は，成熟が阻止される必要のある自己反応性B細胞であるかどうかによって選択される．この選択は骨髄内で開始され，そこで未熟B細胞は間質細胞，造血細胞，循環血清中の巨大分子などが発現している多種多様な自己抗原に曝される．どの自己抗原にも反応しない受容体をもつ未熟B細胞のみが，骨髄を離れることを許され末梢循環で成熟を継続できるのである（図 6.17）．成熟の過程では最初にH鎖mRNAに選択的スプライシングが起こり，その後細胞はIgMとIgDを作る（p.96の4-10項参照）．続いて成熟細胞では，細胞表面のIgMがIgDよりも過剰発現している状態から細胞表面のIgDがIgMよりも過剰発現している状態へと切り替わる．

一方で，多価の自己抗原に結合する未熟B細胞は，分化を停止させるシグナルを受ける．こうして自己反応性細胞は骨髄中にとどまり，B細胞受容体を変化させて自己抗原に対する反応性をなくす機会が与えられる．

6-12　自己反応性未熟B細胞の抗原受容体は受容体編集によって修正可能である

未熟B細胞の細胞表面IgMが骨髄中の多価の自己抗原に結合すると，細胞にシグナルが伝達されてB細胞表面のIgMの発現量が減少し，RAGタンパク質の発現が維持される．これにより，B細胞はL鎖遺伝子座の再編成を継続できるようになる．さらなる再編成により，既存の再編成したL鎖遺伝子は除去されるので，元のL鎖が作られることはなくなる．そして再編成が継続し，新たな機能的L鎖が作られ，このL鎖と古い

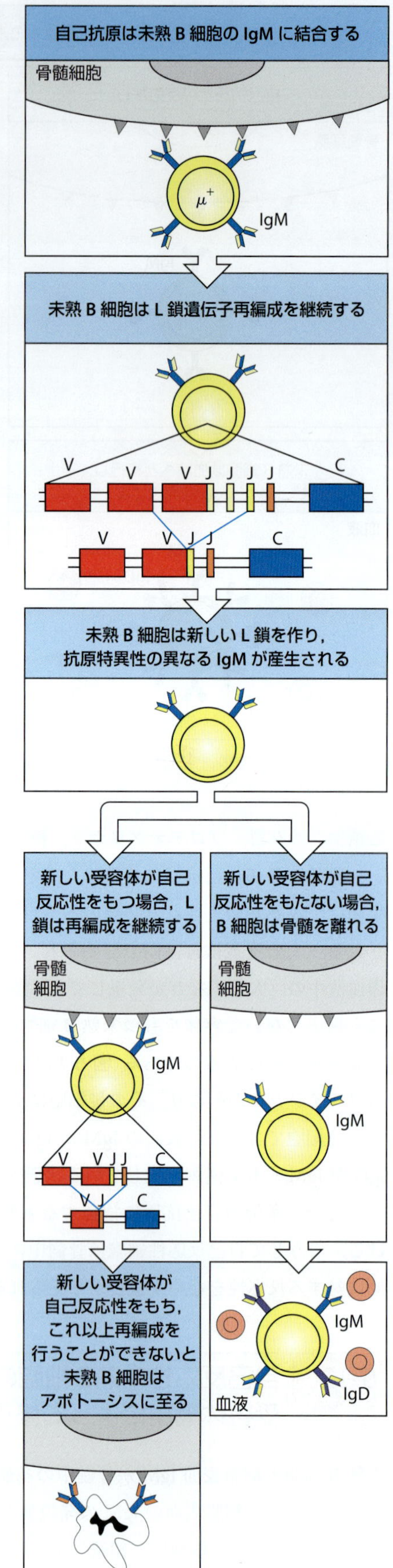

図 6.18　抗原特異的受容体編集による修正は，多くの自己反応性B細胞を救済する
骨髄内での自己抗原との結合により，未熟B細胞のL鎖遺伝子座の再編成は継続することになる．これにより，自己反応性をもつ既存の再編成遺伝子は除去され，自己反応性をもたない免疫グロブリンを作る新たなL鎖遺伝子再編成が起こる．再編成を繰り返して新しく非自己反応性の受容体を作る再編成が起こるとB細胞は分化を進めるが(右図)，再編成できなくなったものは死んでしまう(左図)．

H鎖が会合して新しいB細胞受容体を形成する．新しい受容体が自己抗原に反応しない場合，この未熟B細胞は成熟B細胞へと分化を進めることが可能となる．

一方，それでも自己反応性が生じた場合には，さらなるL鎖遺伝子座の再編成が試みられる．遺伝子再編成を繰り返して自己抗原に反応しないような受容体を作るこの過程を**受容体編集**(receptor editing．図 6.18)という．κL鎖およびλL鎖遺伝子座のV断片とJ断片の多様性は，受容体編集の能力を相当高めている．しかし一部のB細胞は，自己反応性をもたない受容体を得る前にL鎖遺伝子再編成の機会をすべて利用しつくしてしまう．こうした細胞は死のシグナルを受けてアポトーシスにより骨髄中で死滅し，マクロファージによって貪食される．分化しているリンパ球の選択的細胞死，特に自己に反応する受容体をもつ細胞がB細胞レパートリーから除去されることを**クローン消失**(clonal deletion)という．約550億個の細胞が骨髄内で毎日死んでいるが，これらの細胞は機能的免疫グロブリンを作ることに失敗したものか，自己反応性をもっていたものである．

受容体編集の過程では，未熟B細胞の自己反応性L鎖を自己反応性のないものに交換することで，B細胞分化の全体的な効率を上げている．また，再編成の全体的な効率にも貢献しており，再編成に成功しているH鎖が成熟B細胞受容体レパートリーから失われないようにしている．非常に多くのB細胞が受容体編集によって救済されており，これは分化過程にあるB細胞集団の自己寛容を成立させる非常に重要な機構である．

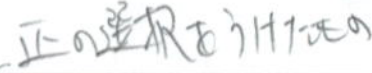

6-13 1価の自己抗原に特異的な未熟B細胞は，抗原に対し不応答になる

多価の自己抗原とは異なり，他の多くの一般的な自己抗原は1つのエピトープのみをもつ可溶性タンパク質である．1価の自己抗原に結合する自己反応性B細胞は，L鎖遺伝子再編成を継続するシグナルも，アポトーシスを誘導するシグナルも受けない．その代わりこうした細胞は不活性化され，特異的な抗原に対して反応しなくなる．このように分化を停止し不応答となった状態を**アネルギー**(anergy)という(図 6.19)．アネルギー細胞はIgDとIgMの両方を作るが，成熟B細胞とは異なりIgMは機能的B細胞受容体の形成が妨げられ，細胞内に保持される．細胞表面のIgDは通常の発現量であるが，抗原との結合によりB細胞を活性化することはない．アネルギーB細胞は末梢循環へ入ることは許可されているものの，その寿命は1～5日であり，約40日の寿命をもつ成熟B細胞と比較すると短い〔細胞の寿命は**半減期**(half-life)と表されることも多いが，これは細胞集団の大きさが元の半分になる期間を指す〕．

自己抗原に反応する骨髄中のB細胞がたどる運命は3つある．すなわち，細胞は受容体編集を行って分化を進めるか，アポトーシスによって死ぬか，あるいはアネルギー

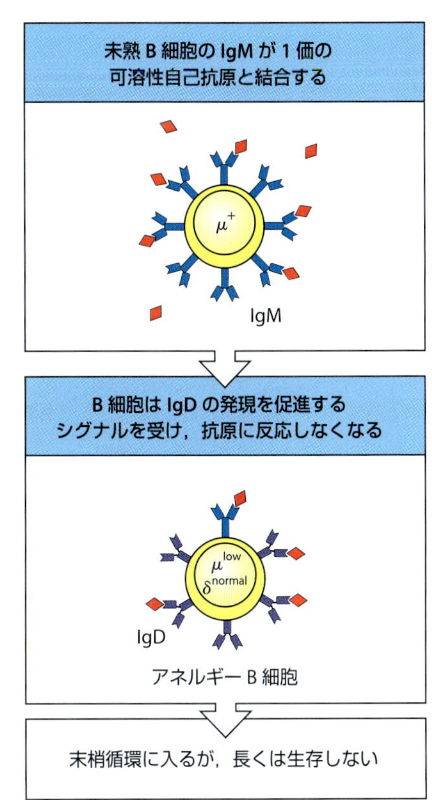

図6.19　1価の自己抗原に特異性のある未熟B細胞はアネルギーに陥る

になる．これら3つの機構は，骨髄を離れるB細胞が骨髄に存在するあらゆる自己抗原(その多くは他の組織にも存在する)に対して寛容となることを保証している．このタイプの寛容は一次リンパ組織(B細胞の場合は骨髄)で誘発されることから，**中枢性免疫寛容**(central tolerance)と呼ばれる．

B細胞は骨髄中ですべての自己抗原と遭遇するわけではない．体内のほとんどの臓器や組織には，組織特異的な細胞表面タンパク質，分泌タンパク質，そして循環B細胞が接触しうるその他の抗原が発現している．そのため，骨髄中の自己抗原に対しては寛容でも血中の自己抗原には反応する未熟B細胞は，骨髄を離れた直後に新たな自己抗原と遭遇する．このような細胞では受容体編集が起こらない．なぜなら，この段階では免疫グロブリン遺伝子再編成が永遠に停止してしまっているからである．そのため，骨髄外の自己反応性B細胞が自己抗原に出会うと，アポトーシスによって死ぬかアネルギーの状態へと誘導される．骨髄外の抗原によって誘導される寛容は**末梢性免疫寛容**(peripheral tolerance)と呼ばれ，骨髄以外のすべての組織の自己抗原に反応する循環B細胞はこれによって除去される．

中枢性および末梢性免疫寛容においては，細胞内に存在する自己抗原のようにB細胞が接触できない自己抗原に反応するB細胞は除去されない．また，抗原がB細胞のアポトーシスやアネルギーを引き起こすのに十分な刺激を与えられない量の場合も，その抗原に反応するB細胞は除去されない．しかし，ストレス・病気・外傷などの状況下では，B細胞集団に寛容が誘導されていない自己抗原との接触が可能となり，自己免疫応答が起こる可能性がある．DNAはその一例であり，自己免疫疾患である全身性エリテマトーデスの患者では，DNAに対する抗体が産生される．

6-14 B細胞の成熟と生存にはリンパ濾胞への到達が必要である

分化しているB細胞は骨髄を離れた後，血液，二次リンパ組織，リンパの間を再循環し始める(p.21の図1.20参照)．この分化段階では，B細胞はまだ完全に成熟していない．これらの細胞は細胞表面に大量のIgMと少量のIgDを発現しており，一方，成熟したB細胞では少量のIgMと大量のIgDを発現している．B細胞成熟の最終段階は，未熟B細胞が二次リンパ組織に進入するときに起こる．リンパ節，脾臓，パイエル板などの二次リンパ組織は，どれも類似した微小構造と機能をもっていることから，ここではリンパ節に注目してそこを循環する過程で起こるB細胞の成熟について述べる(図6.20)．B細胞は血中から高内皮小静脈(high endothelial venule：HEV)の壁を通ってリンパ節に入る．リンパ節皮質にある間質細胞は**CCL21**というケモカインを分泌しており，B細胞はその受容体である**CCR7**を発現している．利用する細胞接着分子とケモカインは異なるものの，これらのB細胞が二次リンパ組織に移動するメカニズムは，好中球が感染組織に遊走する(p.58の3-8項参照)のと基本的に同じである．リンパ節中の樹状細胞もCCL21や**CCL19**を分泌しており，CCL19に対してもB細胞は反応性を示す．ケモカインの濃度勾配に従って血中のB細胞は高内皮小静脈へ引き寄せられ，高内皮細胞間を無理やり通り抜けてリンパ節へと進入する(図6.21)．

いったんリンパ節に入るとB細胞はさらにケモカインに導かれ，**一次リンパ濾胞**(primary lymphoid follicle)と呼ばれる構造の中に集まる．この領域は基本的に，**濾胞樹状細胞**(follicular dendritic cell：FDC)という特殊化した間質細胞のネットワークに捕らえられたB細胞からなる．濾胞樹状細胞という名前は，B細胞に接触して相互作用す

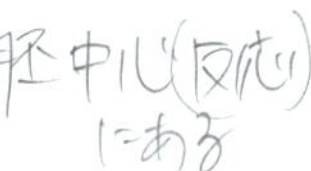

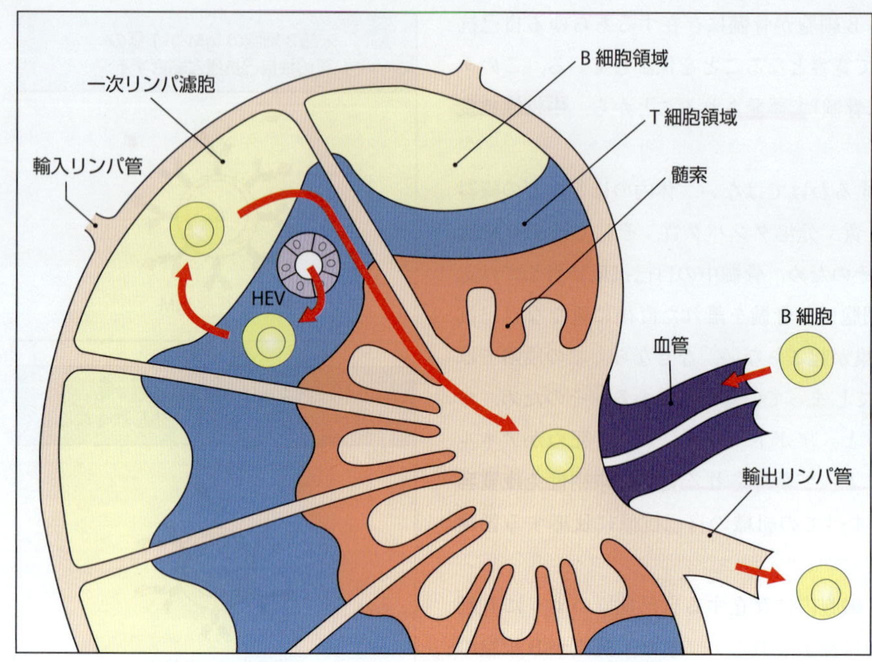

図 6.20　リンパ節に入ったB細胞の一般的な循環経路

血中を循環しているB細胞は高内皮小静脈(HEV)を通ってリンパ節の皮質に入り，そこから一次リンパ濾胞に進入する．特異的な抗原と出会わなかった場合，B細胞は一次リンパ濾胞を離れ，輸出リンパ管を通ってリンパ節から出ていく．一次リンパ濾胞への進入の際に競合する未熟B細胞と成熟B細胞の循環経路は同じである．

る長い樹状突起をもつことに由来するが，その名前に反して，濾胞樹状細胞は造血細胞に由来するものではなく，T細胞に抗原を提示する骨髄系樹状細胞やI型インターフェロンを産生する形質細胞様樹状細胞とは関係がない．濾胞樹状細胞はケモカインCXCL13を分泌して濾胞にB細胞を引き寄せる(図6.21参照)．B細胞と濾胞樹状細胞間の相互作用は互いに有益であり，この相互作用により，B細胞の成熟と生存を促すシグナルが伝えられると同時に，濾胞樹状細胞ネットワークの構造安定性が維持されている．後者は，B細胞の表面タンパク質であるリンホトキシン(LT)によって誘導される．

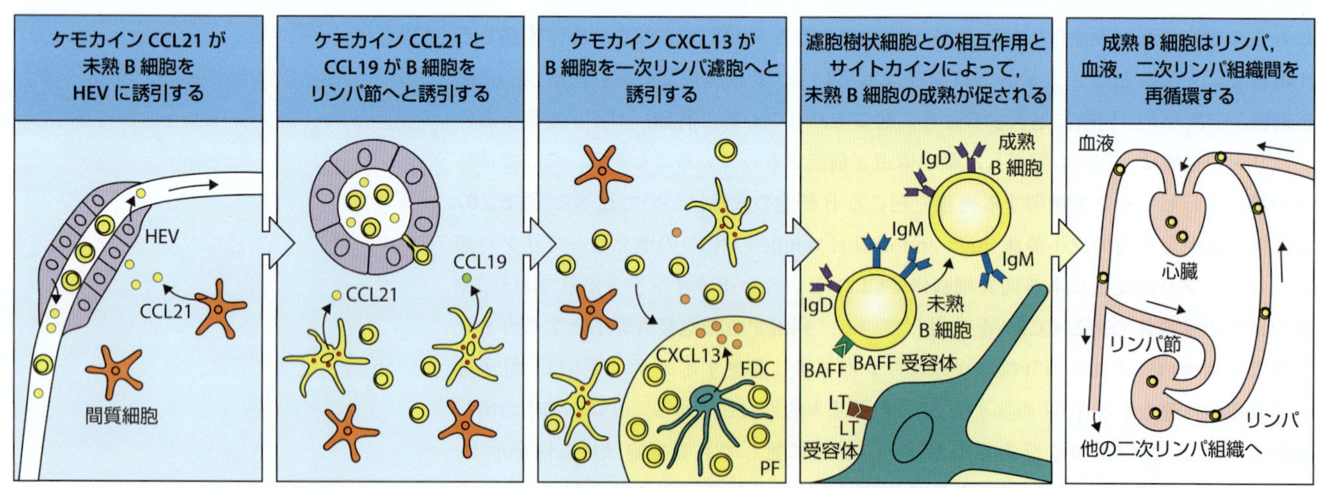

図 6.21　未熟B細胞が成熟B細胞になるためには，二次リンパ組織の一次リンパ濾胞を通過しなければならない

ケモカインCCL21とCCL19に誘引されて，未熟B細胞は高内皮小静脈(HEV)の壁を通り抜け二次リンパ組織に入る．そして，他の未熟B細胞や成熟B細胞と競合しながら一次リンパ濾胞(PF)に進入する．濾胞樹状細胞(FDC．青緑色)はケモカインCXCL13を分泌し，B細胞を濾胞へと引き寄せる．濾胞に進入した未熟B細胞がFDC上のタンパク質と相互作用すると，成熟B細胞への最終分化を促すシグナルが伝達される．特異的な抗原に出会わなかった場合，成熟B細胞はリンパ節から出ていき，リンパ管と血管を通って二次リンパ組織間の再循環を続ける．濾胞に進入できなかった未熟B細胞も再循環を続けるが，すぐに死ぬ．LT：リンホトキシン．

リンホトキシンは炎症性サイトカインである腫瘍壊死因子 α(TNF-α)と構造が似ており，濾胞樹状細胞上にある受容体と結合する．リンホトキシンと同じくTNFファミリーに属する**BAFF**(B-cell activating factor in the TNF family)はB細胞の生存を促進する．BAFFは二次リンパ組織内の何種類かの細胞によって産生され，B細胞上に発現するBAFF受容体に結合する．

特異的な抗原が存在しない場合，B細胞は濾胞樹状細胞から離れ，輸出リンパ管を通ってリンパ節を出て循環を続ける(図6.21参照)．しかしこの段階で成熟B細胞になり，特異抗原に遭遇すると，B細胞はアネルギーやアポトーシスには至らず増殖・分化して抗体を産生する形質細胞になる．抗原にまだ遭遇していない成熟B細胞をナイーブB細胞という．循環している成熟ナイーブB細胞の生存は，二次リンパ組織の一次リンパ濾胞を通過することで維持される．

生涯を通じて産生されるB細胞の数は膨大である．若年健常者の骨髄では，1日に約25億個がB細胞の分化過程に入る．これらの前駆細胞の子孫から約300億個のB細胞が骨髄を離れ，循環血中に入る．濾胞部位の数は限られており，これらの未熟B細胞はそこへの進入をめぐって，循環している既存の成熟B細胞と競合しなければならない．濾胞に定期的に進入できないB細胞は死滅する．この競合は成熟B細胞が優先されるため非常に厳しい．そのため，未熟B細胞の大半は濾胞に入ることができず，末梢循環に戻ってほんの数日後にはアポトーシスにより死んでしまう．未熟B細胞が一次リンパ濾胞に到達して成熟B細胞に分化すると長く生存する．しかし，これらの細胞も特異抗原に出会い活性化されないと，約100日の半減期で消失する．

一次リンパ濾胞に到達するには，血中から進入するB細胞はT細胞が集まっている領域を通過しなければならない(図6.20参照)．アネルギーB細胞はリンパ節に進入できるが，一次リンパ濾胞には到達できず，代わりに濾胞とT細胞領域の境界に集まる．この濾胞からの排除により，B細胞の必要な生存シグナルを受け取れず，最終的にアネルギーB細胞はアポトーシスにより死滅する．

6-15 抗原との接触はB細胞を活性化させ，形質細胞や記憶B細胞への分化を誘導する

二次リンパ組織において，成熟ナイーブB細胞は特異的な抗原に接触することができる．抗原に接触すると，抗原特異的B細胞はT細胞領域にとどまり，第1章でふれたようにそこで抗原特異的ヘルパーCD4 T細胞によって活性化される．活性化B細胞は増殖し，さらに分化する．活性化された一部のB細胞はリンパ節と脾臓で増殖し，直ちに分泌型IgM抗体を産生する形質細胞へと分化する(図6.21参照)．そしてH鎖mRNAのプロセシングの変化により，膜型よりも分泌型の免疫グロブリンの合成が促される(p.99の4-13項参照)．

形質細胞は抗体の継続的な合成と分泌に完全に特化している．タンパク質の合成と分泌に関わる細胞小器官は高度に発達し，全生成タンパク質のうち10～20%が抗体である．この最終分化形態で形質細胞は分裂を停止し，膜型免疫グロブリンやMHCクラスII分子を発現しなくなる．したがって，形質細胞は抗原に反応せず，T細胞とも相互作用しなくなる．

他の活性化B細胞は一次リンパ濾胞の近傍に移動し，一次リンパ濾胞は**胚中心**(germinal center)をもつ**二次リンパ濾胞**(secondary lymphoid follicle)へと形態が変化する(**図6.22**)．活性化B細胞は胚中心で大きくなり，**中心芽細胞**(centroblast)と呼ばれる

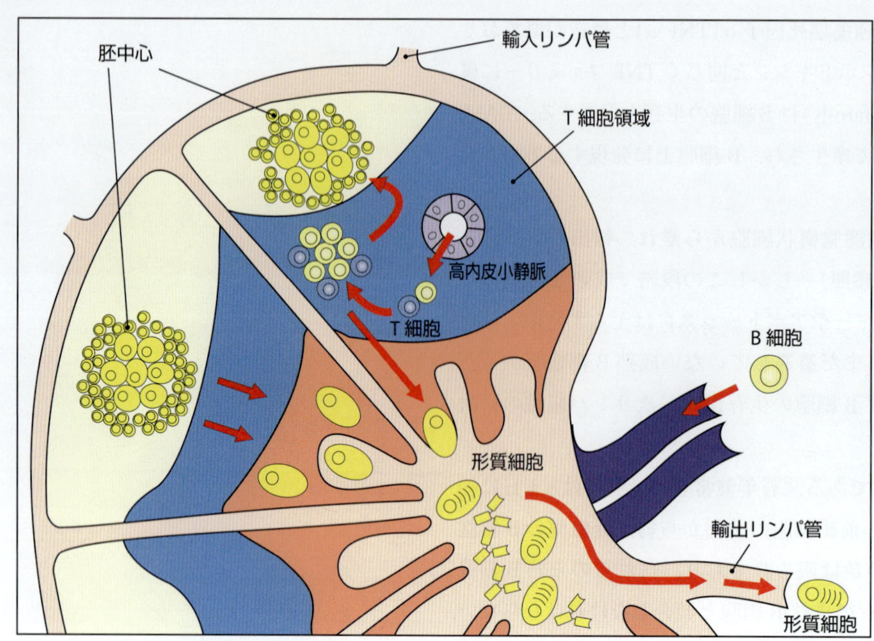

図 6.22 二次リンパ組織における抗原を介したＢ細胞の活性化と分化
図はリンパ節を示している．リンパ節間を循環し高内皮小静脈からリンパ節に入った成熟ナイーブＢ細胞は，リンパ節の皮質で抗原と接触する．抗原は輸入リンパ管を介して感染組織から運ばれる．濾胞とＴ細胞領域の境界でＢ細胞はヘルパー CD4 T 細胞（青色）により活性化され，一次反応巣を形成する．ここから，一部のＢ細胞は髄索に移動し，抗体を分泌する形質細胞へと分化する．残りのＢ細胞は一次リンパ濾胞に移動し，さらなる細胞分裂と分化を繰り広げて胚中心を形成する．胚中心のＢ細胞は髄索あるいは骨髄に移動して形質細胞へと成熟する．

リンパ芽球になる．これらは成熟し，ゆっくりと分裂する**中心細胞**(centrocyte)と呼ばれる細胞に分化する．中心細胞では，クラススイッチと体細胞高頻度変異がすでに起こっている．抗原に対して最も高い親和性をもつ細胞表面免疫グロブリンを作るＢ細胞は，胚中心で親和性成熟と呼ばれる過程によって選択される(p.100 の 4-14 項参照)．胚中心が形成されて数週間後，胚中心反応と呼ばれる強い細胞活性は休止状態となり，胚中心は小さくなる．

親和性成熟の選択から生き残った細胞はリンパ芽球のようにさらに増殖し，ほとんどが胚中心から二次リンパ組織の他の部位または骨髄に移動する．これらの細胞はそこで，クラススイッチを起こした高親和性抗体を分泌する形質細胞になって分化を完了する．一次免疫応答が鎮静化するにつれて，胚中心Ｂ細胞はクラススイッチを起こした高親和性の抗原受容体をもつ休止状態の**記憶Ｂ細胞**(memory B cell)にも分化する．その後，抗原と連続して接触すると記憶Ｂ細胞は確立され，その抗原特異性がＢ細胞レパートリーとして永遠に保存される．

記憶Ｂ細胞は人の生涯を通じて生存し続け，体内での再循環には濾胞での断続的な刺激で十分である．記憶Ｂ細胞はナイーブＢ細胞と比べ，抗原との接触で迅速に活性化される．抗原との接触によるこの急速な活性化と引き続く形質細胞への分化により，二次免疫応答の際には一次免疫応答よりも迅速で強力な反応が起こる．したがって，二次免疫応答では IgM ではなく IgG や他のクラスの抗体が産生される．

Ｂ細胞は形質細胞への分化が運命づけられると，リンパ組織の特定の部位に移動する．リンパ節では髄索に，脾臓では赤脾髄に，腸管関連リンパ組織では腸管上皮下の固有層に移動する．この形質細胞はリンパ節や脾臓から，抗体産生の主要な部位である骨髄に移動する．したがってＢ細胞の一生は骨髄に始まり，骨髄に終わる．

6-16 Ｂ細胞腫瘍の種類はＢ細胞の分化段階を反映する

Ｂ細胞腫瘍の研究から，Ｂ細胞の分化とその増殖制御の基本的なメカニズムが明らかにされてきている．B 細胞腫瘍は，B-1 および B-2 細胞系列，そして異なる分化段階にある B 細胞から生じる．腫瘍の特徴である形質転換細胞の無秩序な増殖の基本的なメカニズムは，B 細胞由来の腫瘍を解析することではっきりと説明できる．B 細胞腫瘍では，すべての細胞が同一の免疫グロブリン遺伝子再編成を起こす．このことは，同じ祖先細胞から生じることを示している．個々の B 細胞腫瘍の細胞は同一であるが，異なる患者由来の B 細胞腫瘍は異なる再編成を起こしており，これは健常者の通常の B 細胞でみられる再編成の多様性を反映している．

腫瘍はその由来する細胞種の特性をもっているが，特に腫瘍が比較的分化していて増殖が遅い場合にはその特性がより顕著にみられる．この原則は B 細胞腫瘍において非常によく現れている．ほとんどの未熟前駆細胞から高度に分化した形質細胞に至るまで，すべての分化段階にある B 細胞に対応するヒト腫瘍が見つかっている（図 6.23）．腫瘍の特性として保持しているものの 1 つには，リンパ組織での局在がある．例えば，成熟ナイーブ B 細胞由来の腫瘍はリンパ節の濾胞で成長し，**濾胞中心細胞リンパ腫**（follicular center cell lymphoma）を形成する．一方，形質細胞由来の腫瘍は骨髄に広がり**骨髄腫**（myeloma）と呼ばれる．

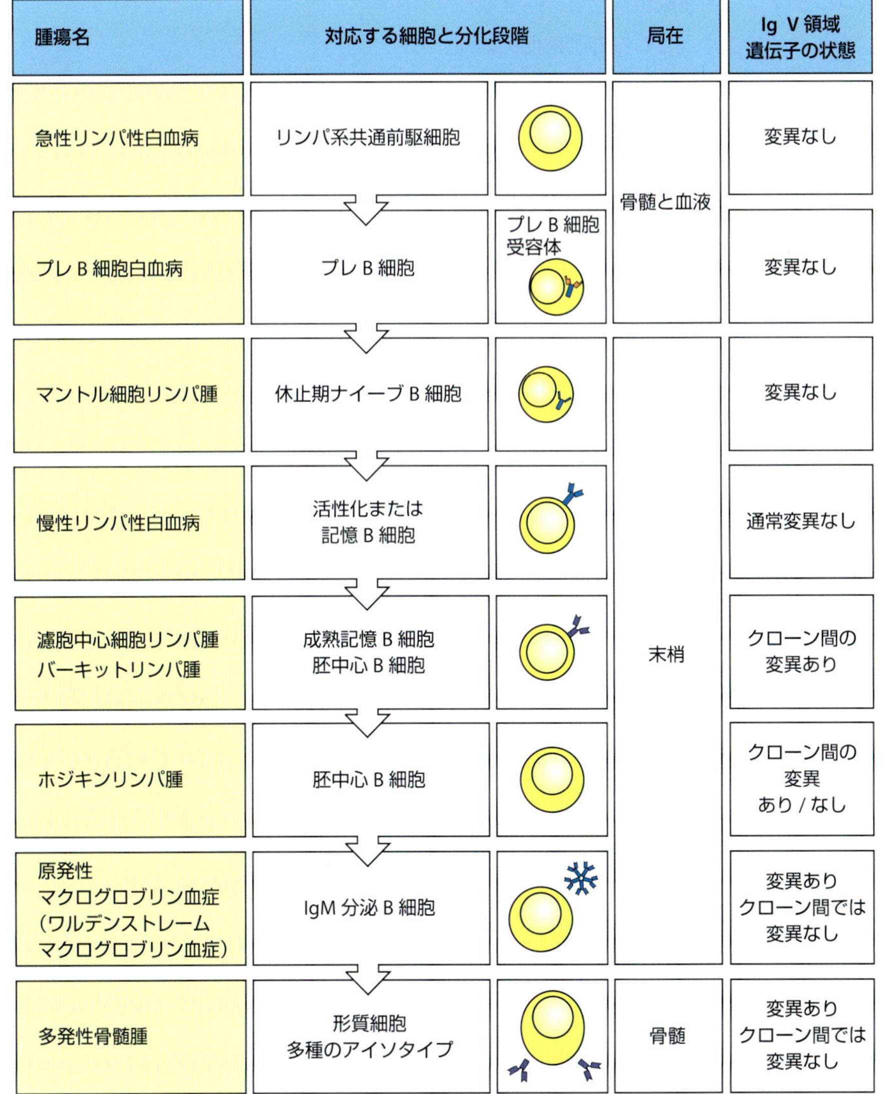

腫瘍名	対応する細胞と分化段階		局在	Ig V 領域遺伝子の状態
急性リンパ性白血病	リンパ系共通前駆細胞		骨髄と血液	変異なし
プレ B 細胞白血病	プレ B 細胞	プレ B 細胞受容体		変異なし
マントル細胞リンパ腫	休止期ナイーブ B 細胞		末梢	変異なし
慢性リンパ性白血病	活性化または記憶 B 細胞			通常変異なし
濾胞中心細胞リンパ腫 バーキットリンパ腫	成熟記憶 B 細胞 胚中心 B 細胞			クローン間の変異あり
ホジキンリンパ腫	胚中心 B 細胞			クローン間の変異 あり / なし
原発性マクログロブリン血症（ワルデンストレームマクログロブリン血症）	IgM 分泌 B 細胞			変異あり クローン間では変異なし
多発性骨髄腫	形質細胞 多種のアイソタイプ		骨髄	変異あり クローン間では変異なし

図 6.23 異なる分化段階の B 細胞に対応する B 細胞腫瘍
B 細胞の通常の分化段階に対応した腫瘍のタイプを示す．腫瘍細胞は対応する B 細胞と似た特性をもち，リンパ組織内の同じ部位に移動する．また，細胞表面糖タンパク質の発現は類似している．

ホジキン病(Hodgkin disease)は放射線治療が成功した最初の腫瘍の1つであるが，この腫瘍の起源が胚中心B細胞であることが最近ようやく明らかになった．体細胞変異の結果，腫瘍細胞はもはや抗原受容体をもっていない．腫瘍細胞は樹状の形態をとっており，リード・シュテルンベルグ細胞(Reed-Sternberg cell)と呼ばれている．この病気は臨床的にいくつかの病型を示す．すなわち，腫瘍細胞に応答する非悪性T細胞の増殖によるタイプと，リード・シュテルンベルグ細胞とこれに加えて，正常のようにみえる同一の免疫グロブリン遺伝子再編成を起こした悪性のB細胞をもつタイプである．

B細胞腫瘍は免疫系の研究において非常に有用である．腫瘍からは，その悪性増殖のために大量の細胞集団が得られるが，これらの細胞は多くの場合，増殖以外の正常時に起こる現象がほぼ反映されている．最初にH鎖とL鎖の塩基配列が解読されたのは，1種類の抗体で占められていた形質細胞腫瘍の患者からのものであった．

■まとめ

B細胞の分化には本質的に無駄が多く，B細胞の大多数は免疫応答に寄与しないまま死ぬ．本章の第1節では，どのようにして分化しているB細胞の約半分が免疫グロブリンの産生に成功し，細胞表面にIgMを発現する未熟B細胞の段階にまで到達するかを説明した．第2節では，未熟B細胞が作る免疫グロブリンの大多数が自己反応性を示し，これはヒトの健康と細胞の生存にとって利益になるのではなく，むしろ自己免疫疾患の原因となりうることを説明した．骨髄では，多価の自己抗原に特異的な多くの自己反応性B細胞は受容体編集によってL鎖を変えることができる．結果的に，B細胞は免疫グロブリンが修正され自己抗原に対して反応しなくなるが，適切なL鎖を作る再編成ができなかった自己反応性B細胞はアポトーシスによって除去される．一方，1価の自己抗原に特異的な自己反応性B細胞はアネルギーの状態に陥り，これはシグナル伝達が障害されて不応答によって細胞が死ぬ状態である．未熟B細胞が骨髄を出ていき他の組織に入ると，骨髄には存在しない自己抗原に遭遇することになる．こうした自己抗原に特異的なB細胞はすぐにアポトーシスによって，あるいはゆっくりとアネルギーによって死滅し，受容体編集によって救済されることはない．少量のIgDと大量のIgMを細胞表面に発現している生き残ったB細胞はまだ未熟な状態にあり，完全に成熟するには一次リンパ濾胞に入って濾胞樹状細胞と相互作用しなければならない．ただし，濾胞への進入をめぐってB細胞間では競合が起こり，未熟B細胞のうち成熟するのはわずか20%にすぎない．大半の未熟B細胞は濾胞に入れず，末梢循環に戻ってから数日後には死んでしまう．

大量のIgDと少量のIgMを細胞表面に発現している成熟B細胞は，二次リンパ組織間を移行して，感染の存在とB細胞受容体に結合するような病原体由来の抗原の有無を監視している．50～100日の間に特異抗原を見つけられないと，B細胞は死滅する．B細胞は特異抗原に遭遇したときにのみクローン増殖し，ヒトの残りの生涯においてずっと維持される．クローン増殖が起こるとすぐに，個々のB細胞クローンは分化し始める．その一部は，差し迫って抗原特異抗体が必要になったときに抗体を供給する形質細胞になり，その他は将来のために長期にわたる免疫を準備しておく記憶B細胞になる．こうした変化に加え，B細胞クローンでは免疫グロブリンに高頻度変異が起こる(p.100の4-14項参照)．変異した免疫グロブリンを発現するB細胞のほとんどは排除されるが，最も高い親和性をもつ抗体を作るごく少数のB細胞は生存できるように選択され，病原体に対して反応するための準備をする．

第 6 章のまとめ

B 細胞の唯一の機能は，細胞表面の免疫グロブリンによって外来抗原を認識することである．B 細胞はその後，同じ抗原に特異的な抗体を分泌する形質細胞へと分化する．それぞれの B 細胞は 1 種類の抗原特異性をもつ免疫グロブリンを発現するが，B 細胞集団としては多様な免疫グロブリンレパートリーを発現している．このため B 細胞は，どんな抗原に対しても高い特異性をもって応答することができる．免疫グロブリンの多様性は，その独特な遺伝子再編成と免疫グロブリン遺伝子の発現様式に起因している．B 細胞前駆細胞では，免疫グロブリン遺伝子はさまざまな遺伝子断片が並んだ状態で構成されており，これらが多種多様な組み合わせで再編成されていく．この遺伝子再編成は骨髄内で起こるため，B 細胞と特異的な抗原との接触には関係ない．遺伝子再編成は機能的な細胞表面免疫グロブリンの発現に必須である．抗原非依存的な分化段階も含めて，一連の B 細胞分化段階を図 6.24 に示す．個々の再編成の成功率は理想的とはいえないが，一連の再編成反応が段階的に用いられ，H 鎖および L 鎖遺伝子再編成の後に複数のチェックポイントでそのタンパク質産物の質が検査される．どこかの段階で失敗した場合には正のシグナルが停止し，B 細胞はアポトーシスによって死に至る．遺伝子再編成は，1 つの機能的 H 鎖と 1 つの機能的 L 鎖を各細胞で形成させるために制御されている．したがって，個々の B 細胞は単一抗原特異的な免疫グロブリンを産生する．免疫グロブリン遺伝子再編成が成功するとすぐに，自己抗原に反応する未熟 B 細胞はクローン消失や不活性化を起こし，自己抗原に寛容なものだけが成熟 B 細胞となる．

毎日，骨髄は数十億個の新しい成熟ナイーブ B 細胞を末梢循環に供給している．し

図 6.24　B 細胞の主要な分化段階のまとめ
上段には，骨髄における初期分化段階をまとめる．免疫グロブリン H 鎖(μ)と L 鎖(κ/λ)遺伝子の状態を各図の下に示す．下段には，骨髄を離れた後二次リンパ組織に入り，病原体特異抗原によって活性化される B 細胞の分化段階をまとめる．図は B-2 細胞のみを示す．

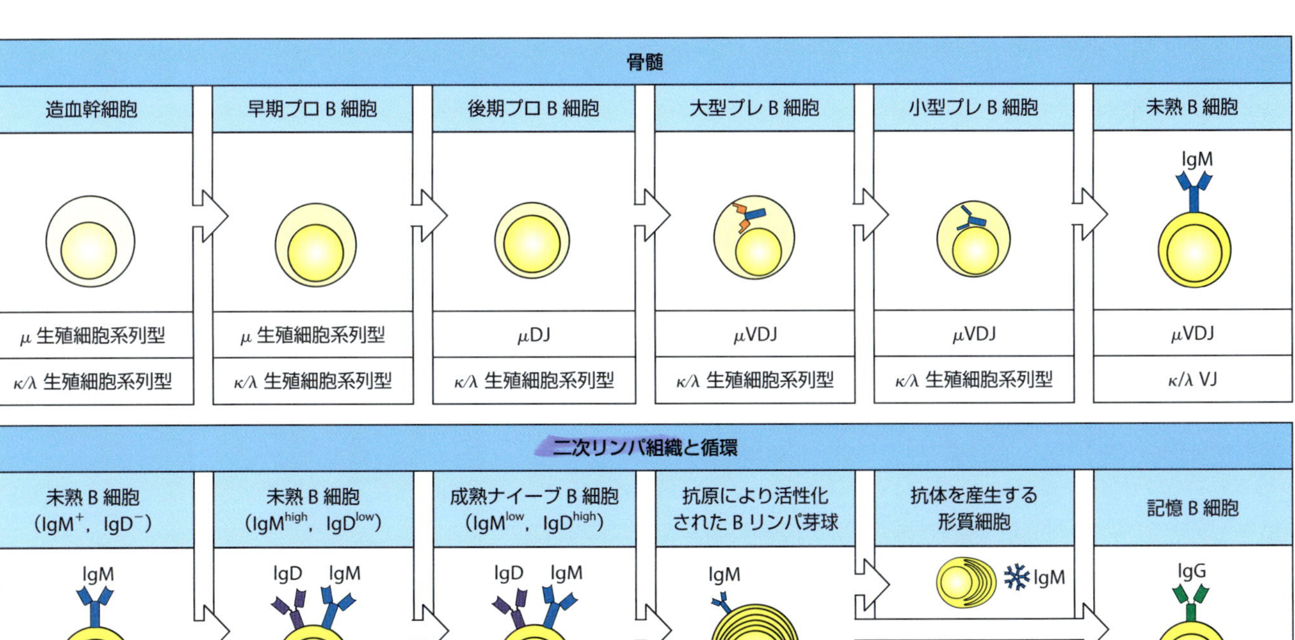

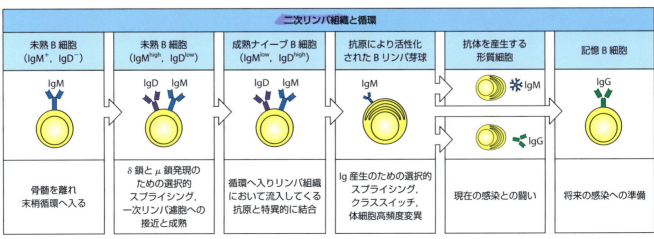

かし，二次リンパ組織に入ることができる B 細胞の数には限界があり，特異的な抗原と接触しなかったナイーブ B 細胞は数週間で死滅してしまう．そのため，B 細胞レパートリーは常に変わっていき，新しく生成された特異性は絶えず感染微生物の抗原に対して検証され続けているのである．二次リンパ組織における B 細胞の細胞表面免疫グロブリンと抗原との結合により，抗原依存的な細胞の増殖と分化，さらに最終分化が開始される（図 6.24 参照）．二次リンパ組織で抗原と接触した後，B 細胞は IgM を分泌する形質細胞に分化するか，あるいは体細胞高頻度変異，クラススイッチ，親和性成熟を胚中心で受けてから形質細胞または記憶 B 細胞に分化する．B 細胞分化の最終形態は形質細胞であり，形質細胞は膜型免疫グロブリンを発現せず，抗体の産生と分泌を行う．

本書には，各章で学んだことの理解をより深めるために演習問題が用意されている（http://www.medsi.co.jp/e-meneki3/）．アクセス方法については「概略目次」の次の頁も参照．

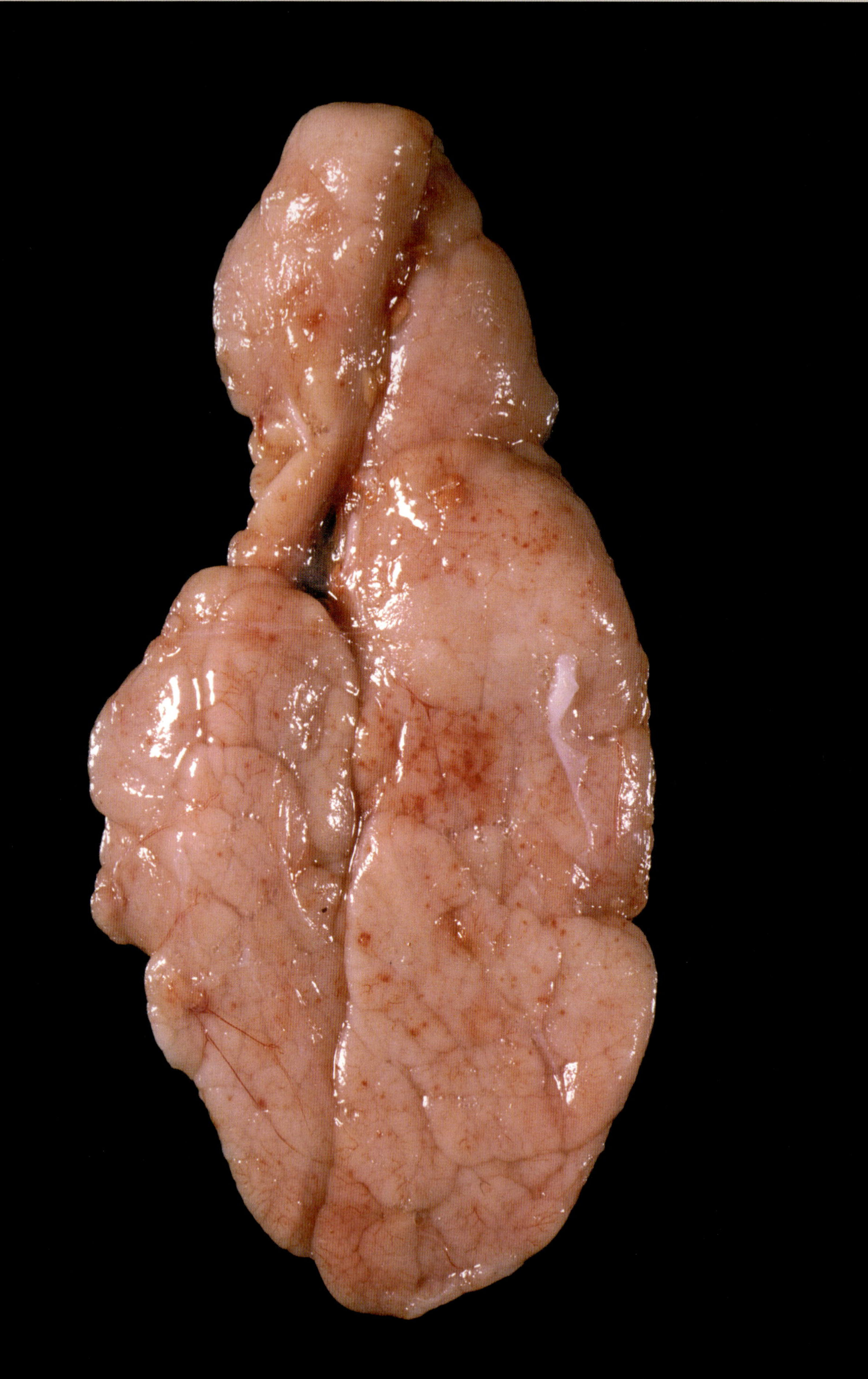

胸腺はＴ細胞の分化が起こる場所である．

第7章

T細胞の分化

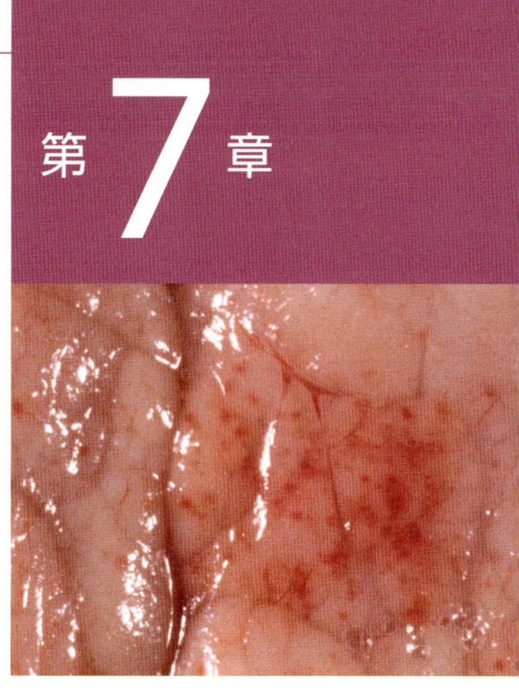

T細胞(Tリンパ球)とB細胞(Bリンパ球)の分化過程には共通する部分が多い．いずれの細胞も骨髄の造血幹細胞に由来し，抗原受容体を発現させるために分化の途中で遺伝子再編成を行う．B細胞は骨髄中にいる間に免疫グロブリン遺伝子の再編成を行うのに対し，T細胞前駆細胞は骨髄を出て別の一次リンパ組織である“胸腺”に入ってから遺伝子再編成を行う．遺伝子再編成の分子メカニズム自体はB細胞もT細胞もほぼ同じであるが，大きく違う点もある．その相違の1つは，T細胞には$\alpha\beta$型および$\gamma\delta$型の異なる受容体をもつ2つの系列が存在することである(p.116の5-5項参照)．

第5章で学んだように，T細胞受容体はペプチド抗原をMHCとの複合体として認識する(p.120の5-7項参照)．胸腺の主な役割の1つは，成熟T細胞の受容体がその個人がもつMHCクラスⅠおよびクラスⅡ分子(自己MHC)とともに提示されたペプチドを認識するように教育することである．これは胸腺内での正の選択という過程によって達成される．自己MHCに反応する受容体をもつ未熟胸腺細胞は，正の選択によって生存シグナルを与えられ，そのような受容体をもたない未熟細胞は不応答により死ぬ．その後，正の選択で生き残った未熟T細胞は，続いてもう1つの選択である負の選択を受けることになる．負の選択は，自己MHCと自己抗原の複合体に強く結合して自己反応性となるような受容体をもつT細胞を死に至らせるものである．この正と負の選択を経た結果，成熟T細胞は自己抗原には寛容で，なおかつ自己MHCに提示された外来抗原には反応できるようになり，胸腺を出て二次リンパ組織を通り全身を循環して，病原体と戦うのである．

本章では，最初にT細胞受容体の一次レパートリーを作り出す遺伝子再編成について段階を追って解説し，次にこの一次レパートリーから最終的な末梢ナイーブT細胞のレパートリーを作り出す過程である胸腺内での正および負の選択について詳述する．

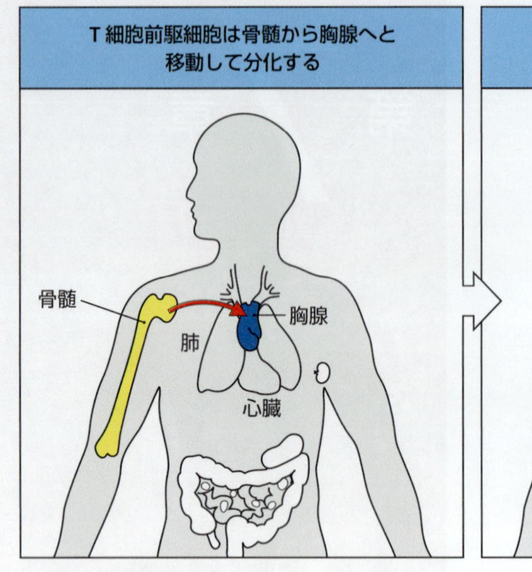

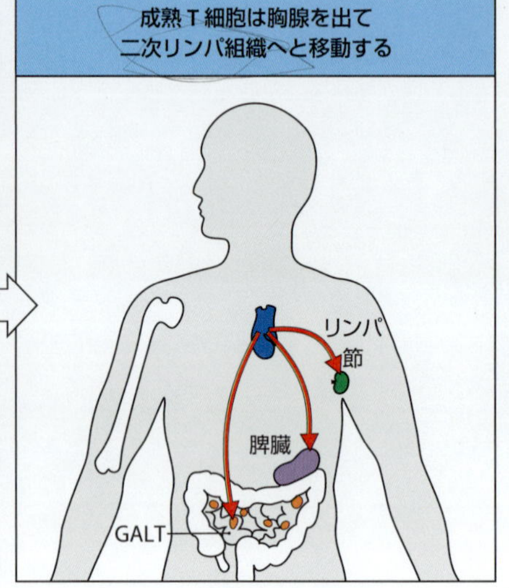

図 7.1　T細胞前駆細胞は骨髄から胸腺へと移動して成熟する

造血幹細胞から分裂した前駆細胞は骨髄を出て血流に乗って胸腺へたどり着き（左図），そこでT細胞へと分化する．成熟したT細胞は胸腺を出て再び血流に乗り，二次リンパ組織へ入り込む（右図）．その後，リンパ系を通して血流へと戻る．特異抗原に出会わず，活性化されない成熟T細胞は，血管系→二次リンパ組織→リンパ管系→血管系という再循環を繰り返す．GALT：腸管関連リンパ組織．

胸腺内でのT細胞の分化

T細胞は骨髄の造血幹細胞を起源とするリンパ球であるが，骨髄を出て胸腺へ移動して分化する（図 7.1）．このような分化経路の発見により，このリンパ球は**胸腺依存性リンパ球**（thymus-dependent lymphocyte），略して**Tリンパ球**（T lymphocyte）あるいは**T細胞**（T cell）と呼ばれるようになった．胸腺の中では2つの系列のT細胞が分化する．大部分が$\alpha\beta$型T細胞であり，ごく一部が$\gamma\delta$型T細胞である．どちらの細胞も共通の**T細胞前駆細胞**（T-cell precursor）から分化する．未熟胸腺細胞は，胸腺内で分化する間にその機能に関係したさまざまな糖タンパク質を細胞表面に発現するようになる．なかでもCD4およびCD8は，それぞれMHCクラスⅡおよびクラスⅠ分子に提示されたペプチド抗原を認識する2つの$\alpha\beta$型T細胞系列を区別する重要な補助受容体分子である．

7-1　T細胞は胸腺内で分化する

胸腺（thymus）は，胸腔上部の心臓のちょうど上あたりにあるリンパ組織である．胸腺はT細胞の分化に特化した器官であり，未熟なT細胞である**胸腺細胞**（thymocyte）が**胸腺間質**（thymic stroma）と呼ばれる上皮細胞の網目状ネットワークの中に埋まっている（図 7.2）．これらの細胞は他の細胞とともに，細胞が密に詰まった外側の皮質，および内側の細胞密度がやや疎な髄質を形成する（図 7.3）．胸腺は，成熟T細胞の機能に必要な器官ではなくリンパ球産生のための器官であるため，一次リンパ組織として分類される．感染に対処する器官である二次リンパ組織とは異なり，胸腺はリンパ球の再循環には関わっていない．すなわち，細胞が他の組織からリンパ管経由で胸腺へ入る経路は存在しない．T細胞前駆細胞が胸腺に入るのも成熟T細胞が胸腺から出ていくのも，いずれも血管系を介してだけである．

器官としての胸腺の初期発生に関して，皮質の上皮細胞は外胚葉に，髄質の上皮細胞は内胚葉に由来する[1)]．この2種類の細胞は**胸腺原基**（thymic anlage）と呼ばれる胸腺の前駆組織を形成し，この組織には後に骨髄から細胞が移動してくる．骨髄からの前駆細胞はT細胞だけでなく，髄質領域の樹状細胞にも分化する（図 7.3 参照）．これらの前駆

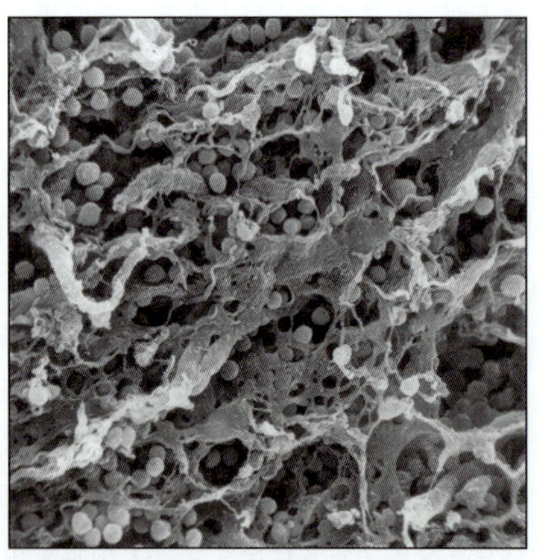

図 7.2　胸腺の上皮細胞は網目状のネットワークを形成し，胸腺細胞を取り囲んでいる

胸腺の走査型電子顕微鏡写真．未熟胸腺細胞（球形の細胞）が上皮細胞の密なネットワークの間隙の中に埋まっている．（写真はW. van Ewijkの厚意による）

1）訳注：過去にはそう考えられていた時期もあるが，現在では皮質上皮細胞も髄質上皮細胞もいずれも内胚葉由来であり，共通前駆細胞から分化するものと認識されている．

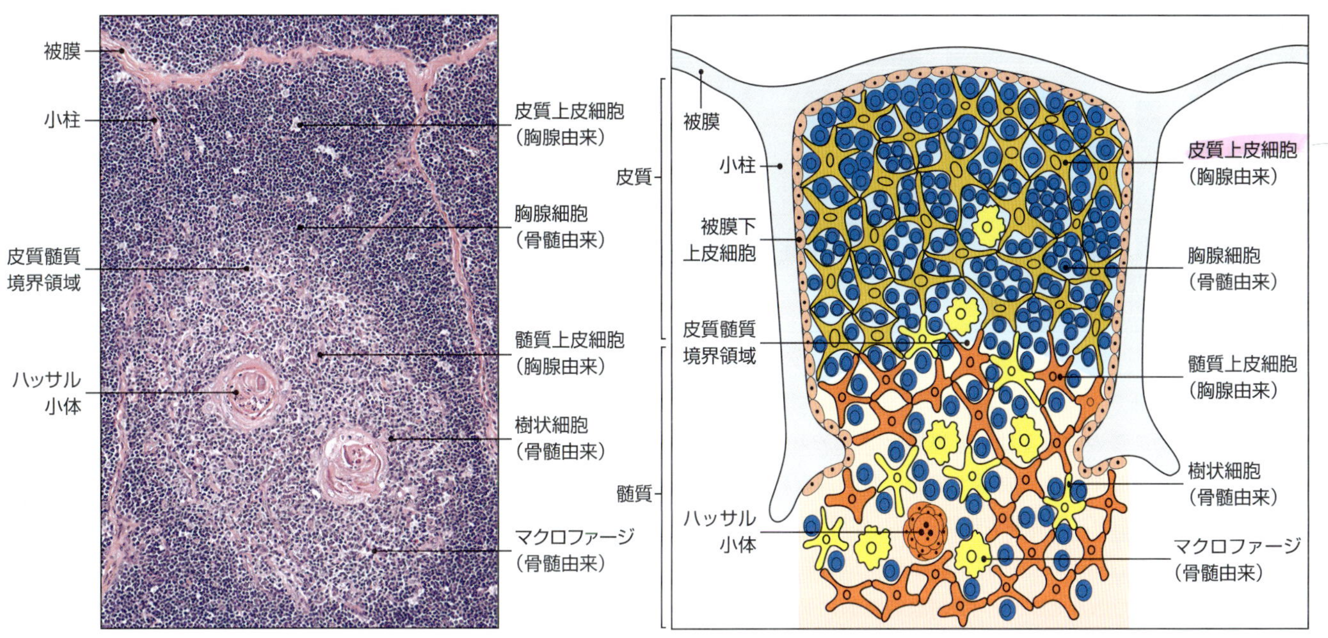

図 7.3 たくさんの小葉からなる胸腺の構造
左図は小葉の切片をヘマトキシリン-エオシン染色した光学顕微鏡写真である．右図には細胞を模式的に示している．左図では濃く染色された領域が皮質であり，薄く染色された髄質と区別できる．右図に示したように，皮質は未熟な胸腺細胞(青色)，枝分かれした皮質上皮細胞(明るい橙色)と少数のマクロファージ(黄色)からなる．髄質は成熟T細胞(青色)と髄質上皮細胞(濃い橙色)，樹状細胞(黄色)とマクロファージ(黄色)からなる．皮質および髄質におけるマクロファージの主な機能は，選択の結果，分化できずに死んでしまった多数の細胞を除去することである．髄質にある特徴的な構造はハッサル小体(Hassall corpuscle)と呼ばれ，細胞が壊される場所だと考えられている[訳注：ハッサル小体は胸腺内で制御性T細胞(T_{reg})の分化を促進する場を提供しているという説もある(*Nature* 436: 1181, 2005)]．(写真はYasodha Natkunamの厚意による)

免疫担当細胞以外で唯一，MHC class2分子を恒常的に発現

細胞とは別に，骨髄から移動してきたマクロファージは髄質領域に密に存在し皮質領域には散在している(図7.3参照)．T細胞前駆細胞は胸腺の皮質と髄質の間から胸腺内へと入る．これら胸腺細胞は分化するにつれ，皮質内を最初に被膜側に向かって外側へと移動し，その後，皮質の髄質側に向かって内側へと移動する．

機能的なT細胞レパートリーの形成に胸腺が重要であることは**ディジョージ症候群**(DiGeorge syndrome)の患者の症状からも明らかである．この遺伝病では胸腺が作られないので，B細胞は作られるがT細胞は存在せず，結果的にさまざまな日和見感染症が引き起こされる．この患者は事実上，適応免疫をもたないといえる．

SC(1) p.114

ヒトの胸腺は出生前にすでに完全に分化しており，生後1年目から胸腺細胞は徐々に脂肪細胞へ取って代わられ，退化が始まる．胸腺の退縮と呼ばれるこの変化はその後一生を通して続く(図7.4)．歳をとるとともに新規に産生されるT細胞数は減少するが，この変化はT細胞免疫にはそれほど大きな影響を与えない．すなわち，成人してから**胸腺摘出**(thymectomy)を行っても免疫系には大きな影響はないのである．末梢の成熟T細胞のレパートリーはいったん形成されると長い期間保持され，末梢で自己再生していると考えられている．この点は，常に骨髄から新しい細胞が供給されて入れ替わっている短命なB細胞とは対照的である．

7-2 T細胞受容体遺伝子が再編成する以前に，T細胞への発生運命は決まっている

T細胞前駆細胞が胸腺にたどり着いた時点では，まだT細胞系列へと完全に運命決定

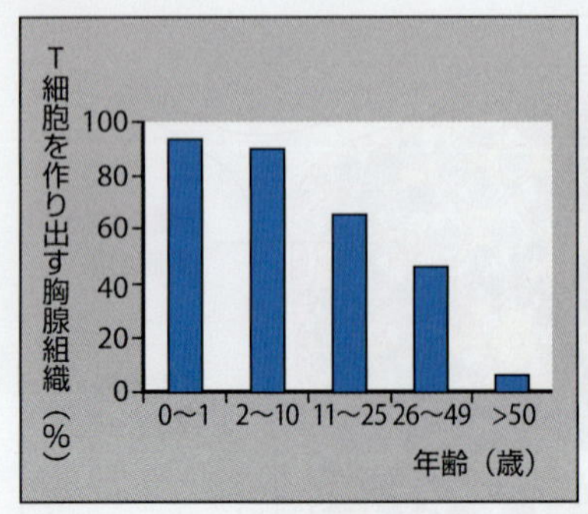

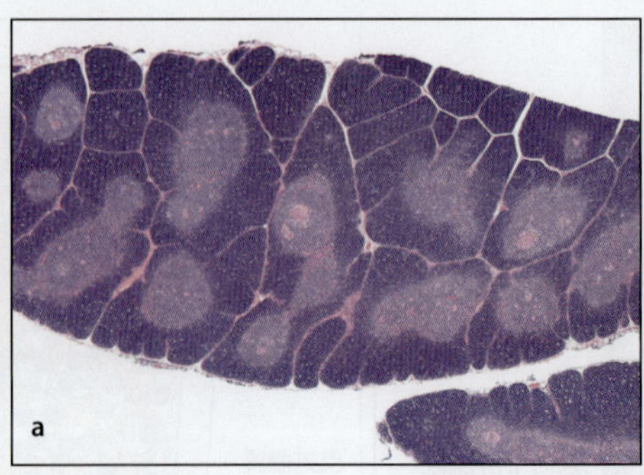

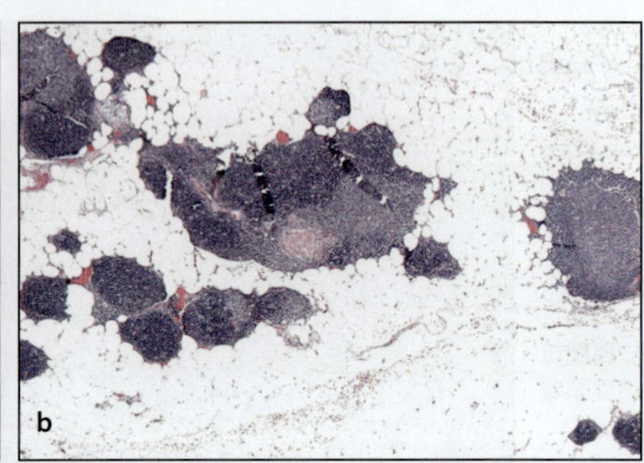

図 7.4　胸腺中のT細胞を作り出す部分の割合は年齢ともに減少する

生後から，T細胞を作り出す組織としての胸腺は次第に脂肪組織に取って代わられる．この過程は，胸腺の退縮と呼ばれる．グラフはそれぞれの年齢で，胸腺組織中でT細胞を作り出している部分の割合を示す．顕微鏡写真(a)は生後3日の新生児の胸腺切片，(b)は70歳の人の胸腺切片である．組織はヘマトキシリン(赤色)とエオシン(青色)で染色してある．倍率20倍．(写真はYasodha Natkunamの厚意による)

されてはいない．この段階では，前駆細胞はCD34や幹細胞に特徴的な糖タンパク質を細胞表面に発現しており，成熟T細胞に特異的な糖タンパク質などはまったく発現していない．前駆細胞は胸腺間質細胞と相互作用することで増殖と分化のシグナルを受け取る．その後1週間くらいの間に前駆細胞は幹細胞マーカーを失い，同時にT細胞特異的な接着分子であるCD2や，T細胞特異的に発現する糖タンパク質であるCD5などを発現してT細胞系列へと運命づけられる(図7.5)．この分化段階において，これらの前駆細胞はT細胞受容体複合体(p.115の5-4項参照)のどのポリペプチド鎖も発現していないが，T細胞受容体遺伝子座の再編成はすでに始まっている．これらの胸腺細胞はCD4もCD8も発現していないため，**ダブルネガティブ胸腺細胞**(double-negative thymocyte：**DN胸腺細胞**)と呼ばれる．

T細胞分化において重要なサイトカインはインターロイキン7(IL-7)であり，これは胸腺間質細胞で産生され，CD34を発現した前駆細胞上のIL-7受容体に結合する．こ

		発生運命が未決定の前駆細胞	T細胞系列へと運命決定したダブルネガティブ胸腺細胞
CD34	幹細胞表面マーカー	+	−
CD44	接着	+	−
CD2	接着とシグナル伝達	−	+
CD5	接着とシグナル伝達	−	+
IL-7受容体(CD127)	サイトカイン受容体	−	+
CD1A	MHCクラスI様分子	−	+
CD4	補助受容体	−	−
CD8	補助受容体	−	−
TCR遺伝子	抗原受容体	生殖細胞系列型	再編成開始

図 7.5　T細胞系列への運命決定は遺伝子発現と細胞表面マーカーの変化を伴う

TCR：T細胞受容体.

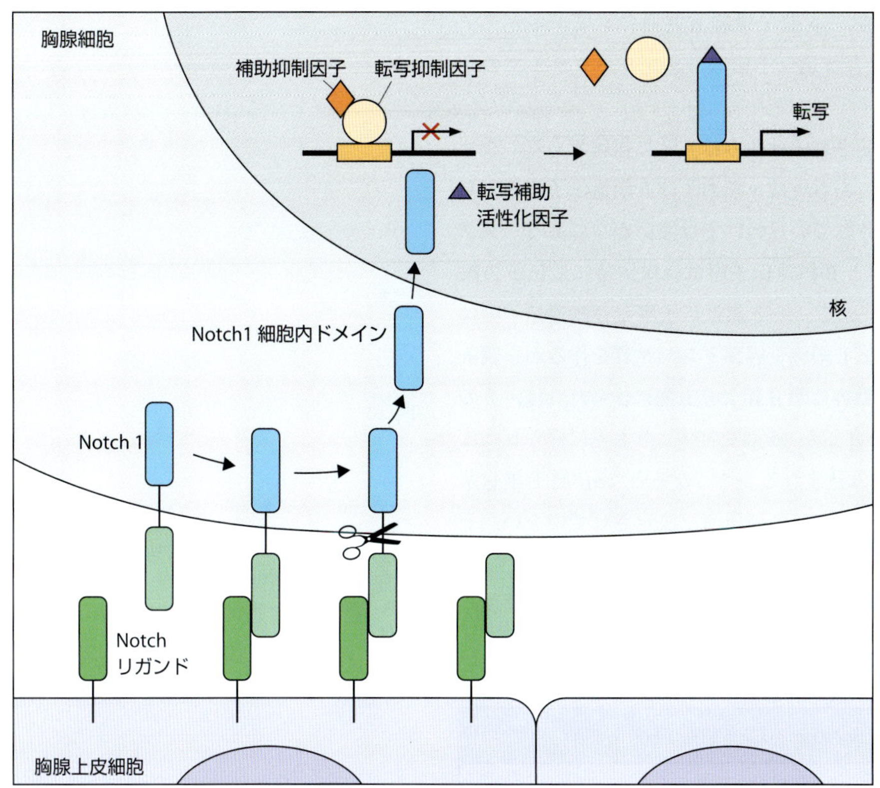

図 7.6 T細胞の分化はNotch1受容体により誘導される
胸腺細胞表面のNotch1と呼ばれる膜貫通型の受容体は胸腺上皮細胞上のリガンドと結合する．この結合によりプロテアーゼが活性化され，細胞膜からNotch1の細胞内ドメインが切り離される．切り離された可溶性の細胞内ドメインは核内に移行して転写抑制因子を取り除き，代わりに転写補助活性化因子を動員することにより，T細胞分化に必須の遺伝子群の発現を誘導する．

の相互作用の重要性は，IL-7受容体遺伝子を両染色体上で欠損する患者にT細胞が存在しないという事実からも明らかである．T細胞分化におけるもう1つの重要な調節因子はNotch1であり，これは胸腺上皮細胞上の細胞表面リガンドと反応する胸腺細胞側の受容体である．T細胞の初期分化のすべての段階を通して，Notch1シグナルは前駆細胞をT細胞系列へと分化誘導していくのに必要である．Notch1はヒトでは4種類あるNotch受容体ファミリーの1つであり，さまざまな細胞において，2つの分化運命のうちのいずれか1つに決定する際の制御を行っている．胸腺においては，Notch1は胸腺細胞をB細胞系列への分化経路から遠ざけ，T細胞系列への分化を維持するように働いている．この点で，Notch1のT細胞分化における役割はB細胞分化におけるPax-5の働き(p.156の6-8項参照)と類似している．

Notchタンパク質は膜貫通型の細胞表面タンパク質であり，細胞外ドメインと細胞内ドメインがそれぞれ相補的に異なる機能をもっている．Notch1の細胞外ドメインが胸腺上皮細胞上のリガンドに結合すると，細胞内ドメインがタンパク質分解により切断され，膜から切り離される．この細胞内ドメインは胸腺細胞の核内へと移行し，転写因子複合体の構成成分として働いてT細胞分化に必要な遺伝子の転写を誘導する．これは，細胞内ドメインが転写抑制因子をプロモーター領域から解離させ，別の転写活性化因子を呼び寄せることにより起こる(図 7.6)．

7-3 2つの系列のT細胞はどちらも共通の前駆細胞から分化する

T細胞分化により機能の異なる2つの系列のT細胞が生じ，それらは$\alpha\beta$型あるいは$\gamma\delta$型のT細胞受容体の発現によって区別される．これら2つの細胞の胸腺内での分化後期の様式は大きく異なるが，αβ型T細胞も，γδ型T細胞も共通のダブルネガティブ胸腺細胞から分化する．どちらのT細胞受容体遺伝子領域もダブルネガティブの段階で遺伝子再編成を始める(図7.7)．

T細胞がαβ型あるいはγδ型系列に運命決定される仕組みは非常に複雑である．なぜなら，個々の細胞はα鎖およびβ鎖遺伝子座，あるいはγ鎖およびδ鎖遺伝子座のどちらか一方だけを遺伝子再編成するように制限されているわけではないからである．ダブルネガティブ胸腺細胞では，γ，δ鎖遺伝子座とβ鎖遺伝子座はほぼ同時に遺伝子再編成を始めるようプログラムされている．したがって，γ，δ鎖遺伝子座とβ鎖遺伝子座はどちらが早く機能的な再編成を行って機能的なT細胞受容体タンパク質を作るかを競争することになる(図7.7参照)．機能的なγδ型受容体がβ鎖よりも先に作られれば，その胸腺細胞はγδ型T細胞となり，逆に機能的なβ鎖がγδ型受容体よりも先に作られれば，そのβ鎖はプレT細胞受容体の一部として組み込まれる．こうなると，αβ型T細胞系列へと分化する確率は高くなるが，まだこの時点では系列運命は決定されていない．その後，CD4およびCD8補助受容体を発現して増殖する間に，遺伝子再編成は停止する．この段階の細胞は，CD4およびCD8補助受容体を両方とも発現しているので，**ダブル**

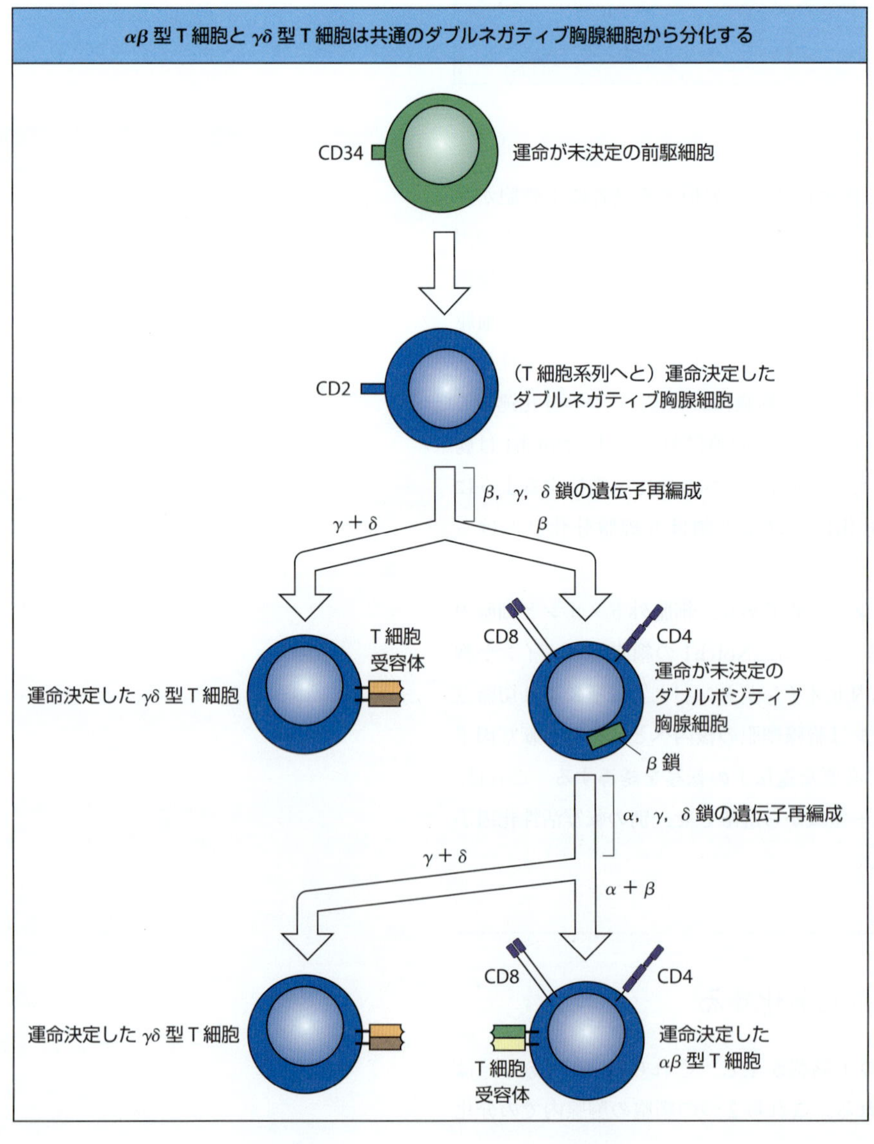

図7.7 αβ型とγδ型T細胞はどちらも共通のダブルネガティブ胸腺細胞から分化する　胸腺に到達したT細胞前駆細胞は，幹細胞マーカーであるCD34を発現しているが，成熟T細胞のマーカーはいずれも発現していない．これらの前駆細胞は増殖し，その後β，δ，γ鎖を再編成し，一部はγδ型系列へと運命決定される．その他の細胞はβ鎖を最初に再編成して一時的にこの時点で遺伝子再編成を止める．完全な受容体を作製したγδ型T細胞はすぐに胸腺を出て血流から組織へと移動する．一方，β鎖を発現しているCD4・CD8ダブルポジティブ胸腺細胞はα，γ，δ鎖の再編成を再び開始し，α鎖が機能的に再編成した場合はαβ型T細胞となる．ダブルポジティブ胸腺細胞は少数ではあるがγδ型T細胞へも分化する．これでαβ型T細胞の初期分化は終了する．

ポジティブ胸腺細胞(double-positive thymocyte：**DP 胸腺細胞**)と呼ばれる．この段階で α 鎖遺伝子座の再編成が始まり，γ 鎖および δ 鎖の再編成も継続して行われ，その結果さらに競争が起こる．ダブルポジティブ胸腺細胞において，$\gamma\delta$ 型受容体より先に $\alpha\beta$ 型受容体が作られれば，その細胞は $\alpha\beta$ 型 T 細胞系列へと運命決定されるが，逆に $\gamma\delta$ 型受容体が先であれば $\gamma\delta$ 型 T 細胞系列へと運命決定される(図 7.7 参照)．

T 細胞受容体遺伝子座の機能的再編成ができなかった細胞はアポトーシスにより死滅し，胸腺皮質に存在するマクロファージによって貪食される(**図 7.8**)．大多数の胸腺細胞はアポトーシスにより死滅する運命にあり，胸腺内のマクロファージは死んだ細胞や死にかけの細胞を，胸腺細胞の分化に影響を与えることなく常に取り除いている．

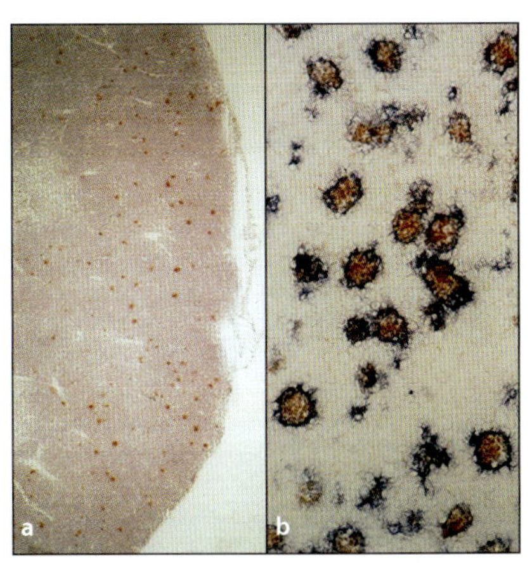

図 7.8　アポトーシスを起こした未熟 T 細胞は胸腺皮質のマクロファージに貪食される
(a)は胸腺皮質(右側部分)と髄質の一部であり，赤く染まっているのがアポトーシスを起こしている細胞である．アポトーシス細胞は皮質領域には広く散見されるが，髄質領域にはまれである．(b)は拡大写真で，アポトーシス細胞を赤色で，マクロファージを青色で染めてある．アポトーシス細胞はマクロファージの細胞中にみられる．倍率は(a)が 45 倍，(b)が 164 倍．(写真は J. Sprent と C. Surh の厚意による)

7-4　ダブルネガティブ胸腺細胞での遺伝子再編成により，$\gamma\delta$ 型受容体またはプレ T 細胞受容体のどちらかが形成される

免疫グロブリン遺伝子座と同様に，T 細胞受容体遺伝子座の再編成も機能的な場合とそうでない場合があり，再編成は両方の染色体上の遺伝子座において起こりうる．遺伝子再編成の様式も免疫グロブリン遺伝子座のそれと類似している．β 鎖および δ 鎖遺伝子座には V，D，J 遺伝子断片があり，最初に D 断片と J 断片が結合し，次に V 断片と DJ 断片が結合する．α 鎖および γ 鎖遺伝子座には V 断片と J 断片だけがあり，再編成で V 断片と J 断片が結合する(p.113 の図 5.3，p.117 の図 5.8 参照)．

T 細胞が分化する経路は，T 細胞受容体遺伝子が機能的再編成を起こす順番で決まる．例えば，γ 鎖および δ 鎖の機能的再編成が β 鎖の再編成より先に起これば，$\gamma\delta$ ヘテロ二量体ができる．これは CD3 シグナル伝達複合体(p.115 の 5-4 項参照)と会合して細胞表面へと移動し，β 鎖の再編成を止めるようなシグナルを送る．そしてその細胞は $\gamma\delta$ 型 T 細胞系列へと運命決定される．$\gamma\delta$ 型 T 細胞は $\alpha\beta$ 型 T 細胞に課されるような厳格な正および負の選択を受けないので，すぐに胸腺を出て血中を循環する(**図 7.9**)．

β 鎖，γ 鎖，δ 鎖の間での競争では，多くの場合 γ 鎖と δ 鎖が再編成を起こす前に β 鎖が機能的再編成を起こす．この場合，β 鎖は形成されてから小胞体へ移動し，**pTα 鎖**と呼ばれる多様性のないポリペプチド鎖との結合能を検査される．この pTα 鎖は，プレ B 細胞受容体の代替軽鎖(代替 L 鎖．p.151 の 6-4 項参照)と同様に，代替 α 鎖として機能する．β 鎖と pTα 鎖のヘテロ二量体は CD3 複合体および ζ 鎖と会合して**プレ T 細胞受容体**(pre-T cell receptor)と呼ばれる複合体を形成し(**図 7.10**)，プレ B 細胞受容体と同様の働きをする．$\gamma\delta$ 型 T 細胞の場合は，γ 鎖と δ 鎖の再編成の順番は厳密に決まっておらず，代替鎖に相当するものも，プレ T 細胞受容体に相当する機能もない．

機能的なプレ T 細胞受容体は，2 組の β 鎖 /pTα 鎖ヘテロ二量体からなるスーパーダイマーを形成している．このスーパーダイマーでは，pTα 鎖が β 鎖の C 領域と V 領域の両方と結合しており，これは β 鎖が α 鎖との相互作用に適した立体構造をもち，機能的な T 細胞受容体を形成できるかのチェックに適している．スーパーダイマーの形成の際に，pTα 鎖と β 鎖のヘテロ二量体は，受容体としてだけでなく同時にそのリガンドとしても働いている．したがって，プレ T 細胞受容体複合体は外来リガンドなしに，CD3 鎖およびチロシンキナーゼ Lck を介して構成的に細胞内へシグナルを送ることができる．プレ T 細胞受容体が形成されると，β 鎖，γ 鎖，δ 鎖の遺伝子再編成を止めるシグナルが細胞に送られる(図 7.9 参照)．プレ B 細胞受容体もプレ T 細胞受容体もその機能は再編成鎖の品質管理であるが，これを達成する様式については類似している点

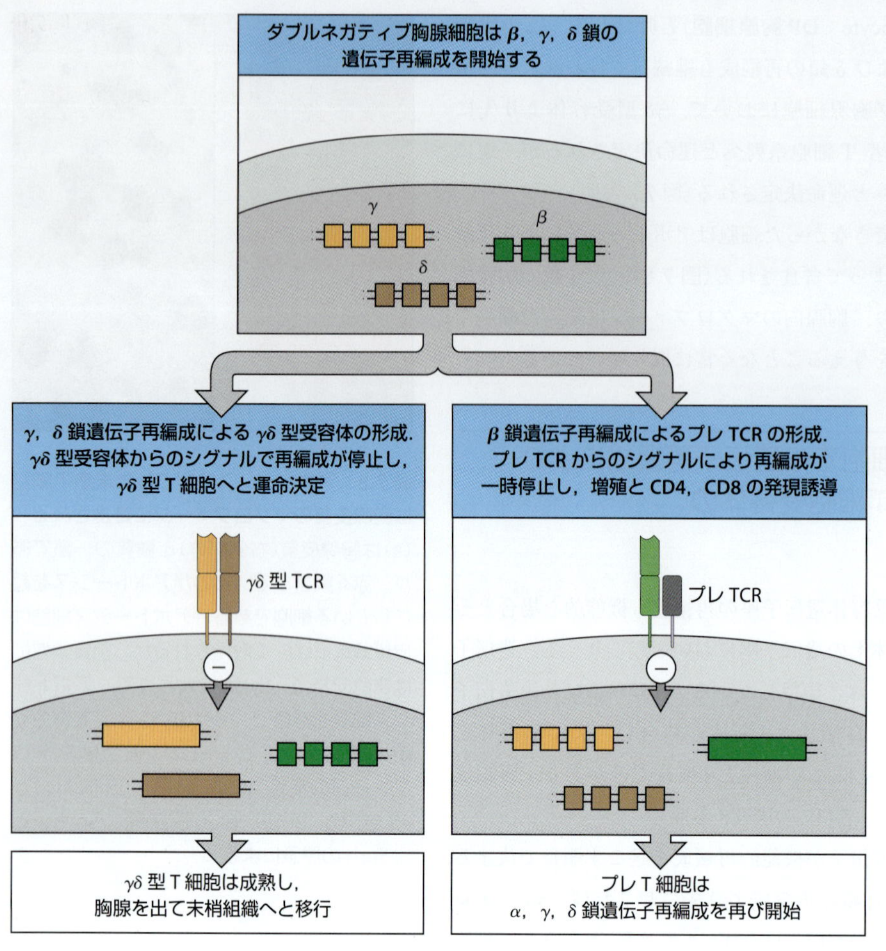

図 7.9　ダブルネガティブ胸腺細胞での遺伝子再編成により，γδ 型受容体かプレＴ細胞受容体のどちらか一方が発現する
ダブルネガティブ胸腺細胞では β，γ，δ 鎖の遺伝子再編成が起こる（上図）．γ 鎖と δ 鎖の再編成が先に成功すれば γδ 型受容体が発現し，その細胞は成熟 γδ 型Ｔ細胞へと運命決定されるシグナルが送られる（下左図）．γ 鎖と δ 鎖の再編成より先に β 鎖の再編成が成功すれば，プレＴ細胞受容体（プレ TCR）が作られ，その細胞は増殖して，CD4 および CD8 分子を発現しプレＴ細胞となるようなシグナルが送られる．この段階でプレＴ細胞は再編成機構を再び開始して α，γ，δ 鎖の遺伝子再編成を行う．

と，そうでない点がある．プレＴ細胞受容体の形成は，β 鎖が α 鎖と結合する能力があるかどうかを判定するＴ細胞分化のチェックポイントであり，もし形成されなければ，その後の分化は止まってしまう．このチェックポイントを通過した胸腺細胞は**プレＴ細胞**（pre-T cell）と呼ばれ，次の分化段階へと進む．

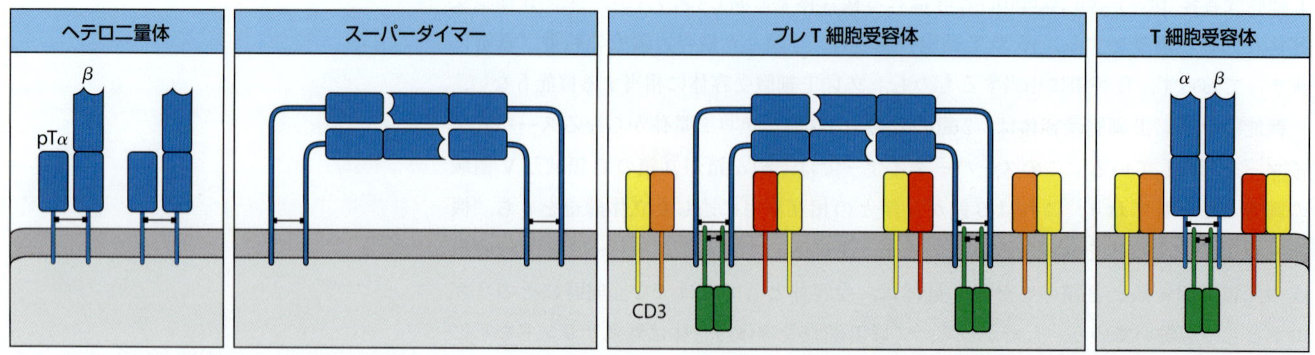

図 7.10　プレＴ細胞受容体とＴ細胞受容体の構造の比較
1 つの β 鎖と pTα 鎖からなるヘテロ二量体がプレＴ細胞受容体を形成する．β 鎖が機能的なＴ細胞受容体を形成する能力がある場合は，2 組のプレ TCR 受容体がさらにスーパーダイマーを形成する．スーパーダイマーと CD3 複合体が結合して細胞内にシグナルを伝達することにより，α 鎖遺伝子の再編成が開始され，同時に pTα 鎖の合成が停止する．最終的に機能的な α 鎖が合成されると β 鎖と会合してＴ細胞受容体を形成する．

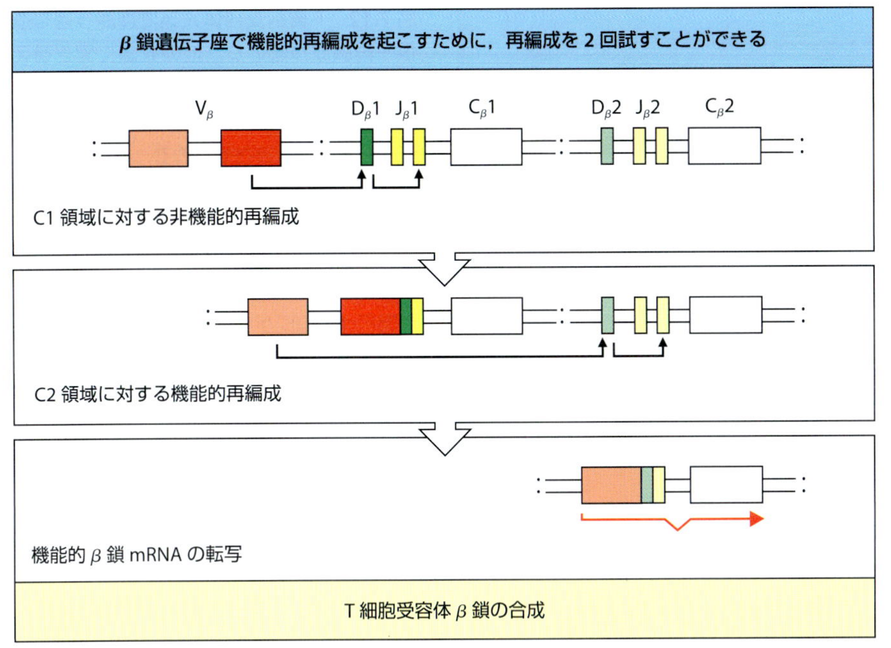

図 7.11　機能的再編成に失敗したβ鎖遺伝子座の救済

読み枠が適合せずに機能的再編成に失敗した場合でも，再び再編成を行ってそのβ鎖遺伝子座を救済することが可能である．ただし，$C_\beta1$遺伝子断片を伴うDJ断片の再編成に失敗した場合に限る．この場合，2回目の再編成は$C_\beta2$断片を伴うDJ断片と2つ目のV_β断片の間で起こり，$C_\beta1$断片と非機能的再編成に終わった遺伝子断片は除去される．

7-5　β鎖遺伝子座の再編成は4回試みることができる

胸腺細胞が$\alpha\beta$型細胞系列に運命決定されるには1つの遺伝子座で機能的再編成が起これればよいのに対し，$\gamma\delta$型T細胞系列に分化するには2つの機能的再編成が必要である．したがって，2つの系列の間での競争は，$\alpha\beta$型系列への分化に傾きやすい．さらに，β鎖遺伝子座には，2つのC_β遺伝子断片が存在し，それぞれに対応するD_β断片とJ_β断片があるため(図 7.11)，染色体上の1つのβ鎖遺伝子座の再編成が非機能的であった(読み枠がずれてタンパク質に翻訳できなかった)場合，同じ染色体上の2回目の再編成によって救済されることがある．このことも，$\alpha\beta$型系列に分化する確率を高めている一因であると考えられる．また，相同染色体のうち一方のβ鎖遺伝子座の再編成が非機能的であった場合，もう一方のβ鎖遺伝子座の再編成も試みることができる．同じ染色体上での2回目の再編成は免疫グロブリン重鎖(H鎖)遺伝子座では起こらない．なぜなら，最初の再編成によりすべてのD遺伝子断片がゲノム上から除去されてしまうからである．免疫グロブリンH鎖遺伝子座の機能的再編成は成功率が55%であるのに対し，T細胞受容体β鎖遺伝子座の場合は理論的には最高で4回まで繰り返し再編成が可能であり，計算上は80%のT細胞が機能的再編成を行うことができる．

7-6　α鎖遺伝子座の再編成はプレT細胞においてのみ起こる

β鎖遺伝子座の再編成が成功すると，プレT細胞受容体から伝達されるシグナルにより組換え活性化遺伝子である*RAG-1*，*RAG-2*の発現が抑制され，さらなる遺伝子再編成が停止する．これとまったく同じ現象はB細胞分化においてもみられる(p.152の6-5項参照)．この機構により片方の染色体上の1つのβ鎖遺伝子だけが再編成を起こして発現することになり，β鎖遺伝子座のアレル排除が成立する．その後，プレT細胞は増

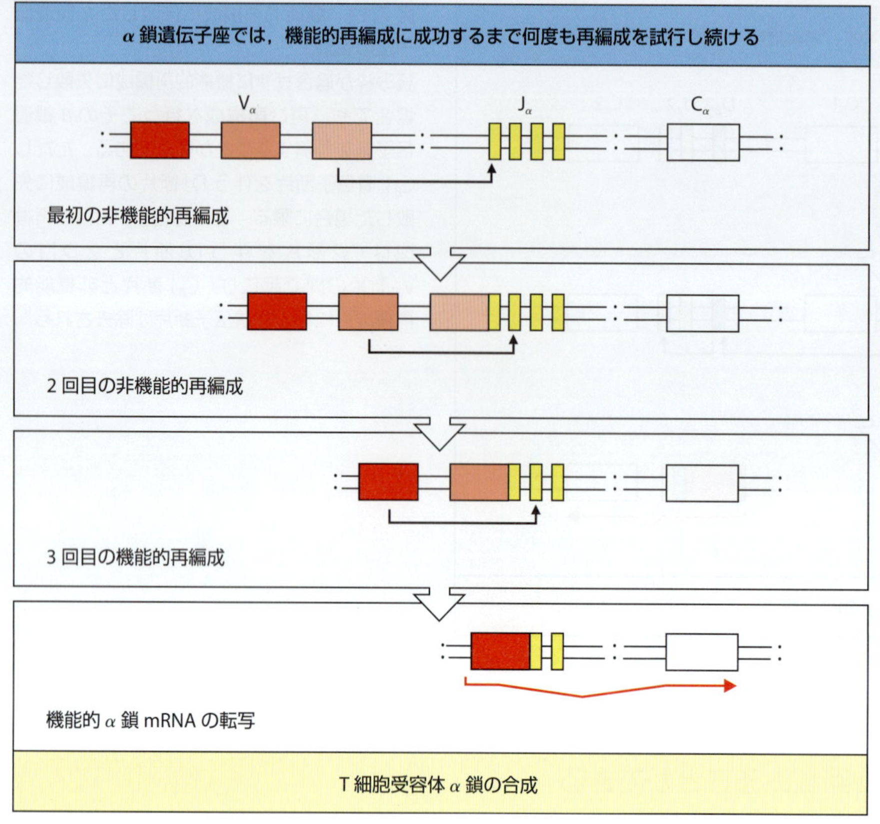

図 7.12 T細胞受容体α鎖では繰り返し遺伝子再編成が起こり，他のα鎖に置き替えることができる

T細胞受容体α鎖遺伝子座にはVおよびJ遺伝子断片が多数存在するので，機能的な再編成に1回失敗しても，その外側にあるV断片とJ断片間でさらに再編成を起こすことができる．機能的再編成が起こった場合，再編成に失敗した断片は切り取られてしまう．この過程は再編成が成功するまで，あるいは一番端のV，J断片に到達するまで続く．最終的に機能的再編成に成功しなかった場合，細胞は死滅する．

殖して同一のβ鎖タンパク質を発現するクローンのセットを作り出す．増殖と同時にCD4およびCD8分子が発現し，ここで初めてダブルポジティブ細胞となる．胸腺の大部分を占めるこれらの細胞は胸腺皮質内部に存在し，網目状に張り巡らされた上皮細胞ネットワークと密接に相互作用している．増殖を止めると，大きなダブルポジティブ細胞は小さなダブルポジティブ細胞へと変化し，遺伝子再編成機構が再度活性化されてα鎖やγ鎖およびδ鎖遺伝子座の再編成が開始されるが，β鎖遺伝子座の再編成はもう起こらない．

T細胞受容体α鎖遺伝子座は，免疫グロブリンのκL鎖およびλL鎖遺伝子座に相当し，D遺伝子断片をもたず，会合相手のβ鎖の発現が完了した後に再編成を開始する．α鎖遺伝子座は，免疫グロブリンL鎖遺伝子座と同じく何回も再編成を試すことができる．多数のV_α断片と約60個のJ_α断片が8万塩基対の範囲にわたり散在しており，相同染色体上の両方のα鎖遺伝子座でV_α-J_α再編成が何回も起こりうる．すなわち，最初は非機能的な再編成を起こしたT細胞でも，続いて起こる再編成により救済され機能的なα鎖タンパク質を産生する可能性が高いということである(図 7.12)．

α鎖遺伝子座に再編成が起こると，その再編成が機能的であれ非機能的であれ，α鎖遺伝子座の中に入れ子になっているδ鎖遺伝子座は自動的に不可逆的に除かれてしまう(図 7.13)．α鎖およびδ鎖遺伝子座の構造については図5.8(p.117)を参照されたい．この仕組みはαβ型系列へと運命決定したT細胞がγδ型受容体も同時に発現してしまうことを防ぐのに役立っている．

ダブルポジティブ細胞において，α鎖遺伝子座に機能的再編成が起こると，遺伝子は転写されα鎖タンパク質が合成される．小胞体へと移動したこのα鎖は，β鎖と会合してT細胞受容体を形成できるかどうか検査される．これはT細胞分化における第二

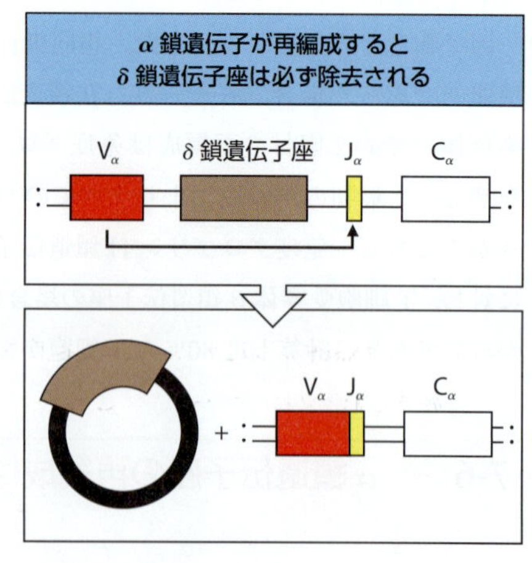

図 7.13 δ鎖遺伝子座はα鎖遺伝子座の中に入れ子になっており，α鎖の遺伝子再編成によって除去される

α鎖遺伝子が再編成すると，δ鎖遺伝子座は染色体外の環状DNAの一部として切り出される．

のチェックポイントとなる．もしT細胞受容体を形成できれば，ダブルポジティブ細胞は生存シグナルを受け，次の分化段階である正の選択へと進む．もしα鎖がうまくβ鎖と会合できない場合は，うまく会合できるようなα鎖ができるか，あるいは再編成ができなくなるまでさらなる遺伝子再編成が試みられる．再編成ができなくなってしまうと，プレT細胞はアポトーシスにより死に至る．

7-7 T細胞分化の各段階は遺伝子の発現変化によって特徴づけられる

$\alpha\beta$型T細胞の初期分化の結果，CD4とCD8の両方を発現し，適切な構造に折りたたまれ機能的なT細胞受容体をもった多様な未熟T細胞集団が作られる．この段階の細胞は，細胞表面マーカーによって容易に定義することができるが，さまざまな細胞内分子をコードする遺伝子群の発現パターンの変化によっても特徴づけることができる．これらの分子には，T細胞受容体の再編成や発現に関わる因子，プレT細胞受容体の発現に関わる因子，プレT細胞受容体およびT細胞受容体によるシグナル伝達に関わる因子，CD4およびCD8補助受容体の発現に関わる因子などがある(**図7.14**)．

RAG-1とRAG-2というタンパク質は遺伝子再編成に必須の分子であり，β鎖とα鎖遺伝子再編成が起こる2つの段階においてそれぞれ選択的に発現する[2]．RAG-1とRAG-2が遺伝子再編成のタイミングを制御しているのに対し，体細胞遺伝子組換えに関与する(Nヌクレオチドを付加する)ターミナルデオキシヌクレオチジルトランスフェラーゼ(TdT)は，この分化段階を通じて常に発現している．プレT細胞受容体に特有の構成成分であるpTα鎖も，遺伝子再編成の期間中常に発現しているので，新しくβ鎖タンパク質ができるとすぐにプレT細胞受容体に組み込まれ，再編成を停止させて増殖を開始させるシグナルを細胞内に送ることができる．このプレT細胞受容体からのシグナルは補助受容体であるCD4とCD8，シグナル伝達複合体であるCD3，受容体からのシグナルを伝えるチロシンキナーゼZAP-70，プレT細胞受容体からのシグナルを伝えるチロシンキナーゼLckなどの発現にも依存する．CD2はT細胞上に発現している接着分子であり，他の細胞表面に発現しているCD58分子と結合することで，T細胞受容体からのシグナルと協働して働くシグナルを送る．IkarosやGATA3といった転写因子は初期のT細胞前駆細胞に発現しており，T細胞分化に必須である．Th-POKという転写因子は分化後期に発現し，ダブルポジティブ細胞がCD4シングルポジティブ細胞に分化する際に必要である．

2)訳注：RAG-1がβ鎖の再編成時に，RAG-2がα鎖の再編成時にそれぞれ特異的に発現するように解釈できる文章であるが，これは誤りである．図7.14にもあるように，実際には，RAG-1とRAG-2のいずれも両方の段階で発現することが示されている．

$\alpha\beta$型T細胞の初期分化はCD4とCD8および機能的なT細胞受容体を発現するダブルポジティブ細胞ができるところで終了する．CD4とCD8の両方を同時に発現することにより，未熟胸腺細胞のT細胞受容体が，自己MHCクラスⅠあるいはクラスⅡによって提示されたペプチド抗原のどちらにより適合しているかによって，どちらの補助受容体を使うかを決めることができるという利点がある．このことにより，1つのダブルポジティブ細胞が分化成熟を完了できる確率は計算上約2倍に高まることになる．

■まとめ

胸腺はT細胞分化に特化した，秩序立った環境を与えてくれる組織である．骨髄で生じたT細胞前駆細胞は胸腺へ移動し，そこで増殖・分化などのいくつかの段階を経て成熟していく．それぞれの分化段階はT細胞受容体遺伝子の再編成や，T細胞の抗原ダブルネガティブ：運命決定したT細胞前駆細胞／β，γ，δ鎖の再編成／第一のチェックポイント（プレ TCR）／プレT細胞の増殖（pTα）

ダブルポジティブ：α，γ，δ鎖の再編成（CD8，CD4）／第二のチェックポイント（TCR）

シングルポジティブ

遺伝子再編成
D_{β}-J_{β}
V_{β}-DJ_{β}
V_{α}-J_{α}

細胞表面分子	機能
Kit	シグナル伝達
Notch	シグナル伝達
CD25	IL-2 受容体
CD4, CD8	補助受容体
RAG-1	リンパ球特異的リコンビナーゼ
RAG-2	
TdT	N ヌクレオチドの付加
pTα	代替 α 鎖
ZAP-70	シグナル伝達
CD3	
Lck	
CD2	
Ikaros	転写因子
GATA3	
Th-POK	

図 7.14　胸腺内での αβ 型 T 細胞の分化段階は，T 細胞受容体（TCR）の遺伝子再編成および特定の細胞表面マーカーの発現と相関している
図中のタンパク質については本文中の説明を参照.

認識およびエフェクター機能に重要な細胞表面糖タンパク質の発現と強く関連している．T 細胞が γδ 型系列と αβ 型系列のどちらに分化するかは，遺伝子再編成の結果によって決まる．β 鎖，γ 鎖，δ 鎖遺伝子座は同時に再編成を開始し，機能的な γδ 型受容体が β 鎖よりも先にできた場合は γδ 型 T 細胞へと分化する．機能的 β 鎖のほうが先にできた場合は代替 α 鎖である pTα 鎖と会合してプレ T 細胞受容体が形成される．このプレ T 細胞受容体はさらなる再編成を停止させ，細胞増殖を開始させて CD4 および CD8 補助受容体の発現を誘導する．その後，増殖が止まると T 細胞受容体遺伝子の再編成に必要な機構が再活性化され，γ 鎖および δ 鎖とともに α 鎖遺伝子座の再編成が始まる．

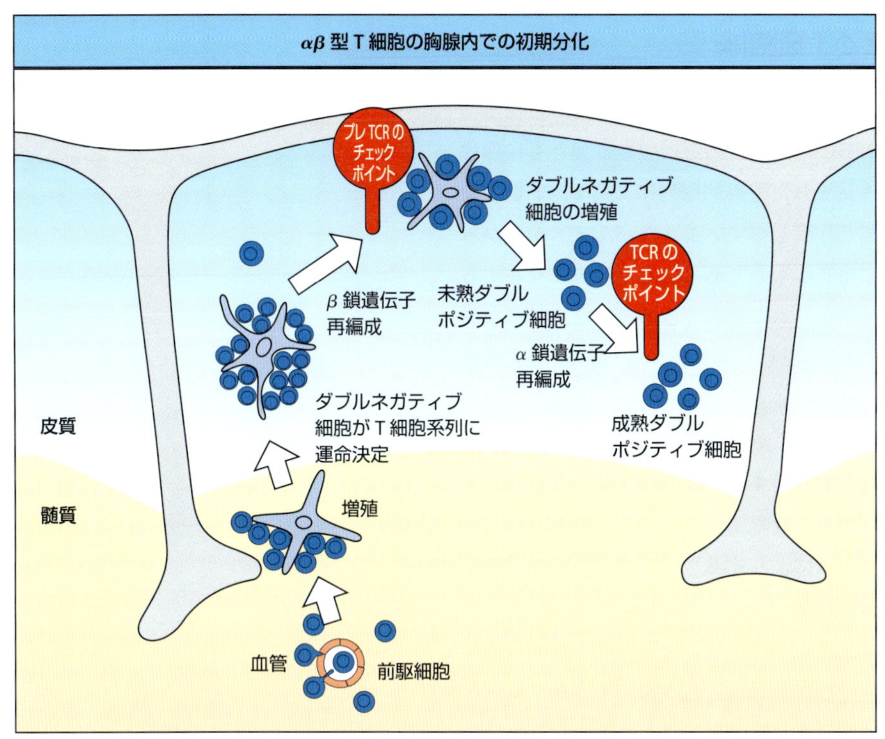

図 7.15 ダブルポジティブ αβ 型 T 細胞の胸腺内分化
αβ 型 T 細胞(青色の丸い細胞)の胸腺内での初期分化についてまとめる．運命が未決定の前駆細胞から αβ 型 T 細胞受容体(TCR)を発現するダブルポジティブ細胞までを示す．T 細胞の分化過程に重要な 2 つのチェックポイントも示してある．薄い青色の細胞は胸腺に在住する細胞である．

この 2 回目の再編成の際，細胞表面に γδ 型受容体が発現するか αβ 型受容体が発現するかによって分化運命が分かれるが，機能的再編成を起こした胸腺細胞のうちの 90％以上は αβ 型 T 細胞へと運命決定される．再編成によって機能的な受容体タンパク質ができなかった細胞は，その表面に T 細胞受容体を発現することができず，胸腺内でアポトーシスにより死滅することになる．ダブルポジティブ αβ 型 T 細胞の分化については図 7.15 にまとめる．

T 細胞レパートリーの正および負の選択

ここまでで述べてきた T 細胞分化の第 1 段階は，その抗原特異性に関係なく，とにかく T 細胞受容体を作り出すことが目的であった．T 細胞分化の第 2 段階は，そうしてできた T 細胞レパートリーを検定し，自身の MHC 分子とともに病原体由来のペプチドを認識するのに効果的なものだけを選別する過程である．この選択の過程は αβ 型 T 細胞だけに起こり，γδ 型 T 細胞では起こらない．すなわち，γδ 型 T 細胞は，感染や組織損傷，その他のストレス源を検出する MHC 分子には依存しない．したがって，γ 鎖と δ 鎖の再編成に成功してしまえば，胸腺内での γδ 型 T 細胞の分化は完了する．

本節では，αβ 型ダブルポジティブ胸腺細胞がどのようにして 2 種類のスクリーニングを受けるかについて概説する．最初のスクリーニング，すなわち正の選択では，自己 MHC に提示されたペプチドを認識できるような T 細胞が選択される．2 番目の負の選択では，正常細胞表面の MHC に提示されている自己ペプチドによって活性化されるような，自己反応性細胞となりうる T 細胞が除去される．

7-8 自己MHC分子を認識できるT細胞は，胸腺内で正の選択を受ける

5億年もの長い年月をかけてT細胞受容体とMHC分子は自然選択のもとでともに進化してきた．その結果，V遺伝子断片の中に組み込まれた特異的配列によって，T細胞受容体レパートリーにはもともとMHC分子と相互作用しやすいようなバイアスがかかっている．それゆえ，遺伝子再編成がランダムに生じるものであっても，ヒトに存在する幾千ものMHCクラスⅠおよびクラスⅡアイソフォームに対応できるような，多様なレパートリーが生み出せるのである（第5章参照）．ただし，一個体のもつT細胞受容体遺伝子は，その個体のもつMHC分子に特別に結合するようにできているわけではない．ダブルポジティブ細胞のうちの最大でも2%程度のわずかな集団だけが，自分自身の発現するMHCクラスⅠあるいはクラスⅡ分子と相互作用することができ，それゆえ将来，自己MHCに提示された外来抗原と反応することができるようになる．胸腺皮質においてほとんどのダブルポジティブ細胞をアポトーシスにより死滅させ，わずかな細胞集団だけを選択し生き残らせるようなこの過程を**正の選択**（positive selection）と呼ぶ．

正の選択は胸腺の皮質領域（図7.3参照）で行われる．これは，皮質上皮細胞の表面に存在する自己MHCと自己ペプチド断片との複合体によって行われる．第5章で述べたように，感染を受けていない場合，MHCは自分の体の構成タンパク質の断片と結合し，それを細胞表面に提示している．胸腺皮質上皮細胞はMHCクラスⅠとクラスⅡの両方を発現しているため，自己ペプチドをどちらのMHCにも載せて提示している．皮質上皮細胞は網目状の構造をしており，ダブルポジティブ細胞を包み込んでこれと接触しやすいようになっている．接触部位では，上皮細胞上の自己ペプチド-自己MHC複合体と，胸腺細胞側の$\alpha\beta$型受容体とが相互作用できるかどうかが試される．3～4日の間で，機能的な受容体を発現している胸腺細胞に自己ペプチド-自己MHC複合体が結合すれば，正のシグナルが胸腺細胞に送られてその成熟は進行する．この間に正のシグナルを受け取れなかった胸腺細胞はアポトーシスにより死滅し（図7.16），マクロファージによって貪食・除去される．T細胞は，正の選択を行ったMHCのアイソフォームにその後拘束されるようになる．言い換えれば，ある1つのT細胞はクラスⅠ，クラスⅡのどちらか一方のMHCに結合したペプチドだけを終生認識することになる（p.139の図5.35参照）．

胸腺上皮細胞の表面に提示されるペプチド断片は，胸腺内に存在している自己タンパク質に由来する．1つのMHC分子が提示できるペプチドの種類は約1万種類と推定されているので，6種の主要なHLA遺伝子（p.134の5-18項参照）をヘテロ接合にもつ人は，12万種類もの自己ペプチドを，6種のクラスⅠと6種のクラスⅡ分子上に提示していることになる．成熟T細胞受容体のレパートリーは1,000万種類以上と考えられており，ほとんどの自己ペプチド-自己MHC複合体はそのうちのどれか1つのT細胞受容体と結合し，正の選択に関与しているものと考えられている．

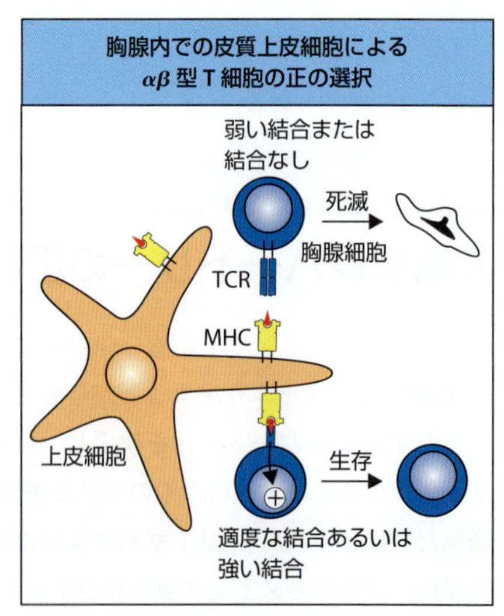

図7.16 胸腺内でのT細胞の正の選択
胸腺皮質上皮細胞やマクロファージ，胸腺内の他の細胞に発現している自己MHCクラスⅠ分子に結合するT細胞受容体（TCR）をもつT細胞は生存シグナルを受け，負の選択へと進む．自己MHCクラスⅠ分子に結合しないT細胞受容体をもつT細胞は死のシグナルを受ける［訳注：MHCクラスⅠだけでなくクラスⅡについても同様である］．

7-9 継続的なα鎖の遺伝子再編成により正の選択の機会が増加する

プレT細胞の最初のα鎖遺伝子再編成が機能的であり，$\alpha\beta$型T細胞受容体が形成されて自己MHC分子と相互作用すれば，正の選択は数時間のうちに始まる．このような細胞はその後，シグナルを受けてRAGタンパク質を分解し*RAG*遺伝子の転写を止めて

再編成機構を停止する．一方，T細胞受容体が自己MHCと一定の期間内に結合しなかった場合は，引き続きα鎖の遺伝子再編成が継続される．これにより2回目に再編成したα鎖も，機能的なT細胞受容体として働くかどうかが検査される．2回目の機能的なα鎖の再編成により新たなα鎖が作られ，β鎖と会合して前回とは異なる特異性をもつ受容体を形成する．そして，この2回目にできたT細胞受容体は自己MHCとの結合能を確かめられることになる．α鎖の遺伝子再編成は正の選択が行われる3～4日の間継続して行われ，ダブルポジティブ胸腺細胞は受容体が正の選択を受けるまでいくつもの受容体を試すことができる．この過程により，T細胞が正の選択を受ける機会が増加するのである．

β鎖の機能的再編成に成功すると，分化中のT細胞はすぐに再編成機構を停止し，β鎖遺伝子座にはアレル排除が起こる(7-6項参照)．α鎖遺伝子座ではβ鎖遺伝子座と同じようなアレル排除機構が働かないので，両方の染色体上のα鎖遺伝子座で再編成が起こり，ダブルポジティブ細胞は2つのα鎖，すなわち2種類のT細胞受容体を発現する可能性がある．このようなT細胞はどちらか一方の受容体によって正の選択を受けるので，成熟$\alpha\beta$型T細胞の約3分の1は2種類のT細胞受容体をもっている．しかし，1つの受容体が正の選択を受ける確率自体が非常に低いので，両方の受容体がともに自己MHCに提示されたペプチドに反応するものはT細胞集団のせいぜい1～2%程度である．したがって，T細胞受容体を2種類もつほとんどすべての成熟T細胞では，一方の受容体は役に立っておらず，現実的には1つのT細胞は1つの機能的な受容体をもつといってよいだろう．1分子内に2個以上のH鎖とL鎖をもつ免疫グロブリンの場合は，機能的に完全な抗体であるためには，H鎖とL鎖の両方のアレル排除(p.152の6-5項参照)が確立されていることが必須である．これに対し，1個のα鎖しかもたないT細胞受容体においては，α鎖遺伝子座のアレル排除が働かなくてもそれほど重大な問題にはならない．

B細胞がL鎖を取り替えて受容体編集を行うように(p.163の6-12項参照)，T細胞受容体が自己MHCに反応するまで異なるα鎖を試していく過程は，この受容体編集の1つであるともいえる．両者の相違点は，B細胞では受容体編集によって自己MHCをはじめとする自己抗原に対する反応性を排除するが，T細胞では受容体編集によって自己MHCとの反応性を獲得していることである．

7-10 正の選択はCD4かCD8の いずれの補助受容体を発現するかを決定する

正の選択は，個人に特有なMHCアロタイプに反応できるT細胞レパートリーを選別しているだけでなく，ダブルポジティブ胸腺細胞がCD4 T細胞になるかCD8 T細胞になるかを決めるのにも役立っている．正の選択の結果，ダブルポジティブ胸腺細胞はこの2つの補助受容体のうちのいずれか1つだけを発現する細胞へと成熟する．これらの細胞は**シングルポジティブ胸腺細胞**(single-positive thymocyte)と呼ばれる．

第5章で学んだように，CD4はMHCクラスⅡ分子とだけ結合し，CD8はMHCクラスⅠ分子とだけ結合する．正の選択において，CD4・CD8ダブルポジティブT細胞はその$\alpha\beta$型受容体を介して特定のペプチド-MHC複合体と結合する．受容体の結合する相手がMHCクラスⅠである場合はCD8分子がその結合に参加し，CD4は排斥される．逆に，結合する相手がMHCクラスⅡである場合はCD4が動員され，CD8が排除される(図7.17)．T細胞受容体，補助受容体，MHC分子との特異的な相互作用や，

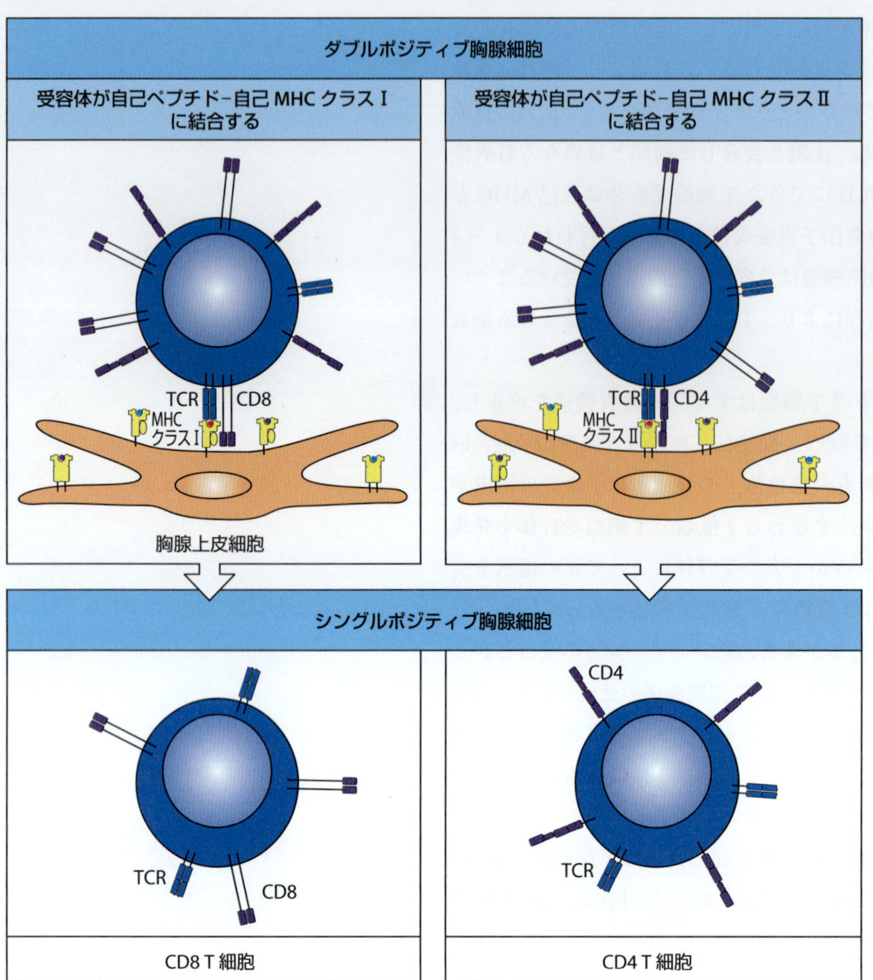

図 7.17 正の選択の際のダブルポジティブ細胞のT細胞受容体と自己ペプチド-自己MHC複合体との相互作用が，CD4 T細胞になるかCD8 T細胞になるかを決める
左図：胸腺上皮細胞上のペプチド-MHCクラスⅠ複合体を認識するT細胞受容体（TCR）をもつ胸腺細胞の場合の選択を示す．右図：ペプチド-MHCクラスⅡ複合体を認識するTCRをもつ胸腺細胞の場合を示す．

プロテインキナーゼ Lck（7-7 項参照）を介した補助受容体由来のシグナルなどによって，ダブルポジティブ細胞は CD4 か CD8 のいずれかの系列へと運命決定され，違うほうの補助受容体の発現が止まる．そして，シングルポジティブの CD4 T 細胞はヘルパー機能を，CD8 T 細胞は細胞傷害性機能を担うような一群の遺伝子の発現プログラムを始動させる．例えば，転写因子 Th-POK はダブルポジティブ胸腺細胞から CD4 T 細胞が分化するのに必須である（図 7.14 参照）．

補助受容体の選択とそれに続く T 細胞の分化段階に MHC 分子が重要であることはベアリンパ球症候群というヒトの免疫不全症からも明らかである．この病気では，リンパ球および胸腺上皮細胞での MHC クラスⅠあるいはクラスⅡ分子のいずれかの発現がみられない．MHC クラスⅠを発現しない患者では CD4 T 細胞はあるが CD8 T 細胞はなく，逆にクラスⅡを発現しない患者では CD8 T 細胞は多数存在するが，CD4 T 細胞は異常な細胞がわずかに存在するだけである．

7-11 自己抗原に特異的なT細胞は，胸腺内で負の選択によって除かれる

第 4 章では，骨髄細胞の表面に存在する自己抗原に反応する免疫グロブリン受容体をもつ未熟 B 細胞は，クローン消失によって B 細胞レパートリーから排除されることを学

んだ．T 細胞分化においても**負の選択**(negative selection)と呼ばれる機構によって，胸腺上皮細胞に提示された自己 MHC と自己ペプチドの複合体に非常に強く結合する抗原受容体をもつ T 細胞は除去される．このような T 細胞は自己反応性である可能性が高く，そのまま成熟して末梢の循環に入ると，組織を破壊し自己免疫疾患を引き起こす危険性がある．正の選択は胸腺皮質の上皮細胞によってのみ行われるのに対し，負の選択は胸腺細胞自体を含むさまざまな細胞によって行われる．なかでも負の選択に最も重要なのは，骨髄由来の樹状細胞とマクロファージである(図 7.18)．胸腺内に存在するこれらの特殊な抗原提示細胞上の MHC によって自己反応性 T 細胞の受容体が刺激を受けると T 細胞はアポトーシスを起こし，死滅した細胞はマクロファージによって貪食される．

胸腺内で起こる正の選択も負の選択も，どちらも基本的には T 細胞受容体と MHC 分子に結合した自己ペプチドとの間の相互作用をスクリーニングに利用している．このような同じ相互作用がどのようにして，生と死という最終的にまったく違う結果を導くことができるのか，その分子メカニズムはまだよくわかっていない．胸腺上皮細胞における自己ペプチドの処理や提示のメカニズムは，他の細胞といくつかの点で違っている．例えば，他の細胞はカテプシン S というプロテアーゼを使っているのに，胸腺上皮細胞はカテプシン L を使っている．リガンドと受容体の結合親和性の強さの違い，および活性化されるシグナル伝達経路の違いも関係しているものと考えられる．

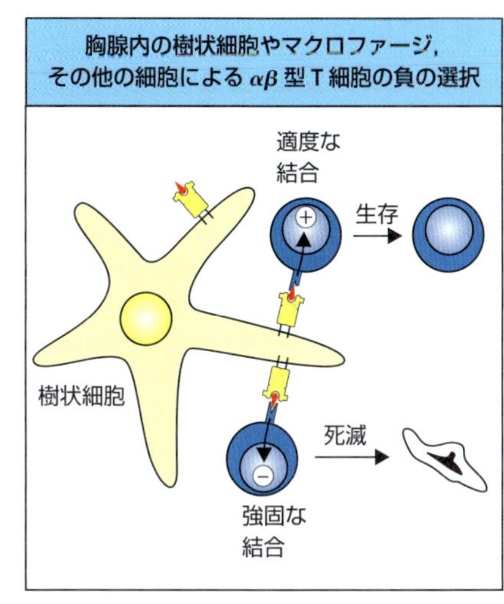

図 7.18　胸腺内での T 細胞の負の選択
胸腺内の樹状細胞やマクロファージ，その他の細胞上の自己 MHC クラス I 分子に非常に強固に結合する T 細胞受容体をもつ T 細胞は，死のシグナルを受ける．一方，胸腺内の樹状細胞やマクロファージ，その他の細胞上の自己 MHC クラス I 分子に適度な強さで結合する受容体をもつ T 細胞は生存し，成熟して末梢循環へと入る[訳注：MHC クラス I だけでなくクラス II についても同様である]．

7-12 組織特異的タンパク質は胸腺で発現しており，負の選択に関わっている

胸腺内の樹状細胞やマクロファージに発現する MHC 分子は，これらの細胞内で作られたタンパク質，食作用で取り込んだ他の細胞由来のタンパク質，および細胞外から取り込んだ可溶性のタンパク質のすべてに由来するペプチドを提示している．負の選択では，これらの自己抗原(広範に発現しているタンパク質を含む)に反応する T 細胞を除去する．例えば膵臓の β 細胞でのみ作られるインスリンのように，特殊な細胞種でしか発現しないような自己タンパク質に対しても負の選択を適用するために，**自己免疫制御因子**(autoimmune regulator：AIRE)という転写因子が働いている．AIRE の働きにより，胸腺髄質の特定の上皮細胞集団において，何百種類もの組織特異的遺伝子が発現している．発現量は少ないながら，これらの組織特異的タンパク質由来のペプチド断片は，MHC クラス I 分子に結合して[3)]複合体を形成し，T 細胞受容体のレパートリーの負の選択に関与している．AIRE の機能は，AIRE 遺伝子欠損の子供に生じる症状から発見された．この病気の患者では，組織特異的に反応する T 細胞クローンが負の選択で除去されずに成熟を許され，末梢の循環に入る．そのため，これらの自己反応性 T 細胞はさまざまな組織を攻撃し，**自己免疫性多腺性内分泌不全症－カンジダ症－外胚葉性ジストロフィー**(autoimmune polyendocrinopathy-candidiasis-ectodermal dystrophy：APECED)，あるいは多腺性自己免疫症候群 I 型(autoimmune polyglandular syndrome type I)と呼ばれる広範な自己免疫症状を呈する．

胸腺での負の選択はいわゆる中枢性免疫寛容(7-11 項参照)を担っている．一方，胸腺での負の選択をすり抜けて末梢循環へと入った自己反応性 T 細胞の活性化を抑える末梢性免疫寛容と呼ばれる機構も存在する．B 細胞と同様に，そのような機構の 1 つは自己反応性 T 細胞をアネルギー(不応答)状態にするものである(p.164 の 6-13 項参照)．一般的に，感染なしに胸腺外で自己抗原を認識した T 細胞は不活性化されるか，ある

3) 訳注：AIRE による組織特異抗原の提示はクラス I だけに限ったことではない．クラス II にも提示されることは実験的に証明されている．

いは活性化された後に死ぬかのいずれかであり，後者は活性化誘導性細胞死と呼ばれている．*AIRE* を欠損する患者では，異常に多くの自己反応性 T 細胞が末梢循環へと入ってくるため，末梢性免疫寛容機構は凌駕されてしまうと考えられる．

7-13 制御性CD4 T細胞は，CD4 T細胞の1つの独立した系列をなす

本書ではこれまで，CD4 T 細胞のヘルパー機能，すなわちマクロファージや B 細胞を活性化することにより感染に対する免疫応答を促進させるような働きだけをみてきた．CD4 T 細胞のもう 1 つの機能は自己反応性 CD4 T 細胞の応答を抑制することであり，これは異なる系列の CD4 T 細胞が担っている．なぜなら，負の選択や AIRE の働きがあるにもかかわらず，自己反応性 T 細胞は健康であってもすべてのヒトの体内に存在し循環しているからである．この系列の CD4 T 細胞は**制御性 CD4 T 細胞**（regulatory CD4 T cell），あるいは単に**制御性 T 細胞**（regulatory T cell：**T_{reg} 細胞**）と呼ばれる．制御性 T 細胞は自己抗原に特異的な T 細胞受容体をもっており，細胞表面に CD25 を発現し，FoxP3 と呼ばれる転写抑制因子を特異的に用いている，という点で他の CD4 T 細胞とは明確に区別される．制御性 T 細胞が MHC クラスⅡに提示された自己抗原を認識すると，増殖せずに，同じ樹状細胞上に提示されている自己抗原に反応するナイーブ T 細胞の増殖を抑制する（図 7.19）．このような抑制効果が発揮されるにはこれら 2 つの T 細胞の接触が必要であり，さらにその活性化やエフェクター T 細胞の分化を阻害するサイトカインの産生が必要である．一時は懐疑的な意見もあったが，現在ではこのような制御性 T 細胞を介した免疫寛容の誘導は，組織や器官を正常に保つために必須のメカニズムの 1 つであると広く考えられている．この制御性 CD4 T 細胞の胸腺内での選択や分化の機構についてはまだよくわかっていない．

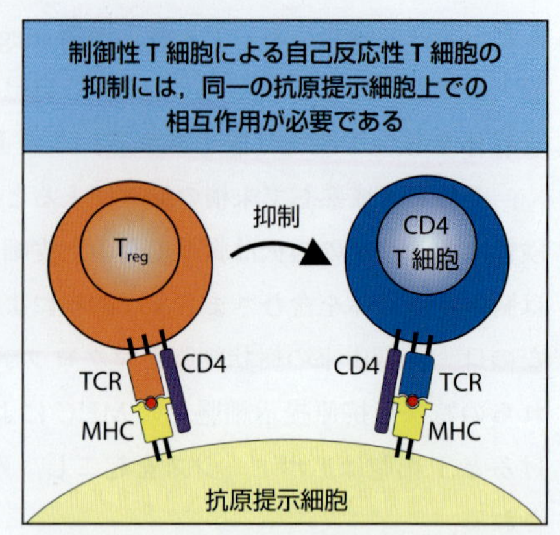

図 7.19 自己反応性の制御性 CD4 T 細胞は自己反応性ヘルパー CD4 T 細胞の増殖を阻害する
制御性 T 細胞（T_{reg}）による自己反応性 CD4 T 細胞の抑制は，両方の T 細胞が同一の抗原提示細胞上で相互作用することにより起こる．

7-14 T細胞は二次リンパ組織において抗原に出会った後，さらに分化する

αβ 型 T 細胞のごく一部が正および負の選択という障壁を乗り越え，胸腺を出て成熟ナイーブ T 細胞となる．成熟 B 細胞と同じく，これらの成熟 T 細胞は体中の組織を再循環し，血液から二次リンパ組織，リンパを通ってまた血中へと戻ってくる．成熟 T 細胞は成熟 B 細胞よりも寿命が長く，特異抗原が存在しなくても，何年もの間体内を循環している．

二次リンパ組織中の T 細胞に富む領域は，ナイーブ T 細胞がその特異抗原によって活性化される場として重要である．T 細胞が抗原と遭遇すると，その分化の最終段階へと進むことになる．これらの成熟 T 細胞は分裂してエフェクター T 細胞として分化し，あるものはリンパ組織にとどまり，またあるものは感染部位へと移動していく．

その最終分化形態が 1 種類（抗体産生形質細胞）である B 細胞に比べ，T 細胞の場合は数種類のエフェクター細胞となりうる．抗原刺激によって CD8 T 細胞は活性化した細胞傷害性 T 細胞となり，CD4 T 細胞はサイトカインの作用により制御性 T 細胞やさまざまなタイプのヘルパー T 細胞となる．どのタイプのエフェクター CD4 T 細胞が優位に分化するかは，病原体の性質やその病原体に対する免疫応答のタイプによって異なっている（第 5 章参照）．

■ まとめ

分化途中の胸腺細胞は $\alpha\beta$ 型受容体，CD4 および CD8 を細胞表面に発現した後，2 種類の選択(正と負の選択)を受ける．どちらの選択も，胸腺の細胞表面に発現している自己 MHC 分子に結合した自己ペプチドと T 細胞受容体との結合能を検査するものである．正の選択は胸腺の皮質上皮細胞によって引き起こされる．そして，胸腺に発現している自己ペプチド - 自己 MHC 複合体を認識するようなダブルポジティブ胸腺細胞は分化を続ける．正の選択の間，自己 MHC と結合する受容体ができるまで α 鎖遺伝子は再編成を続ける．この受容体編集の機構があるにもかかわらず，大多数のダブルポジティブ胸腺細胞は正の選択で選ばれずアポトーシスによって死んでいく．正の選択を引き起こす MHC のクラスによって，CD4 か CD8 のいずれかの補助受容体がシングルポジティブとして残るかが決まる．

負の選択は胸腺内の他の細胞，主に骨髄前駆細胞に由来する樹状細胞とマクロファージによって引き起こされる．負の選択は，自己ペプチド - 自己 MHC 複合体に非常に強く結合する受容体をもつ自己反応性の細胞を取り除くことにより，正常細胞に発現している自己ペプチド - 自己 MHC には反応しないような成熟 T 細胞のレパートリーを形成するのに役立っている．多くの組織特異抗原は胸腺上皮細胞の特定の集団においても発現しており，これらの抗原は負の選択の対象になっている．正と負の両方の選択を生き抜いて初めて成熟 T 細胞は胸腺を出て，外来抗原と遭遇する場である二次リンパ組織を循環する．抗原刺激によりこれら T 細胞は種々のタイプのエフェクター細胞へと分化する．

負の選択をすり抜けて末梢循環へと入ってしまった自己反応性 T 細胞は，自己抗原との接触によってアネルギー状態へと誘導されるか，あるいは制御性 T 細胞によって積極的に自己応答が抑制される．

第 7 章のまとめ

骨髄からきた共通前駆細胞は胸腺において機能の異なる 3 種類の T 細胞へと分化する．1 つは，MHC 分子によって提示されたペプチド抗原を認識しない $\gamma\delta$ 型受容体を発現する T 細胞であり，残りの 2 つは CD4 か CD8 のいずれかの補助受容体をもつ $\alpha\beta$ 型受容体を発現する T 細胞である．この 2 つの $\alpha\beta$ 型受容体は MHC のどちらのクラスを認識するかによっても区別される．T 細胞が $\alpha\beta$ 型か $\gamma\delta$ 型のどちらの系列に分化するかは，どちらの受容体遺伝子が先に機能的な再編成に成功するかによって決まる．以下に示すその後の分化段階は $\alpha\beta$ 型にのみ当てはまるものである．遺伝子再編成によって形成された一次レパートリーは，正および負の選択という過程を経て，成熟した機能的レパートリーを形成する．その結果生じた成熟ナイーブ T 細胞は体内の構成成分由来の自己ペプチドには応答せず，自己 MHC に病原体由来のペプチドが提示された場合にだけ反応するようになる．正の選択では，$\alpha\beta$ 型 T 細胞受容体が胸腺の細胞上に発現している自己 MHC 分子と相互作用できるかどうかが検査される．その結果，自己ペプチド - 自己 MHC 複合体に反応できる受容体をもつ T 細胞だけが生き残る．続いて負の選択では，自己ペプチド - 自己 MHC 複合体と強く反応しすぎる受容体をもつ細胞が除去される．正と負の両方の選択をくぐり抜けたごく少数の細胞だけが胸腺を出て，成熟した $\alpha\beta$ 型 T 細胞となって体内を循環する．以上の各分化段階については**図 7.20** にまとめてある．

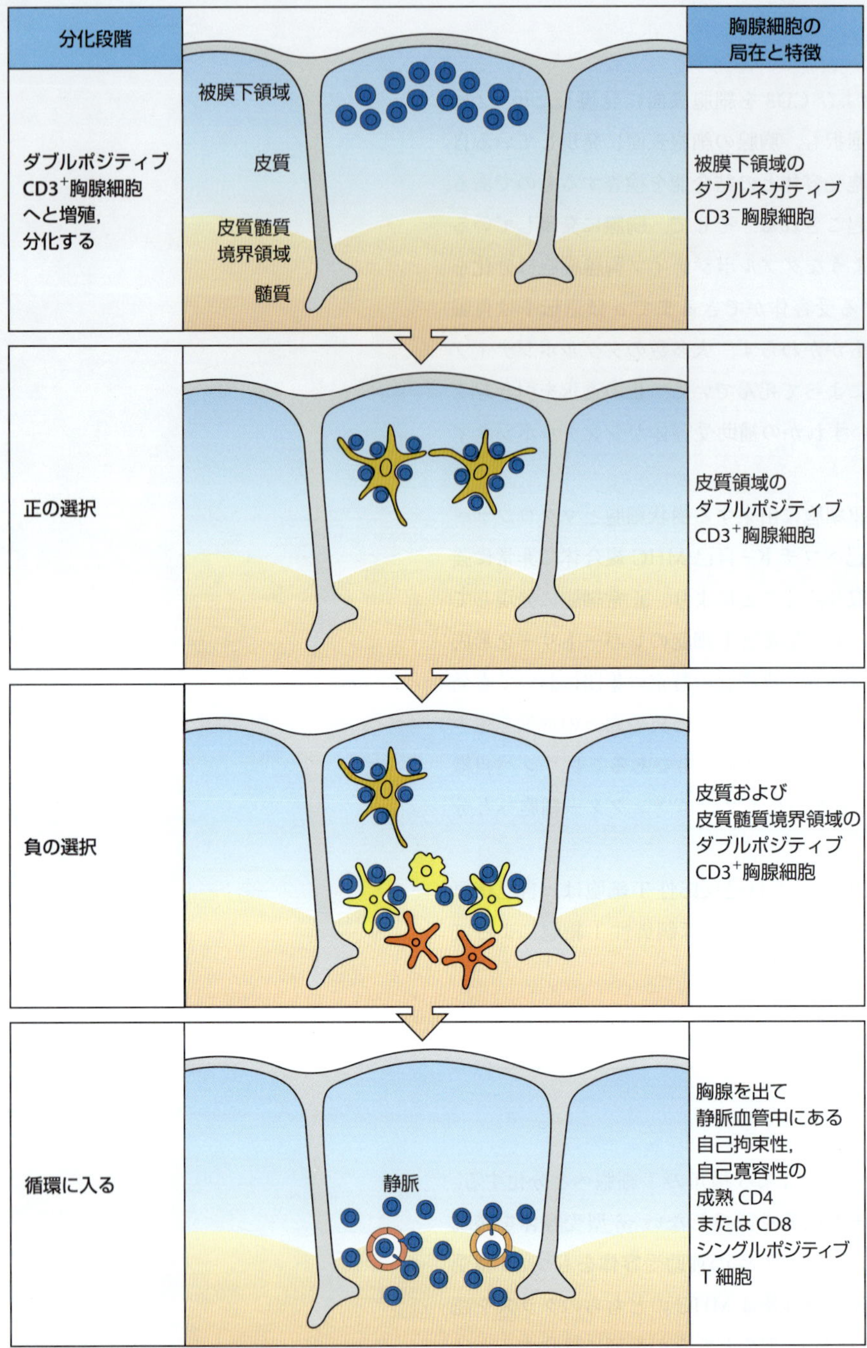

図 7.20 T細胞は胸腺内で一連の分化段階を経て成熟する

分化の第1段階では，胸腺細胞の前駆細胞は血中から胸腺へと入り，被膜下領域へと移動する．この段階では抗原受容体，CD3複合体，CD4およびCD8補助受容体のいずれも発現しておらず，ダブルネガティブ胸腺細胞と呼ばれる（上から1番目の図）．これらの細胞は増殖し，T細胞受容体β鎖，γ鎖，δ鎖の遺伝子再編成を始める．その結果，$\gamma\delta$型T細胞受容体あるいはプレT細胞受容体を発現する細胞へと分化していく．プレT細胞受容体からの刺激によって細胞が増殖を始め，CD4およびCD8補助受容体を発現することによりダブルポジティブ細胞となる．分化が進むにつれ，細胞は胸腺の奥深くへと移動していく．第2段階において，ダブルポジティブ胸腺細胞はα鎖の遺伝子再編成を起こし，CD3複合体と会合して$\alpha\beta$型T細胞受容体を発現して，自己ペプチド-自己MHC複合体と相互作用する準備を整える．ダブルポジティブ細胞は，皮質上皮細胞と緊密に接触することにより正の選択を受ける（2番目の図）．正の選択の間に，受容体のMHCに対する特異性と補助受容体のマッチングによって，最終的にCD4あるいはCD8シングルポジティブ細胞へと分化する．分化の第3段階では，ダブルポジティブ細胞は負の選択によって自己反応性を試される．成熟をほぼ完了した胸腺細胞は，皮質髄質境界領域で高密度の樹状細胞と出会い，ここで負の選択を受けると考えられる（3番目の図）．正および負の選択を生き抜いた胸腺細胞は，胸腺を出て成熟したCD4あるいはCD8T細胞として循環に入る（4番目の図）．

T細胞分化はいくつかの異なるタイプのT細胞を作り出すという点でB細胞分化とは異なっており，そのため，分化の仕組みも複雑である．同時に，T細胞の分化過程では細胞を無駄にしているともいえる．大部分の分化中の細胞は何の役にも立つことなく死んでゆき，非常に厳しい選択の要求を満たした数%の細胞だけが胸腺を出て循環に入る．B細胞レパートリーは一生の間，骨髄において常に産生され続けているのに対し，胸腺は基本的に若い間だけ機能し，その間に一生使えるようなレパートリーを構築してしまう．若いうちに生体のエネルギーをよいT細胞を作ることに集中させ，中年になる頃には胸腺機能を次第に休ませ，その後のエネルギーの節約に役立てているのかもしれない．

本書には，各章で学んだことの理解をより深めるために演習問題が用意されている（http://www.medsi.co.jp/e-meneki3/）．アクセス方法については「概略目次」の次の頁も参照．

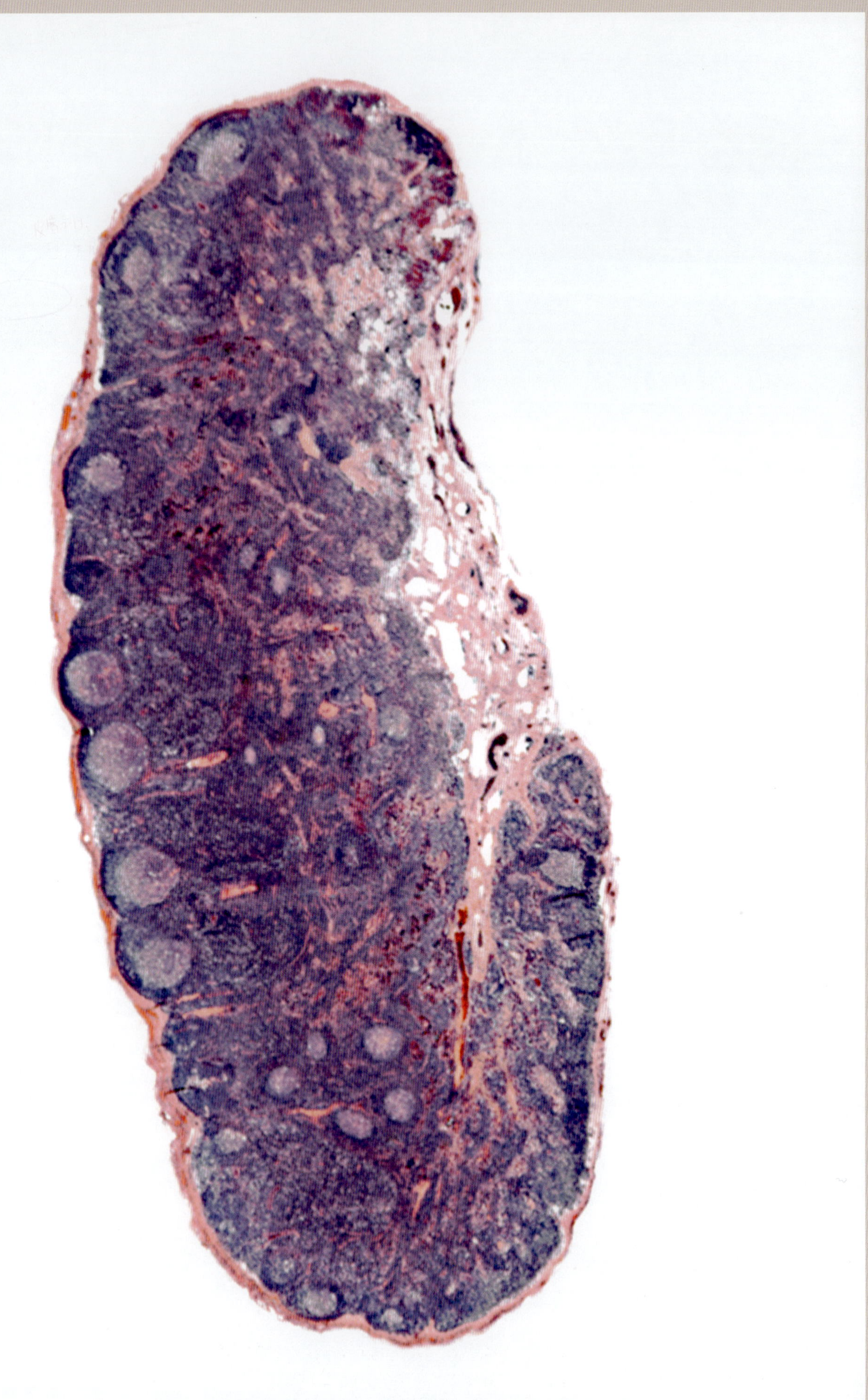

リンパ節は適応免疫応答が起こる二次リンパ組織の１つである.

第8章

T細胞を介する免疫

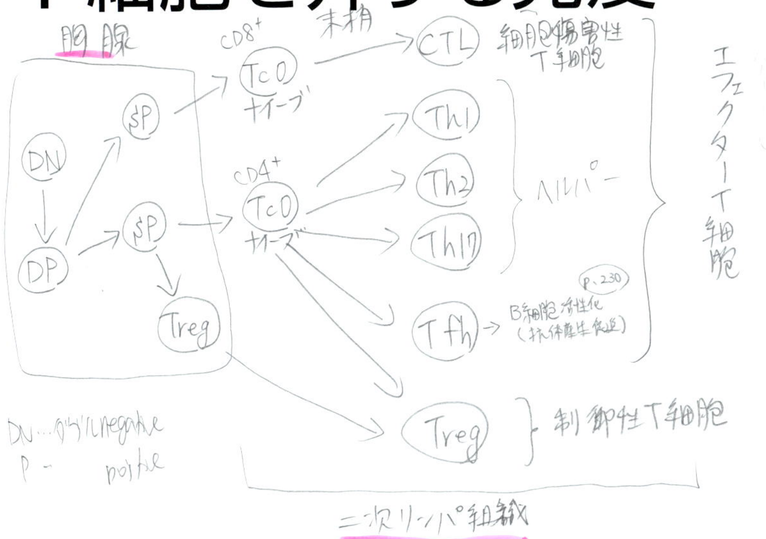

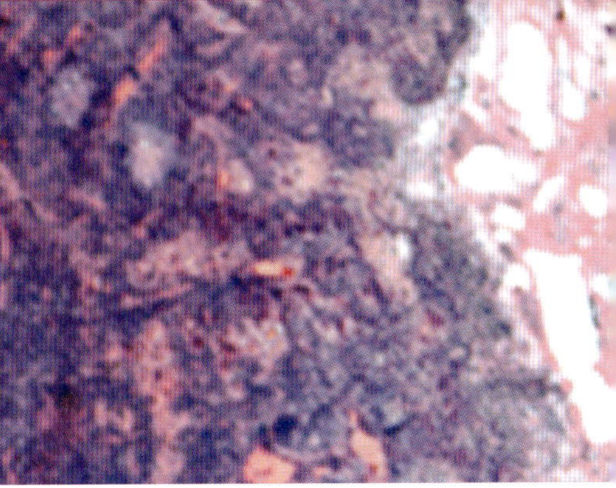

第7章では，成熟ナイーブT細胞が，抗原に対する多様性を有しかつ厳しい選択過程を経てどのようにして胸腺で分化していくのかをみてきた．長期間生存するナイーブT細胞は，血液とリンパの間を再循環しながら二次リンパ組織を通過し，そこで抗原に出会い活性化される．樹状細胞は病原微生物とその抗原を感染部位から所属リンパ節のT細胞領域に運搬する．T細胞受容体が，樹状細胞上の抗原ペプチド-MHC複合体を認識すると，T細胞は活性化・増殖し，単クローン性のエフェクターT細胞に分化する．エフェクターT細胞はさまざまな機能と表現型を有する．あるものは二次リンパ組織にとどまりB細胞が抗体産生細胞になるのを助ける．またあるものは，感染部位に遊走し感染源を除去するためにさまざまな働きをする．

本章の第1節では，ナイーブT細胞が初めてその特異抗原に出会ったときにどのように増殖・分化しエフェクター細胞になるのかについて解説する．**T細胞活性化**(T-cell activation)，あるいは**T細胞初回免疫**(T-cell priming)と呼ばれるこの過程は，適応免疫応答における一次免疫応答の最初の段階である．エフェクターT細胞の機能は，本章の第2節で詳述する．活性化CD8 T細胞は，感染した標的細胞を殺傷する細胞傷害性T細胞に例外なく分化する．一方活性化CD4 T細胞は，機能の異なる5つのサブセットからなるエフェクター細胞に分化する．これらのサブセットが共通して有する性質は，他の免疫担当細胞の機能を活性化あるいは抑制するサイトカインを分泌することである．エフェクターCD4 T細胞の機能は，原則的に他の免疫担当細胞がエフェクター機能を獲得したり発揮したりすることを助けることにあるため，CD4 T細胞はしばしば**ヘルパーT細胞**(helper T cell)と呼ばれる．

抗原に遭遇したナイーブT細胞の活性化

感染性病原微生物が自然免疫応答をうまくかいくぐると，適応免疫応答による活性化T細胞の出番となる．このためには，循環血中に存在するごく少数の病原体特異的ナイーブT細胞が，病原体抗原に接触する必要がある．T細胞と抗原との遭遇は，二次リンパ組織内の特有の微小環境において起こる．本節では，二次リンパ組織においてナイーブT細胞が樹状細胞によって活性化され，さまざまなエフェクターT細胞に分化する過程について述べる．ここでは，病原体を攻撃しうるT細胞を選別する過程だけでなく，人体を傷害する可能性のあるT細胞が抑制される過程も含めて説明する．一度活性化されると，ある種のエフェクターT細胞は感染部位へ遊走し防御の最前線で機能するが，リンパ節にとどまりさらなる兵器を作り続けるものもいる．一般的に，この一次免疫応答の最初の局面では，侵入してきた病原体と戦う準備を整え，かつ自己抗原には寛容な，大量のエフェクターT細胞を作り出している．

8-1 樹状細胞が抗原を感染部位から二次リンパ組織に運ぶ

免疫系は，体内に無数に存在する感染部位で適応免疫応答を開始するのではなく，病原体の一部を捕捉し，それを適応免疫応答の開始に機能特化した二次リンパ組織に隔離するという戦略をとる．この戦略の中心を担っているのは，抗原を感染部位で捕捉して二次リンパ組織に輸送し，それをナイーブT細胞に提示する骨髄系樹状細胞である．この一連の過程は感染部位によらず同様である．皮膚やその他の末梢組織の感染に対するT細胞応答は所属リンパ節で起こる（図 8.1）．また，血液に病原体が入った場合は脾臓で，呼吸器・腸管・生殖器などの粘膜組織での感染では，近接する粘膜関連リンパ組織においてT細胞応答が起こる．それぞれの二次リンパ組織で生じるこの一連の過程はよく似ているので，ここでは皮膚の創傷に伴う感染に対して，リンパ節で起こる応答を例にとって説明していく．

皮膚の感染部位から二次リンパ組織への樹状細胞の移動は，樹状細胞の細胞表面分子や機能，形態の変化と連動している（図 8.2）．皮膚の樹状細胞は，抗原を取り込み，そ

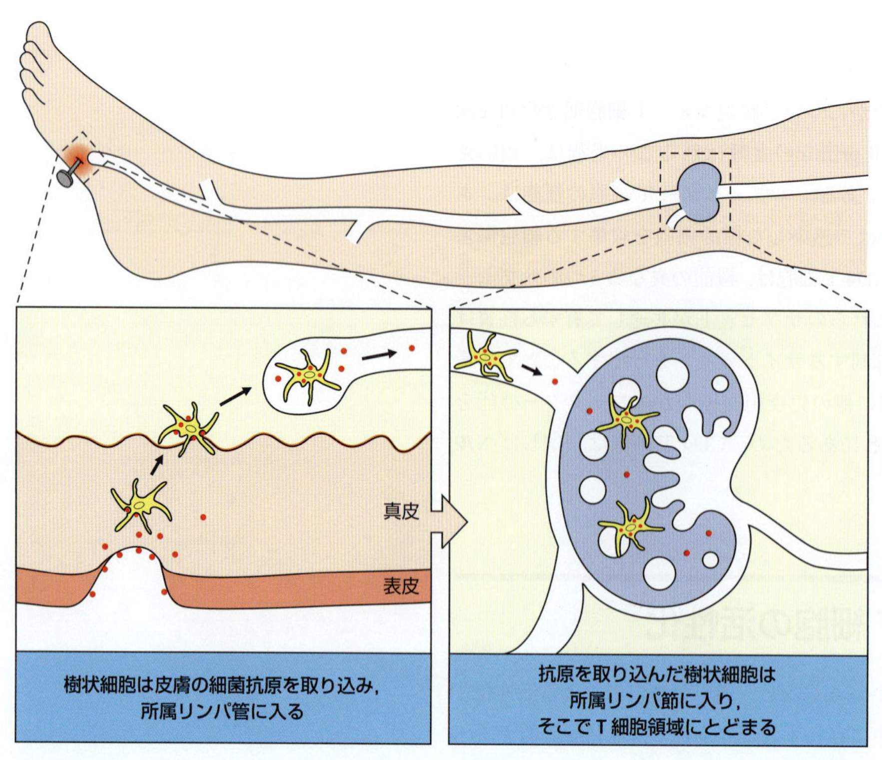

図 8.1　樹状細胞は皮膚の創傷部や感染部位で抗原を捕捉し，ナイーブT細胞に抗原提示するために所属リンパ節へ運ぶ
皮膚の樹状細胞は未熟であり，病原体とその抗原（赤い点）の取り込みに特化している．所属リンパ節に移動するとT細胞領域にとどまり，ナイーブT細胞の活性化に特化した成熟樹状細胞に分化する．皮膚における未熟な樹状細胞はランゲルハンス細胞と呼ばれ，エンドソーム顆粒の一種であるバーベック顆粒（図示していない）によって形態学的に判別できる．

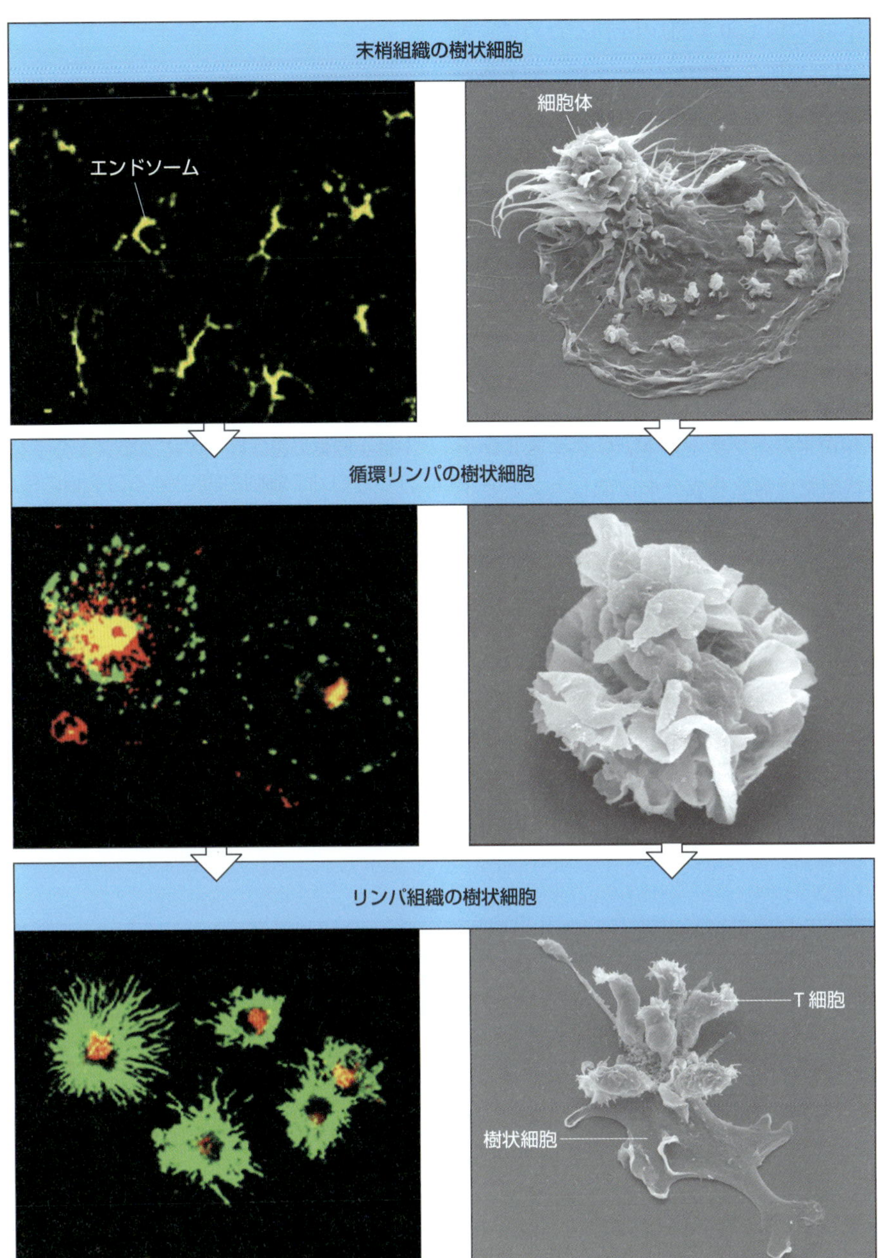

図 8.2　樹状細胞の成熟は形態と機能の変化を伴う

末梢組織(上段), リンパ(中段), リンパ節(下段)における樹状細胞を示す. 左図：MHCクラスⅡ分子を緑色で, リソソームタンパク質を赤色で染色した蛍光顕微鏡写真を示す. 右図：1個の樹状細胞の走査型顕微鏡写真を示す. 上段右図では細胞体ははっきりと見分けられるが, 上段左図では見分けにくい. 黄色で示された部分は樹状細胞内のエンドソームであり, ここにはMHCクラスⅡとリソソームタンパク質の両方が含まれるので, 赤色と緑色が重なり黄色の蛍光を呈している. 中段にあるように, 樹状細胞は活性化してリンパへ移動すると, 形態が変化する. 貪食をやめると, 中段左図のようにリソソームタンパク質(赤色)はMHCクラスⅡ(緑色)と部分的に解離する. これは, ペプチドを載せたMHCクラスⅡ分子が, エンドソームから細胞表面に出たことを意味する. リンパ節のT細胞領域に到達した樹状細胞(下段)は, 成熟して抗原の捕捉と処理を停止し, 抗原を提示してT細胞を活性化することに集中する. MHCクラスⅡ分子は, 多くの樹状突起に高密度に存在しているが, 細胞内小胞中にあるリソソームタンパク質とはまったく異なる局在を示す. (写真はI. Mellman, P. Pierre, S. Turleyの厚意による)

れを処理して活性化されるが, 二次リンパ組織へと移動する間にナイーブT細胞を活性化する能力を獲得する一方でこれらの特性を失う. 皮膚や他の末梢組織の樹状細胞は, **未熟樹状細胞**(immature dendritic cell)と呼ばれるのに対し, リンパ節内の樹状細胞は**成熟樹状細胞**(mature dendritic cell)あるいは**活性化樹状細胞**(activated dendritic cell)と呼ばれる. 樹状細胞は樹状突起と呼ばれる指状の突起にちなんで名づけられた. 樹状細胞が成熟するとその突起は非常に密になり, リンパ節皮質のT細胞と密接に相互作用できるようになる. 樹状細胞の機能がT細胞応答に特化していることと一致して, 樹状細胞はナイーブT細胞が存在するリンパ節皮質の最外層に限局している.

マクロファージは, リンパ節の皮質と髄質の両方に存在し, 樹状細胞の機能を補完している. 樹状細胞がナイーブT細胞の活性化に特化している一方, マクロファージは感染部位から輸入リンパ管によって運ばれる病原体とその分解産物の除去に重要な役割を果たす. このマクロファージによるリンパの濾過機能は, 感染性微生物がリンパ節を通過して輸出リンパ管に乗り血液に到達する(p.21 の図 1.20 参照)のを防ぐために，きわめて効果的かつ重要である．このようにしてリンパ節のマクロファージは，病原体が血液を介して全身性に拡散し，致命的になるのを防いでいる．これに加えマクロファージは，抗原特異的なエフェクター T 細胞や B 細胞が大量に産生される過程で，アポトーシスにより死ぬよう運命づけられた多くのリンパ球の除去に関与するという特有の機能も有する．

8-2 樹状細胞は病原体由来の抗原を処理するのに特化した細胞である

樹状細胞は T 細胞を活性化するために，病原体由来のペプチドを MHC クラスⅡ分子に提示しなければならない．このために，樹状細胞は病原体成分を認識しエンドサイトーシスやシグナル伝達に関与する多様な受容体を発現し，自然免疫機能に貢献している．受容体介在性エンドサイトーシスは，外液中から細菌やウイルス粒子を捕捉し，それをリソソームで処理するための機構である．この機構は，外液の取り込みは少量であるので，**ミクロピノサイトーシス**(micropinocytosis)と呼ばれる．一方，非特異的に大量の外液を取り込む機構は**マクロピノサイトーシス**(macropinocytosis)と呼ばれ，エンドサイトーシス受容体によって認識されない病原体を捕捉するのに役立っている．いずれの場合も，抗原はエンドソーム経路に乗り小さなペプチドにまで処理され，樹状細胞表面上の MHC クラスⅡ分子に提示された後，ナイーブ CD4 T 細胞に提示される(**図 8.3**，

図 8.3 樹状細胞はいくつかの経路を通じてタンパク質抗原を処理し提示する
受容体介在性エンドサイトーシス(ファゴサイトーシス)またはマクロピノサイトーシスによって取り込まれた抗原は，エンドソームに運ばれ，MHC クラスⅡ分子により CD4 T 細胞に提示される(左から 1 列目と 2 列目の図)．樹状細胞がある種のウイルスに感染すると，細胞内で処理されてできた抗原ペプチドは小胞体に運ばれ，MHC クラスⅠ分子を介して CD8 T 細胞に提示される(3 列目の図)．一方，ファゴサイトーシスやマクロピノサイトーシスという MHC クラスⅡ経路によって取り込まれたウイルス粒子は細胞質に運ばれて処理され，MHC クラスⅠによって CD8 T 細胞に提示される(4 列目の図)．この交差提示のメカニズムはよくわかっていない．最後に，ある樹状細胞によって取り込まれた抗原は，二次リンパ組織に運ばれた後，別の樹状細胞に移送されて MHC クラスⅠにより CD8 T 細胞に提示されることもある(5 列目の図)．

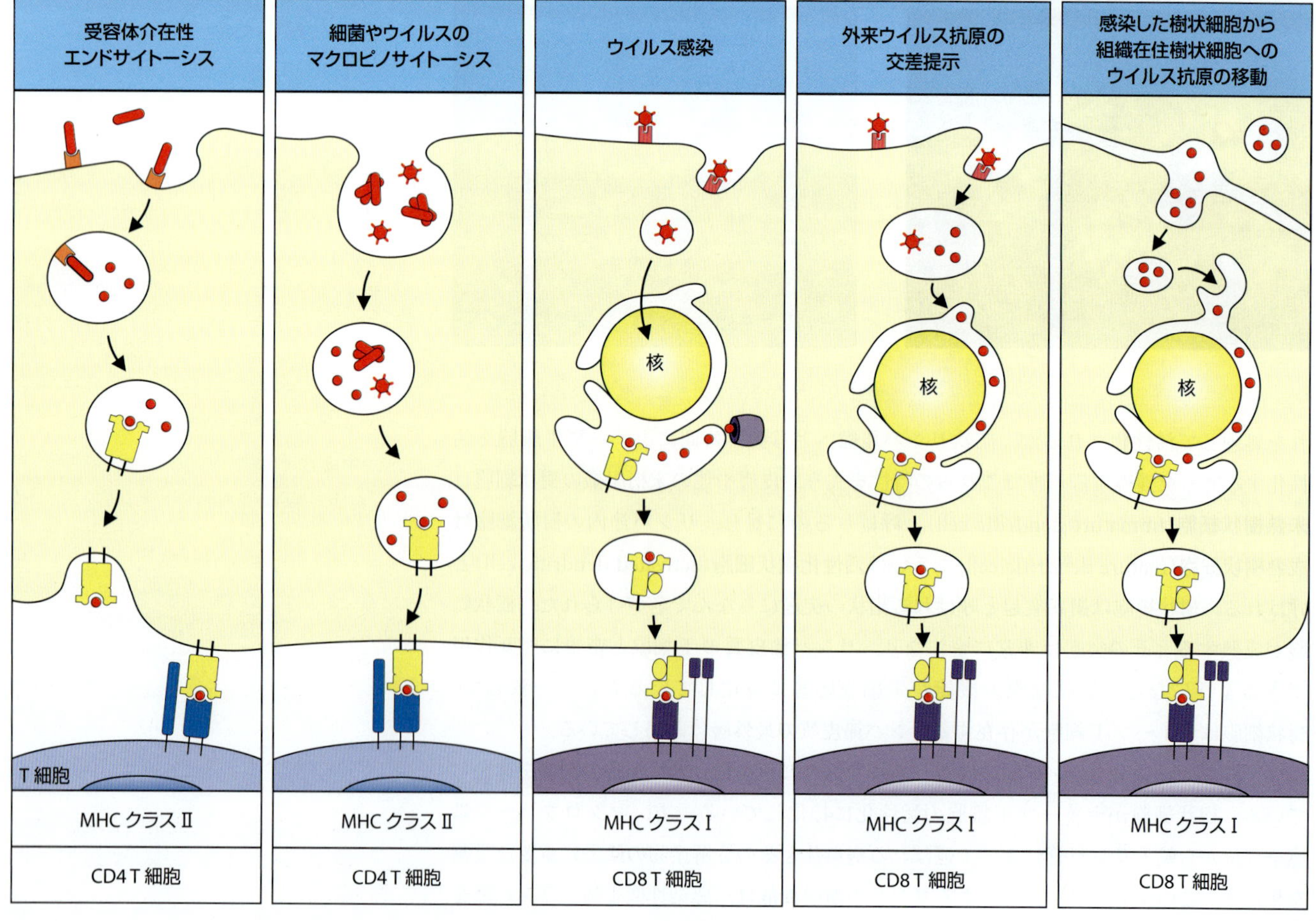

p.133 の図 5.27 も参照).

ある種のウイルス感染では，樹状細胞自身も感染し，エンドソーム小胞に入ったウイルスタンパク質をペプチドに分解して MHC クラスⅠ分子上に提示する(p.133 の図 5.27 参照). 感染によって死んでしまうようなことがなければ，樹状細胞はウイルスを所属リンパ節に運び，ウイルス特異的ナイーブ CD8 T 細胞を活性化することができる. ウイルスにより樹状細胞が死んでしまった場合でも，感染した樹状細胞は二次リンパ組織に到達することができるようだが，T 細胞を活性化するのは難しい. このような場合には，死につつある樹状細胞から放出されたウイルスは，リンパ節在住のまだ感染していない樹状細胞に感染することができる. このように新たに感染した樹状細胞は，ウイルス抗原を MHC クラスⅠ上に提示し，ナイーブ CD8 T 細胞を活性化することができる. 樹状細胞に感染しないウイルスの場合は，CD8 T 細胞応答を刺激するために交差提示が行われる. 樹状細胞はウイルス粒子を取り込み，エンドサイトーシス経路によって分解し，そのウイルス由来のペプチドをエキソサイトーシス経路に移行させることによって，MHC クラスⅠ分子に交差提示する(p.130 の 5-15 項参照).

樹状細胞は TLR9 を除くすべての Toll 様受容体(TLR)を発現しており，このためあらゆる種類の病原体に対して高い感受性をもっている(第 3 章参照). Toll 様受容体からのシグナルは，樹状細胞の遺伝子発現パターンを変化させ，これにより樹状細胞は活性化する. この活性化の効果の 1 つは，抗原の取り込みと分解の効率を高めて MHC クラスⅡ分子による提示を亢進させることである. また樹状細胞は活性化により，二次リンパ組織で産生されるケモカイン CCL21 の受容体である CCR7 を発現するようになる. CCL21 と CCR7 の相互作用によってもたらされるシグナルは，病原体を取り込み遊走能を獲得した樹状細胞を，リンパからその組織の所属リンパ節へと導く. このシグナルは樹状細胞の成熟も誘導するため，樹状細胞は二次リンパ組織に到着した頃にはもはや抗原の取り込みも処理もしない. 代わりに，ナイーブ T 細胞への抗原提示に集中するのである. 樹状細胞の成熟過程で，MHC クラスⅠおよびクラスⅡ分子の発現は増加する. これにより成熟樹状細胞は，安定に長時間，大量のペプチド - MHC 複合体をその細胞表面に提示できるようになる.

8-3 ナイーブT細胞は二次リンパ組織で，樹状細胞に提示された抗原に最初に出会う

リンパ節の特徴的な微小環境は，抗原を捕捉した樹状細胞が，多くのナイーブ T 細胞との相互作用を介して，適応免疫応答に動員されるごく少数のナイーブ T 細胞を同定することを可能にしている. ナイーブ T 細胞は，血中リンパ球の中で最も多く，リンパ節の細胞や組織に酸素や栄養を運ぶ動脈血を介してリンパ節に到達する. リンパ節周囲の毛細血管に達すると，T 細胞は高内皮小静脈(high endothelial venule：HEV)に結合する. そして血管壁をすり抜け，**T 細胞領域**(T-cell area あるいは T-cell zone)と呼ばれるリンパ節皮質最外層に入る. ナイーブ T 細胞は，細胞が密に詰まったこの領域を通り抜ける際に樹状細胞に出会い，その T 細胞受容体と樹状細胞表面上のペプチド - MHC 複合体との結合性を検証する. T 細胞受容体が，ペプチド - MHC 複合体と結合すると樹状細胞により T 細胞は活性化され，リンパ節に保持される(**図 8.4**).

もう 1 つの方法として，ナイーブ T 細胞は，輸入リンパ管を介してリンパ節の T 細胞領域に入ることもできる. リンパ節は，いくつかの輸入リンパ管が統合され 1 つの輸出リンパ管を形成する合流部として機能する. 末梢組織から流入したリンパは，血管に

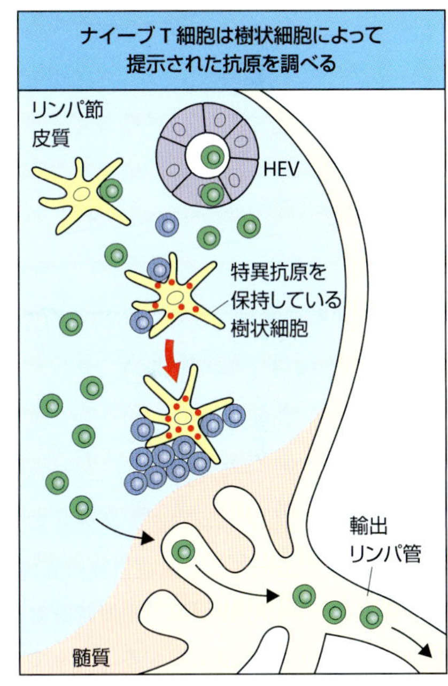

図 8.4　ナイーブT細胞は二次リンパ組織を循環する間に抗原に出会う

ナイーブT細胞(青色と緑色)は二次リンパ組織を再循環する. このT細胞は高内皮小静脈(HEV)を経由して血中を離れてリンパ節の皮質に入り，ここでプロフェッショナル抗原提示細胞(主に樹状細胞とマクロファージ)と遭遇する. 特異抗原に出会わなかったT細胞(緑色)は輸出リンパ管を通ってリンパ節を離れ，再び血流に戻る. 抗原提示細胞上の特異抗原に出会ったT細胞(青色)は活性化して増殖し，エフェクター細胞へと分化する. これらのエフェクターT細胞もまた，輸出リンパ管を介してリンパ節を離れ，血液循環に入ることができる.

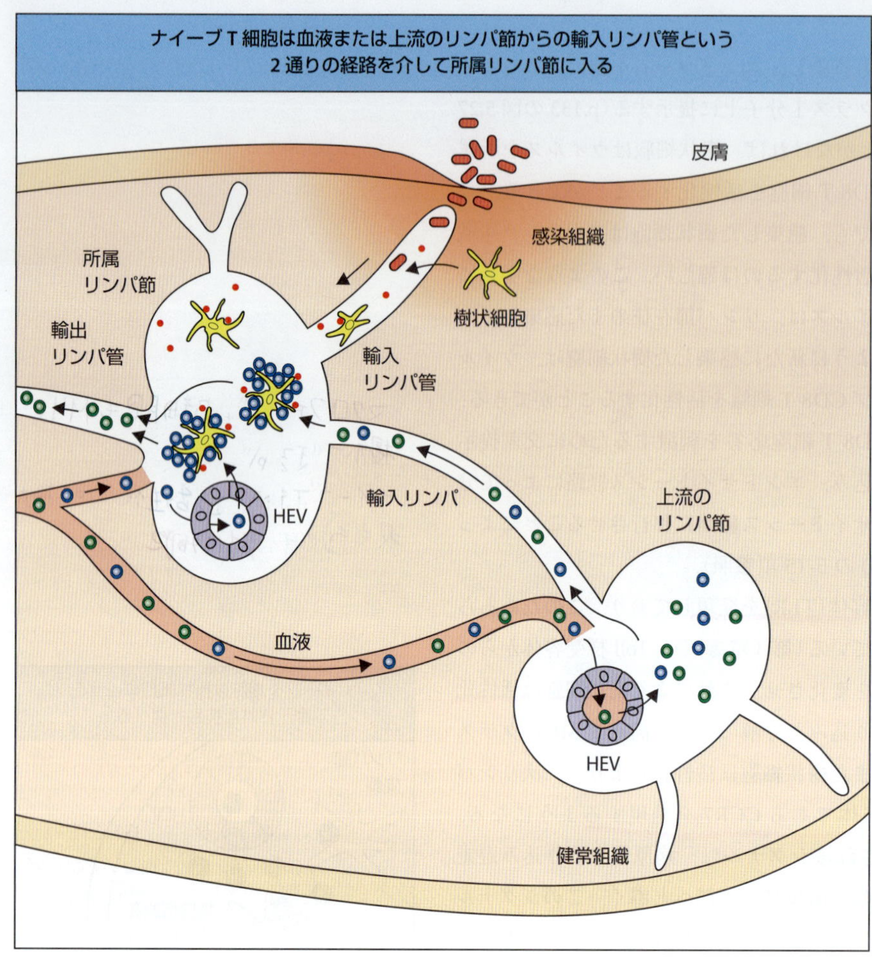

図 8.5　ナイーブT細胞は血液あるいはリンパを介してリンパ節に入る
再循環しているナイーブT細胞は，血流から直接，あるいは2つのリンパ節をつなぐリンパ管を介して，リンパ節に入ることができる．図に示すように，血中の病原体特異的T細胞（青色）は感染組織に近い所属リンパ節に入る．そこで病原体の抗原に遭遇し，活性化されてエフェクターT細胞となり，輸出リンパ管を介して末梢に出る．また同時に，血中に存在する別のT細胞（緑色と青色）が上流にある健常組織の所属リンパ節に入ることもある．この場合はそこで抗原に遭遇することはないが，リンパ管を介して感染部位の所属リンパ節に運ばれ，そこで抗原提示している樹状細胞により活性化される．

合流する過程でいくつかのリンパ節を通過する．血管から“上流の”リンパ節に入ったが特異抗原に遭遇しなかったナイーブT細胞は，輸出リンパ管に出て，それが輸入リンパ管となる“下流の”リンパ節に運ばれる．この場合，T細胞は血管を通過する必要はなく，下流のリンパ節のT細胞領域に直接入り，そこで特異抗原に出会うかもしれない．このように，T細胞は病原体や樹状細胞を感染組織から運ぶ輸入リンパ管とは異なる経路によってリンパ節に到達することもできる（**図 8.5**）．

どのような感染であれ，その病原体に特異的なナイーブT細胞は，循環しているすべてのT細胞プールの 10^4 分の1から 10^6 分の1しか存在しない．したがって，リンパ節を通過するほとんどのT細胞はその特異抗原に出会うことはなく，髄質の輸出リンパ管から出てさらに循環を続ける．循環ナイーブT細胞は，特異抗原に出会わなければ，クロマチンが凝縮したまま細胞質が小さくRNAやタンパク質の合成をほとんど行わない小さな非分裂性の細胞として何年も生存する．やがて，すべての循環T細胞がすべてのリンパ節を通過する．病原体とその抗原が感染部位に近いリンパ節に運ばれると，処理され提示された抗原が濃縮される場所ができる．これによって，きわめて少数の抗原特異的T細胞が循環T細胞プールから選択され，活性化・増殖できるのである．抗原特異的なT細胞がリンパ節に捕捉され活性化されると，数日のうちに増殖してその子孫細胞がエフェクターT細胞に分化する．感染の開始から一次適応免疫応答が現れるまでの時間の遅れは，これにより説明できる．

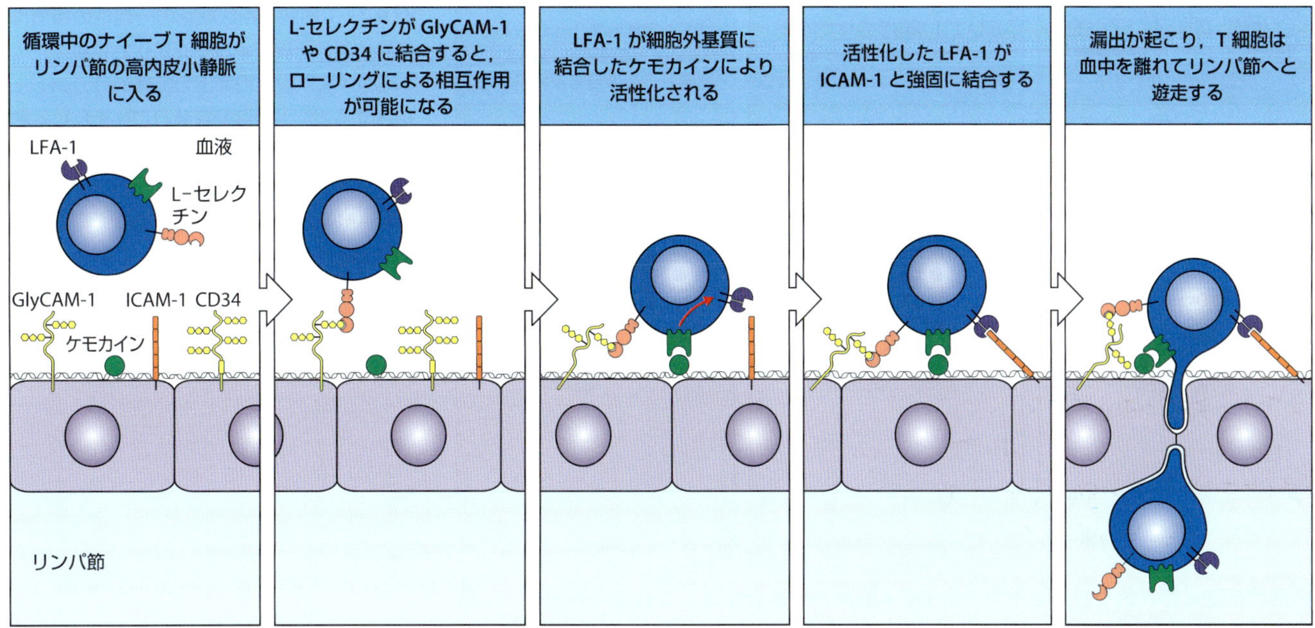

図 8.6　循環しているナイーブT細胞の感染部位の所属リンパ節へのホーミング
リンパ球は，L-セレクチンと血管アドレッシンであるGlyCAM-1およびCD34との相互作用を介して，リンパ節の高内皮小静脈に結合する．血管内皮細胞に結合しているケモカインは，リンパ球表面のインテグリンLFA-1を活性化することにより，LFA-1が血管内皮細胞上のICAM-1と強固に結合できるようにする．こうして強固な結合が成立することで，リンパ球は2つの血管内皮細胞間を通り抜け，血管壁の内腔を離れてリンパ節に入る．

8-4　ナイーブT細胞の二次リンパ組織へのホーミングは，ケモカインと接着分子に依存する

ナイーブT細胞が血流からリンパ節のT細胞領域に入る過程を**ホーミング**(homing)という．これは，好中球が感染部位に移動するメカニズムとよく似ている(p.59の図3.13参照)．T細胞のホーミングは，CCL21とCCL19によって導かれる．これらのケモカインは，T細胞領域の樹状細胞や間質細胞によって分泌され，高内皮小静脈の血管内皮に結合し，そこで内皮表面に沿って濃度勾配を形成する．ナイーブT細胞はCCL21やCCL19に結合するケモカイン受容体CCR7を発現しており，これにより，ケモカインの濃度勾配に導かれてその産生部位であるリンパ節内に到達することができる．

T細胞と血管内皮細胞との最初の接触によって，両細胞表面上に発現する相補的な接着分子による相互作用が確立される．こうした相互作用には4種類の接着分子が関与している(p.58の3-8項参照)．T細胞上の**L-セレクチン**(L-selectin)は，高内皮小静脈表面上に発現する血管アドレッシンである**CD34**，**GlyCAM-1**の硫酸化シアリルLewis^{x}の糖鎖部分と結合する．このような多くの相互作用の協調効果によって，ナイーブT細胞は流速を弱め，高内皮小静脈表面に付着する(**図 8.6**)．ナイーブT細胞と血管内皮細胞が最初に接触した後，LFA-1というT細胞表面のインテグリンと，血管内皮細胞に発現する接着分子ICAM-1およびICAM-2との間のさらなる相互作用によって両細胞間の接触はより強固になる．リンパ節から分泌されたケモカインとT細胞表面のケモカイン受容体との相互作用によって，LFA-1は構造変化を起こし，ICAMとの親和性が高まるのである．ナイーブT細胞はこのような一連の細胞表面の相互作用によって，血管内皮細胞の細胞表面に捕捉され，徐々にケモカインの産生源へと移動する．結果的にT細胞は，血管内皮細胞の間を通り抜け，リンパ節皮質に入る(図8.6参照)．

ナイーブT細胞は細胞のぎっしり詰まった皮質を通る際に出会った樹状細胞と一時的に相互作用する．これらの相互作用は，T細胞が発現するLFA-1と樹状細胞が発現するICAM-1およびICAM-2との結合，および樹状細胞のLFA-1とT細胞が発現する第三のICAMである**ICAM-3**との結合により起こる．ICAM-3は，レクチンであり成

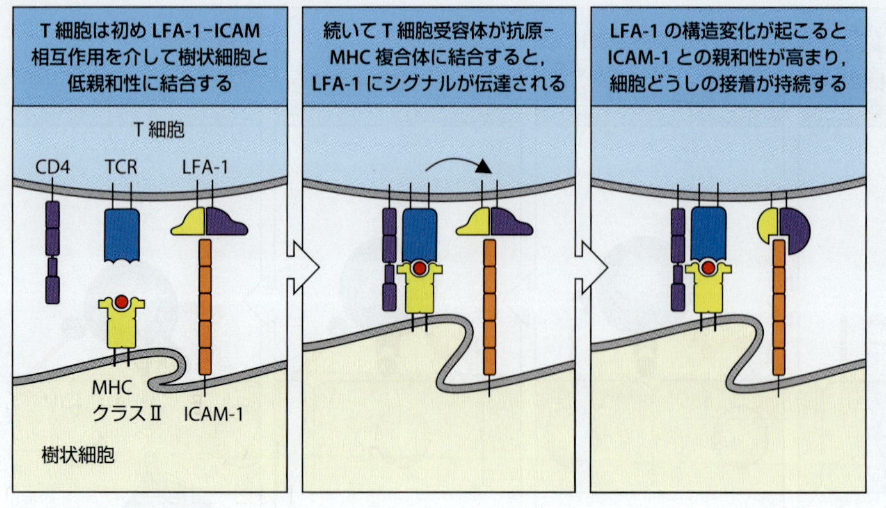

図 8.7　T細胞と樹状細胞の一過性の接着は，特異抗原の認識によって安定化される
T細胞が抗原提示細胞上の特異的リガンドに結合すると，T細胞受容体(TCR)を介して細胞内にシグナルが伝達され，LFA-1の構造変化が誘導される．その結果，抗原提示細胞上のICAMとより強く結合するようになる．図にはCD4 T細胞の場合を示してある．CD8 T細胞のホーミングも同じメカニズムが利用される．

熟樹状細胞に特異的な接着分子である **DC-SIGN** にも結合する．これらの接着は，T細胞表面上の **CD2** と樹状細胞上の **LFA-3**(lymphocyte function-associated antigen-3：リンパ球機能関連抗原3)により増強される．T細胞はこうした一過性の細胞間相互作用によって，その受容体に合致し活性化される樹状細胞上のペプチド-MHC 複合体を探すことができるのである．ナイーブT細胞が特異的なペプチド-MHC 複合体に出会うと，T細胞受容体を介して活性化の準備のためのシグナルが開始される．この際，T細胞に発現する LFA-1 分子は構造変化を起こし，ICAM との親和性が上昇する(図 8.7)．これにより，T細胞と樹状細胞との数日間続く安定な相互作用が可能になる．樹状細胞と抗原特異的ナイーブT細胞が結合した場合，**共役対**(conjugate pair)あるいは**同族対**(cognate pair)が形成されたといわれる．樹状細胞の影響下でT細胞は増殖し，その娘細胞は分化してエフェクターT細胞のクローンを形成する．この過程で，樹状細胞はそのT細胞クローンとの接触を維持する．これは，成熟樹状細胞が突起の多い形態をしており，非常に大きな表面積を有していることで可能となる．このようにして成熟樹状細胞は，エフェクターT細胞の増殖と成熟のための場を提供しているといえる．

ほとんどのナイーブT細胞はT細胞領域で特異抗原に出会うことはなく，皮質から髄質に達し輸出リンパ管を介してリンパ節を出る．この経路は，分化を完了したエフェクターT細胞がリンパ節を出る際の通り道でもある．このようにT細胞がリンパ節を出る過程は，T細胞の細胞表面上に発現する**スフィンゴシン 1-リン酸**(sphingosine 1-phosphate：**S1P**)の受容体によって制御されている．S1P はすべての細胞によって産生されうるケモカイン様の遊走活性を有する脂質分子である．リンパ節の中では，S1P の濃度勾配が形成されている．S1P の濃度はT細胞領域で最も低く，髄質や輸出リンパ管へ向かって高くなる．S1P の濃度勾配の影響下において，S1P 受容体を発現するT細胞は輸出リンパ管を介してリンパ節から離れて再び循環する．ナイーブT細胞が抗原を認識すると，S1P 受容体を細胞内に隔離するタンパク質 CD69 を発現することで細胞外の S1P を感知できなくなるため，S1P の濃度勾配は樹状細胞に捕捉されているナイーブT細胞には影響を及ぼさない．活性化T細胞がエフェクターT細胞に成熟すると CD69 を発現しなくなり，S1P 受容体は細胞表面に再度発現し，エフェクターT細胞は S1P の濃度勾配に導かれてリンパ節を離れる．

8-5 ナイーブT細胞の活性化には，抗原受容体と補助刺激受容体からのシグナルが必要である

T 細胞受容体と補助受容体（CD4 あるいは CD8）がペプチド - MHC 複合体と結合することにより生じた細胞内シグナルは，ナイーブ T 細胞の活性化に必要であるが，それだけでは十分でない．これには**補助刺激シグナル**（co-stimulatory signal）というさらなるシグナルが必要であり，このシグナルがなければ，T 細胞は増殖も生存もできない．補助刺激シグナルを T 細胞に伝達する受容体は **CD28** であり，その樹状細胞側のリガンドは **B7 分子**（B7 molecule）である．B7 は**補助刺激分子**（co-stimulator あるいは co-stimulatory molecule）として，CD28 は**補助刺激受容体**（co-stimulatory receptor）として知られる．ナイーブ T 細胞と樹状細胞との接触領域では，B7 分子は CD28 と，ペプチド - MHC 複合体は T 細胞受容体および補助受容体と結合している（図 8.8）．抗原受容体，補助受容体，補助刺激受容体から同時に生じる細胞内シグナルの組み合わせが，ナイーブ T 細胞の増殖とエフェクター T 細胞への分化に必要である．T 細胞のシグナル伝達を論じる際には，しばしば抗原受容体と補助受容体からのシグナルは"第一のシグナル（signal 1）"，補助刺激シグナルは"第二のシグナル（signal 2）"と呼ばれる．リンパ球のシグナル伝達経路の研究が始まる 10 年前には，これら 2 つのシグナルは単に理論上のものとして予想されているにすぎなかった．

樹状細胞，マクロファージ，B 細胞のみが，その細胞表面上に補助刺激分子を発現する．さらに，これらのプロフェッショナル抗原提示細胞は感染源があるときにのみ B7 を発現し，通常は発現していない．感染部位の樹状細胞が，Toll 様受容体や他の自然免疫系の受容体を用いて病原体や抗原を捕捉すると，B7 の発現を誘導するシグナルが発生する．したがって，樹状細胞が感染部位から抗原を運んで近くのリンパ節に達したとき，すでに補助刺激分子を発現している．マクロファージや B 細胞はナイーブ T 細胞の活性化には貢献しない．一方で，一次免疫応答で産生されたエフェクター T 細胞は，マクロファージと抗原特異的ナイーブ B 細胞の両方の活性化に寄与する．そうなって初めて B 細胞とマクロファージは補助刺激分子を発現するようになる．

CD28 はナイーブ T 細胞上にある唯一の B7 受容体であるが，T 細胞がいったん活性化されると別の B7 受容体を発現する．この受容体は **CTLA-4** と呼ばれ，CD28 とよく似た構造をとっているが，B7 に対して 20 倍以上も強い結合能をもち，そのアンタゴニストとして機能する．すなわち，B7 が CD28 に結合すると T 細胞が活性化されるが，CTLA-4 と結合すると活性化は減弱され，その増殖は抑制される．

T 細胞活性化における CD28 の重要性は，6 人の健常者ボランティアがヒト化抗 CD28 単クローン抗体を投与された 2006 年の第 I 相試験における悲劇によって実証された．この抗体は，ラットモデルで自己免疫疾患を改善することが示されていた．その研究では，B7 分子を模倣した抗体が CD28 に結合すると，CD28 からのシグナルを誘導して制御性 T 細胞を活性化し，非特異的に炎症性のエフェクター T 細胞が抑制された．このような有望な結果をもとに，ヒト化抗 CD28 抗体は，T 細胞が関与する関節炎や他の自己免疫疾患などにおける炎症を減弱させる可能性のある治療薬として，ヒトの臨床試験に導入された．健常者を対象とした第 I 相試験は，実際の患者に投与する前に，ヒトでこの抗体がどのような動態を示すのかを検証するのに必須の予備試験である．しかし，健常者に対して悲劇的な効果，すなわち期待とまったく反対の効果をもたらしたために，この抗体が患者に投与されることはなかった．この抗体は抑制的効果を誘導する代わりに，ほとんどのエフェクター T 細胞を活性化してしまったのである．活性化

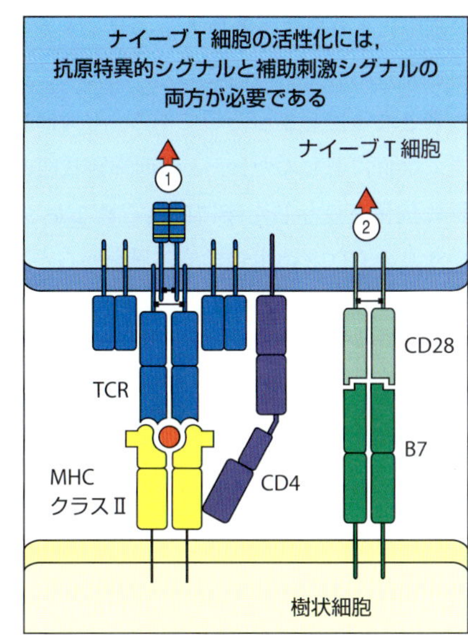

図 8.8 ナイーブ T 細胞の活性化には，抗原特異的シグナルと補助刺激シグナルが必要である

抗原特異的シグナル（矢印①）は，T 細胞受容体と補助受容体 CD4 が樹状細胞上のペプチド - MHC クラス II 複合体を認識することにより伝達される．補助刺激シグナル（矢印②）は，T 細胞補助刺激受容体 CD28 が樹状細胞上の B7 分子と結合することにより伝達される．抗原特異的ナイーブ T 細胞の活性化とクローン増殖は，これら両方のシグナルがもたらされて初めて起こる．これは，ナイーブ CD8 および CD4 T 細胞で共通している．CD28 と B7 は免疫グロブリンスーパーファミリーに属する．B7 には，B7.1（CD80）と B7.2（CD86）の 2 種類があるが，機能的な違いは明らかでない．

T細胞により分泌された大量のサイトカインやケモカインは，全身性で致死的な炎症と自己免疫応答を引き起こした．そして，6人のボランティア全員が入院し，彼ら自身が患者となってしまったのである．1人は心不全，肝不全，腎不全だけでなく敗血症，肺炎，壊疽に苦しんだ後，3週間昏睡状態に陥った．このような効果は，健康なサルに同様に抗体を投与した際にはみられなかった．この悲劇により，ヒトのCD28とラットやサルのCD28の生物学的差異を明らかにするための研究が始まった．

8-6 T細胞受容体，補助受容体，補助刺激受容体からのシグナルがナイーブT細胞を活性化する

T細胞が樹状細胞上のペプチド-MHC複合体に結合すると，2つの細胞膜が近接する双方の限局した領域で受容体とリガンドの相互作用が起こる．これら2つの細胞が接触し相互作用するこの領域を**T細胞シナプス**(T-cell synapse)といい，NK細胞シナプス(p.74の3-19項参照)と類似したものである．免疫シナプスの中でも，c-SMAC(central supramolecular activation complex)と呼ばれる内側の領域には，T細胞受容体，補助受容体，補助刺激受容体(CD28)，接着分子(CD2)，シグナル伝達分子などが集積している．この組織だった構造を維持しているのは，p-SMAC(peripheral supramolecular activation complex)と呼ばれる外周の領域であり，インテグリン(LFA-1)，細胞接着分子(ICAM-1)，細胞骨格タンパク質(タリン)を含み，これらはともにc-SMACの周囲を強固に覆っている(図8.9)．

T細胞の細胞膜上にこの構造が誘導されることで，MHCリガンドとT細胞受容体とが相互作用して細胞内タンパク質チロシンキナーゼが活性化され，細胞表面分子CD3の細胞内領域と，それに結合した細胞内タンパク質であるζ鎖(CD247)(p.116の図5.6参照)の特定のチロシン残基がリン酸化される．リン酸化されるチロシン残基は，**免疫受容体チロシン活性化モチーフ**(immunoreceptor tyrosine-based activation motif：**ITAM**)と呼ばれる短いアミノ酸からなるモチーフの一部である．酵素やその他のシグナル伝達分子は，そのリン酸化チロシン残基に結合し活性化される．このように，細胞外において抗原がT細胞受容体に結合した後，細胞内シグナル伝達経路が開始されて遺伝子発現の変化が起こり，T細胞が分化することによって，一連の過程が終了する．

T細胞受容体とCD4またはCD8補助受容体からのシグナルは，協調してT細胞を活性化する(図8.10)．CD4とCD8の細胞質部分はどちらも，CD3のITAMをリン酸化するいくつかのチロシンキナーゼの1つである**Lck**と結合している．T細胞シナプスが形成されると，Lckは他のプロテインキナーゼ**ZAP-70**(ζ chain-associated protein of 70 kDa molecular mass)をリン酸化して活性化し，ζ鎖のリン酸化されたチロシン残基に結合する．ZAP-70はT細胞に発現したときのみ，その主たるシグナル伝達経路の開始に必要である．ZAP-70の機能が必須であることは，機能的なZAP-70を欠損したことによる免疫不全がいかに重症となるかをみればよくわかる．これらの幼児は，CD4およびCD8 T細胞の数は正常であるが，抗原受容体からの細胞内シグナルを伝えることができず，生後1年で細菌，ウイルス，真菌感染を繰り返し，造血細胞移植がなされなければ，2年目には死んでしまう．

T細胞が活性化されると，ZAP-70は数多くの細胞に共通する3つのシグナル伝達経路を活性化する(図8.11)．ナイーブT細胞では，転写活性化因子である**NFAT**(nuclear factor of activated T cell：活性化T細胞核因子)が他の転写因子と協調して遺伝子発現を変化させる．ZAP-70によって開始される1つ目の経路は，セカンドメッセンジャーで

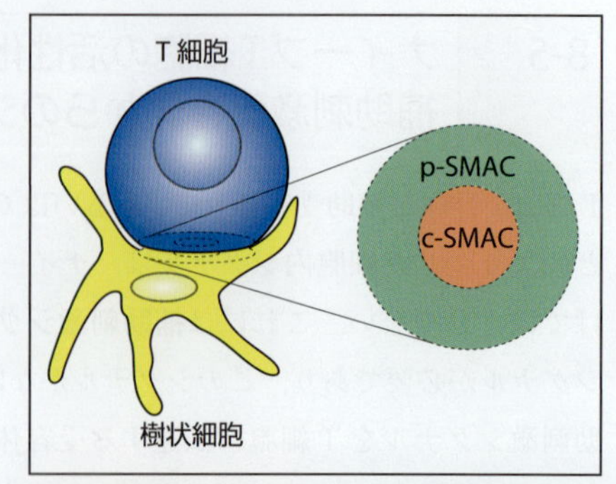

c-SMAC	p-SMAC
TCR CD2 CD4 CD8 CD28 PKCθ	LFA-1 ICAM-1 タリン

図8.9 T細胞と抗原提示細胞との間の接触領域におけるタンパク質間相互作用により，免疫シナプスと呼ばれる秩序立った構造が形成される

接触領域はc-SMAC(central supramolecular activation complex)とp-SMAC(peripheral supramolecular activation complex)とに分かれ，それぞれT細胞に発現する別のタンパク質が局在している．

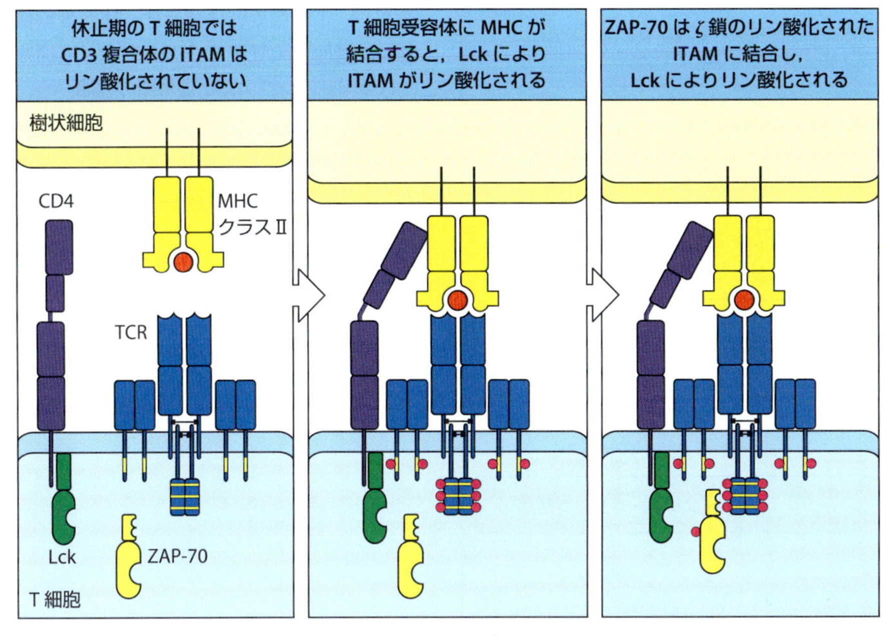

図 8.10 T細胞受容体と補助受容体との凝集がT細胞内シグナル伝達を開始させる
左図：休止期のT細胞では，T細胞受容体のCD3γ鎖，CD3δ鎖，CD3ε鎖とζ鎖のITAM（黄色領域）はリン酸化されていない．中央図：T細胞受容体と補助受容体が，抗原提示細胞上のペプチド-MHC複合体と結合してクラスターを形成すると，この複合体に結合しているLckなどのキナーゼによってITAMがリン酸化される（リン酸化チロシンは小さな赤丸で示してある）．右図：チロシンキナーゼZAP-70はζ鎖のリン酸化されたITAMを認識して結合し，Lckによってリン酸化されて活性化する．活性化したZAP-70が下流のT細胞シグナル伝達を媒介する．

あるイノシトール三リン酸を介してNFATを活性化する．2つ目の経路は，プロテインキナーゼCθを活性化し，その結果転写因子**NFκB**（nuclear factor κB）を活性化する．3つ目の経路は，Gタンパク質Rasを活性化し，転写因子**AP-1**の構成因子であるFosと呼ばれる核タンパク質の活性化を引き起こす．AP-1の他の構成因子であるJunは，CD28を介したシグナルで活性化される．NFAT，AP-1，NFκBの協調的な効果は，T細胞を増殖・分化させ，エフェクター機能を発揮させる遺伝子の転写を開始させる．

8-7 活性化ナイーブT細胞の増殖と分化は，サイトカインIL-2によって誘導される

活性化T細胞でスイッチがオンになる遺伝子の中で，**インターロイキン2**（interleukin-2：**IL-2**）というサイトカインをコードする遺伝子は特に重要である．IL-2はT細胞の増殖と分化に必須であり，最初はT細胞増殖因子（T-cell growth factor）と呼ばれていた．IL-2は活性化T細胞自身によって合成・分泌され，それを作ったT細胞自身に作用する．このような作用は**オートクリン**（autocrine）と呼ばれる．**パラクリン**（paracrine）という作用の様式もあるが，これはサイトカインがそれを作る細胞とは別の細胞に作用することを意味する．パラクリンに作用するサイトカインの例として，IL-12が挙げられる．IL-12は骨髄系細胞（樹状細胞やマクロファージなど）から産生され，リンパ球系の細胞（NK細胞やT細胞）に作用する（p.53の3-4項参照）．

IL-2の産生には，T細胞受容体-補助受容体複合体によってもたらされるシグナルとCD28を介して伝えられる補助刺激シグナルの両方が必要である（8-5項参照）．これらのシグナルはNFATの活性化を介して*IL-2*遺伝子の転写を引き起こす．多くのサイトカインと同様に，IL-2は免疫系に関与する細胞に多大な影響をもたらすため，その産生は時間的・空間的に厳密に制御されている．このような制御を可能にするために，サイトカインのmRNAはもともと不安定であり，IL-2産生を持続させるためにはmRNAの安定化が必要となる．この安定化は補助刺激シグナルの結果としてもたらされ，結果としてT細胞からのIL-2産生は20〜30倍に増える．また，補助刺激シグナルは*IL-2*

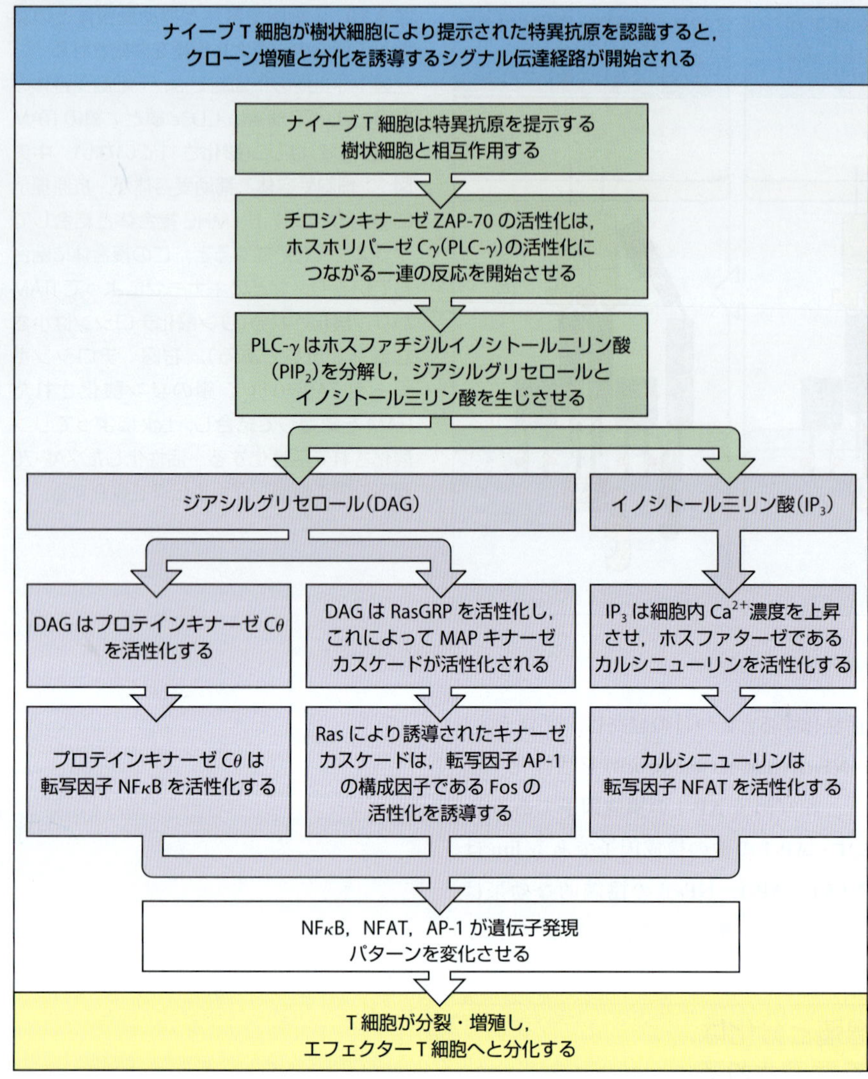

図 8.11 T細胞受容体複合体，補助受容体 CD4，補助刺激受容体 CD28 によって開始される細胞内シグナル伝達経路の概略
CD8 T細胞でも，CD8 が CD4 のように Lck と相互作用することで同様の経路が働いている．

遺伝子の転写効率を 3 倍増加させる転写因子を産生するという効果もある．こうした効果によって，補助刺激はT細胞の IL-2 産生能を約 100 倍にも増加させている．

ナイーブT細胞に発現する IL-2 受容体は，IL-2 との親和性が低い β 鎖と γ 鎖のヘテロ二量体である．活性化によりナイーブT細胞は，第三の IL-2 受容体構成因子である α 鎖を合成する．この α 鎖は，β 鎖と γ 鎖からなるヘテロ二量体に結合して高親和性の IL-2 受容体を形成する．この受容体によって，T細胞の IL-2 に対する応答性が増大する(図 8.12)．高親和性受容体に IL-2 が結合するとT細胞の増殖が開始される．1 個の活性化T細胞は 1 日に 2 〜 3 回，約 1 週間分裂することで，数千個の娘細胞を生み出すことができる．したがって，リンパ節のT細胞領域は，まれな抗原特異的ナイーブT細胞がエフェクターT細胞という武装集団を生み出すよう増殖するT細胞農場のようなものである．この比喩と一致して，あるウイルス感染に対して最も強い応答が起こっているとき，CD8 T細胞集団の約 50%は同じウイルス由来のペプチド-MHC 複合体に特異的な細胞である．

適応免疫応答の活性化における IL-2 の重要性は，T細胞が関与する臓器移植の拒絶を抑制するシクロスポリン A(シクロスポリン)，タクロリムス(FK506)，ラパマイシン(シロリムス)などの免疫抑制剤の作用様式に反映されている．シクロスポリン A とタ

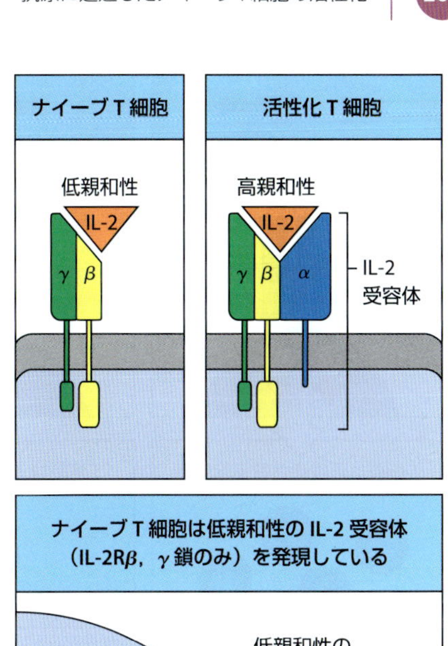

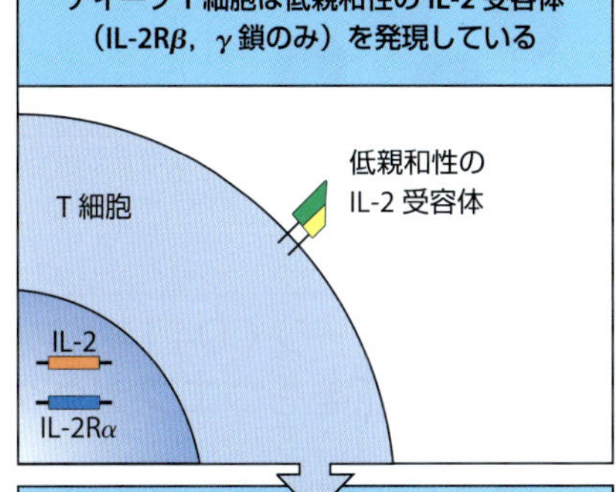

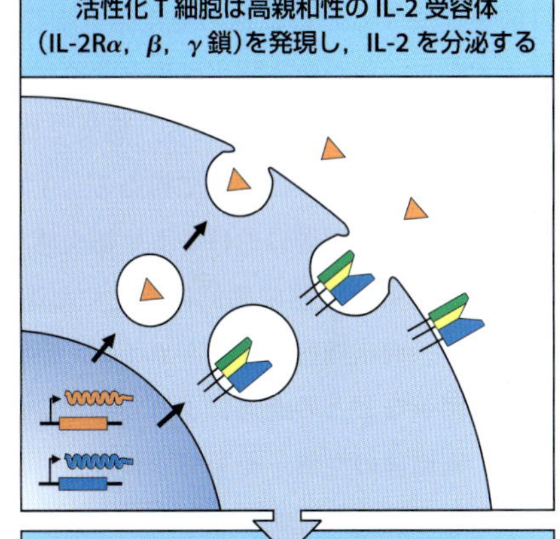

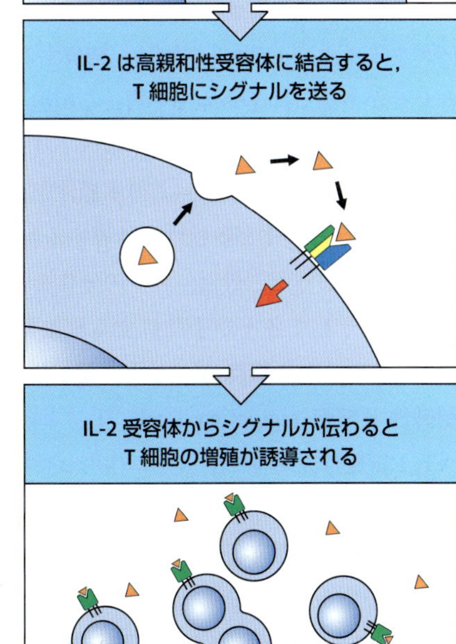

図 8.12　活性化ナイーブT細胞の増殖と分化は，サイトカインIL-2により誘導される

IL-2受容体(IL-2R)は3種類の鎖，α，β，γ鎖で構成される．低親和性のIL-2受容体はβ鎖とγ鎖のみからなり，高親和性の受容体形成にはα鎖を必要とする(上から1番目の図)．ナイーブT細胞は低親和性IL-2受容体を発現する(2番目の図)．ナイーブT細胞が補助刺激分子とともにペプチド-MHC複合体を認識して活性化すると，IL-2(橙色の三角形)の合成と分泌，およびIL-2受容体α鎖(青色)の合成が誘導される．α鎖はβ鎖およびγ鎖と会合し，高親和性IL-2受容体を形成する(3番目の図)．このT細胞はまた，細胞周期の最初のG1期に入る．IL-2はIL-2受容体に結合し(4番目の図)，T細胞増殖を促進する細胞内シグナルを伝える(5番目の図)．

クロリムスは，T細胞受容体からのシグナルを止めIL-2産生を抑制する．一方，ラパマイシンは，IL-2受容体からのシグナルを阻害する．これらの薬剤は，ナイーブT細胞の活性化と分化を抑制することによって，移植片のレシピエントが，移植された他人由来の臓器にある非自己抗原に対して適応免疫応答を起こすことを防いでいる．

8-8　補助刺激非存在下における抗原認識は，T細胞の不応答をもたらす

ナイーブT細胞集団の中には常に，自己抗原に特異性をもつものがいる．これらのT細胞は，認識する自己抗原が胸腺内に発現しないため，胸腺における負の選択を逃れている．このようなT細胞が自己抗原に出会うとき，それは多くの場合B7を発現しない細胞表面上であろう．なぜならば，この補助刺激分子の発現は，きわめて少数の細胞種，また感染や炎症の期間のみに限られているからである．B7分子や補助刺激がない状態で，自己反応性T細胞上のT細胞受容体と補助刺激受容体がペプチド-MHC複合体と結合すると，その細胞は外来性のいかなるシグナルにも反応しない状態に陥る．T細胞が一度この**アネルギー**(anergy)あるいは**T細胞アネルギー**(T-cell anergy)と呼ばれる状態になると，その後成熟した樹状細胞によって補助刺激とともに特異抗原を提示されても，元の状態に戻ることはない(図8.13)．アネルギーT細胞の特徴は，T細胞の増殖・分化の促進に必須のサイトカインであるIL-2を産生できないことである．したがってアネルギーの誘導は，胸腺での負の選択を何とか逃れた自己反応性のT細胞を末梢血中において無害にすることにより，自己寛容を保証する不可逆的なメカニズムであると考えられる．

免疫学者は，アネルギーという名前がつけられるはるか前から，この現象を認識していた．それは，動物をタンパク質抗原だけで免疫するとほとんど適応免疫応答が起こらないという不可解な観察であった．試行錯誤により，タンパク質抗原に細菌やその分解産物を意図的に混合することによって高い応答が起こることがわかった．その数十年後に，**アジュバント**(adjuvant)として知られる細菌の構成成分が，樹状細胞の補助刺激活性を誘導するという発見がなされた．これは，感染に際して自然免疫応答が通常関与している現象である(8-5項参照)．反対に，タンパク質抗原のみで免疫すると，抗原特異的なT細胞にはアネルギーが誘導され，それゆえ適応免疫応答の開始は積極的に抑制される．これが，この現象の理屈である．感染と異なり，純粋なタンパク質抗原が人体にとって脅威となることはめったにない．

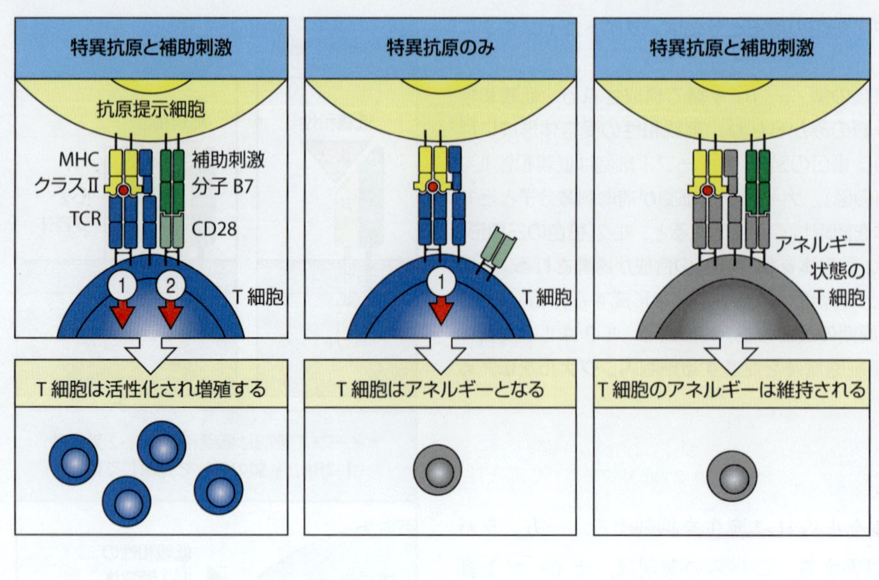

図 8.13 自己抗原を認識するナイーブT細胞には，その抗原に応答しない仕組みがある 感染時，病原体特異的ナイーブT細胞は，補助刺激分子 B7 を発現する成熟樹状細胞によって活性化される(左図)．感染がないときには樹状細胞は B7 分子を発現しない．胸腺における負の選択を逃れて循環血中に入った自己反応性ナイーブT細胞は，B7 分子を発現しない正常な体細胞に提示された抗原を認識する(中央図)．補助刺激のない状態で抗原特異的シグナルが与えられると，自己反応性T細胞はアネルギーとなる．アネルギーの状態にあるT細胞が，感染時に成熟樹状細胞上の自己抗原に出会っても，活性化されることはない(右図)．

8-9 ナイーブCD4T細胞の活性化により，異なるヘルパー機能をもつエフェクターT細胞が産生される

エフェクター CD4 T 細胞は，感染を起こす病原体を直接攻撃することはないが，その目的を達成するために他の免疫担当細胞の機能を助ける．CD4 T 細胞は補助機能を発揮するために他の免疫担当細胞と共役対を形成するが，この文脈においてその細胞は**標的細胞**(target cell)と呼ばれる．感染を終息させる効果的な免疫応答のタイプは，病原体の性質や感染部位によって異なる．すなわち，皮膚における細菌感染，気道におけるウイルス感染，腸管における寄生蠕虫感染では，それぞれ異なる免疫応答様式が必要とされる．感染源と感染部位に特化した適応免疫応答様式の成立は，ナイーブT細胞の活性化と，樹状細胞・サイトカイン・感染部位から二次リンパ組織へもたらされるさまざまな因子などとの遭遇によって始まる．このようにして，活性化樹状細胞が由来する組織，病原体の性質，そしてこれらに対して起こった自然免疫応答などが，その感染に最も適した機能を有するヘルパー CD4 T 細胞への分化を促進する．

エフェクター CD4 T 細胞は，発現する細胞表面分子や分泌するサイトカインの組み合わせが多様で，きわめて不均一な細胞集団である．1970 年代後半に CD4 T 細胞が発見されてから，免疫学者は各々のヘルパー機能と相関する表現型の特徴をもとに各分画を定義することによって，この多様性を秩序立てて説明しようとしてきた．この試みは，CD4 T 細胞の分化と多様性を誘導する転写因子によってなされるまではあまりうまくいっていなかった．最近，各々の分化を誘導するサイトカインとその分化を規定する転写因子，そして各々が手助けする細胞種に基づいて，**T_H1 細胞**(T_H1 cell)，**T_H17 細胞**(T_H17 cell)，**T_H2 細胞**(T_H2 cell)，**濾胞性ヘルパー T 細胞**(T follicular helper cell：T_{FH})，**制御性 T 細胞**(regulatory T cell：T_{reg})という 5 つのタイプに分類された(図 8.14)．

T_H1 細胞はマクロファージに作用して細胞内細菌感染やウイルス感染に応答し，その分化は転写因子 T-bet によって制御される．T_H17 細胞は好中球に作用して細胞外細菌や真菌感染に応答し，その分化は転写因子 RORγT に制御される．T_H2 細胞は寄生虫感染に応答する好酸球，好塩基球，マスト細胞，B 細胞に作用し，その分化は転写因子 GATA3 によって制御される．T_{FH} 細胞はナイーブ B 細胞の活性化とその抗体産生細胞への分化に寄与し，その分化は Bcl6 によって制御される．制御性T細胞はエフェクター

	T_H1 細胞	T_H17 細胞	T_H2 細胞	T_{FH} 細胞	制御性 T 細胞 (T_{reg})
エフェクター CD4 T 細胞	T_H1	T_H17	T_H2	T_{FH}	T_{reg}
分化を誘導するサイトカイン	IL-12 IFN-γ	IL-6 TGF-β IL-23	IL-4	IL-6 IL-21	TGF-β
分化に関わる転写因子	T-bet	RORγT	GATA3	Bcl6	FoxP3
特徴的なサイトカイン	IL-12 IFN-γ	IL-17 IL-22	IL-4 IL-5	IL-21	TGF-β IL-10
機能	マクロファージの活性化	好中球応答の亢進	寄生虫に対する細胞性および体液性免疫応答の活性化	B 細胞の抗体産生細胞への成熟促進	他のエフェクター T 細胞の抑制

図 8.14　5 つの機能的クラスからなるエフェクター CD4 T 細胞は，それぞれ異なるサイトカイン環境で活性化され分化することによって産生される

異なる分化経路を誘導するサイトカインと，それぞれの経路特異的に関連する転写因子，それぞれのエフェクター CD4 T 細胞から産生されるサイトカイン，免疫応答におけるこれらの細胞の機能をまとめて示す．

CD4 と CD8 T 細胞の活性を制限し，その分化は転写因子 FoxP3 により制御される．それぞれの転写因子は分化を制御する**マスター制御因子**(master regulator)である．

成熟 CD4 および CD8 T 細胞は，2 つの異なる安定で相互に独立した T 細胞系列であるのに対し，CD4 T 細胞における 5 つのサブセットはそうではない．これらのエフェクター CD4 T 細胞の性質は，局所の環境や存在するサイトカインによって変化しうる．エフェクター CD4 T 細胞を研究する際には，研究室で単離され培養することによって得られた結果が，実際の生体環境，すなわち人体での特性を反映していない可能性が常に付きまとう．

8-10　ナイーブT細胞の分化経路を決めるのは環境中にあるサイトカインである

活性化したナイーブ T 細胞がとる分化経路は，T 細胞の周辺環境にあるサイトカインと，それに結合し分化に影響を与える樹状細胞によって決定される．この環境は，感染部位の自然免疫応答や活性化した樹状細胞，病原体，抗原，サイトカインが，その応答を担う二次リンパ組織にもたらされることによって形成される．

CD4 T_H1 細胞は，感染部位において炎症を亢進させ，細胞内にいるウイルスや細菌感染の防御における主たる防御機構を担う．T_H1 細胞の産生を刺激するのは，IL-12 と IFN-γ であり，これらは自然免疫応答で最初に作られるサイトカインである．IL-12 は樹状細胞やマクロファージから，IFN-γ は NK 細胞から産生される(p.76 の 3-20 項参照)．これらのサイトカインが CD4 T 細胞に発現するその受容体に結合すると，遺伝子発現の変化が起こり，ナイーブ T 細胞が T_H1 細胞に分化するよう運命決定させるマスター制御因子である T-bet を発現する(図 8.14 参照)．T-bet は，T 細胞自身の IFN-γ 遺伝子もオンにし，二次リンパ組織において IFN-γ が局所で産生されるようになる．応答の初期に CD4 T_H1 細胞によって IFN-γ 濃度が上昇すると，活性化した CD4 T 細胞の分化はさらに，T_H1 経路へとよりいっそう誘導させるサイトカイン環境を作ることになる．

この正のフィードバック機構によって，樹状細胞が誘導している T 細胞クローンのすべてが T_H1 細胞になる．1 つの T_H1 細胞クローンによって産生される IFN-γ が，他の樹状細胞に結合しているナイーブ CD4 T 細胞を T_H1 経路に巻き込むような影響を与える可能性もある．

CD4 T_H2 細胞は，組織や人体の体表に定着する寄生虫感染への防御を制御する．寄生虫は生物学的に多様で，その多くは多細胞生物であり，ヒトの免疫系の細胞よりはるかに大きい．したがって，寄生虫に対する効果的な防御機構は，微生物感染をコントロールするメカニズムとは異なる．一般的に T_H2 細胞は炎症を起こさず，感染による組織損傷の修復と回復を促進する．T_H2 細胞は，病原体特異的 IgE 抗体の産生を促進し，好塩基球，マスト細胞，好酸球と協調して，呼吸器，腸管，尿生殖路の管腔および組織内からの寄生虫の除去を促している．IL-4 は T_H2 細胞応答において必須のサイトカインであり，ナイーブ T 細胞をエフェクター T_H2 細胞へと分化させる（図 8.14 参照）．IL-4 が，活性化したナイーブ CD4 T 細胞上の受容体に結合すると，転写因子 GATA3 の発現が誘導される．これにより，細胞が T_H2 経路へと運命決定される．GATA3 は T_H2 細胞に特徴的な IL-4 と IL-5 の遺伝子発現をオンにする．ひとたび CD4 T_H2 細胞が IL-4 を産生し始めると，局所環境はさらに活性化 CD4 T 細胞が T_H2 経路に分化するよう促進する環境となる．T_H2 経路による分化の開始に必要な IL-4 を供給する自然免疫系の細胞はまだ同定されていないが，好塩基球が有力な候補とされる．好塩基球は感染に応答して二次リンパ組織に集積し，IL-4 を産生して T_H2 細胞と相互作用する．このような触媒的な機能を果たすことは，好塩基球の数が少ないこととも整合性がある．

T_H17 細胞は IL-17 を分泌する．IL-17 受容体は，感染部位に好中球を導く CXCL8 や他のケモカインの産生に関わる上皮細胞や間質細胞に発現する．IL-17 かその受容体のいずれかを欠損する患者は，ヒトの常在菌 *Candida albicans* の慢性感染症に苦しむ．エフェクター T_H17 細胞が分泌する特徴的なサイトカインは，IL-17 ファミリーに属するサイトカインであるが，T_H17 細胞の分化を支持するサイトカインは，IL-6 とトランスフォーミング増殖因子 β（transforming growth factor-β：TGF-β）である（図 8.14 参照）．これらのサイトカインは，活性化 T 細胞に IL-17 ファミリーに属する IL-21 を産生させ，オートクリンに作用して T_H17 細胞の分化に必須の転写因子 STAT3 の発現を開始させる．T_H17 細胞の分化のマスター制御因子である転写因子 RORγT は，IL-17 の合成と分泌に必要である（図 8.14 参照）．T_H17 細胞は皮膚と腸粘膜に多く存在する．

T_{FH} 細胞は，感染に際して抗体産生を開始させるためにナイーブ B 細胞と協調して機能するヘルパー T 細胞である．ナイーブ CD4 T 細胞の T_{FH} 細胞への分化は IL-6 により誘導され，転写因子 Bcl6 の発現によって特徴づけられる．T_{FH} 細胞への補助刺激は CD28 と B7 分子との相互作用に加え，T_{FH} 細胞上の**誘導性 T 細胞補助刺激分子**（inducible T-cell co-stimulator：**ICOS**）と樹状細胞上の ICOS リガンドの結合によってももたらされる．ICOS は CD28 や CTLA-4 と構造上よく似ている．Bcl6 は B 細胞濾胞の間質細胞が産生するケモカイン CXCL13 の受容体である CXCR5 の発現に必要である．CXCL13 が T_{FH} 細胞上の CXCR5 に結合すると，T_{FH} は二次リンパ組織の T 細胞領域を離れ B 細胞濾胞に入る．T_{FH} が産生するサイトカインは，特定の感染源を除去するのに最も優れたクラスの抗体を産生するよう，B 細胞に対して免疫グロブリンのクラススイッチを誘導する．つまり，寄生虫感染であれば IgE の産生を，細胞外細菌感染であればオプソニン活性を有する IgG の産生を刺激する（p.103 の 4-16 項参照）．

制御性 T 細胞（T_{reg}）は感染に対する一次免疫応答の開始には寄与しないが，制御下に維持できるよう，また病原体がもはや脅威でなくなれば応答を終息させるよう機能する．

免疫応答による組織損傷を制限するために，制御性T細胞は組織修復を促進し，二次感染の可能性を減らす．制御性T細胞は他のエフェクターT細胞と相互作用することで機能し，そのエフェクター機能の停止を誘導する(p.192の7-13項参照)．**ナチュラル制御性T細胞**(natural regulatory T cell)は胸腺での発生過程で制御機能を果たすよう運命づけられた細胞である．**誘導性制御性T細胞**(induced regulatory T cell)は感染免疫応答の過程で，TGF-βの存在下かつIL-6や他の炎症性サイトカイン非存在下でナイーブT細胞が活性化された際に出現する．どちらのタイプの制御性T細胞も，転写因子FoxP3と細胞表面分子CD4およびCD25を発現するという点で他のエフェクターT細胞と区別される．誘導性制御性T細胞はTGF-βとIL-10を発現し，炎症と免疫応答を抑制する．

8-11 サイトカイン環境の正のフィードバック機構によって，極性をもったエフェクターCD4 T細胞応答が誘導される

T_H1細胞もT_H2細胞も，それぞれの分化を誘導するサイトカイン(T_H1細胞であればIFN-γ，T_H2細胞であればIL-4)がそのエフェクター機能の中心であり産生量も多い．これによって，機能的なエフェクターT細胞がさらに同じタイプのエフェクターT細胞の分化を誘導するという正のフィードバックが起こり，病原体特異的なCD4 T細胞の集団がT_H1細胞かT_H2細胞のいずれかに急速に拡大し優勢となる．これは，**極性**(polarization)をもったT細胞応答と呼ばれる．T_H1細胞に極性をもつ応答は，もともと免疫学者が**細胞性免疫**(cell-mediated immunity あるいは cellular immunity)と呼んでいた反応で，免疫応答のエフェクター細胞が優位となる応答に相当する．一方，T_H2細胞に極性をもつ応答では抗体産生が優位となり，歴史的に**体液性免疫**(humoral immunity)と呼ばれているものに相当する．"humors(四体液)"とは，抗体が循環する体液(body fluid)の別名である．

ハンセン病は，マクロファージの小胞系でらい菌 *Mycobacterium leprae* が持続感染することによる病気である．95%以上の人は，らい菌の感染に耐性であり特に目立った症状は起こらない．ハンセン病患者は，エフェクターCD4 T細胞応答がT_H1細胞かT_H2細胞のどちらかに偏っており，どちらが優位かという点が病気の進行に大きく影響する(図8.15)．T_H1細胞に偏向した応答を示す患者では，T_H1細胞により分泌されるサイ

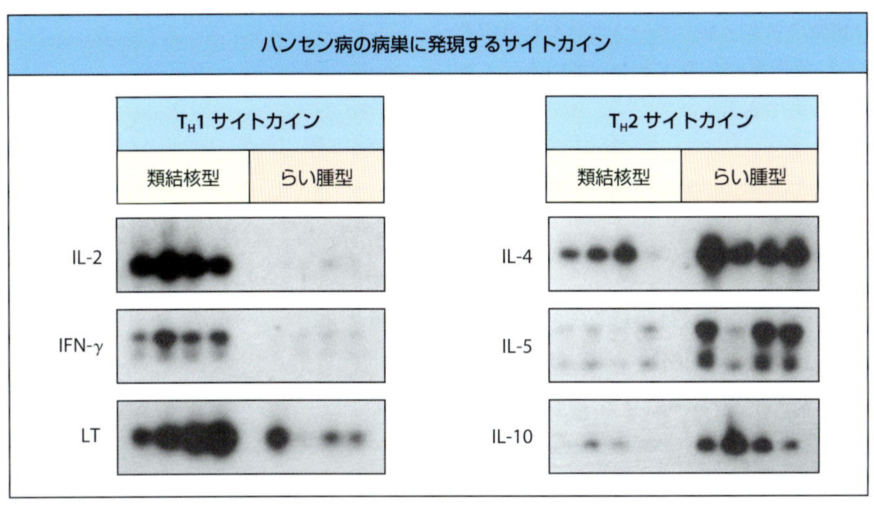

図8.15 T_H1サイトカインは類結核型ハンセン病を，T_H2サイトカインはらい腫型ハンセン病を特徴づけるサイトカインである
類結核型ハンセン病患者とらい腫型ハンセン病患者各4人の生検サンプルに発現する6種類のサイトカインのmRNAの発現解析をノザンブロットで行った結果を示す．典型的なT_H1サイトカインは類結核型ハンセン病患者に，典型的なT_H2サイトカインはらい腫型ハンセン病患者に優位に発現している．リンホトキシン(LT)は，構造的にも機能的にもTNF-αとよく似たT_H1サイトカインである．(サイトカインブロットはR.L. Modlinの厚意による)

らい菌の持続感染はハンセン病の異なる臨床像を生む	
類結核型とらい腫型という両極の病型のほかに，いくつかの中間型も認められる	
類結核型ハンセン病	らい腫型ハンセン病
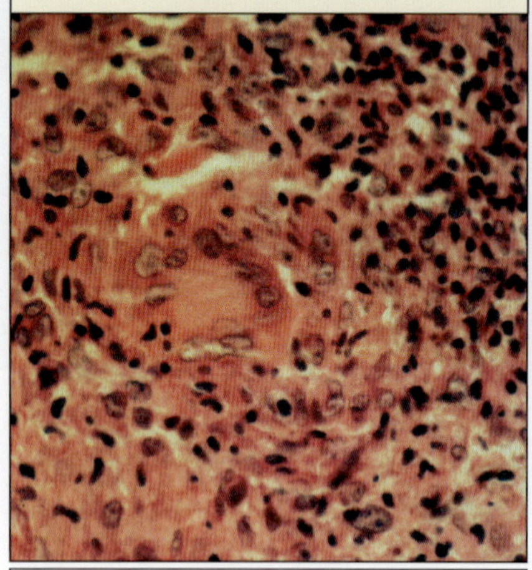	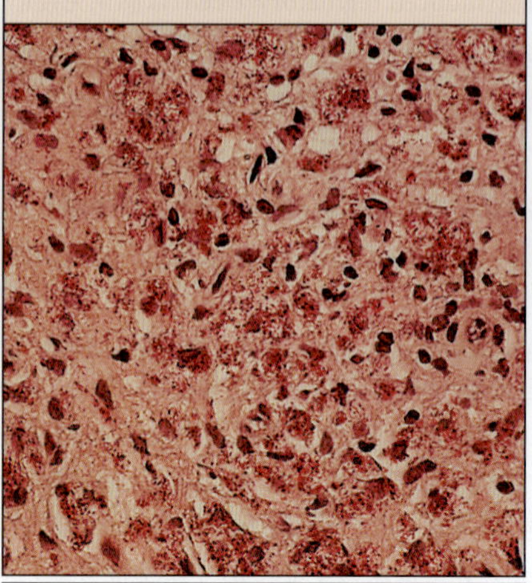
低レベルあるいは非検出レベルのらい菌が存在	マクロファージ内で活発にらい菌が増殖
低感染性	高感染性
肉芽腫，限局性炎症，末梢神経障害	播種性感染．骨と軟骨の傷害，びまん性神経障害
血清免疫グロブリン値は正常	高γグロブリン血症
T細胞応答は正常．らい菌抗原に特異的な応答	T細胞応答は低いまたはない．らい菌抗原に対して無応答

図8.16 らい菌に対する免疫応答は，類結核型ハンセン病とらい腫型ハンセン病で著しく異なる
写真はヘマトキシリン-エオシン染色した生検病巣の切片である．これらの写真でマクロファージ内に多数の小さな暗赤色の点として染色されるらい菌の感染には，2つの大きく異なる病態が存在する．類結核型ハンセン病（左図）では，らい菌の増殖は感染マクロファージを活性化するT_H1様細胞によりうまく制御されている．類結核型ハンセン病の病巣に特徴的な所見は，肉芽腫と呼ばれる小さな結節であり，マクロファージはこの局所に感染と炎症をうまくコントロールしている．結果として，この患者では末梢神経の局所的な障害のみが認められる．らい腫型ハンセン病（右図）では，感染は広範囲に散在し，マクロファージ内でらい菌は制御されずに増殖する．病気の末期では結合組織や末梢神経組織に大きな障害がみられる．これら2つの両極にある病態の間には，いくつかの中間型が存在する．（写真はG. Kaplanの厚意による）

トカインは，感染したマクロファージが細菌の増殖と播種を抑制するのを補助する．そのため，慢性炎症により皮膚や末梢神経が傷害されるものの，病気の進行は緩徐であり，通常これが原因となって死亡することはない．T_H2細胞に偏向した患者では，その転帰はまったく異なる．大量の病原体特異抗体が産生されるものの，マクロファージ内にいるらい菌には効果はない．らい菌の増殖は抑制されることなく体内の別の組織に播種し，激しい組織損傷を引き起こし，これがやがて致命的となる．したがって，T_H1細胞応答を起こすかT_H2細胞応答を起こすかでハンセン病患者の目に見える症状は大きく異なる．これらの病態には，類結核型ハンセン病，らい腫型ハンセン病，というそれぞれ別の名前がつけられている（図8.16）．どちらの病態も，免疫系が病原体となっているマイコバクテリアを排除できずに生じた慢性感染によるものである．

8-12 ナイーブCD8 T細胞は，ナイーブCD4 T細胞より強い活性化を必要とする

ヘルパーCD4 T細胞の機能は多様であるが，標的となる細胞種は相対的に少なく，リンパ球，食細胞，好中球のみである．これに対し，細胞傷害性CD8 T細胞は機能的には均一であるが，広範囲の標的細胞と相互作用している．標的細胞は，おおむねウイルスや微生物に感受性のあるすべての細胞を含み，これはヒトのすべての体細胞に共通することである．CD8 T細胞は，細胞内感染，特にウイルス感染に対する防御に必須の

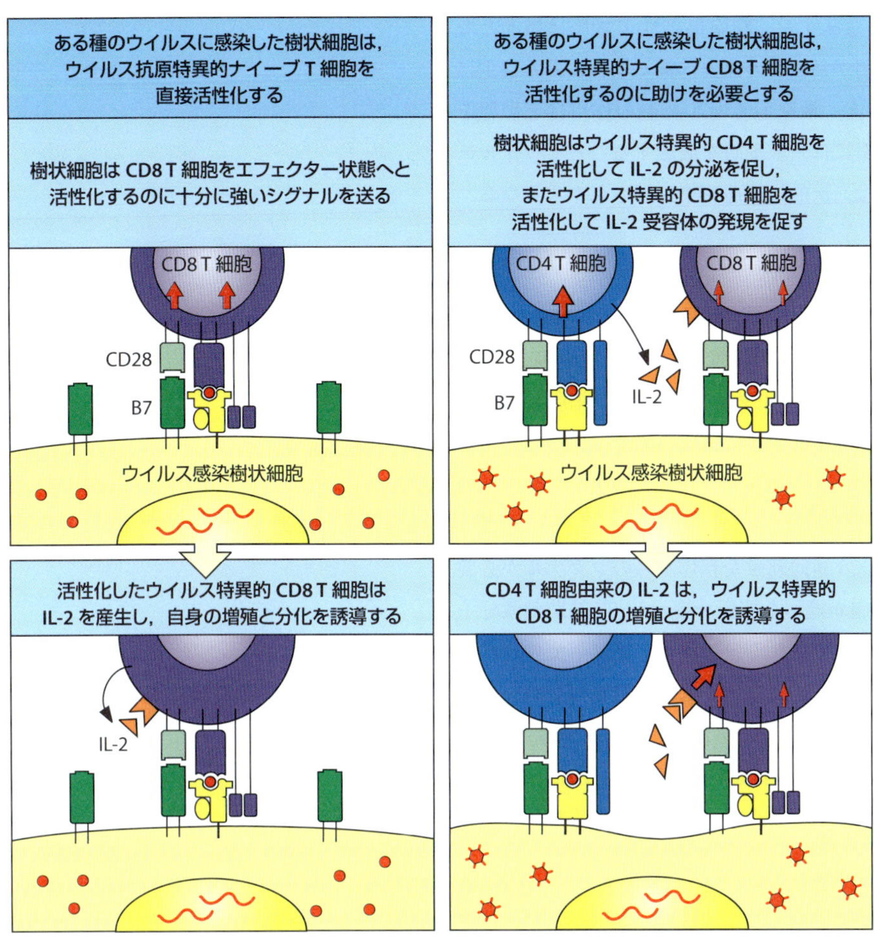

図 8.17　ナイーブ CD8 T 細胞は 2 つの様式で活性化される

左図：ナイーブ CD8 T 細胞がウイルス感染した樹状細胞により直接活性化される様式を示す．右図：樹状細胞(あるいは MHC クラスⅡ分子を発現したウイルス感染細胞)の補助刺激が不十分な場合に，エフェクター CD4 T 細胞がウイルス特異的 CD8 T 細胞の活性化を助ける様式について示す．この状況では，CD4 T 細胞によって分泌された IL-2 が，同じ樹状細胞と相互作用するナイーブ CD8 T 細胞に直接作用し，CD8 T 細胞を活性化するのに必要な後押しをする．

要素である．CD8 T 細胞は元来破壊的な性質を有するため，ナイーブ CD8 T 細胞の二次リンパ組織における活性化はそうたやすくは起こらず，ナイーブ CD4 T 細胞の活性化より強い補助刺激活性を必要とする．

ナイーブ CD8 T 細胞は，樹状細胞の MHC クラスⅠ分子上に提示された抗原を認識する．ウイルスペプチドと MHC の複合体を提示する樹状細胞との相互作用が，ウイルス抗原特異的ナイーブ CD8 T 細胞の活性化と分化の進行に十分な場合もある．ナイーブ CD8 T 細胞が抗原と樹状細胞が発現する補助刺激分子によって活性化されると，IL-2 とその高親和性受容体の両方を発現し，CD8 T 細胞の増殖と分化が誘導される(**図 8.17** 左)．

樹状細胞だけではナイーブ CD8 T 細胞を活性化するのに十分でない場合もある．この場合は，活性化の閾値を越えるために必要な IL-2 を供給しうる，ウイルス抗原に特異的なエフェクター CD4 T 細胞の助けを必要とする．樹状細胞は，ナイーブ CD8 T 細胞とエフェクター CD4 T 細胞の両方に対して同時に相互作用しなければならない．前者は，樹状細胞の細胞表面上のウイルスペプチドと MHC クラスⅠ複合体を認識し，後者はウイルスペプチドと MHC クラスⅡ複合体を認識する(図 8.17 右)．エフェクター CD4 T 細胞の活性化によって IL-2 が分泌され，樹状細胞との抗原特異的相互作用によって CD8 T 細胞の細胞表面上に発現した IL-2 受容体に結合する．IL-2 受容体，T 細胞受容体，CD8 補助分子，CD28 補助刺激受容体から生じる細胞内シグナルの連携によって，ナイーブ CD8 T 細胞の増殖と分化が誘導される．

ナイーブ CD8 T 細胞活性化の要求性がより厳しいということは，CD8 T 細胞は感染の証拠が明白なときにのみ活性化することを意味する．細胞傷害性T細胞は標的となるすべての組織に傷害を与えるため，その作用が病原体の除去に働く場合にのみ宿主に利益をもたらす．しかしそのような場合でさえ，細胞傷害性T細胞の作用は悪影響を及ぼしうる．例えば気道へのウイルス感染の際には，上皮層を破壊することでウイルスの複製を防ぐが，これによりその下層の組織は二次的に細菌感染に侵されやすくなる．

■まとめ

すべての適応免疫応答は，抗原特異的ナイーブT細胞の活性化によって始まる．多くの抗原特異的エフェクターT細胞クローンを作り出すためのナイーブT細胞の増殖と分化は，一次免疫応答の最初の段階である．T細胞の活性化は二次リンパ組織で起こるが，ここは感染部位から抗原を運んできた樹状細胞が，血行性あるいはリンパ行性に入ってきた抗原特異的ナイーブT細胞と出会う場である．T細胞の活性化と分化には，T細胞受容体，CD3複合体，補助受容体，CD28補助刺激受容体からのシグナルが必要である．これらのシグナルは，ナイーブT細胞が適切な抗原を提示しB7補助刺激分子を発現した樹状細胞と遭遇することによってもたらされる．これらが協調して作用することで，T細胞の遺伝子発現パターンに多くの変化を引き起こし，T細胞のクローン増殖とエフェクターT細胞への分化に必要なIL-2などのサイトカイン合成をもたらす．T細胞の活性化と分化の一連の過程は，樹状細胞の周辺環境において起こる．この間，ナイーブT細胞とその多くの子孫細胞は，樹状細胞の樹状突起との接触を維持している．

補助刺激分子B7は，プロフェッショナル抗原提示細胞に普遍的に発現しているわけではなく，感染の存在や自然免疫系受容体が微生物産物を感知したときに生じるシグナルによって誘導される．この仕組みにより，感染のないときにナイーブT細胞が自身の抗原に反応しないことが保証されており，また，末梢組織における免疫寛容を成立させて自己抗原に結合する受容体をもったナイーブT細胞が活性化して自己反応性エフェクターT細胞に分化するのを防ぐことができる．ナイーブT細胞が相互作用すると，補助刺激がないため，アネルギー，すなわち永続的な不応答状態が誘導される．

ナイーブCD4 T細胞とナイーブCD8 T細胞は同様の機構によって活性化される．ナイーブCD8 T細胞の活性化によって，ウイルスに感染した標的細胞を殺傷できるほぼ均一な細胞傷害性エフェクターT細胞が発生する．これに対し，エフェクターCD4 T細胞は機能的にきわめて多様であるが，その相互作用は免疫系における骨髄系細胞およびリンパ系細胞を助け，制御することに限られている．T_H1，T_H2，T_H17，T_{FH}，T_{reg}という，5つの主たるエフェクターCD4 T細胞サブセットが定義されており，免疫系においてそれぞれ異なる，そして相補的な役割を担っている．

エフェクターT細胞の特性と機能

エフェクターT細胞は二次リンパ組織で分化を完了した後，その分化を支持した樹状細胞から離れる．エフェクターCD8 T細胞およびCD4 T_H1，T_H2，T_H17，T_{reg}細胞はリンパ組織を離れ，循環に入り感染部位を探す．CD4 T_{FH}細胞は二次リンパ組織にとどまりB細胞領域に移動し，ここで感染に対するB細胞応答を刺激する．T細胞のエフェクター機能はすべて，MHCクラスⅠあるいはクラスⅡによって提示されたペプチド抗原の認識によって活性化される．エフェクターT細胞は，その標的細胞とシナプスを

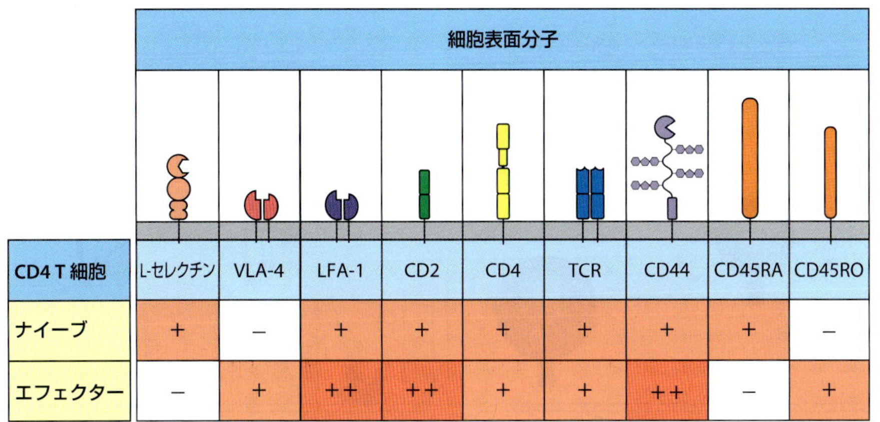

細胞表面分子									
CD4 T 細胞	L-セレクチン	VLA-4	LFA-1	CD2	CD4	TCR	CD44	CD45RA	CD45RO
ナイーブ	+	−	+	+	+	+	+	+	−
エフェクター	−	+	++	++	+	+	++	−	+

図 8.18 T細胞の活性化に伴い，細胞表面マーカーの発現は変化する

休止期のナイーブT細胞は，リンパ節へのホーミングに必要なL-セレクチンを発現している．エフェクターT細胞はVLA-4を発現しており，これにより感染組織に入る．接着分子LFA-1，CD2，CD44の発現量の上昇によって，エフェクターT細胞は標的細胞と強固な相互作用が可能になる．CD45の発現変化は，エフェクターT細胞が標的細胞と相互作用する機能を亢進させる．ここではCD4 T細胞の細胞表面について記載したが，CD8 T細胞においても同様である．

介して結合し共役対を形成する．これによってT細胞は強い影響をもたらすエフェクター分子をその標的細胞に届けることができる．エフェクターCD8 T細胞はその標的を死に至らしめるのに対し，T_H1，T_H2，T_H17，T_{FH} 細胞は標的細胞が感染源を攻撃するのを助ける．過度な攻撃を防ぐのは，他のエフェクターT細胞を標的とする制御性T細胞である．エフェクターT細胞は厳密な選択過程によって選ばれたナイーブT細胞の娘細胞なので，エフェクターT細胞の活性化の要求性はナイーブT細胞よりも低い．この性質は，エフェクターT細胞を速やかに感染部位の最前線に動員することを可能にしている．本節ではまず，エフェクターT細胞とナイーブT細胞間の違いについて述べ，次にさまざまなエフェクターT細胞の特化された機能を比較してみる．

8-13 細胞傷害性CD8 T細胞とエフェクターCD4 T_H1，T_H2，T_H17 細胞は感染部位で機能する

細胞傷害性CD8 T細胞と，CD4 T_H1，T_H2，T_H17 細胞は二次リンパ組織において分化すると，感染部位に移動して機能する．これに備えて，ナイーブT細胞からエフェクターT細胞への分化には，感染部位へ移動したりそこで機能を果たしたりすることを可能にする細胞表面分子の発現変化が含まれる（**図 8.18**）．

エフェクターT細胞をナイーブT細胞と区別する細胞表面の違いには，細胞接着に影響するものがある．これらの変化により，エフェクターT細胞は二次リンパ組織からリンパを経て血中へいき，さらに血中から感染組織への移行が促進される．L-セレクチンはナイーブT細胞が血中からリンパ節に入ることを可能にする分子であるが，エフェクターT細胞においては，接着分子VCAM-1に結合するインテグリン**VLA-4**がこの機能を担っている（**図 8.19**）．炎症部位で活性化している血管内皮細胞はVCAM-1を発現しており，エフェクターT細胞をそこにとどまらせ，感染部位に入るよう導く．こうした細胞表面の変化によって，エフェクターT細胞は二次リンパ組織へ戻る経路から外れて，その機能を必要とする感染組織へ移行する．

エフェクターT細胞が感染部位へ入ると，組織の細胞と一過性に相互作用して，その特異抗原を提示している標的細胞を探す．こうした一過性の相互作用を促進するために，エフェクターT細胞はCD2分子とLFA-1分子をナイーブT細胞の2～4倍多く発現している．このため，エフェクターT細胞は，ほとんどの体細胞が少量発現するICAM-1とLFA-3に対して，プロフェッショナル抗原提示細胞よりも感受性が高い（図8.18参照）．T細胞受容体の特異的な相互作用がなければ，エフェクターT細胞と標的

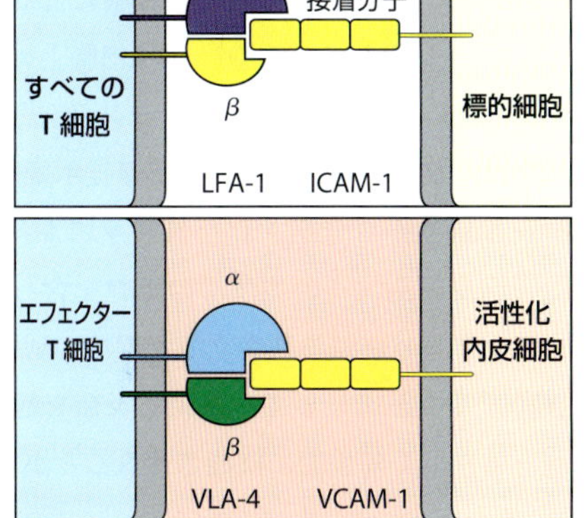

図 8.19 インテグリンVLA-4はエフェクターT細胞を感染部位へとホーミングさせる

インテグリンLFA-1はICAMと結合する接着分子であり，すべての白血球に発現している．LFA-1はT細胞がさまざまな標的細胞と相互作用するのに寄与している（上段）．エフェクターT細胞は，LFA-1に加え，接着分子VCAM-1と結合する別のインテグリンVLA-4を発現している（下段）．VCAM-1は炎症組織の血管内皮細胞に選択的に発現しており，エフェクターT細胞を血中から感染組織へと動員する．

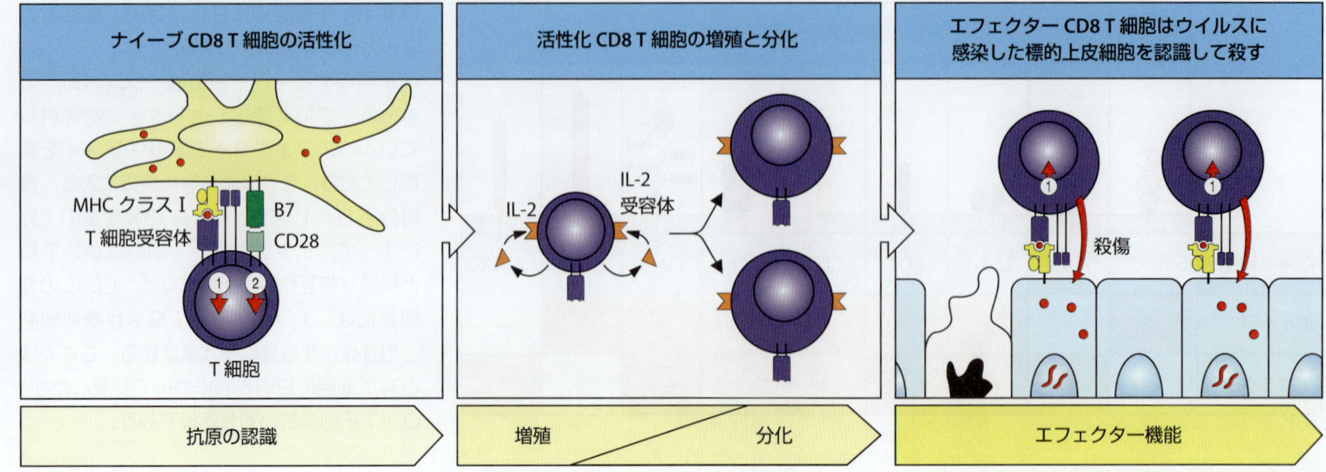

細胞との相互作用は短時間で終わる．もし，T 細胞受容体が，ペプチド - MHC 複合体と幸運にも結合した場合，LFA-1 の構造変化が起こり，ICAM-1 との結合が強固となり，T 細胞と現在結合している標的細胞との長期間の相互作用が保証される．

ナイーブ T 細胞とエフェクター T 細胞は，その抗原認識様式も顕著に異なる．エフェクター T 細胞を活性化するためには，T 細胞受容体と補助受容体からのシグナルで十分であるが，ナイーブ T 細胞がこれらのシグナルだけを受け取るとアネルギーが誘導される(8-8 項参照)．したがって，CD28 と B7 分子を介した補助刺激はエフェクター T 細胞応答を活性化するためには必要ない．このような活性化に必要な条件の緩和は，CD8 T 細胞にとってきわめて重要な意味をもつ．なぜならば，これは CD8 T 細胞がウイルスに感染したいかなる細胞も殺すことができることを意味するからである(図 8.20)．エフェクター CD4 T 細胞にとっても，標的細胞の範囲が潜在的に広がることになる．ナイーブ T 細胞は樹状細胞上の抗原認識によってのみ活性化するが，エフェクター CD4 T 細胞は MHC クラスⅡ分子をもつすべての細胞上の抗原を認識する．これには，プロフェッショナル抗原提示細胞だけでなく，感染部位で NK 細胞やエフェクター T 細胞から分泌された IFN-γ によって MHC クラスⅡの発現が誘導された T 細胞，血管内皮細胞，その他多くの細胞を含む．したがって，補助刺激は T 細胞応答の開始を二次リンパ組織の秩序立った環境に制限する機構のようである．補助刺激の必要性を緩和することによって，感染し炎症を起こした組織環境において，エフェクター T 細胞をより早く効果的に機能させることが可能になっている．

図 8.20　補助刺激シグナルはナイーブ T 細胞の活性化に必要であるが，エフェクター T 細胞の活性化には必要ない

ナイーブ T 細胞の活性化は，補助刺激受容体 CD28 と T 細胞受容体からの細胞内シグナルが必要である(左図)．活性化ナイーブ T 細胞が増殖し分化した後(中央図)，これにより産生されたエフェクター T 細胞は，特異抗原を提示するが CD28 と結合する補助刺激分子 B7 の発現を欠く標的細胞を認識し応答することができる(右図)．ここでは CD8 T 細胞について示すが，エフェクター CD4 および CD8 T 細胞のいずれの活性化にも補助刺激シグナルを必要としない．

8-14　エフェクターT細胞の機能はサイトカインとサイトトキシンによってもたらされる

エフェクター T 細胞は常に，標的細胞と共役対を形成することによってその機能を発揮する．2 つの細胞が接触している限局領域では，T 細胞シナプスが形成され，T 細胞受容体と補助受容体が抗原ペプチド - MHC 複合体と結合している．シナプスでは，T 細胞によって産生されたエフェクター分子が標的細胞に送り込まれる．T 細胞のエフェクター機能を担う分子には，サイトカインと**サイトトキシン**(cytotoxin)の 2 種類がある．サイトカインは標的細胞の挙動を変え，細胞傷害性タンパク質あるいはサイトトキシンは標的細胞を殺傷する．すべてのエフェクター T 細胞はサイトカインを分泌するが，サイトトキシンはエフェクター CD8 T 細胞のみが産生する(図 8.21)．

CD8 T 細胞	
細胞傷害性 T 細胞	
サイトトキシン	サイトカイン
パーフォリン グランザイム グラニュリシン セルグリシン	IFN-γ LT IL-2
ウイルス感染細胞の殺傷	

CD4 T 細胞				
T_H1 細胞	T_H2 細胞	T_{FH} 細胞	T_H17 細胞	制御性 T 細胞(T_{reg})
サイトカイン	サイトカイン	サイトカイン	サイトカイン	サイトカイン
IFN-γ GM-CSF TNF-α LT IL-2	IL-4 IL-5 IL-10 IL-13 TGF-β	IL-21 IL-4 IFN-γ	IL-17 IL-21 IL-22 IL-26	TGF-β IL-10 IL-35
マクロファージが細胞内感染を抑制するのを助ける	好塩基球，マスト細胞，好酸球，B 細胞が寄生虫感染に応答するのを助ける	B 細胞が活性化・クラススイッチすることや，抗体の親和性を高めるのを助ける	真菌や細胞外細菌の感染に対する好中球の応答を増強する	他のエフェクター T 細胞集団の活性を抑制する

図 8.21 細胞傷害性 CD8 T 細胞とヘルパー CD4 T 細胞のエフェクター分子

サイトカインとは，分泌型あるいは膜結合型の小さなタンパク質で，自然免疫(p.53 の 3-4 項参照)および適応免疫に必須の要素である．それらは，サイトカイン受容体と呼ばれる細胞表面に結合し，免疫応答のあらゆる局面を制御する．サイトカインがサイトカイン受容体に結合すると，細胞内シグナルが発生し，標的分子の遺伝子発現の変化を誘導する．極性をもった T 細胞の応答の極端な例として，ハンセン病の 2 つの病態を取りあげた(8-11 項参照)が，このようにオートクリン作用によってサイトカインは免疫応答を増強することができる．サイトカインはまたパラクリンに作用して，免疫応答における異なる種類の細胞間での相互作用や協調作用をもたらす．T 細胞が産生する多くのサイトカインは，**インターロイキン**(interleukin：IL)と呼ばれ，IL-1，IL-2，IL-3 のように，発見された順番に従って命名されている．リンパ球によって産生されるサイトカインは**リンホカイン**(lymphokine)とも呼ばれるが，本書では，これら機能的に関連するすべての分子を，一般名称であるサイトカインと呼ぶことにする．

きわめて多くのサイトカインが T 細胞によって作られ，異なる組み合わせでさまざまなタイプの標的細胞に影響を与える．主要なサイトカインによって，T_H1，T_H2，T_H17，T_{FH}，T_{reg} といった 5 つの主たるヘルパー CD4 T 細胞(図 8.14 参照)が区別される．これらのサブセットは，それらが作る他のサイトカインをもとにさらに細かく分類されうる．サイトカインは，エフェクター T 細胞が標的細胞と共役対を形成して初めて作られ，すぐにその必要とする標的細胞に届けられる．サイトカインは，CD4 T 細胞が将来的に使うために作られたり貯蔵されたりすることは決してない(図 8.21 参照)．

サイトトキシンは，サイトカインほど種類は多くない．サイトカインと異なり，エフェクター CD8 T 細胞はサイトトキシンを大量に作り，標的細胞と出会う前にそれを**傷害顆粒**(lytic granule)の中に蓄える．サイトトキシンには，5 つのセリンプロテアーゼファミリーからなる**グランザイム**(granzyme)，細胞膜を破壊する**パーフォリン**(perforin)，プロテオグリカンである**セルグリシン**(serglycin)，細胞膜に結合する界面活性剤様タンパク質の**グラニュリシン**(granulysin)が含まれる．適応免疫応答に関わる CD8 T 細胞と，自然免疫応答に関わる NK 細胞が用いる細胞傷害活性の機構は，傷害顆粒の形態・内容物ともにきわめてよく似ている(p.74 の 3-19 項参照)．CD8 T 細胞と NK 細胞が異なる点は，感染細胞と健康な細胞を見分ける方法にある．CD8 T 細胞ではこの機能に特化した 1 つの受容体が担うが，NK 細胞ではさまざまな多くの異なる受容体が使われる．

8-15 サイトカインはエフェクターT細胞の標的となった細胞の遺伝子発現パターンを変化させる

サイトカインは，エフェクターT細胞のきわめて近傍でのみ短期間機能するエフェクター分子である．細胞表面上の膜結合型サイトカインは，免疫シナプスの直近でのみ標的細胞に作用する．可溶性サイトカインの分泌もまた，免疫シナプスに向けられる．膜結合型サイトカインは，分泌型よりも少量でかつ低親和性でもその効果を発揮できる．また，T細胞と標的細胞との接着を強めることもできる．可溶性のタンパク質になると，分泌されたサイトカインがそれを産生したT細胞から離れて拡散し，T細胞の標的細胞以外に効果を及ぼす可能性がある．例えば，TNF-αなど一部のサイトカインは，膜結合型と分泌型の両方の形で産生される．

多くのサイトカイン受容体は，サイトカイン結合部位をともに形成するような2つの膜タンパク質からなるが，サイトカイン非存在下では相互作用しない．サイトカインの存在によって，サイトカインとサイトカイン受容体の複合体の形成が促進される（図8.22）．2つのサイトカイン受容体ポリペプチドの細胞内末端に結合しているのは，**JAK**（Janus kinase：ヤヌスキナーゼ）として知られるプロテインキナーゼの不活性型である．サイトカインが結合して受容体のポリペプチド鎖が二量体化すると，JAKも二量体となり，活性型の酵素になる．このキナーゼは次に**STAT**（signal transducer and activator of transcription）と呼ばれるタンパク質をリン酸化する．リン酸化されたSTATは二量体化し，これにより細胞質から核内に移行できるようになる．そこでSTATは標的細胞の遺伝子発現パターンを変化させる．JAKもSTATもファミリーを形成するタンパク質群であり，異なる組み合わせで作用して，さまざまなサイトカイン受容体に遺伝子発現変化をもたらす．JAK-STATシグナル伝達経路は，短時間で，直接的かつ効果的に，標的細胞がサイトカイン刺激に対して応答することを可能にしている．

サイトカインの効果は速やかに停止される．そのメカニズムの1つは，細胞内脱リン酸化酵素が，シグナル伝達に必須のサイトカイン受容体やJAK・STATからリン酸基を除去することによる．また，SOCS（suppressor of cytokine signaling）と呼ばれる抑制性タンパク質ファミリーが関与するメカニズムもある．リン酸化されたサイトカイン受容体やJAK・STATのリン酸化されたチロシン残基にSOCSが直接結合すると，シグナル伝達経路を抑制したり，その分子を分解の標的にしたりする．

図8.22 サイトカインはサイトカイン受容体の会合を誘導し，それに結合するシグナル伝達分子JAKとSTATが速やかに遺伝子発現を変化させる

サイトカイン受容体サブユニットは，サイトカインがない状態では会合していない（左から1番目の図）．サイトカイン受容体の細胞内末端にJAKが結合する（2番目の図）．サイトカインの存在下で受容体が会合すると，JAKは受容体に引き寄せられ，活性化し，受容体のサブユニットをリン酸化する（3番目の図）．2つのSTAT分子がリン酸化された受容体に結合し，STAT自身もJAKによってリン酸化される（4番目の図）．リン酸化されたSTATは二量体化してサイトカイン受容体から離れて核に移行し，そこで免疫応答に寄与するさまざまな遺伝子の転写を活性化する（5番目の図）．この経路は多くのサイトカインに共通であるが，利用されるJAK・STATファミリーの組み合わせはサイトカインにより異なる．

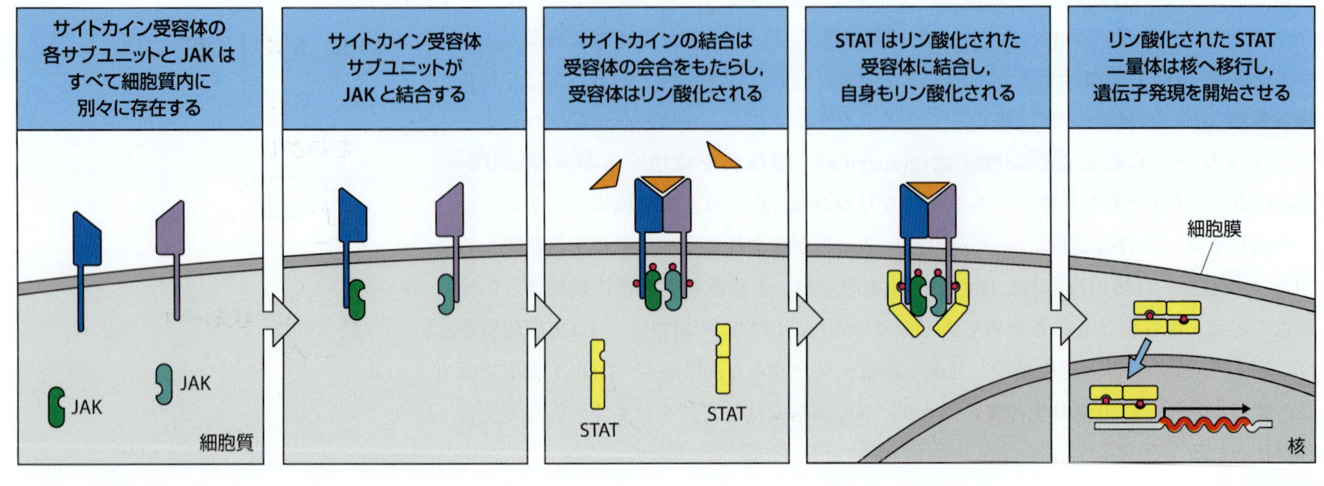

8-16 細胞傷害性CD8 T細胞は，感染部位で標的細胞を選択的に順次傷害する

病原体がひとたび細胞内に入ると，抗体や他の免疫応答に関連する可溶性タンパク質はその病原体に接触できなくなる．このような病原体は，感染した細胞そのものによる作用か，あるいは免疫系が感染した細胞を直接攻撃するか，どちらかによってしか排除できない．細胞傷害性CD8 T細胞の機能はこのような細胞内感染に蝕まれた細胞を殺すことである．感染細胞を犠牲にすることは，概して正常細胞への感染の拡大を防ぐことに役立つ．ウイルス感染における細胞傷害性T細胞の重要性は，機能的な細胞傷害性T細胞を欠く人が持続的なウイルス感染症に苦しむことからもわかる．

CD8 T細胞が特異抗原によって活性化されると，二次リンパ組織における分化の一環として不活性型のサイトトキシンを合成し，膜結合型傷害顆粒に貯蔵する．その後，エフェクターCD8 T細胞は感染部位に移行し，特異抗原を提示している感染細胞を探す．感染部位では，細胞傷害性CD8 T細胞と感染した標的細胞は，健康な体細胞と感染部位に侵入した多様な免疫担当細胞に囲まれている．細胞傷害性T細胞は，その抗原特異性を利用して攻撃すべき感染細胞のみを見つけ出し，健康な細胞には何も影響を与えない．T細胞は，標的細胞との接着の場となる免疫シナプスが局在する小さな領域に限局して顆粒を分泌する（図8.23）．ここで顆粒の膜はT細胞の細胞膜と融合し，内容物を標的細胞表面に放出する．したがって，傷害顆粒は感染細胞に近接した正常細胞を攻撃することもないし，T細胞自身を殺してしまうこともない．標的細胞が死滅し始める

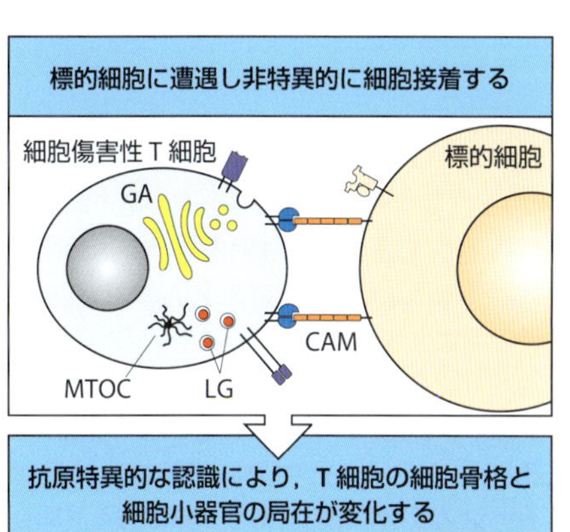

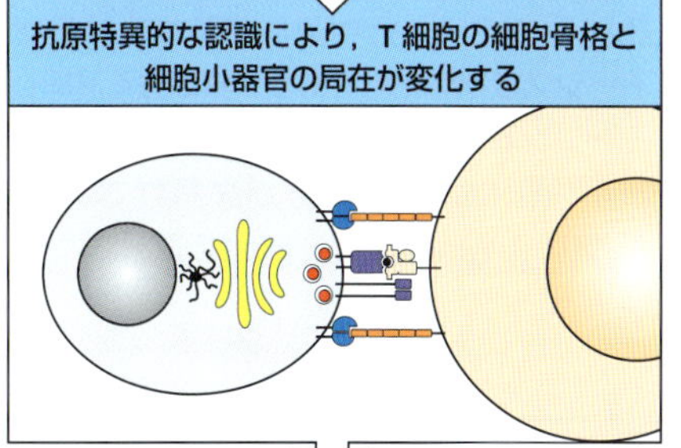

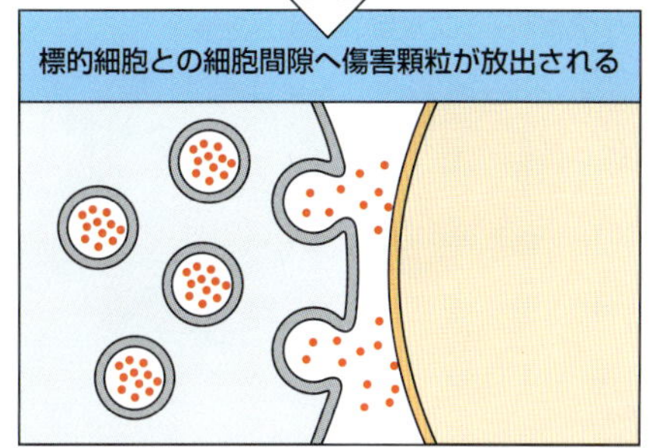

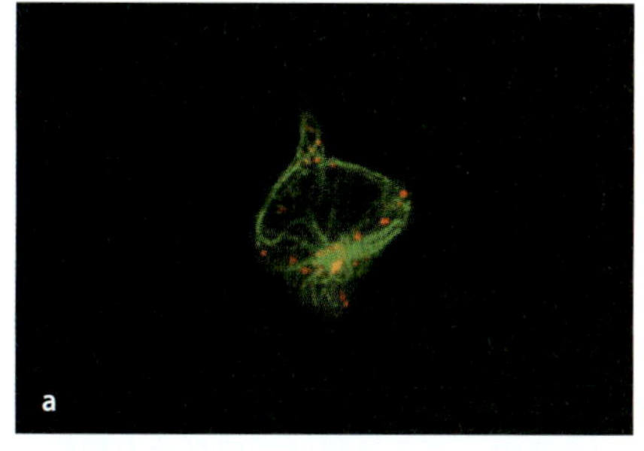

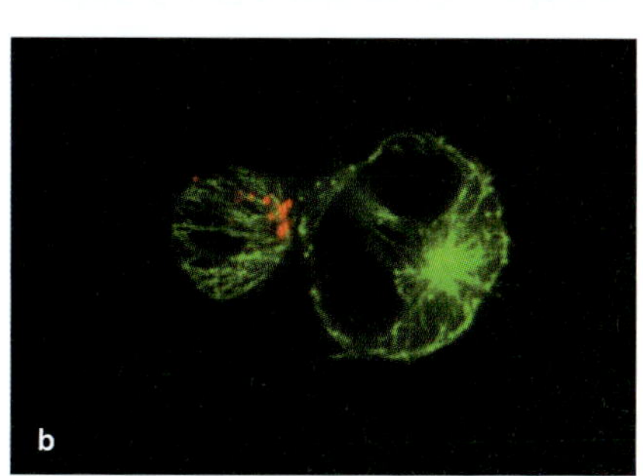

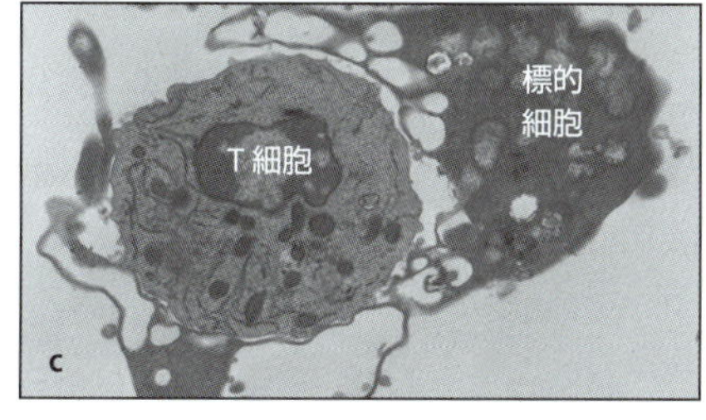

図8.23 CD8 T細胞は傷害顆粒を分泌し，サイトトキシンを標的細胞の細胞表面に集中して放出することによって感染細胞を殺傷する

CD8 T細胞が最初に標的細胞に非特異的に接着する段階では，傷害顆粒（LG）の局在は影響を受けない（上段左図）．このT細胞が抗原受容体と結合すると極性が生じる．すなわち，接着部位の表層のアクチン骨格が再構築され，これにより微小管形成中心（MTOC），ゴルジ体（GA），傷害顆粒が標的細胞に向けられるようになる（中段左図）．顆粒の膜が細胞膜と融合すると，傷害顆粒に蓄えられたサイトトキシンが，標的細胞の細胞膜に向けて直接放出される（下段左図）．蛍光顕微鏡写真（a）は，まだ結合していない単独の細胞傷害性T細胞を示す．微小管は緑色で，傷害顆粒は赤色で標識してある．傷害顆粒がT細胞内に散在していることに注目してほしい．蛍光顕微鏡写真（b）は，細胞傷害性T細胞が（大きな）標的細胞に結合したところを示す．傷害顆粒はT細胞との接着部位に集積している．電子顕微鏡写真（c）は，結合した細胞傷害性T細胞が顆粒を放出した後，標的細胞が死につつあるところを示す．（写真aとbはG. Griffiths，写真cはJ. Stinchcombeの厚意による）

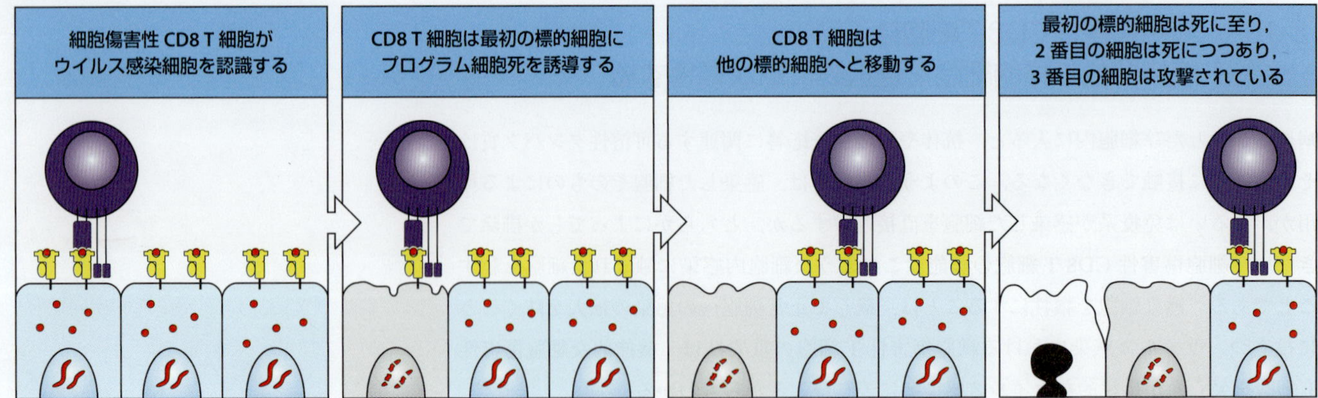

と，細胞傷害性 T 細胞は標的細胞から離れ，新しい顆粒を作り始める．新しい顆粒が産生されると他の標的細胞を傷害できるようになる．このようにして，細胞傷害性 T 細胞は多くの感染細胞を順次殺していく（図 8.24）．

細胞傷害活性に加え，CD8 T 細胞はサイトカインの分泌によっても免疫応答に貢献している．そのうちの 1 つである IFN-γ は，感染細胞におけるウイルスの複製を阻害し，ウイルス抗原の処理と MHC クラス I 分子による提示を促進する．IFN-γ のもう 1 つの効果は，細胞傷害性 T 細胞の周囲にいるマクロファージを活性化することである．これらのマクロファージは死にかけた感染細胞を除去し，T 細胞にさらなる活躍の場を与えるとともに，傷害された組織が治癒し再生するのを助ける．

図 8.24 細胞傷害性 CD8 T 細胞は感染した細胞を順次殺傷する
CD8 T 細胞が感染細胞上のペプチド-MHC クラス I 複合体を認識すると（左から 1 番目の図），標的細胞はアポトーシスによって死ぬようプログラムされる（2 番目の図）．その後，細胞傷害性 T 細胞は標的細胞から離れ，新たな傷害顆粒を合成し，さらに他の標的細胞へと向かう（3 番目の図）．このサイクルは 3 番目の標的細胞に対しても繰り返される（4 番目の図）．

8-17 細胞傷害性 T 細胞はアポトーシスを誘導して標的細胞を死滅させる

細胞傷害性 CD8 T 細胞によって殺される細胞は，物理化学的傷害のためネクローシス（壊死）を起こす細胞と違い，溶解したり自壊したりせず，**アポトーシス**（apoptosis）によって死ぬ（図 8.25）．この種の細胞死は，好ましくない細胞や危険な細胞を免疫系によって除去する（例として 6-3 項参照）ためのものであり，細胞は内部から自殺が誘導され，内容物を維持しつつ縮小し，きれいな死骸を残す．この過程は**プログラム細胞死**（programmed cell death）とも呼ばれ，病原体の複製だけでなく，感染細胞から感染性を有する微生物やウイルス粒子が放出されるのも防ぐ．

パーフォリン，グラニュリシン，セルグリシンがそろって標的細胞の細胞表面上に結合すると（8-16 項参照），標的細胞の細胞膜に穴をあけ，グランザイムを細胞内部に注

図 8.25 アポトーシス（プログラム細胞死）
（a）正常な核をもつ通常の細胞の電子顕微鏡写真．（b）右下の細胞はアポトーシス初期の細胞である．核のクロマチンが凝縮し（赤色），膜の球状小体化が認められるものの細胞膜は同定可能である．対照的に，左上のネクローシスにより死につつある細胞では，細胞膜は識別しにくい．（c）中間にある細胞はアポトーシス後期の細胞であり，核は強く凝縮し，ミトコンドリアはなく，細胞質と細胞膜は球状小体化により大部分が失われている．（写真は R. Windsor と E. Hirst の厚意による）

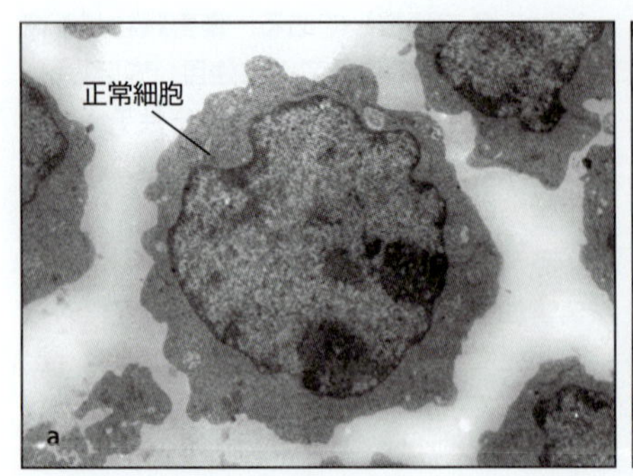

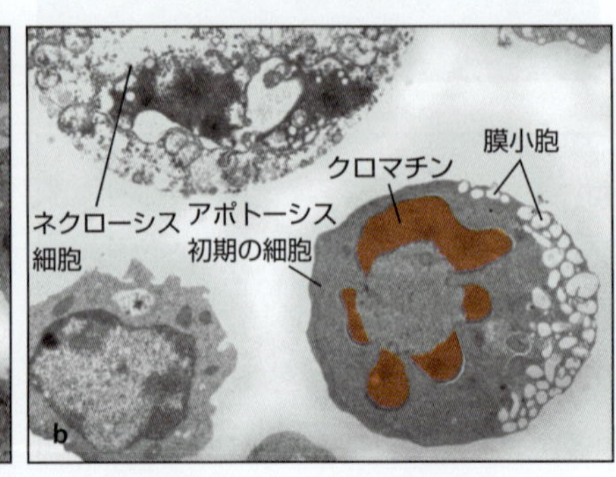

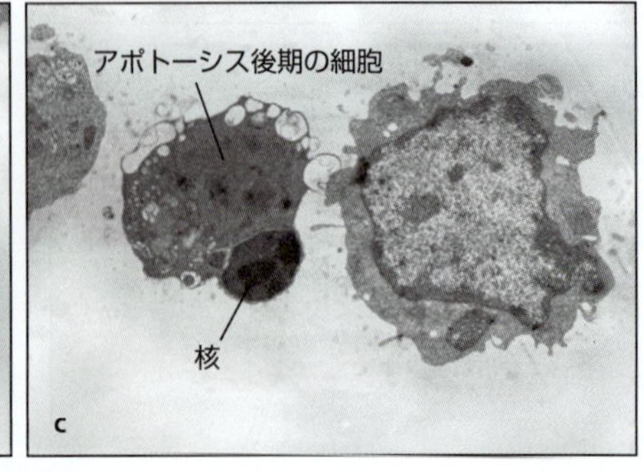

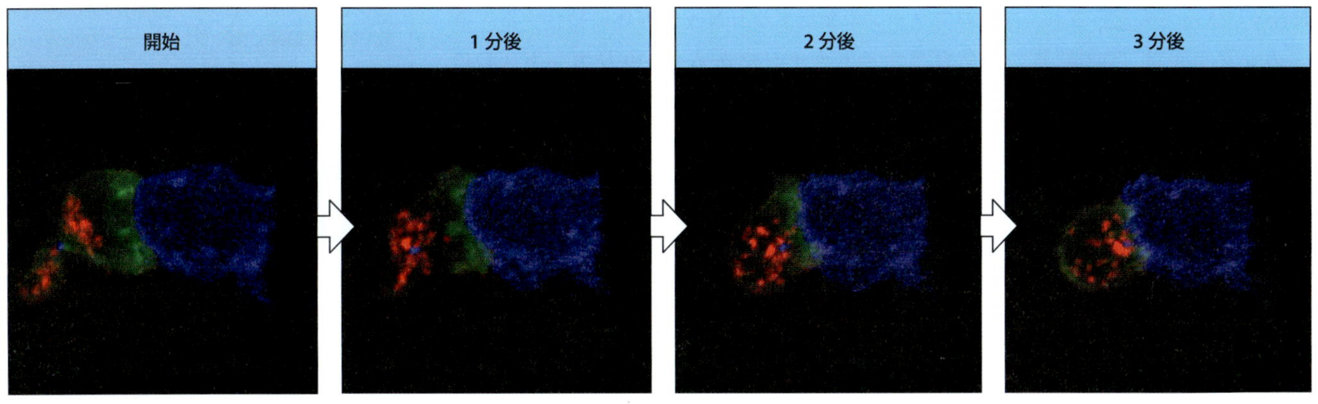

入する．セリンプロテアーゼである5種類のグランザイムが標的細胞の内部に達すると，標的細胞内でヌクレアーゼを活性化させるタンパク質分解カスケードが開始される．ヌクレアーゼはヌクレオソーム間を切断し，アポトーシスの特徴である約200塩基対の多数のDNA断片を作ることで，標的細胞のDNAを分解する．その結果，核は崩壊し，同時に細胞膜の安定性と正常な形態が失われる．つまり，細胞は自身を内部から壊すのである．そして，膜被包性小胞の放出により収縮し，ほとんど何も残らなくなるまで細胞内容物も分解される．アポトーシスによって細胞膜に起こる変化は食細胞が認識し，死につつある細胞を取り込み除去する．感染したヒト細胞を分解するアポトーシスの過程は，感染病原体に対しても作用する．特にウイルス核酸の分解は，感染性ウイルス粒子(仮に核酸が死にゆく細胞から逃れたとしても)の形成を抑制して感染拡大を防ぐ．細胞死の徴候が目に見えて明らかになるにはさらに時間はかかるものの，細胞傷害性T細胞は標的細胞と5分間接触するだけで標的細胞を細胞死へと完全にプログラムしてしまう(図8.26)．

図8.26　細胞傷害性T細胞が標的細胞に遭遇した後にサイトトキシンを放出する際の時間経過
4つの写真は，標的細胞(右側にある青色の細胞)を攻撃する細胞傷害性T細胞(左側の細胞)を経時的に撮影したものである．T細胞の傷害顆粒を赤色，T細胞と標的細胞と接着領域にあるアクチン線維を緑色で示す．左から1番目の図は，T細胞が標的細胞と接触したところであり，この時点を開始点とする．このときT細胞内の顆粒は，標的細胞との接触部位から離れたところにある．1分後(2番目の図)，顆粒は標的細胞との接着部位に向けて移動し始め，3分後(4番目の図)にはこの移動は完了している．時間経過とともに，傷害顆粒は標的細胞と接触している局所領域により集まっていることに注目してほしい．(写真はA.T. RitterとG. Griffithsの厚意による)

8-18　エフェクターCD4 T_H1 細胞はマクロファージの活性化を誘導する

CD4 T_H1 細胞の最も重要な機能は，感染部位においてマクロファージが病原体を取り込み殺傷できるようその成熟を助けることである．T_H1 細胞が感染部位に最初に到達したときには，組織マクロファージが自然免疫の一環として病原体を貪食・分解して病原体由来のペプチドを自身のMHCクラスII分子に載せて提示した状態になっている．T_H1 細胞の抗原受容体がマクロファージ細胞表面上の抗原を認識すると，T_H1 細胞とマクロファージは情報や分子を交換する免疫シナプスを介して結合する(共役対を形成する．8-14項参照)．T_H1 細胞から分泌されたサイトカインはマクロファージに作用して，その機能を亢進させる．その効果の1つは，捕捉した病原体を含むファゴソームが，加水分解酵素を含むリソソームとより効率よく融合するようにさせることである(p.61の図3.16参照)．また，活性酸素や一酸化窒素(NO)などの反応性の高い殺菌性分子や，捕捉した病原体を破壊するよう協調して働くプロテアーゼの合成を増強するという効果もある．エフェクターT細胞によるマクロファージの機能の総合的な亢進は，**マクロファージ活性化**(macrophage activation)と呼ばれる．

マクロファージは活性化に2つのシグナルを必要とするが，どちらもエフェクター T_H1 細胞によってもたらされる．第一のシグナルは，T_H1 サイトカインの代表である

IFN-γによってもたらされ，マクロファージの発現するIFN-γ受容体に結合する．第二のシグナルは，T_H1 細胞の膜結合型サイトカインである**CD40 リガンド**(CD40 ligand)であり，マクロファージに発現する受容体**CD40**に結合する．CD40 と IFN-γ受容体からの細胞内シグナルが組み合わさると，マクロファージを活性化する遺伝子の発現変化が誘導される(図 8.27)．CD8 T 細胞により分泌された IFN-γもまたマクロファージ活性化に寄与する．

マクロファージとの共役対が形成されてから，エフェクター T_H1 細胞がサイトカイン遺伝子の転写を開始し可溶性および細胞表面型サイトカインを合成するのに数時間を要する．この間，両細胞は強固な接着を保っている．新たに合成されたサイトカインは，T_H1 細胞の小胞体に移行し分泌顆粒によってマクロファージとの免疫シナプスに運ばれる．この運搬機構によって，T_H1 細胞と接着しているマクロファージのサイトカイン受容体にのみサイトカインが作用し，活性化することになる．病原体由来の抗原を提示するマクロファージだけが選択的に活性化されることにより，マクロファージの抗原特異的活性化が保証される．この活性化機構の重要な点は，免疫応答はそれを必要とされる場所，つまり感染が実際に起こっている場所にのみ向けられるという点である．これにより，活性化マクロファージや炎症性の T_H1 細胞が，健常組織に不必要な傷害を与えたり破壊したりすることを防いでいるのである．

活性化マクロファージによって産生される毒性のある殺菌物質は，ヒトの細胞や組織に対しても有害であり，マクロファージの病原体に対する応答の巻き添えになって組織損傷に至ることは避けられない．このような組織損傷を減弱させるのはマクロファージの活性化を抑える制御機構である．一般的に，TGF-β，IL-4，IL-10，IL-13 などの T_H2 細胞から分泌されるサイトカインはマクロファージ活性化を抑制するため，T_H1 細胞の効果を抑制する．このような抑制効果は，らい腫型ハンセン病の患者で顕著であり，この患者のマクロファージは増殖している細菌を制御できなくなってしまう．これに対し，類結核型ハンセン病患者のマクロファージは細菌の増殖を効果的に抑え，病気の症状はむしろマクロファージが慢性的に活性化していることに由来するものとなる(8-11 項参照)．

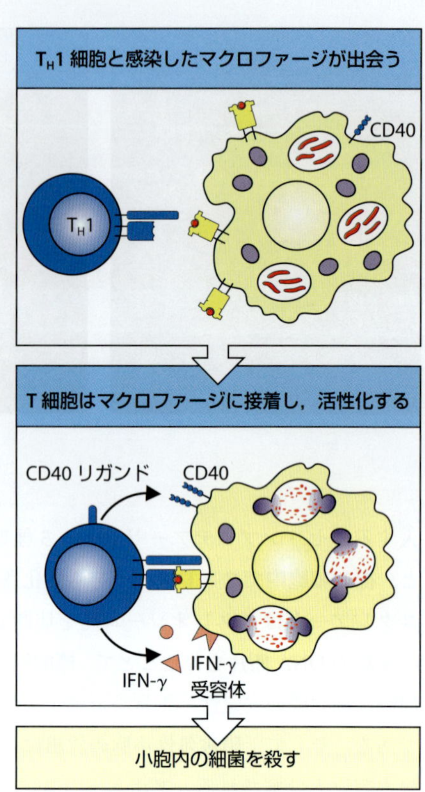

図 8.27 CD4 T_H1 細胞はマクロファージを活性化し，その殺菌能を高める
細菌由来のペプチドに特異的な T_H1 細胞が，そのペプチドを提示するマクロファージと接触すると，マクロファージを活性化するサイトカインであるインターフェロンγ(IFN-γ)の分泌と，CD40 リガンドの細胞表面での発現が誘導される．これら新しく合成されたタンパク質は協調してマクロファージを活性化し，小胞内に生息する細菌の破壊を誘導する．

8-19 T_{FH} 細胞とその標的となるナイーブ B 細胞は，同じ抗原の別のエピトープを認識する

近傍のリンパ節で活性化された病原体特異的な T 細胞の一部は，T_{FH} 細胞に分化する．T_{FH} 細胞の機能は，B 細胞による病原体特異抗体の産生を促進することである．このような T 細胞と B 細胞の協調作用は適応免疫応答の中核をなしており，T 細胞のヘルパー活性として最初に同定されたものである．T_{FH} 細胞はこのヘルパー機能を発揮するため，二次リンパ組織の T 細胞領域から B 細胞領域の近傍へ移動する．ここで，再循環しているナイーブ B 細胞と相互作用する．T 細胞の相手役であるナイーブ B 細胞も，高内皮小静脈を介してケモカイン CCL21 と CCL19 に導かれて血中からリンパ節に入る(8-3 項参照)．

ナイーブ B 細胞は，感染部位に由来する輸入リンパ管を介して到達した病原体やその抗原に曝露される．病原体由来の抗原の 1 つを認識しうるごく少数の B 細胞は，その B 細胞受容体を介して抗原に結合し，受容体を介したエンドサイトーシスによって結合した抗原を積極的に細胞内に取り込む．B 細胞の小胞系の中では，抗原由来のタンパク質はペプチドに分解され，その一部が MHC クラスⅡ分子に結合して B 細胞表面

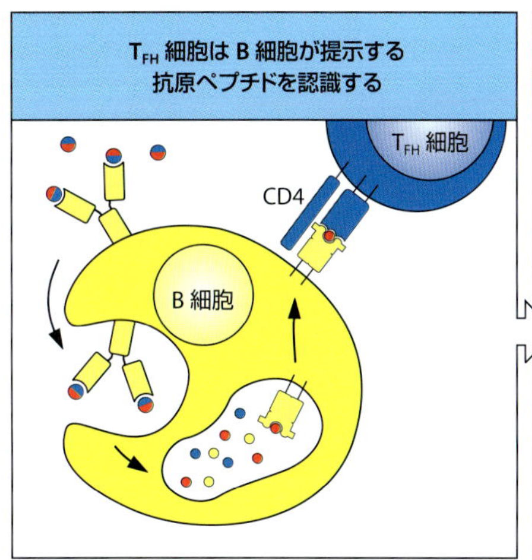

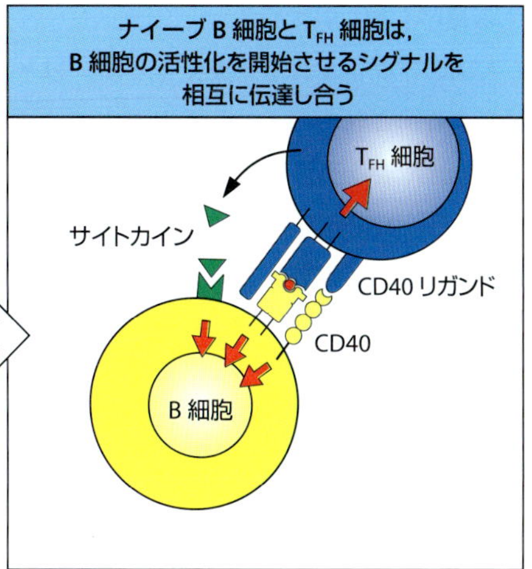

図 8.28　T_{FH} 細胞によるナイーブB細胞の活性化

左図：ナイーブB細胞は，その細胞表面免疫グロブリンであるB細胞受容体(BCR)により特異抗原と結合する．結合した抗原は，受容体介在性エンドサイトーシスによって取り込まれ，処理される．抗原由来のペプチドは，B細胞上のMHCクラスII分子上に提示される．そのB細胞が提示したあるペプチド-MHC複合体に特異的なT_{FH}細胞は，B細胞と共役対を形成する．右図：連関認識によりT_{FH}細胞は，B細胞上のCD40と相互作用するCD40リガンドを発現し，これによりサイトカインIL-4，IL-5，IL-6を分泌するようになる．

上に提示される(第4章参照)．病原体特異的T_{FH}細胞はこのような抗原提示ナイーブB細胞と接触しながら，T細胞受容体のリガンドとなるペプチド-MHC複合体を探す．T_{FH}細胞のT細胞受容体がナイーブB細胞上の特異抗原に結合すると，それらは共役対を作り，免疫シナプスを形成する(図8.28)．その後，T_{FH}細胞はCD40リガンドを合成するようになり，それはB細胞のCD40と結合する．この相互作用は抗原特異的ナイーブB細胞の増殖・分化を促し，最終的に抗体を産生する形質細胞へと成熟する分化経路を開始させる．

B細胞は細胞表面免疫グロブリンをエンドサイトーシス受容体として用いることによって，細胞外環境から抗原を継続的に抽出し，それを処理してMHCクラスII分子に提示するために細胞内に濃縮する．受容体介在性エンドサイトーシスは，それを使わない場合と比較して，抗原提示の効率を1万倍以上にも上昇させる．この大きな差によって，抗原と強く結合する受容体をもつB細胞は，抗原特異的T_{FH}細胞と結合し刺激するのに十分な量の病原体由来のペプチドを提示することができる．このメカニズムで重要な点は，B細胞受容体に最初に結合し取り込まれた抗原のエピトープに特異的なT細胞とB細胞との協調作用が起こるという点である．この現象は，**連関認識**(linked recognition)と呼ばれる．これらのB細胞とT細胞が認識するエピトープは，同じポリペプチド鎖，多量体タンパク質の異なる部分，あるいは同じウイルスや細胞内粒子に存在する別の巨大分子に由来しうる．T_{FH}細胞によって認識されるエピトープはペプチドに限られるが，B細胞によって認識されるエピトープは，タンパク質，糖，脂質，核酸，あるいはこれらの組み合わせなど，いずれでもありえる．

8-20　制御性CD4 T細胞はエフェクターCD4およびCD8 T細胞の活性化を制限する

制御性T細胞は，特定の単一エフェクター分子や細胞表面マーカーでは同定されないが，IL-2受容体α鎖であるCD25を高発現し，通常IL-4，IL-10，TGF-βなどの免疫抑制性あるいは抗炎症性サイトカインを産生する．

抑制活性は制御性T細胞と標的細胞との物理的な接触に依存している．制御性T細胞がエフェクターT細胞応答を抑制する機序の1つとして，応答を起こす二次リンパ組織に入り，そこで樹状細胞と相互作用することで，他のナイーブT細胞が相互作用し活性化するのを防ぐのではないかと考えられている．また，制御性T細胞がエフェクターT細胞と直接相互作用することで機能する機序も知られている.

B型肝炎ウイルスが感染すると，ごく少数の人はこのウイルスを除去できるが，ほとんどの人は適応免疫が奏効しない慢性肝炎を発症する．これらの人の肝臓と血中には通常B型肝炎ウイルス抗原に特異的な制御性T細胞が異常に多く存在する．その抑制活性には免疫抑制性サイトカインであるTGF-βの分泌とエフェクターT細胞との直接的な相互作用が関与している．これらの患者では，制御性T細胞がエフェクターT細胞を，感染が終息する前に早まって抑制してしまっているようである．

ヒト制御性T細胞を特徴づける特性はFoxP3を発現することである．機能的なFoxP3を欠く小児は，制御性T細胞の細胞表面形質を有するT細胞の数は正常であるが，これらの細胞は制御性T細胞として機能することができない．FoxP3の欠損は小児に致死的な免疫異常をもたらすことから，制御性T細胞がヒトの生命と免疫応答の秩序の維持にいかに重要であるかがわかる．抑制性T細胞の欠損は，免疫応答を自己抗原へと向かわせ，腸，皮膚，内分泌組織を含めた体内のさまざまな組織が攻撃される．この状況に対する唯一の治療法は，造血細胞移植である．

■ まとめ

6種類のエフェクターT細胞，すなわち，細胞傷害性CD8 T細胞，CD4 T_H1細胞，T_H2細胞，T_H17細胞，T_{FH}細胞，制御性T細胞は，感染免疫応答において相補的な役割を担っている．それぞれの機能に共通する原理は，T細胞の抗原受容体によって認識される病原体由来のペプチドを提示する標的細胞と共役対を形成するという点である．2つの細胞を連結する免疫シナプスでは，T細胞は標的細胞に何らかの変化をもたらすエフェクター分子を放出する．細胞傷害性CD8 T細胞によってもたらされるサイトトキシンは標的細胞を殺すのに対し，ヘルパーCD4 T細胞によってもたらされるサイトカインは，病原体に対する免疫応答を増減させるよう標的細胞に指示する．T_H1細胞はマクロファージと，T_H2細胞は好塩基球・マスト細胞・好酸球と，T_H17細胞は好中球と，T_{FH}細胞はB細胞と相互作用することでその応答を増強させる．一方，制御性T細胞は免疫応答を減弱させる．制御性T細胞は，他のエフェクターT細胞と相互作用し，過剰な免疫応答を抑えるとともに，病原体が除去された時点でそれを終息させる．

二次リンパ組織における分化過程において，細胞傷害性CD8 T細胞とヘルパーCD4 T_H1，T_H2，T_H17細胞は，細胞表面分子の発現と活性化に必要な条件を変化させる．これにより感染組織へ移行し，それぞれの標的細胞とともに機能することができるようになる．CD8 T細胞は，サイトトキシンを含んだ傷害顆粒を標的細胞の細胞表面上に放出することによって，細菌やウイルスに感染した細胞にアポトーシスを誘導する．このよく制御された細胞死のメカニズムは，死につつある細胞から感染した細菌やウイルスタンパク質が拡散し，正常な細胞に感染が広がるのを防ぐ．CD8 T細胞は1つの細胞を殺傷した後，続けて別の標的細胞を殺傷できるように，武器となる傷害顆粒を新たにかつ速やかに合成する．CD4 T細胞が標的細胞の細胞表面に作用させるサイトカインは，標的細胞との共役対ができてから作られ始め，合成が完了するとその細胞表面に向けて速やかに分泌される．T_H1によるIFN-γの分泌は，自身の生存のためにマクロファージの貪食機能を利用するウイルスや細菌に感染したマクロファージの貪食機能を増強する．IFN-γはT_H1細胞の特徴的なサイトカインで，マクロファージの活性化を助ける．T_H2細胞により分泌されるIL-4は，好塩基球，マスト細胞，好酸球に作用し，寄生虫感染に応答する．T_H17細胞から分泌されるIL-17は好中球を活性化し，細胞外細菌や真菌が感染した局所に好中球を引き寄せる．

他のエフェクター細胞とは異なり，T_{FH} 細胞は二次リンパ組織にとどまり，そこで抗原特異的ナイーブB細胞を活性化して抗体産生細胞へと分化させる．自身のB細胞受容体を受容体介在性エンドサイトーシスに用いることにより，ナイーブB細胞は効率的にその特異抗原を捕捉し処理してB細胞表面のMHCクラスII分子に提示し，それが T_{FH} 細胞に認識される．その結果，共役対を形成したナイーブB細胞と T_{FH} 細胞は，常に同じ抗原の異なるエピトープを認識することができる．

第8章のまとめ

適応免疫応答は，病原体を取り込みその抗原を感染部位から二次リンパ組織のT細胞領域に運ぶ樹状細胞によって開始される．そこで樹状細胞は，再循環しているナイーブT細胞をスクリーニングし，抗原特異的T細胞を免疫応答のために選び出す．個々のナイーブT細胞は樹状細胞と共役対を形成し，活性化され，何百ものエフェクター細胞へと分化する．活性化には，T細胞受容体，CD4かCD8のいずれかの補助受容体，樹状細胞上のB7分子と結合する補助刺激受容体CD28からのシグナルが必要である．活性化T細胞の増殖は，サイトカインIL-2によって誘導される．増殖したT細胞の分化は，病原体の性質，感染部位，感染により活性化された自然免疫応答に影響される．これらの要因は二次リンパ組織のサイトカイン環境に影響し，その病原体の制御と排除に適したエフェクターT細胞を誘導する．エフェクターT細胞は，ナイーブT細胞に比べると活性化されやすい．この性質は，エフェクターT細胞が抗原を提示する標的細胞に出会うと同時に速やかにその機能を発揮することを可能にしている．

エフェクターT細胞には2つの基本的な系列があり，CD4またはCD8補助受容体の発現によって区別される．細胞傷害性CD8 T細胞は，比較的均一な機能をもつエフェクター細胞集団であり，感染細胞を殺傷することによって細胞内感染に対処する．ほとんどのヒト細胞はウイルス感染に感受性があるため，CD8 T細胞は広い範囲のさまざまなヒト細胞と相互作用し，それらを殺すことができなければならない．ヘルパーCD4 T細胞は，機能・表現型ともにきわめて多様性に富むが，それらが相互作用するのは，骨髄系やリンパ系の免疫担当細胞のみである．それぞれの分化経路は異なる転写因子により制御されており，これが5つの異なるヘルパーCD4 T細胞を規定している．T_H1 細胞はIFN-γを分泌し，マクロファージを活性化して細胞内感染微生物を除去する．T_H2 細胞はIL-4を分泌し，好塩基球，マスト細胞，好酸球，B細胞を助け，ヒト生体に宿る広範囲の単細胞性または多細胞性の寄生虫に対処する．T_H17 細胞はIL-17の分泌を介して好中球の数と力を増すことによって，細胞外細菌や真菌の感染に対する防御機構を発揮させる．T_{FH} は二次リンパ組織においてB細胞に作用し，感染源に対する抗体反応を開始させる．制御性T細胞は，5番目のエフェクターCD4 T細胞であり，好ましくない免疫応答を抑制し，適応免疫応答を適正な状態に制御する．

本書には，各章で学んだことの理解をより深めるために演習問題が用意されている（http://www.medsi.co.jp/e-meneki3/）．アクセス方法については「概略目次」の次の頁も参照．

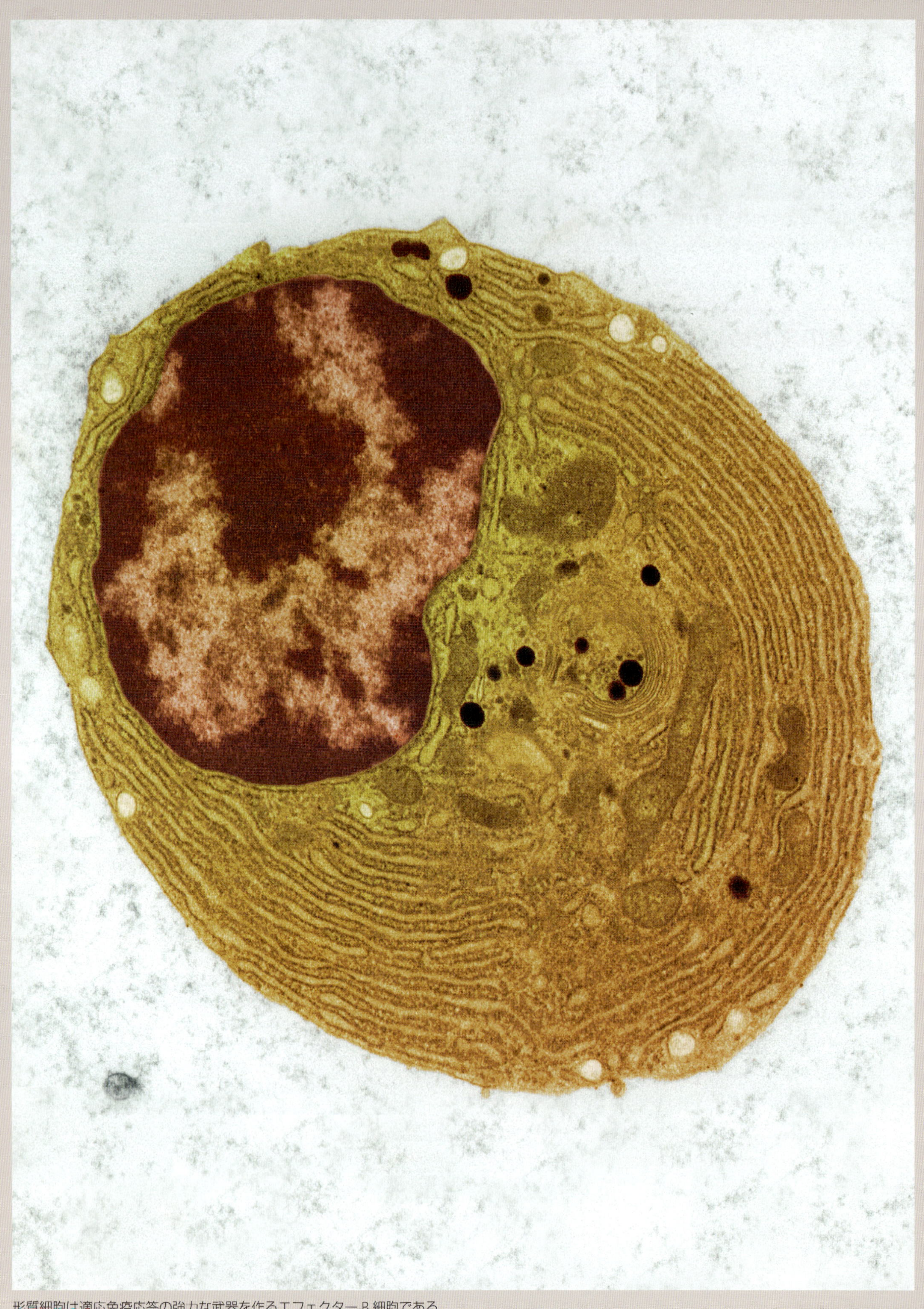

形質細胞は適応免疫応答の強力な武器を作るエフェクター B 細胞である.

第 9 章

B 細胞と抗体による免疫

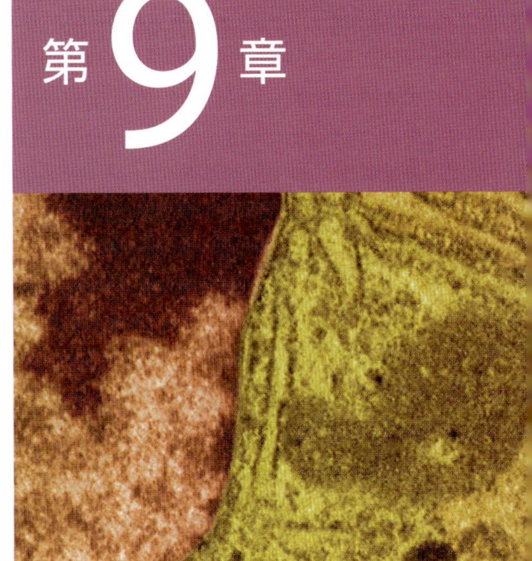

免疫系において B 細胞が担う唯一の機能は抗体の産生である．抗体は血液，リンパ，細胞外液に存在し，これらの場所で細胞外細菌やウイルス粒子に結合する．抗体はまた粘膜表面でも検出され，病原性の微生物やより大型の寄生虫に加え，常在微生物集団を制御することにも関与している．抗体はそれ自体が病原体に対して毒性を発揮したりまた破壊的に作用するのではなく，その最も重要な機能は病原体に結合することである．つまり，最良の抗体とは病原体に強く結合し，結合したら解離しないものということになる．抗体はまた分子アダプター（つまり仲介者）としての役割を果たし，その可変領域（V 領域）を用いて病原体に結合し，その定常領域（C 領域）を用いて補体成分やエフェクター細胞の受容体に結合する．また抗体にはさまざまなクラスおよびサブクラスがあり，それぞれのクラス（サブクラス）の抗体が病原体に結合・被覆したかにより，異なる種類のエフェクター細胞が病原体を処理できるようになる．例えば，IgG と補体により被覆（オプソニン化という）された細菌は食細胞による取り込みとその後の破壊が促進される一方，IgE が結合した寄生虫はマスト細胞を活性化し，寄生虫を生体から駆逐する激しい応答を誘導する．ある種の抗体は，病原体の生育や複製に必要な病原体表面に結合しこれを覆い隠すことにより，病原体の感染過程に直接影響を及ぼす．その一例として，インフルエンザウイルスは赤血球凝集素（ヘマグルチニン）やノイラミニダーゼといった糖タンパク質を介してヒト細胞に結合し感染するため，これらに対する抗体はウイルスのヒト細胞への結合を阻害することで感染を防ぐ．抗体のこのような作用は病原体の**中和**（neutralization）と呼ばれる．病原体やその毒性産物に対するワクチン作製の第一目標は，**中和抗体**（neutralizing antibody）の産生誘導である．

抗体の構造，特異性，多様性に関しては第 4 章で，骨髄系前駆細胞が B 細胞に分化し，さらに抗体を産生する形質細胞へと至る過程に関しては第 6 章で述べた．そこで，本章では感染に対する一次免疫応答における B 細胞とその産生抗体の役割に注目する．本章の最初の節では，全般的な抗体の産生およびその後の抗体の質と機能の向上を司る二次リンパ組織における細胞間相互作用について説明する．第 2 節では，感染を抑制また終結させるために免疫系は抗体をどのように用いているか，について説明する．

B細胞による抗体産生

第8章で詳述したように，感染した組織から樹状細胞が所属リンパ節に抗原を運搬し，そこで病原体特異的なナイーブT細胞を活性化することにより一次適応免疫応答が開始される．この過程でさまざまなタイプのエフェクター細胞の分裂・増殖が引き起こされる．本章でとりわけ重要な細胞は濾胞性ヘルパーT細胞(T_{FH})であり，この細胞はリンパ節に在住し，適応免疫系においてB細胞を活性化する．本節では，大量の病原体特異抗体を分泌する形質細胞の生成に至る過程，すなわち二次リンパ組織における細胞間相互作用や分子間相互作用について言及する．この過程で最も優先されることは抗体産生の速度であり，そのために最初は有効ではあるが最適とはいえない抗体(低親和性IgM抗体)がまず産生される．その後，抗体の質的向上が目指され，これは2つの相補的な方法により達成される．1つは，体細胞高頻度変異による抗体の親和性の向上であり(p.100の4-14項参照)，これに引き続いて，抗原と最も強く結合する抗体を産生するようなB細胞が選び出される．もう1つは，最も適切なエフェクター細胞を誘引し，最も効果的に感染を終息させるようなアイソタイプへのスイッチである(p.101の4-15項参照)．どのアイソタイプにスイッチするかはT_{FH}細胞が分泌するサイトカインにより決定される．

9-1 B細胞の活性化には細胞表面免疫グロブリンの架橋が必要である

成熟ナイーブB細胞表面のIgM分子が，微生物表面のタンパク質や糖鎖に存在する多価のエピトープに結合する際，IgM分子は微生物とB細胞との間に物理的に架橋を形成し，B細胞を局所領域に集積させる．このようなB細胞受容体のクラスター形成と凝集により，受容体複合体から細胞内へとシグナルが伝達される．B細胞受容体複合体からのシグナル伝達は多くの点でT細胞受容体複合体からのシグナル伝達(p.206の8-6項参照節)に類似している．どちらの受容体も細胞質内タンパク質チロシンキナーゼと会合しており，これは受容体のクラスター形成により活性化される．また両者は同様の細胞内シグナル伝達経路を活性化するという点でも一致している(図9.1)．

IgMはB細胞膜においてIgαとIgβというタンパク質と会合して機能的B細胞受容

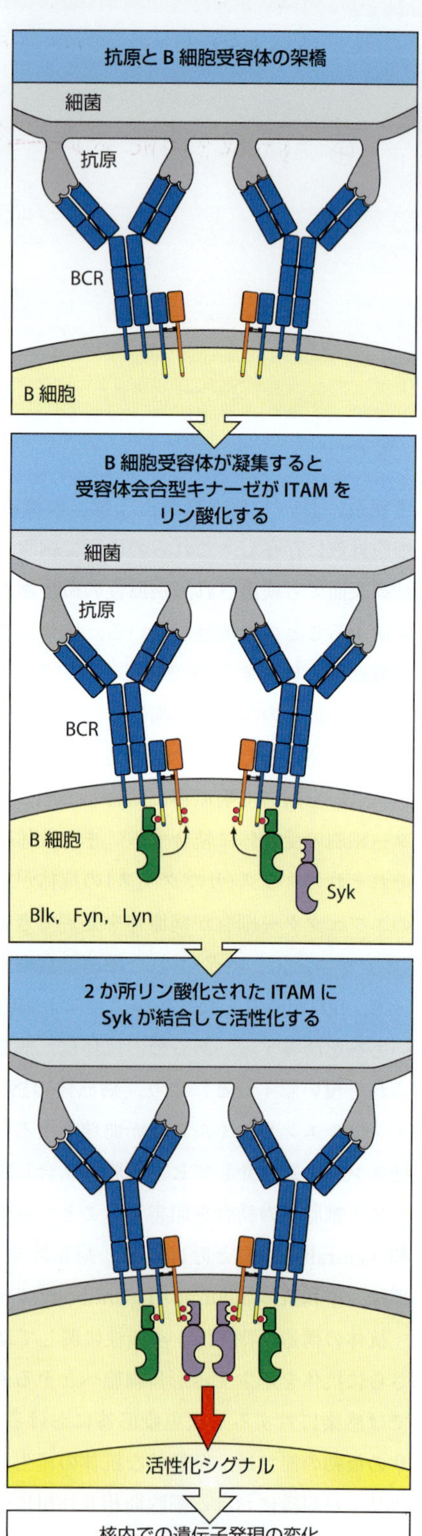

図9.1 抗原によるB細胞受容体の架橋は細胞内シグナルカスケードを始動させる

上図：成熟ナイーブB細胞上のB細胞受容体(BCR)は，抗原を結合する単量体IgMと，これに会合し細胞内にシグナルを伝達するIgαおよびIgβから構成されている．IgMは細菌表面に複数存在する抗原と結合しているところを示す．中央図：架橋が形成されたB細胞受容体のクラスター形成により，受容体に会合しているチロシンキナーゼ(Blk，Fyn，Lyn)がIgα(青色)およびIgβ(橙色)のそれぞれの細胞内末端にあるITAM(黄色)のチロシン残基をリン酸化する．下図：SykがIgβのリン酸化されたITAM分子に結合する．B細胞受容体はクラスターを形成しているため，それに結合したSykは十分に近接して相互にリン酸化できるようになる．これによりSykは活性化され，シグナルが伝達される．最終的にシグナルはB細胞の核に伝達され，そこでB細胞活性化を引き起こす遺伝子発現の変化が誘導される．

体を形成し，これにより細胞表面免疫グロブリンと抗原との相互作用に関する情報を細胞内に伝達する．T 細胞受容体複合体の CD3 分子複合体と同様に，Igα と Igβ 分子の細胞内末端にはそれぞれ 2 つの免疫受容体チロシン活性化モチーフ(immunoreceptor tyrosine-based activation motif：ITAM)が存在し，この領域にチロシンキナーゼ Blk，Fyn，Lyn が会合する(図 9.1 中央)．これにより両分子の ITAM 領域のチロシン残基がリン酸化され，2 か所がリン酸化された Igβ の細胞内末端にチロシンキナーゼ Syk が結合する．Igβ に結合した Syk どうしの相互作用により，細胞内シグナル伝達経路が始動され，核における遺伝子発現の変化が誘導される(図 9.1 下)．

9-2 B細胞の活性化はB細胞補助受容体からのシグナルを必要とする

抗原と B 細胞受容体との架橋によりナイーブ B 細胞の活性化に必要なシグナルが生成されるが，それだけでは B 細胞の活性化には不十分であり，さまざまな様式で提供される追加のシグナルが必要である．このシグナルの 1 つは，B 細胞受容体が B 細胞表面の他のタンパク質複合体である **B 細胞補助受容体**(B-cell co-receptor)と密接に会合した際に伝達されるシグナルである．B 細胞補助受容体は 3 つのタンパク質から構成されている．1 つは補体受容体 2(complement receptor 2：CR2)もしくは **CD21** であり，これは病原体に付着した C3b 断片の分解産物である iC3b および C3d を認識する．他の 2 つは **CD19** と **CD81** であり，CD19 は補助受容体のシグナル伝達分子として，CD81 は CD19 と結合し CD19 を B 細胞表面に発現させるのに必須の分子として働く．CD81 は複数回膜貫通タンパク質であるテトラスパニンファミリーに属し，細胞膜内機能的微小ドメインにおける B 細胞受容体と補助受容体との相互作用を司っている(**図 9.2** 左)．

B 細胞補助受容体に対する iC3b および C3d リガンドの生成には CR2 と同じく B 細胞上に存在する補体受容体 CR1 が関与している．感染に対する自然免疫応答の過程において，補体が活性化され，CR1 のリガンドである C3b が病原体表面に付着する(第 2 章参照)．B 細胞上の CR1 が C3b に結合すると，I 因子による開裂を受けやすくなり，iC3b 断片が作られ，さらにより安定な C3d 断片となる(図 9.2 中央)．この協調作用により，CR1 は病原体表面に B 細胞補助受容体のリガンドを増加させる(図 9.2 右)．B 細胞受容体が病原体上の特異抗原に結合すると，B 細胞補助受容体の構成分子である CR2 は近接する C3d 断片に結合し，その結果 B 細胞受容体と補助受容体が並列することに

図 9.2　B 細胞補助受容体の構造と機能
左図：B 細胞補助受容体は CR2，CD19，CD81 の 3 つのサブユニットから構成される．CR2 は病原体表面に付着している補体断片 iC3b および C3d に対する受容体である．CD19 はシグナル伝達を担い，CD81 は CD19 の細胞表面への輸送と B 細胞補助受容体としての機能を担っている．中央図：B 細胞は CR1 と CR2 を発現している．CR1 は病原体上の C3b に結合すると，I 因子による C3b の開裂を促進し，iC3b 中間体の形成を経て C3d を生成する．この連続した反応において，CR1 は CR2 のリガンドである C3d の生成を促進するという意味で，CR1 は CR2 の補助因子として働いていることになる．右図：B 細胞補助受容体の構成分子である CR2 は病原体表面上の C3d に結合する．B 細胞補助受容体の C3d への結合および B 細胞受容体の抗原への結合により生じる細胞内シグナルは協調して B 細胞を活性化する．

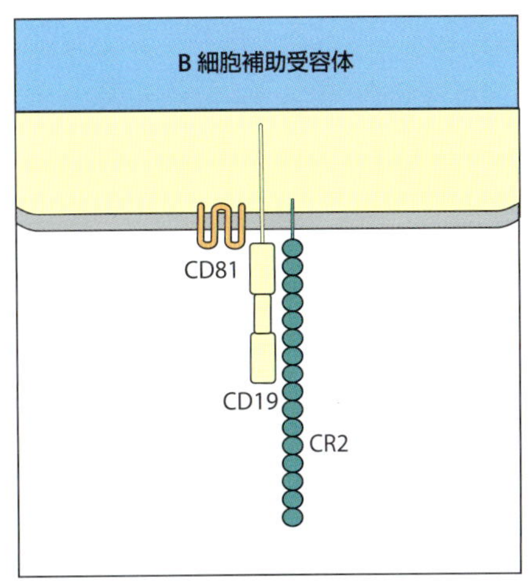

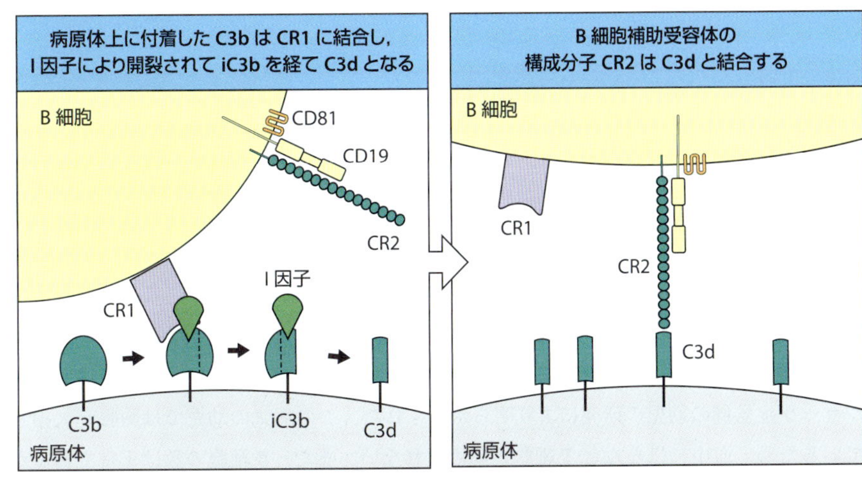

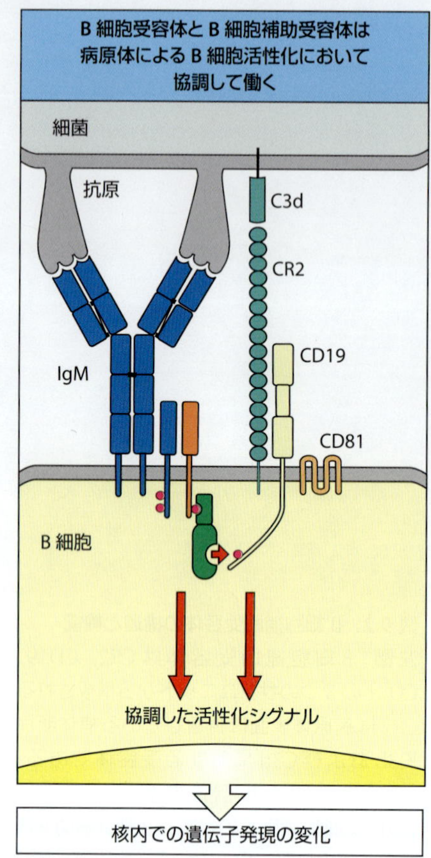

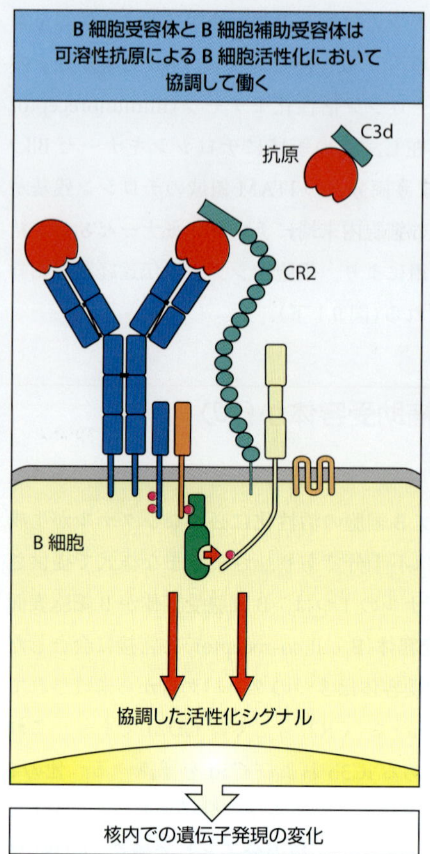

図 9.3　膜表面抗原あるいは可溶性抗原に対する応答において，B細胞受容体とB細胞補助受容体に由来するシグナルは協調してB細胞を活性化する

左図：病原体上に規則的に配列された抗原にB細胞受容体が結合すると，B細胞受容体は凝集し，B細胞補助受容体付近に並列して配置される．この局所領域でB細胞上のCR2は病原体上のC3dに結合する．CD19の細胞内末端（黄色）はB細胞受容体に会合したチロシンキナーゼ（緑色）によりリン酸化（赤色の小丸）され，リン酸化されたCD19に由来する細胞内シグナルは，B細胞受容体に由来するシグナルと協調して活性化シグナルを伝達する．右図：B細胞受容体とB細胞補助受容体の可溶性抗原との相互作用を示す．可溶性抗原とは病原体の分泌物あるいは分解産物などである．可溶性抗原がC3dと結合すると，この抗原-C3d複合体はB細胞受容体とB細胞補助受容体（それぞれ抗原結合部位とCR2を介して）に架橋を形成し，これにより細胞内シグナル伝達の強度と効率が向上する．CR2はIgMよりも延伸し柔軟性に富む構造をもつため，種々の形態や大きさを有する多様な抗原とB細胞受容体との架橋形成を促進できる．

なる（図9.3）．これを受けて，Igαに結合したLynがCD19の細胞内末端をリン酸化する．さらに，リン酸化されたCD19と細胞内シグナル伝達分子との相互作用によるシグナルは，B細胞受容体に由来するシグナルと協調して働く．B細胞受容体と補助受容体が同時に架橋されることにより，全体としてのシグナルは1,000～10,000倍に増強され，その結果，抗原に対するB細胞の感受性が顕著に増大することになる．CD19あるいはCD81遺伝子欠損のためB細胞補助受容体をもたない患者は免疫不全となるが，このような患者の知見は，細菌のような多価の抗原（図9.3左）あるいは可溶性の一価抗原（図9.3右）でみられるB細胞受容体と補助受容体の協調の重要性を明確に例証するものといえる．これらの患者は抗体の血中濃度が低く，クラススイッチはほとんど起こらず，また一般に感染やワクチンに対するB細胞応答が低下している．

9-3　B細胞による効率的な免疫応答はCD4 T細胞からの補助に依存する

一次免疫応答では，CD4 T_{FH}細胞はB細胞上のMHCクラスII分子に提示された病原体由来ペプチドを認識し，またほとんどすべてのナイーブB細胞はこのようなヘルパーCD4 T_{FH}細胞との接合に依存して活性化される（p.225の図8.28参照）．この相互作用の過程でヘルパーT細胞はB細胞にサイトカインやシグナルを提供し，これによりB細胞の分裂と分化が誘導される．B細胞の活性化がT細胞に依拠していることは，ディジョージ症候群の幼児の研究により明らかにされた．この病気の幼児では胸腺が欠損しているため，血中にほとんどT細胞が認められない．また，B細胞の数は正常であるが，ほとんどの抗原に対し効果的な抗体産生応答を行うことができない．その結果，ディジョージ症候群の幼児は日和見感染症にかかり，胸腺移植を受けない限り，通常2歳までに感染により死亡する．

ディジョージ症候群の患者は感染に対する効果的な抗体産生応答ができないが，B細胞の一部は活性化され，低親和性IgM抗体を産生する．これらのB細胞はほとんどがCD5を発現するB-1細胞であり，これはB細胞のマイナー集団である．これらB-1細胞ではT細胞の補助を必要とせず，またクラススイッチや親和性の亢進が起こらない(p.160の6-10項参照)．ディジョージ症候群の患者ではB細胞のメジャー集団(B-2細胞)が機能しておらず，B-2細胞による免疫応答はT細胞の補助に依存していると考えられる．

ディジョージ症候群の患者にはIgM抗体がみられるが，このIgM抗体が認識する抗原は，微生物表面に糖鎖エピトープまたはタンパク質エピトープを高密度に繰り返すという典型的な構造をもつものである．その一例として肺炎レンサ球菌 *Streptococcus pneumoniae* の莢膜多糖が挙げられる．このカテゴリーに属する抗原はB細胞受容体とB細胞補助受容体の間に介在して広範囲に架橋を形成することができるため，これにより生じるシグナルは追加のシグナルがなくてもB細胞の活性化には十分であると考えられている(図9.4)．これらの抗原に対する抗体は胸腺を欠損している個体にも認められるため，このような抗原は**胸腺非依存性抗原**(thymus-independent antigen：**TI抗原**)と呼ばれる．言葉のうえではこれはいささか混乱しやすいと思われる．というのも抗原が胸腺非依存的なのではなく，これらの抗原に応答するB細胞集団が胸腺非依存的なのである．

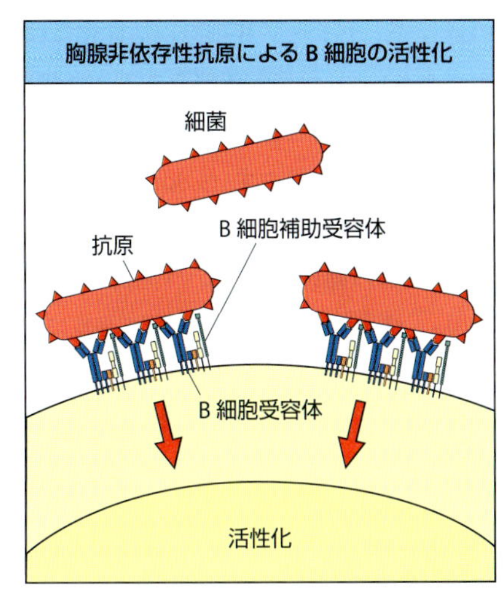

図9.4 B細胞受容体とB細胞補助受容体により惹起されるシグナルは，B細胞のマイナー集団を活性化するのに十分である
B細胞は病原体表面で高密度に規則的な配列をもつ抗原に応答できる．これによりB細胞受容体とB細胞補助受容体はB細胞表面上で密に凝集し，B細胞の増殖と分化に十分なシグナル伝達を引き起こす．これらの抗原はT細胞からの補助なしにB細胞を活性化させるため，胸腺非依存性抗原(TI抗原)と呼ばれる．これに応答するB細胞のほとんどはB-1細胞系列である．

9-4 B細胞領域の濾胞樹状細胞は抗原を保持しB細胞に提示する

第6章において，二次リンパ組織中の一次リンパ濾胞におけるB細胞と濾胞樹状細胞との相互作用がB細胞の成熟と生存維持にいかに重要であるかをみてきた．このことは，B細胞が一般に濾胞樹状細胞に依存しており，濾胞樹状細胞がB細胞の分化と機能に関与していることを反映している．濾胞樹状細胞は，ナイーブT細胞に抗原を提示する骨髄系樹状細胞やI型インターフェロンを産生する形質細胞様樹状細胞と機能だけでなく，その分化過程においても異なっている．そのため，濾胞樹状細胞は造血細胞ではなく，骨髄の線維芽細胞様細胞に由来する間質細胞と考えられている．濾胞樹状細胞の分化はリンパ球が産生する腫瘍壊死因子(TNF)ファミリーのサイトカイン，すなわちTNF-αやリンホトキシン(LT-α，LT-β)に依存しており，これらのサイトカインは濾胞樹状細胞の前駆細胞が発現する各受容体に作用し分化を促す．

濾胞樹状細胞による緻密なネットワークとその広範囲に伸長した樹状突起により，リンパ節のB細胞領域に一次リンパ濾胞が形成される．濾胞樹状細胞の主要な機能は，消化分解を受けていない“生”の抗原の巨大な保留域として，循環しているB細胞の抗原認識受容体との相互作用の場を提供することである．濾胞樹状細胞にはこの機能を担うのに適した次の2つの性状がある．1つは，樹状突起による広範な細胞表面領域のために大量の抗原やウイルス粒子でさえもそのままの形で保留・蓄積できることであり，もう1つは，食作用をもたないため，細胞表面に抗原をその未消化の本来の形で数か月あるいは数年も保持できることである(図9.5)．

濾胞樹状細胞はリンパから抗原を捕捉するための受容体を有している．一次免疫応答の過程で，ナイーブB細胞の活性化には補体受容体CR2およびCR1（寄与はCR2よりやや小さいが）が最も重要である．自然免疫応答の過程における補体の活性化は，C3b（CR1リガンド）とその分解産物であるC3d（CR2リガンド）の病原体あるいはその抗原への付着を引き起こす．C3dやC3bが付着した抗原は濾胞樹状細胞上の対応する補体受容体により捕捉され，濾胞樹状細胞表面に保持される．CR2の細胞外領域は15個または16個の補体制御タンパク質モジュール（CCPモジュール）により構成され（図9.2参照），最も外側の2個のモジュールにC3dが結合する．残りの14個のモジュール（全体が16個の場合）は延伸した柔軟性に富む茎状を呈し，このためCR2はリンパ流中からC3dの付着したタンパク質や粒子を探し出し保持することができる（**図9.6**）．

B細胞濾胞の濾胞樹状細胞の機能を増加させる特殊なマクロファージが存在する．これはリンパ節の辺縁洞に分布する**辺縁洞マクロファージ**（subcapsular sinus macrophage）と呼ばれ，濾胞樹状細胞と類似した特徴をもつ．すなわち，辺縁洞マクロファージは食作用をほとんどもたず，またC3dやC3bが付着した抗原を捕捉するためのCR1およびCR2を発現し，捕捉した抗原を細胞表面に保持する．

リンパは感染した組織から抗原を運び，輸入リンパ管からリンパ節の辺縁洞に流入する．ここで補体断片（C3bやC3d）が付着した抗原は辺縁洞マクロファージにより捕捉される．その後，リンパ節の皮質を通り抜けた抗原（補体断片が付着）は次にB細胞領域の濾胞樹状細胞により捕捉される（図9.6参照）．髄洞においては，また別のマクロファージ，**髄洞マクロファージ**（medullary sinus macrophage）が存在する．この細胞は食作用が強く，リンパ中に残存する病原体やその抗原を破壊し除去することで，リンパがリンパ節から流出する前のいわば濾過作用を担っている．

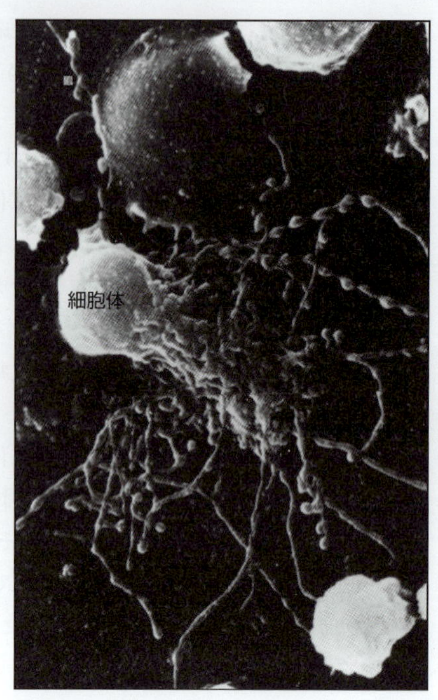

図9.5 濾胞樹状細胞の樹状突起は病原体や抗原をその本来（未消化）の形で捕捉し，長期間保持する

濾胞樹状細胞の走査型電子顕微鏡写真を示す．細胞体と多数の樹状突起が観察される．樹状突起は当初は糸状あるいは線維状の形状を示すが，濾胞樹状細胞上の補体受容体に病原体あるいは抗原が結合すると，樹状突起は凝集して，樹状突起に沿って顕著な球状構造を形成する．（写真はA.K. Szakalの厚意による）

9-5 抗原により活性化されたB細胞は，ヘルパーT_{FH}細胞と相互作用するためにT細胞領域近傍に移行する

血液やリンパを循環するナイーブB細胞はリンパ節にホーミングするが，そのメカニズムはナイーブT細胞（p.201の8-3項，p.203の8-4項参照）と同様である．血流中から高内皮小静脈を経てリンパ節に到達したナイーブB細胞は，ケモカインCCL21やCCL19によりT細胞領域に誘引され，その後ケモカインCXCL13によりB細胞濾胞に移行する．リンパ中のナイーブB細胞は辺縁洞からリンパ節に入り，ここで抗原認識受容体との相補性を指標に，辺縁洞マクロファージの細胞表面上に保持された抗原のスクリーニングが行われる．特異抗原と遭遇した場合，B細胞は濾胞のB細胞領域に進入してT_{FH}細胞と相互作用し，その活性化が完了する．

濾胞において抗原に遭遇していないナイーブB細胞は濾胞樹状細胞上に保持された抗原を探索する（**図9.7**）．抗原がB細胞受容体により認識されると，B細胞を活性化するシグナル伝達が開始され，またCD69分子の発現が誘導される．CD69分子はスフィンゴシン1-リン酸（S1P）受容体（p.203の8-4項参照）の発現を妨げ，これによりリンパ組織内の活性化B細胞は分化し続けることができる．これに対し，相補的な抗原に出会わなかったナイーブB細胞はS1P受容体を発現するようになり，B細胞領域から髄質へと移行しS1Pの濃度勾配の影響を受けて輸出リンパ管に至る．抗原により活性化されたB細胞は，抗原とB細胞受容体からなる複合体を細胞内に取り込みこれを処理して，抗原由来ペプチド断片をMHCクラスII分子上に提示する（p.225の図8.28参照）．ケモカインCCL21およびCCL19の受容体であるCCR7の発現がB細胞に誘導され，これにより活性化B細胞はB細胞領域とT細胞領域の境界部への移行が促される．抗

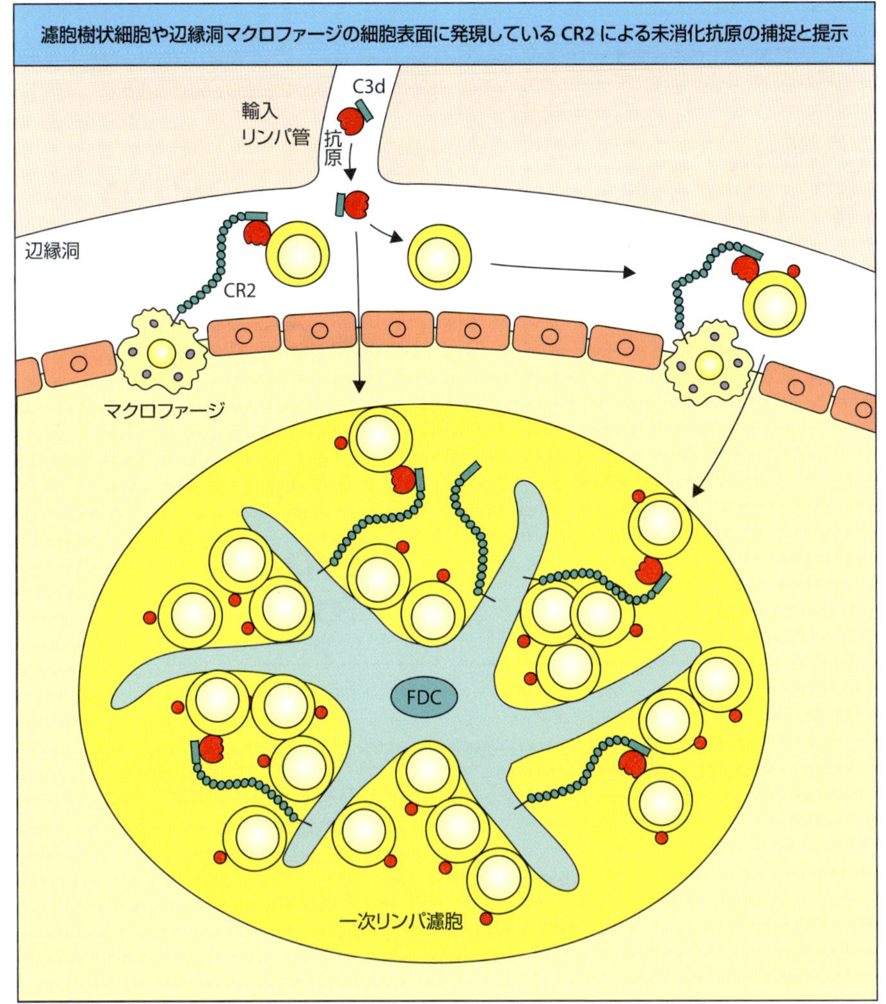

図 9.6　ナイーブ B 細胞は辺縁洞マクロファージや濾胞樹状細胞により捕捉された抗原を認識する
C3d が結合した抗原は感染した組織から輸入リンパ管を経由してリンパ節に流入する．辺縁洞マクロファージや濾胞樹状細胞（FDC）上の CR2 は C3d との結合により抗原を細胞表面につなぎ止める．一方，高内皮小静脈を経て循環血中からリンパ節に到達したナイーブ B 細胞や輸入リンパ管経由でリンパ節に到達したナイーブ B 細胞は，これら細胞表面上の抗原をスクリーニングする．

原刺激を受けた B 細胞は新たに分化したヘルパー T_{FH} 細胞とここで相互作用を行うよう巧妙に配置されるわけである（図 9.7 参照）．

T 細胞領域において樹状細胞から抗原提示され活性化されたエフェクター T_{FH} 細胞は CCR7 の産生を低下させる．これにより，T_{FH} 細胞は一次リンパ濾胞の境界領域，すなわち抗原で活性化された B 細胞の分布領域への移行が促される．T_{FH} 細胞の抗原受容体は活性化 B 細胞の MHC クラスⅡ分子上に提示されているペプチド抗原を探索する．T_{FH} 細胞が自身の抗原受容体に相補的なペプチド抗原に遭遇した場合，これらの B 細胞と T 細胞が共役対を形成する（図 9.7 参照）．この B 細胞と T 細胞の相互作用により，T 細胞には CD40 リガンドの発現が誘導され，これが B 細胞の CD40 と結合する（p.225 の図 8.28 参照）．CD40 リガンドと CD40 の相互作用により，B 細胞は転写因子 NFκB を活性化し，接着分子である ICAM-1 の膜表面での発現を増加させ，T 細胞上のインテグリン LFA-1 と結合する（p.203 の 8-4 項参照）．これらの一連の事象が進展することで，B 細胞とヘルパー T 細胞間の相互作用が強化される．T 細胞と B 細胞の接触領域には免疫シナプスが巧妙に形成され，また T 細胞の細胞骨格とゴルジ体が再配列されることにより，B 細胞に向けて効率的かつ限局的なサイトカインの供給が促進される（**図 9.8**）．

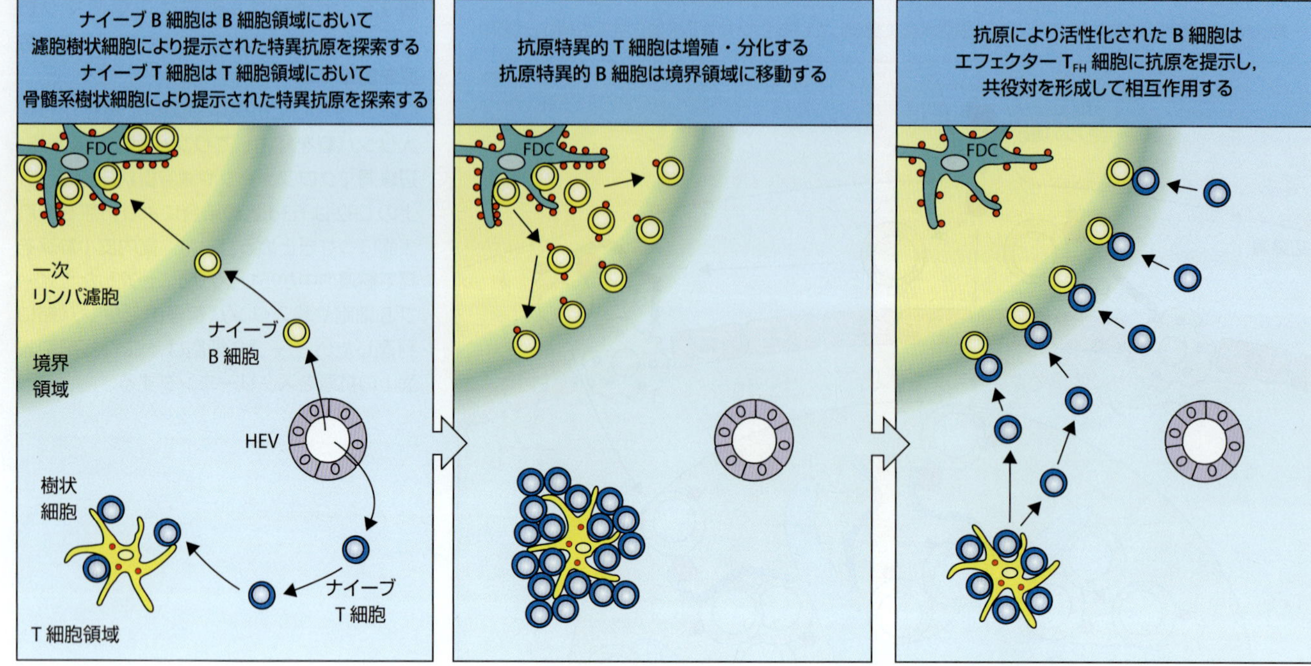

図 9.7 B細胞領域に存在する抗原により活性化されたB細胞は境界領域に移動し，そこでT細胞領域から移行してきた抗原特異的エフェクターT_{FH}細胞の補助を受ける
左図：循環血中のナイーブB細胞（黄色の二重丸）とナイーブT細胞（青色の二重丸）は，高内皮小静脈（HEV）により血中を離れ感染部位リンパ節に移動する．T細胞領域の骨髄系樹状細胞は抗原特異的ナイーブCD4 T細胞を活性化する．一方，B細胞領域（一次リンパ濾胞）の濾胞樹状細胞（FDC）は未消化抗原（赤色の小丸）を抗原特異的ナイーブB細胞に提示し，これを認識したB細胞を活性化する．中央図：T細胞領域では，活性化ナイーブT細胞は増殖しエフェクターT_{FH}細胞となる．B細胞領域では，抗原特異的B細胞が細胞内に取り込んだ抗原を処理し，自身のMHCクラスII分子上にペプチド抗原の形で提示する．抗原により活性化されたこれらのB細胞は境界領域に移行する．右図：エフェクターT_{FH}細胞もまた境界領域に移行し，そこで抗原により活性化されたB細胞上に提示された抗原ペプチド-MHCクラスII複合体のスクリーニングを行う．この際，特異抗原を提示したB細胞とこれを認識したT細胞との間に共役対が形成される．

9-6 髄索内でクローン増殖している一次反応巣では，IgMを産生する形質細胞が作られる

抗原特異的なB細胞とT細胞が接触し共役対を形成すると，両者はともに皮質のT細胞領域を離れ，髄索へと移行する．両者は個々に分裂を開始し，クローン増殖を起こして**一次反応巣**(primary focus)を形成する(**図 9.9** 左)．この細胞増殖は数日間ほど続き，分裂したBリンパ芽球はIgMを分泌するようになる．IgMはリンパ節を離れて輸出リンパ管に入り，さらにリンパから血中に移行し，血流に乗って速やかに感染部位に運ばれる．

Bリンパ芽球の一部は髄索内にとどまり，ここでT_{FH}細胞から分泌されるサイトカインIL-5およびIL-6の作用により形質細胞へと分化する．リンパ芽球から形質細胞への最終分化はBLIMP-1(B-lymphocyte-induced maturation protein-1)と呼ばれる転写因子により決定される．BLIMP-1は増殖に必要な遺伝子の転写を停止し，最終分化を促す機能をもつ．その後，この細胞では免疫グロブリン鎖やその合成・分泌に関与する因子の発現が増加する．この過程でB細胞には著しい形態変化が生じる．小型の休止期B細胞は見かけ上すべてが核で細胞質は認められないが，形質細胞に分化すると，粗面小胞体で満たされた巨大かつ活発な細胞質がみられる．これは作られるタンパク質の20％が免疫グロブリンである，まさに"抗体工場"ともいえる機能をよく反映している(**図 9.10**)．

9-7 一次リンパ濾胞の特殊な微小環境下で，活性化B細胞は体細胞高頻度変異とクラススイッチを受ける

Bリンパ芽球の一部は一次反応巣から直接髄索内に移行してIgM分泌形質細胞になるが，ヘルパーT_{FH}細胞と接触し共役対を保ったまま，一次反応巣からB細胞領域の一次リンパ濾胞へと移動するものもある．これらのBリンパ芽球はここで分裂し(図 9.9

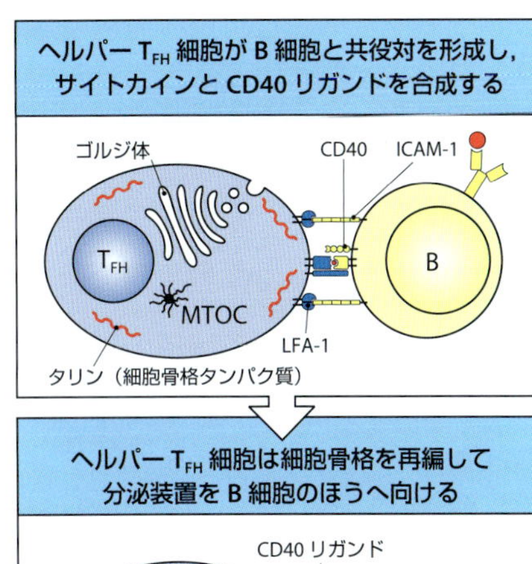

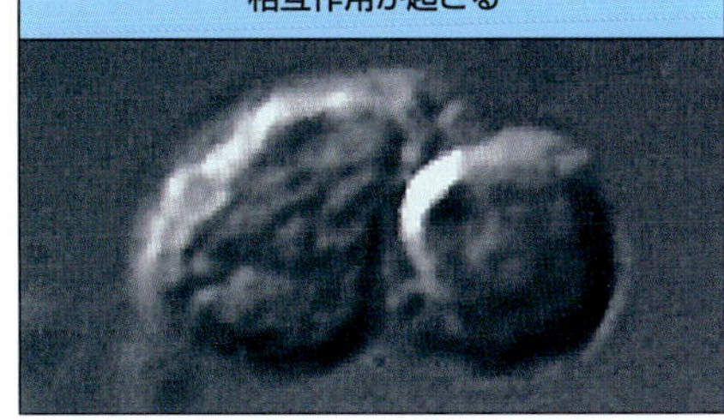

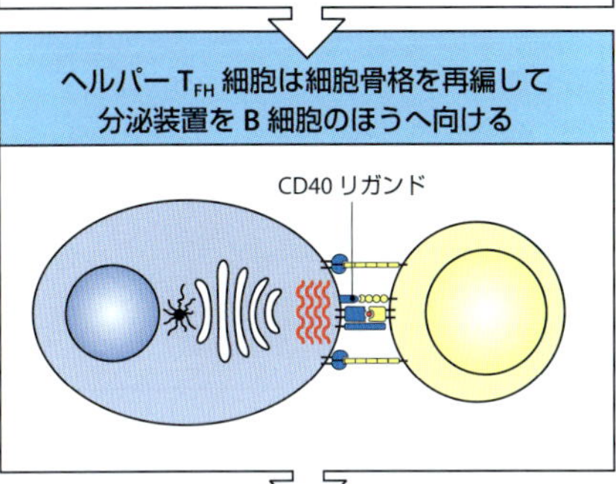

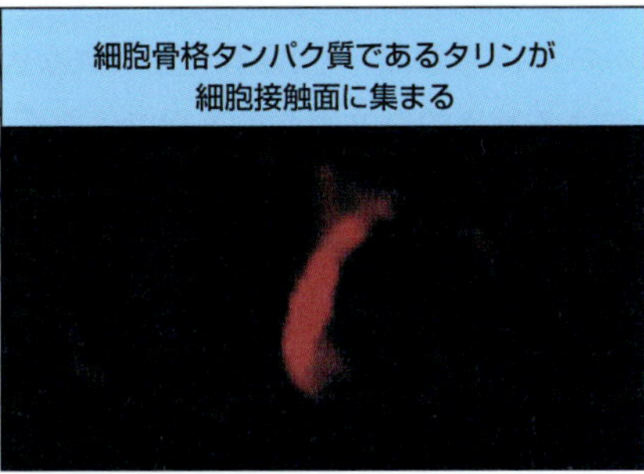

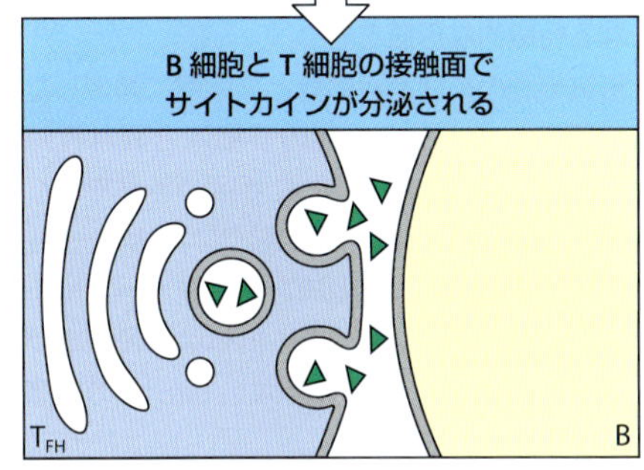

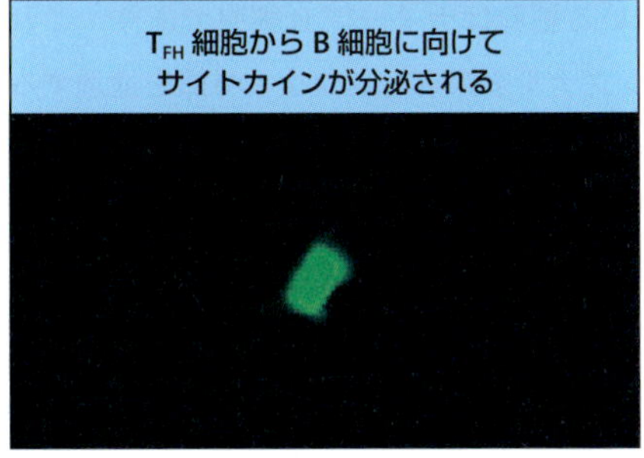

図 9.8　T_{FH} 細胞は CD40 リガンドと CD40 の相互作用を介して B 細胞と結合し，B 細胞表面に限局的にサイトカインを供給することにより，抗原により活性化された B 細胞の補助を行う

上図：抗原特異的な B 細胞と T_{FH} 細胞は，ペプチド抗原を仲立ちとした共役対と，細胞接着境界面で免疫シナプスを形成する．免疫シナプスは T 細胞の LFA-1 と B 細胞の ICAM-1 の強力な接着相互作用により安定化される．その後，T_{FH} 細胞は CD40 リガンドや種々のサイトカインを合成する．ちなみに CD40 リガンドは腫瘍壊死因子 α(TNF-α）ファミリーに属する膜結合型分子である．また，この図には微小管形成中心(MTOC)も示す．中央図：B 細胞に発現する CD40(TNF 受容体ファミリーに属する)と T 細胞の CD40 リガンドの相互作用は，細胞骨格タンパク質であるタリン(右の写真の赤色部分)および MTOC，さらには分泌装置ゴルジ体の再配列を伴う．下図：可溶性サイトカインが T_{FH} 細胞の細胞質で合成され粗面小胞体へと移動する．これらはゴルジ体を経て細胞外分泌小胞(開口分泌小胞)内に運ばれ，その後，小胞と細胞膜との融合により，B 細胞表面の局所領域に向け分泌される．(写真は A. Kupfer の厚意による)

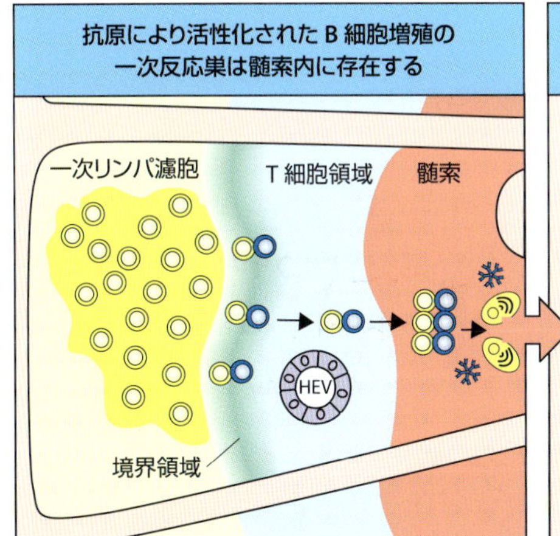

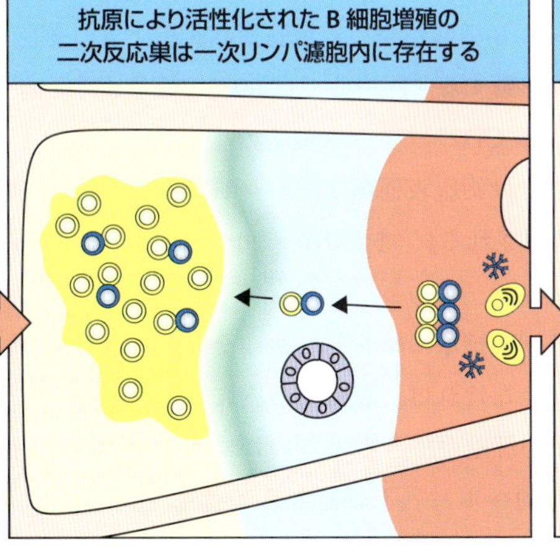

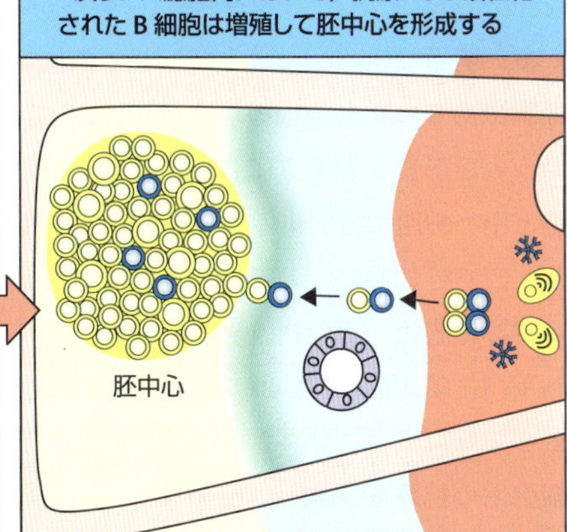

図 9.9　抗原および T 細胞由来サイトカインにより活性化された B 細胞は，リンパ節の異なる部位で起こる 2 つの過程により形質細胞へと分化する

左図：相互に活性化され共役対を形成した抗原特異的な B 細胞と T_{FH} 細胞は境界領域から髄索へと移動し，ここで増殖して共役対の巨大なクローンを形成する．これが B 細胞増殖の一次反応巣である．中央図：共役対のうち，いくつかは抗原特異的 IgM を分泌する形質細胞へと分化し，他のものは皮質の一次リンパ濾胞に戻る．右図：皮質に戻った共役対は濾胞内で分裂し，B 細胞増殖の二次反応巣となる．増殖した抗原特異的 B 細胞は胚中心を形成し，ここで抗体の親和性成熟とクラススイッチが進行する．

中央参照），**胚中心**(germinal center)を形成する(図9.9右参照)．濾胞樹状細胞により産生されるサイトカインIL-6，IL-15，8D6，BAFF(B-cell activating factor in the TNF family)はB細胞の急速な分裂を促す．事実，B細胞は6時間に1回という頻度で急速に分裂し，大型で代謝活性の亢進した**中心芽細胞**(centroblast)になる．ヘルパーT細胞もまた分裂してサイトカインを産生し，自身のCD40リガンドを介してB細胞上のCD40と相互作用を行う．その結果，B細胞は活性化誘導シチジンデアミナーゼ(activation-induced cytidine deaminase：AID)というDNA修飾酵素を作るようになる．この酵素は，分裂・増殖している中心芽細胞内で現に進行している体細胞高頻度変異(p.100の4-14項参照)とクラススイッチ(p.101の4-15項参照)の両過程に不可欠な因子である．この分裂・増殖過程の目的は抗原による特異的なB細胞の選択ではなく，クラススイッチやV領域遺伝子に変異を起こしたB細胞集団の拡大であるため，この過程は抗原に非依存的に進行し，中心芽細胞はもはや細胞表面免疫グロブリンを発現していない．一次リンパ濾胞内で抗原特異的B細胞が活発に増殖すると，濾胞の形態が変化し，いわゆる**二次リンパ濾胞**(secondary follicle)になる．その明瞭な特徴はすべてが急速に分裂しているB細胞およびT細胞を含む胚中心の存在である(**図9.11**上)．胚中心の周囲および濾胞の周辺に押し出されている細胞はナイーブB細胞であり，これらは自身の受容体に相補的な抗原および生存シグナルを探索しつつリンパ節を通過する．これらのB細胞は帽状域(マントルゾーンともいう)と呼ばれる領域を形成する．一次免疫応答においては，感染が始まってから約1週間で二次リンパ組織内に胚中心が出現し，これが感染部位の所属リンパ節において特徴的な腫脹として認められることになる．胚中心を形成する際の事象や，そこで起こる細胞性あるいは形態的な事象をまとめて**胚中心反応**(germinal center reaction)と呼ぶ．時間の経過に伴い，もともとの抗原特異的B細胞と抗原特異的T_{FH}細胞の1組あるいは少数組の共役対に由来するクローン増殖が起こり，胚中心にはリンパ球の大集団が存在するようになる．

中心芽細胞が分裂するにつれ，これらは互いに密接に寄り集まり組織切片において暗く染色される領域，すなわち胚中心の**暗領域**(dark zone)と呼ばれる部位を形成する(図9.11下)．やがて中心芽細胞は緩やかに分裂し，V領域に変異を起こしかつクラススイッチした免疫グロブリンを細胞表面に再発現するようになって，**中心細胞**(centrocyte)となる．中心細胞は暗領域から，B細胞が少なく濾胞樹状細胞とT_{FH}細胞が多い**明領域**(light zone)と呼ばれる部位に移動する．胚中心では80%の細胞が中心芽細胞であり，ヒト細胞の場合は$CD38^+CD44^-CD77^+$(マウス細胞の場合は$CD38^-$)という表面形質を有する(CD38，CD44，CD77は細胞表面糖タンパク質であり中心芽細胞と中心細胞を区別するマーカーとして利用される)．また10～20%は中心細胞であり，$CD38^+CD44^+CD77^+$という表面形質をもつ．

中心細胞は，その細胞表面免疫グロブリンが抗原に結合し，かつそのCD40分子がヘルパーT細胞のCD40リガンドに結合できなければ，短時間の内にアポトーシスによって死ぬようプログラムされている．中心細胞が生き残るためには，まず濾胞樹状細胞上の抗原を認識し，その後，抗原特異的ヘルパーT細胞からの補助を得ようと，互いに競い合わなければならない．

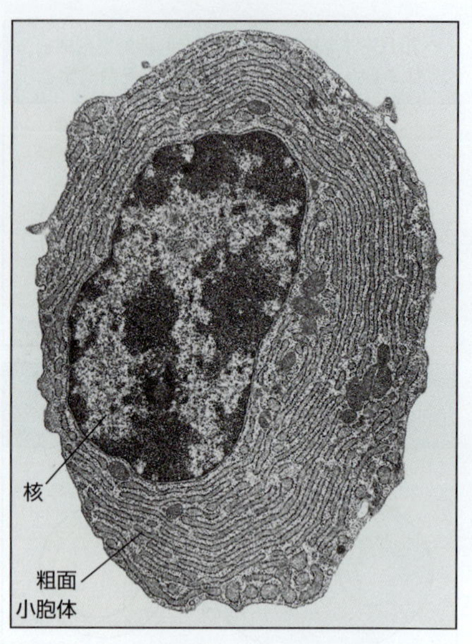

図9.10　形質細胞は他のどのB細胞とも異なる特徴的な形態をもつ
形質細胞の核は時計の針と文字盤に類似した特徴をもつ．さらに他のB細胞と異なる際だった特徴はよく発達した粗面小胞体であり，大量のタンパク質(形質細胞では抗体)を合成し分泌する細胞に典型的な形状をとっている．1個の形質細胞が分泌する抗体は均質な単クローン抗体である．(写真はC. Grossiの厚意による)

9-8　胚中心での抗原による中心細胞の選択は，B細胞応答の親和性成熟を引き起こす

第6～8章で述べたように，リンパ球の分化において，活性化と増殖の過程とこれに引

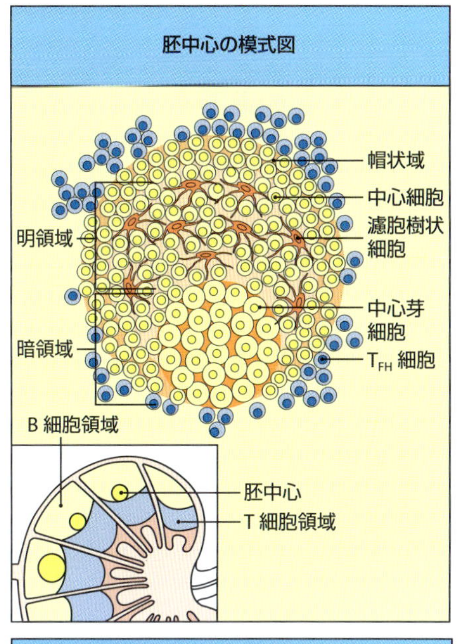

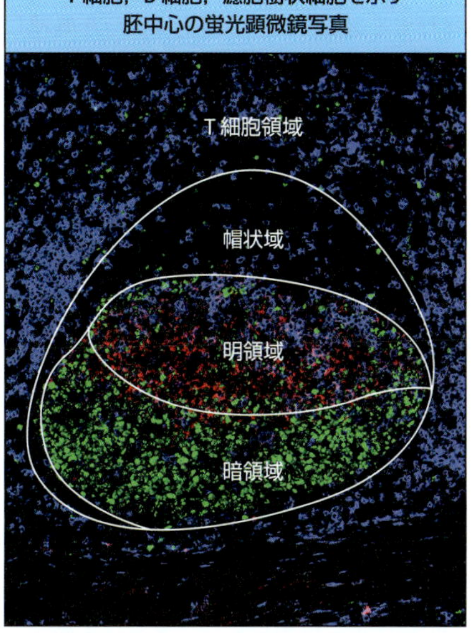

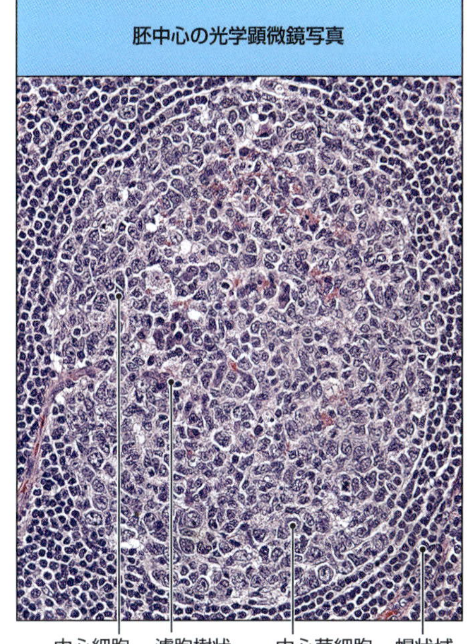

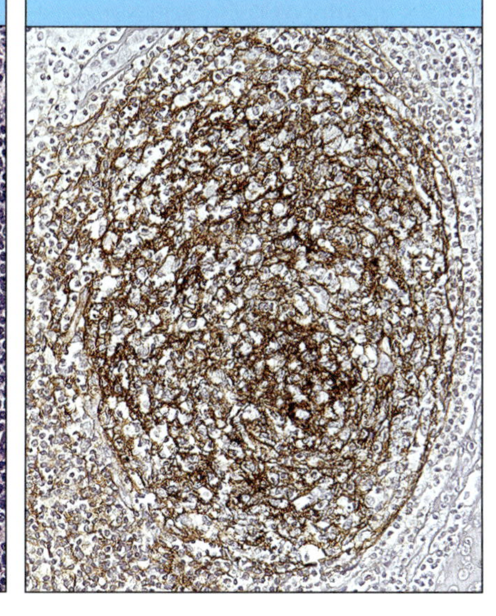

図 9.11　活性化B細胞が親和性成熟とクラススイッチを起こす胚中心の組織
左上図：胚中心内の細胞の分布を示す．図中左下の挿入図にはリンパ節内の胚中心の位置を示している．右上図：胚中心の低倍率蛍光顕微鏡写真（蛍光抗体で標識）であり，左の模式図とおおまかに対応している．急速に分裂しているB細胞は中心芽細胞（緑色）と呼ばれ，胚中心のいわゆる暗領域を形成する．中心芽細胞は成熟すると分裂を停止し，抗原を保持する濾胞樹状細胞（赤色）と相互作用する小型の中心細胞となり，明領域を形成する．明領域に分布する少数のT細胞（青色）はB細胞を活性化するT_{FH}細胞である．左下図：ヒト扁桃における胚中心の高倍率光学顕微鏡写真．右下図：左下図と同じ胚中心切片を染色し，濾胞樹状細胞のネットワークがよくみえるようにしたものである．（写真はYasodha Natkunamの厚意による）

き続く選択は共通している．これは胚中心で成熟するB細胞に関しても当てはまる．体細胞高頻度変異後の個々の中心細胞に発現する細胞表面免疫グロブリンは，特異抗原に対する親和性において，変異前と同等なもの，それより低いもの，あるいは高いもの，とさまざまである．全体としてみた場合，増殖しているB細胞クローンにおいて，特異的な抗原に対して幅広い親和性を有する多様なB細胞受容体を発現する中心細胞が生み出されることになる．この中心細胞は濾胞樹状細胞上に保持された抗原を認識する．新たに生じた中心細胞は胚中心の暗領域から明領域に移行し，そこで濾胞樹状細胞の樹状突起上に提示されている限られた抗原の認識を競い合う．このように抗原量が限られているという条件下では，この競合によって，より親和性の高い抗原受容体をもつ中心細胞がより活性化されやすくなる．

中心細胞の受容体が十分な強度で抗原と結合すると，濾胞樹状細胞との相互作用領域に免疫シナプスが形成され，ここを通して中心細胞に生存シグナルが伝達される．ヘルパー T 細胞が多数存在する明領域の外側へと移行する過程で，中心細胞は抗原を処理し，自身の MHC クラスⅡ分子上のペプチド抗原として提示する．T 細胞受容体によるペプチド-MHC クラスⅡ複合体の結合および T_{FH} 細胞上の CD40 リガンドと中心細胞の CD40 の結合により，中心細胞に Bcl-x_L タンパク質の発現が誘導される．Bcl-x_L 分子はアポトーシスによる細胞死を阻止する機能をもち，これら中心細胞は分化を持続し形質細胞となる(図 9.12 右)．一部の形質細胞はリンパ節にとどまって抗体を産生し，産生された抗体は感染部位からリンパに乗りリンパ節に到達する抗原と結合する．これらの形質細胞は比較的短寿命である．残りの形質細胞はより長寿命であり，骨髄に移行して全身に抗体を供給する．

中心細胞が抗原を結合できず，T_{FH} 細胞に抗原を提示できない場合には，アポトーシスにより死滅する(図 9.12 左)．アポトーシスに陥った中心細胞は胚中心内のマクロファージにより貪食される．中心細胞を捕食した直後のマクロファージは，胚中心に特徴的な細胞であり，組織染色で濃く染色されることから**核片貪食マクロファージ**(tingible body macrophage)と呼ばれる．"tingible"とはまさに染色されうることを意味する．体細胞高頻度変異によって，時には自己抗原(胚中心に存在する細胞の表面上に発現する自己抗原)に反応するような免疫グロブリンをもつ中心細胞が生み出されることもある．この場合には，胚中心に存在するヘルパー T 細胞や他の細胞との接触により，自己反応性中心細胞は不活化あるいはアネルギー(不応答)状態に陥る．これは骨髄における B 細胞分化過程でみられるのと同様のメカニズムである(p.164 の 6-13 項参照)．

抗原に対する親和性が最も高い抗原受容体をもった中心細胞のみが選択されて生存し，抗体産生形質細胞は長寿命記憶細胞へと分化する．このように，免疫応答の進行過程および同一抗原に再度曝露された際に，抗原に対する抗体の平均親和性は増加する．親和性成熟というこの過程により，B 細胞が可及的に優れた抗体を産生することが可能となる．

扁桃炎の場合，二次リンパ組織である扁桃は圧倒的多数の細菌性病原体で満たされる．このように抗原が過剰に存在する場合は，より親和性の高い抗体を選択するという基準が低下する．低親和性抗体が産生されると感染を終息させることができず，感染が慢性化することになる．このような場合でも，扁桃炎は通常抗菌剤の投与により治療することができるが，感染したリンパ組織を外科的に切除することが必要となる場合もある．

胚中心で増殖している B 細胞では，免疫グロブリン遺伝子の配列の変異(体細胞高頻度変異)や介在 DNA の切断・欠損後の再結合(クラススイッチの過程)などの変異過程が起こる．これらの現象は主に免疫グロブリン遺伝子に限局されているが，他の遺伝子にも低頻度で起こりうるものであり，悪性の形質転換やがんになることもある．濾胞樹状細胞は B 細胞に対して"養育微小環境"を提供しており，胚中心ではこのような悪性の進行過程の頻度が高いため，B 細胞リンパ腫のほとんどは胚中心細胞に由来するものである．

9-9 B細胞によって作られた免疫グロブリンがどのクラスにスイッチするかは，ヘルパーT細胞が産生するサイトカインによって決まる

第 4 章で学んだように，B 細胞が最初に作る免疫グロブリンは IgM と IgD であるが，抗原により活性化されると B 細胞は重鎖(H 鎖)にクラススイッチを起こし，IgG，IgA，IgE を産生するようになる．クラススイッチは主に胚中心の活性化 B 細胞で起こり，

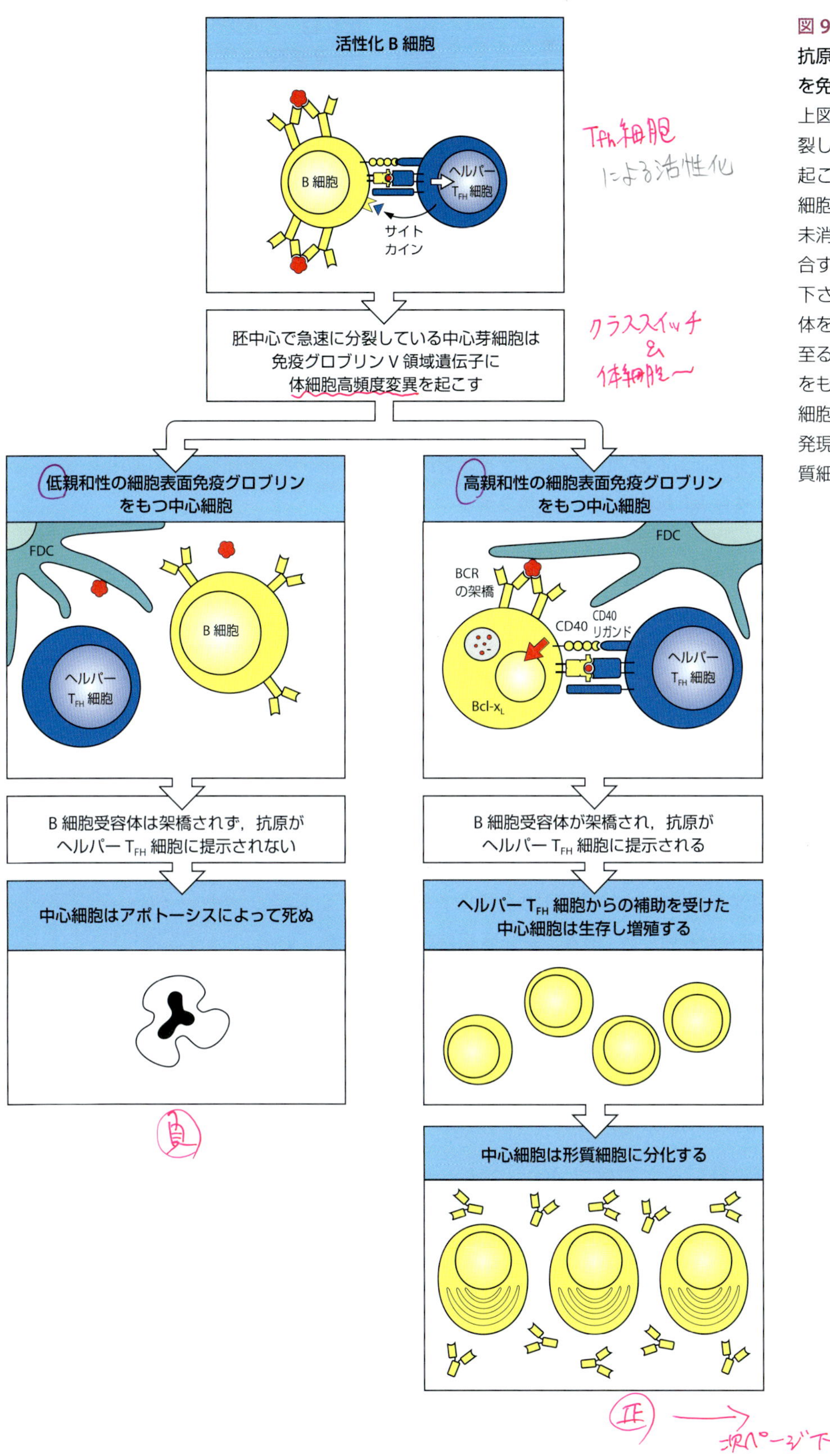

図 9.12　体細胞高頻度変異の後，高親和性抗原受容体をもった中心細胞はアポトーシスを免れ生存することができる

上図：胚中心では T_{FH} 細胞の働きにより，分裂している中心芽細胞に体細胞高頻度変異が起こる．変異した IgM を発現している中心細胞は，濾胞樹状細胞（FDC）上に提示された未消化抗原が自身の B 細胞受容体（BCR）に適合するか調べる．左図：V 領域の親和性を低下させるような変異を起こした B 細胞受容体をもつ中心細胞はアポトーシスにより死に至る．右図：抗原に対して高親和性の受容体をもつ中心細胞には，アポトーシスを抑止し細胞を生存させる細胞内タンパク質 $Bcl\text{-}x_L$ の発現が誘導される．このような中心細胞は形質細胞へと分化する．

個々の B 細胞が作る免疫グロブリンがどのクラスにスイッチするかは，T_{FH} 細胞との相互作用に依存している．すなわち，T_{FH} 細胞が産生するサイトカイン，さらには感染の性状や形態，あるいは T_{FH} 細胞を成熟させる樹状細胞に依存している（p.225 の 8-19 項参照）．マウス免疫グロブリン H 鎖のクラススイッチにおける各サイトカインの役割を

	抗体のクラススイッチに対するサイトカインの作用						
サイトカイン	IgM	IgG3	IgG1	IgG2b	IgG2a	IgA	IgE
IL-4	抑制	抑制	誘導		抑制		誘導
IL-5						産生促進	
IFN-γ	抑制	誘導	抑制		誘導		抑制
TGF-β	抑制	抑制		誘導		誘導	

図 9.13 どのクラスの免疫グロブリンにスイッチするかはサイトカインによって決定される
サイトカインによりあるクラスへの免疫グロブリンのスイッチを誘導するもの(緑色), 産生を促進するもの(黄色), もしくは抑制するもの(赤色)がある. 抑制作用は他のクラスへのスイッチを誘導することによる. この図はマウスB細胞のクラススイッチを示すものであり, ヒトでの解析は不十分である. マウスとヒトではサイトカインの作用に相違がある. 例えばヒトではIgAへのクラススイッチにはTGF-βとIL-10が関与するが, マウスでみられるようなIL-5の関与はない.

図 9.13 にまとめる. ヒトに関する情報は不十分ではあるが, IFN-γはオプソニン活性の強いIgG1抗体へとスイッチさせる一方, IL-4はIgE抗体へとスイッチさせることがわかっている.

T細胞由来サイトカインは免疫グロブリンの各H鎖のC領域遺伝子の5′側に存在するスイッチ領域からの転写を誘導することでクラススイッチを引き起こす(p.102の図4.28参照). 一例として活性化B細胞にIL-4が作用した場合, クラススイッチが起こる1〜2日前に$C_\gamma 1$とC_ϵのスイッチ領域の上流部位から転写が認められる. 遺伝子再編成が起こる前に免疫グロブリン遺伝子座においてみられる低レベルの転写と同様に(p.156の6-8項参照), この転写によりクロマチン構造が開裂し, スイッチ領域が組換え機構に近づけるようになり, その結果新しいC領域遺伝子がV領域配列に並置されると考えられる.

クラススイッチが起こるためには, B細胞上のCD40にT_{FH}細胞上のCD40リガンドが結合する必要があり, これらの相互作用の重要性は, CD40リガンドの欠損による免疫不全症(高IgM症候群と呼ばれる)の患者の知見から明らかである. 高IgM症候群の患者ではB細胞がクラススイッチを起こせないため, 血清中にIgGやIgAがほとんどなく, 逆に血清IgM値が異常に高いという特徴を示す. 一般にこれらの患者では, 多くの抗原に対する抗体産生応答がきわめて低下しており, 二次リンパ組織では胚中心が形成されない(図 9.14). また, この患者では細胞性免疫も障害されている. CD40リガンド遺伝子はX染色体上にあるため, この病気の大部分は男性に生じる.

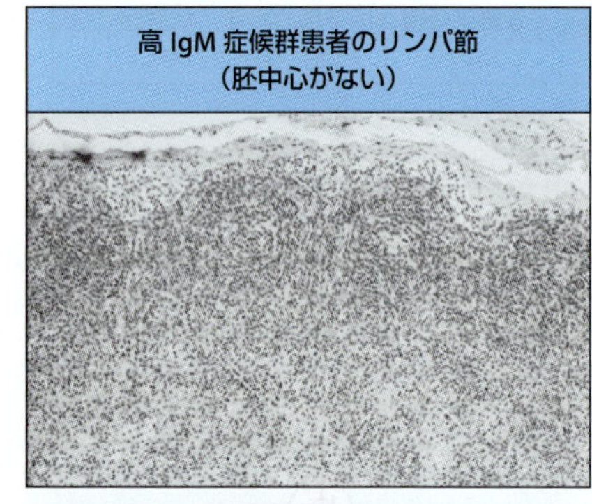

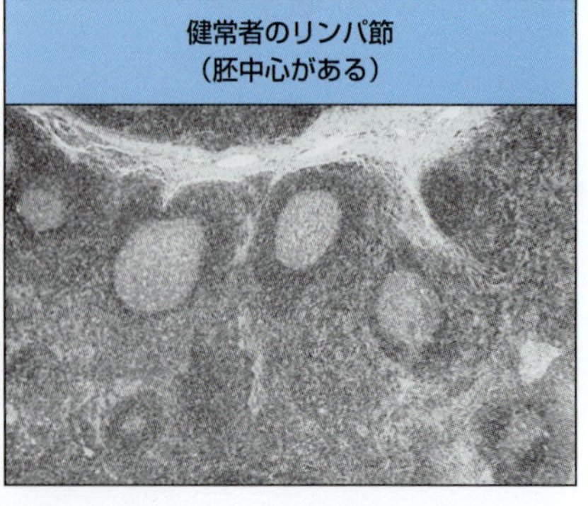

図 9.14 健常者と高IgM症候群患者のリンパ節の比較
上図:高IgM症候群患者のリンパ節. 下図:健常者のリンパ節. (下の写真はAntonio Perez-Atayde の厚意による)

9-10 活性化B細胞が形質細胞と記憶細胞のどちらに分化するかは, ヘルパーT細胞が産生するサイトカインによって決まる

体細胞高頻度変異を経て胚中心での選択から生き残った中心細胞が, 抗原特異的ヘルパーT細胞と相互作用することには, 次に述べるようないくつかの目的がある. すなわち, B細胞およびT細胞上の受容体とリガンドの相互の結合により, 両細胞がさらに増殖するためのシグナル交換がなされる. これはクラススイッチを起こし高親和性受容体をもつ, 選択されたB細胞集団を増加させる. また個々のB細胞の形質細胞もしくは**記憶B細胞**(memory B cell)への分化が促される.

適応免疫応答過程で, 感染と戦うために大量の抗体が必要とされる場合, 選択を勝ち抜いた中心細胞は胚中心を離れ, IL-10の作用を受けて抗体を産生する形質細胞へと分化する(図 9.15 左). 免疫応答が功を奏し感染が終息する時期になると, 中心細胞は

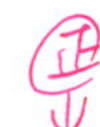

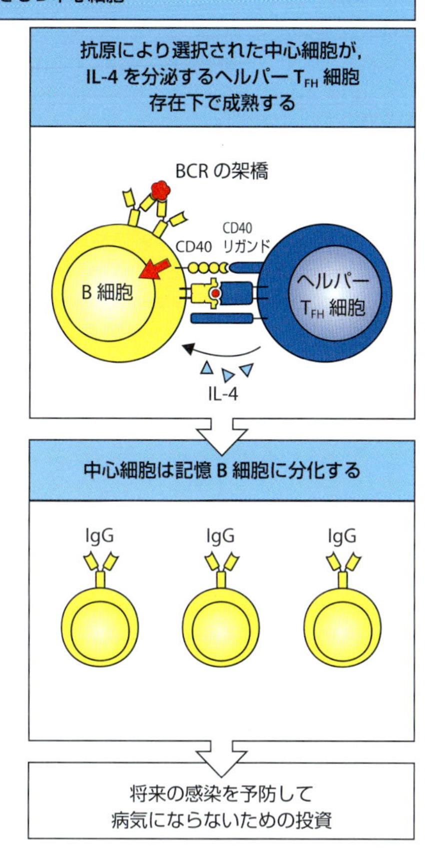

図 9.15　中心細胞が形質細胞と記憶細胞のどちらかに分化するかは，ヘルパー T_{FH} 細胞により産生されるサイトカインによって決定される

同じ高親和性免疫グロブリンをもつ中心細胞は，共役対を形成した T_{FH} 細胞から産生されるサイトカインによって形質細胞（左図）あるいは記憶B細胞（右図）へと分化する．

IL-4の作用で長寿命の記憶細胞へと分化する．この細胞はクラススイッチしており，高親和性の抗原受容体を有する（図9.15右）．これらの細胞は同一の抗原に遭遇しこれを認識して活性化されるまでは，大部分が休止状態のままである．形質細胞は現在起こっている感染に対処するエフェクターB細胞であり，一方記憶B細胞は同一の病原体による将来的な感染を予防するための投資といえる．これはむろん現在の感染が成功裡に終焉したらの話である．

■ まとめ

特異抗原に応答すると，ナイーブB細胞は活性化され，増殖・分化して大量の抗体を合成し分泌する形質細胞になる．ナイーブB細胞と形質細胞の主な相違を**図 9.16**にまとめる．ナイーブB細胞が活性化されるためには，抗原受容体（B細胞受容体）とB細胞補助受容体の両者が同時に架橋を形成し，その後のシグナル伝達が必要である．B細胞のマイナー集団であるB-1細胞は，微生物表面上に高密度に配列されたエピトープ（胸腺非依存性抗原）を認識する．このB細胞の活性化にはこれらのシグナルのみで十分であり，T細胞の補助を必要としない．一方，残りのB細胞のメジャー集団（B-2細胞）の活性化には，ヘルパー T_{FH} 細胞との緊密な結合性の相互作用が必要である．感染部位のリンパ節B細胞領域内において，ナイーブB細胞は濾胞樹状細胞や辺縁洞マクロファージの細胞表面上の特異抗原を認識し，これらを取り込んで処理しMHCクラスⅡ分子上にペプチド抗原として提示する．抗原により活性化されたB細胞はB細胞領域とT細胞領域の境界部位に移動し，ここでB細胞上の抗原ペプチド-MHCクラスⅡ複

B細胞系列	特徴：もともとの性状 表面免疫グロブリン	特徴：もともとの性状 表面MHCクラスII	特徴：もともとの性状 大量の免疫グロブリン分泌	特徴：誘導される性状 増殖	特徴：誘導される性状 体細胞高頻度変異	特徴：誘導される性状 クラススイッチ
ナイーブB細胞	あり	あり	なし	あり	あり	あり
形質細胞	なし	なし	あり	なし	なし	なし

図9.16　ナイーブB細胞と形質細胞の主な性状の比較
適応免疫応答の過程において休止期ナイーブB細胞は高度に活性化された形質細胞へと移行する．ナイーブB細胞と形質細胞を識別する主要な性状と機能を示す．

合体を認識するT_{FH}細胞と共役対を形成する．この結合性相互作用により，B細胞の分化が促され抗体産生形質細胞となる．B細胞の最初の増殖巣はリンパ節の髄質内であり，IgM抗体を分泌する形質細胞となる．B細胞の第二の増殖巣は皮質のB細胞領域内の胚中心であり，ここでは体細胞高頻度変異とクラススイッチの結果，病原体により強固に結合する抗体が産生され，エフェクター細胞やエフェクター分子の誘引がより効率よく行われる．

抗体のエフェクター機能

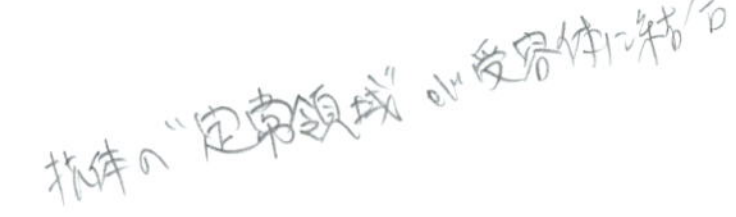

感染に対するB細胞応答が進行するにつれ，H鎖C領域の変換によるクラススイッチが起こり，抗体の機能に多様性が生じる．それぞれの抗体はその機能に応じた相違がある．抗原結合部位の数や抗体分子の柔軟性の違いにより，抗体のクラス間で病原体や抗原に結合する強さが異なる．また抗体のクラスによって，補体の活性化能や病原体を食細胞へと誘導し捕食させる効果も異なる(p.103の4-16項参照)．さまざまな細胞種が，抗体の抗原特異性とは無関係に特定の抗体クラスあるいはサブクラスのC領域に結合する受容体〔**Fc受容体**(Fc receptor)〕を発現している．これらのいくつかは上皮細胞に発現しており，通常では到達できないような解剖学的部位にまで抗体を運搬している．また他のFc受容体はエフェクター細胞に発現し，抗体を結合した病原体の捕捉と殺傷を促進している．本節では，さまざまなクラスの抗体が，ヒトの多種多様な体内環境でみられる病原体に対していかに効果的な免疫機能を発揮するかについて考察する．

9-11　IgM，IgG，単量体IgAは体内の組織を守っている

どのような抗体産生応答においても，最初に産生される抗体はIgMである．IgMは骨髄，脾臓，リンパ節の髄索に存在する形質細胞により五量体で分泌され，血中に入って体内の炎症・感染・組織損傷部位へと運ばれる．IgMは五量体であるため10個の抗原結合部位をもち，微生物や粒子状抗原に強く結合し，古典経路による補体カスケードを素早く活性化する．補体活性化により補体断片C3bが病原体に結合し，食細胞に取り込まれて分解が促進される．しかしながらIgMはサイズが大きいため，自身で血管外に出

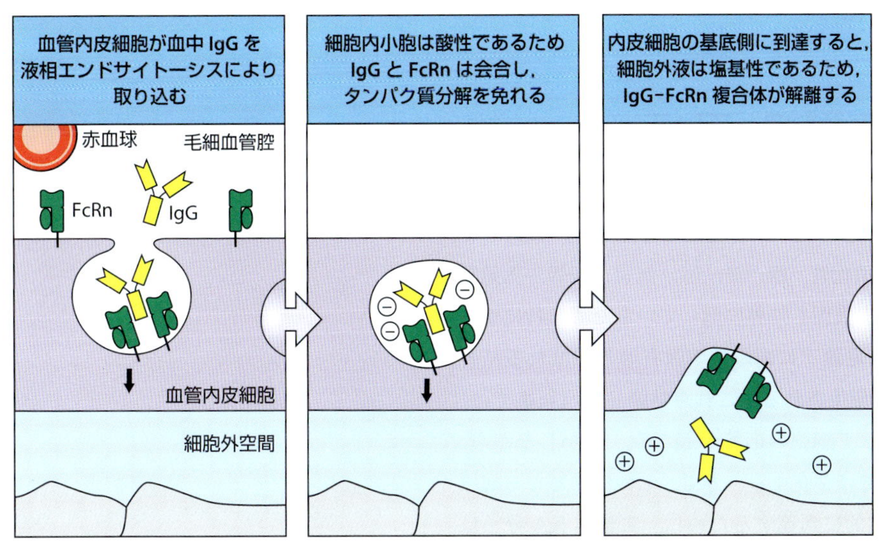

図 9.17　FcRn 受容体は血中から組織の細胞外空間へと IgG を輸送する
血管内皮細胞の頂端(管腔)側において，IgG や他の血漿タンパク質は液相エンドサイトーシスにより能動的に取り込まれる．細胞内小胞は酸性であるため，IgG が 2 分子の FcRn と会合する．このような IgG-FcRn 複合体はリソソームの分解活性を免れて細胞の基底膜表面へと運ばれる．細胞の基底側は塩基性であるため，IgG-FcRn 複合体が解離して，IgG が細胞外空間へと遊離される．

て感染組織に浸潤していくのには限界がある．

免疫応答が進行し B 細胞の体細胞高頻度変異やクラススイッチが進行するのにつれ，IgM の必要性は徐々に薄れていく．クラススイッチや親和性成熟により，2 個の高親和性抗原結合部位をもつ IgG や単量体 IgA が作られるようになり，これらは 10 個の抗原結合部位をもつ IgM と同等の効率を有する．また IgG や単量体 IgA は IgM に比してサイズが小さいため，感染組織に浸潤することが容易である．IgG は血中で最も多く存在する抗体である(ヒトの場合，免疫グロブリンの 70 ～ 80%)が，リンパ節あるいは脾臓で活性化された B 細胞により産生される単量体 IgA もまた血中で多くみられる(ヒトの場合，IgG に次いで多くみられる．免疫グロブリンの 10 ～ 15%)．

IgG の組織への運搬効率をより高めるため，IgG は血流中から組織内の細胞外空間へと能動的に輸送される．血管内皮細胞は少量の細胞外液を飲み込むピノサイトーシス(飲作用)を行い，血漿タンパク質を取り込んでリソソームで分解する．IgG の血管外への能動的輸送はこのシステムをうまく使用したものであるが，独自の方法でリソソームでの分解から逃れている．すなわち，細胞内小胞のような酸性環境下では IgG はその Fc 領域に結合する受容体(細胞内小胞内膜に存在する)と会合しており，このため IgG はリソソームへと向かう方向から逃れて細胞の基底膜表面へと移動する．さらに細胞外液は塩基性であるため，IgG は受容体から解離し細胞外空間へと遊離する(図 9.17)．この輸送受容体は **FcRn**，あるいは最初にその機能を記述した研究者にちなんでブラムベル受容体(Brambell receptor：FcRB)と呼ばれている．FcRn は MHC クラス I 分子に類似した構造をとり，その α_1 および α_2 ドメインにより抗体の Fc 領域と結合する部位が形成される．1 分子の IgG Fc 領域に 2 分子の FcRn が結合して，抗体 - 受容体複合体を形成する．FcRn は結合組織の細胞外液中の IgG を高濃度に保っているだけではない．IgG 以外の血漿タンパク質は分解されるが，IgG は FcRn により選択的にこの分解過程から保護されるため，他のほとんどの血漿タンパク質よりも半減期が長い．免疫グロブリンの Fc 領域に結合するさまざまな受容体をまとめて Fc 受容体と呼んでいるが，FcRn はまさにこのうちの 1 つである．

血流中を循環する IgM，IgG，IgA はすべての組織だけではなく，血液の感染(敗血症)も防ぐ．これらは血中に侵入してきた微生物を中和することでその蔓延を防止する．血液循環は非常に効率よく細胞や分子を体内にくまなく行きわたらせるため，血液自体の感染が起こると，深刻な結果を招来することになる．

9-12 二量体IgAは体内の粘膜表面を守っている

IgM，IgG，単量体IgAが生体の体液中や組織中で抗原結合機能を発揮するのに対して，二量体IgAは粘膜上皮の表面を守っている．消化管，眼，鼻，喉，気道，尿管，生殖器，乳腺などは上皮構造をもち，いずれの粘膜上皮表面も外界に面しているため，特に感染を受けやすい．二量体IgAは，粘膜上皮の基底膜下にある粘膜固有層と呼ばれる結合組織に斑状に存在する粘膜関連リンパ組織で産生される．これら粘膜リンパ組織では，局所感染に対して抗原特異的なB細胞およびT細胞の応答が起こる．しかしながら，この場合，IgA産生形質細胞は粘膜上皮の内側に存在する一方で，その標的となる病原体は上皮の外側に存在する．したがって，標的に到達するために，二量体IgA分子は上皮細胞上の受容体を使って上皮内を通過して輸送される必要がある．

単量体ではなく二量体のIgAは，上皮細胞の基底側にある細胞表面受容体に結合する．この受容体は二量体IgAや五量体IgMに特異性を有することから**多量体免疫グロブリン受容体**(polymeric immunoglobulin receptor)あるいは**ポリIg受容体**(poly-Ig receptor)と呼ばれる(図9.18)．ポリIg受容体自身は一連の免疫グロブリン様ドメインから構成され，J鎖を介して五量体IgM(p.101の図4.27参照)や二量体IgA(p.104の図4.31参照)とジスルフィド結合による共有結合をしている．二量体IgAがこの受容体に結合すると，二量体IgAは受容体介在性エンドサイトーシスにより細胞内に取り込まれ，抗体-受容体複合体は細胞内を通って頂端(管腔)側細胞表面へと運ばれる．このように受容体を介して大型の分子が細胞の一方の側から反対側に輸送される現象は**トランスサイトー**

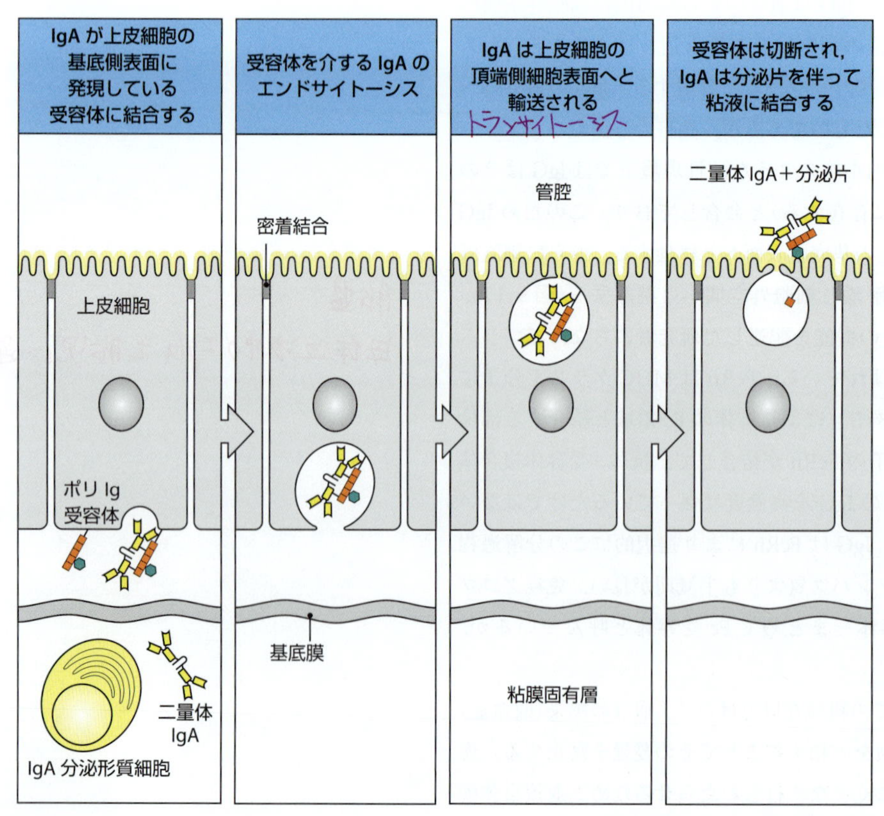

図9.18 二量体IgAはポリIg受容体を介して，トランスサイトーシスによって上皮を通過する
二量体IgAは消化管など粘膜組織の上皮基底膜直下に存在する形質細胞により産生される．J鎖と会合した二量体IgAは拡散により基底膜を通過し，上皮細胞の基底側表面に発現しているポリIg受容体にIgA H鎖C領域C_H3ドメインを介して結合する．IgA-ポリIg受容体複合体は膜小胞内に保持されて細胞を通過し(トランスサイトーシス)，頂端(管腔)側細胞表面へと輸送される．ここでポリIg受容体は切断され，分泌片と呼ばれる受容体断片を結合したままの形で二量体IgAが放出される．重要なことは，IgAに結合した分泌片の糖鎖(青色の小型六角形)が頂端側細胞表面を覆う粘液に結合し，このためIgAが管腔内へと流れ去ることがないようにされている点である．ポリIg受容体の残りの膜結合断片には特別な機能はなく，分解されてしまう．

シス(transcytosis)として知られる．受容体に結合したIgAが頂端側細胞表面に到達すると，プロテアーゼがポリIg受容体を膜アンカー領域とIgA結合部位との間で切断する．この結果，二量体IgAはポリIg受容体の小断片を結合したまま細胞膜から遊離される．この小断片はIgAの**分泌片**(secretory componentあるいはsecretory piece)と呼ばれる．IgAは分泌片の糖鎖を介してムチン(粘膜の糖タンパク質)に結合することによって粘膜表面に保持される．IgAは粘膜表面に存在する微生物と結合して，微生物が粘膜上皮に付着したりコロニーを形成するのを阻害することで，病原体が糞便，痰，涙などの分泌物とともに排除されるのを促す．

9-13 IgEは寄生虫や他の病原体を生体から迅速に排出するためのメカニズムを提供している

リンパ節や脾臓で活性化されたB細胞により産生される他の抗体(IgM，IgG，単量体IgA)とは異なり，IgEは少量しか作られず，また血流中にはほとんど存在しない．IgEは可溶性の抗体として抗原を結合する機能をもたず，抗原に対する細胞表面受容体として機能している．IgEは細胞表面といういわば二次元の環境に限局して働き，血液・リンパ・細胞外液中といった三次元環境で作用しているのではないため，ごく少量の抗体でも機能を発揮することができる．IgEのFc領域は**FcεRI**と呼ばれるFc受容体と結合するが，これはマスト細胞(肥満細胞)や好塩基球および活性化された好酸球に発現している．FcεRIはIgE抗体とのみ結合し，この結合は非常に強いため，一度結合するとIgEはFcεRIから解離しない．したがって，形質細胞から分泌された少量のIgEは，結合組織に常在するマスト細胞，粘膜表面の活性化好酸球，血中の好塩基球などの細胞表面に素早く結合する．IgEが結合したこれらの細胞は病原体やその抗原との結合に備えた状態となる．

病原体がマスト細胞上のIgEに結合し，かつ2分子以上のFcεRI分子が架橋されると，マスト細胞は活性化されて種々の活性化メディエーターを分泌し，これらは平滑筋に作用して，くしゃみ，咳，嘔吐，下痢などの激しい症状を引き起こし，その結果気道や消化管から病原体が強制的に排出される．IgEは結合組織，特に粘膜表面で働き，病原体や毒性物質を物理的に排出させることに特化した抗体である．

IgEの主要な機能は寄生虫感染からの防御である．寄生虫は，単細胞の原虫から多細胞の無脊椎動物までを含む不均一な集団であり，特に，小腸に寄生する蠕虫，血液や肝臓および肺に寄生する吸虫，あるいはダニやマダニなどの外部寄生性節足動物が知られる．ヒト宿主に対する寄生虫感染は概して長期間の持続性感染となり，また感染寄生虫もヒト免疫系を回避し阻害するような機構をもつ．ほとんどの寄生虫は微生物病原体よりはるかに大型である．最も大きなヒト寄生虫はサナダムシ(条虫，*Diphyllobothrium latum*)であり，小腸に寄生して9 mの長さに達することがあり，ビタミンB_{12}の欠乏症を引き起こす．また患者によっては巨赤芽球性貧血となることもある．微生物に対しては有効に働く細胞性および分子性の破壊メカニズムもより大型の寄生虫にはうまく作用できないため，IgEを利用した別の戦略が進化してきたと考えられる．

通常すべてのヒトは多種多様な抗原に対するIgE抗体を少量保有している．結果としてFcεRIを発現している個々の細胞は，多様な抗原に対して特異的なIgE分子をもっていることになる．マスト細胞はある意味で体内組織に常駐する見張り役であり，特に消化管や気道の粘膜下の結合組織や血管に沿った結合組織，とりわけ真皮結合組織に存在する．休止期マスト細胞の細胞質は，**ヒスタミン**(histamine)や一般に**炎症性メディ**

休止期のマスト細胞

活性化したマスト細胞

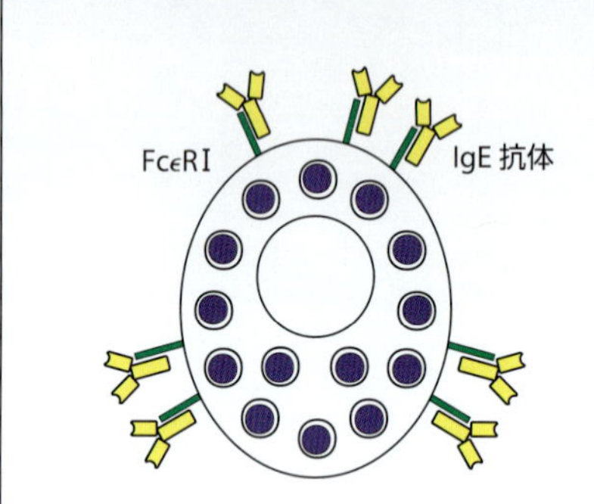

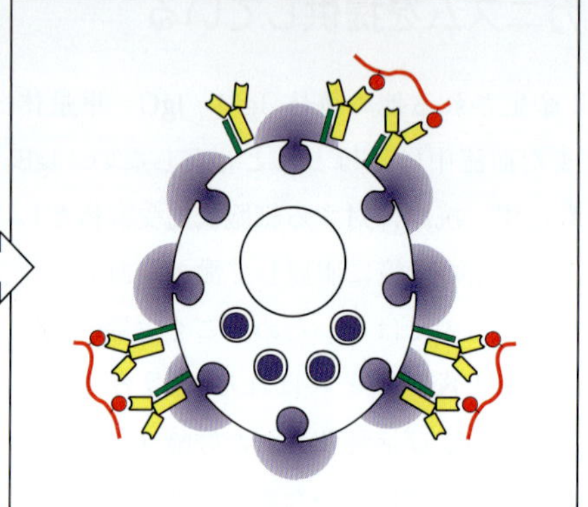

休止期(不活性型)のマスト細胞は，ヒスタミンなどの炎症性メディエーターを含む顆粒をもつ

多価抗原がマスト細胞表面の IgE を架橋すると，顆粒内容物が放出される

図 9.19　マスト細胞表面上の IgE が架橋されると，炎症性メディエーターを含有するマスト細胞顆粒が速やかに放出される
マスト細胞はヒスタミンやセロトニンといった炎症性メディエーターを含有する多数の顆粒をもつ．またマスト細胞はその表面上に高親和性 Fc 受容体(FcεRI)をもち，これは抗原が存在していなくても IgE 分子と結合している(左図)．抗原に遭遇し，マスト細胞表面上の IgE-FcεRI 複合体における IgE が抗原を認識し架橋を形成すると，マスト細胞は活性化され，脱顆粒して周囲の組織に炎症性メディエーターが放出される(右図)．(写真は A.M. Dvorak の厚意による)

エーター(inflammatory mediator)として知られる他の炎症関連分子を包含する大型顆粒で満たされている．マスト細胞表面上の FcεRI に結合し保持されている IgE 分子に抗原が結合すると，マスト細胞は活性化され，これらの顆粒を放出するようになる(図 9.19)．細胞が活性化されるためには，抗原により少なくとも 2 分子の IgE の架橋，つまり 2 分子の FcεRI に架橋が形成される必要がある．このことは，抗原はその表面上の離れた 2 か所に，細胞結合型 IgE により認識されるエピトープをもたねばならないことを意味する．FcεRI の架橋はマスト細胞顆粒を放出(脱顆粒)させるシグナルを生成し，その後，マスト細胞は新たな顆粒の合成と貯留を行う．

活性化マスト細胞，好塩基球，好酸球により組織へと分泌された炎症性メディエーターは局所血管の透過性を亢進させ，免疫系に関与する他の細胞や分子が血中から血管外の組織へと移行しやすくする．これにより炎症に特徴的な体液の局所的な貯留，浮腫，発赤，疼痛などが引き起こされる．感染に対する応答に際して起こる炎症は，生体防御にとって必要な細胞やタンパク質の感染部位への動員を伴い，これは生体にとって有益な現象である．

抗原に対するマスト細胞の応答は，細胞内にすでに顆粒が存在しており，高親和性 FcεRI もすでに IgE と結合しているため，きわめて迅速である．IgE により活性化されたマスト細胞や好酸球が"もともと"標的としているのは，寄生虫による感染である．

寄生虫抗原に対する応答の際，マスト細胞，好塩基球，好酸球により放出される炎症性メディエーターは，平滑筋の収縮と血管透過性の亢進を引き起こす．気道や腸管における激しい筋肉の収縮はこれらの部位からの寄生虫の排出を促し，局所血管透過性の亢進は上皮を経て体液を流出させることで寄生虫の排出を助ける．すなわち，IgE，マスト細胞，好塩基球，好酸球の一体となった作用により寄生虫は体内から物理的に排除される．

好酸球は Fcϵ 受容体を介して多細胞性の寄生虫に直接作用を及ぼす．マンソン住血吸虫 *Schistosoma mansoni*（住血吸虫症の原因）のような小型の寄生虫であっても，食細胞はこれを補食することができない．しかしながら，寄生虫が抗体産生応答を誘導し，産生された IgE に覆われると，活性化された好酸球は FcϵRI を介して寄生虫に結合し，細胞内顆粒に含まれる毒性物質を直接寄生虫の表面に放出するようになる（図 9.20）．

先進国において寄生虫感染はまれであり，マスト細胞の応答は多くの場合，アレルギーや喘息を引き起こす“厄介なもの”とされる．これらの症状を呈する人では比較的無害な物質，例えば空気中の花粉の吸入や甲殻類の摂取に応答して IgE が産生される．花粉や甲殻類などアレルギーを引き起こす物質はアレルゲンとして知られている．病原体特異抗体が産生され，これを保持している個体がアレルゲンに遭遇すると，マスト細胞の脱顆粒およびこれに続く損傷を招くようなきわめて不適切な応答が抗原あるいは抗原を含む物質により引き起こされる．極端な場合，抗原の摂取により生命に危機を及ぼすような全身性の炎症反応，すなわちアナフィラキシーが誘導される．

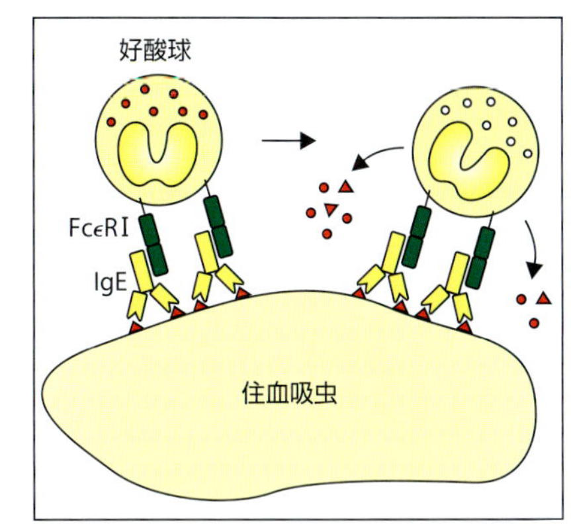

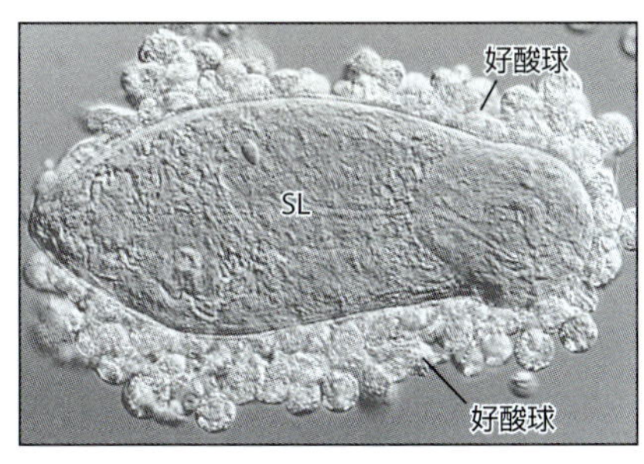

図 9.20　活性化好酸球は IgE が結合した寄生虫を攻撃する
蠕虫やここで図示する住血吸虫の幼虫（SL）のような大型の寄生虫は食細胞により捕食されない．しかしながら，これらの寄生虫は抗寄生虫 IgE 抗体を結合した活性化好酸球により FcϵRI を介して攻撃される．好酸球が寄生虫に遭遇すると，寄生虫の抗原は FcϵRI に結合した IgE と架橋を形成し好酸球を活性化する（上図）．活性化された好酸球は細胞内顆粒を放出し，顆粒内の毒性あるいは麻痺性物質を直接寄生虫の表面に向けて分泌する．（写真は A. Butterworth の厚意による）

9-14　母体は出産の前後に，胎児および新生児に感染防御を担う抗体を供給している

妊娠中，母体を循環する IgG は胎盤を通して胎児の血流に直接供給される．この供給のメカニズムは非常に効率がよく，出産の時点で新生児は母親と同程度の血中 IgG 値をもち，その抗原特異性の幅，すなわち種々の抗原に反応できる抗体の種類も母親と同等である．IgG の胎盤通過は FcRn を介して行われる（図 9.21）．

上記の IgG 供給メカニズムは，出生の時点で IgG 産生応答を起こすような病原体から新生児を守ることはできるが，粘膜表面に感染し二量体 IgA 産生応答を起こすような病原体から新生児を守ることはできない．この欠陥を補うため，新生児は母乳から二量体 IgA を得る．母乳中には母親が以前に遭遇し，IgA 産生応答を起こした微生物に対する IgA 抗体が含まれている．母乳由来の IgA は新生児の腸管に移行し（図 9.21 参照），微生物に結合することにより，微生物の腸管上皮への接着を防止し便への排出を促す．母親由来の IgA が母乳を介して子供に移行することは，**受動伝達免疫**（passive transfer of immunity）の一例である．他の例としては，B 細胞機能が遺伝的に欠失している患者に対する免疫グロブリン静注が挙げられる（p.90 の 6-8 項参照）．

生後 1 年の間に，すべての乳児において抗体値が低下し，感染症にかかりやすくなる時期がある．母親由来の IgG が新生児の体内で徐々に分解され，また母乳を飲む量も減少していくため，生後 6 か月くらいまで抗体値は次第に低下するが，同時に乳児自身の免疫系が抗体を作り始めるようになる（図 9.22）．結果的に，生後 3 ～ 12 か月の間で IgG 値が最低となり，この時期が最も感染症にかかりやすい．この問題は未熟児の場合に深刻である．というのも未熟児は母親由来の IgG が充分に胎児に移行する前に生まれてしまい，さらに自身の免疫能を獲得するまでに健常児に比べ時間がかかるため，易感染性の期間が長いからである．また易感染性を示すこの時期には，免疫系遺伝子の遺伝的欠損による症状が現れ始める時期でもある．

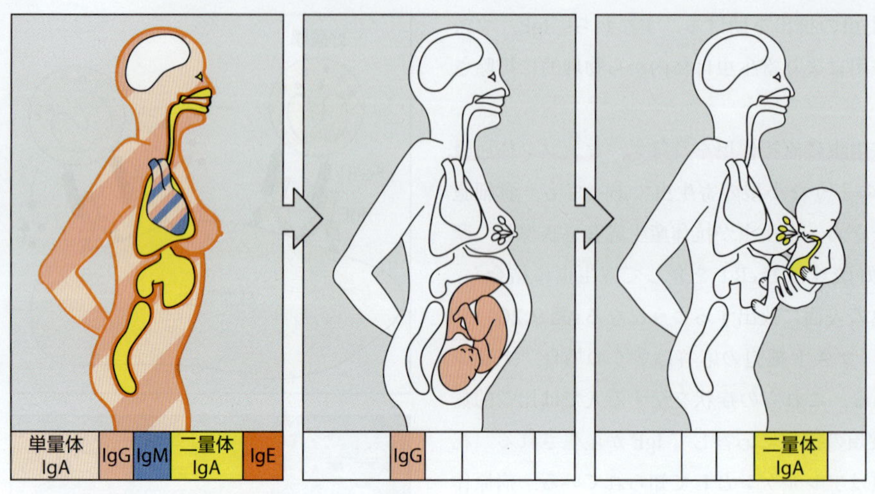

図 9.21 免疫グロブリンの各クラスは人体の特定の部位に分布し，母親から胎児あるいは乳児に移行するものもある

左図：健常な女性(男性も)では，IgM，IgG，単量体 IgA が血中に多く存在する(図では心臓に色づけしてある)．また，IgG と単量体 IgA は組織の細胞外液にも多く存在する．二量体 IgA は粘膜上皮からの分泌液中に多く，IgE は上皮層の下の結合組織(特に皮膚，気道，消化管)に存在するマスト細胞に結合して存在する．脳には免疫グロブリンは存在しない．中央図：母親の子宮内で生育している胎児は，自分自身で免疫グロブリンを作ることはできない．胎児は，胎盤にある FcRn を介して母体の血流中から胎児の血流中に IgG を選択的に受け取ることで，感染防御している．母体由来のこの IgG はかつて母親が体験した感染源に対して，また最近あるいは現在罹患している感染源に対して有効な防御手段となっている．右図：新生児および乳児では，母乳により胎児の消化管に母親由来の二量体 IgA が供給され，腸管の感染防御に寄与している．

9-15 高親和性の中和抗体はウイルスや細菌が細胞に感染するのを防止する

微生物感染の最初の段階は，皮膚や粘膜のような人体の外側表面に微生物が付着することである．この付着は微生物表面の何らかの構成分子がリガンドとして働き，ヒト上皮細胞上の相補的な分子を受容体として利用するような相互作用により行われる．高親和性抗体は微生物のリガンドに結合し，これが上皮細胞に付着しないようにして感染を未然に防いでいる．このような抗体は中和抗体と呼ばれる．感染の多くは粘膜表面で起こるので，二量体 IgA が中和抗体となることが多い．

インフルエンザウイルスは通常呼吸により体内に侵入し，外殻の主要タンパク質成分を介して上気道の上皮細胞表面にある糖タンパク質上のオリゴ糖に結合することで感染する．この外殻主要タンパク質は**インフルエンザ赤血球凝集素**(influenza hemagglutinin)と呼ばれ，赤血球上のオリゴ糖に結合して赤血球を**凝集**(agglutination)させることからその名前がついた．インフルエンザや他のウイルスに対する一次免疫応答の過程で産生された中和抗体は，ウイルスの感染防御において最も重要な機構である．中和抗体はウイルスを覆いヒト細胞に接着できないようにして感染を予防する(図 9.23)．

人体の粘膜表面はさまざまな細菌が住み着く環境を提供している．細菌は**アドヘシン**(adhesin)と総称される多様な細菌表面成分を用いて上皮細胞に付着する．咽頭に住み

成人の血清免疫グロブリン値に対する比率(%)
100
0
一過性の IgG 低値
母親由来の IgG
新たに作られた IgM
新たに作られた IgG
新たに作られた IgA
受胎 −6 −3 誕生 3 6 9 1 2 3 4 5 成人
月
年

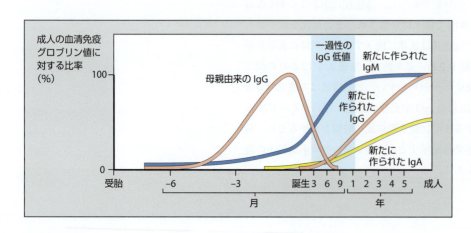

図 9.22 1歳未満の乳児では IgG 値が低下し，特に感染を受けやすくなる

出生以前は母親から大量の IgG が供給されるが，出生後は母親由来の IgG が徐々に減少する．乳児では，出生後直ちに IgM が産生されるが，最初の6か月間は IgG 抗体が産生されない．したがって，IgG の血中濃度は生後1年間のどこかの時期で最も低くなり，その後成人になるまで徐々に上昇していく．

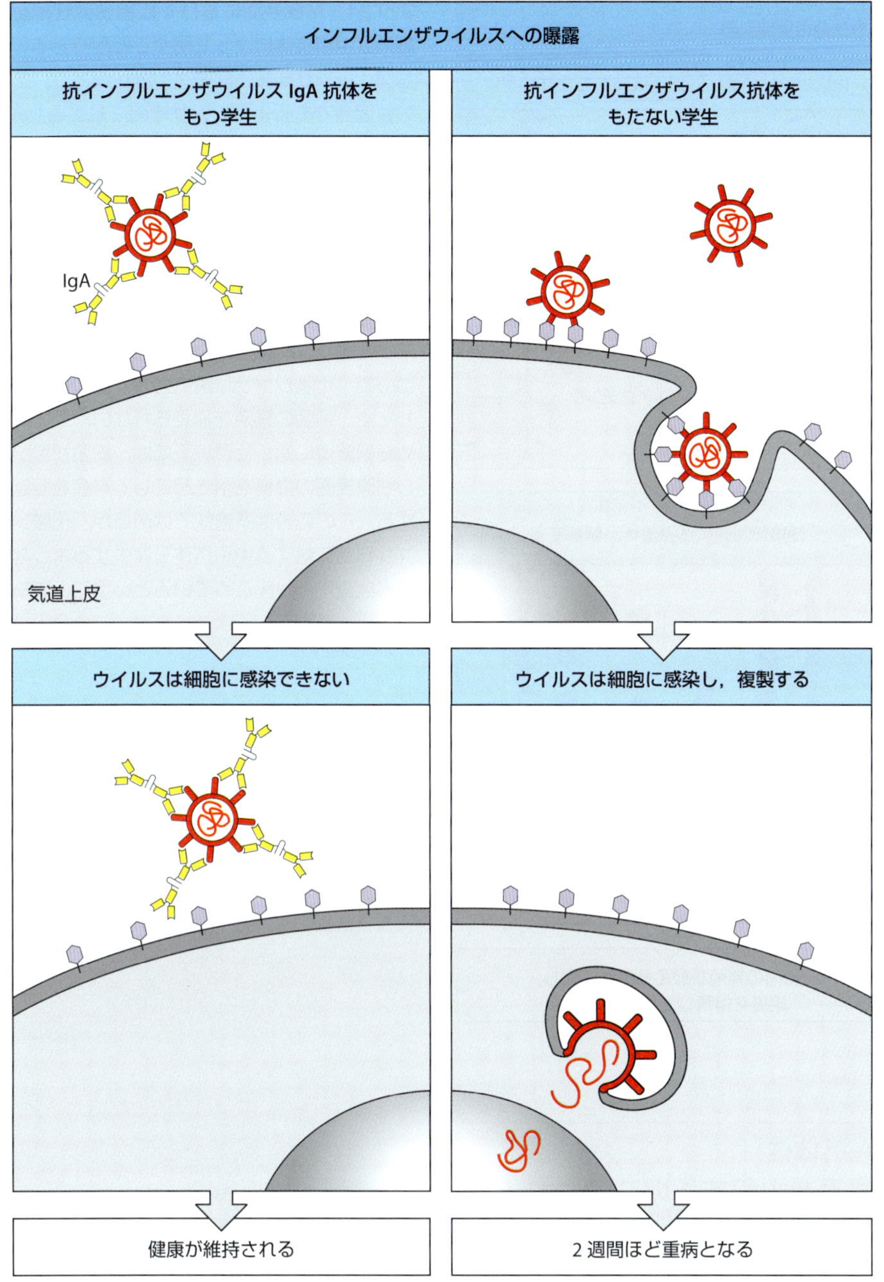

図 9.23　ウイルス感染は中和抗体により阻止される

その年のインフルエンザウイルスに対するワクチンを接種し抗インフルエンザウイルス IgA 中和抗体をもつ双子姉妹(学生)の一方(左図)と，期末試験の勉強で忙しくてワクチン接種を受けなかったため抗インフルエンザウイルス抗体をもたないもう一方(右図)とで，ウイルス曝露による影響を比較する．ウイルスが増殖するためにはヒト細胞内に入らなければならない．そのためにウイルスは赤血球凝集素を用いて細胞表面上のシアル酸に結合する．その後ウイルスは細胞に取り込まれ，ウイルス膜とエンドソーム膜の融合によりウイルス RNA が細胞質に放出され，ウイルスの複製が起こる．ウイルス赤血球凝集素に対する中和抗体は，細胞表面シアル酸に対する結合部位に特異性をもち，ここに結合してウイルス全体を覆うことでウイルス感染における最初の過程を妨げる．インフルエンザウイルスは気道の上皮細胞に感染するため，効果的な抗体は二量体 IgA である．

着き咽喉炎を引き起こす化膿レンサ球菌 *Streptococcus pyogenes* のアドヘシンはＦタンパク質と呼ばれ，細胞外基質の高分子糖タンパク質であるフィブロネクチンに結合する．このＦタンパク質に特異的な分泌型 IgA は，化膿レンサ球菌の繁殖を抑えて咽喉炎の発症を予防している．しかし，既存の抗体で中和されない新株の細菌が出現したり，さらなる感染やストレスによって細菌の増殖が抑えられなくなると，咽喉炎が発症する．一般にアドヘシンに対する IgA 抗体は，消化管，気道，尿管，生殖器における細菌の繁殖を抑制し，病気を引き起こすような感染を予防している(**図 9.24**)．

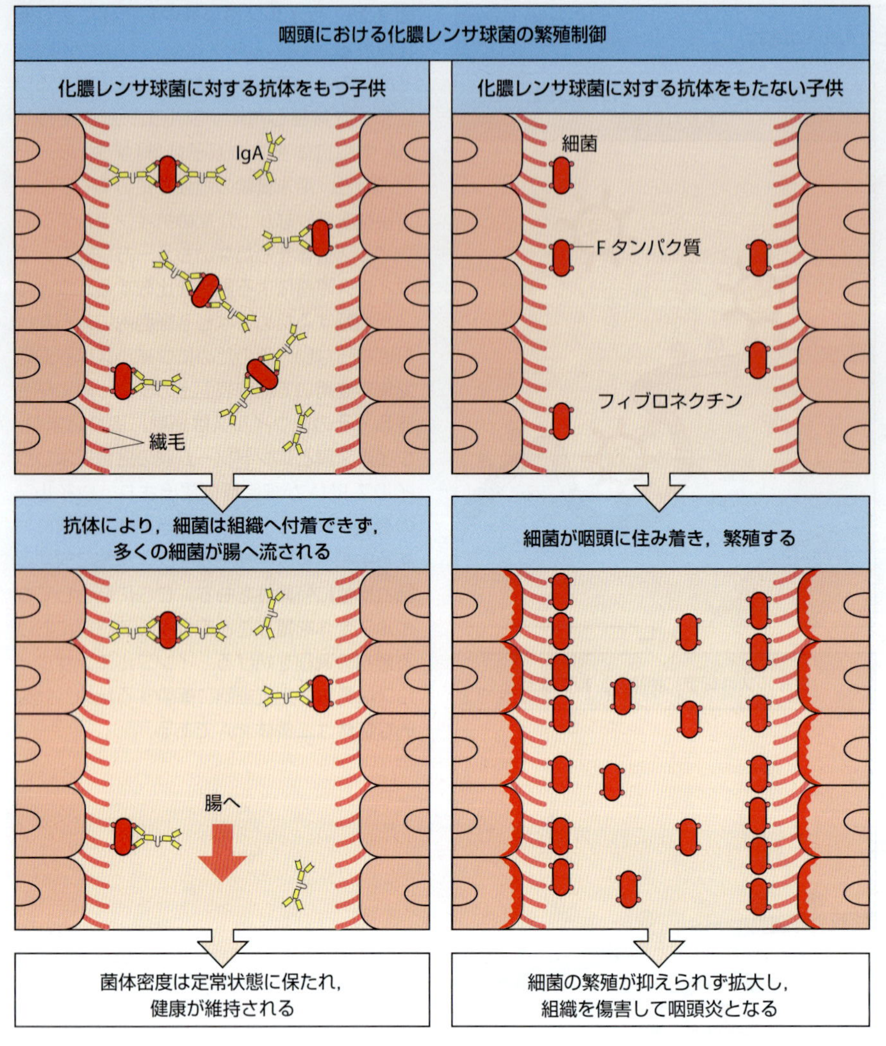

図 9.24　粘膜表面における疾患誘発性細菌感染は中和抗体によって防ぐことができる
左図：レンサ球菌性咽頭炎の既往があり，その原因菌である化膿レンサ球菌に対する IgA 中和抗体を有している子供の咽頭を示す．抗体が細菌を覆うことで，細菌は細胞外基質にあるフィブロネクチンに付着することができず，咽頭に住み着くことができない．このため，細菌の繁殖が抑えられ病気の発症が妨げられる．右図：この子供の弟の咽頭を示す．弟は化膿レンサ球菌による咽頭炎の既往がないので，化膿レンサ球菌に対する中和抗体をもたず，細菌の繁殖を抑えられない．そのため細菌繁殖に適した環境下では，細菌が繁殖し粘膜表面の損傷を引き起こして炎症を惹起する．この応答は不愉快ではあるが，化膿レンサ球菌に対する中和抗体を産生するような適応免疫応答が起こっているということでもある．

9-16　高親和性の IgG 抗体と IgA 抗体は，微生物や動物に由来する毒素を中和するのに使われる

多くの細菌はヒト細胞の正常な機能を阻害し，病気を引き起こすようなタンパク質毒素を分泌する（図 9.25）．このような毒素が作用するためには，毒素はヒト細胞表面にある特異的な受容体に結合する必要がある．ジフテリア毒素や破傷風毒素などは 2 本のポリペプチド鎖から構成され，1 本が受容体に結合し，もう 1 本が毒性を発揮する．受容体結合性ポリペプチドに結合する抗体は毒素を中和するのに十分な活性をもっており（図 9.26），ジフテリアや破傷風に対するワクチンはこの原理に基づいている．ワクチンとして用いられる修飾毒素は**トキソイド**（toxoid）と呼ばれ，毒性をもつポリペプチド鎖を変性させ毒性を除去したものである．このワクチンで免疫すると受容体結合ポリペプチド鎖に対する中和抗体が作られる．

細菌毒素は低濃度でも強力である．ジフテリア毒素はたった 1 分子で 1 個の細胞を殺すことができる．したがって，細菌毒素の中和抗体は高親和性で不可逆的に毒素に結合しなければならない．さらに抗体は組織に浸透し毒素が放出される部位に到達する必要もある．ヒト体内の各組織で中和抗体として作用するのは主に高親和性 IgG であるが，粘膜表面では高親和性二量体 IgA が同様の働きをする．

病気	病原体	毒素	生体内での作用
破傷風	*Clostridium tetani*	破傷風毒素	抑制性ニューロンの働きを阻害し，持続的な筋収縮を引き起こす
ジフテリア	*Corynebacterium diphtheriae*	ジフテリア毒素	タンパク質合成を阻害し，上皮細胞の傷害と心筋炎を引き起こす
ガス壊疽	*Clostridium perfringens*	クロストリジウム α 毒素	ホスホリパーゼを活性化して，細胞死を誘導する
コレラ	*Vibrio cholerae*	コレラ毒素	アデニル酸シクラーゼを活性化して細胞内 cAMP 濃度を上昇させる結果，腸上皮細胞が傷害されて，水分と電解質が失われる
炭疽	*Bacillus anthracis*	炭疽毒素複合体	血管透過性を亢進させ，浮腫，出血，循環虚脱を引き起こす
ボツリヌス中毒	*Clostridium botulinum*	ボツリヌス毒素	アセチルコリン分泌を阻害して麻痺を引き起こす
百日咳	*Bordetella pertussis*	百日咳毒素	G タンパク質を ADP-リボシル化してリンパ球増加症を引き起こす
		気管上皮細胞毒素	繊毛の働きを阻害し上皮細胞を消失させる
猩紅熱（しょうこう）	*Streptococcus pyogenes*	発赤毒素	血管を拡張させて猩紅熱の発疹を引き起こす
		ロイコシジン ストレプトリシン	食細胞を殺し，細菌の生存を可能にする
食中毒	*Staphylococcus aureus*	ブドウ球菌エンテロトキシン	腸管のニューロンに作用して，嘔吐を引き起こす．強力な T 細胞マイトジェン（SE スーパー抗原）でもある
中毒性ショック症候群	*Staphylococcus aureus*	中毒性ショック症候群毒素	低血圧と皮膚の喪失を招く．強力な T 細胞マイトジェン（TSST-1 スーパー抗原）でもある

図 9.25 よくみられる多くの病気が細菌毒素により引き起こされる
外毒素（分泌型毒素）の例を示す．細菌は内毒素（非分泌型毒素）も産生するが，これは通常細菌が死滅した際にのみ放出されるものである．細菌のリポ多糖（LPS）などの内毒素は病気の発症において重要であるが，生体との相互作用は外毒素と比べ複雑であり，よく解明されていない．

毒をもったヘビやサソリなどの動物に咬まれたり刺されたりすると，毒性ポリペプチドを含む毒性物質が体内に侵入する．毒性物質によっては一度体内に入っただけで重度の組織損傷を引き起こしたり，あるいは死に至らしめる場合もある．このような状況で免疫系の一次免疫応答を待っていては事態に対処できない．さらに毒性物質に出逢うこともまれであるため，ワクチンの開発も進んでいない．したがって，毒ヘビや他の毒をもった生物に咬まれた人には，毒性物質に特異的な抗体の投与が適切な治療法である．

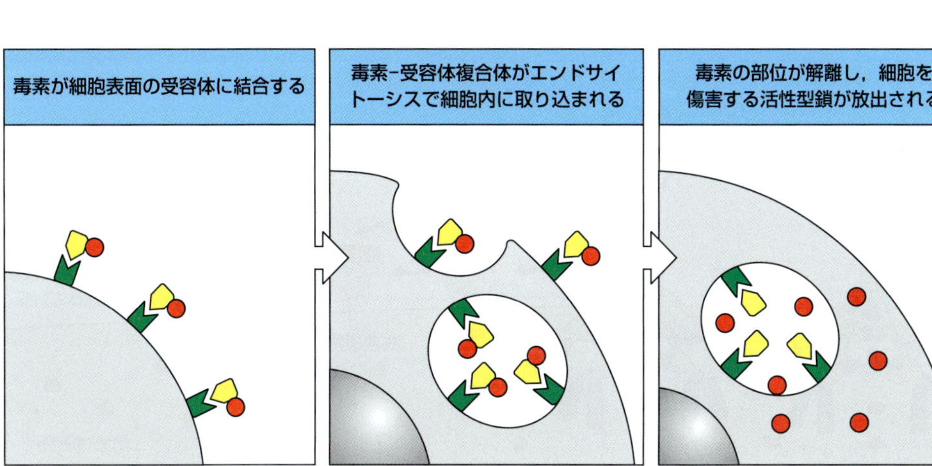

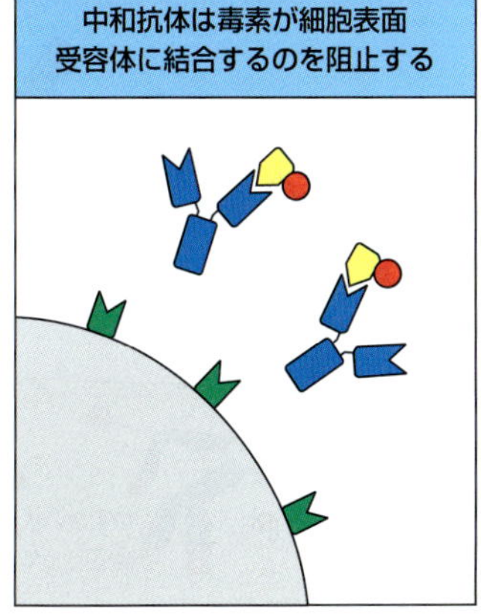

中和抗体は毒素が細胞表面受容体に結合するのを阻止する

図 9.26 IgG 抗体による毒素の中和により，細胞は毒素の作用から保護される
多くの細菌によって産生されるタンパク質毒素は 2 つの機能的なモジュール（構成単位）から構成されている．第一のモジュール（黄色）はヒト細胞表面の構成分子（受容体）に結合し，毒素が細胞内に取り込まれるのに関与する．第二のモジュール（赤色）は細胞の生存機能を阻害する毒素活性部位である．高親和性 IgG 中和抗体は毒素の第一モジュール（細胞結合部位）を覆うことでヒト細胞への接着を防いでいる．

抗毒性物質抗体はウマなどの大型の家畜を毒性物質で免疫することにより作製される．このように生体防御に働く抗体を投与することは，**受動免疫**(passive immunization)として知られ，新生児が母親から受動伝達免疫(9-14 項参照)を得るのとよく似ている．

9-17 病原体表面上の抗原にIgMが結合すると，古典経路によって補体が活性化される

ヒト体内では一部の抗体のみが病原体の生存と繁殖に対し直接の抑制効果をもつ．通常は病原体に結合した抗体が免疫系の他の分子や細胞を誘引し，病原体を殺傷したり生体から駆逐するといった作用が一般的である．抗体が病原体を標的としてこれを破壊する方法の 1 つは，古典経路を介した補体の活性化である．第 3 章では，C 反応性タンパク質が細菌表面に結合した際，どのように古典経路が開始されるかをみてきた．すべてではないが，あるクラスの抗体が病原体表面に結合した際にも同様に古典経路が活性化される．なお，補体活性化に最も有効な抗体は IgM と IgG3 である(図 9.27)．

IgM は一次免疫応答において最初に産生される抗体であり，IgM による補体活性化はエフェクター細胞を感染部位に誘引するための主要なメカニズムである．通常，五量体 IgM は平面構造をとっており，古典経路に必須の第 1 段階である補体成分 C1 の C1q 分子に結合できないため，補体を活性化できない．IgM が病原体表面に結合すると，その構造が変化して，いわゆる“かすがい(staple)”状構造[1]となる．このかすがい状構造をとることで，五量体を構成するそれぞれの単量体 IgM の Fc 領域に C1q が接近し結合できるようになる．補体成分と IgM との安定的な相互作用のためには C1q が IgM に数か所結合することが必要である．IgM には 5 か所の C1q 結合部位があり，C1q には 6 か所の IgM 結合部位があるため，この条件は十分に満たされている(図 9.28)．

C1q への IgM の結合は C1 の酵素活性成分であるセリンプロテアーゼ C1r および C1s を活性化する．最初に活性化されるのは C1r であり，これにより C1s の開裂と活性化が起こる．活性化 C1s は古典経路の C4 および C2 の両成分を開裂し活性化する酵素として働く．この結果生じた C4b 断片が病原体表面に共有結合すると，さらに C2a が C4b に結合し，古典経路 C3 転換酵素である C4bC2a ができる．これは C3 を C3b と C3a に開裂し，C3b が病原体に共有結合すると，第二経路 C3 転換酵素(C3bBb)を形成し指数関数的にこの転換反応が増強される．補体結合反応が終息する頃には，最初に抗

抗体のクラス	相対的な補体結合能
IgM	+++
IgD	−
IgG1	++
IgG2	+
IgG3	+++
IgG4	−
IgA1	+
IgA2	+
IgE	−

図 9.27 抗体のクラスやサブクラスの相違により補体活性化能や補体結合能が異なる
IgM および IgG3 は補体カスケードの活性化能が最も高い．2 番目に活性化能が高いのは IgG1 である．

1) 訳注：五量体の中心がもちあがる構造(図 9.28 左下参照)．

図 9.28 病原体表面への IgM の結合により補体活性化の古典経路が始動される
“平面”構造をとる可溶性五量体 IgM は病原体表面上の抗原に複数か所で結合し，これにより構造変化を起こしていわゆる“かすがい(staple)”状構造となる．これにより C1 の C1q 成分に対する結合部位が露出する．その後，活性化された C1 は C2 と C4 を開裂し，これにより生成された C2a 断片と C4b 断片が病原体表面上で会合して古典経路 C3 転換酵素を形成する．C3 から C3b への転換により，C3b は病原体表面上に接着し，エフェクター機能を誘引する．

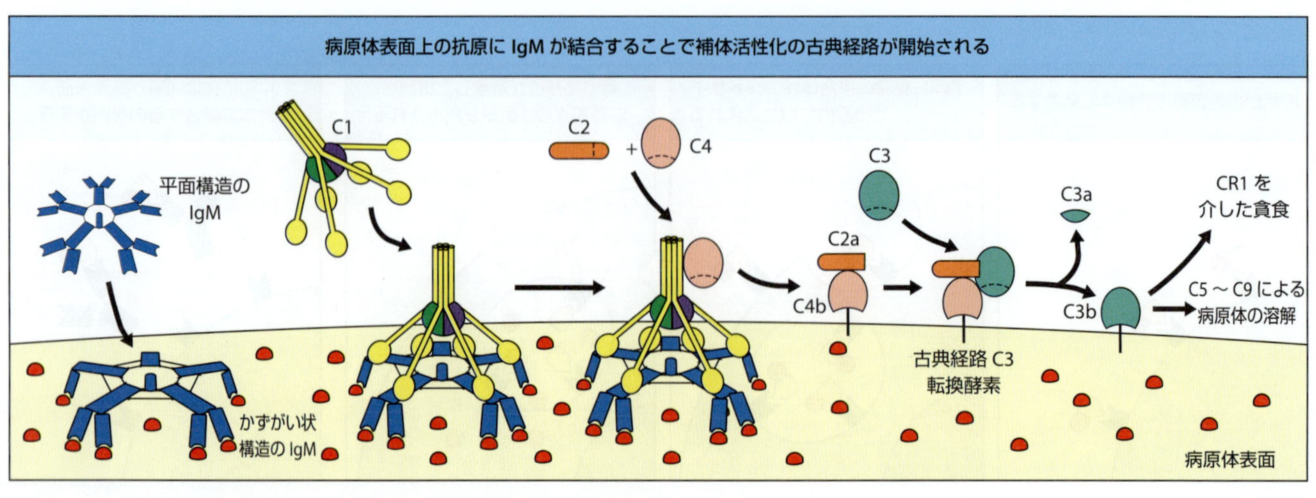

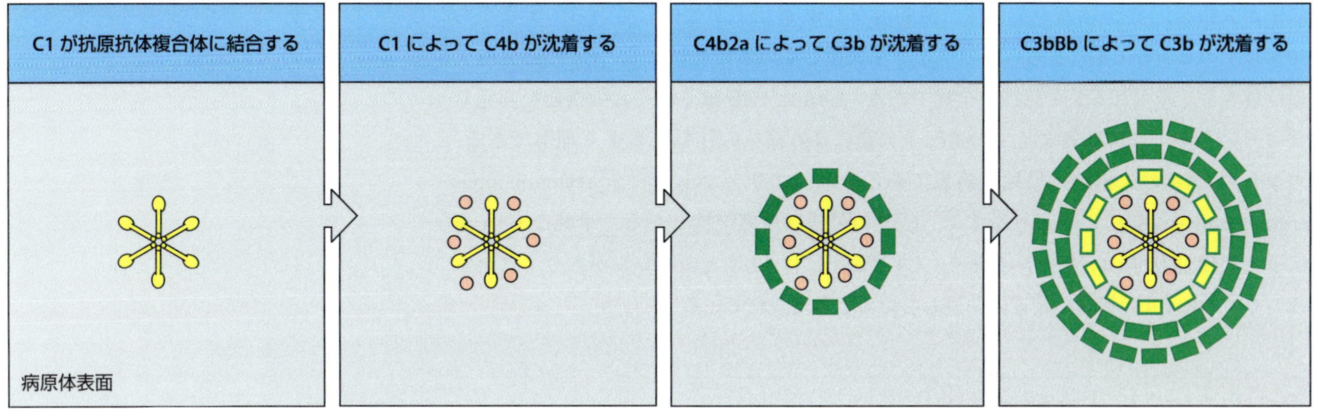

図 9.29　病原体表面上の抗原抗体複合体周辺への C4b 断片および C3b 断片の結合の鳥瞰図
病原体表面抗原に結合した抗体が C1 と結合すると(左から 1 番目の図)，抗原抗体複合体周辺で C4b(桃色の小丸)の沈着が誘導される(2 番目の図)．C4b が C2a に結合し，古典経路 C3 転換酵素が形成されると，少量の C3b 分子(緑色の長方形)が生成される(3 番目の図)．生成された C3b 分子が Bb と結合し別の転換酵素 C3bBb(黄色の長方形)が形成されると，さらに多くの C3b 断片(緑色の長方形)が微生物表面に沈着する(4 番目の図)．

原抗体複合体ができた周辺領域の病原体表面を覆う C3b 断片のほとんどは第二経路 C3 転換酵素により産生されたものになる(図 9.29)．これは適応免疫が応答の特異性を決め，また自然免疫が応答の強さを決めている，という状況のもう 1 つの事例である．一度病原体が C3b で覆われてしまうと，このような病原体は，好中球やマクロファージがもつ補体受容体 CR1 を介して効率よく貪食されるようになる．またナイセリア属菌のような一部の病原体の場合には，古典経路による補体活性化が持続し，膜侵襲複合体の会合が起こり，病原体外膜に膜貫通孔が形成されることにより，病原体を死滅させる(p.37 の 2-7 項参照)．

五量体 IgM には C1q 結合部位が 5 か所あり，病原体に結合した各 IgM 分子は個々に補体と結合するため，IgM と補体の結合は効率的である．しかし，五量体 IgM はその大きさゆえに感染組織へ浸潤しにくいこと，また補体に依存しないエフェクター機能を誘引する能力に限りがあること，という 2 つの欠点である．一次免疫応答が進行し，B 細胞がクラススイッチと親和性成熟を起こして形質細胞へと分化する時期になると，IgM より小型でより多様な機能をもつ IgG 分子が登場し，IgM の欠点を補うようになる．

9-18　病原体表面上のさまざまな部位に 2 つタイプの C4 が結合する

古典経路のみで使用される補体成分は，結合タンパク質 C1，プロテアーゼ C2，およびチオエステル含有タンパク質 C4 である．このうち C4 は，MHC の中央領域にある独立した遺伝子によりコードされる 2 つのタイプ(C4A と C4B)からなり，それぞれ異なる特性をもつ．C4A チオエステル結合は高分子のアミノ基の攻撃を受けやすく，一方 C4B チオエステル結合はヒドロキシ基の攻撃を受けやすい．このように互いを補完するような特性は，C4 が病原体表面に沈着しその全体を効率的に覆うことができるようにしている．C4A と C4B をコードする遺伝子は MHC クラスⅢ領域内(クラスⅠ領域とクラスⅡ領域の間)で近接して存在し，遺伝子の複製と欠失により，C4 遺伝子の多様化が進化の過程で起こってきた(図 9.30)．ヒトでは 13％の染色体で機能的な C4A 遺

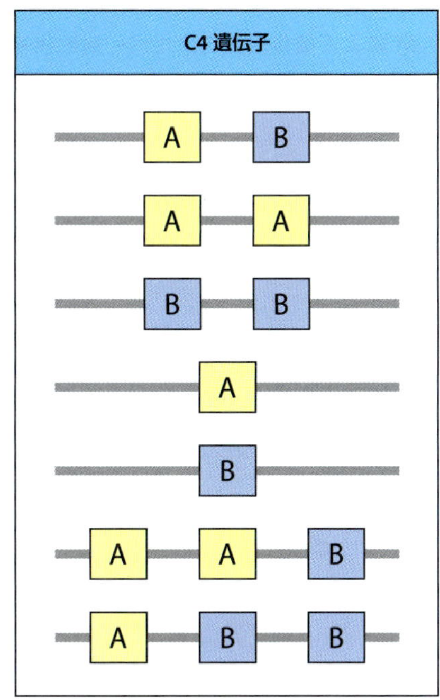

図 9.30　人によって補体成分 C4 をコードする遺伝子の数とタイプが異なる
補体タンパク質 C4A および C4B は病原体表面への結合様式が異なる．C4A 遺伝子および C4B 遺伝子は MHC の中央領域，すなわちクラスⅠとクラスⅡ領域の間に位置する．多くの MHC ハプロタイプでは C4A 遺伝子と C4B 遺伝子が 1 個ずつ存在するが，どちらか一方が欠失していたり，重複している場合も少なからずある．これらの相違が，ヒト集団における C4 機能の変異として現れ，免疫不全症となる場合もある．

伝子が欠損し，また18％の染色体で機能的なC4B遺伝子が欠損している．すなわち30％以上のヒトがC4のどちらかのタイプを欠損していることになり，C4の部分的欠損は最もよくみられるヒト免疫不全症である．C4AとC4Bはそれぞれの機能を補完し合っているが，これは各タイプの遺伝子欠損による病気の知見からよく理解できる．すなわちC4Aの欠損は自己免疫疾患である全身性エリテマトーデス(systemic lupus erythematosus：SLE)にかかりやすく，C4Bの欠損は易感染性となる．単純なC4A遺伝子とC4B遺伝子の有無だけでなく，C4遺伝子には40以上のアレルがあり，これらのいくつかはC4の機能の相違に関連していると考えられている．

9-19 IgGによる補体活性化には2分子以上のIgGの関与が必要である

病原体表面抗原へのIgGの結合もまた補体活性化の古典経路を始動させることができる．各IgG分子はそのFc領域に1か所のC1q結合部位をもつ．IgMとは異なり，IgGは抗原が存在しないときにC1q結合部位を隔離しておく必要はない．というのも，1分子のIgGがC1qと結合しても，これだけではC1の活性化に不十分であり，活性化のためには病原体表面抗原に結合した2分子以上のIgGがC1qに十分に近接して架橋を形成する必要があるからである(図9.31左)．結果として，IgGによる補体の活性化はIgMによる補体活性化に比べ，病原体表面に結合した抗体の量と密度に，より依存することになる．抗原-IgG複合体がC1を活性化すると，IgMによる補体活性化のときとまったく同じ古典経路が進行していく．

IgMに比べIgGの抗原結合部位はより親和性が高いため，病原体が産生する毒素や死菌の分解産物のような可溶性の多価抗原と安定的な免疫複合体を形成しやすい．これら可溶性免疫複合体もまた古典経路を活性化し(図9.31右)，免疫複合体中の抗原や抗

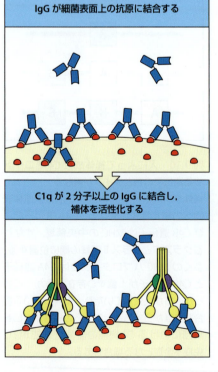

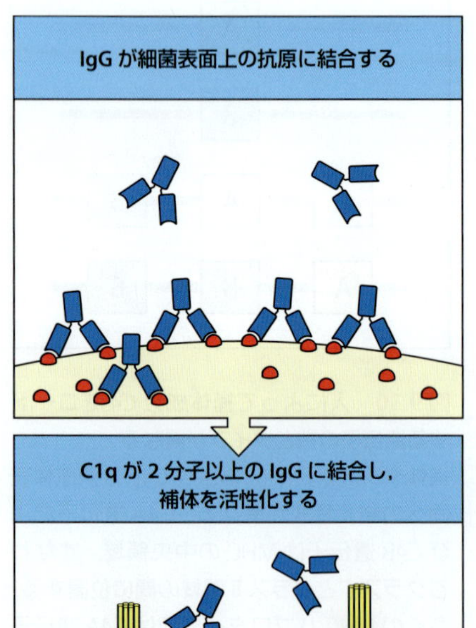

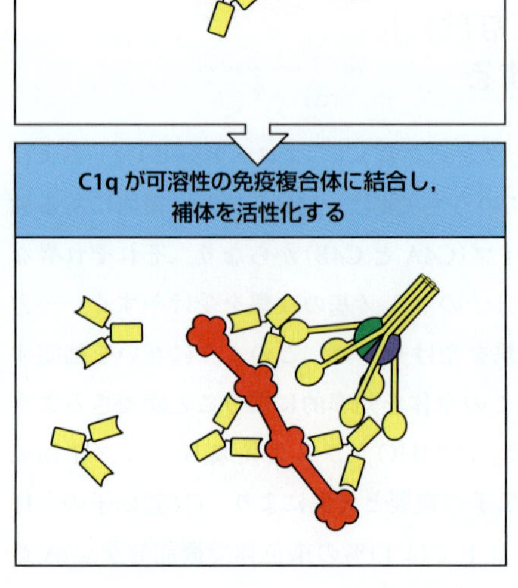

図9.31 補体経路の活性化には少なくとも2分子のIgGが病原体あるいは可溶性抗原に結合する必要がある

左図：病原体表面の抗原に結合したIgGが補体を活性化する様子を示す．C1q分子がIgGに結合するためには，病原体に結合したIgGが互いに近接して存在しなければならない．右図：1つの可溶性免疫複合体上にある2分子のIgGにC1qが結合することで，補体が活性化される様子を示す．

体に C3b が沈着する．その後，食細胞が補体受容体や Fc 受容体を用いて，血液・リンパ・組織液中にある抗原－抗体－補体複合体を速やかに取り込み，これらを体内から除去する．

9-20 赤血球は血中からの免疫複合体の排除を促進する

C3b 断片が沈着した免疫複合体は，血中を循環している細胞，特に補体受容体 CR1 を発現している細胞に捕捉される．CR1 発現細胞の中で最も数が多いのは赤血球であり，大部分の免疫複合体は赤血球表面に結合するようになる．体内を循環する際，赤血球は肝臓や脾臓を通過するが，このときに組織マクロファージが赤血球表面から抗原－抗体－補体複合体を除去し分解する．この際，赤血球は無傷のまま保たれる（図 9.32）．赤血球の重要な機能は肺と各組織間のガス交換であるが，赤血球はまた組織の防御と保護のための機能も併せもっており，なかでも免疫複合体の処理はきわめて重要である．

免疫複合体が除去されないと，これらは凝集して大きくなり，小血管壁の基底膜に沈着するようになる．この現象は，血液を濾過して尿を作るために高圧に曝されている腎糸球体の小血管において顕著にみられる．免疫複合体は基底膜を通過する際に，毛細血管を覆っている特殊な上皮細胞である足細胞（podocyte．被蓋細胞ともいう）に発現している受容体 CR1 に結合する．腎臓内での免疫複合体の沈着は，ある程度は常に起こっている．しかし，糸球体内に存在するメサンギウム細胞がこれら免疫複合体を除去し，また免疫複合体により引き起こされる組織損傷を修復する役割を担っている．

自己免疫疾患である SLE では，免疫複合体の血中濃度が高く，腎の足細胞に抗原－抗体－補体複合体が多量に沈着して，糸球体が障害される．したがって，SLE 患者にとって腎不全は非常に危険である．補体成分の遺伝的欠損のために C4b や C3b が免疫複合体に結合できないような患者においても，このような免疫複合体の沈着は重大な問題である．このような患者は免疫複合体を排除できないので，感染に対する抗体産生応答が起こるたびに免疫複合体が蓄積し腎障害が進行することになる．

9-21 エフェクター細胞は Fcγ 受容体を介して IgG を結合した病原体へ結合し活性化される

補体系のもつ能力とは，C3b 断片で病原体を永続的に被覆し，これらを補体受容体をもちオプソニン化を行う食細胞へと運搬して，取り込ませ，除去させることである．C3b とほぼ同じく病原体に強固に結合した高親和性抗体も，好中球，好酸球，マスト細胞，マクロファージ，濾胞樹状細胞，ナチュラルキラー（NK）細胞といった多種の免疫細胞に発現する受容体のリガンドとなる．またその受容体も多様であり，抗体のクラスによって結合する特異性が異なるが，これらすべては抗体分子の Fc 領域に結合する．そのため，これらの受容体は一般に Fc 受容体と呼ばれる．これら造血細胞の Fc 受容体は機能的にも構造的にも内皮細胞の FcRn とは異なっている．FcRn は MHC クラスⅠ様構造をもち，上皮から抗体を輸送するのに用いられるが，造血細胞の Fc 受容体は 2～3 個の免疫グロブリン様ドメインで構成され，これを発現している細胞に活性化あるいは抑制のシグナルを伝達して細胞の応答を促している．

FcγRⅠ は IgG に特異的な Fc 受容体であり，単球，マクロファージ，樹状細胞に恒常的に発現している．また感染や炎症の部位では，好中球や好酸球に FcγRⅠ の発現が誘

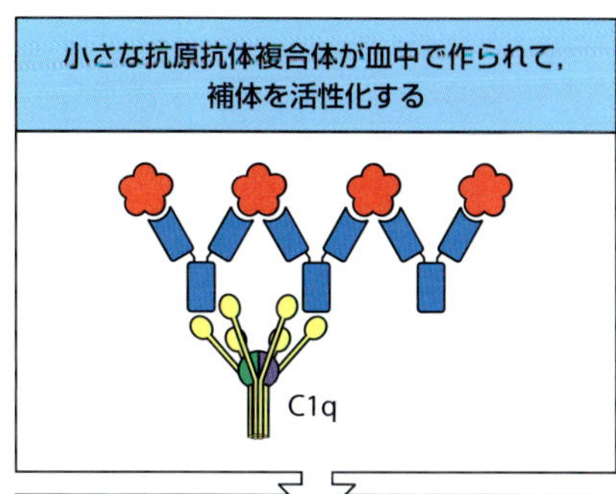

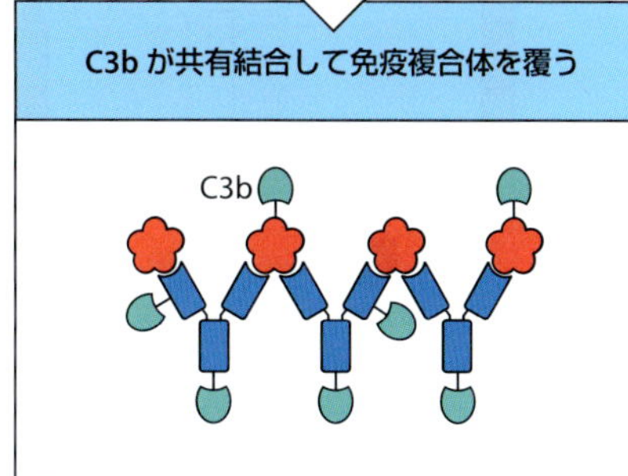

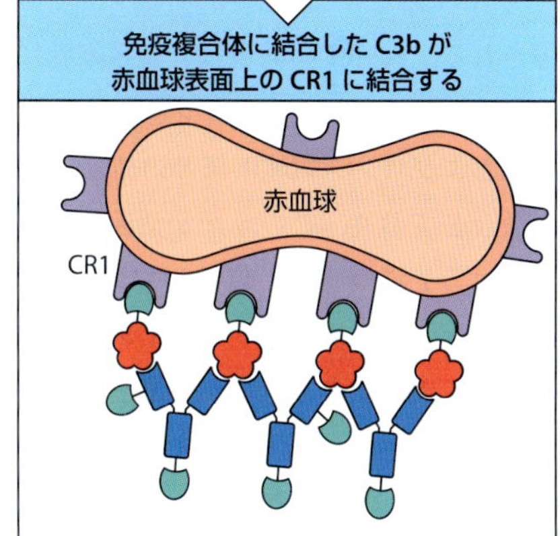

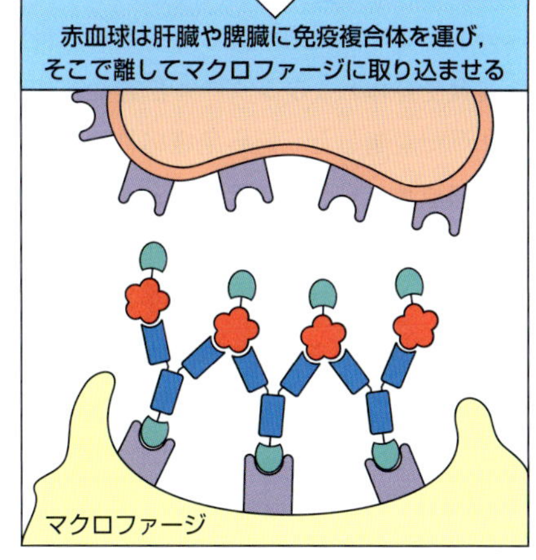

図 9.32 赤血球の CR1 は血中からの免疫複合体の除去を促進する
小さな可溶性免疫複合体は赤血球上の CR1 に結合し，肝臓や脾臓に運ばれる．ここで免疫複合体はマクロファージ上の CR1 に受け渡された後，取り込まれて分解される．

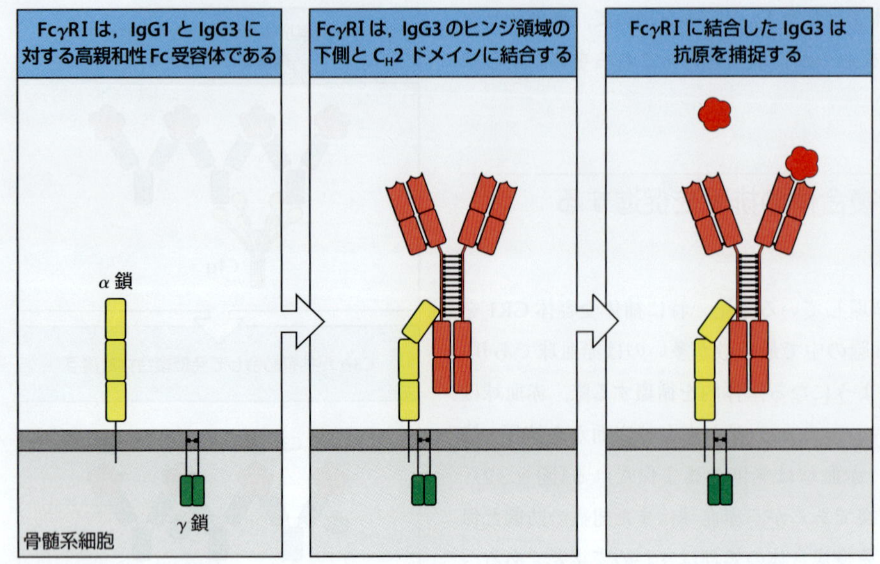

図 9.33　骨髄系細胞に発現する FcγRI は IgG1 および IgG3 に高親和性で結合する Fc 受容体である
FcγRI の IgG 結合特性は受容体の α 鎖を構成する 3 つの細胞外免疫グロブリン様ドメインが担っている．また受容体のシグナル伝達機能は γ 鎖ホモ二量体が担っている（左図）．IgG の Fc 受容体のうち，FcγRI のみが抗原がなくても IgG（ここでは IgG3 を示す）と結合できる（中央図）．この性質により，マクロファージ，樹状細胞，好中球の細胞表面で FcγRI に結合した IgG は，病原体を捕捉し取り込んで分解することができる（右図）．

導される．FcγRI の発現は骨髄系細胞に特異的である．FcγRI の α 鎖は膜貫通型で細胞外に 3 つの免疫グロブリン様ドメインをもち，この部分のすべてが IgG の C_H2 ドメインおよびヒンジ領域下部との結合に必要である（図 9.33）．また α 鎖には二量体 γ 鎖が会合しており，この γ 鎖が活性化シグナルを伝達する．これは T 細胞受容体複合体における ζ 鎖の機能と類似しており，ITAM モチーフも有している．この γ 鎖は IL-2 受容体などある種のサイトカイン受容体に会合している γ 鎖（p.207 の 8-7 項参照）とはまったく別物である．4 つの IgG サブクラスに対する FcγRI の結合親和性は異なっており，親和性の順は IgG3＞IgG1＞IgG4 で，これは各サブクラスのもつヒンジ領域と C_H2 ドメインの構造の違いによるものである（p.106 の図 4.33 参照）．

FcγRI の主な機能は，食細胞やプロフェッショナル抗原提示細胞が病原体を取り込み分解するのを促進することである．自然免疫応答の際に，補体受容体を含むさまざまな貪食受容体およびシグナル伝達受容体がいかにしてこの過程を促進するかに関しては，第 2 章で説明した．適応免疫応答においては，病原体表面上の抗原に対して作られた抗体が病原体に結合すると，抗体の Fc 領域が外側を向くため，骨髄系細胞の表面に発現している FcγRI が抗体の Fc 領域に自由に結合できるようになっている．食細胞の FcγRI がこれに結合すると，多数のリガンド‐受容体相互作用が起こり，受容体どうしが安定に凝集することで細胞内にシグナル伝達され，食作用が誘導される（図 9.34）．FcγRI に結合した IgG が抗原により架橋されて初めて細胞内にシグナルが伝達されるということは，IgG1 や IgG3 の性質をみると理解できる．これらのサブクラスは FcγRI への親和性が十分に高いため，抗原がなくても抗体のみで FcγRI に結合することができ，細胞表面で一過性にこの状態が保持されている．しかしながら，この結合だけでは細胞にシグナルは伝達されない．したがって，FcγRI-IgG 複合体に対する抗原の架橋がシグナル伝達に必須ということになる．

病原体が食細胞に捕捉されると，抗体の Fc 領域と FcγRI の相互作用により食細胞にシグナルが伝達され，抗体で覆われた病原体の取り込みが促進される（図 9.34 参照）．病原体表面から突き出た抗体の Fc 領域と食細胞上の Fc 受容体間で結合と解離を繰り返しながら，徐々に食細胞の表面がオプソニン化された病原体の周囲へと伸展していく．最終的に病原体は完全にファゴソーム（食胞）に包み込まれ，リソソームと融合して病原

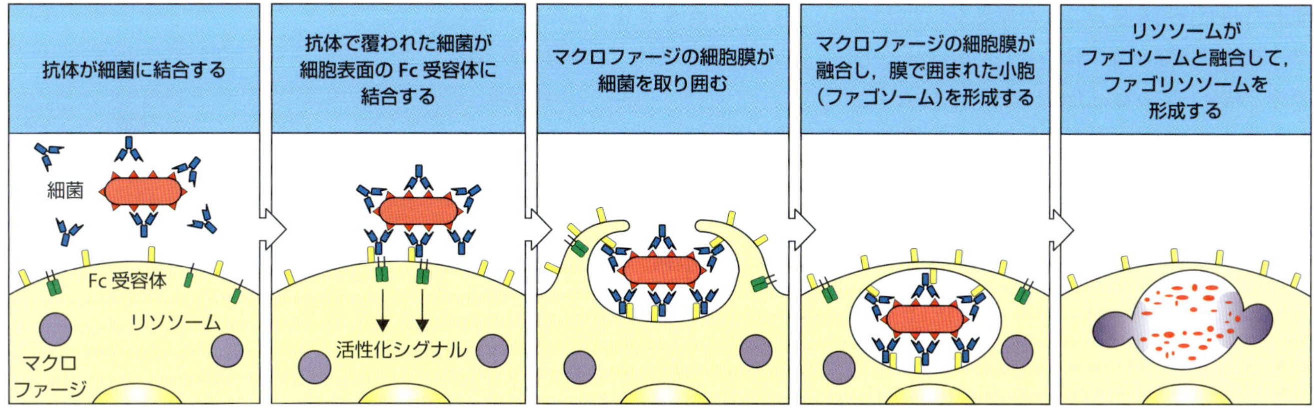

図 9.34 食細胞の Fc 受容体を介して，抗体で覆われた病原体が取り込まれ分解される
特異的 IgG 分子が病原体（ここでは細菌）表面の抗原に結合し，IgG の Fc 領域が細菌の外側に向く．食細胞の Fc 受容体がこの Fc 領域に結合し，細菌を食細胞表面へと引き寄せる．Fc 受容体に由来するシグナルにより，細菌の取り込みとその後のリソソーム内での分解が促進される．このように Fc 受容体は特異的な抗体で覆われてオプソニン化された病原体を排除する機構を有している．この機構はしばしば補体受容体（CR1 および CR2）と協調して働く．これらの補体受容体は，補体活性化の古典経路で生成され病原体に付着する C3 断片を認識する受容体である（図 9.28 参照）．

体の殺傷と分解を導く．さらに抗体によるオプソニン化は，病原体の減少に寄与することに加えて，病原体抗原が処理され病原体特異的 T 細胞に提示される効率も高めている．

抗体を介したオプソニン化は適応免疫のエフェクター機構として働くが，さらにこの機構は，病原体が認識され貪食される速度を速めることで自然免疫の貪食機構（p.35 の 2-6 項参照）も促進している．異なったタイプの微生物であっても，これらの表面を IgG が覆う（オプソニン化する）と，抗体に覆われたという意味において微生物は同じような外見をとることになる．そのため，Fc 受容体をもつ食細胞は，同一のリガンド（IgG の Fc 領域）と受容体（FcγRⅠ）を用いることで，種々の病原体を処理できるのである．

9-22 種々の低親和性 Fc 受容体は IgG に特異的である

IgG Fc 領域に対する高親和性 Fc 受容体である FcγRⅠ を補足するように，FcγRⅡ および FcγRⅢ という 2 つの Fc 受容体がある．これらはともに IgG に結合するが，その親和性は FcγRⅠ に比べ著しく低い．FcγRⅡ と FcγRⅢ が低親和性である理由はその構造にあり，FcγRⅠ は 3 つの免疫グロブリン様ドメインをもつが，FcγRⅡ と FcγRⅢ には免疫グロブリン様ドメインが 2 つしかない（図 9.35）．FcγRⅡ と FcγRⅢ は IgG に対する結合能が低いので，抗原により架橋された 2 分子以上の IgG 分子が存在して初めて安

受容体	FcγRⅠ	FcγRⅡA	FcγRⅡB2	FcγRⅡB1	FcγRⅢA	FcγRⅢB
	CD64	CD32			CD16	
構造	α 72 kDa γ	α 40 kDa γ 様ドメイン	ITIM	ITIM	α 70 kDa γ または ζ	α 50 kDa
IgG サブクラス特異性	3>1>4≫2	R131: 3>1≫2,4 H131: 3>1,2≫4	3>1>4≫2	3>1>4≫2	1,3≫2,4	1,3≫2,4
IgG1 に対する相対的結合力	200	4	4	4	1	1
架橋による効果	活性化	活性化	抑制	抑制	活性化	活性化

図 9.35 IgG の Fc 領域に結合するヒト Fc 受容体ファミリー
各 Fcγ 受容体について，そのサブユニット構造，種々の IgG サブクラスに対する相対的結合力，活性化受容体と抑制性受容体のどちらかであるかを示す．各 Fcγ 受容体は別の遺伝子産物である．すなわち CD32 サブファミリーに属する 3 つの受容体はそれぞれ別の遺伝子にコードされている．また FcγRⅡA には，IgG2 に対する特異性および病気との関連性が異なる 2 つのアロタイプが存在する．FcγRⅢ は NK 細胞が発現している唯一の Fc 受容体であり 2 つの遺伝子にコードされ，それぞれにアロタイプが存在する．これら 4 つの FcγRⅢ は種々の IgG サブクラスに対して，異なる特異性と結合力を有する．

定した相互作用をすることができる．すなわち，これらのFcγ受容体をもつエフェクター細胞は抗原がIgGに結合しているかどうかによって影響を受け，感染源である病原体と結合していないIgGには結合できない．

FcγRⅡは1種類の活性化受容体と2種類の抑制性受容体からなる．活性化受容体である**FcγRⅡA**は骨髄系細胞に幅広く発現しており，病原体の取り込みと分解を促進する．抑制性受容体である**FcγRⅡB1**と**FcγRⅡB2**はどちらも類似した性状をもつが，それぞれを発現する細胞が異なる．FcγRⅡB2はマクロファージ，好中球，好酸球に発現しており，同じ細胞に発現している活性化Fc受容体の作用に拮抗的に働き，炎症反応を制御している．FcγRⅡB1はマスト細胞とB細胞に発現し，FcγRⅡB2と同様に抑制的な働きをする．これらの抑制性受容体は細胞質部分に**免疫受容体チロシン抑制性モチーフ**(immunoreceptor tyrosine-based inhibitory motif：**ITIM**)をもち，ここに抑制性シグナルを伝達する細胞内タンパク質が会合する．

IgG2はIgGサブクラスの中で2番目に多く，また細菌多糖に対して作られる抗体の多くはIgG2である．IgG2は補体を活性化できず，またFcγRⅡAにのみ結合する．ヒト集団においてFcγRⅡAには2つのバリアントが普遍的に存在するが，片方のバリアント(H131と呼ばれる．131番目のアミノ酸がヒスチジン)のみがIgG2で覆われた病原体に効率よく結合できる(図9.35参照)．もう一方のバリアント(R131と呼ばれる．131番目のアミノ酸がアルギニン)をホモ接合にもつ個体(R131/R131ホモ接合型)はアフリカ人やヨーロッパ人の約25%を占め，これらのヒトの好中球ではIgG2で覆われた病原体に対する食作用および殺菌作用の効率が，H131/R131ヘテロ接合型あるいはH131/H131ホモ接合型に比べ低い．またR131/R131ホモ接合型は髄膜炎菌*Neisseria meningitidis*感染による劇症型髄膜炎菌性髄膜炎や敗血症性ショックのリスク増加とも相関しており，IgG2がこの細菌に対する防御を担っていることが示唆される．日本および他の東アジア地域においては，R131/R131ホモ接合型の割合は4%以下であり，この地域集団においてR131バリアントに関する選択がなされたことが示唆される．病気との関連性に関するヒト集団間のこのような差異はよくみられることであり，人口統計や感染症罹患歴における相違を反映している．

9-23 Fc受容体はNK細胞において抗原受容体として働く

FcγRⅢはIgG結合性の活性化受容体であり，NK細胞上に発現している唯一のFc受容体である．FcγRⅢはマクロファージ，好中球，好酸球にも発現しているが，FcγRⅢの機能は主にNK細胞における殺傷作用に関する研究を通じて明らかにされてきた．NK細胞は，細胞表面成分に特異的なIgG1もしくはIgG3抗体で覆われたヒト細胞を認識し，これらを殺傷することができる．治療用抗CD20単クローン抗体(リツキシマブ)は，**抗体依存性細胞性細胞傷害**(antibody-dependent cell-mediated cytotoxicity：**ADCC**)と呼ばれるこのメカニズムを利用して，ある種のB細胞腫瘍を除去している．リツキシマブはそのFab領域で腫瘍細胞上のCD20分子に結合し，そのFc領域でNK細胞上のFcγRⅢに結合する．FcγRⅢはFc領域に対して低親和性であるが，多数の抗CD20抗体がCD20とFcγRⅢの両者に結合することで腫瘍細胞とNK細胞が強固に結合できるようになる．その結果，FcγRⅢに由来するシグナルがNK細胞を活性化し腫瘍細胞を殺傷する(図9.36)．この治療に際し，リツキシマブを介したADCCによりCD20を発現する健常なB細胞も殺傷されることになるが，この欠点を十分に上回るほど腫瘍細胞

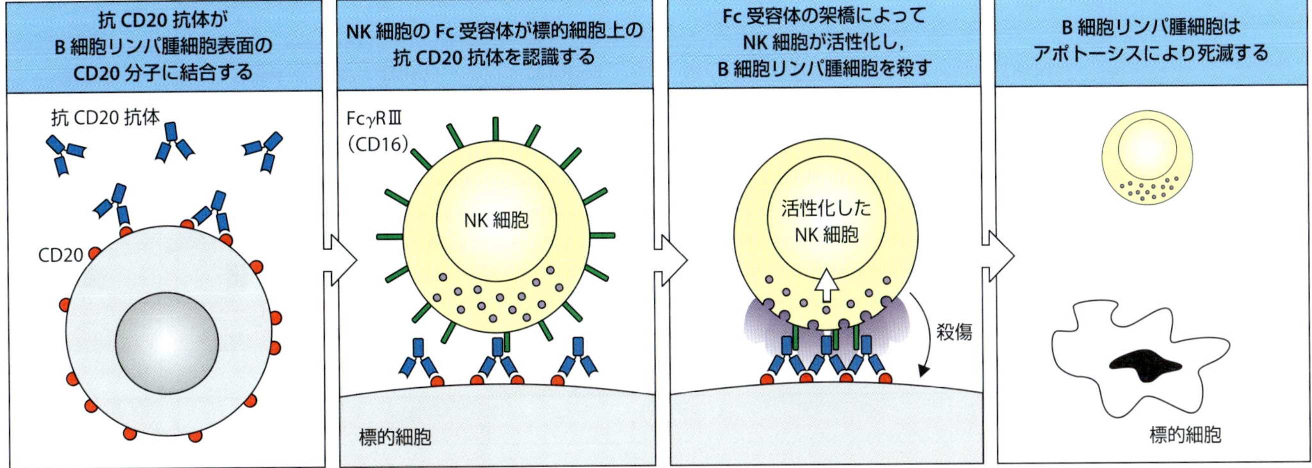

図9.36　NK細胞に発現しているFc受容体は，IgGで覆われた標的細胞を認識し，殺傷するシグナルを伝達する

ある種のB細胞腫瘍に対する一般的かつ効果的な治療として，抗CD20単クローン抗体が臨床で使用されている．ここでは，この例をもとに抗体依存性細胞性細胞傷害(ADCC)のメカニズムを示す．治療用抗CD20抗体が腫瘍細胞上のCD20分子に結合すると，NK細胞上のFcγRⅢ受容体が腫瘍細胞に結合したIgG(抗CD20抗体)のFc領域に結合する．多数のIgG分子およびFcγRⅢ分子間の相互作用により，NK細胞と標的細胞の結合が安定化し，FcγRⅢに由来するシグナルがNK細胞を活性化して，腫瘍細胞との共役対と免疫シナプスを形成する．NK細胞内にある傷害顆粒の内容物が腫瘍細胞表面に向け分泌されると，腫瘍細胞はアポトーシスにより死滅する．

を殺傷するという利点が大きい(p.90の4-6項参照)．

NK細胞はADCC以外のメカニズムも使用してウイルス感染細胞を殺傷することができ(p.74の3-19項参照)，感染に対する自然免疫応答において大きな役割を果たしている．一次免疫応答においては，病原体特異的IgG抗体が産生された後に，ADCCがNK細胞による殺傷メカニズムの一端を担うことになる．例えばインフルエンザウイルスの感染では，ウイルス膜糖タンパク質特異的IgGが産生され，ウイルスに感染した細胞に結合してNK細胞を誘引し，これらを殺傷することができる．

9-24　単量体IgAに対するFc受容体は，IgGおよびIgEに対するFc受容体とは別のファミリーに属する

骨髄系細胞は血液やリンパに存在する単量体IgAに結合するFc受容体も発現している．この受容体はFcαRⅠと呼ばれ，IgAに中程度の親和性をもち，2つの免疫グロブリン様ドメインをもつα鎖とシグナル伝達を担うγ鎖から構成されている．FcαRⅠの主な機能はFcγRⅠと同様であり，IgGではなくIgAに覆われた病原体の貪食を促進する．これら2つの受容体の機能が同等であるにもかかわらず，FcαRⅠとFcγRⅠは別々の進化を経たものである．IgGおよびIgEに対するFc受容体は，ヒト1番染色体上にある遺伝子ファミリーにコードされており，これらすべてのメンバーは共通の祖先遺伝子に由来している(図9.37)．これに対し，FcαRⅠの遺伝子は19番染色体上にある．この領域は巨大かつ密な遺伝子ファミリー複合体の一部であり，骨髄系細胞やNK細胞上に発現し，免疫グロブリン様ドメインをもつ受容体をコードしている．この遺伝子複合体は白血球受容体複合体(leukocyte receptor complex：LRC)と呼ばれる．

Fc受容体は適応免疫応答や抗体との結合に関与するだけではない．第3章では，自然免疫応答の急性期タンパク質であるC反応性タンパク質が細菌表面のホスファチジルコリンに結合し古典経路を介して補体を活性化する過程を説明した(p.67の図3.28参照)．C反応性タンパク質はまたFcγRⅠおよびFcγRⅡに結合し，これにより肺炎レンサ球菌を食細胞に輸送し，その取り込みと分解を促進する．このようにFc受容体が免疫グロブリンとC反応性タンパク質に結合するという二重の機能をもつことから，IgG特異的およびIgE特異的Fc受容体の共通の祖先は，自然免疫系のC反応性タンパク質に対する受容体であったことが推察される．

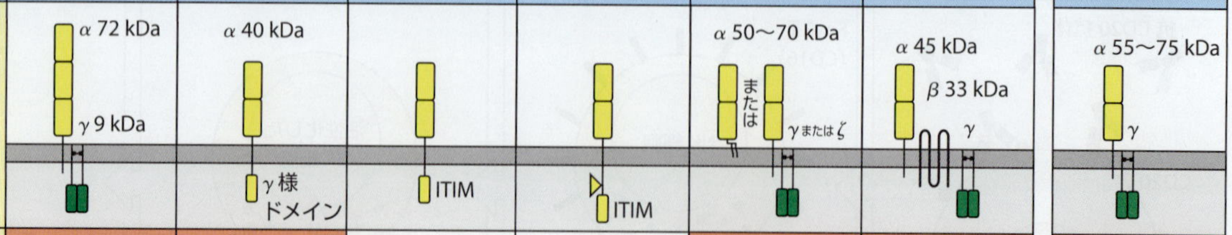

リガンド	IgG					IgE	IgA
受容体	FcγRI	FcγRIIA	FcγRIIB2	FcγRIIB1	FcγRIII	FcεRI	FcαRI
構造	α 72 kDa γ 9 kDa	α 40 kDa γ様ドメイン	ITIM	ITIM	α 50〜70 kDa または γまたはζ	α 45 kDa β 33 kDa γ	α 55〜75 kDa γ
活性化	+	+			+	+	+
抑制			+	+			
マクロファージ	+	+	+		+		+
好中球	(+)	+	+		+		+
好酸球	(+)	+	+		+	(+)	(+)
マスト細胞				+		+	
好塩基球						+	
B 細胞				+			
樹状細胞	+						+
ランゲルハンス細胞		+					
血小板		+					
NK 細胞					+		
CD 番号	CD64	CD32			CD16	未定	CD89
遺伝子の位置	1 番染色体						19 番染色体

図 9.37 IgG, IgE, IgA に対する Fc 受容体の構造と発現細胞についての比較

IgG および IgE に対する Fc 受容体は類似した構造をもち，また密接に連鎖した遺伝子によりコードされている．一方，IgA に対する FcαRI は免疫グロブリン様ドメインからなるという構造は各 FcγR や FcεRI と同様であるが，これらの受容体との関連は弱く，また FcαRI をコードする遺伝子は別の染色体上に存在している．"+"（濃い桃色）は Fc 受容体を恒常的に発現しているもの，"(+)"（薄い桃色）は発現が誘導されるものを表し，白色は発現していないことを表す．Fcγ 受容体の結合特異性は図 9.35 に示した．FcεRI には，Fc 結合特性をもつ α 鎖とシグナル伝達に関与する γ 鎖に加えて，膜貫通型の β 鎖があり，これもシグナル伝達に関わっている．

まとめ

抗体は B 細胞が産生する唯一のエフェクター分子である．抗体の主要な機能はアダプター分子として働くことであり，病原体を中和し，また病原体をエフェクター細胞へと運び破壊させることを仲介する．抗体は可変性の Fab 領域で抗原と結合し，Fc 領域を介して補体活性化を始動させたり，種々のエフェクター細胞上の Fc 受容体と相互作用する．抗体のクラスにより，あるいは抗体が単量体の形態をとるか多量体の形態をとるかにより，体内のどこで抗体が抗原を探索するか，またどのようなエフェクター機能を担うかが決まってくる．感染の経過において，最初に産生され，血中や組織中に分布する病原体特異抗体は五量体 IgM であり，病原体表面で補体を活性化し，その病原体を食細胞の補体受容体へと運搬する．適応免疫応答が進行するにつれ，病原体に高親和性 IgG や単量体 IgA が結合し病原体表面を覆うようになる．その後，病原体は抗体のクラスに特異的な食細胞上の Fc 受容体へと運ばれる．IgG の 4 つのサブクラスすべては FcRn を介して血中から組織の細胞外液へと輸送されるが，これらサブクラスの補体活性化能や Fc 受容体結合能および種々のタイプの抗原に対する反応性はそれぞれ異なる．

二量体 IgA は粘膜表面近傍のリンパ節で産生され，多量体免疫グロブリン受容体を介して上皮を通過し輸送される．この方法により，気道，消化管，生殖器などの粘膜表面に常に IgA が供給され，これらの組織に住み着き感染を引き起こす微生物集団の制御に働いている．マスト細胞上の IgE に対する Fc 受容体は親和性が非常に高いため，抗原と結合していないIgEもこのFc受容体に結合している．抗原が侵入すると，皮膚や粘膜表面に存在するマスト細胞は強い筋収縮を引き起こし，咳，鼻水，嘔吐，下痢により病原体を体外へ排除する．

妊娠中は母体血中のIgGがFcRnを介して胎児の循環系へ運ばれる．出産後は，母乳中の重要成分である二量体IgAが授乳により乳児の消化管に供給される．これら母体由来のIgGやIgAの供給により，乳児は母親が免疫を獲得した感染から防御されている．生後1年間では，母親から供給されたIgGやIgAが減少するとともに乳児の免疫系は未発達であるため，感染症にかかりやすくなる時期がある．

第9章のまとめ

感染に対するB細胞応答は抗体を産生することである．抗体は分子アダプターとして病原体に結合し，病原体の殺傷や体内からの排出を担うエフェクター分子やエフェクター細胞への連携を仲介する．抗体産生応答の進行過程において，短期間のうちに立ち上がり中等度の応答を担うB細胞集団と，これに引き続き，時間はかかるがより効率の高い応答を行うB細胞集団が連携している．短期間応答を担うのは，T細胞の助けなしに機能するB-1細胞と，低親和性の抗原結合部位をもつIgM抗体である．これに対し，細胞間相互作用を介したT細胞補助により駆動されるB細胞活性化は，抗体のクラススイッチと体細胞高頻度変異を伴い，病原体による以後の感染を効果的に防ぐ，いわば長期間防御戦略を担うものである．免疫グロブリンクラスの多様性が生み出す重要な機能の1つは，生体のさまざまな場所で抗体反応を起こすことができるということである．IgM，IgG，単量体IgAは血液・リンパ・結合組織で機能し，生体組織内の感染に対する防御反応を担う．IgEもまた結合組織内で働き，ここではIgEはマスト細胞表面上のIgE受容体に強固に結合している．これに対し，二量体IgAは腸管壁管腔側などの粘膜表面に運搬され，粘膜表面に住み着く微生物に対処する．抗体に種々のクラスがあることのもう1つの利点は，免疫応答において抗体クラスに依存したさまざまなエフェクター機能をもたらすことができることである．IgAとIgGは補体を活性化して食細胞による標的病原体の分解を促し，IgEはマスト細胞の脱顆粒を引き起こして気道や消化管から寄生虫や微生物を排除する強力な身体反応を誘導する．

本書には，各章で学んだことの理解をより深めるために演習問題が用意されている（http://www.medsi.co.jp/e-meneki3/）．アクセス方法については「概略目次」の次の頁も参照．

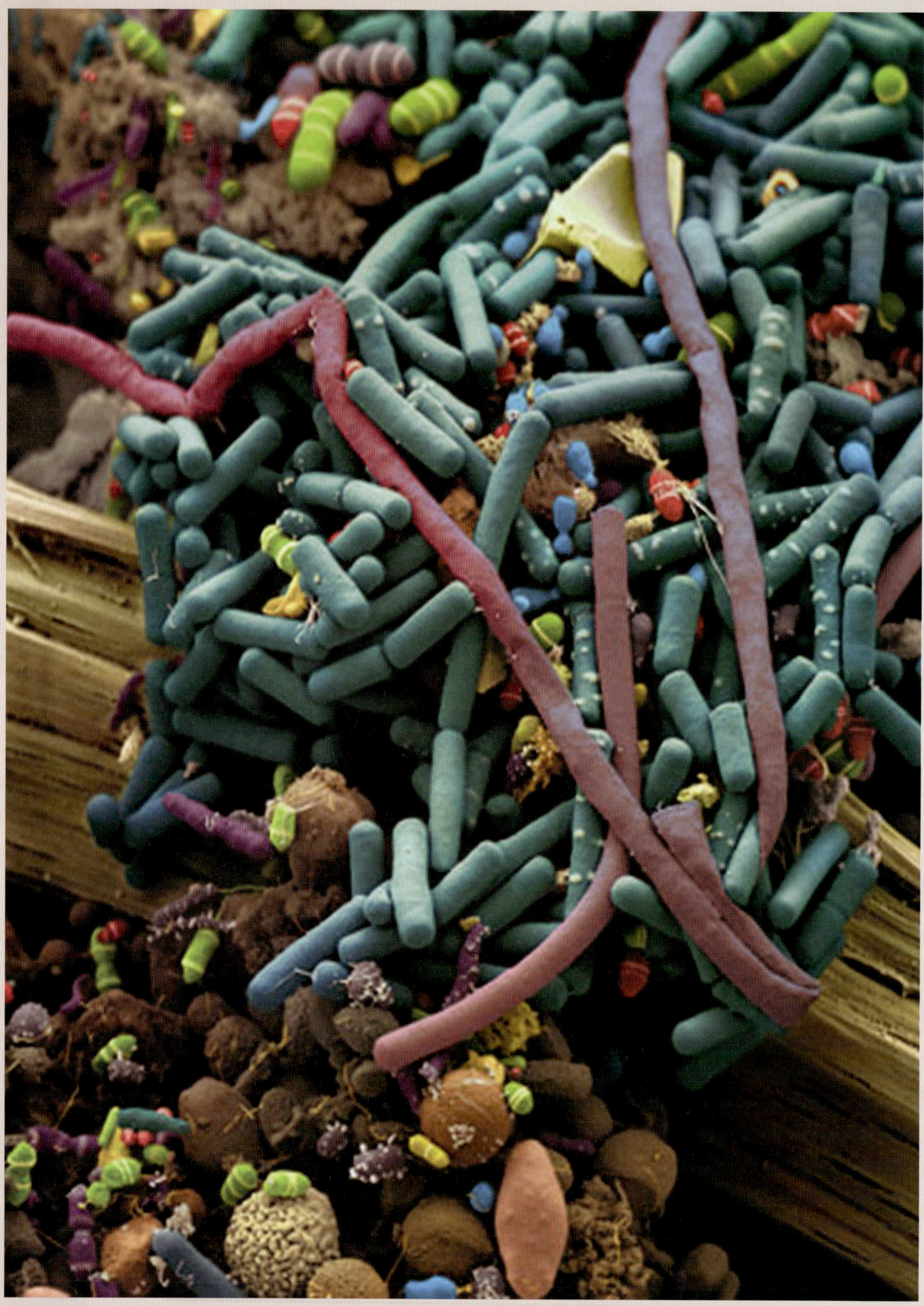

ヒト小腸内の常在微生物.

粘膜表面の感染防御

第10章

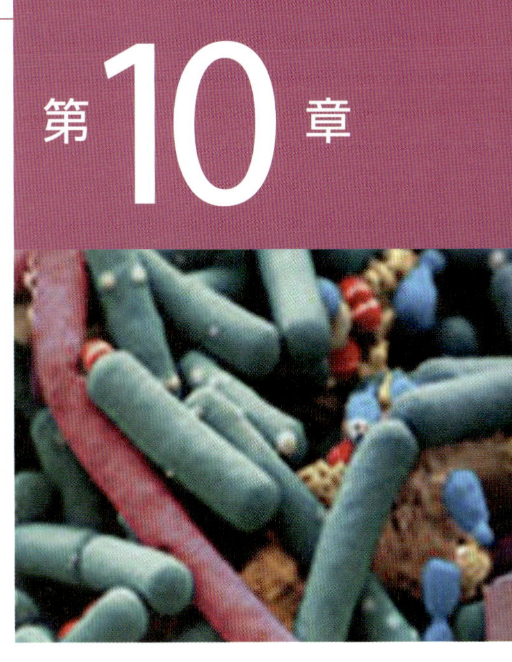

ヒトに罹患する感染症の多くは，ヒトの細胞1個分よりもずっと小さい病原体によって引き起こされる．このような病原体にとって，ヒトの生体は病原体自身の生存や増殖に必要な資源が豊富に存在する場であるといえる．この病原体の脅威に対して，我々の身体は無脊椎動物から脊椎動物までの長年にわたる進化の過程で蓄積された多種多様な防御機構を駆使して対抗する．自然免疫について述べた第2～3章と，適応免疫について述べた第4～9章を通じて，主に皮膚の傷口を介して生体内に侵入した病原体が，感染組織において自然免疫応答を引き起こし，所属リンパ節で適応免疫系が活性化する過程に注目した．このように，これまで皮膚における外傷・感染・炎症の影響を主に考察してきたのは，その仕組みが単純だからである．近年まで，ほとんどの免疫学者は皮膚における免疫応答のみを研究し，実験用抗原を皮下注射で投与する実験手法が広く用いられていた．しかし，皮膚を介して生体内に侵入する病原体の種類は，実際のところごくわずかである．あらゆるウイルスを含め多くの病原体は，粘膜表面を介して生体内へと侵入していく．この粘膜組織への感染に対する免疫応答には，皮膚や結合組織における免疫応答と比較して，その構成要素や仕組みに多くの共通点があるが，細胞や分子の応答様式や種類において重要な相違点がいくつかある．これらの相違点について考えていくと，ヒトの免疫系は2種類の半自律性要素からなるという概念に辿りつく．すなわち，皮膚から侵入する病原体に対する防御機構である全身免疫系と，呼吸器粘膜表面などから侵入する病原体に対する防御機構である粘膜免疫系の2つである．本章では粘膜免疫に焦点を当て，全身免疫とどのように異なるかについて説明していく．

10-1 生体と外界との間で情報のやりとりを行う粘膜表面は感染を受けやすい

粘膜表面および**粘膜**(mucosa)は手足を除いた生体内の大部分に存在するが，それらの多くは外側から直接目にすることはできない．粘膜は，その名の由来でもある**粘液**(mucus)を分泌し，粘液からなる厚い流動体の層にその全体が覆われている．粘液は糖

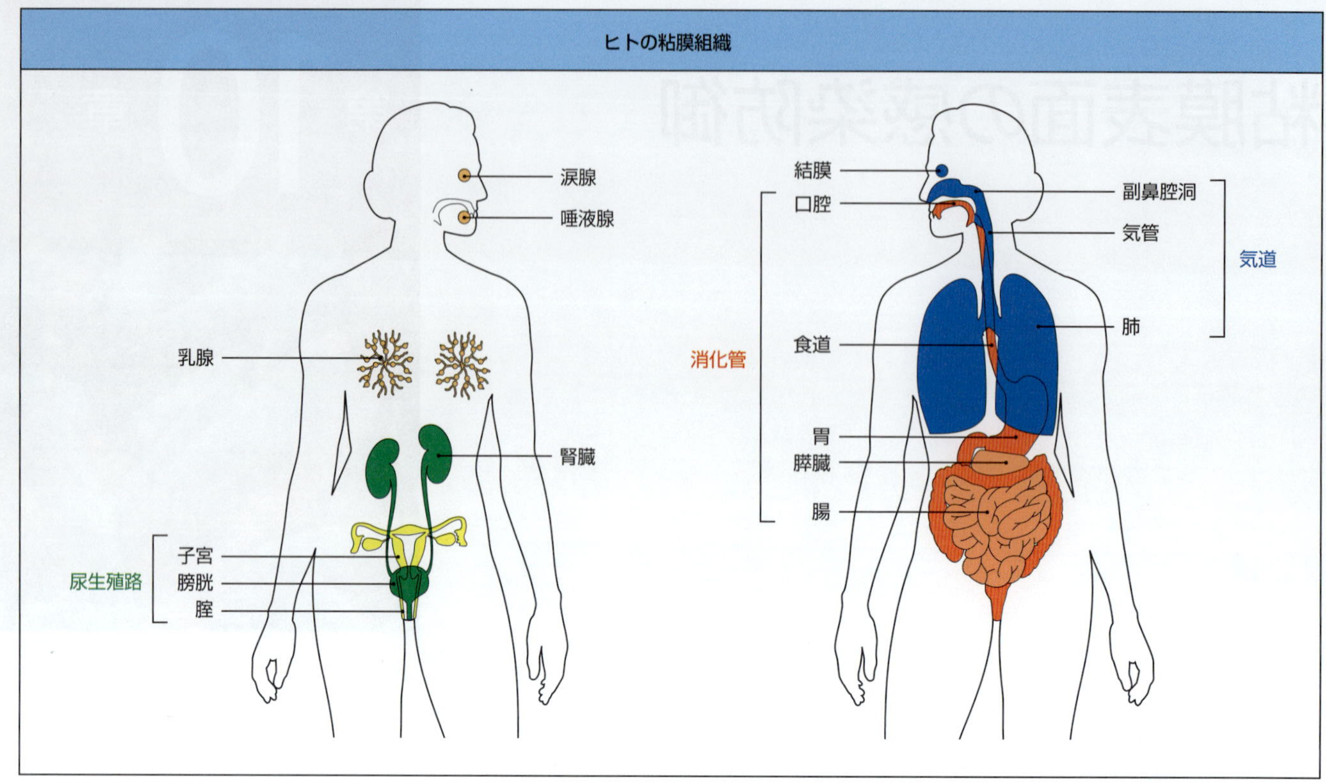

図 10.1　粘膜組織の分布
図には女性の粘膜組織を示す．乳腺は妊娠後に母乳を産生するようになって初めて機能する粘膜組織である．赤色は消化管，青色は気道，緑色は尿路，黄色は生殖器，橙色は分泌腺を示す．

タンパク質，プロテオグリカン，ペプチド，酵素から構成され，上皮細胞の損傷を防ぎ，感染防御の手助けをする．粘膜上皮層は，消化管，気道，尿生殖路を覆い，膵臓，結膜，涙腺，唾液腺，乳腺の外分泌腺にも存在する(図 10.1)．これらすべての組織は生体と外界との間で情報のやりとりを行う場であり，さまざまな物質や情報が行き交う．これらの組織はガス交換(肺)，食物の吸収(胃)，感覚器官としての機能(眼，鼻，口，喉)，生殖(子宮，腟，乳房)といった生理学的な機能を担うことから，それらの粘膜表面は動的で薄く，浸透性を保ったまま，生体の内側を保護する障壁として機能する必要がある．このような特徴をもつために，粘膜組織は病原体による損傷を特に受けやすく，また生命の維持に必須であることから，外部環境に対する独自の防御機構を進化させてきた．

ヒトの粘膜表面全体の総面積は皮膚よりもはるかに広く，小腸の粘膜表面だけでも皮膚の 200 倍もの面積がある．このことを反映するかのように，生体内に存在するリンパ球と形質細胞の 4 分の 3 は粘膜表面の防御を担う二次リンパ組織に存在し，生体内で産生されるすべての抗体とほぼ同じ割合で，**分泌型 IgA**(secretory IgA：**SIgA**)と呼ばれる二量体 IgA が粘膜表面において産生される(第 9 章参照)．消化管粘膜の特徴の 1 つは，膨大な数の**共生微生物**(commensal microorganism)と絶えず接触していることである．そのほかに食物由来の動物性，植物性タンパク質，炭水化物，脂質，核酸も消化管粘膜と接触している．このような状況では，病原微生物を排除し，共生微生物の増殖や生息域を制限するための免疫応答を起こす一方，摂取した食物や栄養素に対しては，そのような免疫応答を起こさないということが，生体にとって最大の課題となる．粘膜免疫に関するほとんどの研究が消化管を対象に行われていることから，消化管の粘膜組織を例にとって，粘液の構成成分と性質について述べていく．

10-2 粘液中のムチンは粘膜上皮を保護する性質をもつ巨大な糖タンパク質である

すべての粘膜組織において，密着結合による細胞間結合によって形成された上皮細胞層が生体内と生体外を隔てている．上皮細胞層は，共生微生物や病原微生物の組織内への侵入を妨げるのに適した障壁となっている．この防御機構に加えて，粘液は微生物のみならず煤煙やスモッグなどの環境物質の侵入も防いでいる．粘液に粘性と防御機能をもたらす分子基盤は，上皮細胞から分泌される**ムチン**(mucin)と呼ばれる糖タンパク質ファミリーである．この糖タンパク質はそのポリペプチド鎖が10,000個以上のアミノ酸からなる巨大な分子であり，単純な配列モチーフの繰り返しにより構成される．このモチーフは負に帯電した短いグリカンによってグリコシル化されたセリン残基とトレオニン残基を豊富に含み，ムチンの全質量の70%以上を占める．この広範囲のグリコシル化によってムチンのポリペプチド鎖は伸長した構造をとっている．ポリペプチド終末の球状ドメインは，ポリペプチド鎖間をジスルフィド結合させるシステイン残基を含み，1 MDa以上となるポリマーと分子ネットワークを形成する(図10.2)．この巨大タンパク質が絡み合うことによって粘液は粘性をもち，微生物や微粒子の動きを制限できるようになる．また，ムチンの広範囲のグリコシル化によって粘液は強い水和性を獲得し，水分を保持して脱水を妨げることにより上皮表面を防御している．ムチンのグリカンの主な構成物質はシアル酸であるため，ムチンの表面には多くの陰イオンが存在する．これにより，自然免疫系ではディフェンシンや抗菌ペプチド，適応免疫系では分泌型IgAといった正に荷電したエフェクター分子がムチンと結合できる．それぞれ独自の方法で粘液を通過しようとする細菌はIgAに捕捉され，ディフェンシンによって殺菌される．粘膜上皮は2日間周期で代謝回転を繰り返す動的な組織であり，微生物を含む粘液は持続的に体内から排出されている．

粘液の粘弾性は粘膜組織の種類や状態によって異なる．この変動は，粘液内に含まれるムチンのポリペプチドの状態やポリペプチド間の架橋形成の程度によって決まる．ヒトでは分泌型ムチンのポリペプチドをコードする遺伝子が7種類あり，膜型ムチンをコードする遺伝子が13種類ある(図10.3)．膜型ムチンは上皮細胞表面に発現しており，分泌型ムチンのように架橋を形成していない．分泌型ムチンほどはその特徴が明らかにされていないが，膜型ムチンは上皮細胞表面に粘液様環境を形成し，分泌型ムチンに類似した防御機能を発揮すると考えられている．膜型ムチンは細胞膜における他の構成要素に比べて非常に巨大であるため，細胞表面から突出しており，微生物が細胞表面に達するより先に捕捉し殺菌することが可能である．

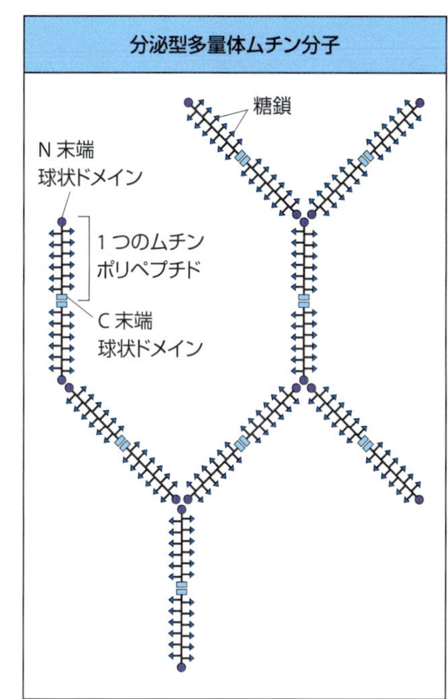

図10.2　粘液の防御機能はムチンの構造特性による
杯細胞から分泌されるムチンは，セリン残基とトレオニン残基に短い糖鎖を多数伴った長いポリペプチドである．N末端およびC末端の球状ドメインにおけるシステイン残基により，ムチンのポリペプチドは巨大な重合ネットワークを形成し粘液となる．この独特の構造により粘液は粘性を獲得し，粘膜表面を潤滑化し共生微生物および病原微生物の侵入を防ぐことができる．ムチンのポリペプチドにおける遊離システイン残基は，分泌型IgAやディフェンシンなどの分子と共有結合を形成するのに利用される．分泌型IgAは粘膜表面に接近する微生物と結合しその接近を阻止する．ディフェンシンはその微生物を殺す．

10-3 共生微生物は消化管における食物消化と健康維持を助ける

消化管は口から肛門までの経路で，成人では約9 mの長さがある(図10.4)．消化管の生理学的機能は，食物の摂取，生体内が吸収できる栄養素への分解，そして不要物の廃棄である．“alimentation”は栄養を意味することから，消化管は古くは“alimentary canal”と呼ばれていた．消化管の各部位はそれぞれ特異的な機能をもち，異なる共生細菌を有する．口腔には750種以上の細菌が生存しており，ここで食物は咀嚼により物理的に分解される．胃は，咀嚼された食物塊を酸と酵素によって化学的に分解する組織であり，微生物にとっては生息しにくい環境である．胃粘液の主な機能は，胃粘膜から分泌され

ムチンポリペプチド	遺伝子座(染色体)	作用様式	発現組織
MUC2	11	分泌型	小腸，結腸
MUC5A	11	分泌型	気道，胃
MUC5B	11	分泌型	気道，唾液腺
MUC6	11	分泌型	胃，小腸，胆嚢
MUC8	12	分泌型	気道
MUC19	12	分泌型	唾液腺，気管
MUC7	4	分泌型	唾液腺
MUC9	1	分泌型・膜結合型	卵管
MUC1	1	膜結合型	乳腺，膵臓
MUC16	19	膜結合型	卵管上皮
MUC20	3	膜結合型	胎盤，結腸，肺，前立腺
MUC4	3	膜結合型	気道，結腸
MUC3A	7	膜結合型	小腸，胆嚢，結腸
MUC3B	7	膜結合型	小腸，胆嚢，結腸
MUC17	7	膜結合型	胃，小腸，結腸
MUC11	7	膜結合型	結腸，気道，生殖器
MUC12	7	膜結合型	結腸，膵臓，前立腺，子宮
MUC13	3	膜結合型	気管，小腸，結腸
MUC15	11	膜結合型	気道，小腸，前立腺，結腸
MUC18	4	膜結合型	肺，乳腺

図 10.3　粘膜組織ごとに異なるムチンを産生する
ヒトゲノムにはムチンポリペプチドをコードする遺伝子が 20 種類ある．このうち 7 種類は分泌型ムチンを，12 種類は膜結合型ムチンを，1 種類は両方をコードする．それぞれのムチンを発現する粘膜組織およびその遺伝子座を示す．

る塩酸の腐食作用に対する緩衝・防御である．酵素による分解は，小腸(十二指腸，空腸，回腸)の消化過程でも行われる．大腸は老廃物を圧縮して貯蔵し，定期的に排出する．盲腸は，小腸と大腸の間に位置し，袋状の構造をしている．

食物は分解されながら消化管を進んでいく過程で，非常に多くの共生細菌に遭遇する．胃では，1 mL あたり 1,000 個の細菌が存在し，小腸では 1 mL あたり 10^5 ～ 10^8 個，大腸では 1 mL あたり 10^{12} 個が存在する．消化は，腸管の蠕動運動により胃から肛門まで食物が運ばれる動的な過程である．共生微生物数の増加も同様に動的であり，この微生物数を適度なレベルに維持するために毎日大量の共生微生物が人体から排出されている．

共生微生物はヒトと共生関係を築きながら進化してきており，宿主にさまざまな利益をもたらしている(図 10.5)．細菌はヒトの健康に不可欠であり，ヒト細胞では作ることができない代謝構成要素を提供している．その一例として，血液凝固因子合成における補助因子であるビタミン K を生成するのに用いられるメナキノン前駆体がある．また細菌は，ヒト酵素では分解できない食物繊維をエネルギー豊富な代謝産物に分解するような酵素をもっており，消化効率を高める働きもしている．また微生物由来酵素には，

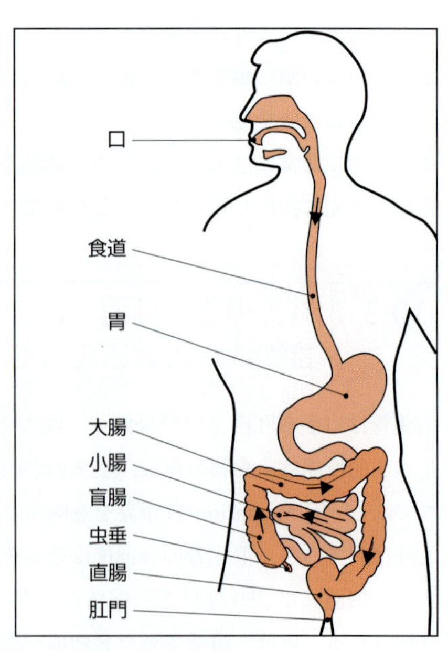

図 10.4　ヒトの消化管

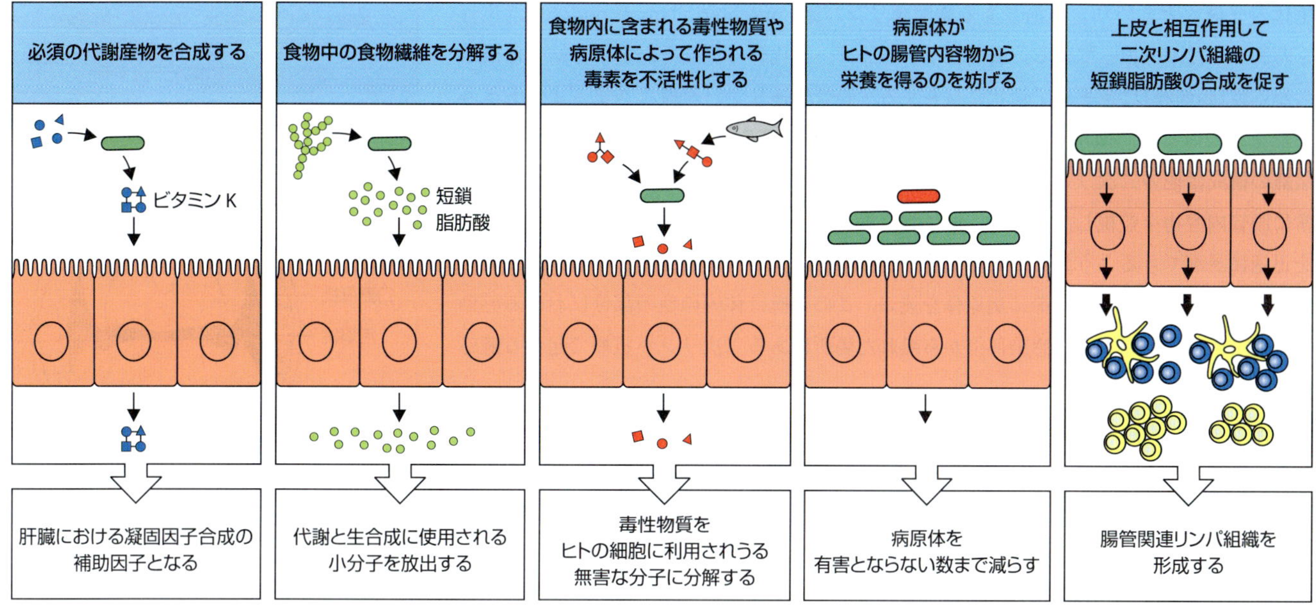

図 10.5　腸内共生微生物が宿主であるヒトにもたらす 5 つの利益

食物または病原体由来の毒性物質を無害なものに変えるものもある．多量の健常な共生微生物は，病原微生物から栄養と生育空間を奪うことにより繁殖を抑制する働きもしている．実際，腸管関連リンパ組織の正常発達は健常な腸内微生物の存在に依存しており，これは共生微生物とヒト免疫系が共進化してきたことを裏づける説得力のある証拠である．

ほとんどの腸管組織における細菌感染症は共生細菌によって引き起こされるが，関与する細菌種は少なく，通性嫌気性菌やプロテオバクテリア門に属するグラム陰性菌（*Salmonella* 属，*Shigella* 属，*Helicobacter* 属，*Escherichia* 属）などが含まれる．これらの通常は無害な細菌は，腸管上皮を突破して腸管腔から粘膜固有層に侵入する病原性因子と呼ばれる遺伝的性質を獲得して，病原体となる．

小児期に頻度の高い腸管上皮ウイルス感染症に，二本鎖 RNA ウイルスであるロタウイルス感染症がある．この感染症では急性の下痢が起こり，大量のウイルス断片が糞便中に排出される．全世界で年間 50 万人の小児がロタウイルス感染症によって死亡している．腸管に感染する微生物として，細菌やウイルスのほかに寄生虫がある．腸管に住み着いている原虫や他の微生物だけでなく，蠕虫によっても寄生虫感染が起こる．

10-4　消化管は特徴的な二次リンパ組織に覆われている

感染に対する防御機構を迅速に誘導するために，二次リンパ組織と免疫細胞は消化管をはじめとする粘膜組織全体に分布している．**腸管関連リンパ組織**（gut-associated lymphoid tissue：GALT）は機能的に異なる 2 つの部分からなる．粘膜上皮の直下に位置するリンパ組織は**誘導組織**（inductive compartment）と呼ばれ，ここで抗原，樹状細胞，リンパ球の間で相互作用が起こり，適応免疫応答が誘導される．その下層に位置する**粘膜固有層**（lamina propria）と呼ばれる結合組織は**実行組織**（effector compartment）として働く．ここには，形質細胞，エフェクター T 細胞，マクロファージ，マスト細胞，好酸球といったエフェクター細胞が存在する．腸管関連リンパ組織の一部ではないが，生体内で最も大きいリンパ節である**腸間膜リンパ節**(mesenteric lymph node)も消化管を防御する役割を担っている．腸間膜リンパ節は，消化管の位置を固定する結合組織からなる膜(腸間膜)に包まれて鎖状に存在する．腸管関連リンパ組織はさまざまな大きさや形をしているが，微小レベルでの解剖学的構造やB細胞領域とT細胞領域への誘導組織の構成は他の二次リンパ組織と基本的に似ている．腸管粘膜内の二次リンパ組織は常に腸管内容物を監視し，組織内に微生物が侵入するより先に感染部位で適応免疫応答を迅速に誘導できるようにしている．一方，腸間膜リンパ節は病原体が組織内に侵入してから応答し，所属リンパ節に病原体を運ぶ．この機構は体内の他の部位における感染に対する応答，すなわち，感染部位から離れた場所にある二次リンパ組織で起こる適応免疫応答に似ている．

口の後ろにあり，消化管と気道の入り口を保護しているのは，**口蓋扁桃**(palatine tonsil)，**アデノイド**(adenoid)，**舌扁桃**(lingual tonsil)である．二次リンパ組織であるこれらの大きな塊は，扁平上皮に覆われ，ワルダイエル輪と呼ばれる円環を形成する(**図10.6**)．幼少期には，特定の病原体に初めて感染したり口腔を介して食物以外の異物が生体内に入り込んだりした場合，反復感染によって扁桃とアデノイドは疼痛を伴って膨らむことがある．近年まで，このような状態に陥った場合には，これらのリンパ組織を外科的に摘出するといった治療が主に施されてきたが，このような治療は，経口ポリオワクチンに対する分泌型IgA産生応答が弱まるといった免疫能の低下を招くともいわれている．

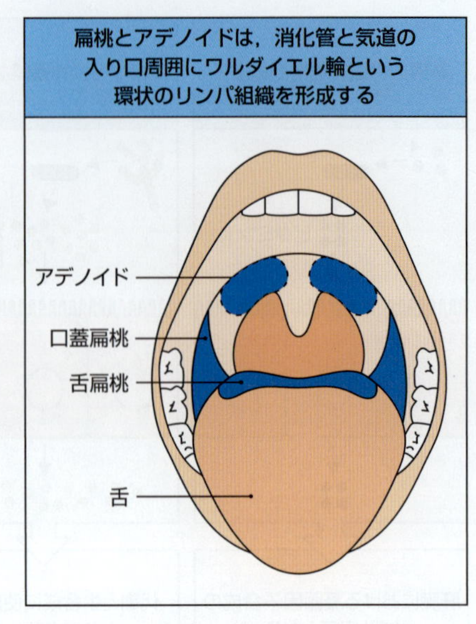

図10.6 口腔および咽頭で環状に分布するリンパ組織が消化管と気道の入り口を守る
青色で示した部位がリンパ組織である．アデノイドは鼻の基底部の両側に1つずつ存在し，口蓋扁桃は口腔の後ろ側の口蓋の両側に存在する．舌扁桃は舌の付け根に存在する．

小腸は栄養素を吸収する主要な部位で，その表面は深い皺のようにみえる**絨毛**(villus)と呼ばれる指状の突起が形成されている．これは吸収に必要な表面積を大きく増加させている．小腸は消化管の中で最も多くのリンパ組織が存在する場所である．パイエル板は小腸に存在する特徴的な二次リンパ組織で，腸管壁に組み込まれた形で存在し，腸管腔に向かって隆起したドーム状のリンパ球の集積体を形成している(**図10.7**)．パイエル板は大きさにばらつきがあり，5～200個の胚中心を含むB細胞濾胞と，それらに囲まれて散在するT細胞領域からなっていて，T細胞領域には樹状細胞も存在する．また小腸には多数の**孤立リンパ小節**(isolated lymphoid follicle)も存在し，これらは主にB細胞を含んだ1個の濾胞からなる．孤立リンパ小節はパイエル板と異なり，大腸にも存在する．虫垂は大腸における特徴的な二次リンパ組織であり(図10.2参照)，長さ約10 cm，直径約0.5 cmの盲端部からなり，盲腸に付随している．虫垂にはリンパ濾胞が集積しており，感染により過剰活性化が起こった場合(虫垂炎)には，虫垂が破裂して生命を脅かす感染が腹腔へと広がる(腹膜炎)のを防ぐために，外科的に摘出される．

幼児期にヒトの生体および免疫系は，生体内のマイクロビオータ(微生物叢)や，外部環境に普段から存在する病原体と関わり合いながら発達し成熟していく．生体内のその他の多くの部位と同様に，粘膜免疫系も感染を制御するために絶えず利用されないと，その機能は低下してしまう．このようなことは，人為的に無菌環境下で生まれ育てたマウスを用いた研究によって明らかにされている．通常のマイクロビオータを保持した対照動物群と比べて，純粋隔離群(gnotobiotic)のマウスでは，二次リンパ組織の縮小，血清中の免疫グロブリン値の低下，そしてほとんどの場合，免疫応答の誘導能の低下といった免疫系の発達阻害が観察される(**図10.8**)．

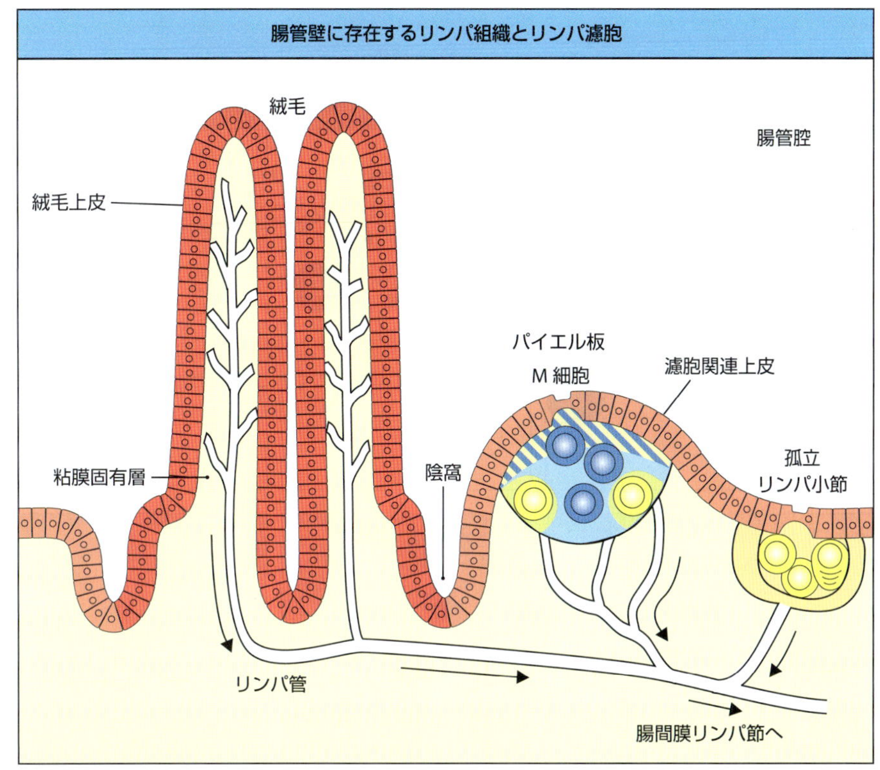

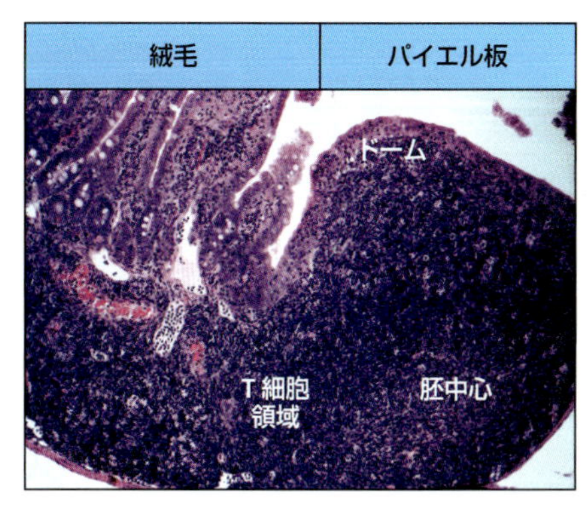

図 10.7　腸管関連リンパ組織とリンパ球

左図：小腸粘膜の構造を模式的に示す．小腸には，胃で部分的に分解された食物の取り込みと，食物のさらなる分解を専門的に行う薄い上皮細胞の層（赤色）で覆われた指状の突起（絨毛）が存在する．上皮層の直下には粘膜固有層が存在し，この図（と本章内の他の図）では薄い黄色で示している．粘膜固有層から始まるリンパ管は腸間膜リンパ節へと流れていく（リンパが流れていく方向を矢印で示す）．パイエル板は腸管上皮層に横たわる二次リンパ組織で，T 細胞領域（青色），B 細胞濾胞（黄色），"ドーム"領域（青色と黄色の縞模様）からなり，上皮層の直下には B 細胞，T 細胞，樹状細胞が豊富に存在している．抗原は腸管から M 細胞を介してパイエル板へと移行する．パイエル板には輸入リンパ管がないが，腸間膜リンパ節へとつながっている輸出リンパ管の出発点となっている．腸管壁には，主に B 細胞から構成される孤立リンパ小節も存在する．右図：腸管の切片の光学顕微鏡写真を示す．絨毛，パイエル板，T 細胞領域，胚中心がみられる．（顕微鏡写真は Allan Mowat の厚意による）

解剖学的変化
盲腸の拡張
小腸の長大化
腸間膜リンパ節の発育不全
パイエル板の発育不全
孤立リンパ濾胞の減少
脾臓の萎縮
免疫学的影響
分泌型 IgA と血清免疫グロブリンの減少
全身の T 細胞数の減少と活性低下
CD8 T 細胞の細胞傷害能低下
炎症部位へのリンパ球の遊走障害
粘膜組織のリンパ球数の減少
CD4 T_H17 細胞の応答障害
好中球の殺菌能低下

図 10.8　マイクロビオータが存在しないと，免疫系は異常をきたす

通常環境で生育したマウスと比較した際の無菌環境で生育したマウスの特徴を示す．前者はマイクロビオータをもたず，後者は通常の腸管マイクロビオータをもつ．

10-5　粘膜組織の炎症は病気の治癒ではなく原因に関係している

非粘膜組織における全身性の炎症反応には組織マクロファージが関わっている．マクロファージは，炎症性サイトカインの産生によって感染組織に炎症状態を形成する．好中球や NK 細胞，その他の自然免疫系エフェクター細胞は血中から感染組織に移動し，樹状細胞は感染組織から二次リンパ組織に移動して，適応免疫応答を開始する．エフェクター T 細胞と病原体特異抗体は適応免疫応答の段階から登場し，自然免疫系と協力して病原体を駆除して感染を終息させる．その後の回復期では炎症と免疫応答が減弱し，損傷した組織が修復され，病原体と免疫系のエフェクター細胞が健常状態に戻った組織から除去される．局所的な強い炎症反応による短期間の激しい徴候は，実質的には非粘膜組織における散発性感染を防ぐために起こる代償というわけである（図 10.9 上）．

微生物と時々しか接点をもたない非粘膜組織とは対照的に，粘膜組織は大量かつ多種

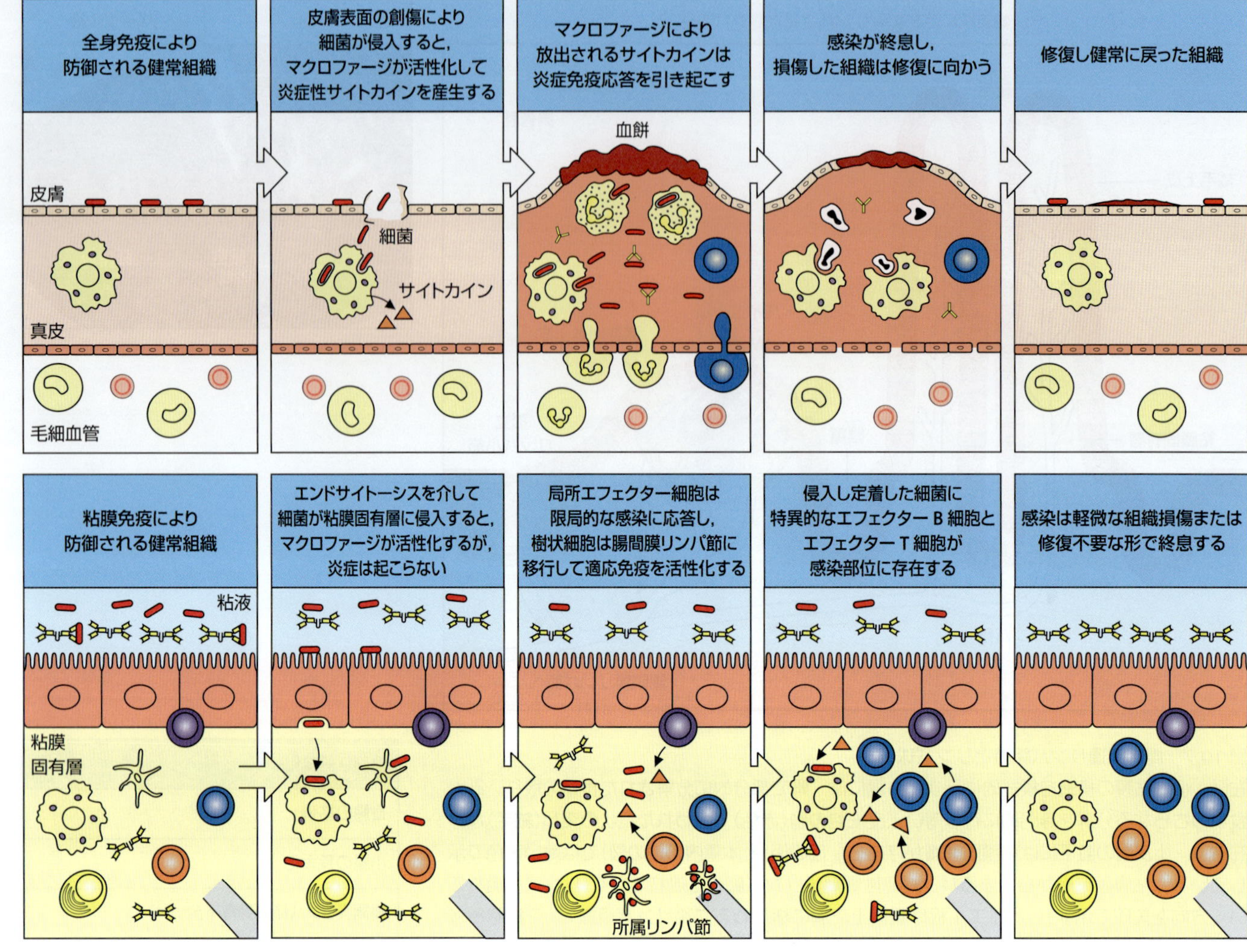

図 10.9　全身免疫系と粘膜免疫系は感染に対して異なる戦略を用いる

細菌感染に対する全身免疫系（上段）と粘膜免疫系（下段）を比較する．全身免疫系は感染を予測することができないため，細菌の侵入によってマクロファージが活性化してサイトカインを分泌し，感染部位にエフェクター細胞を遊走させる必要がある．これにより細菌が殺されるような炎症状態が形成されるが，その代償として組織の統合性が損なわれる．感染後は損傷した組織が修復・回復される（上段）．全身免疫系とは対照的に，粘膜免疫系は腸管マイクロビオータに対する適応免疫応答を持続的に起こしており，管腔および粘膜固有層に分泌型 IgA を放出し，また粘膜固有層と上皮にエフェクター細胞を常在させることによって潜在的な感染に備えることが可能である．つまり，細菌が組織内に侵入したとき，エフェクター分子・細胞はすでに感染を阻止する準備ができた状態にある．そのため，炎症を起こすことなく侵入した微生物に対するさらなる適応免疫応答を腸間膜リンパ節で起こすことができ，局所リンパ組織での応答を活発化させる．この際，組織損傷はほとんど起こらず，その修復は腸管上皮細胞の代謝回転による通常の過程として行われる（下段）．

類の潜在的病原体である共生微生物と密で持続的な接触をしている．腸管における上皮層の重度の損傷は常に細菌の腹腔内への大量流出と腹膜炎のような感染症につながりうる（10-4 項参照）．この事態を回避するために，粘膜免疫系は 2 つの相補的戦略を利用している．第一に，粘膜免疫は全身免疫のように感染に反応して生じるのではなく，事前に対応するために腸管内の微生物に対する適応免疫応答を常に起こしている．結果として，健常な腸管組織にもエフェクター T 細胞とエフェクター B 細胞が常在し，腸管腔からのいかなる侵入病原体にも対応できる状態に保持されている（図 10.9 下）．この戦略の利点は，非粘膜組織よりも強力かつ迅速な免疫応答により感染を阻止できることにある．

第二に，粘膜免疫系は炎症の活性化を省略している．炎症反応を起こす分子や細胞は必然的に組織に損傷を与えるが，この損傷は特に腸管粘膜組織にとって病原体を駆除するよりも感染を増大させる側面が強い．腸管の炎症はさまざまな慢性炎症性疾患の原因となりうる．

粘膜組織における炎症を鎮静化する戦略の1つとして，炎症性T細胞を抑制する制御性T細胞(T_{reg})の利用がある．制御性T細胞によって産生されるサイトカインIL-10は，炎症性サイトカインを抑制する．IL-10受容体が欠損しているまれな免疫不全症患者では，よく知られたクローン病に類似した腸管粘膜の慢性炎症が起こる．この炎症はCD4 T_H1細胞およびCD4 T_H17細胞によって誘導される．また別の炎症性疾患である**セリアック病**(celiac disease)は，腸管上皮損傷により食物からの栄養吸収を妨げるような腸管リンパ組織反応によって引き起こされる．この病気の小児は正常な発育が妨げられ，成人では下痢や腹痛を含むさまざまな症状を呈する．セリアック病はグルテンという，いくつかの民族では主食とされる小麦・大麦・ライ麦などの穀物の主成分に対する過剰な適応免疫応答によって引き起こされる．この因果関係を証明するように，グルテン除去食に変更するとセリアック病の症状は消失し，グルテン摂取を再開するとすぐに再発する．健常な腸管組織では，栄養摂取と粘膜組織保護の間で妥協点が作られてきた．セリアック病患者では主食が病原体として誤認されてしまい，この妥協点が崩壊してしまっている．

粘膜免疫と全身免疫とは微生物に対する応答様式が質的に異なっており，その違いは発生の段階から認められる．胎生期において，腸間膜リンパ節とパイエル板は，(いわゆる“全身免疫系”に属する)脾臓やその他のリンパ節とは独立して発達する．粘膜免疫と全身免疫の二次リンパ組織は，それぞれ異なる腫瘍壊死因子(TNF)ファミリーに属するサイトカイン受容体とケモカインを介した系統下で発達・成長する．このように，腸管関連リンパ組織と全身系リンパ組織との違いは，生後間もない時期から存在する．

10-6 腸管上皮細胞は，腸管において自然免疫応答の一端を担う

腸管上皮細胞は，栄養素などの物質を腸管腔から非常に積極的に取り込む．腸管上皮細胞は，その頂端(管腔)側と基底側の表面にToll様受容体(TLR)を発現しており，例えばTLR5は細菌の鞭毛の構成タンパク質であるフラジェリンを認識する．腸管上皮細胞は，頂端側のToll様受容体を介して粘液層による防御壁を突破して細胞まで到達した細菌を感知し，基底側のToll様受容体を介して上皮から侵入してきた細菌を感知する．上皮細胞の細胞質にはNOD様受容体NOD1およびNOD2が存在し，これらは細菌の細胞壁構成要素を認識する(p.55の3-5項参照)．NOD様受容体またはToll様受容体からのシグナルによりNFκBが活性化し，NOD様受容体P3(NLRP3)によってインフラマソームが形成される．これにより，上皮細胞からの抗菌ペプチド，ケモカイン，サイトカイン(IL-1やIL-6)の産生が起こる(図10.10)．ディフェンシンは細菌を死滅させ，ケモカインは好中球(CXCL8)，単球(CCL3)，好酸球(CCL4)，T細胞(CCL5)，未熟樹状細胞(CCL20)を血中から遊走させる．

このようにして上皮細胞は，組織に不可逆的な損傷を与えることのない迅速かつ局所的な炎症反応によって感染に対する初期応答を行う．もしこれが起こらなければ，適応免疫応答が腸間膜リンパ節で起こる．腸管上皮細胞は2日周期の代謝回転を繰り返すので，この炎症反応は厳密に制御され，感染時のみ持続するようになっている．

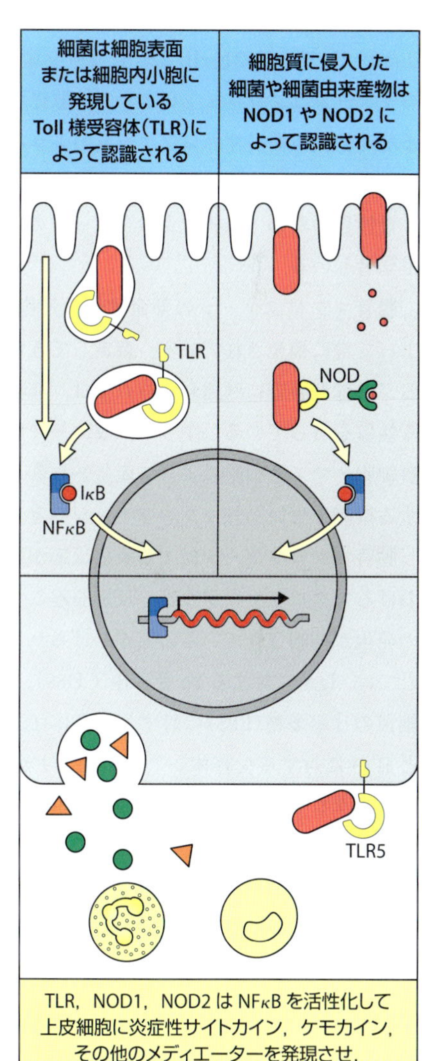

図10.10 上皮細胞は粘膜組織を保護する
上皮細胞は腸管組織と腸管腔の間に障壁として存在するのみならず，侵入してきた微生物に対して最初に反応する細胞である．上皮細胞の受容体が侵入してきた微生物を発見すると，サイトカインおよび好中球や単球を血中から遊走させるケモカインを産生することによって自然免疫応答を開始する．

10-7 腸管マクロファージは，炎症状態を起こすことなく病原体を駆除する

腸管関連リンパ組織の粘膜固有層には腸管マクロファージが存在しており，微生物の侵入に対する最初の防御機構として働いている．腸管マクロファージは食作用と微生物やアポトーシス細胞の駆除に長けた細胞であるが，血中の単球や非粘膜組織のマクロファージが有するような炎症の開始と維持に寄与する機能はもたない(図 10.11)．腸管マクロファージは炎症性サイトカインを産生することによって感染に応答することはない．また他の細胞によって産生された炎症性サイトカインに反応して呼吸バーストを起こすこともない．腸管マクロファージはMHCクラスⅡを発現しているが，補助刺激因子B7を発現しておらず，ナイーブT細胞を活性化するのに必要なサイトカイン(IL-1, IL-10, IL-12, IL-21, IL-22, IL-23)を産生する能力ももたない．要するに，腸管マクロファージはプロフェッショナル抗原提示細胞ではなく，適応免疫応答を開始できない．また非粘膜組織のマクロファージのような炎症を促進する役割もない．しかし腸管マクロファージは炎症を起こすことなく微生物を認識して死滅させることができる．このような性質のため，腸管マクロファージのことを"アネルギー性"マクロファージと呼ぶ免疫学者もいる．

腸管マクロファージの寿命は数か月程度であるため，血中から遊走してくる単球によって常に補充されている．遊走してきた単球は粘膜固有層でマクロファージに分化する．単球が腸管に到達した時点では，非粘膜組織のマクロファージ同様，炎症を誘導する性質をもっている．トランスフォーミング増殖因子β(TGF-β)や，腸管上皮細胞・間質細胞・マスト細胞によって産生されるサイトカインの作用により，単球は炎症を惹起する機能を失い腸管マクロファージへと分化する．

腸管マクロファージによる炎症反応が穏やかであることの理由の1つに，全身免疫におけるマクロファージが炎症反応を起こす際に利用している細胞表面受容体や接着分子の発現が抑制されていることが挙げられる．炎症の誘発に関与する受容体や接着分子としては，IgAに対するFc受容体(CD89)，IgGに対するFc受容体(CD16, CD32, CD64)，細菌のリポ多糖(LPS)に対する受容体(CD14)，補体に対する受容体CR3とCR4，IL-2とIL-3に対する受容体，そしてLFA-1がある．炎症反応を抑制するもう1つの方法は，腸管マクロファージの細胞表面受容体(例えばTLR1およびTLR3～9)によるシグナル伝達に修正を加えることである．これはさまざまな方法によってなされるが，いずれも最終的に炎症反応のマスター制御因子であるNFκB(p.51の3-3項参照)の活性化を抑制することによる．単球が腸管マクロファージに分化する段階で炎症反応につながる要素を選択的に除去することによって，炎症と組織損傷が起こりにくい健常な腸管環境が構築される．炎症反応により損傷を受けた組織は上皮細胞層の外側に存在する微生物群の侵入を許してしまうため，この戦略は理にかなっている．

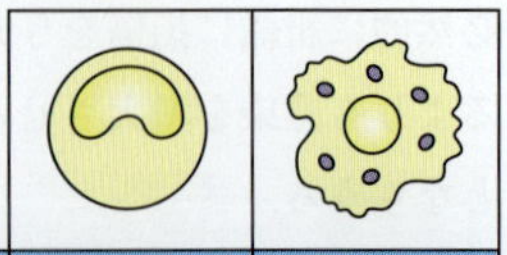

機能	血中単球	腸管マクロファージ
貪食	+	+
殺傷	+	+
遊走	+	−
呼吸バースト	+	−
抗原提示	+	?
サイトカイン産生	+	−
補助刺激	+	−
表現型		
CD4	+	低
CD11a, b, c	+	−
CD14	+	−
CD16, 32, 64	+ (サブセット)	−
CD18/β_2インテグリン	+	−
CD40	+	−
CD69	− (一過性)	−
CD86/B7.2	+	−
CD88/C5aR	+	低
CD89/FcαR	+	−
CD123/IL-3Rα	+	−
CD354/TREM-1	+	−

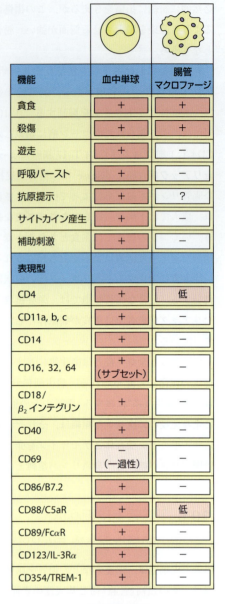

図 10.11 血中単球が腸管マクロファージに分化する際，炎症誘導能を失う
血中単球と腸管マクロファージを区別する細胞表面分子および機能を示す．TREM-1は骨髄細胞に発現する誘発性受容体であり，C5aRはアナフィラトキシンC5aに対する受容体である．

10-8 M細胞は微生物や抗原を消化管の管腔から腸管関連リンパ組織へ送達する

正常な皮膚は微生物を侵入させないが，正常な消化管上皮は管腔に存在する内容物を積極的に監視している．小腸における栄養素の吸収は，絨毛を構成する上皮細胞の重要な機能である．この目的を達成するために，腸管上皮細胞の管腔側表面は微絨毛と呼ばれる多数の突起を形成している．この微絨毛は顕微鏡での見た目から"刷子縁(brush

図 10.12　M 細胞は特徴的な管腔膜の襞(ひだ)をもつ
腸管上皮層の走査型電子顕微鏡写真の中心部に M 細胞が認められる．M 細胞が存在する部位は，表面に特徴的な襞がある上皮層が沈み込んでいるようにみえる．M 細胞は腸管腔から微生物を取り込み，それらを M 細胞基底膜の直下に存在するパイエル板などのリンパ濾胞へと送達する．倍率 23,000 倍．（顕微鏡写真は Allan Mowat の厚意による）

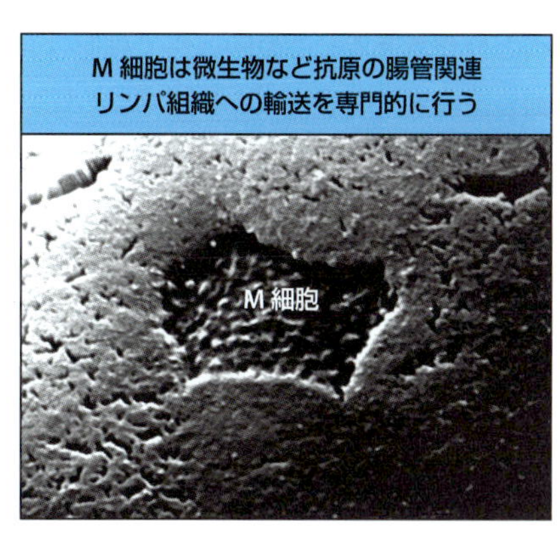

border)”とも呼ばれる．腸管上皮細胞の間には，粘液を分泌する杯細胞が散在しており，絨毛間の陰窩には，ディフェンシンやリゾチーム，その他の抗菌物質を分泌するパネート細胞が存在している．これらによって，絨毛上皮は微生物の侵入から保護されている．一方で，小腸リンパ組織の上層に横たわる**濾胞関連上皮**(follicle-associated epithelium)には杯細胞やパネート細胞が存在せず，あまり保護されていない．また，その腸管上皮細胞はアルカリホスファターゼのような抗菌消化酵素の分泌能が低く，管腔側の細胞面を微生物や粒子から保護する刷子縁上に厚い糖衣の層がない．このような特徴により，微生物は**小襞(しょうへき)細胞**(microfold cell)あるいは **M 細胞**(M cell)と呼ばれる濾胞関連上皮の中でも独特の機能をもつ細胞を標的として侵入してくる．M 細胞という名称は，管腔側の大きく陥凹した形状と腸管上皮細胞の刷子縁を欠いた形態学的特徴に由来する(図 10.12)．M 細胞はパイエル板とリンパ濾胞に計画的に配置されており，微生物および微生物由来抗原が腸管腔から二次リンパ組織に輸送される経路となっている．

M 細胞の頂端(管腔)側表面は周囲より陥凹しているという特徴をもち，微生物や粒子のエンドサイトーシスを促進する特性をもつ．また M 細胞表面には微生物抗原を認識するさまざまな細胞表面受容体と接着分子が発現している．微生物や微生物由来抗原は，M 細胞表面の受容体に結合すると，M 細胞の基底側表面の細胞膜と融合している細胞内小胞に取り込まれる．この過程は**トランスサイトーシス**(transcytosis)と呼ばれ，取り込まれる分子の大きさや物理化学的性質によって異なる機序で行われる．この行程の移動距離は短く(1 ～ 2 μm)，時間は 15 分以内である．これは，M 細胞基底側の細胞膜は内側に陥凹しており**上皮内ポケット**(intraepithelial pocket)を形成しているためである．このポケット内では，輸送された抗原や微生物が粘膜リンパ組織において樹状細胞，T 細胞，B 細胞に接触する環境が作られている(図 10.13)．その後，二次リンパ組織で起こることは，全身免疫応答で起こることと類似している．

10-9　腸管樹状細胞は，食物，共生微生物，病原体に対して異なる反応をする

パイエル板では，M 細胞から収集された抗原を受け取る樹状細胞は上皮下ドームに存在する．この樹状細胞は，濾胞関連上皮細胞から産生されるケモカイン CCL20 に対する受容体である CCR6 を発現しており，抗原を取り込み処理する際に IL-10 を分泌する．IL-10 は樹状細胞により活性化された T 細胞による炎症性サイトカイン産生を抑制する．

一般的に可溶性タンパク質およびその他の大きな分子は口から消化管に入るが，これらは抗体反応を刺激しない．したがって，通常の環境では，胃から小腸をゆっくりと通過する大量の食物由来消化産物に対して抗体は産生されない．これを**経口免疫寛容**(oral tolerance)と呼ぶ．健常な腸管では，食物由来の潜在的抗原は，M 細胞を通じて輸送され，粘膜固有層の CD103 発現樹状細胞に取り込まれ，腸間膜リンパ節まで移動する．そこで樹状細胞は抗原特異的 T 細胞に抗原を提示し，FoxP3 発現制御性 T 細胞

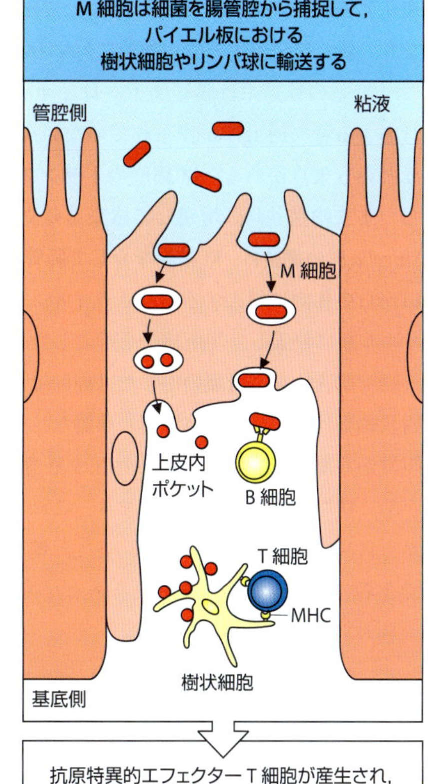

図 10.13　M 細胞による抗原の取り込みと輸送
腸管における適応免疫応答は，M 細胞が腸管内容物を収集し，自身の基底膜面に有する上皮内ポケットに輸送することによって開始される．ポケット内で樹状細胞と B 細胞が抗原を取り込み，抗原特異的な T 細胞と B 細胞の分化・増殖を誘導する．

へと分化させる．この制御性 T 細胞は食物抗原への免疫応答を抑制する．樹状細胞表面に高濃度で存在する食物抗原は，抗原特異的 T 細胞をアネルギー状態にすることもできる．

共生微生物が腸管腔に生息・繁殖していることは宿主であるヒトにとって一般的に有益であるが，時に有害となりうる．共生微生物はいずれも上皮障壁を破壊するような病原体となりうるが，その治癒にも有用である．腸管腔における共生微生物叢の大きさや数を制限し感染するのを防ぐために，共生微生物に対する特異的 IgA 抗体が絶えず作られ，腸管腔へ分泌されている．健常な腸管では，それぞれの共生微生物が少数ではあるが腸管関連リンパ組織に入り込んでいる．樹状細胞はこの微生物を取り込み，そのペプチド抗原を MHC クラスⅡ分子とともに抗原特異的ナイーブ CD4 T 細胞に提示する．これらのヘルパー T 細胞は，活性化とヘルパー CD4 T_{FH} 細胞への分化の過程で，微生物を取り込み MHC クラスⅡを介して抗原を提示する抗原特異的 B 細胞と共役対を作る(p.236 の図 9.7 参照)．この過程を通して B 細胞は形質細胞へと分化し，形質細胞はまず五量体 IgM を分泌し，その後，H 鎖のクラススイッチを経て二量体 IgA を分泌するようになる．この機序によって，免疫系は腸内微生物の構成を監視し，すべての微生物に対する特異的 IgA を作っている．抗菌剤の投与といった腸管マイクロビオータが変化する状況下では，抗菌剤によって死滅した微生物種に対する IgA が産生されなくなり，新たに定着する微生物種に対する IgA が産生されるようになる．

M 細胞の輸送系は腸管マイクロビオータを注意深く監視することを可能にするが，対応する特異的 IgA が作られていない病原体を腸管上皮の下層組織に侵入させてしまうという欠点がある．M 細胞のトランスサイトーシスは迅速であるため，細菌は生存したまま輸送され，増殖して感染を確立させることができる．例えば侵入性を有する *Shigella* 属の細菌は，M 細胞を介して腸管粘膜に感染し，広範囲の組織損傷を引き起こす．口から生体内に侵入するポリオウイルスは，M 細胞上に発現する CD155 に結合してパイエル板に侵入し，局所感染を起こした後に全身に拡散する．

腸管関連リンパ組織の中または周囲で感染が起こると，病原体やその抗原を捕捉した樹状細胞は腸間膜リンパ節へと移動し，適応免疫応答を誘導する．感染下では，リンパ組織から離れた粘膜固有層に存在する樹状細胞は，より動きが活発になり M 細胞非依存的に病原体を捕捉する．つまり，これらの樹状細胞は上皮層へと移行し，上皮細胞間から自身の突起を出すことで，上皮障壁を壊すことなく病原体や抗原を捕捉することができる(図 10.14)．抗原を取り込んだ後，樹状細胞は腸管関連リンパ組織の T 細胞領

樹状細胞は上皮層を越えて突起を伸ばし，腸管腔から抗原を取り込むことができる

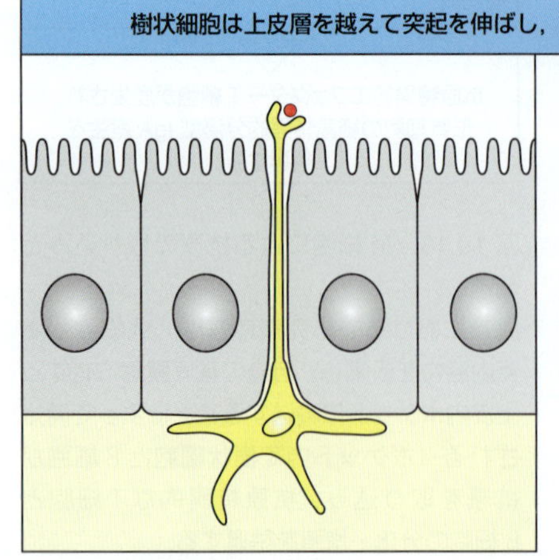

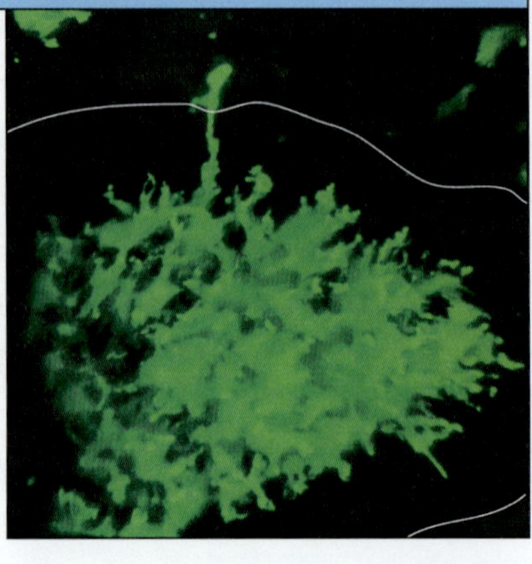

図 10.14　樹状細胞による腸管からの抗原の取り込み
左図：粘膜固有層に存在する樹状細胞は，上皮細胞の間から突起を出すことで，上皮障壁を壊すことなく腸管内の内容物(抗原)を取り込むことができる．右図：この状態の樹状細胞の蛍光顕微鏡写真を示す．白線は粘膜表面を表し，粘膜固有層の樹状細胞(緑色)の 1 個の突起が白線を越えて腸管腔に伸びている．倍率 200 倍．(顕微鏡写真は J.H. Niess の厚意による)

域へ，あるいは所属リンパ節を介して腸間膜リンパ節のT細胞領域へと移動し，抗原特異的なT細胞を活性化させる．

このようにして，消化管の管腔内容物を常に取り込むことで，病原微生物，共生微生物ならびに食物抗原に特異的なT細胞は活性化され，エフェクター細胞へと分化する．こうして生じた活性化ヘルパーT細胞は，第9章で述べたようにB細胞を活性化して形質細胞への分化を誘導する．そして形質細胞は，病原微生物，共生微生物，食物抗原に特異的な二量体IgAを分泌するのである．

10-10 1か所の粘膜組織でB細胞とT細胞が活性化すると，すべての粘膜組織で防御機能を発揮するようになる

一次リンパ組織で分化したナイーブB細胞およびナイーブT細胞は循環血中に出た後，血液，二次リンパ組織，リンパの間を循環するようになる．特異抗原に遭遇するまでは，ナイーブリンパ球は粘膜免疫系と全身免疫系の両方の二次リンパ組織に移動することができる．脾臓や他のリンパ節と同様に，パイエル板と腸間膜リンパ節はケモカインCCL21とCCL19を産生でき，これらがナイーブB細胞およびナイーブT細胞に発現しているケモカイン受容体CCR7に結合する．こうしてナイーブリンパ球は高内皮小静脈を介して血管から二次リンパ組織に移行する．

パイエル板または腸間膜リンパ節で特異抗原に遭遇しなかった場合，ナイーブリンパ球は輸出リンパ管から再び全身循環に入る．一方，特異抗原を認識したリンパ球はリンパ組織にとどまる．ここで，特異抗原を提示する樹状細胞がナイーブT細胞を活性化し，増殖させエフェクターT細胞に分化させる．この活性化には，粘膜組織の樹状細胞によって産生されるビタミンAの誘導体（レチノイン酸）が必要である．このエフェクターT細胞にはヘルパーCD4 T_{FH} 細胞が含まれ，ナイーブB細胞をエフェクターB細胞に活性化する．

パイエル板で活性化されたエフェクターB細胞とエフェクターT細胞は，パイエル板を離れ腸間膜リンパ節と胸管を通って血中へと移動する（図10.15）．腸間膜リンパ節で活性化された細胞は，輸出リンパ管を介してリンパ節から離れ，同様の経路を通って血中へと移動する．これらのリンパ球は，分化過程で細胞表面のCCR7と接着分子であるL-セレクチンを消失し，血中から全身免疫系の二次リンパ組織へ移行できなくなる．粘膜由来のエフェクター細胞は，粘膜関連リンパ組織において，血中から出るような接着分子とケモカイン受容体を発現するようになる（図10.16）．その一例として，腸管の血管内皮細胞の表面に発現する**MAdCAM-1**（mucosal addressin cell adhesion molecule-1）に特異的に結合する $\alpha_4\beta_7$ インテグリンや，粘膜固有層の細胞から分泌されるケモカインCCL25に対する受容体CCR9が挙げられる（図10.16参照）．エフェクター細胞がホーミングする機序は，エフェクター細胞が活性化したそれぞれの粘膜組織に特異的ではなく，どの粘膜組織にも入ることができ，そこで機能する．例えば，腸管関連リンパ組織で活性化したナイーブB細胞とナイーブT細胞は気道の粘膜リンパ組織に移行することができ，またその逆も然りである．この統一された機序は，ある粘膜組織で免疫系が感染を鎮静化すると，すべての粘膜組織での免疫が強化されるという利点がある．

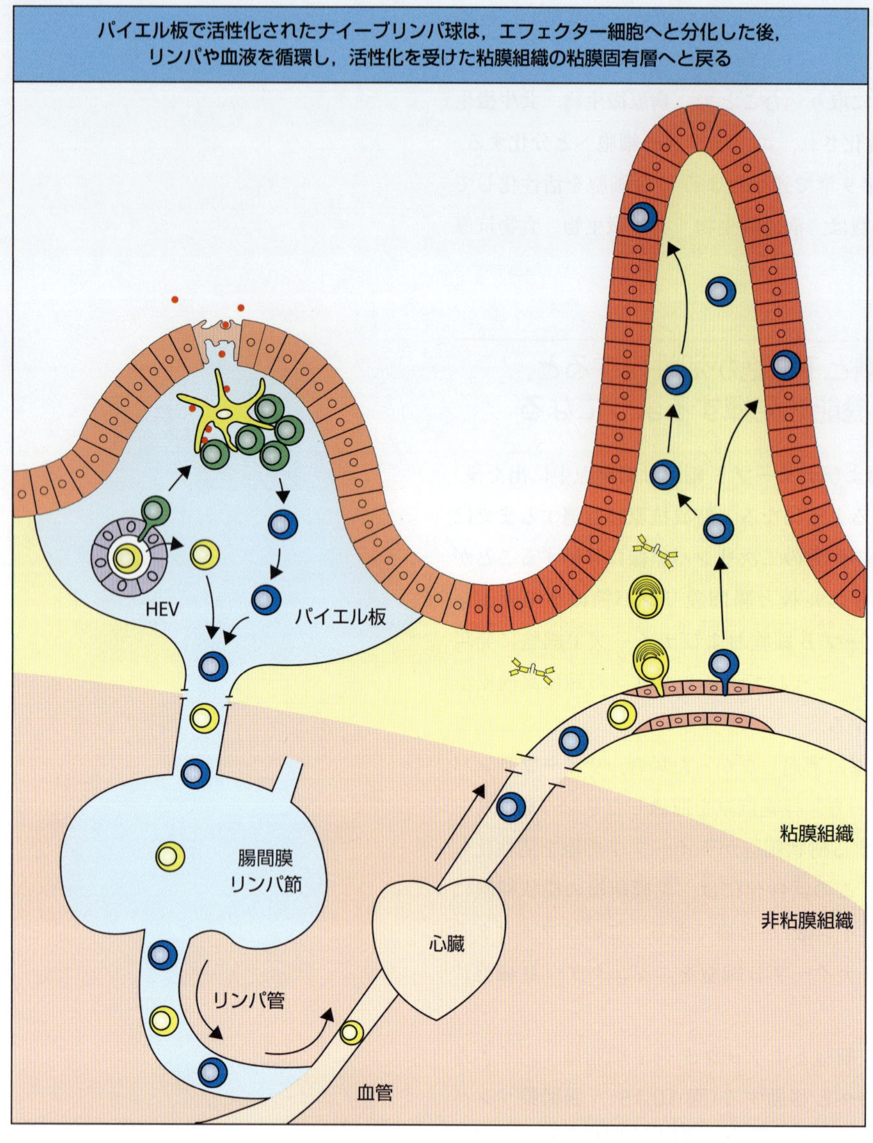

図 10.15 粘膜関連リンパ組織で活性化されたリンパ球は，エフェクター細胞となり活性化を受けた組織に戻る
腸管腔に存在する病原体は，M 細胞を介してパイエル板から侵入し，樹状細胞に取り込まれて抗原提示される．ナイーブ T 細胞（緑色）と B 細胞（黄色）は，高内皮小静脈（HEV）を介して血中からパイエル板に移行してくる．これらのナイーブリンパ球は抗原によって活性化されて増殖し，エフェクター細胞（青色）へと分化する．エフェクター細胞はリンパ管を介してパイエル板から離れ，腸間膜リンパ節を通過した後，血中に到達する．その後，エフェクター細胞は最初に活性化を受けた粘膜組織へと戻っていく．エフェクター細胞は血中から離れ，粘膜固有層や上皮層へと移行する．そこで，エフェクター T 細胞は病原体の殺傷やサイトカイン産生を行い，形質細胞は IgA を分泌する．

10-11 非感染時において，さまざまなエフェクターリンパ球が正常な粘膜組織を防御している

全身免疫応答を活性化するのに用いられるような急性炎症反応を回避するために，粘膜組織には抗原によって活性化したエフェクター細胞が常駐している．この状態は，感染が起こった場合のみエフェクター細胞が誘導される他の組織とは大きく異なる．粘膜組織のエフェクター細胞の多くは，腸管感染症の原因ともなりうる共生微生物由来の抗原群によって誘導されたものである．また，腸管の共生微生物由来ではないウイルスなどの病原体に対する免疫応答によって産生されたものもある．腸管関連リンパ組織に存在するエフェクター細胞の大部分は T 細胞であり，そこに存在する T 細胞は生体の残りの部位に存在する T 細胞の合計よりも多い．エフェクター B 細胞の大部分は，五量体 IgM または二量体 IgA を分泌する形質細胞であり，主にパイエル板に局在している．T 細胞にはいくつかの種類があり，$\gamma\delta$ 型 T 細胞と $\alpha\beta$ 型 T 細胞の両方が存在する．また上皮には CD8 T 細胞が多く，粘膜固有層には CD4 T 細胞が多い（**図 10.17**）．粘膜固有層には CD4 T 細胞だけでなく，CD8 T 細胞，形質細胞，樹状細胞，（一時的には）好酸

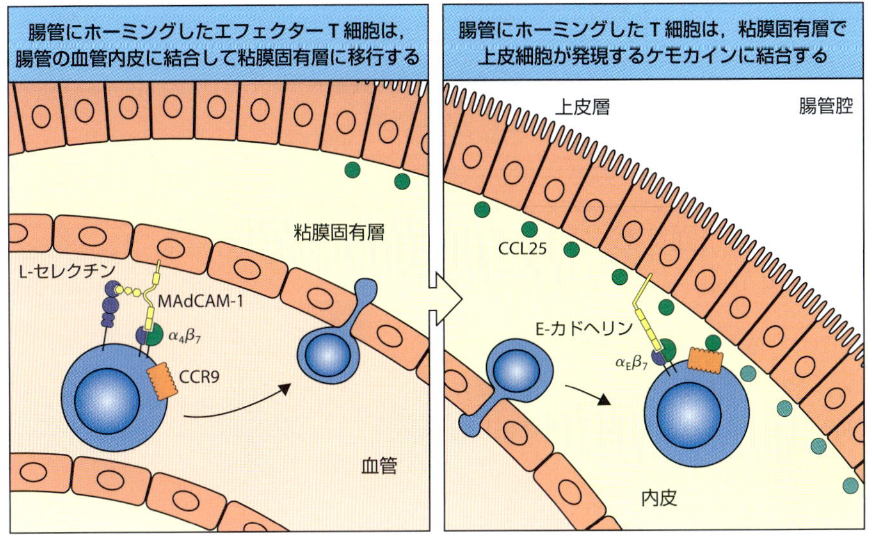

図 10.16　**エフェクターＴ細胞の腸管へのホーミングは，接着分子とケモカインによって制御される**
粘膜関連リンパ組織でＴ細胞が抗原によって活性化されると，エフェクター細胞へと分化し，活性化された部位からリンパ管を介して離れていった後，血中から粘膜組織へと戻ってくる．このようなＴ細胞のホーミングはエフェクター細胞表面に発現する $\alpha_4\beta_7$ インテグリンと，粘膜組織内の血管表面に発現する MAdCAM-1 によって制御される（左図）．エフェクターＴ細胞が粘膜固有層に到達すると，粘膜上皮層から産生されるケモカイン CCL25 に導かれて遊走する．CCL25 はエフェクターＴ細胞表面に発現するケモカイン受容体 CCR9 に結合する．上皮細胞とＴ細胞とのさらなる相互作用は，エフェクターＴ細胞表面の $\alpha_E\beta_7$ インテグリンが上皮細胞の E-カドヘリンに結合することで行われている．

球やマスト細胞も存在する（図 10.17 参照）．健康な小腸に好中球が存在することはまれであるが，炎症などの病的状態にある部位には速やかに集簇する．

さらに，**上皮間リンパ球**（intraepithelial lymphocyte）と呼ばれる特徴的な CD8 T 細胞が，小腸の上皮層の間に介在している．上皮間リンパ球は，7 〜 10 個の上皮細胞の中に平均して約 1 個存在する（図 10.17 参照）．上皮間リンパ球は，抗原によってすでに活性化され，細胞内顆粒をもった細胞傷害性 CD8 T 細胞であり，$\alpha\beta$ 型 T 細胞受容体を有する CD8 T 細胞と，$\gamma\delta$ 型 T 細胞受容体を有する CD8 T 細胞に分けられる．上皮間リンパ球に発現する T 細胞受容体の抗原特異性は限られていることから，これを活性化する抗原の種類は比較的少ない．またケモカイン受容体や接着分子の発現パターンに特徴があり，腸管上皮層間といった独特な部位に局在している．腸管にホーミングする他の T 細胞と同様に，上皮間リンパ球はケモカイン受容体 CCR9 を発現しているが，

正常な腸管上皮と粘膜固有層にはエフェクターリンパ球が豊富に存在する

上皮間リンパ球
上皮
粘膜固有層
CD8 T 細胞
樹状細胞
マクロファージ
形質細胞
マスト細胞
CD4 T 細胞
樹状細胞
CD8 T 細胞
IgA
腸管腔

図 10.17　**粘膜組織に存在する免疫細胞のほとんどは活性化エフェクター細胞である**
腸管上皮層には CD8 T 細胞が存在し，粘膜固有層には CD4 T 細胞，CD8 T 細胞，形質細胞，マスト細胞，樹状細胞，マクロファージが豊富に存在する．これらの細胞は腸管の複雑な環境や内容物の変化に対処するために絶え間なく刺激を受けており，常に活性化状態にある．CD8 T 細胞は $\alpha\beta$ 型と $\gamma\delta$ 型の両方がある．

$\alpha_4\beta_7$ インテグリンは発現しておらず，代わりに $\alpha_E\beta_7$ インテグリンを発現している．このインテグリンは上皮細胞表面のE-カドヘリンとの結合に関与している(図10.16右)．この相互接着作用によって，上皮間リンパ球は上皮の防御機能を維持しながら，上皮細胞層に入り込むことができる．

10-12 粘膜組織で活性化したB細胞は粘膜表面において IgMとIgAを分泌する形質細胞になる

成人の粘膜表面の面積は400 m^2 にも及ぶといわれている．この粘膜組織を防御しているのは，分泌型の五量体IgMや二量体IgAといった抗体であり，組織全体を覆うため恒常的に産生されている．全身の形質細胞の80%にあたる600億個が粘膜に存在し抗体を産生し続けている．

腸管防御に関わるパイエル板と腸間膜リンパ節では，抗原と抗原特異的 T_{FH} 細胞によるナイーブB細胞の活性化により，エフェクターB細胞が増殖し，輸出リンパ管を介してリンパ組織を出て血中に移動する．血中のエフェクターB細胞は，B細胞上の $\alpha_4\beta_7$ インテグリンと腸の血管内皮細胞上のMAdCAM-1との相互作用や，B細胞上のCCR9と腸管上皮細胞から産生されたCCL25との相互作用によって腸管関連リンパ組織に移動する．B細胞の中には腸管関連リンパ組織で活性化して元の組織に戻るものもあるが，大部分は腸管の他の領域か，その他の粘膜組織に移動する．この機構により，ある特定の粘膜組織で産生された抗体の恩恵を他の粘膜組織が受けることができる．エフェクターB細胞は粘膜固有層において，形質細胞へと分化して五量体IgMや二量体IgAを産生し上皮下組織内に分泌するようになる．ここでは，IgM分子のJ鎖が，小腸陰窩基底(p.43の図2.18参照)の上皮細胞(幹細胞ともいう)に発現しているポリIg受容体に結合する．ポリIg受容体はトランスサイトーシスによって抗体を基底側から管腔側に輸送し，IgMは管腔に放出されて粘液と結合する．この輸送機序は分泌型IgAにおいても同様である(p.246の図9.18参照)．

抗原によって活性化されたB細胞の一部が，IgMを分泌する形質細胞へと分化する．残りのB細胞は腸管関連リンパ組織にとどまり，親和性成熟とクラススイッチを受ける．このクラススイッチでは通常，粘膜分泌液中で最も多いIgAへとスイッチされる．IgAへのクラススイッチはTGF-β によって調整されており，脾臓やリンパ節における体細胞高頻度変異(p.100の4-14項参照)やクラススイッチ(p.101の4-15項参照)と同様の機序で行われる．そのほかにもIgAへのクラススイッチを惹起する可溶性因子がいくつかある．例えば，樹状細胞によって産生される**誘導型一酸化窒素合成酵素**(inducible nitric oxide synthase：**iNOS**)は，B細胞におけるTGF-β 受容体，ビタミンA誘導性レチノイン酸，IL-4，IL-10，BAFF(B-cell activating factor in the TNF family)，APRIL(a proliferation-inducing ligand)の発現を誘導する．APRILとBAFFはともに腸管リンパ組織の樹状細胞によって作られ，IL-4と協働して免疫グロブリンをIgAに強く偏向させる．

こうした因子の影響を受けて，エフェクターB細胞は最初に分化した形質細胞から産生されるIgM抗体よりも抗原に対する親和性が高い二量体IgAを産生するようにプログラムされる．クラススイッチが起こった第二波のエフェクターB細胞は，第一波のそれと同様に，体内を循環して粘膜固有層に到達し，形質細胞になる．第二波の形質細胞は二量体IgAを産生し，このIgAはポリIg受容体を介して粘膜上皮を通過して分泌型IgAとして放出される．全身免疫と粘膜免疫それぞれにおける形質細胞から分泌されるIgAの配列を比べると，全身免疫のIgAよりも粘膜免疫のIgAのほうが可変領域の体細胞高頻度変異の程度が大きい．

二量体 IgA は，涙液，唾液，乳汁，腸管液中で最も多い免疫グロブリンである．一方，鼻腔，下気道，男女の尿生殖路からの分泌液中には IgG も多く含まれている．単量体 IgG は Fc 受容体 FcRn によって外分泌液中に盛んに輸送される(図 10.18)．IgE は FcεRII (CD23)を介して粘膜上皮細胞を通過し，唾液，腸管粘膜，気道粘膜中に少量存在している．粘膜表面の分泌液中には，すべてのクラスの抗体がある程度は存在しており，粘膜上皮の防御機能が障害されるような炎症や感染によって増加する．

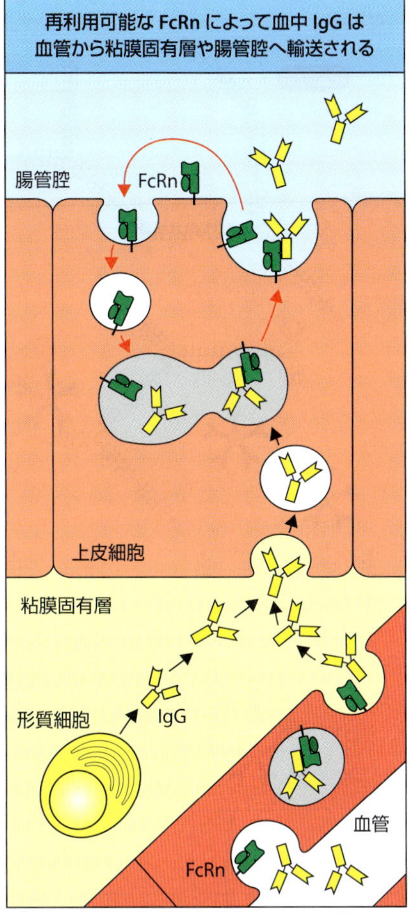

図 10.18　血中から粘膜分泌液への IgG 輸送

FcRn は IgG に対応する Fc 受容体であり，IgG が細胞を通り抜けるのに用いられる．血管内皮細胞上の FcRn は血中 IgG を捕捉して内皮細胞を通過させて粘膜固有層へ輸送する．腸管上皮細胞上の FcRn は粘膜固有層の IgG を捕捉して上皮細胞を通過させて腸管腔へ輸送する．粘膜固有層の形質細胞のほとんどは IgA を作るが，IgG を作るものもある．IgA を細胞内輸送するポリ Ig 受容体と異なり，FcRn は輸送過程で消費されることはなく再利用される．

10-13 分泌型 IgM と IgA は微生物の侵入から粘膜表面を防御する

M 細胞は継続的に腸管内容物を取り込み，これが B 細胞を活性化して腸内微生物に特異的な IgM 抗体や IgA 抗体を産生させる．これらの抗体はトランスサイトーシスによって腸管上皮の管腔側表面の粘液層へと運ばれ，自身のもつ粘性とムチン分子との間で形成されるジスルフィド結合によって粘液内に保持される(図 10.19)．粘膜組織で非炎症環境を保持するため，粘膜分泌液には補体成分が含まれていない．このように分泌型免疫グロブリンは，全身免疫の場合のように病原体を中和する手段として補体を使わず，代わりに微生物表面を覆うことでその侵入と増殖を妨げる．細菌が腸管上皮に接近すると，粘液に含まれる抗体や抗菌ペプチドに曝される．もしその細菌がすでに M 細胞によって収集され抗原特異的免疫応答を刺激した種であれば，その細菌は抗原特異抗体により捕捉され，腸管上皮に到達できなくなり，抗菌ペプチドによって殺される．M 細胞または別の経路から上皮を介して粘膜固有層に到達した細菌は，抗体によりオプソニン化され常在マクロファージによる食作用の対象となりうる．

抗原特異的な分泌型抗体の中には，細菌やウイルスが上皮細胞に結合して感染したり，その下層組織に侵入するのに利用する病原体表面分子に結合するものがある．このように抗体は病原体表面分子に結合することによって，こうした細菌やウイルスの腸管組織への侵入および感染を防いでいる．コレラ菌 *Vibrio cholerae* によって引き起こされるコレラは，細菌から分泌される毒素が腸管上皮の恒常性を破壊して慢性的な下痢と重度の脱水症状を起こす，生命を脅かす病気である．コレラ毒素がこうした効果を発揮するためには，上皮細胞に結合して細胞内に侵入しなければならない．高親和性の IgA 抗体がコレラ毒素に結合して，腸管上皮細胞に結合する部位を覆うことによってコレラ毒素は中和される(図 10.20)．

分泌型 IgA には補体活性化能やオプソニン化能がほとんどなく，炎症状態を引き起こすことができない．分泌型 IgA は病原微生物，共生微生物，食物が粘膜表面に密着することを抑える一方で，傷つきやすく生命の維持に重要な粘膜表面を不必要に損傷させないように，炎症を引き起こさない免疫グロブリンとして進化してきた．また，消化管から分泌される IgA の中には共生微生物に特異的なものが多く存在する．このような抗体は，共生微生物の生息を消化管の管腔にとどめ，その生息規模を制限することで，宿主であるヒトとの共生関係を維持するのに重要な役割を果たしている．

10-14 2つの IgA サブクラスは，微生物集団を制御する相補的な性質をもつ

IgA には IgA1 と IgA2 という 2 つのサブクラスがあり，これらは全身性の単量体 IgA

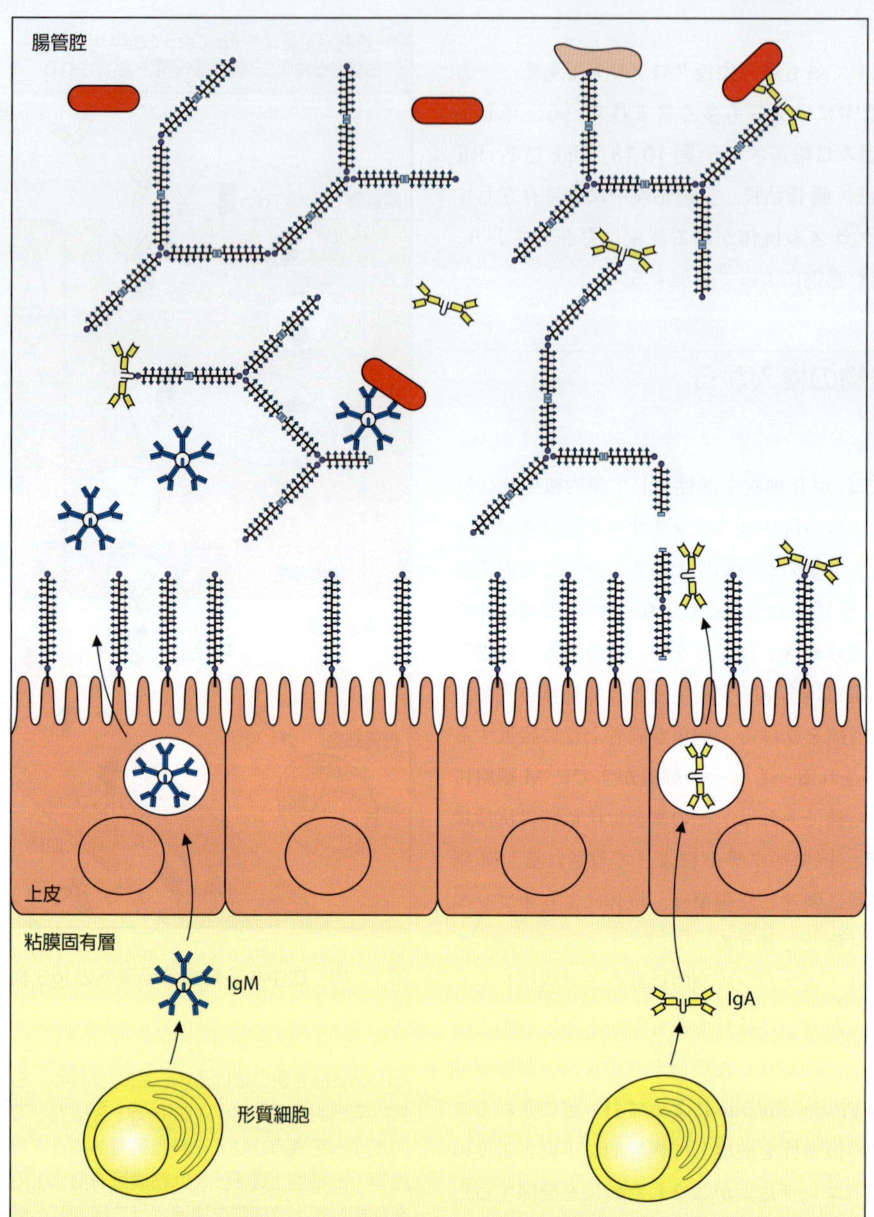

図 10.19 分泌型免疫グロブリンは粘液中に存在しており，そこで共生微生物や病原微生物を待ち構えている
分泌型の IgM と IgA はトランスサイトーシスによって腸管上皮の管腔側に輸送される．αH 鎖と μH 鎖は C 末端領域にシステイン残基を有し，ムチンポリペプチドのシステイン残基とジスルフィド結合を形成する．これにより抗体は粘液内にとどまるようになり，そこで細菌と結合し粘膜表面に細菌が到達するのを防ぐ．図には分泌型と膜結合型のムチンポリペプチドを示す．

および分泌型の二量体 IgA として作られる．IgG サブクラス(p.106 の図 4.33 参照)と同様に，2 つの IgA サブクラスは主にそのヒンジ領域が異なっており，IgA1 のヒンジ領域(26 アミノ酸)は，IgA2 のヒンジ領域(13 アミノ酸)と比べて 2 倍長い(**図 10.21**)．IgA1 はより長いヒンジ領域をもつので，IgA2 よりも病原体への結合に対して柔軟性があり，複数の抗原結合部位を使って同じ種類の病原体に結合し，1 個の食細胞に送り届けることができる．IgA1 がより長いヒンジ領域をもつことで生じる欠点としては，より短いヒンジ領域をもつ IgA2 と比べてタンパク質分解を受けやすいことが挙げられる．肺炎レンサ球菌 *Streptococcus pneumoniae*，髄膜炎菌 *Neisseria meningitidis*，インフルエンザ菌 *Haemophilus influenzae* などのよくみられる病原体は，IgA1 のヒンジ領域を分解し，Fc 領域と Fab 領域とを分離させる特異的なプロテアーゼを産生するように進化してきた．これにより，これらの病原体は，抗体が結合した後に貪食されて死滅してしまうことを防いでいる．さらに，IgA1 の Fab 領域で覆われた微生物は粘膜上皮層に接着しやすくなり，物理的障壁を通り抜けて粘膜固有層へと到達し，感染症を引き起こす可能性もある．

IgA1 を分解する特異的なプロテアーゼが存在するために IgA1 が感染防御作用を発揮できない場合，IgA2 が微生物感染の防御に役立つ．IgA2 のヒンジ領域は IgA1 よりも柔軟性が低いが，共有結合した糖鎖によって強く保護されており，IgA2 を分解するプロテアーゼを産生するよう進化した微生物は現在のところ存在しない．微生物集団の規模が小さく，IgA1 特異的プロテアーゼによる影響をあまり受けない血中やリンパ中，結合組織の細胞外液中では，ほとんどの IgA サブクラスは IgA1（93%）である．一方，生体内で微生物が最も多く存在する大腸では，IgA1 特異的プロテアーゼが豊富に存在するため，大半の IgA サブクラスは IgA2（60%）である（図 10.22）．

通常，IgA へのクラススイッチは IgM から IgA1 へと誘導されるが，TNF ファミリーに属するサイトカイン APRIL の存在下では，IgM から IgA2 へのクラススイッチが起こる．大腸では上皮細胞が APRIL を産生し，大腸に存在する B 細胞に対して IgA2 へのクラススイッチを誘導する．一般に，IgA2 は全身免疫系よりも粘膜免疫系において産生量が多いが，IgA1 と IgA2 のそれぞれを産生する形質細胞の割合は，粘膜組織の種類によって大きく異なっている（図 10.22 参照）．大腸，小腸，口腔（唾液腺から IgA が供給される），乳腺（非常に汚染された乳児の口腔に接する）といった，非常に多くの病原微生物が存在する粘膜組織では，より多くの IgA2 が産生される．このような違いは，それぞれの粘膜組織は免疫学的に異なることを意味し，共生微生物や IgA1 特異的プロテアーゼを産生する病原微生物によってもたらされる負荷を制御する方法の違いを反映している．

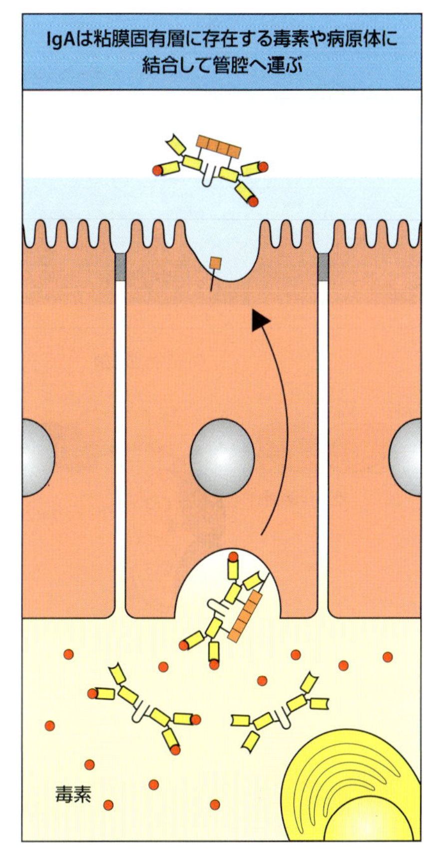

図 10.20 分泌型 IgA は病原体とその産物を粘膜固有層から除去するのに用いられる
粘膜固有層の形質細胞から分泌される IgA は病原体とその抗原に結合し，トランスサイトーシスにより腸管腔に移送される．このようにして，さまざまな細菌種によって分泌される毒素（例えばコレラ毒素やジフテリア毒素）が管腔に放出されても，その毒素に結合し中和して宿主を守ることができる．

10-15 IgA 欠損症患者は生存・生殖が可能であり，通常健康である

粘膜免疫において，IgA はおそらく最も理解が進んでおり，かつ最も広く認知されていると考えられている．ヒトの健康における粘膜免疫の重要性を考慮すると，見かけ上健康な人々の中に，IgA を少量しかもたない，あるいはまったくもたない人がいるというのは驚くべきことである．その他の免疫グロブリンは正常であるため，このような状態は，**選択的 IgA 欠損症**（selective IgA deficiency）と呼ばれる．IgA 欠損症患者は世界中にみられるが，その頻度はさまざまで 2 桁の幅がある（図 10.23）．IgA 欠損の原因は，IgM から IgA へのクラススイッチの障害と考えられている．IgA 欠損には遺伝要因があり，例えば，再生不良性貧血を罹患している IgA 正常な幼児が，HLA が一致しているが IgA 欠損症であるドナーから造血細胞移植を受けると IgA 欠損症になったという症例がある．IgA 欠損症のドナー由来の造血幹細胞によって免疫系が再構築されたことにより，その幼児は IgA 欠損症になったが，それにもかかわらず健常であり，薬物治療も必要としない．なぜ IgA が欠損していても問題はないのだろうか？

IgA 欠損者も乳児期においては，母親が IgA 欠損症でない限り母親から IgA を得ることができるため IgA を作る必要がない．授乳中の母親では，腸管，肺，およびその他の粘膜で活性化した B 細胞由来の形質細胞は乳腺にホーミングし，乳汁中の分泌型 IgA 産生に貢献する．そのため母乳には，母親の体内で共生微生物，感染性病原体，食物抗原に反応して作られたさまざまな IgA 抗体が含まれている．乳児の腸管は，授乳によって腸内微生物や地域固有の病原体に対する防御機能を提供する母親由来 IgA 一式を受け取る．ヒトの歴史の中でごく最近まで，母親は子供を生後 3 ～ 7 年間母乳で育てていた．一生のうちで最も感染に対して脆弱なこの期間，ほとんどの IgA 欠損児は母親由

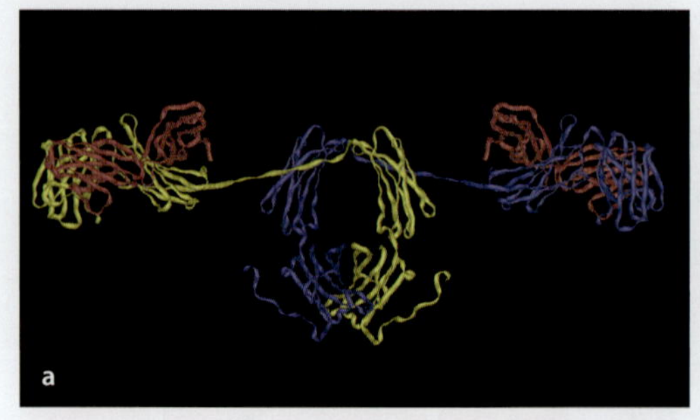
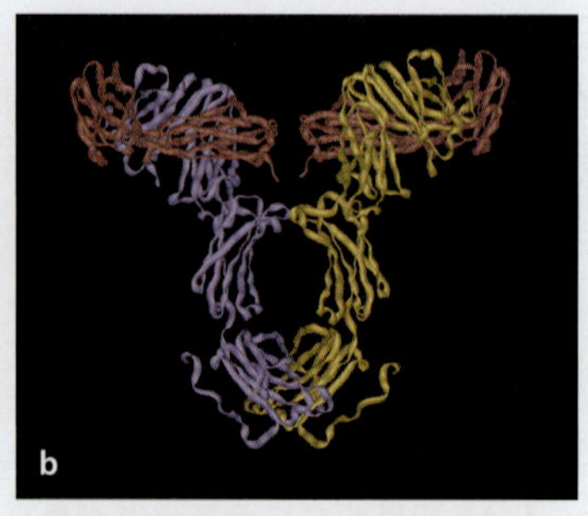
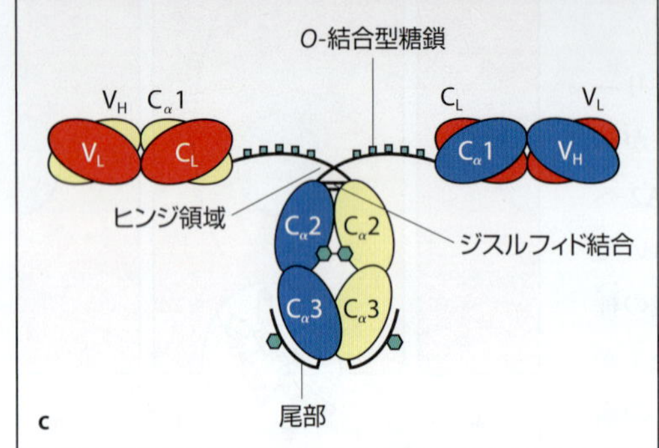

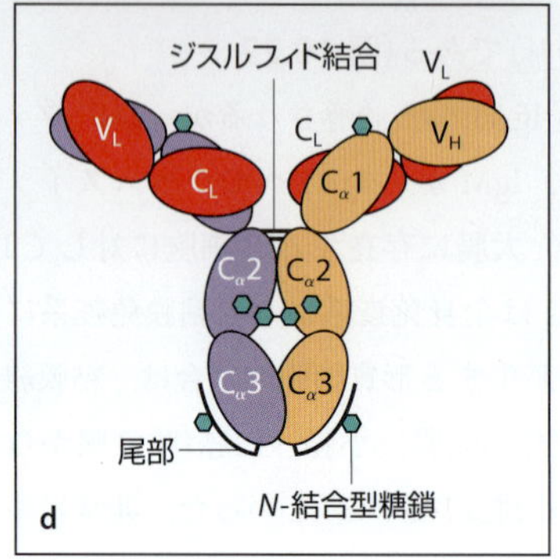

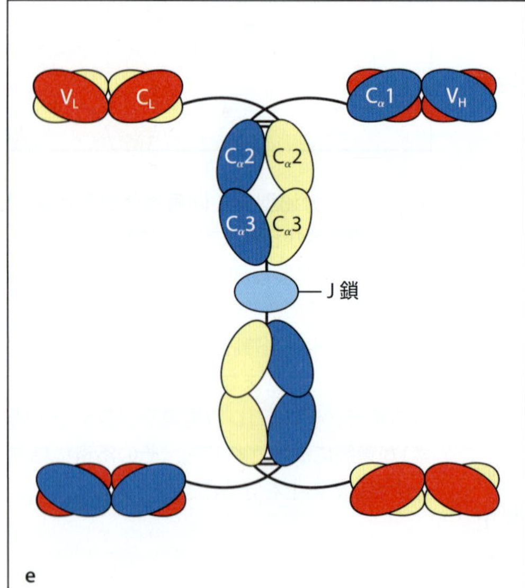

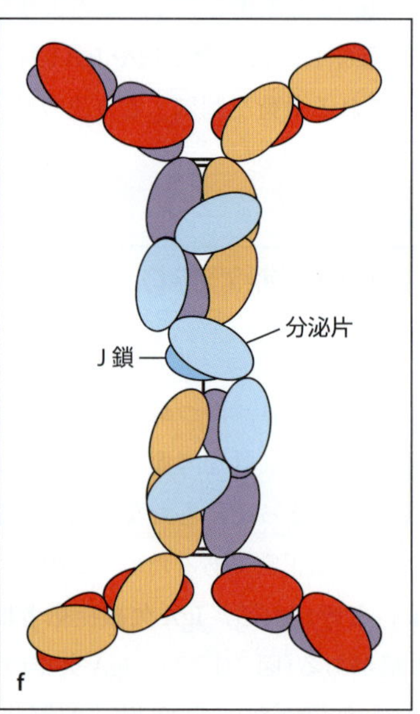

図 10.21 IgA1 と IgA2 のヒンジ領域の長さは異なる

上段：IgA1(a)と IgA2(b)の三次元構造モデル．中段：三次元構造モデルに対応する IgA1(c)と IgA2(d)の構成図．下段：J 鎖を介して会合した二量体 IgA1(e)と，J 鎖とポリ Ig 受容体の分泌片に結合した分泌型 IgA2(f)の分子構造．

粘膜組織の種類によって，2 つの IgA サブクラスは異なる割合で産生される			
組織	IgA1 %	IgA2 %	IgA1/IgA2 比
脾臓，末梢リンパ節，扁桃	93	7	13.3
鼻粘膜	93	7	13.3
呼吸器粘膜	75	25	3.0
涙腺	80	20	4.0
唾液腺	64	36	1.8
乳腺	60	40	1.5
消化管(胃)	83	17	4.9
十二指腸－空腸(小腸上部)	71	29	2.4
回腸(小腸下部)	60	40	1.5
大腸	36	64	0.6

図 10.22 IgA1 と IgA2 は粘膜組織の種類によって発現パターンが異なる

各組織で IgA1 と IgA2 を産生する形質細胞の相対的な割合を示す．形質細胞の数は抗体の産生量と分泌量に直接関係する．（データは Per Brandtzaeg の厚意による）

来 IgA に守られてきたため，この IgA 欠損に関わる有害な遺伝子変異は残ったのである．今日では母乳で育つ期間が短くなる傾向にあり，それゆえ乳児は感染性疾患に対して脆弱になると予測されるが，衛生環境や栄養状態の改善および感染リスクを低下させるワクチンによって和らげられている．

IgA 欠損者は IgM から IgA にクラススイッチできないため，他のクラスの免疫グロブリンを作る形質細胞が多くなる(図 10.24)．IgM はポリ Ig 受容体と相互作用する J 鎖をもっており，これにより IgA のように粘膜表面に分泌されることが可能になるため，粘膜免疫にとって IgM は特に重要である．また，IgM は粘膜免疫の適応免疫応答において最初に分泌される抗体であり，常に IgA に先行して機能する．このため，少なくとも寄生虫が比較的少ない先進国では，おそらく五量体 IgM の分泌増加が分泌型 IgA の欠損を補っている．FcRn を介する粘膜固有層から腸管粘膜への IgG の輸送が増加することは，さらに防御機能を向上させる．IgA 欠損者は細菌による肺感染，寄生原虫類であるランブル鞭毛虫 *Giardia lamblia* による腸管感染に対して脆弱である．このようにしてみると，IgA 欠損者が健康であることは，現代の工業化社会において，ヒトの粘膜免疫系に対する負荷が減少したことが一因となっているのかもしれない．現代人は，一般的に調理・加工された食物を摂取し，以前には全人口の 3 分の 1 が保有していた蠕虫やその他の腸管寄生虫に寄生されていない．対照的に，工業化社会で生活する IgA 欠損者ほど慢性肺疾患の頻度が高くなっている．多くの人が住む都市部ほど空気の清浄度が低くなっていることを考えると，呼吸器系における IgA の重要性が増してきていることが示唆される．

IgA 欠損症は臨床的に定まっておらず，家族間の偏りや疫学は複雑で今のところ予測できない．単一遺伝子欠損からは IgA 欠損症を説明できないため，IgA 欠損症は複数の染色体における遺伝子変異の組み合せによって起こり，この組み合わせは母集団間でも異なると考えられる．TGF-β とその受容体，レチノイン酸，IL-4，IL-10，BAFF，APRIL はすべて IgM から IgA へのクラススイッチに関わることから（10-12 項参照），これらの遺伝子変異は選択的 IgA 欠損症に関与すると考えられている．

人種	100 万人あたりの選択的 IgA 欠損症の有病率
サウジアラビア人	6,993
スペイン人	6,135
ナイジェリア人	3,968
米国白人	1,667
イギリス人	1,143
ブラジル人	1,036
中国人	253
アフリカ系アメリカ人	83
日本人	60

図 10.23　選択的 IgA 欠損症の人口分布

10-16 T_H2 細胞によって誘導される免疫応答は寄生虫感染から保護している

蠕虫は腸管内に生息し繁殖する寄生虫であり，回虫，吸虫，条虫の 3 つに分けられる．これらはすべて宿主と栄養源を争い，局所の腸管上皮や血管に損傷を与えることにより慢性消耗性疾患を起こしうる（図 10.25）．先進国を除いて，実質的にはすべての人々に蠕虫感染が生じる可能性がある．蠕虫は共生微生物ではなく必ず病原体となるため，全人類からの寄生蠕虫の排除を目的とした世界規模の医療計画がある．この目的と類似するかのように，免疫系は蠕虫感染の抑制と排除のためのさまざまな機序を進化させてきた．蠕虫に対する免疫応答を最も効果的に行うためには，その蠕虫の生活環を考慮する必要がある．腸管上皮の管腔側に付着する寄生虫もいれば，上皮細胞に侵入し定着する寄生虫もいる．さらには腸管から出て肝臓，肺，筋肉といった場所で生活する寄生虫もいる．

蠕虫が腸管内で生息し繁殖するためには，腸管上皮細胞の絶え間ない代謝回転と新生による細胞の入れ替わりと管腔の流動性排除を避けなければならない．蠕虫感染が生じた際には，蠕虫は免疫系により管腔側に排除され糞便とともに体外に排出される．この排出は，CD4 T_H2 細胞により支配されるサイトカイン IL-4，IL-9，IL-13，IL-25，IL-33 の産生を伴う適応免疫応答を高めることによってのみ達成される．病原微生物に対する

	4 種類の抗体クラスを産生する形質細胞の割合							
	健常者				IgA 欠損症患者			
	IgA	IgM	IgG	IgD	IgA	IgM	IgG	IgD
鼻腺	69	6	17	8	0	20	46	34
涙腺と耳下腺	82	6	5	7	0	21	22	57
胃粘膜	76	11	13	0	0	64	35	1
小腸	79	18	3	0	0	75	24	1

図 10.24　選択的 IgA 欠損症
正常に IgA を産生する人々と選択的 IgA 欠損症の人々とを比較する．4 種類の粘膜組織における IgA，IgM，IgG，IgD を産生する形質細胞の割合を示す．抗体の産生量は形質細胞の数に比例する．（データは Per Brandtzaeg の厚意による）

	病気を引き起こす蠕虫		
一般名	回虫	吸虫	条虫
学名	Nematoda	Trematoda	Cestoda
引き起こされる病気	回虫症*，メジナ虫症（ギニア虫症），象皮症（リンパ管フィラリア症），蟯虫症*，鉤虫症*，オンコセルカ症（河川盲目症），旋毛虫症*	住血吸虫症，肥大吸虫症*	条虫症*

図 10.25 蠕虫はヒトの腸管に寄生する主な病原体である
蠕虫は主に 4 種類に分けられ，そのうち 3 つがヒトの病原体となる．*腸管腔に生息する寄生虫により引き起こされる．

反応のほとんどは，T_H1 細胞により支配されるインターフェロン γ(IFN-γ)の産生を伴う炎症反応である．この T_H1 細胞による免疫応答は寄生虫を排除できないだけでなく感染を悪化させ，重症化と慢性化を引き起こし，壊滅的な状況にする．IFN-γ の有害な影響の 1 つに，上皮細胞の代謝回転を低下させることが挙げられる．これにより腸管内は寄生虫にとって定着しやすい環境になってしまう．

侵入する蠕虫に対する自然免疫応答を調整する腸管上皮細胞は，NOD 様受容体および Toll 様受容体を介して病原体を認識し，NFκB を活性化する．T_H2 細胞による免疫応答を開始する際，内皮細胞は T_H2 促進因子として知られる IL-33 と，胸腺間質性リンパ球新生因子(thymic stromal lymphopoietin：TSLP)を分泌する．これらのサイトカインが局所の樹状細胞に作用すると，樹状細胞は蠕虫抗原を取り込み，腸間膜リンパ節に移動して，抗原特異的 T 細胞の CD4 T_H2 細胞への分化を促す．樹状細胞はまた CD4 T_{FH} 細胞への分化も促し，抗原特異的 B 細胞にクラススイッチを起こさせて IgE 型にするよう誘導する．強い抗原特異的 IgE 応答は，効果的な抗寄生虫応答を特徴づける性質の 1 つである(図 10.26)．

蠕虫感染組織にマスト細胞が多いことは，T_H2 細胞による免疫応答のもう 1 つの特徴である．CD4 T_H2 細胞によって分泌された IL-3 と IL-9 は血中からマスト細胞前駆細胞を遊走させ，この前駆細胞が分化して粘膜マスト細胞になる．マスト細胞上の高親和性 FcϵRⅠ受容体は，抗原が存在しなくても IgE と強く結合する．蠕虫抗原が IgE と結合して 2 つの FcϵRⅠに架橋が形成されると，マスト細胞は活性化してヒスタミンのような強い炎症メディエーターを豊富に含む顆粒を放出するようになる．腸管において，これらのメディエーターは筋けいれんと水様便(下痢)を引き起こす．これにより寄生虫の生活環境を完全に破壊し，寄生虫を腸管腔から体外に速やかに排出する(p.247 の 9-13 項参照)．CD4 T_H2 細胞は，また好酸球の成熟と機能を制御する主なサイトカインである IL-5 を分泌する．蠕虫感染時において，IL-5 は血中および感染腸管組織における好酸球の数を増加させる．マスト細胞と同様，好酸球も寄生虫特異的 IgE が結合できる FcϵRⅠを発現しており，寄生虫表面の抗原によって架橋が形成されると活性化する．そしてこの寄生虫は抗体によって好酸球表面につなぎとめられ，活性化好酸球の脱顆粒によって主要塩基性タンパク質(major basic protein：MBP)などの顆粒内毒性分子が直接寄生虫表面に向けて放出されることで死滅する．こうしたさまざまな攻撃に曝されると，寄生虫は腸管上皮において長く生存できなくなる．

IL-13 は CD4 T_H2 細胞によって分泌されるサイトカインであり，腸管上皮の動態に影響を与える．陰窩における幹細胞過形成により杯細胞は増加し，結果的に粘液も増加する．これにより寄生虫は粘液に捕えられやすくなり，上皮から振り落とされて体内か

蠕虫感染に対する防御的 T_H2 細胞応答の特徴
強力な寄生虫特異的 IgE 応答
粘膜マスト細胞過形成
血液および腸管の好酸球増加
腸の筋収縮変化
杯細胞過形成
陰窩過形成
絨毛萎縮
体重減少

図 10.26 蠕虫感染に対する防御免疫応答の特徴

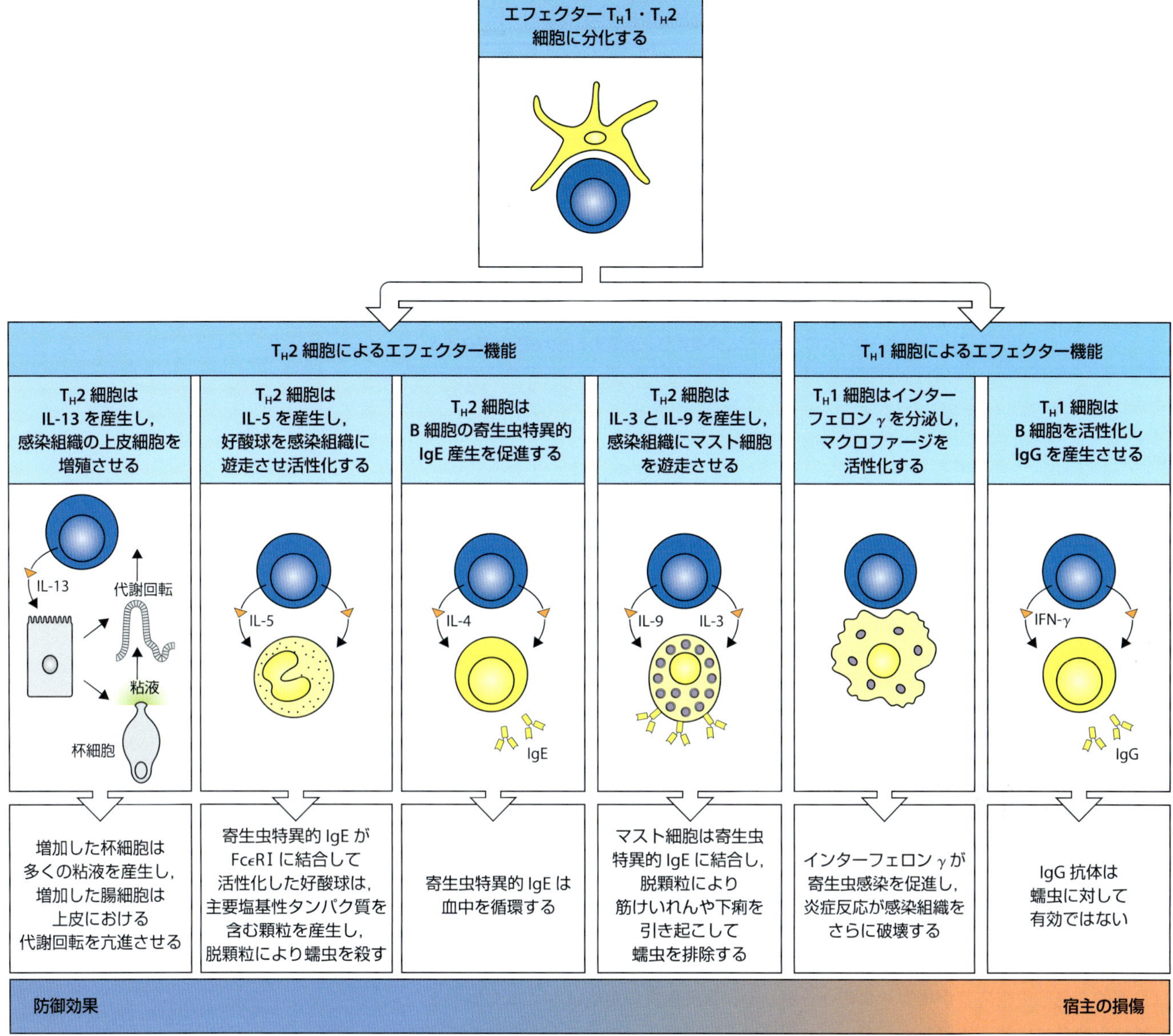

図 10.27　蠕虫感染に対するヒトの免疫応答は，防御的な働きをする場合と慢性寄生虫感染症を引き起こす場合とがある
腸管蠕虫に対する CD4 T 細胞の応答は，防御的 T_H2 細胞応答（左から 1 ～ 4 番目の図）または病的 T_H1 細胞応答（5，6 番目の図）である．T_H2 細胞応答は寄生虫の殺傷を引き起こす一方，T_H1 細胞応答は感染を持続させ，さまざまな重症度の慢性疾患を引き起こす．

ら排出される．腸上皮細胞が多く生まれることは，腸上皮細胞の増加ではなく，代謝回転の亢進を意味する．腸上皮細胞の寿命が半分になると結果的に病原体の生育環境に動揺をもたらし，寄生虫は腸管腔に排出される傾向が強まる．T_H2 細胞による免疫応答に伴う絨毛の萎縮は栄養吸収を減少させ，体重減少を引き起こす．この過程は，一時的に他の生理機能や寄生虫に与えるエネルギーを減らし，免疫系にエネルギーを集中させるためのものである．

B 細胞と T 細胞の適応免疫応答は感染を起こす蠕虫に特異的なものであるが，利用されるエフェクター機能の選択性はきわめて低い．つまり，蠕虫の種類や生活環によって異なる免疫応答が惹起されるわけではない．感染蠕虫と宿主であるヒト細胞の運命を決める重要な違いは，適応免疫応答が主に T_H2 細胞優位になるか T_H1 細胞優位になるかである．T_H2 細胞応答は寄生虫を排除し宿主の利益になるが，T_H1 細胞応答は宿主の健康を代償として寄生虫に利益をもたらす（図 10.27）．

粘膜免疫系の特徴	
解剖学的特徴	粘膜上皮層とリンパ組織との間に密接な相互作用がある
	分散したリンパ組織と，パイエル板，孤立リンパ小節，扁桃などの組織化された構造が離れている
	パイエル板，アデノイド，扁桃などには，M 細胞による特殊な抗原取り込み機構が存在する
エフェクター機構	活性化エフェクター T 細胞は非感染時でも多く存在する
	形質細胞は抗体が必要とされる組織内に存在する
免疫系を制御する環境	食物やその他の無害な外来抗原に対する炎症性の免疫応答を主体的かつ積極的に抑制する
	アネルギー性マクロファージと免疫寛容を誘導する樹状細胞が存在する

図 10.28 粘膜組織における適応免疫の特徴

第 10 章のまとめ

生体の粘膜表面は，その内外部間で物質と情報のやりとりを活発に行う重要な臓器の内腔を覆っている．この機能ゆえに，粘膜表面は皮膚よりも脆く感染に弱い．感染を起こす可能性は粘膜表面が皮膚に比べて広い表面積をもつことと，特に腸管にはさまざまな共生微生物が存在することにより，さらに増加する．それゆえ，免疫系の資源のおよそ75％は粘膜表面を防御するために使われる．消化管に代表される粘膜組織での適応免疫の仕組みや特徴は，その他の組織での適応免疫と比べていくつかの重要な相違点がある（図 10.28）．

腸管壁の中に直接組み込まれている二次リンパ組織は，腸管腔の内容物を絶えず収集し，病原微生物，共生微生物，食物に対する適応免疫応答を活性化している．エフェクター T 細胞は腸管の上皮間や粘膜固有層に存在し，形質細胞は二量体 IgA を産生する．この二量体 IgA は管腔へとトランスサイトーシスされ粘膜表面を覆う．正常な腸管では長期的な適応免疫応答が維持されているが，これは炎症性の免疫応答ではない．この応答は自然免疫応答と協調して，微生物の生息域を腸管腔に制限するとともに粘膜障壁の破壊を防いでいる．蠕虫は小腸に寄生する病原体であり，腸間膜リンパ節で抗原特異的 CD4 T_H2 細胞によって誘導される適応免疫応答により制御されている．この免疫応答は寄生虫特異的 IgE を誘導し，それを用いて好酸球による寄生虫殺傷とマスト細胞による排除を促進して，宿主体内から寄生虫を駆除する．

まとめると，粘膜免疫系は病原体が感染を引き起こす前に先回りして，適応免疫応答を絶えず作動させておくというものである．この方法は，完全に必要になるまで適応免疫応答を起こさず，炎症反応によって免疫応答を調整する全身免疫系とは対照的である．

本書には，各章で学んだことの理解をより深めるために演習問題が用意されている（http://www.medsi.co.jp/e-meneki3/）．アクセス方法については「概略目次」の次の頁も参照．

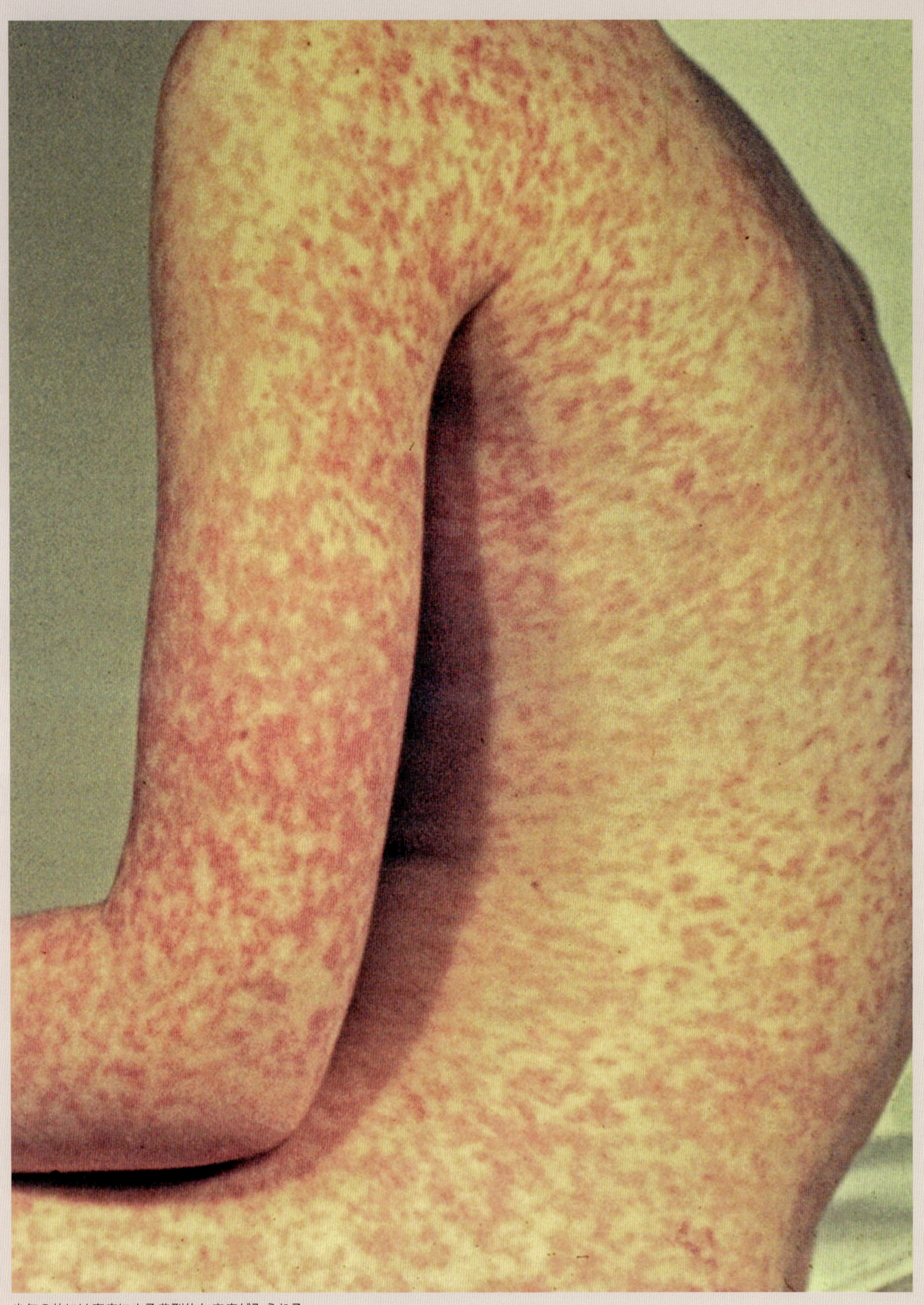

少年の体には麻疹による典型的な皮疹がみられる.

免疫記憶とワクチン

第11章

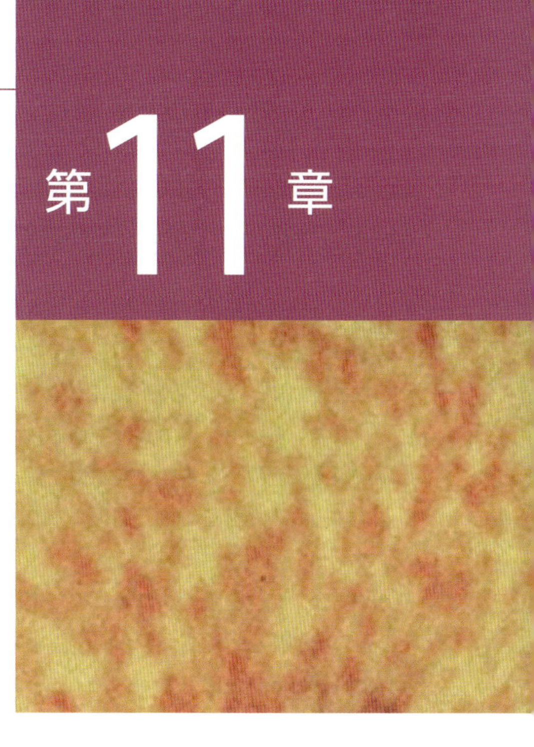

本章では，免疫記憶とワクチンについて考察する．ある病原体に対する一次免疫応答が成功することは，次の2つの目標が達せられたことを意味する．1つ目は，可能な限り迅速に感染を終息させる強力なエフェクター細胞を発生させ，エフェクター分子を発現させることである．2つ目は，免疫記憶，つまり，**記憶細胞**(memory cell)と呼ばれる長期生存B細胞やT細胞の蓄えを構築することである．この集団は，その病原体によるどんな侵入が将来起こっても，非常に迅速かつ強力な**二次免疫応答**(secondary immune response)で対抗するので，ヒト宿主に害を及ぼす前にその感染を終息させられる．

第1節では，どのようにして免疫記憶が一次免疫応答の間に発生し，二次免疫応答で顕在化するのかを考察する．免疫学は，古代ギリシャの歴史家，トゥキディデスが二次免疫応答の力を観察していたことから始まったとよくいわれている．紀元前5世紀に起こった“アテナイの疫病”の生存者は，数年後に疫病が再発生した際も生存していたと彼は記している．それが記録に残っている最初の観察と考えられているが，おそらくこの関係性は，ギリシャだけでなく，数千年前の思慮深いさまざまな人々によってすでに関連づけられたと思われる．またこれは，どの家庭でも観察できる．子供が感染症にかかるとその両親や親戚(大人)が世話をするが，その大人は子供のときに同じ病気にかかり免疫があるのでうつる心配は少ない．例えば，天然痘の場合では，顔面の瘢痕が，その病気にかかったことがある人々を確認する信頼できる方法だった．

第2節では，**ワクチン接種**(vaccination)を通じて人類の健康と生存を改善するために，免疫記憶の知識がどのように医療に用いられてきたかを考察する．ワクチン接種の目的は，人々に病原体の一種あるいはその一部で免疫を与えることにより，病気を引き起こさないように防御的な適応免疫応答を刺激して，一次免疫応答および免疫記憶を惹起することである．ワクチン接種した人々がそれ以降にその病原体に遭遇すると，病原体が根付く前に排除するような二次免疫応答を引き起こす．感染症が流行しているがワクチンが高価であるような貧しい国々では，ワクチンをより入手しやすくするキャンペーンが行われている．ワクチン接種プログラムにより多くの感染症がうまく除去されている豊かな国々では，ワクチンによる副作用のために接種を止めようとする運動があるほどであるが，その副作用の中には実在するものもあれば，推測にすぎないものもある．

免疫記憶とワクチン

免疫記憶と二次免疫応答

前章では，自然免疫の軍隊を振り切り初めて人体に侵入した病原体に対して，どのように適応免疫応答が形成されるかをみてきた．この場合，一次適応免疫応答が感染を除去してしまう前に，その感染が病気や障害を引き起こす．その病原体は一度人体への侵入に成功しているので，ある程度定期的に再度侵入してくる可能性が高い．しかし，適応免疫系がその病原体との戦いの記憶を保持することで，再侵入してきた病原体に相対するときに過去の経験を十分に利用することができる．この免疫記憶により，一次免疫応答より迅速で強力な二次免疫応答で，ヒトは病原体の二次感染に反応することができる．多くの場合，二次免疫応答は非常に効率的なので，どんな重篤なものであっても症状が出る前にその感染は除去される．第 1 節では，病原体への一次免疫応答の後半でどのように免疫記憶が形成されるか，およびそれに続く同じ病原体による感染への二次免疫応答を起こすためにどのように用いられるかを考察する．

11-1 一次免疫応答で産生される抗体は，数か月間維持され防御し続ける

一次免疫応答によって感染が終息すると，高親和性の病原体特異抗体の量が血中やリンパ中，組織中，あるいはすべての粘膜表面で上昇する．抗体は，粘膜表面下の組織あるいは骨髄に存在する形質細胞によって分泌され，感染が除去される数か月間，高レベルに維持される（図 11.1）．この間，これらの抗体は**防御免疫**（protective immunity）を与え，その後に続く病原体による侵入によって病気が起こらないようにしている．

感染症の多くは季節性であり，例えば，冬の間には数週間あるいは数か月間にわたって，同じかぜウイルスが家族・友人・同僚など社会全体で蔓延し複数回曝露される．この期間，その季節の初めに感染したかぜウイルスに対して産生された抗体が，その季節の終わりにおける同じウイルスの再感染を防ぐ．そのウイルスが再び侵入すると，即座に特異的 IgA や IgG によって覆われ中和されて，宿主細胞に感染し増殖することができなくなってしまう．

細菌感染では，細菌は IgG や IgA によってオプソニン化された後，食細胞の Fc 受容体や補体受容体へと運ばれて分解される．また，寄生虫は特異的 IgE によって活性化されたマスト細胞や好酸球によって殺傷あるいは排除される．これらの状況では，特異的な抗体が自然免疫系のあらゆるエフェクター機能と協力して働いているため，病原体が増殖・複製する機会はほとんどない．これは，病原体の負荷によって新たな適応免疫応答が活性化される閾値まで到達しないということである（図 11.1 参照）．

11-2 長期生存の形質細胞によって病原体特異抗体が維持される

一次免疫応答の間に産生されたほとんどの形質細胞は短命である．そのため，生体内での病原体特異抗体の量は 1 年間にわたって徐々に減り，最終的には低レベルで安定的に維持される（図 11.1 参照）．これは骨髄で長期生存する形質細胞の小集団によって生涯

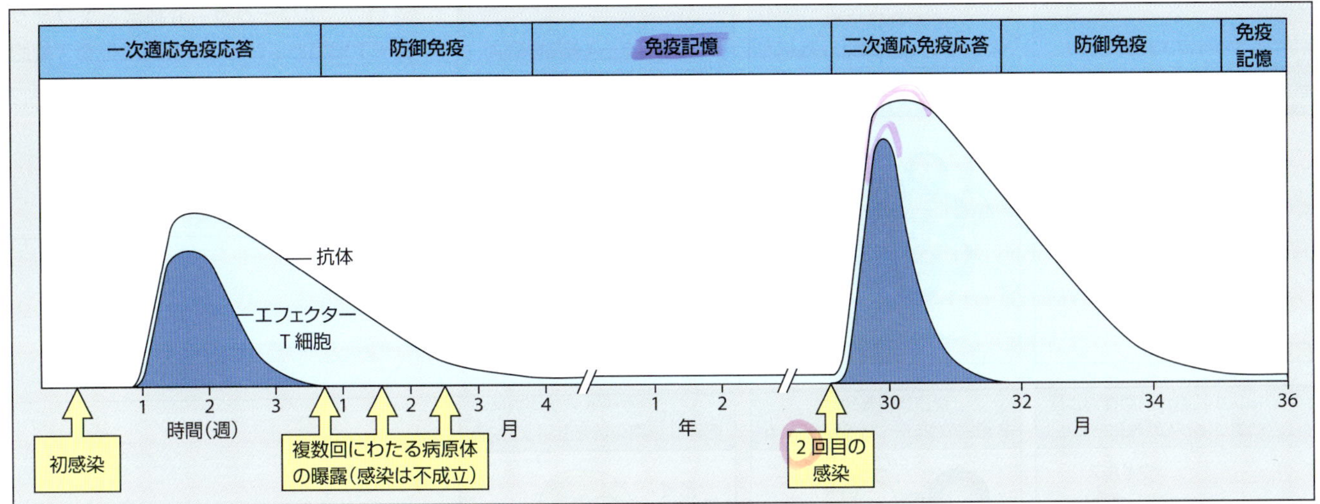

図 11.1 病原体感染の経過

ある病原体に感染した学生を例にとって説明する．この学生は初感染時，自然免疫応答によって感染を抑えることができず，一次適応免疫応答が誘導された．その結果，エフェクターT細胞と抗体の産生によって病原体は排除された．エフェクターT細胞はその後すぐに不活性状態となるが，抗体は生体内に存在し続け，感染した友達に頻繁に接触しているにもかかわらず，この学生には再感染を防ぐ防御免疫がもたらされた．それから1年後，生体内の抗体量は減少し，学生の体は病原体に再感染しやすい状態になった．しかし2回目の感染が起こった際，より迅速かつ強力な二次免疫応答が誘導され，組織損傷や感染症が引き起こされる前に病原体は生体内から排除された．このような強力な免疫応答は，一次免疫応答の間に蓄積された，長期間生存する病原体特異的なB細胞およびT細胞によって誘導された．この学生の免疫系は初感染の"記憶"を保持していたのである．

にわたって維持される．これらの形質細胞の生存は骨髄間質細胞とその間質細胞によって分泌されるIL-6との相互作用によって維持される．短期生存の形質細胞はいくつかの抑制機構により死に至る．例えば，抗原抗体複合体がFcγRⅡB1に結合すると，形質細胞にアポトーシスが誘導される．また，間質細胞との接触が失われると，間質細胞由来の生存シグナルが与えられなくなる．これは，直近の感染により活性化され，間質細胞からの支援を求めて骨髄に到着した形質細胞との競合によって引き起こされることがある．

長期生存する形質細胞の小集団は，病原体とその抗原が体内から除去された後，長期にわたって生存し，病原体特異抗体を作り続けるようプログラムされている．この長期生存の形質細胞とその細胞が作る抗体は，その病原体に対する宿主の免疫記憶の一部を形成している．その後同じ病原体によって感染が起こった場合，最初の段階から特異的な高親和性の抗体が速やかに放出される．これにより適応免疫系の主力が自然免疫応答に参加できるようになり，病原体に結合して効率的に自然免疫系のエフェクター細胞へ届ける．ある状況では，抗体が自然免疫と協調するだけで感染を終息させるのに十分になるかもしれない．そうではない場合，抗体は二次免疫応答を開始する抗原提示細胞への病原体とその抗原の運搬を加速させる．

11-3 記憶B細胞と記憶T細胞の長期生存クローンは一次免疫応答で産生される

一次適応免疫応答の最初の目標は，自然免疫応答に打ち勝った有害な病原体による感染の進行を抑えることである．これは，病原体特異的なナイーブT細胞およびナイーブB細胞がクローン増殖し，短期生存のエフェクターB細胞およびエフェクターT細胞

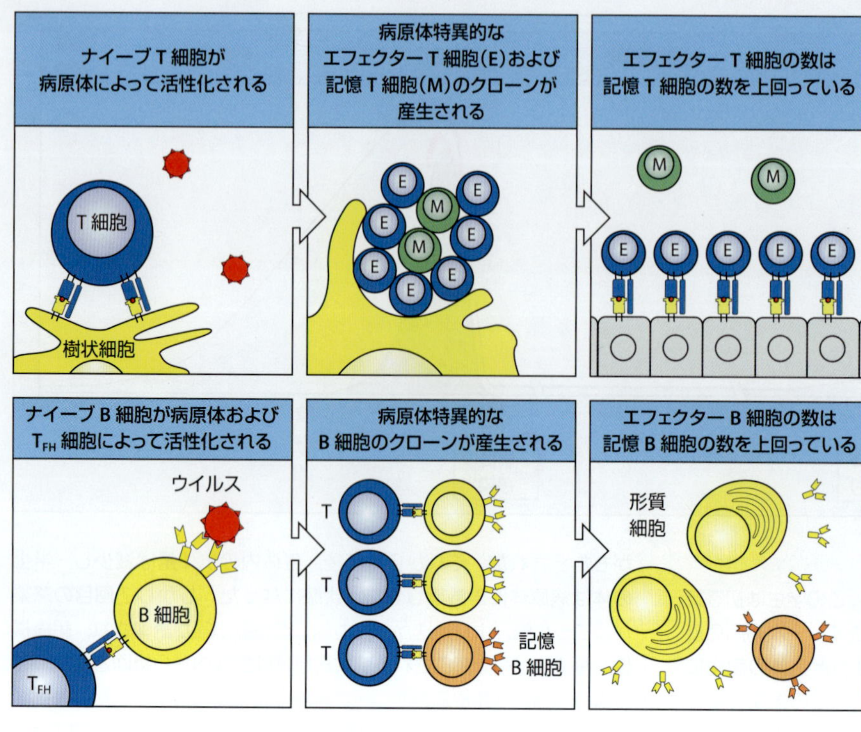

図 11.2 エフェクターB細胞とエフェクターT細胞および記憶B細胞と記憶T細胞は一次免疫応答の間に誘導される

の大集団となり，侵入してきた微生物を協調して根絶することによって達成される．もしこの最初の目標が達成されない場合，感染した人はその感染が原因で死亡するか，あるいは慢性化してしばしば衰弱していく．

最初の目標が達成されると，一次免疫応答の次の目標は，その病原体が再度侵入してきたときに免疫系の圧倒的な武力をもって確実に対処できるようにすることである．この二次免疫応答を担っているのは長期生存の病原体特異的な**記憶T細胞**(memory T cell)および**記憶B細胞**(memory B cell)である．これらの細胞は，その病原体に対する一次免疫応答の間に二次リンパ組織で発生し，長期生存の形質細胞とともに免疫記憶の3つの要素を形成する(図 11.2)．病原体特異的記憶細胞集団は病原体特異的エフェクター細胞集団を反映する．すなわち，CD8 T細胞，CD4 T_{FH}，T_H1，T_H2，T_H17 細胞と，IgA，IgG，IgE抗体を分泌する形質細胞になるようプログラムされたB細胞からなる．エフェクター細胞と記憶細胞は両方とも，二次リンパ組織で抗原によって活性化されたナイーブT細胞およびナイーブB細胞の増殖と分化の過程で産生される(第8章と第9章を参照)．一次免疫応答の初めで感染病原体が非常に危険なときは，エフェクター細胞が記憶細胞よりはるかに多く産生されるが，その後病原体が降参したときは，より多くの記憶細胞を作ることに重点が置かれる．

病原体が二度目にヒトに感染し，自然免疫および定常レベルの病原体特異抗体を組み合わせても除去できないときに二次免疫応答が起こる(図 11.1 参照)．このような二次感染に際して，記憶細胞はいくつかの優位な機能を利用して一次免疫応答のときにナイーブ細胞よりも強力に応答することができる．第一に，病原体特異的記憶細胞はナイーブ細胞よりもはるかに数が多い．第二に，エフェクター細胞と同様に，記憶細胞はナイーブ細胞よりも迅速に活性化される．第三に，記憶B細胞はクラススイッチ，体細胞高頻度変異，親和性成熟をすでに受けている(第9章を参照)．したがって，病原体によって活性化されると，記憶B細胞は一次免疫応答で作られる抗体(特にIgM)よりも本質的に優れた病原体結合能と輸送能を有するIgG，IgA，IgE抗体を産生する．二次免疫応答の過程で，病原体によって活性化された記憶B細胞は，免疫グロブリンの体細胞高頻度変異と親和性成熟を通じてさらなる強化を行う．これにより，感染病原体は二次免疫応答によってより迅速に除去され，通常病気の症状はほとんど，あるいはまったく現れない(図 11.1 参照).

二次免疫応答での親和性成熟は，一次免疫応答から生じたものより優れている第二世代の記憶B細胞を産生する．そのため，その病原体の3回目の感染の際には，二次免疫応答で作られたものよりもずっと優れた三次抗体反応などによって対処されることになる．このようにして，同じ病原体との連続する感染によって，適応免疫と免疫記憶の防御能が研ぎ澄まされる．免疫学者は時に三次免疫応答や四次応答などということもあるが，すべての免疫記憶応答を二次免疫応答と呼ぶ方が通常である．免疫記憶応答は以前，"既往応答(anamnestic response)"とも呼ばれていた．

11-4 記憶B細胞と記憶T細胞は何十年も，さらには生涯にわたって病原体に対する防御を行っている

免疫記憶の現象は，Peter Panum による北大西洋のフェロー諸島の島民の古典的な疫学研究によってよく説明される．麻疹ウイルスは感染性が高く生命を脅かす可能性がある病原体で，1781 年に初めて諸島に広まり，全人口が感染して病気となるほど深刻な流行となった．その 60 年以上後の 1846 年に，麻疹ウイルスは再びフェロー諸島を襲い，1781 年以降に生まれた 5,000 人の島民ほぼ全員が麻疹に罹患した．一方で，1781 年の流行時に生き残った 98 人は麻疹ウイルスに対して抵抗性を示した．これらの人々は，麻疹ウイルスの2回目の曝露によって病気が引き起こされないくらい十分な免疫記憶を保持していた．

20 世紀後半まで，麻疹ウイルスと同様に，天然痘ウイルスは人類の生存を脅かすウイルスであった．1850 年から 1979 年までの間に，およそ 10 億人もの人々が天然痘で命を落とした．この同じ期間に世界規模で展開されたワクチン接種プログラムによって，天然痘ウイルスの伝播は次第におさまり，1972 年には米国での大規模なワクチン接種が廃止され，1979 年に天然痘ウイルスは根絶されるに至った．近縁だが良性の天然痘ウイルスである牛痘ウイルス(ワクシニア)によるたった2回の予防接種によって，天然痘にも有効な免疫記憶をもつ二次免疫応答が惹起される．したがって，その後，天然痘ウイルスと遭遇しても，病気を引き起こす前にそのウイルスを阻む三次免疫応答で対処される．今日，米国に住む人々のおよそ半数が天然痘に対する免疫をもつ一方，残りの人々は天然痘に対する免疫をもっていない．どちらの集団もこれまで天然痘ウイルスに曝露されたことがないので，2つの集団の比較によって，抗原によるさらなる刺激がない場合も免疫記憶が持続することが十分に示された．

ワクチン接種後，血中のワクシニア特異抗体の量は最大値へと急速に増加し，接種から 12 か月以上後には最大値の約 1% まで減少する．この定常状態における抗体量は，最大 75 年間，ほぼ一生涯にわたって維持される(図 11.3 上)．1つの抗体分子の血中での生存期間は約6週間であるので，この抗体の血中濃度はヒトの生涯にわたってずっとワクシニア特異的な抗体を作る記憶形質細胞によって維持されている．ワクチン接種後，血中のウイルス特異的B細胞の数も最大値へと急速に増加し，10 年以上の期間を経て最大値の約 10% まで減少して定常状態に達する．記憶B細胞の数も，天然痘ウイルスの感染あるいは牛痘ウイルスによるさらなる予防接種に応答できる状態で生涯にわたり維持される．ワクチンの接種によって，記憶 CD4 T 細胞(図 11.3 中央)と記憶 CD8 T

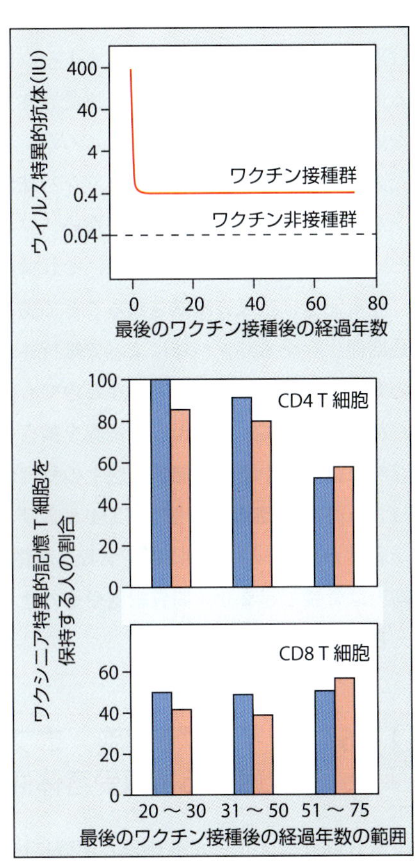

図 11.3 天然痘ウイルスに対するワクチン接種を受けた後のワクシニア特異抗体とワクシニア特異的T細胞の維持
ワクシニア特異抗体は，ワクチン接種に使われた天然痘ウイルスの代替ウイルスである牛痘ウイルスを投与した後，75 年もの間にわたって産生され続ける(上図)．縦軸は，標準的な方法で測定した抗体反応の強度を表している．ワクチン接種を受けた多くの人々がワクシニア特異的 CD4 T 細胞および CD8 T 細胞集団を保持している(下図)．ワクチン接種を1回受けた人(青色)と2回受けた人(桃色)の間には，わずかな違いしか認められない．(Mark Slifka の厚意による)

細胞(図11.3下)の集団も形成され，これらは75年間にわたって維持される．記憶B細胞のように，このような記憶T細胞の集団も，天然痘ウイルス感染やさらなる予防接種に対する免疫応答を引き起こす．

ただし，すべての防御免疫が，天然痘ワクチンや麻疹ウイルス感染によって誘導されるほど維持されるわけではない．例えば，病原微生物であるジフテリアに対するワクチンの接種を行った後，血中の抗ジフテリア抗体の量は減少し続け，19年ほどで半分になってしまう．それに比べて，抗麻疹ウイルス抗体の半減期は200年とされる．

11-5 記憶細胞集団の維持には抗原の持続的な提示が必要ない

リンパ球が生存するためには，一般に定期的な刺激が必要である．そのような刺激を受け取らなければ，リンパ球はアポトーシスにより死に至る．リンパ球が分化し再循環する間に，ナイーブリンパ球は抗原受容体を通じて生存シグナルを受け取らなければならない(p.165の6-14項参照)．ところが，数十年間ワクシニア抗原との外部接触がなかった人々でもワクシニア特異的なリンパ球が維持されることから明らかなように，記憶リンパ球はこの制限に縛られていない．ワクチン接種時から体内で抗原が保持され続けるという可能性は除外できないが，それは非常に可能性が低い(11-14項参照)．

免疫記憶は抗原に曝露されることで誘導されるが，その後は抗原が存在しない状態で，長期間生存するリンパ球によって維持される．記憶集団は存続するが，個々の記憶細胞の寿命には限りがある．どんなときでも記憶細胞のほとんどは静止状態にあるが，ごく一部が分裂して，死に至った細胞を補うことで集団として維持されている．この抗原依存的な活性化や増殖は記憶細胞上の受容体を経由して伝達されるサイトカインシグナルによって誘導される．記憶CD4およびCD8 T細胞の生存と増殖はIL-7およびIL-15受容体からのシグナルに依存する．記憶B細胞およびその同属の記憶T細胞の再生と補充は骨髄で起こり，間質細胞やそのサイトカインとの相互作用により誘導されると考えられている．

11-6 ナイーブB細胞，エフェクターB細胞，記憶B細胞が発現する抗原受容体は異なる

記憶B細胞はナイーブB細胞と明確に区別されるので，記憶T細胞よりも正確に定義されている．つまり，免疫グロブリン遺伝子および細胞表面免疫グロブリンがクラススイッチと体細胞高頻度変異によって変化している．記憶B細胞はエフェクターB細胞(形質細胞)とも明確に区別される．記憶B細胞は細胞表面免疫グロブリンをもち抗体を分泌しないが，形質細胞は抗体を分泌し細胞表面免疫グロブリンをもたない．記憶B細胞と形質細胞は形態学的にも非常に異なっている．さらに，記憶B細胞はCD27を発現しており，これもナイーブおよびエフェクターB細胞とは区別される点である．T細胞受容体はクラススイッチや体細胞高頻度変異を受けず，またその受容体が膜結合型から可溶型へと移行することもないので，ナイーブT細胞，エフェクターT細胞，記憶T細胞のそれぞれを定義し区別することはより難しく，B細胞記憶の研究よりT細胞記憶の研究のほうが複雑である．このため，本節ではまずB細胞記憶を考察し，次にT細胞記憶にうつることにする．

	B 細胞の供給源	
	免疫されていない場合の一次免疫応答	免疫された場合の二次免疫応答
抗原特異的 B 細胞の頻度	10^4 ～ 10^5 個に 1 個	10^2 ～ 10^3 個に 1 個
産生される抗体クラス	IgM，IgG，IgA，IgE	IgG，IgA，IgE
抗体の親和性	低い	高い
体細胞高頻度変異の発生率	低い	高い

図 11.4　一次免疫応答と二次免疫応答に関与する B 細胞集団の比較
一次免疫応答よりも二次免疫応答のほうがより強力になる主な理由は，二次免疫応答の開始時に存在する抗原特異的 B 細胞の数が多く，また二次免疫応答では体細胞高頻度変異，親和性成熟，クラススイッチをすでに起こした高親和性の免疫グロブリンを発現する B 細胞クローンが主に使われるからである．

11-7　二次免疫応答では，記憶B細胞は活性化され，ナイーブB細胞は抑制される

一次免疫応答ではまず低親和性の IgM 抗体が産生され，次に体細胞高頻度変異，親和性成熟，クラススイッチを経て高親和性の IgG，IgA，IgE が産生されるようになる（p.100 の 4-14 項と 4-15 項，p.238 の 9-8 項と 9-9 項参照）．記憶 B 細胞は，抗原に対して最も親和性の高い抗体を産生する B 細胞のクローンから生じる（p.242 の 9-10 項参照）．感染病原体が排除されてから数週間から数か月後に記憶 B 細胞の数は最大に達し，生涯にわたって維持される．この時点では，病原体特異的記憶 B 細胞は一次免疫応答で活性化されたナイーブ病原体特異的 B 細胞よりも 10 ～ 100 倍多く存在する（**図 11.4**）．低親和性抗体および IgM が二次免疫応答で産生されないことを保証するため，病原体特異的ナイーブ B 細胞の活性化は抑制される．このような抑制作用は，一次免疫応答で活性化された B 細胞から産生された抗体と，それに結合した病原体やその抗原からなる免疫複合体によって誘導される．この免疫複合体は，病原体特異的なナイーブ B 細胞の B 細胞受容体と，ナイーブ B 細胞には発現しているが，記憶 B 細胞には発現していない抑制性 Fc 受容体 FcγRⅡB1 に結合する．こうして B 細胞受容体と Fc 受容体とが架橋されると，病原体特異的なナイーブ B 細胞の活性化を抑える抑制性シグナルが伝達され，アポトーシスが誘導される（**図 11.5**）．

11-8　一次免疫応答と二次免疫応答の活性化には共通の特徴がある

二次免疫応答は，再感染した病原体が，自然免疫系と定常レベルの病原体特異抗体の組み合せによる防御機構を打ち破った場合にのみ誘導される．このような状態では，再感染した病原体は生体内でその数を増やし，樹状細胞によって二次リンパ組織へと運ばれる．記憶 T 細胞は，二次免疫応答を迅速に誘導する際に 2 つの点でナイーブ T 細胞とは異なっている．第一に，記憶 T 細胞の一部は二次リンパ組織を介さずに末梢組織に再循環し，そのため記憶 CD8 T 細胞および CD4 T_H1，T_H2，T_H17 細胞は再感染した病原体に特異的な抗原を提示する樹状細胞やマクロファージによって感染部位で直接活性化される場合がある．第二に，エフェクター T 細胞と同様に記憶 CD4 T_H1，T_H2，T_H17 細胞の活性化には CD28 を介した補助刺激が必要ないので，ナイーブ T 細胞の場合と比べて活性化に必要な条件が少ない．記憶 CD4 T_{FH} 細胞を含む他の記憶 T 細胞は，樹状細胞が提示する病原体の抗原により二次リンパ組織で活性化される．記憶 B 細胞はナイーブ B 細胞と同様に血液やリンパ内を再循環する．一次免疫応答の場合と同様，

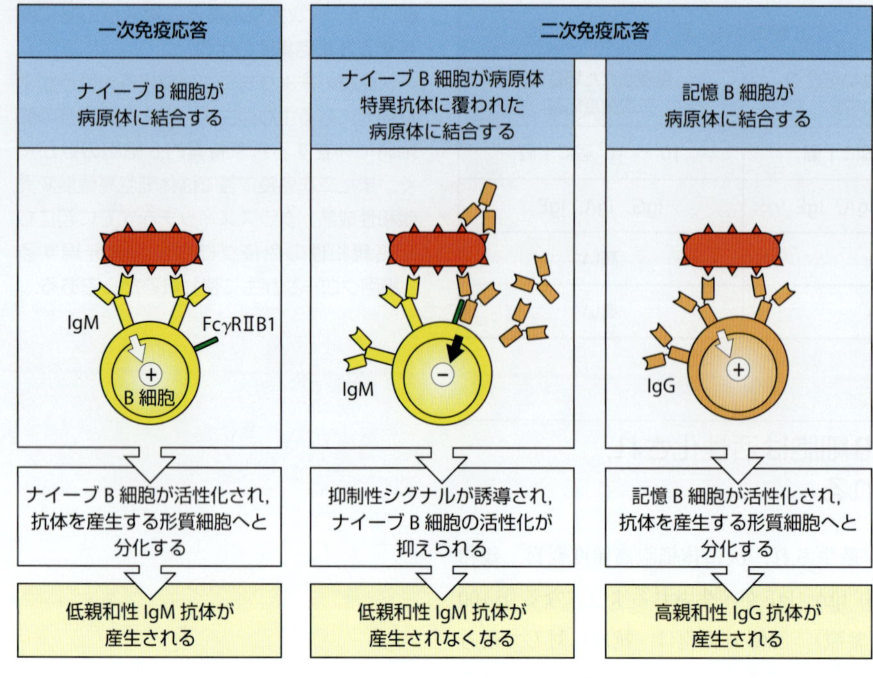

図 11.5 IgG は B 細胞表面の B 細胞受容体と FcγRⅡB1 を架橋することで，ナイーブ B 細胞の活性化を抑制する
一次免疫応答では，ナイーブ B 細胞の抗原受容体に結合した病原体はシグナルを伝達してナイーブ B 細胞を活性化し，ナイーブ B 細胞は抗体を産生する形質細胞へと分化する（左図）．二次免疫応答では，ナイーブ B 細胞の抗原受容体と抑制性 Fc 受容体 FcγRⅡB1 が，IgG に覆われた病原体を介して架橋されることで，ナイーブ B 細胞の活性化を抑える抑制性のシグナルが誘導される（中央図）．記憶 B 細胞は FcγRⅡB1 を発現せず，IgG B 細胞受容体に結合する病原体によって活性化される．記憶 B 細胞のほとんどは IgG1 を産生する（右図）．

B 細胞による二次免疫応答は二次リンパ組織の B 細胞領域と T 細胞領域の間で誘導される．この部位において，病原体特異的記憶 B 細胞の活性化と増殖は，病原体特異的エフェクター CD4 T_{FH} 細胞と相互作用することで引き起こされる．

抗原と結合し，受容体を介したエンドサイトーシスによりその抗原を細胞内に取り込んだ記憶 B 細胞は，ペプチド - MHC クラスⅡ複合体を CD4 T_{FH} 細胞に提示する．これらの CD4 T_{FH} 細胞はその後，胚中心を囲んで浸潤していく．抗原を提示する B 細胞と CD4 T_{FH} 細胞が互いに相互作用すると，活性化シグナルが相互に伝達され，活性化された記憶 B 細胞と CD4 T_{FH} 細胞が増殖する．さまざまな B 細胞クローンの間では抗原との結合をめぐって競合が起こり，その結果，抗原に対して最も親和性が高い B 細胞受容体をもった B 細胞が選択的に活性化される．一次免疫応答の場合と同様に，これらの細胞の一部は形質細胞へと迅速に分化し，その他の細胞は濾胞に移行して胚中心反応を起こす（p.236 の 9-7 項，9-8 項参照）．後者の細胞は胚中心において，体細胞高頻度変異やクラススイッチ，親和性成熟を経る間に二度目の増殖サイクルに入る．その結果，二次免疫応答で産生される抗体の平均的な親和性は，一次免疫応答で産生される抗体と比べて高くなっている（図 11.6）．

特異抗原の存在に対して，記憶 B 細胞はナイーブ B 細胞よりも敏感かつ迅速に反応する．記憶 B 細胞は抗原受容体の親和性を高めることで，ナイーブ B 細胞よりも効果的に抗原と結合し，これを取り込んで分解し，CD4 T_{FH} 細胞に提示する．記憶 B 細胞はまた，ナイーブ B 細胞と比べて多くの MHC クラスⅡ分子と補助刺激分子を表面に発現し，抗原特異的 T_{FH} 細胞とより効果的に相互作用する．記憶 B 細胞にみられるこのような性質は 2 つの効果をもたらす．第一に，病原体集団が小さくても B 細胞応答を引き起こすことができるため，一次免疫応答と比べて感染のより早い段階で免疫応答が誘導される．第二に，記憶 B 細胞はいったん活性化されると，活性化ナイーブ B 細胞よりも短時間で形質細胞へと分化する．一次免疫応答では新しく産生される抗体が 8 日後に血中で検出されるが，二次免疫応答ではわずか 4 日後に検出される．

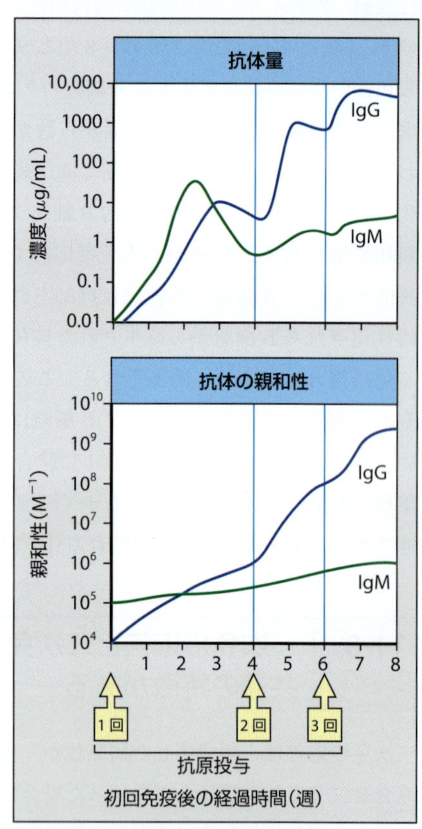

図 11.6 同一の抗原を複数回免疫させることで抗体の産生量と親和性が増加する
ヒトに同じワクチン抗原を 3 回接種したときの特異抗体の産生誘導を，マウスを使って再現した実験結果を示す．上図：血清中に存在する IgM（緑色）と IgG（青色）の量の経時的変化を示す．下図：抗体の親和性の平均的な変化を示す．測定される抗体の濃度と親和性の変化が非常に大きいので，それぞれの図の縦軸が対数目盛になっていることに注意してほしい．

11-9 いくつかの細胞表面マーカーの組み合わせによって，記憶T細胞とナイーブおよびエフェクターT細胞を区別できる

ナイーブT細胞とエフェクターT細胞の発現遺伝子の転写パターンは，95%の類似性を示す．転写の相違がある5%の中で顕著なのは，活性化，接着，遊走，シグナル伝達に関わる遺伝子，サイトカインとケモカインおよびその受容体に対する遺伝子，CD4 T細胞とCD8 T細胞を区別するエフェクター分子である．記憶CD8 T細胞をナイーブCD8 T細胞と区別する遺伝子は記憶CD4 T細胞をナイーブCD4 T細胞と区別する遺伝子より約2倍多い．遺伝子発現の相違の結果，さまざまな細胞表面タンパク質がナイーブT細胞，エフェクターT細胞，記憶T細胞でそれぞれ異なって発現しているが，エフェクターT細胞と記憶T細胞との相違は，これらT細胞とナイーブT細胞との相違より相当に少ない(図11.7)．CD45RA，CD45RO，L-セレクチン(CD62L)，CCR7の組み合わせが記憶T細胞をナイーブおよびエフェクターT細胞と区別するのに一般

タンパク質	ナイーブT細胞	エフェクターT細胞	記憶T細胞	説明
CD44	+	+++	+++	細胞接着分子
CD45RO	+	+++	+++	T細胞受容体シグナル伝達を調整するチロシンホスファターゼ
CD45RA	+++	+	−	T細胞受容体シグナル伝達を調整するチロシンホスファターゼ
CD62L	+++	−	一部 +++	リンパ節へのホーミング受容体
CCR7	+++	+/−	一部 +++	リンパ節へのホーミングケモカイン受容体
CD69	−	+++	−	早期活性化抗原
Bcl-2	++	+/−	+++	細胞生存の促進
インターフェロンγ	−	+++	+++	エフェクターサイトカイン，活性化時に発現するmRNAおよびタンパク質
グランザイムB	−	+++	+/−	細胞を死滅させる際のエフェクター分子
FasL	−	+++	+	細胞を死滅させる際のエフェクター分子
CD122	+/−	++	++	IL-15およびIL-2受容体の一部
CD25	−	++	−	IL-2受容体の一部
CD127	++	−	+++	IL-7受容体の一部
Ly6C	+	+++	+++	GPIアンカータンパク質
CXCR4	+	+	++	ケモカインCXCL12の受容体，組織への移行の制御
CCR5	+/−	++	一部 +++	ケモカインCCL3，CCL4の受容体，組織への移行の誘導

図11.7 ナイーブT細胞，エフェクターT細胞，記憶T細胞に発現するタンパク質の違い
GPI：グリコシルホスファチジルイノシトール

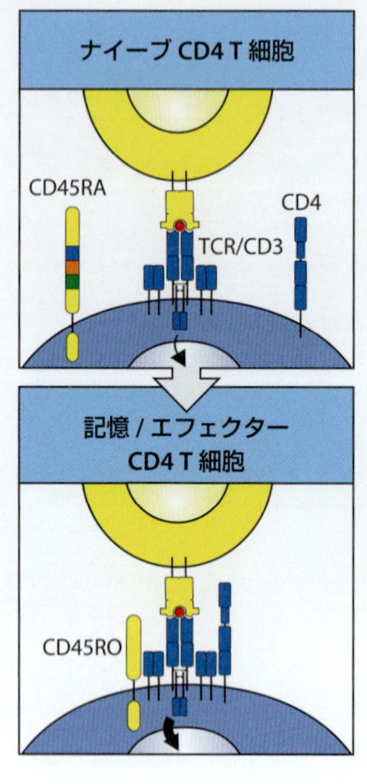

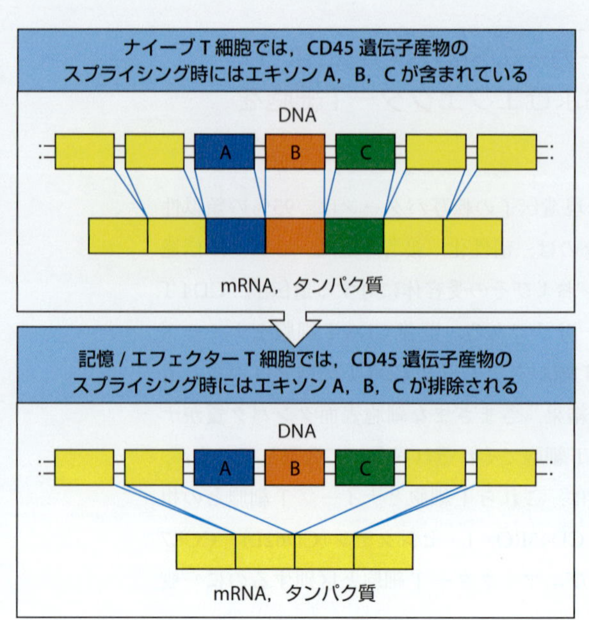

図 11.8　記憶 CD4 T 細胞は，ナイーブ T 細胞とは異なる CD45 アイソフォームを発現し，T 細胞受容体および補助受容体とより強く相互作用する
CD45 は T 細胞活性化に関与する膜貫通型チロシンホスファターゼである．mRNA の差次的スプライシングによって，CD45RA と CD45RO の 2 種類のアイソフォームが産生される．CD45RA は CD45RO よりも大きい細胞外ドメインをもつ．ナイーブ CD4 T 細胞は主に CD45RA を発現し，エフェクター T 細胞は主に CD45RO を発現する一方，記憶 T 細胞は CD45RO のみを発現する（図 11.7 参照）．CD45RO はエキソン A，B，C を欠損しており，T 細胞受容体（TCR）および CD4 補助受容体と強く相互作用できるため，効率の高いシグナル伝達を行える．

に用いられている．IL-7 受容体は記憶 T 細胞の再生と生存に必須であり，これも記憶 T 細胞とエフェクター T 細胞との区別に利用できる．

CD45 は T 細胞受容体および B 細胞受容体からの抗原活性化シグナル伝達に関わるチロシンホスファターゼである．ナイーブ T 細胞および記憶 T 細胞は CD45 mRNA の選択的スプライシングにより CD45 タンパク質の異なるアイソフォームを作る．主にナイーブ T 細胞に発現する CD45RA のアイソフォームは，T 細胞受容体が特異的な抗原を認識しても，T 細胞受容体複合体と十分に相互作用できず，弱いシグナルしか伝達しない．一方，記憶 T 細胞が発現する CD45RO アイソフォームは，CD45RO mRNA から 3 つのエキソンがスプライシングで切り出されているために CD45RA に比べて小さい細胞外ドメインをもっている．記憶 T 細胞の T 細胞受容体が特異的な抗原を認識すると，CD45RO は T 細胞受容体複合体と十分に相互作用し，強いシグナルを伝達する（**図 11.8**）．

健常な成人の生体内には 10^{12} 個の末梢 $\alpha\beta$ 型 T 細胞が存在するが，その半数はナイーブ T 細胞であり，残りの半数は記憶 T 細胞である．T 細胞受容体の配列解析から，ナイーブ T 細胞の集団全体では 2.5×10^7 種類の抗原特異性が備わっている一方，記憶 T 細胞の集団全体では 1.5×10^5 種類の抗原特異性しか備わっていないと推測されている．したがって，T 細胞が特定の病原体に対して免疫記憶を獲得すると，再感染時には，初感染時と比較して平均して 100 倍以上の数の T 細胞クローンが病原体に応答することになる．ナイーブ B 細胞と異なり，ナイーブ T 細胞は二次免疫応答においても活性化されうる．しかし，その寄与はきわめて小さい．

11-10　中枢記憶T細胞とエフェクター記憶T細胞は別々の身体組織で病原体を認識する

記憶 T 細胞の 2 つのサブセットは，**中枢記憶 T 細胞**（central memory T cell：T_{CM}）および**エフェクター記憶 T 細胞**（effector memory T cell：T_{EM}）と定義されている．この 2 つのサブセットは，存在する組織および抗原に応答する組織によって区別される．中枢記憶 T 細胞は L-セレクチン（CD62L）およびケモカイン受容体 CCR7 を発現しているため，

中枢記憶T細胞(T_{CM})	エフェクター記憶T細胞(T_{EM})
L-セレクチン陽性	L-セレクチン陰性
CCR7陽性	CCR7陰性
リンパ器官内を循環	非リンパ組織内を循環
幹細胞様で抗原およびサイトカインにより活性化される	既分化で高濃度のエフェクター分子を有する

図11.9 中枢記憶T細胞とエフェクター記憶T細胞の違い

ナイーブT細胞と同様に二次リンパ組織へ入り，樹状細胞により提示された抗原によって活性化される．活性化の前では，中枢記憶T細胞はごく限られたエフェクター機能しか示さないが，高いIL-2産生能，細胞増殖能，およびエフェクター細胞への分化能と相まって，活性化に対して閾値が低い．

エフェクター記憶T細胞はL-セレクチンおよびCCR7がないので，二次リンパ組織を循環しない．その代わりに，この細胞はCCR6，CCR4，CXCR3，CCR5などの他のケモカイン受容体を発現しており，粘膜組織および炎症組織を含む非リンパ組織に入り込む．エフェクター記憶T細胞は不均一で，一次エフェクター細胞のCD8 T細胞とCD4 T_H1，T_H2，T_H17細胞に相当する．エフェクター記憶T細胞は末梢組織を循環し監視することによって，感染部位で感染に即座に応答できる．この能力は所属リンパ組織で中枢記憶T細胞の活性化を促進し，より多くのエフェクターT細胞の産生を促すが，これはより遅い活性化過程である(図11.9)．

11-11 ウイルス感染では，多数のエフェクターCD8 T細胞から比較的少ない記憶T細胞が生み出される

ウイルス感染に対する一次免疫応答の間，ウイルス特異的なエフェクターCD8 T細胞の大軍が動員される．1つの抗原活性化ナイーブT細胞から最大で5万個もの細胞傷害性T細胞が産生され，ウイルス感染した細胞を全滅させるよう働く．ウイルス除去後，約95%のCD8 T細胞がアポトーシスにより死に至り，残りの5%が記憶CD8 T細胞の集団を構成する．これらの細胞はランダムに選ばれるのではなく，IL-7受容体を発現する細胞である．数のうえでは，記憶CD8 T細胞は一次免疫応答に寄与するナイーブCD8 T細胞の100～1,000倍にのぼり，ウイルスによるどんな感染が将来起こっても圧倒的な武力で対処できる(図11.10)．

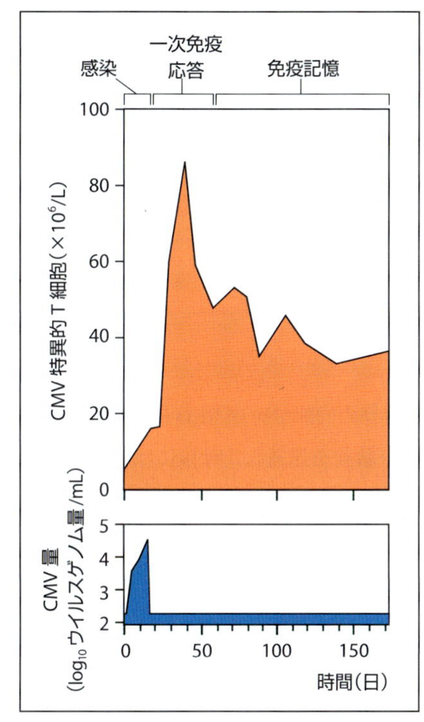

図11.10 ウイルス感染に対する免疫応答が誘導されている間の記憶T細胞の産生
サイトメガロウイルス(CMV)は潜伏性のヘルペスウイルスで，通常は休眠状態にあるが，活性化すると免疫応答によってその活動が抑えられる．ここでは，がんに対する免疫抑制療法後に造血細胞移植を受けたCMV保有患者を例にとって，そのような症状の出現をみていく．図には，造血細胞移植を受けた患者においてウイルスが再活性化した期間を示している．ウイルスが再活性化してウイルス量が増加すると(下図)，血中に存在するウイルス特異的エフェクターCD8 T細胞の数が急速に増える(上図)．その後，ウイルスの増殖が免疫応答によって抑制され，ウイルス量が減少すると，これらのT細胞の数は減少し，長期間生存するウイルス特異的記憶T細胞が生体内に少数維持される状態になる．(データはG. Aubertの厚意による)

11-12 免疫複合体によるナイーブB細胞の抑制は新生児溶血性貧血を防ぐ

免疫複合体によるナイーブB細胞の抑制機構は，**新生児溶血性貧血**(hemolytic anemia of the newborn)を防ぐ目的で実用化されている．この病気は，多型に富む赤血球抗原である**RhD**(rhesus D：リーザスD)に関して，父親が陽性，母親が陰性である家族にみられる．RhD陽性の子供を初めて妊娠すると，その妊娠期間中，胎児の赤血球は胎盤を通過して母体の免疫系を活性化し，抗RhD抗体の産生を誘導する．この一次免疫応答によって産生された抗体は主に低親和性のIgM抗体であり，胎盤を通過することができないため，胎児に悪影響を及ぼすことはほとんどない(図11.11左)．しかし

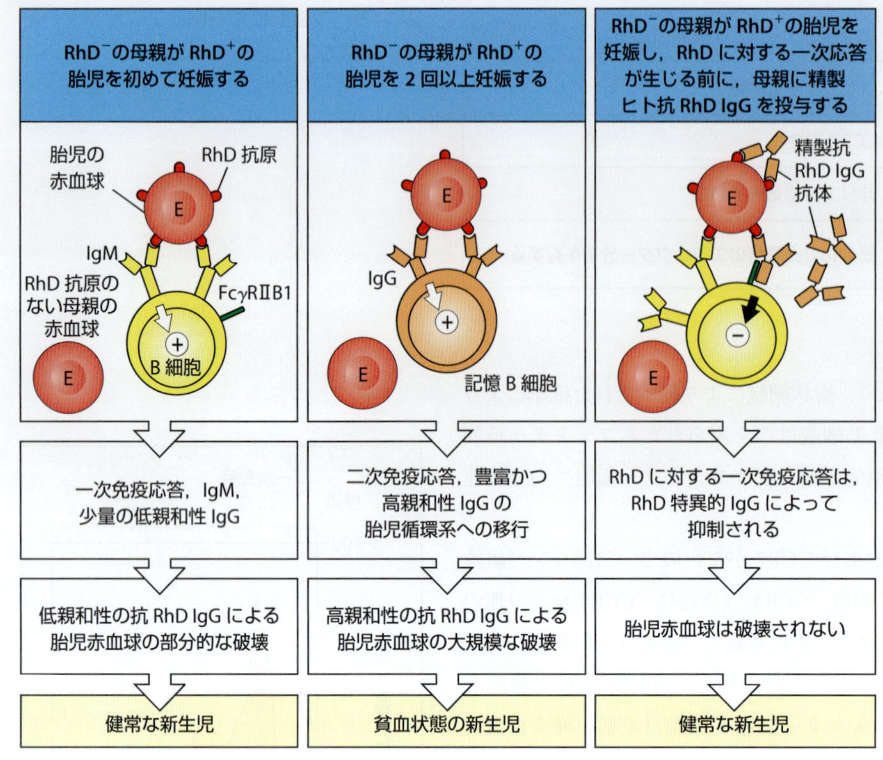

図 11.11 精製抗 RhD IgG 抗体の投与による受動免疫によって，新生児溶血性貧血を防ぐ

約 16％の人が赤血球抗原 RhD を欠いている．RhD 陰性（RhD^-）の母親が RhD 陽性（RhD^+）の胎児を妊娠すると，母体内では胎児の赤血球に曝露されることで RhD 特異抗体が産生され，この抗体が胎児の中を循環することで胎児の赤血球が破壊される．このような妊娠を初めて経験したとき，抗体は一次免疫応答によって産生され，胎児の赤血球はあまり破壊されず，健常な新生児が生まれる（左図）．しかし，2 回目以降の妊娠時には，抗 RhD 抗体が二次免疫応答により産生されて胎児の赤血球は大規模に破壊されてしまい，生まれた新生児は貧血状態に陥る（中央図）．このような状態は，妊娠時に一次免疫応答が引き起こされる前に，母親に精製ヒト抗 RhD IgG 抗体を投与することで抑えることができる．IgG に覆われた胎児赤血球からなる免疫複合体は，RhD 抗原に対する B 細胞の一次免疫応答を抑える（右図）．

2 回目の妊娠で再び RhD 陽性の子供を妊娠すると，その妊娠期間中，胎児の赤血球は再び胎盤を通過し，母体には RhD に対する二次免疫応答が誘導される．これにより大量の抗体が産生され，高親和性の IgG 抗体が Fc 受容体 FcRn を介して胎盤を通過する（p.249 の 9-14 項参照）．この抗体は胎児の赤血球を覆い，オプソニン化された細胞は脾臓のマクロファージによって循環血液系から排除されてしまう．したがって出生後，新生児は重篤な貧血状態となり（図 11.11 中央），その他の合併症が生じてしまう可能性もある．新生児溶血性貧血は，アフリカ系やアジア系の人種（RhD 陰性の人が 1％未満）よりも，白色人種で多く見受けられる（母親の 16％が RhD 陰性で，新生児の 84％が RhD 陽性）．

新生児溶血性貧血を防ぐために，抗 RhD 抗体をもっていない RhD 陰性の妊娠女性に対しては，妊娠 28 週目に RhoGAM と呼ばれる精製ヒト抗 RhD IgG 抗体が投与される．その投与量は，胎盤を介して母体内へと循環する新生児の赤血球すべてに結合して，免疫複合体を形成するのに十分な量である．母体内に循環するすべての RhD 抗原はヒト IgG と複合体を形成するので，母親の RhD 特異的ナイーブ B 細胞の活性化が抑えられる（図 11.11 右）．このようにして母親の免疫系は，RhD 抗原に対する 2 回目の曝露であるかのように，RhD 抗原の初回曝露に反応する．母親は，出産時の外傷によって新生児の血液細胞の曝露をさらに受けるので，新生児が生まれてから 3 日以内に，2 回目の抗 RhD IgG 抗体の投与を受ける．この処置によって，それ以降の妊娠時における新生児溶血性貧血を防いでいる．

抗 RhD 抗体の投与量（300 μg）は，抗体が母体内に循環する新生児の赤血球に結合して，免疫複合体を形成するのに必要な量を上回っているが，投与された抗体が胎盤を介して胎児へと移行し，胎児の赤血球に損傷を与えることはほとんどない．これは，抗 RhD 抗体は母体内を循環している間，RhD 抗原に対する特異性をもたない約 60 g の IgG によって非常に薄く希釈されるからである．

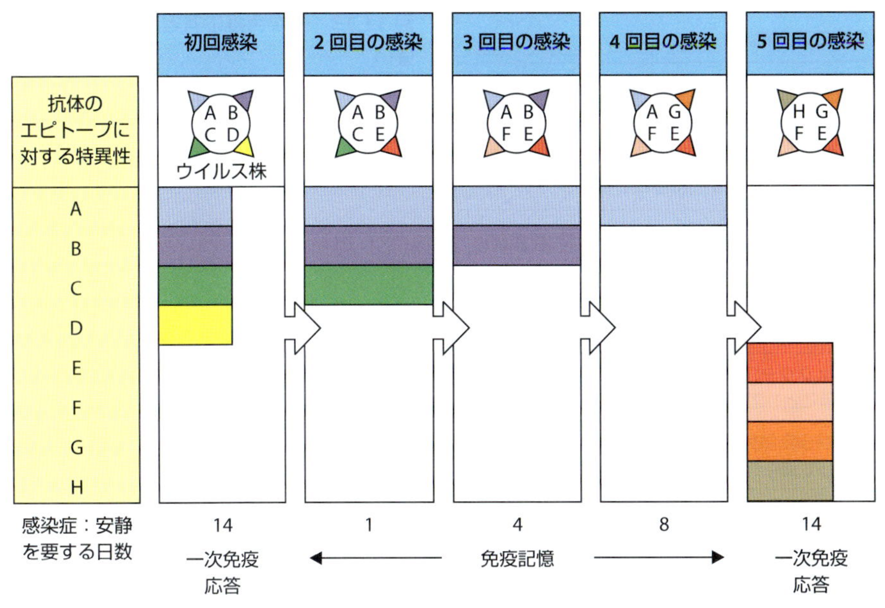

図 11.12 インフルエンザウイルスのように頻繁に変異するウイルスは，免疫記憶を介した免疫応答から徐々に逃れ，それを補完する免疫応答も活性化させない
インフルエンザウイルスに感染した人の感染歴を示す．初感染時には，ある特定の株のインフルエンザウイルスに感染し，ウイルスのエピトープA，B，C，Dに対する抗体の産生が一次免疫応答により誘導される．その後の4回の感染で，初めに感染したウイルスのエピトープを段階的に消失したウイルスに感染し，その一方でウイルスには新たなエピトープE，F，G，Hが現れてくる．それぞれのウイルスに感染するごとにヒトの免疫記憶応答の強さは衰えていくが，初感染時のウイルス株がもっていたすべてのエピトープが消失するまで(5回目の感染時まで)，新たな一次免疫応答によってそれらの衰えを埋め合わせることはできない．5回目の感染時では，免疫記憶応答はまったく惹起されずに発病し，すべての新しいエピトープに対する一次免疫応答が誘導される．

11-13 インフルエンザウイルスに対する免疫応答では，免疫記憶は徐々に衰えていく

病原体に対する二次免疫応答の間にナイーブB細胞の活性化を抑制することは，麻疹ウイルスのように変異が起こらず，抗原の性質が保存されている病原体に対しては都合がよいが，インフルエンザウイルスのように非常に変異が起こりやすい病原体に対しては不都合なことである．毎年，一部の人々の間に備わっている防御免疫から逃れる新たなインフルエンザウイルスの株が出現する．このような変異型の株は，すでに防御免疫を備えた人々がもつ抗体によって認識されるエピトープを1種類以上欠損している．インフルエンザウイルスによる初感染を制圧した後，生体内にはウイルスのキャプシドタンパク質中の複数のエピトープに対する高親和性の抗体が存在する．そしてウイルスは，これらの抗体によって中和される．2回目以降の感染時には，免疫記憶を介した免疫応答によって，そのときに感染した株とそれ以前に感染した株に共通するエピトープを標的とした抗体のみが産生される．変異型のインフルエンザウイルスは毎年現れるため，時が経つにつれ，免疫記憶を介した免疫応答が対応できる共通のエピトープは徐々に少なくなっていく．このような仕組みによって，ウイルスは宿主の防御免疫から徐々に逃れ，重篤な感染症を起こすようになり，宿主の免疫系では，ウイルスにおける変化に応答することができる多くのナイーブB細胞の活性化が抑えられる．原株によって作られたその刻印が破られるのは，原株の中でB細胞エピトープすべてを欠いているインフルエンザウイルス株に感染したときのみである(図 11.12)．そのような株は完全な症状を伴うインフルエンザを起こし，一次B細胞応答を刺激して，エピトープが完全に刷新される．このような，最初に感染したウイルス株が他の株に対する将来的な応答を抑制する現象は，**抗原原罪**(original antigenic sin)といわれる．

■ まとめ

病原体に対する一次免疫応答は第1段階である自然免疫と第2段階である適応免疫からなる．一次免疫応答の成功とは，感染の除去，再感染を防ぐ防御の一時的な強化，その

一次免疫応答と二次免疫応答の違い	
一次免疫応答	二次免疫応答
少数の病原体特異的細胞が最初に応答する	多数の病原体特異的細胞が即座に応答する
病原体特異抗体の産生が遅い	病原体特異抗体がすでに存在する
病原体に対する親和性の高いものと低いものが混在している非クラススイッチ抗体が最初に産生される	抗体はクラススイッチを受けており，病原体に対して高親和性を有する
活性化の閾値が高い	活性化の閾値が低い
エフェクター T 細胞の産生と感染組織への侵入が遅い	エフェクター T 細胞が存在し，即座に感染組織に入ることができる
適応免疫応答が生じるまで自然免疫応答のみが働く	最初から自然免疫応答と適応免疫応答が密接に連携して働く

図 11.13　一次免疫応答と二次免疫応答の違い

病原体に対する長期にわたる免疫記憶の確立という 3 つの目的が達成されたことを意味する．免疫記憶は，同じ病原体に再度感染した場合に一次免疫応答より迅速・強力・効果的に二次免疫応答を引き起こすためのものである．これは多数の要因が互いに相乗作用することによって達せられる(図 11.13)．この免疫記憶は，少量の高親和性病原体特異抗体を生涯にわたって産生し続ける長期生存の記憶形質細胞集団，および長期生存の病原体特異的な記憶 B 細胞集団と記憶 T 細胞集団が担っている．二次免疫応答では，適応免疫のリンパ球とエフェクター機構は感染当初から配備され，兵力は一次免疫応答よりも大きくなっている．二次免疫応答の間中，自然免疫は適応免疫と協力して働くことで，感染を除去するのにかかる時間と，炎症による組織への副次的な損傷の両方が減少する．この二次免疫応答は効率的で有効であるため，病原体による二次感染によって引き起こされる病気は，一次感染から生じるものよりも短く軽症であり，しばしば検出できない．二次免疫応答の過程で，病原体特異的な免疫および記憶がさらに改善されることで，その病原体に将来感染する可能性が減少する．

感染症予防のためのワクチン

本節では，病原体に感染することがないように，また病原体が引き起こす病気にかかることがないように，ヒトに病原体の免疫記憶を与える日常的な医療処置である**ワクチン接種**(vaccination)について考察する．この“奇跡”は，病原体の抗原を含む**ワクチン**(vaccine)と呼ばれる非感染性物質をヒトに免疫することによって達せられる．ワクチン接種の際には通常 2 回以上の免疫感作が与えられる．1 回目の免疫感作は病原体による一次感染を模倣し，ワクチンに対する一次免疫応答を刺激する．2 回目以降の免疫感作はワクチンに対する二次免疫応答を刺激する．ワクチン接種により誘導された免疫記憶のため，将来その病原体にどんなに感染しても，病気が引き起こされる前に迅速に排除される．感染症から個人と集団の両方を保護するために，幼児にワクチン接種をすることが最善である．ワクチン接種により，これまでに何十億人もの人々がさまざまな感染症から守られてきた．ワクチン接種は免疫応答を最もうまく利用したものの一例であり，広く頻繁に行われている．他のどんな医療処置よりも，多くの人命を救ってきたのはワクチン接種であると主張する人もいる．

近代におけるワクチンの歴史は，どのようにしてウシの病気である牛痘由来の材料を天然痘から保護するワクチンとして用いることができるかについて，1796 年に Edward Jenner が発表した報告から始まっている．Jenner の予防法は広く受け入れられたにもかかわらず，19 世紀に入るまで他の感染症に対するワクチンは作られなかった．この間，微生物が単離・培養され，病気を引き起こす原因となることが明らかにされてきた．病原体を不活化し，病気を引き起こす能力を弱める方法が試行錯誤を経て開発され，これらの不活化された微生物がワクチンとして用いられた．ワクチンはついに，西ヨーロッパならびに北アメリカの人々を悩ましてきたほとんどの流行性疾患に対して開発されるに至った．そして 20 世紀半ばにおける抗菌剤の発見とともに，ワクチンと抗菌剤の併用により感染症にまつわる問題は決着するものと思われるようになった．しかしそのような楽観論は，効果的なワクチンを開発することが困難な感染症の存在や，新興感染症，薬剤耐性株の出現により，瞬く間に消えうせた．ところが現在では，組換え DNA 技術の応用および病原体ゲノムの配列決定によって，ワクチン作製へ向けた新しい刺激的な展望が切り開かれている．

11-14 天然痘に対する保護は，より危険性の低い牛痘ウイルスでの免疫感作によって達せられる

医療目的で最初に使用されたワクチンは，天然痘に対するワクチンである．天然痘は，ウイルス負荷の生存者に永久的な瘢痕を残す斑点状皮疹（顔面に広がることが多い）を特徴とするウイルス性疾患であり，主に直接接触によって広まる（p.2 の図 1.1 参照）．初期のワクチンには病原性のある実際の天然痘ウイルスが含まれており，これは天然痘の軽症患者から医師が切り出した乾いた膿疱から作製された．このワクチンは少量を経鼻投与するか，もしくは**人痘接種**（variolation．膿疱もしくは天然痘そのものを意味するラテン語 *variola* を語源とする）と呼ばれる方法で小児を含む健常者の腕に傷をつけて皮内投与された．人痘接種は多くの場合奏効したが，欠点として天然痘を発症することもあり，予防接種された 100 人に 1 人は死亡した．このようなリスクがあるにもかかわらず，18 世紀においては人痘接種による脅威よりも天然痘による脅威のほうがはるかに大きかったために，人痘接種は広く行われた．当時，天然痘は頻繁に流行し，感染者の 4 人に 1 人の命を奪った．例えばロンドンでは，全死亡例の 10 分の 1 以上が天然痘によるものであった．

この状況は 18 世紀末に Jenner によって革新された．Jenner は天然痘ウイルス類縁の牛痘ウイルスを天然痘に対するワクチンとして使用した．牛痘ウイルスは**ワクシニア**（vaccinia）とも呼ばれ，ヒトに対しては非常に軽い感染症しか引き起こさないが，牛痘ウイルスと天然痘ウイルスは共通抗原をもつため，種痘により牛痘のみならず天然痘を効果的に予防することができる（図 11.14）．19 世紀になると人痘接種は Jenner のワクチンに置き換わり，20 世紀にはついに天然痘が根絶されるに至った．“vaccinia”や“vaccination”という言葉は，ラテン語でウシを意味する *vaccus* に由来する．“vaccination”という用語は本来天然痘に対して使用されていたが，現在では防御免疫を人為的に誘導することを指す．

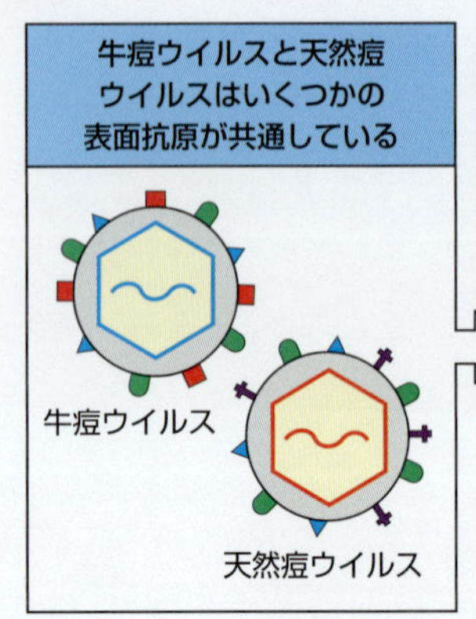

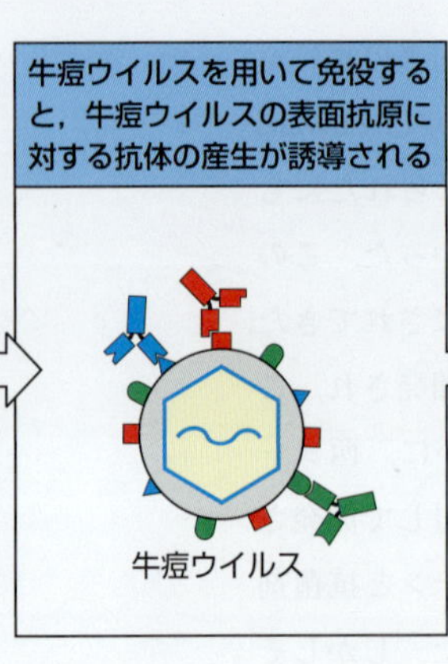

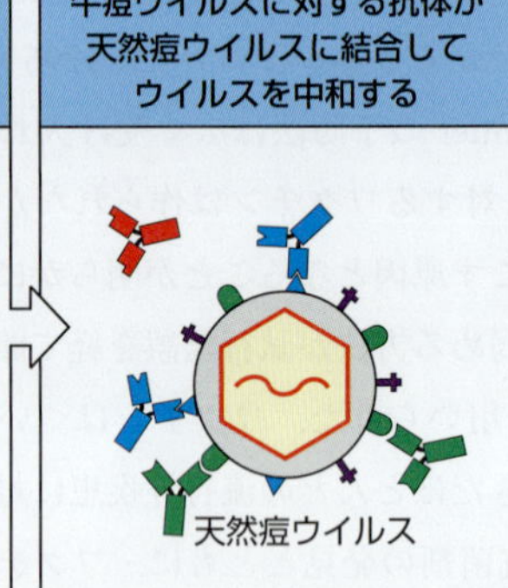

図 11.14　牛痘ウイルスワクチンを接種すると，天然痘ウイルスと共通のエピトープに対する中和抗体の産生が誘導される

天然痘ウイルスと共通している牛痘ウイルスのエピトープによって，T 細胞を介した天然痘に対する防御免疫が誘導される．

11-15　天然痘はワクチン接種によって世界中で根絶された唯一のヒト感染症である

牛痘ウイルスでの免疫感作は長期にわたる免疫を誘導し(図 11.13 参照)，天然痘に対して非常に効果的であると証明され，1979 年に天然痘の根絶に至った．その後，天然痘に対する幼児の予防接種は中止され，米国では天然痘のワクチン接種はもはや推奨されていない(**図 11.15**)．天然痘はワクチン接種によって地球規模で絶滅したこれまでで唯一の流行性感染症で，それは国際的に協調して実行されたプログラムを通じて達せら

現在推奨されている子供のワクチン接種スケジュール(米国)

接種するワクチン	1 か月	2 か月	4 か月	6 か月	12 か月	15 か月	18 か月	4～6 歳	11～12 歳	14～16 歳
ジフテリア–破傷風–百日咳(DTP/DTaP)ワクチン		■	■	■		■	■	■	■	■ *
不活化ポリオワクチン		■	■	■	■	■	■	■		
麻疹–おたふくかぜ–風疹(MMR)ワクチン					■	■		■		
肺炎球菌コンジュゲートワクチン		■	■	■	■	■				
B 型インフルエンザ菌コンジュゲート(HiBC)ワクチン		■	■	■	■	■				
B 型肝炎ウイルスワクチン	■	■	■	■	■	■	■			
水痘(水痘帯状疱疹ウイルス)ワクチン					■	■	■			
ロタウイルスワクチン		■	■	■						
インフルエンザウイルスワクチン				■	■	■	■	■		
C 型髄膜炎菌ワクチン									■	■
ヒトパピローマウイルスワクチン									■	■

図 11.15　米国で推奨されている子供のワクチン接種スケジュール

赤く塗りつぶされた部分(赤枠)は，ワクチン投与を行うべき期間を表している．複数の月にまたがる赤枠はワクチンを接種してもよい期間を表している．DTaP：ジフテリア(diphtheria)，破傷風(tetanus)，無細胞百日咳(acellular pertussis)ワクチン．*破傷風トキソイドとジフテリアトキソイドのみを投与．

れた．天然痘ウイルスのいくつかの生物学的特徴もこの成功に寄与しているが，そのうち3点について考察する．第一に，天然痘ウイルスの進化は遅く，その抗原エピトープは保存されているので，幼児期に獲得した免疫は，その後の人生で感染する天然痘ウイルスに対しても効果的である．第二に，そのワクチンは天然痘ウイルスが感染する組織である皮膚の接種部位に感染を確立する生ウイルスである．したがって，ワクチンによる自然免疫応答および適応免疫応答の刺激は天然痘ウイルス感染によって引き起こされるものを模倣し，天然痘に対する効果的な防御機構をもった記憶細胞を産生する．第三に，天然痘ウイルスはヒトのみに感染し，他にウイルス保有動物が存在しない．いったんヒトの間での伝染連鎖が破綻すると，ウイルスは生存できなくなる．

天然痘のワクチン接種によって，ヒトに感染するが比較的軽症な牛痘およびサル痘のような他のポックスウイルスに対しても防御機能が獲得されるという付加的な効果もあった．定期的な天然痘のワクチン接種がなければ，他のポックスウイルスに対する人間集団の免疫は着実に減弱し始め，牛痘およびサル痘のヒト感染の頻度が着実に増加し始めるだろう．現在では，これらのウイルスはヒトの健康に対して明らかな問題をまったくもたらさないが，より毒性が強くならないか常に監視されている．このようにウイルスが進歩することで，天然痘様ウイルスの“ルネサンス”に至ることが懸念されている．

11-16 ほとんどのウイルスワクチンは死滅化ウイルスあるいは不活化ウイルスから作られている

不運にも，病原性ウイルスに類縁の“無害”なウイルスは自然界にはほとんど存在しないため，Jennerが用いた天然痘ワクチン戦略を多くの病原性ウイルスに当てはめることはできない．ほとんどのウイルスワクチンは病気を引き起こすウイルスを含むが，そのウイルスは重篤な病気を引き起こさないような形態に変化させられている．ワクチンは，ホルマリン化学処理，または熱や放射線などの物理的処理によって複製能を失わせたウイルス粒子から作ることができる．これらは，**死滅化ウイルスワクチン**(killed virus vaccine)あるいは**不活化ウイルスワクチン**(inactivated virus vaccine)と呼ばれる．インフルエンザワクチンや狂犬病ワクチンはこの種のワクチンである．この戦略が有効なのはウイルス核酸が完全かつ確実に不活化されうる場合のみであり，このようなワクチンも，製造過程で大量の病原性ウイルスを増やさなければならないという欠点がある．

また，変異によりヒト細胞での増殖能が低下し，もはやヒトに対して病原性を示さない生きたウイルスからワクチンを作ることができる．このようなワクチンは**弱毒化ウイルスワクチン**(live-attenuated virus vaccine)と呼ばれ，通常死滅化ウイルスワクチンよりも良好な防御免疫を惹起する．これは，弱毒化ウイルスがある程度細胞に感染し複製するというように，本当の感染を模倣するからである．現在ヒトに使用されているウイルスワクチンの多くは弱毒化ワクチンであり，ヒトの病原ウイルスを減弱させるため，別の動物種由来の細胞で培養される．このような培養条件下では，ヒト以外の細胞でよく増殖する変異ウイルスが選択され，結果としてヒト細胞での増殖性が低下する(図**11.16**)．麻疹，おたふくかぜ(流行性耳下腺炎，ムンプスとも呼ばれる)，黄熱などのワクチンは弱毒化ウイルスワクチンである．弱毒化ウイルス株は自然に現れることもある．例えば，ウイルスがヒト集団内を伝播するにつれて変異して多様化し，病原性が弱まることがある．このような弱毒化ウイルスもワクチンの候補になりうる．経口ポリオワクチンの一種であるポリオウイルスワクチン株(セービン2株)は，この種のワクチンである．

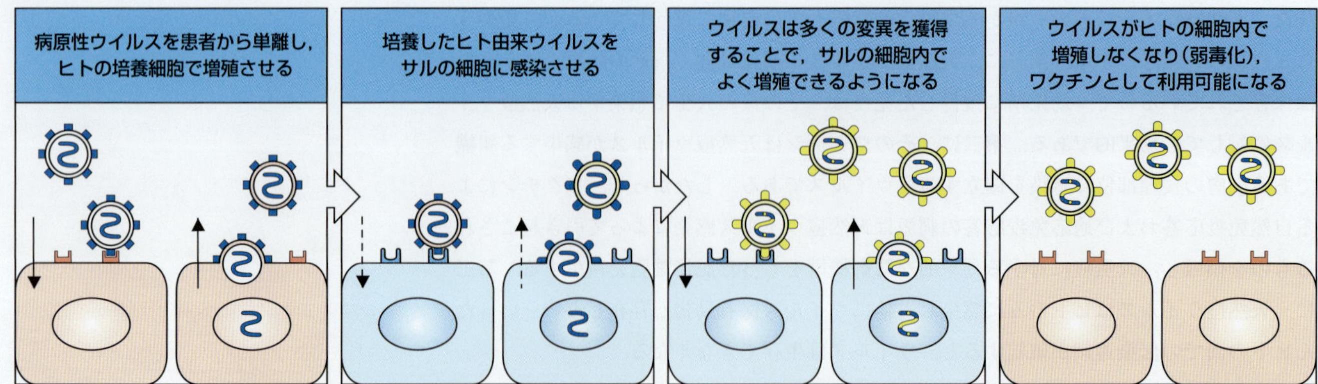

図 11.16 弱毒化ウイルスは，ヒト感染性ウイルスをヒト以外の動物種の細胞で増殖させることで選別される

弱毒化ウイルスを作製するには，まずヒトの培養細胞でウイルスを増殖させて単離する必要がある．この段階でウイルスが弱毒化する場合もあり，風疹ワクチンはこのようにして作製される．しかし一般的に，単離したウイルスは別の種に由来する細胞に完全に適応し，ヒトの細胞内でほとんど増殖しなくなるようになるまで，サルなどの別種細胞内で増殖させる．このような適応は，いくつかの点変異の組み合わせが生じた結果として起こる．弱毒化ウイルスはヒト体内ではあまり増殖しないので，ヒトに投与することによってウイルスに対する免疫は生じるが，感染症を引き起こすことはない．

11-17 不活化ワクチンおよび弱毒化ワクチンはいずれもポリオウイルスから防御する

ポリオウイルス感染のうち病気が引き起こされるのは 1%未満であるが，その感染により多くは子供の患者で小児麻痺あるいは急性灰白髄炎と呼ばれる種々の麻痺が引き起こされ，手足が不自由になったり，最悪の場合死に至る．ポリオは 20 世紀の主な流行性疾患で，米国では特によく起こった．米国での記録されている最悪の流行は 1952 年に起こったものである．天然痘は直接接触によって感染する一方，ポリオウイルスは糞口経路で感染し，公共のプールでの共同水浴と関連して多様な病気の大流行を引き起こす．ウイルスは粘膜表面に感染するので，皮下ワクチンよりも経口ワクチンのほうが優れている．しかし，経口ワクチンを投与する課題の 1 つは，腸上皮に感染する前に腸管で分解されてしまうのを防ぐことである．最初のポリオワクチン（ソークワクチン）は，死滅化ウイルスを利用した皮下ワクチンで 1955 年に承認された．このワクチンは 3 つの異種ポリオウイルスが含まれた三価のワクチンである．1963 年には，類似の三価経口弱毒化ウイルスワクチン（セービンワクチン）が使用され始めた．この三価経口ポリオワクチン（TVOP）は投与が容易で，より良好な防御をもたらすため，死滅化ウイルスワクチンに置き換わった．これら 2 つのワクチンによって米国におけるポリオの発生率は著明に低下し，米国では 1979 年を最後にポリオは記録されていない（図 11.17）．世界ポリオ根絶計画が発表された 1988 年当時には，ポリオは 125 か国で流行し毎年 35 万人の小児に麻痺を引き起こしていた．2000 年までに，ポリオの症例数は 1%にまで減少したが，それ以来さらに減少することはほとんどなくなった．もっともナイジェリア，パキスタン，アフガニスタンを除く世界のすべての国々から流行性ポリオウイルスが撲滅

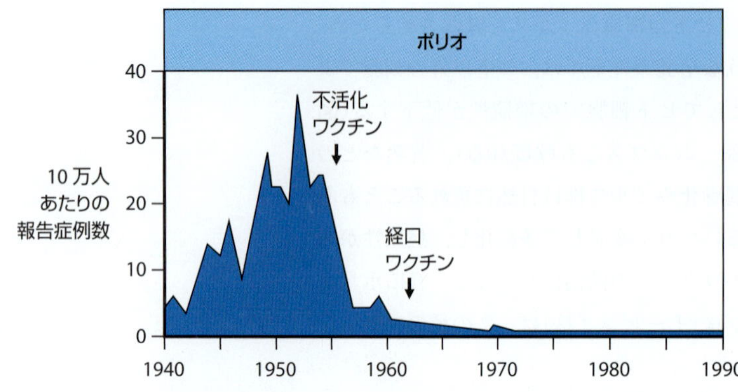

図 11.17 成功した予防接種キャンペーン

米国では実質的にポリオが撲滅されている．矢印が示すのは予防接種キャンペーンが始まったときである．ポリオウイルスは世界的には根絶されておらず，国際旅行者が非常に多いので，流行性疾患の再発生を防ぐためには集団の大部分での免疫獲得（予防接種）が維持されなければならない．

されている．3つの国々ではポリオウイルスが依然として存続し，伝染性が高いので，他の国々の子供は今でもポリオに対してワクチン接種を受けている(図11.15参照)．天然痘のように，ポリオウイルスはヒトにしか感染しないので，もし人類から完全に撲滅されると，“野生”のポリオウイルスは絶滅し，研究施設にのみ存在するものになる．

11-18 ワクチンの接種は偶発的に病気を引き起こすことがある

ソークポリオワクチンが1955年に導入されて間もなく，ワクチン接種を受けた94人およびその家族と友人合わせて166人にポリオの発生があった．この大惨事を受けて，米国では即座に原因調査が行われ，その間の数か月はポリオワクチン接種が中止された．その感染は，1つの製造元が作製した2つのバッチのワクチンによるものであることが突き止められた．そのワクチンには，適切に不活化されていない病原性ウイルスが含まれていた．このようにして，ワクチンは94人を病原性ポリオウイルスに感染させてしまい，ワクチン接種を受けていない他の70人以上にも病気をうつしてしまった．

セービンワクチンは，その導入後の広範囲にわたる使用の結果，ワクチン接種を受けた100万人に3人の割合でポリオと麻痺を惹起することがわかった．これらの感染はすべて，三価経口ポリオワクチンを構成する3つの弱毒化ポリオワクチン株のうちの1つであるセービン3株によって引き起こされている．3つの株すべてが，自然に存在する範囲のポリオウイルスの異型に対して十分な防御を与えるのに必要である．ただ数だけを考慮すると，ワクチンの中にセービン3株を含めることで，ワクチンが引き起こすよりはるかに多くの病気の発症を防ぐことができる．弱毒化ウイルスセービン3株のゲノムは天然の病原性株のポリオウイルスと10塩基だけ異なるが，これらの位置のたった1か所に復帰変異があっただけでも，セービン3株が元の状態に戻るのに十分であり，病原性となる．ワクチンの製造中にウイルスゲノムにそのような突然変異が起こった場合は，品質管理の際に見つけられ除去されるが，ワクチン接種の後に起こった場合，ワクチン接種を受けた人々の中でウイルスが複製することがある．

ポリオウイルスが撲滅され，病気がワクチン接種によってのみ引き起こされる国々では，病気よりもワクチン接種への恐れのほうが大きくなる．このため，ポリオワクチンを改善するよう相当な社会的圧力がかけられ，子供にワクチン接種を受けさせるのを拒絶する親や社会もある．セービン3株への曝露を減らす1つの方法は，最初の免疫感作に不活化ポリオワクチンを使用し，2回目以降の免疫感作に三価経口ポリオワクチンを使用することである．この方法では，一次免疫では感染に至らず，一次免疫応答で作られたセービン3株特異的な抗体が，それ以降の免疫感作においてセービン3株のいかなる復帰変異株による感染も防ぐ．復帰変異の可能性があるため，現在米国では，三価経口ポリオワクチンの接種は通常推奨されておらず，不活化ポリオワクチンが推奨されている(図11.15参照)．

ワクチン株により引き起こされたポリオの最大の流行の1つは，2007年に北ナイジェリアで起こった．2年間で69人の子供がワクチン接種により麻痺になった．ポリオが依然として流行している3つの国々では，このような出来事によって大衆は恐怖し，ワクチン接種に対して，またワクチンを管理している人々に対して不信感が募った．その状況に付け込み，政治過激派が2013年の間にパキスタンやナイジェリアで約30人のポリオ関連労働者を射殺した．1999年以来シリアではポリオの発生がなかったが，内戦によって引き起こされた社会的混乱によってワクチンの接種率は低下し，2013年には2歳未満の小児の10人がポリオを発症した．このように不安定な環境では，ウイルスが蔓延しやすく，近いうちにポリオが地球規模で撲滅される可能性を低くしている．

11-19 サブユニットワクチンは病原体のうち最大の抗原成分から作られる

B型肝炎ウイルス（hepatitis B virus：HBV）に対する免疫応答では，HBV表面抗原と呼ばれるウイルス表面タンパク質に対する中和抗体が作られる．HBVに感染した患者の肝細胞は，その表面タンパク質を微粒子の形で血中に分泌している．最初の抗B型肝炎ワクチンは，HBV感染者の血漿から精製された表面タンパク質を含有していた．この種のワクチンは，ウイルスの1つの成分もしくはサブユニットが用いられることから，**サブユニットワクチン**（subunit vaccine）と呼ばれる．抗原粒子を精製する際の最大の懸念は，HBVの感染粒子が完全に除去されているかということである．もし除去されなかったら，ワクチン接種によって人々を病気から守るという本来の目的を果たせずに，逆に人々がウイルスに感染し病気になる可能性もある．

この懸念が払拭され，生命を脅かす肝疾患に対するワクチンの有効性が証明されたことによって，HBVサブユニットワクチンは組換えDNA技術を用いて製造された最初のワクチンとなるに至った．この技術を用いてウイルス粒子が含まれないようにワクチンを製造することで，その粒子とのどんな接触も回避できるようになった．HBV表面抗原をコードする遺伝子はパン酵母のゲノムに挿入された．組換え酵母は次に大量培養で増殖され，その培養から表面タンパク質が大量に精製された．このワクチンは1986年に導入され，ワクチン接種を受けた約85%の人々にHBV感染に対する防御免疫を与えている．

11-20 ロタウイルスワクチンの発明に少なくとも30年の研究開発を要した

ロタウイルスは1973年に発見され，幼児期の重篤な下痢症の主な原因である．ほとんどすべての小児はロタウイルスに曝され，これが引き起こす病気により世界で毎年200万人以上の通院患者と61万人の死者が出る（**図11.18**）．ワクチン作製はロタウイルス発見の直後から始まり，30年以上経った今，効果的で許容できるワクチンが2つ存在する．開発途上で期待されたワクチンはあったものの，あまりに効果が弱いか，もしくは許容できない副作用があると判断された．

ロタウイルスのゲノムは11個の二本鎖RNA分子からなる．VP4とVP7はコートタンパク質で，中和抗体の主要な標的である．ロタウイルスは頻繁に変異を起こし，VP4とVP7は可変タンパク質でウイルスの血清型を変換する．これらの血清型は11本のゲノム分節の再集合によってさらに多様化される．自然発生したロタウイルス変異株は42種類存在するが，そのうち5つの株で本感染症の90%が説明される．2つのロタウイルスワクチンは，これらの株の共通抗原を標的としている．ロタリックス（Rotarix）と呼ばれるワクチンは，一般的な変異タンパク質VP4とVP7をもつ弱毒化ヒトウイルスからなる．ロタテック（RotaTeq）と呼ばれるワクチンは，Jennerの伝統的手法に基づき，ヒトには病気を起こさない5つのウシロタウイルス株から調製されており，それぞれ異なるヒトVP4とVP7糖タンパク質を遺伝子工学的に発現させている（**図11.19**）．これらのワクチンは重症型ロタウイルス下痢症を85～98%防御する．経口ポリオウイ

ロタウイルス感染症による小児の年間死亡者数	
国	年間死亡者数（2008年）
インド	99,000
ナイジェリア	41,000
パキスタン	39,000
コンゴ民主共和国	33,000
エチオピア	28,000
アフガニスタン	25,000
ウガンダ	11,000
バングラデシュ	10,000
インドネシア	10,000
アンゴラ	9,000

図11.18　感染率が最も高い上位10か国でのロタウイルス感染症による死亡者数
出典：2008年における5歳以下の小児のロタウイルスによる推計死亡者数（世界保健機関，2013年）．

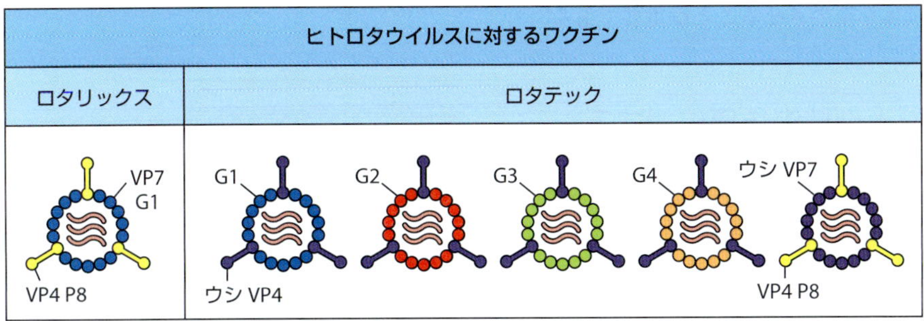

図 11.19 2つの効果的なロタウイルスワクチン
ロタリックス(左図)は弱毒化ヒトロタウイルスワクチンであり，糖タンパク質 VP4 および VP7 のそれぞれ一般的な変異タンパク質 P8 および G1 をもつ．ロタテックはヒトには病原性のないウシロタウイルスに基づくワクチンである．5つのウイルス株からなり，そのうち4つは異なるヒト VP7 変異タンパク質(G1 ～ G4)とウシ VP4 を発現し，もう1つはウシ VP7 タンパク質とヒト VP4 変異タンパク質(P8)を発現している．ウシ成分は紫色で示す．

ルスワクチンのように，これらは洗練されたバイオテクノロジー技術を用いることなく単純な細胞培養により作製することができ，ロタウイルス感染症による致死率が最も高い貧困国(図 11.18 参照)にも容易に技術移転できる．

11-21 細菌ワクチンは菌体や分泌毒素，莢膜多糖から調製される

細菌感染に対するワクチンは，先に述べたウイルスワクチンと同様のアプローチで開発が進められてきた．しかし，多くの研究や開発がなされたにもかかわらず，弱毒化細菌ワクチンの種類は少ない．最初に製造され，最も広く使用されているのは結核ワクチンである．ワクチンで使用されているカルメット・ゲラン桿菌(Bacillus Calmette-Guérin：BCG)株は結核菌 *Mycobacterium tuberculosis* のウシ株に由来しており，健常者に対しては病原性はない．BCG ワクチンの効果には集団間で差があり，ヨーロッパのいくつかの国々では子供に接種されているが，米国では使われていない[1]．さらに近年，*Salmonella* に対する弱毒化ワクチンがヒトの臨床ならびに畜産の分野に導入されている．腸チフスを引き起こす *Salmonella typhi* の弱毒化ワクチンは，変異を誘発させて病原性に必須なリポ多糖を欠損した株を選択することにより作製された．このワクチン株では，リポ多糖の合成に必要な酵素が欠損している．

1)訳注：日本においても，過去に結核予防ワクチンとして使われていたが，現在は生後6か月未満の乳幼児以外には使用されていない．

いくつかの細菌感染症は，細菌から分泌されるタンパク質毒素によって引き起こされる．これらの中で最も重要な2つは，ジフテリア菌 *Corynebacterium diphtheriae* の**ジフテリア毒素**(diphtheria toxin)によって引き起こされるジフテリアと破傷風菌 *Clostridium tetani* の**破傷風毒素**(tetanus toxin)によって引き起こされる破傷風である．これらの病気にかかるのを回避するためには，毒素に不可逆的に結合し，その毒素活性を抑制する高親和性の中和抗体を投与する必要がある．そのような抗体が存在すれば，ヒト細胞の動態に影響を及ぼして病気を引き起こす前に，毒素分子を速やかに中和することができる(p.252 の 9-16 項参照)．これらのワクチンは毒素を精製後，ホルマリン処理などにより失活させて作製する．**トキソイド**(toxoid)と呼ばれるこの失活タンパク質は，病気予防に働く抗原性を十分保持している[2]．このようなジフテリアや破傷風ワクチンは，ウイルスのサブユニットワクチンに相当する．

2)訳注：トキソイドを主成分とするワクチンをトキソイドワクチン(toxoid vaccine)という．

多くの病原性細菌は，細菌の種や株に特異的な抗原性を有する莢膜多糖をもつ．肺炎レンサ球菌 *Streptococcus pneumoniae*，*Salmonella* 属，髄膜炎菌 *Neisseria meningitidis*，インフルエンザ菌 *Haemophilus influenzae*，大腸菌 *Escherichia coli*，肺炎桿菌 *Klebsiella pneumoniae*，*Bacteroides fragilis* などの莢膜保有細菌の莢膜は，その病原性と抗原性を決める．特に，莢膜は第二経路を介した補体結合を阻止する．莢膜に抗体が結合する場合にのみ補体が結合し，細菌が殺傷される．つまり，このような細菌に対するワクチン

接種においては，莢膜に結合する補体結合性抗体を産生させることが重要である．

11-22 コンジュゲートワクチンにより糖鎖抗原に対する高親和性抗体を作ることができるようになる

1990年代，高毒性型のC型髄膜炎菌によって引き起こされる髄膜炎の流行がヨーロッパおよび北アメリカで起こった．この細菌は何の有害な影響もなくほとんどの人の体内に住み着いているが，一部の人では血液および脳に侵入して，臓器および組織への恒久的な損傷を残し，ときには致死的となりうる．この髄膜炎は主に約2歳の幼児および15～19歳の青少年に現れる．この感染を防御するために，莢膜の外表面上の多糖に結合し，補体媒介性の殺菌を誘発する高親和性IgG抗体が利用されている．その流行時には，既存のワクチンは精製された細菌多糖から製造されたが，T細胞非依存性の弱いB細胞応答しか刺激せず，低親和性IgM抗体が産生されるだけで，記憶B細胞がまったく生じなかったため，幼児を守るほどの効果がなかった(p.232の9-3項参照)．

この多糖体ワクチンの根本的な問題は，MHCクラスII分子がナイーブCD4 T細胞に提示するペプチドエピトープの源をまったく含んでいないために，CD4 T_{FH}細胞を刺激できないことである．免疫学的原理として，高親和性IgG抗体を産生するためにはB細胞とT細胞の両方により認識される免疫抗原が必要であり(p.224の8-19項参照)，このことからB細胞およびT細胞が認識し結合する異なるエピトープをもった**コンジュゲートワクチン**(conjugate vaccine)の発明に至った(図11.20)．効果的な髄膜炎菌ワクチンは，細菌多糖を破傷風トキソイドまたはジフテリアトキソイドのどちらかに結合させることによって作られた．これらの不活性型の毒性細菌タンパク質は破傷風ワクチンおよびジフテリアワクチンにおいてすでに使用されていて，IgGによる強力な中和を刺激することで知られていた．免疫感作時に，樹状細胞がワクチンを処理しトキソイド由来のペプチドをナイーブCD4 T細胞に提示すると，ナイーブCD4 T細胞は活性化してT_{FH}細胞に分化する．細菌多糖のエピトープに特異的なナイーブB細胞はその複合体を原型を保ったまま取り込み，トキソイドを処理した後，そのペプチド抗原をトキソイド特異的な活性化T_{FH}細胞に提示する．この相互作用はB細胞の活性化を誘導し，胚中心反応，細菌多糖に対する高親和性IgG中和抗体の産生，免疫記憶の確立に至る(図11.20参照)．このコンジュゲートワクチン接種が英国で始まった年(1998～1999年)には，411人が高毒性型のC型髄膜炎菌感染症と診断され，10歳以下の小児の32人が死亡した．ワクチン接種プログラムの9年目(2007～2008年)では，この感染症と診断さ

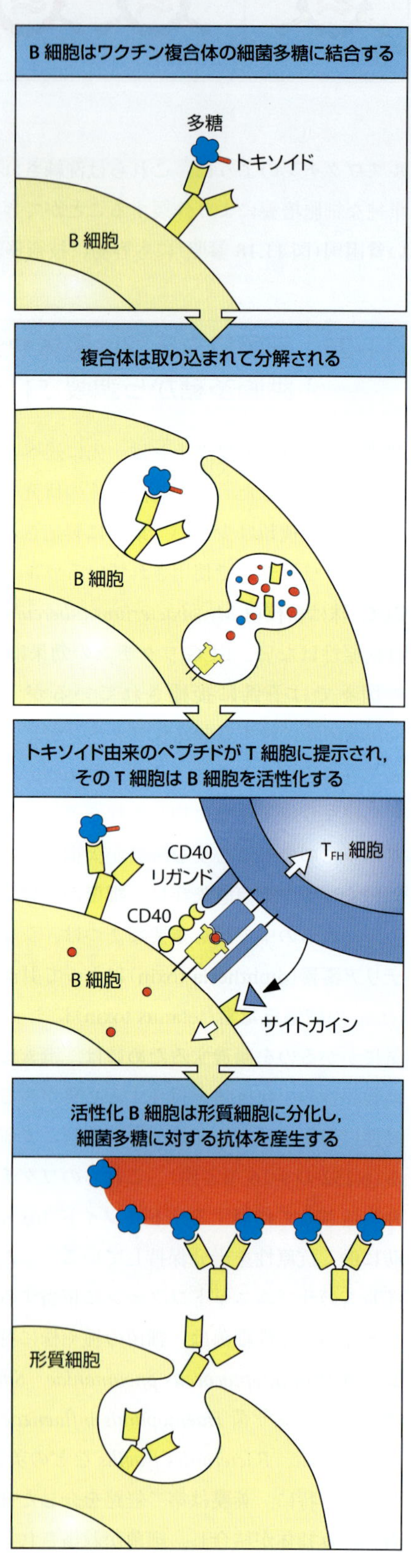

図11.20　B細胞とT細胞の両方に認識される分子複合体は効果的なワクチンになる

上から1番目の図：ナイーブB細胞表面上の免疫グロブリンが，タンパク質である破傷風トキソイド(赤色)と結合したインフルエンザ菌の多糖(青色)から構成されるワクチン上の糖鎖エピトープに結合している．2番目の図：この複合体は受容体介在性エンドサイトーシスによって取り込まれ，エンドソームおよびリソソームで分解される．複合体の破傷風トキソイド部分の分解から生じたペプチドはMHCクラスII分子に結合し，B細胞表面上に提示される．3番目の図：T_{FH}細胞の受容体がペプチド-MHC複合体を認識している．4番目の図：T_{FH}細胞はサイトカインを分泌してそのB細胞を活性化し，インフルエンザ菌の多糖に対して防御機能をもつ抗体を産生する形質細胞へと分化させる．

れたのは4人しかおらず，死亡例はまったくなかった．インフルエンザ菌および肺炎レンサ球菌といった他の病原性莢膜保有細菌に対するコンジュゲートワクチンでも同様の成功が得られた．

11-23 ワクチンにアジュバントを加えると，ワクチンが活性化され抗原に対する応答が高まる

不活化ウイルスや弱毒化ウイルスを含有するワクチンは，病原体に対する自然免疫応答および適応免疫応答を刺激することができ，そのいずれもが記憶細胞の十分な蓄積に必要である．1つまたは少数の精製タンパク質から構成されるサブユニットワクチンやコンジュゲートワクチンは，微生物病原体に特有の高分子を認識するToll様受容体や自然免疫の他の受容体(p.49の3-2項参照)によってそのワクチンが検知されないため，自然免疫応答を活性化しない．これらのワクチンが自然免疫応答を誘発しワクチン接種部位で炎症状態を確立するには，**アジュバント**〔adjuvant．"助け人(helper)"を意味する〕と呼ばれるもう1つの構成要素が必要である．炎症はワクチン中の抗原に対する適応免疫応答を開始するのに必要である．

DTPワクチンは広く投与されているワクチンで，ジフテリア(diphtheria)，破傷風(tetanus)，百日咳菌 *Bordetella pertussis* によって引き起こされる百日咳の3つの細菌性疾患に対する防御を与える(図11.15参照)．ワクチンの構成要素はジフテリアトキソイド，破傷風トキソイド，および不活化百日咳菌である．DTPは，2種以上の病原微生物または病気に対する防御を与える**混合ワクチン**(combination vaccine)の代表例である．ワクチンにおける細菌は2つの機能をもつ．1つは自然免疫応答を誘発するアジュバントとして，もう1つは百日咳菌に対する特異的な適応免疫応答を刺激する抗原としての機能である．細菌によって惹起される炎症環境では，ジフテリアトキソイドおよび破傷風トキソイドに対しても強力な適応免疫応答が誘発される．

動物実験によりさまざまな強力なアジュバントが同定されたが，そのいずれもヒト用ワクチンに使用されていないのはその毒性のためである．1924年に，水酸化アルミニウムの一種であるアラムがヒト用ワクチンでの使用を承認されたが，73年間それが唯一の選択肢だった．アラムは安全だが，抗原としてジフテリアトキソイドおよび破傷風トキソイドを含み，アジュバントとしてアラムを含むワクチンのこれまでの実績が示すように，強力なアジュバントではない．このDTワクチンはDTPワクチンより防御機能が有意に低かった．アジュバントの研究開発における新時代は，1997年に承認された水中油型アジュバントMF59から始まり，アジュバントが自然免疫応答を活性化させる機序についての知識によって主導された．1997年以来，さらに3つのアジュバントがヒト用ワクチンでの使用に承認を得ており，またいくつか新たなものが開発中である(図11.21)．根本的な戦略は，Toll様受容体によって認識される微生物成分を，アジュバントの活性成分，あるいはその活性を模倣する低分子として使用することである．

11-24 ヒト病原体のゲノム配列情報は新しいワクチン創製への道を切り開く

ワクチン開発のための初期の科学戦略は3段階から構成された．第一は病原微生物を分離および同定すること，第二は免疫原性を保存しながら病原体の毒性を不活化すること，そして第三はヒト被験者と同様のことを行う準備として不活化病原体を実験動物に投与

アジュバント				
承認された年	名前	種類	内容物	ワクチンの対象
1924	アラム	無機塩	水酸化あるいはリン酸アルミニウム	多数の感染疾患
1997	MF59	水中油型乳剤	スクアレン，ポリソルベート 80，トリオレイン酸ソルビタン	インフルエンザウイルス
2000	ビロソーム	リポソーム	脂質，赤血球凝集素	インフルエンザウイルス，A 型肝炎
2005	AS04	アラム吸収型 TLR4 アゴニスト	水酸化アルミニウム，一リン酸化脂質 A	B 型肝炎，ヒト乳頭腫
2009	AS03	水中油型乳剤	スクアレン，ポリソルベート 80，α-トコフェロール	インフルエンザウイルス
開発中	CpG 7909	TLR9 アゴニスト	CpG ヌクレオチド	
	イミダゾキノリン	TLR7 および TLR8 アゴニスト	小分子	
	ポリイノシン・ポリシチジン	TLR3 アゴニスト	二本鎖 RNA アナログ	
	Pam3Cys	TLR2 アゴニスト	リポペプチド	
	フラジェリン	TLR5 アゴニスト	抗原に結合した細菌性タンパク質	

図 11.21 ヒトワクチンへの使用が承認されたアジュバント

することである．“分離，不活化，投与”というこれらの三原則は Louis Pasteur によって初めて提起され，今日一般に使用されているワクチンのほとんどが 1885 ～ 1950 年の間に発見されるに至った．それ以降，ワクチン開発へのこの経験的方法はより成果が少ないということが示され，ここ 40 年間で，ワクチン開発のための新しい戦略が現れた．その方法は合理的設計を用いるものであり，免疫系が病原体に応答する機序や病原体を記憶する機序についての知識が増えてきたのと相まって，組換え DNA 技術，ゲノム配列決定，巨大分子の構造決定といった技術進歩によって可能となってきた．

ヒト病原体ゲノムの配列決定により，病原体の生理および毒性に関する以前の研究においてこれまで見つかっていない多くの遺伝子が発見された．タンパク質をコードする配列は，細胞局在，機能，防御抗体の標的となる可能性への手掛かりになる．そのよい例は B 型髄膜炎菌で，2000 年に，以前は未知であった 29 遺伝子がこの細菌の配列決定されたゲノムにおいて同定され，これらは防御抗体反応の抗原性標的をコードする可能性があった．そして，その解析により 3 つの優れた抗原が同定され，組み合わせて Bexsero ワクチンという B 型髄膜炎菌に対するワクチンが作られた．このワクチンは 2013 年にヨーロッパで使用が承認された．3 つの抗原タンパク質，つまり，ナイセリアヘパリン結合タンパク質（neisserial heparin-binding protein），髄膜炎菌付着因子 A（*N. meningitidis* adhesion A：Nad A），H 因子結合タンパク質（factor H-binding protein：fHbp）のすべてが細菌の毒性を増加させる働きをする．ここでは，細菌表面に発現するリポタンパク質である fHbp について考察する．その名前が示すように，fHbp は補体活性化第二経路の阻害物質である H 因子に結合する（p.34 の 2-5 項参照）．細菌の外表面をこの阻害物質で覆うことによって，細菌は自身の表面で補体活性化を妨げ，ひいて

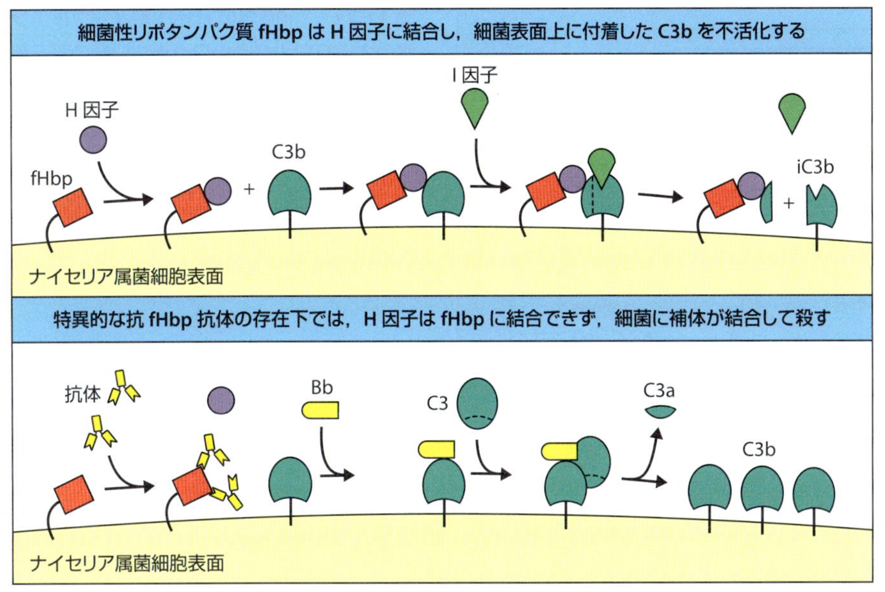

図 11.22　ナイセリア H 因子結合タンパク質(fHbp)をもつワクチンの接種は感染の定着を妨げる
上図：ナイセリア属菌が fHbp を用いて自身の表面上での補体結合を回避する機序を示す．fHbp は，H 因子に結合しそれを利用して細菌表面上に付着したどんな C3b も不活化する細胞表面リポタンパク質である．この不活化には，C3b を切断し iC3b を生み出す I 因子が関与する．これにより膜侵襲複合体の形成およびナイセリア属菌の溶解が妨げられる．下図：fHbp をもつ Bexsero ワクチンによって免疫感作することで，この回避に対抗できる．ワクチン接種によって産生される fHbp に対する高親和性 IgG 抗体は，fHbp 上の H 因子の結合部位を塞ぎ，第二経路による補体活性化が妨害されないようにする．抗 fHbp IgG 抗体でその細菌を覆うことは古典経路の活性化も引き起こす(図示せず)．

は補体最終成分による溶解を回避する(**図 11.22**)．細菌の表面をヒトタンパク質で覆うことによって，細菌は自身の莢膜抗原に対して抗体反応が生じるのも妨げる．ヒトと髄膜炎菌の共進化に対する目を見張るような証拠は，ヒト fHbp はラット H 因子にもマウス H 因子にも結合しないということである．Bexsero ワクチンの発明および開発により，病原体の生理および病原体によるヒト免疫機構の利用に関する新しい知識が得られた．対照的に，従来のワクチン開発方法は病原体生理に関する既存の知識に基づくものであった．この相違のため，現代の方法は**逆ワクチン学**(reverse vaccinology)と呼ばれている．

11-25　インフルエンザウイルスは常に変化しているため，毎年新しいワクチンが必要である

インフルエンザウイルスは RNA ウイルスなので，そのゲノム複製はポリオウイルスや麻疹ウイルスのような DNA ウイルスの複製よりエラーが発生しやすい．そのエラーによってインフルエンザウイルスには多様な変異が発生するため，ヒト免疫を回避することができる．結果として，新しいウイルス株が毎年ヒト集団に広がる．そのため，インフルエンザウイルス感染の免疫記憶は迅速に低下し，その効果はほんの数年間しか続かない(11-13 項参照)．中和抗体の主な標的は表面糖タンパク質である赤血球凝集素とノイラミニダーゼであり，これらはウイルスが気道上皮の細胞に結合し，その細胞を感染させるために使われる．優れた中和抗体はウイルス感染を阻止し，ウイルス複製を妨げ，そしてウイルス粒子を貪食の標的にする．毎冬，新しく出現するウイルス株は，赤血球凝集素かノイラミニダーゼあるいはそのいずれもが前年株由来の配列と異なる．これらの相違のため，毎年数億例のインフルエンザウイルス感染症が発生し，特に子供や高齢者で重篤となって，約 25,000 人が死に至る．インフルエンザウイルスの変化に対抗するため，世界保健機関(WHO)は毎年の流行株を同定しワクチン製造業者に送るプログラムを導入している．そして，(所属する大部分の人々が若年か高齢かのどちらかである)スタンフォード大学を含むいくつかの大学では，希望するすべての学生・教員・雇用者に大学側が積極的に年 1 回の“インフルエンザ予防接種”を施している．この方法に

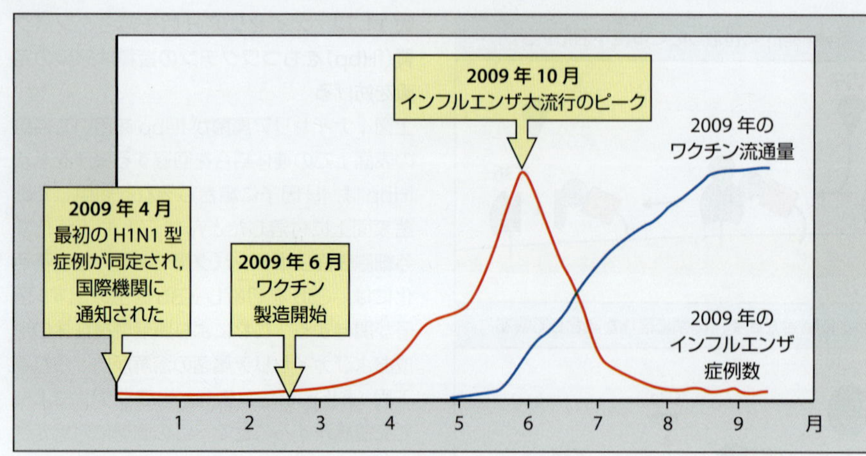

図 11.23　2009 年の H1N1 型インフルエンザの大流行およびそのワクチン開発の時系列　赤線は米国でのインフルエンザ症例数の増減を示す．青線はその特異株に対して利用可能なワクチンの本数を示す．〔データは D. Jordan（アメリカ疾病予防管理センター）の厚意による〕

よりインフルエンザウイルスに対する大学の集団的な免疫記憶は毎年刷新される．

WHO プログラムの有効性はタイミング次第であり，インフルエンザウイルスが病気および死を引き起こすに至る前に人々にワクチン接種をすることが目標である．これには流行株の早期発見およびワクチンの効率的な製造と流通が必要である．2009 年 3 月に，異常に重篤なインフルエンザ様の病気の症例がメキシコで現れ始めた．4 月までにその原因が新型の H1N1 型インフルエンザウイルスであることが突き止められ，国際機関が通知を受けた．米国での最初の症例は 4 月 15 日に確認された．このウイルスの赤血球凝集素およびノイラミニダーゼは特に通常と異なっていることがわかり，非常に深刻なインフルエンザの大流行が起こるだろうとほとんど警告に等しい懸念が生じた．6 月 7 日にワクチンの製造が始まり，同時にインフルエンザの流行が本格化し始めた．不運にも，ワクチンが一般的に利用可能となる前の 2009 年 10 月に（米国において）その流行がピークに達した（図 11.23）．幸いにも，後で判明したことだが，H1N1 型ウイルスは感染した人々のほとんどにおいて重篤な症状も死も引き起こさなかった．しかし，全世界の死亡者数は数十万人にも及んだと推定されている．これらの出来事によりインフルエンザワクチン製造の現行制度では限界があることが露呈され，代替手段を模索するよう促された．

4 年後，この問題への大胆かつ革新的な優れた解決策の実行可能性が報告された．この解決策では，ウイルスの潜在的な流行株が同定されそのゲノム配列が決定されると即座にその配列を電子的に製造業者に送り，組換え DNA 技術を用いて 1 日以内にそのウイルスを合成することが提案された．次にその合成ウイルスを，ウイルス感染細胞を大量に培養することによって増やし，培養液から精製・不活化して品質管理を受ける．これによりウイルスを製造業者に送る前に複製する必要性がなくなる．また，インフルエンザに非常に感染しやすく経済的に重要な鳥類の卵でウイルスを増殖させるという従来の方法も省略できる．アジュバントを加えることでワクチンの供給が効果的に増加し，1 回の投与に必要な不活化ウイルスの量が少なくなる．これらの変更により，新しいウイルスの発見後数か月ではなく数週間で，かつどんな流行も本格化するよりずっと以前に，ワクチンが利用可能となる．この提案は技術的問題を解決するものであるが，1950 年代に整備され，2009 年のインフルエンザワクチンの製造における遅延理由の大部分を占めた作製手順および品質管理の方法を変更するよう規制機関に促すことが，最も厄介な課題であると思われる．

11-26 感染症の発生率によって，ワクチンの需要と供給は変化する

18 世紀のヨーロッパでは，天然痘による高い死亡率と生涯残る顔面瘢痕のことを考えて，危険を冒しても人痘接種を受ける人々がいた．その後，それでも天然痘が人々にとって脅威であった間は，牛痘ワクチンがもたらす副作用は人々に甘受された．子供のときに天然痘を経験した人による記録が物語っているように，天然痘に対する脅威は持続した．20 世紀末になると天然痘は撲滅され，ワクチン接種は行われなくなった．天然痘のワクチン接種は，接種自体にも終止符を打つほどの大きな成果をもたらした予防策の一例であった．

ワクチンの安全性に対する懸念によって，1970 年代の百日咳のように感染症が再び流行することもある．20 世紀初頭の米国では，20 人に 1 人の子供が百日咳の犠牲となった．そこで，百日咳菌の死菌体を含む DTP ワクチンが 1940 年代に導入され，生後 3 か月の乳児に投与された．このようなワクチン接種により，百日咳の年間発生率は 100 万人あたり 2,000 人から 20 人にまで減少した．しかし，感染症に対する人々の恐怖が薄れていくにつれて，ワクチンの副作用に対する懸念は大きくなっていった．百日咳ワクチンを接種された子供は投与部位に強い炎症が起こり，泣き続けるくらいの発熱を起こすことがある．またごくまれではあるが，ワクチンを接種された子供は，一時的な眠気や一過性の無反応状態を示す発作を起こすこともあり，接種対象となる子供をもつ親は不安になった．1970 年代には，ワクチン接種により脳炎と永続的な脳損傷が引き起こされたという事例報告によって，このような神経系の副作用がより強調されるようになったが，決定的な因果関係はこれまで証明されていない．それにもかかわらず，日本での百日咳ワクチンに対する不信感は特に顕著であった．

日本では，1947 年に DTP ワクチンの接種が行われるようになった．百日咳の発生率は 1974 年には 99%以上低下し，その年の百日咳による犠牲者はゼロであった．その翌年，2 人の子供がワクチンを接種した直後に亡くなり，ワクチンが直接の死因であるという懸念が生じた．その後 5 年間で日本では，ワクチンを接種した子供の割合が 85%から 15%へと減少し，百日咳の発生率と犠牲者の数はおよそ 20 倍に増加した．日本の製薬会社はその後，百日咳菌の全菌体の代わりに百日咳菌の抗原成分からなるワクチンを開発し，1981 年には日本では全菌体ワクチンから無細胞ワクチンに代わった．そうして 1989 年には，百日咳の発生率が 1974 年の水準にまで再び低下した．現在，他国においても次第に無細胞ワクチンが使われるようになってきている．無細胞ワクチンを用いることで，炎症，痛み，発熱などといった一般的な副作用の発生率は低くなっている．

麻疹は感染力が強く危険な感染症であり，英国でワクチン接種が始まった 1968 年以前には，毎年およそ 100 人の犠牲者が出ていた．麻疹（はしか：measles），おたふくかぜ（mumps），風疹（三日はしか：rubella）の混合ワクチン（MMR ワクチン）が 1988 年に導入され，1990 年代の初めには 90%以上の子供に麻疹ワクチンが接種された．しかしその 10 年後，12 人の子供がワクチンを接種した直後に自閉症と診断されていたことから，自閉症と MMR ワクチンとの間に何らかの因果関係があることが疑われた．この主張は結果的に誤りであることが示され信じられなくなったが，MMR ワクチンに対する不信感により，麻疹のワクチンを接種する子供の割合は着実に低下し，その結果，英国での麻疹の発生規模や発生頻度は大きく上昇した（図 11.24）．この事実無根の不信による影響は今でも続いている．2013 年春に 1,000 人以上の麻疹の大流行が起こった

1949 年，SS Mooltan 号でのシドニーからロンドンまでの波乱に満ちた船旅

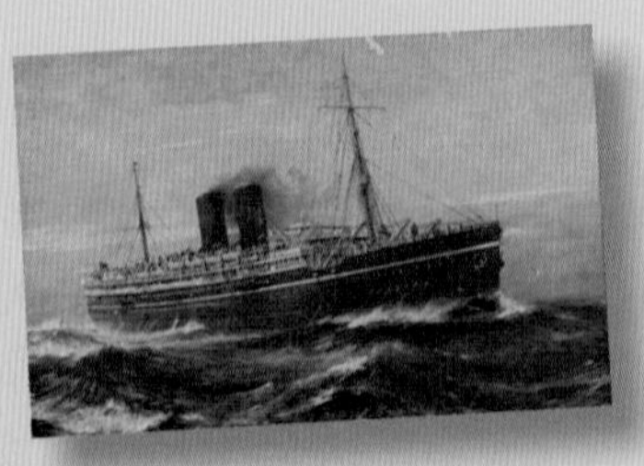

1949 年，私の母は当時 6 歳だった私と妹を連れて，英国の親戚を訪ねるために SS Mooltan 号に乗ってオーストラリアから祖国に向け船立ちした．しかし，シドニーからロンドンまでの船旅の間に天然痘が発生したのである．ただ，私たちがこれについて知ったのは，英国の海岸から離れた沖合に船が錨を下ろしてからのことである．

船内アナウンスにより，すべての乗船者はラウンジに集合するようにと放送があった．ラウンジで船長は，健康診断が必要であり検疫官が乗船してくる旨を私たちに告げた．そして小さな船が私たちの船に横づけし，器具をたくさんもった係官らが乗り込んできた．ラウンジに入ってきた医務官は，乗員 3 人が天然痘と診断され 1 人が前日死亡したことを告げたのである．

ラウンジには机が半円形に並べられ，医師と看護婦が片方ずつに座った．私たちは予防接種のために整列した．私の記憶によれば，彼らはコルク栓の真ん中の針をブンゼンバーナーで焼いた後冷まし，それで上腕部を引っ掻いて十字を切るように皮膚に刺した．隣の机では，白い粉をしみ込ませたガーゼを引っ掻き傷の上に置いてすりつけていた．そして，3 つ目の机では小さな処置綿が当てられた．私はワクチン接種を受けた上腕に激痛を覚えた．腕から肩までがひどく赤くなり，大きな房状の水疱ができてしまった．上腕全体が著しく腫れたため，スカーフをつって包帯として使用した．他のほとんどの乗員も同じ状態だった．時間が経つにつれ水疱は破れ汚い膿が出てきて，高熱が出た．動くことすら困難だった．もしも誰かが腕にぶつかりでもすれば，もだえ苦しんだであろう．もちろん服を着ることも難しく，赤ん坊をもつ親たちはとりわけ大変そうだった．

それから 2，3 日して，何が起こったのか事態は徐々にわかり始め，情報は船内に広まった．シンハラ人乗組員の 1 人が病気になったが，彼の同僚らは数日の間秘匿し勤務を交替した．結局，彼は亡くなったが，その死が報告されるまでには他の数人が高熱，せん妄，皮疹を伴う重病となっていた．私たちからみて廊下側の船室の婦人も病むようになり，船内の病室に連れていかれたが，後に亡くなった．そうして日が経つにつれ，多くの人々が倒れた．私たちは数日間，新しい発症者が出なくなるまで海岸から離れた所に錨を下ろして停留した．母は私に船全体を取り巻く恐怖について語り，食事以外のときは小さな船室に閉じ込められている，と言っていた．どれだけ沖に停泊していたかはよく覚えていないが，ティルバリーの港に入る前に船に積まれていたたくさんの荷物が海に投げ込まれた．陶器，ガラス製品，刃物類，寝具，寝椅子，カーテンなどが海に沈んでいった．絶対に危険は冒さない，というふうに私にはみえた．最終的に，11 人の人々が亡くなり，海に水葬された．

上陸とともに，私たちは直接祖父母の家に連れていかれた．検疫官は毎日訪れ，私たちは 10 日間も家や庭から離れることができなかった．家にきた検疫官は小柄で神経質な男で，私たち家族はとても不安だった．事実，彼は私たちを訪ねるのをとても怖がっていた．ドアベルを鳴らした後は 3，4 m も通路側に下がり，私たちに皆元気かと尋ねた．祖父母は当時，誰が本当の友かよくわかると言っていた．とても親切で食料や雑貨類をもってきて門の前に置き，ほかに何かいらないかと尋ねてくれた人もいたが，私たちの家を完全に通り過ぎるまで道の反対側に沿って離れて歩いて行く人もいたのである．幸運にも私たちは何の症候も出ず，2 週間後には普通の生活に戻ることができた．

約 20 年後，私は新卒の理学療法士として，オーストラリアにおける最後の急性灰白髄炎の流行を目の当たりにした．そして，この恐ろしい病気をもった多くの若い人たちのリハビリプログラムに参加した．ワクチン接種への反対意見を聞くと，私は当時の経験を最善を尽くして伝え，自分の子供への予防接種を拒む前にもっと情報を集めるよう強く薦めている．

Iris Loudon

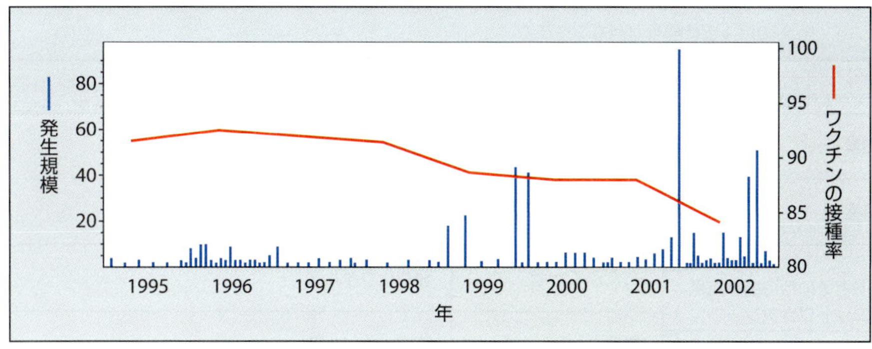

図 11.24　麻疹ウイルスのワクチン接種を受ける子供が減少するのに伴い，麻疹の発生率が増加した

データは英国におけるものである．MMR ワクチンと自閉症との関連が疑われた 1998 年以降，ワクチン接種を受けた子供の数（赤線）が減少するのに伴って，麻疹の発生（青線）は頻度も規模も増加した．ワクチンの接種率は，MMR ワクチンの初回投与を満 2 歳までに済ませた子供の割合を表す．（データは V.A.A. Jansen と M.E. Ramsey の厚意による）

スウォンジでは，6,000 人以上の子供が MMR ワクチンを接種していなかった．

1998 年当時，英国の大多数の人々はそれまで受けてきたワクチン接種や麻疹への罹患によって，麻疹ウイルスに対する防御免疫をもっていた．そのため，社会的にはいわゆる**集団免疫**（herd immunity）を有する状態となっており，ワクチンを接種していない少数の人々も，麻疹の感染や発症から間接的に逃れることができていた．このような状況下では，ウイルスが麻疹に感染しやすい人に遭遇して伝播していく可能性が低いので，麻疹が大流行することはない．しかし，麻疹に対する効果的な免疫をもつ子供の割合が減り続ければ，免疫をもたない人が次第に増えて，集団免疫状態が消失し，麻疹が発生した場合に大流行となりやすくなる．

11-27　慢性感染症に対してはワクチンの開発が難しい

感染が急性であり数週間足らずで病原微生物の排除ができるか，患者が死亡してしまうような感染症に対しては，効果的なワクチンが存在する（図 11.25）．病原体があまりにも多くのヒト宿主を殺してしまうような場合は，病原体自体が生存できなくなるので，大部分の人々が実際に乗り切っているのは，共通のよく知られた病原体による感染症である．最悪といわれた天然痘の場合にも，犠牲者は感染した患者の 3 分の 1 にとどまった．ワクチンは病原体の自然感染により引き起こされる防御的な応答を模倣する免疫応答を誘導することで，これらの病気を防御するように働いている．

一方，ワクチンの開発が難しい感染症のほとんどは慢性感染を起こすものである（図 11.26）．熱帯熱マラリア原虫 *Plasmodium falciparum*，結核菌，ヒト免疫不全ウイルス（human immunodeficiency virus：HIV）のような病原体は感染後にヒト免疫系に干渉し，免疫系を病原体に有利に働くようにする．これらに感染した患者の研究から，ワクチンがどの種の免疫応答を誘発すると病原体に効果を発揮できるのかを必ずしも明らかにできるわけではない．これについては，C 型肝炎ウイルス（hepatitis C virus：HCV）は急性感染と慢性感染のいずれも引き起こすのでよく調べられている．感染した集団にもよるが，15 ～ 30％の感染者は軽度の症状で済み，感染を除去しウイルスの免疫記憶を与える一次免疫応答を形成する（図 11.27）．急性感染ではヒト宿主が死ぬことはない．世界中に約 130 ～ 170 万人いる HCV 感染者の大部分は最適ではない免疫応答しか作れないので慢性感染に至り，感染した肝臓では細胞破壊と組織再生を繰り返す持続性疾患を患う．その後，肝がんや肝不全となり，肝移植が必要となる．肝移植希望者のうち最も多いのが慢性 HCV 感染者である．HCV ワクチンの製造に向けて多くの努力が割かれてきたにもかかわらず，その目標はまだ達成されていない．しかし，いくつかの新しい

ヒトの感染症に利用可能なワクチン			
細菌感染症	ワクチンの種類	ウイルス感染症	ワクチンの種類
ジフテリア (*Corynebacterium diphtheriae*)	トキソイド(類毒素)	黄熱	弱毒化ウイルス
破傷風 (*Clostridium tetani*)	トキソイド(類毒素)	麻疹	弱毒化ウイルス
百日咳 (*Bordetella pertussis*)	死菌体, 百日咳トキソイドとその他の菌体抗原からなるサブユニットワクチン	おたふくかぜ	弱毒化ウイルス
		風疹	弱毒化ウイルス
パラチフス (*Salmonella paratyphi*)	死菌体	ポリオ	弱毒化ウイルス(セービン株), 不活化ウイルス(ソーク株)
発疹チフス (*Rickettsia prowazekii*)	死菌体	水痘(水疱瘡)	弱毒化ウイルス
コレラ (*Vibrio cholerae*)	死菌体, 菌体抽出物	インフルエンザ	不活化ウイルス
ペスト (*Yersinia pestis*)	死菌体, 菌体抽出物	狂犬病	不活化ウイルス(ヒト), 弱毒化ウイルス(イヌなど), 組換えワクシニア–狂犬病ウイルス(動物)
結核 (*Mycobacterium tuberculosis*)	ウシ結核菌(*Mycobacterium bovis*)の弱毒化株(BCG)		
腸チフス (*Salmonella typhi*)	Vi 多糖類サブユニットワクチン, 弱毒化経口ワクチン	A 型肝炎	サブユニットワクチン(組換え肝炎ウイルス抗原)
髄膜炎 (*Neisseria meningitidis*)	精製莢膜多糖類	B 型肝炎	サブユニットワクチン(組換え肝炎ウイルス抗原)
細菌性肺炎 (*Streptococcus pneumoniae*)	精製莢膜多糖類 タンパク質に結合した多糖	ヒトパピローマウイルス感染症	サブユニットワクチン(ウイルスコートタンパク質)
髄膜炎 (*Haemophilus influenzae*)	菌体由来の多糖類とタンパク質との複合体	ロタウイルス感染症	弱毒化ウイルス, 組換え生ウイルス

図 11.25 ワクチンが利用可能な感染症の一覧
すべてのワクチンが同程度の効果を示すわけではなく，日常的に使用されているわけでもないことに注意してほしい.

抗ウイルス剤の発売が近づいている[3].

急性 HCV 感染の鎮静化は早期に作用する頑強な自然免疫応答と相関し，その後遅れて強力な適応免疫応答が続く．適応免疫応答では，ウイルスが肝細胞に感染するのを妨げる強力なエフェクター CD4 および CD8 T 細胞の応答と中和抗体が関わる．自然免疫応答では，I 型インターフェロン(IFN)，特に IFN-λ の産生が重要のようで，ある遺伝的バリアントは別のバリアントより感染を鎮静化する可能性が 2 倍高い．適応免疫応答では，HLA クラス I およびクラス II のいくつかのアロタイプは鎮静化あるいは慢性感染のいずれかと相関する．HCV に対するワクチンを設計する際に，ワクチン学者が目指すべき方向がより定まってきている.

3) 訳注：現在，ソホスブビル(NS5B ポリメラーゼ阻害薬)が発売されている.

11-28 ワクチン開発は薬剤開発よりも強い社会的監視を受ける

ワクチン開発には 2 つの大きな問題点があるため，薬剤開発よりも難しい．第一に，薬剤はすでに病んでいる人々に投与され，いかなる状態の改善も感謝されるが，ワクチンは健康な人々，とりわけ幼児に投与されることも多いため，両親にとってはワクチンの副作用はどんな利益よりも懸念される．第二に，薬剤は各医師の判断により状況に応じて個々の患者に投与されるが，天然痘やポリオ撲滅を目指した世界的な予防接種プログラムにみられるように，ワクチンは通常，政府や権力機構によって強制される大型プロ

効果的なワクチンがない感染症		
感染症	推定年間死亡者数	推定年間発生数* 総感染者数†
マラリア	60 万人	2.2 億例*
住血吸虫症	23,000 人	2 億人†
結核¶	130 万人	860 万例*
下痢性疾患	180 万人	17 億例*
HIV/AIDS	160 万人	230 万例* 3,530 万人†
麻疹‡	16 万人	2,000 万例*
C 型肝炎	35 万人§	300 万～ 400 万例* 1.5 億人†

図 11.26　より効果的なワクチンが必要とされている感染症
¶ 結核に対する BCG ワクチンは効果に制限があることが証明されており，定期的なワクチン接種の予定に含まれていない．‡ 麻疹(はしか)については現在効果的なワクチンが使われているが，熱に弱いので冷蔵保存し，使用前に慎重に溶解する必要がある．このため熱帯地方では使用効果が薄れることがある．§ 慢性感染を原因とする推定死亡者数．(推定死亡者数，発生数，有病数のデータは世界保健機関の 2011 ～ 2012 年の推定による)

グラムの一環として大規模集団に投与される．もしも，個人が 2 週間痛みを伴うレンサ球菌性咽頭炎を患い抗菌剤を投与されたとすると，患者は数日のうちに回復しその薬の恩恵に感謝する．一方，同じ人がポリオの予防接種を受けて重篤な麻痺性疾患にかからなかった場合，防御免疫のために助かったのか，ポリオウイルスに曝されなかっただけなのか知るすべがない．唯一ワクチン効果が実感できるのは，地域社会において非接種者の多くが病気にかかり苦しんでいることにより，感染体への曝露が明らかなときである．

すべての薬剤とワクチンは副作用をもつため，これらの副作用のリスクと利点とを比較考量すべきである．ワクチンの副作用により健常な子供が病気になってしまう可能性があるため，ワクチンに求められる基準は薬剤の基準よりも常に厳しい．また，例えば 1998 年に自閉症と MMR ワクチンが関連づけられたように，病気あるいは他の症状が無責任かつ誤ってワクチン接種の結果によるとする主張が定期的になされる(11-26 項参照)．一方で，集団免疫により，個々人はリスクを冒さずに大規模予防接種プログラムの恩恵を受けることができる．これは，もう 1 つの薬剤とワクチンの相違点であり，薬剤では代償を払わずに効果を得ることはできない．しかし，あまりにも多くの個人が利己的行動をとる場合には集団免疫は失われ，感染症の流行時には被害を被ることにつながる．

ワクチンはおそらく医療行為において最善の策であるにもかかわらず，これらの受け入れと使用は科学や医学とまったく関係ない因子により大きな影響を受ける．例えば，初期のロタウイルスワクチンは 1999 年に放棄された．なぜなら，ワクチン接種を受けた 7,000 人に 1 人が腸閉塞を起こし，浣腸もしくは外科手術を施さないと死に至ったからである．ワクチンウイルス株を放棄するという決定は，ロタウイルスでは 10 万人に 1 人しか死亡しない米国では正当化されるが，200 人に 1 人の子供が亡くなるインドのような国ではワクチン接種をしたほうが利益がある．したがって，国によってはロタウイルスワクチンの中止決定は，ワクチン接種を中止することによって救えた命よりもはるかに多くのロタウイルス感染症による子供たちの死をもたらすことになりかねない．

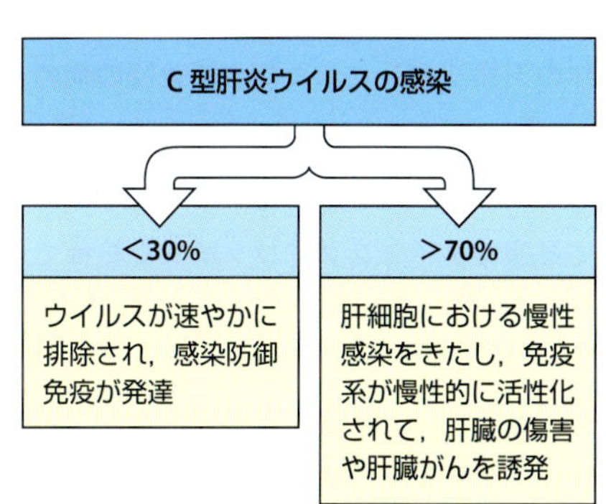

図 11.27　C 型肝炎ウイルスに接触した人々のうち少数はウイルスに抵抗性を示すが，大多数は長期的な感染状態に陥る

■まとめ

予防接種は予防医学である．それは，病原体やその抗原成分で健常者を人為的に免疫し，病気の原因病原体による将来の感染を防ぐ防御免疫を誘導する．ワクチンは不活化した病原体や，病原体の弱毒化株，病原体に類縁の非病原性株，病原体の分泌型高分子や表面高分子を成分とする．ワクチンは多くの人々の命を救い，特に豊かな先進国で多発した多くの感染症の発生率を低下させた．ワクチン接種による感染症予防は，免疫応答制御がいかに公衆衛生のためになるかをよく説明する．効果的なワクチンが見つかっている病原体は，急性感染症を引き起こし変異の少ないものである．このような病原体が流行性疾患を引き起こしたとき，多くの人々は生き残り，免疫を獲得する．これは，ヒトの免疫系が感染にうまく応答できたことを示す．もしも死に至った場合には，免疫系があまりにも緩慢だったということになる．ワクチン接種により，実際の感染に先行して免疫応答を活性化し，免疫系を病原体に対して優位に立たせることができる．また疾患発生率を低下させることにより，効果的なワクチン接種は必然的に公衆の病気への認識を低下させ，ワクチン接種の副作用や安全性への懸念を高めることとなった．

1981 年の B 型肝炎ウイルスのサブユニットワクチンの承認まで，ワクチン開発は多くの試行錯誤を伴ってきた．免疫機構に関する知識とはほとんど関係なく，ワクチン株を実際の病原体にできるだけ近づけるということが原則とされた．ワクチン開発におけるこのような方法論は，急性感染症を引き起こす病原体に対しては効果的であったが，慢性的な感染状態を成立させて慢性疾患を引き起こす病原体に対するワクチンには当てはまらず失敗している．問題なのは，そのような病気における効果的な免疫応答が何であるのかは，ほとんどわかっていないということである．ワクチン開発の困難さ，それにかかる費用，副作用に関連した政治的・法的紛糾などが原因で，民間のワクチン製造業は，実際に製造する業者もそうでない業者も 40 年以上もの間徐々に衰退してきている．例えば，1967 年には 26 社あった米国のワクチン製造業者は現在では 5 社へと減少した．本書の前版が 2009 年に出版されたとき，ワクチン学の未来は暗いと思われていたが，それ以来，主に組換え DNA 技術が進歩したことで新たな展望が見えてきた．この革命は 1980 年代に定着し始め，次第に拡張・洗練されて，ヒトゲノム計画およびその後継に必要な高速大量解析が行われた．これが逆ワクチン学を広める契機となった．この逆ワクチン学とは，病原体のゲノムを検索して抗原候補を同定し，その生理および免疫系との相互作用の仕組みを究明するというものである．このアプローチは宿主と病原体の関係の基本的な理解を深め，同時にその応用，つまり新しいワクチンの発見につながる．自然免疫応答をよりよく理解することで，新世代のアジュバント，Toll 様受容体の天然リガンドおよび自然免疫の他のセンサーの発見につながる．新たに発生したインフルエンザの流行株および汎流行株に対するワクチンの製造を現行の方法よりも加速しようとする兆しも見え始めている．これにより，ウイルスに感染していない人にとって最適なタイミングでワクチンを接種できるようになるであろう．

第 11 章のまとめ

本書のこれまでの章で，自然免疫応答を回避するあるいは凌ぐ侵入病原体に対して一次免疫応答がどのように起こるのかをみてきた．特に，免疫のエフェクター機構の発達およびそのエフェクター機構が病原体と戦いそして打ち破る機序に焦点を当てた．本章の

第1節では，これらとは異なる視点から一次免疫応答を考察した．抗体とエフェクターT細胞が活動しているのと同じタイミングで，記憶B細胞および記憶T細胞がエフェクター細胞と同じリンパ組織で産生される．記憶細胞は一次免疫応答には機能的に寄与しないが，その病原体が将来的に再侵入したときに機能することになる．

一次免疫応答が成功した後，蓄積された抗体とエフェクターT細胞によって最大1年間は再感染を妨げるが，その後これらの防御は弱まる．その病原体がそれ以降再侵入すると，残留病原体特異抗体によって二次適応免疫応答が形成される．記憶細胞はナイーブ細胞より数が多く迅速に活性化されるので，二次免疫応答は一次免疫応答より迅速かつ強力である．したがって，病気の症状が現れる前の感染早期にその病原体を排除できることが多い．このように病原体と遭遇するごとに適応免疫の防御機能が改善・洗練される．本章の第2節では，免疫記憶の生物学をどのように利用することでワクチンが作られ，ワクチン接種が非常に有益で幅広く使用されるものになったのかを示した．ワクチンは無害化するよう操作された病原体全体，あるいは非感染性の病原体成分のどちらかから作られる．この両者に共通することは，病原性がないことと，防御的な適応免疫応答を刺激する病原体抗原を有することである．1つのワクチンで2つ以上の免疫感作が与えられた幼い子供は，病原体の良好な免疫記憶を発達させる．彼らがその病原体に将来感染したとき，直ちに感染を止める強力な二次免疫応答が形成されることになる．事実上，ワクチンにより免疫系は本物の病原体に会う前にその代理病原体で練習しているということになる．新しい課題を実行しようとするとき，その最初の試行は決してうまくいかないが，練習すると改善し，練習を重ねることでさらによくなっていく．これは神経学的な記憶についての話であるが，免疫学的な記憶も非常に似たような反応を示す．

本書には，各章で学んだことの理解をより深めるために演習問題が用意されている（http://www.medsi.co.jp/e-meneki3/）．アクセス方法については「概略目次」の次の頁も参照．

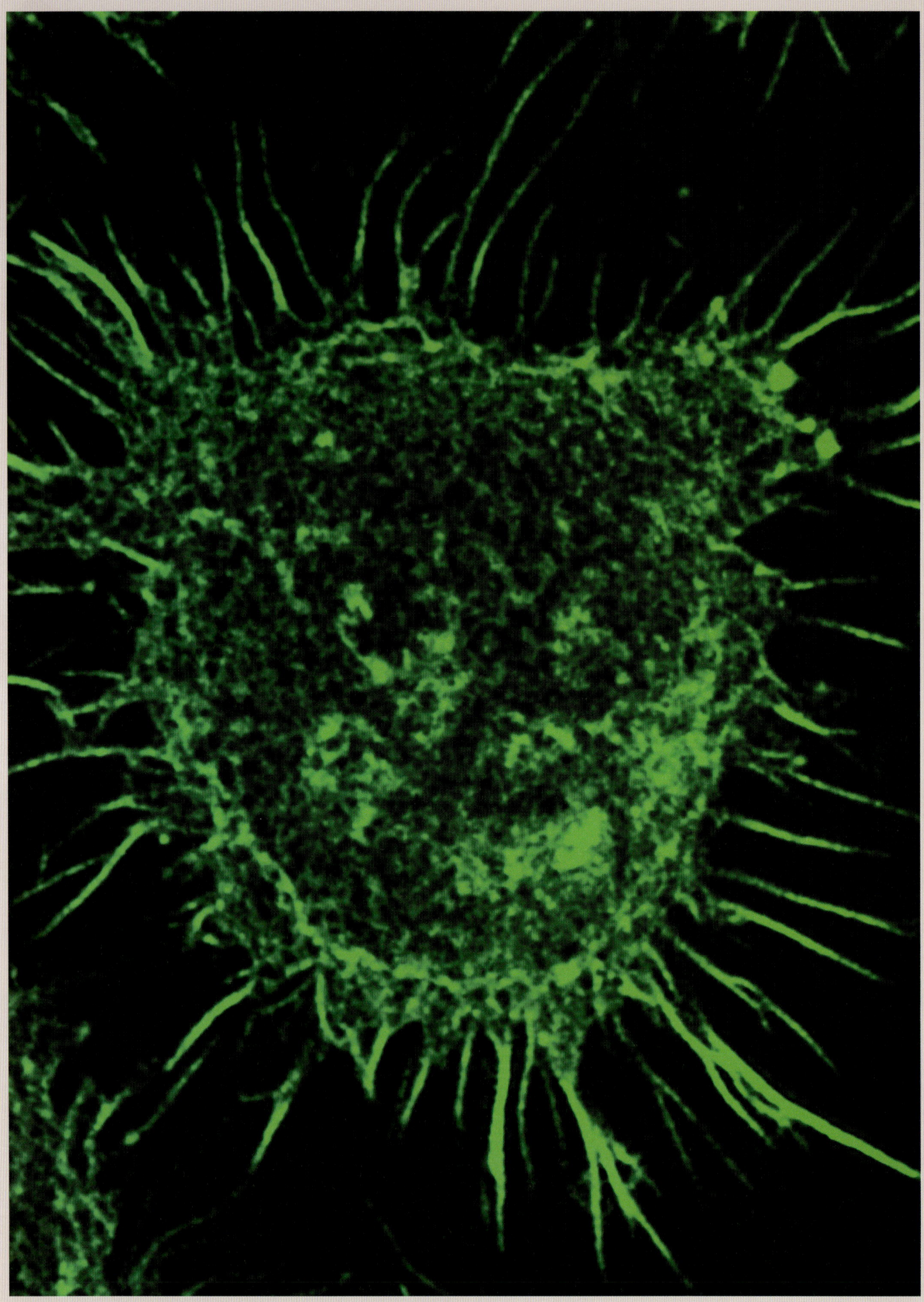

活性化ナチュラルキラー細胞.

第12章

自然免疫と適応免疫の共進化

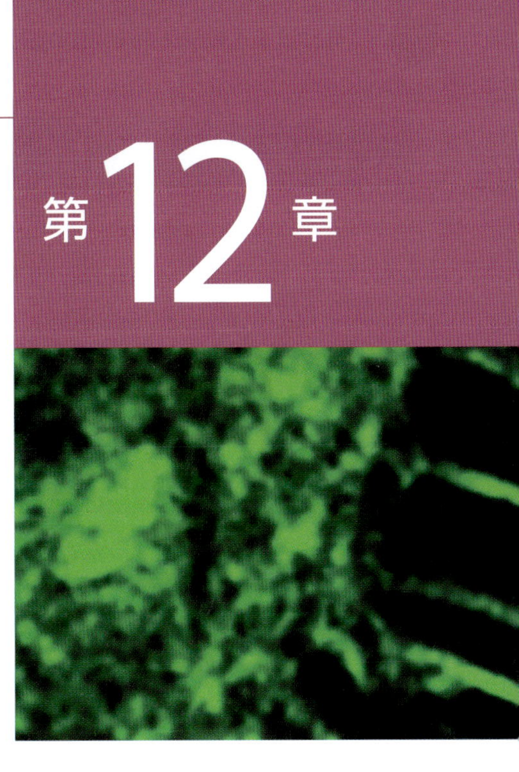

20世紀のほとんどの間，免疫学者は，一般に炎症と呼ばれる自然免疫を研究する少数派と，適応免疫を研究する多数派に分かれていた．2つの派は，もともと概念や研究手法の違いから生まれたものであったが，自然免疫と適応免疫の間に密なつながりがあることが次第に明らかになったにもかかわらず，慣習によりそのまま維持されてきた．両免疫系のつながりの中で最も重要なのは，良質な抗体の産生には，炎症反応が先行する必要があるという観察である．このよく知られた事実は，実際に抗体を作製する際に広く応用されてきたものであるが，多くの免疫学者の頭の中で都合よく無視されてきた．自然免疫と適応免疫の協調が必要不可欠なものであることが広く認識され，両者を隔てていた概念的な壁が取り払われたのは，1990年代になってからのことである．

自然免疫は脊椎動物と無脊椎動物の両方に存在するが，適応免疫は脊椎動物にしか存在しない．したがって，自然免疫のほうが適応免疫より進化的に起源が古い．このことは，免疫応答が起こる際に，まず自然免疫が活性化され，次いで適応免疫が活性化されるという時系列にも反映されている．自然免疫が誕生したのはおよそ6億年前であるが，適応免疫はそれから2億年ほど遅れて，約4億年前にRAGをコードする遺伝子と再編成を行う抗原受容体遺伝子の出現とともに始まった．適応免疫のようなイノベーション（新機軸）が生体にとって有益となり，それゆえ自然選択の対象となるためには，既存の自然免疫系の細胞や分子の枠組みの中で，それらを活用していくことが不可欠であった．適応免疫のイノベーションである抗体を，既存の自然免疫の補体成分と連結させた補体活性化の古典経路はその一例である．

本章では，適応免疫の出現後に自然免疫がいかなる進化を遂げたかということに重きを置いて説明する．この主題の論点を明確にするには，図12.1に示す3つのモデルが有用である．第一のモデルは，適応免疫は4億年前にはすでに存在していた自然免疫の基盤の上に構築され，その後は，適応免疫が自然免疫のさらなる進化を阻害したとする考え方である（図12.1左）．このシナリオに基づくとすれば，自然免疫は進化を停止した“生きた化石”のような存在である．第2のモデルは，適応免疫出現後も，自然免疫と適応免疫はともに進化を続けイノベーションを生み出してきたが，その進化は相互に無

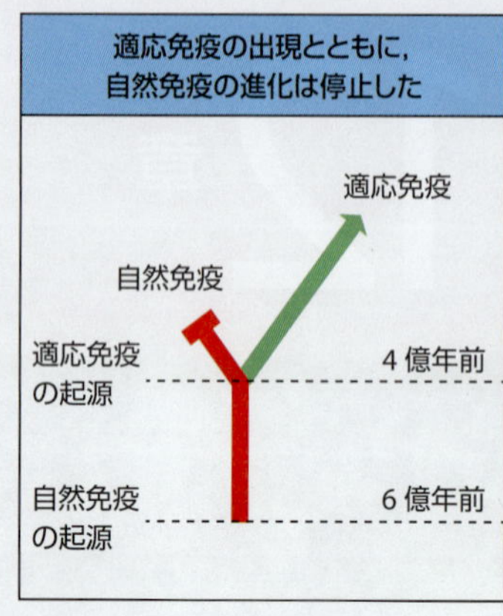

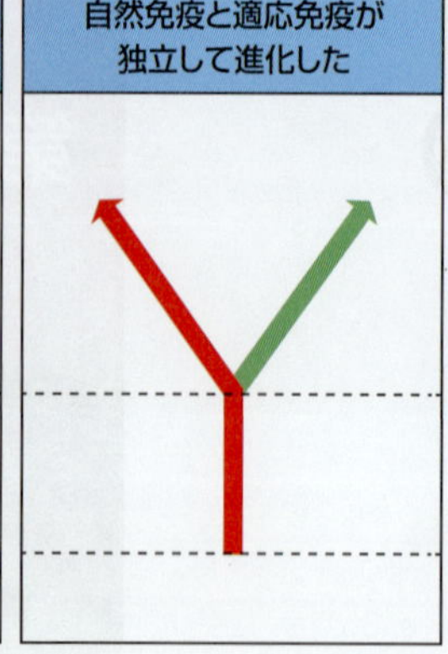

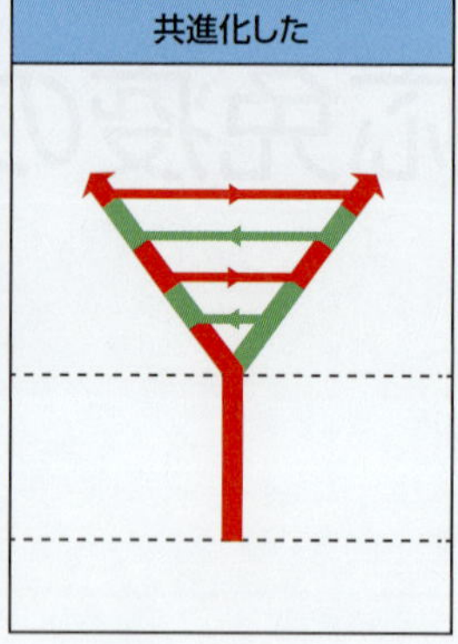

図 12.1 自然免疫と適応免疫の進化を説明するうえで考えられる3つのモデル
自然免疫と適応免疫の進化過程を説明するシナリオを示す．水平方向の黒色破線は，それぞれ自然免疫（約6億年前）と適応免疫（約4億年前）の起源を示す．色つきの線は自然免疫（赤色）と適応免疫（緑色）の構成要素を指す．左図：適応免疫が出現し確立された後，自然免疫の進化は鈍化していき停止したとするモデル．中央図：適応免疫が出現し確立された後も，両免疫系は独立してほぼ同じ速さで進化したとするモデル．右図：中央図のように自然免疫と適応免疫は同じ速さで進化してきたものの，両者は独立しておらず，相互に影響し合ってきたとするモデル．赤色と緑色の水平線が示すように，自然免疫の構成要素は適応免疫に取り込まれ続けており，適応免疫の構成要素も自然免疫の一部となっている．

干渉で独立したものであったとする考え方である（図12.1中央）．そして，第3のモデルは，適応免疫の出現後も，自然免疫と適応免疫はともに進化を続け，イノベーションを生み出してきたとする点では第2のモデルと同じであるが，両免疫系は独自の進化を遂げるとともに，細胞や分子を相互に活用し合ってきたとするものである（図12.1右）．

本章では，適応免疫の出現後に自然免疫がいかなる進化を遂げたかという問題の解答を得るために，自然免疫系と適応免疫系の双方に関わっている3種のリンパ球を取り上げ，両免疫系の相互依存性と共進化について明らかにしていく．これまでこれらのリンパ球について言及しなかったのは，自然免疫と適応免疫の基本原理を学んで初めて，それらの免疫系における位置づけを的確に理解することができると考えたからである．本章の第1節では，ナチュラルキラー（NK）細胞について述べる．自然免疫を担うNK細胞の細胞傷害機能やサイトカイン分泌機能については第3章で述べた．ここでは健常細胞を感染細胞や腫瘍細胞から識別する際に用いられるNK細胞受容体について述べる．加えて，NK細胞が生殖に重要な役割を果たしていることについても述べる．第2節では $\gamma\delta$ 型T細胞に注目する．$\gamma\delta$ 型T細胞の抗原受容体は $\alpha\beta$ 型T細胞の抗原受容体と同様に遺伝子再編成によって作られるが，両受容体は認識する抗原をはじめとして多くの点で異なっている．第3節では，抗原ペプチドを認識せず，古典的なMHC分子による抗原提示も受けない特殊な $\alpha\beta$ 型T細胞のサブセットについて検討する．

MHCクラスⅠ分子ならびに MHCクラスⅠ様分子によるNK細胞機能の制御

NK細胞については，自然免疫応答を担う細胞傷害性リンパ球として第3章で紹介した（p.72の3-17項〜3-21項参照）．この細胞は組織に分布するマクロファージから分泌されるIL-12によって感染部位へ動員される．感染組織では，マクロファージの活性化を増強するサイトカイン，特にインターフェロン γ（IFN-γ）を分泌するほか，細胞内病原体（特にウイルス）の感染を受けた細胞を破壊する．本章では，NK細胞が感染を検知し，それに対して応答する際に用いられる受容体に焦点を当てる．本章を読めば，これまで細胞傷害性T細胞の発生と機能に不可欠な役割を果たす分子として論じてきたMHCクラスⅠ分子が，NK細胞の発生と機能においても同じくらい重要な役割を果たしていることが理解できるであろう．MHCクラスⅠ分子は，NK細胞が健常細胞を攻撃せず，感染，腫瘍化，その他の細胞ストレスによって損傷を受けた細胞を破壊する機序の中核をなしている(p.74の3-19項参照). NK細胞がどのような機序で適応免疫応答に関与しているのか, またNK細胞とその受容体がヒトの生殖においていかに重要な機能を果たしているのかについても述べる.

12-1 NK細胞はさまざまな活性化受容体と抑制性受容体を発現している

NK細胞では免疫グロブリン遺伝子やT細胞受容体遺伝子の再編成は生じない. これはNK細胞を他のすべてのリンパ球集団から区別する特徴である. このことは, NK細胞が4億年以上も前(すなわち, 脊椎動物の祖先に適応免疫が出現する前)から存在していた原始的なリンパ球系列の生き残りであることを示唆している(p.114の5-3項参照). T細胞受容体とそれに会合するCD3複合体を別にすると, T細胞表面に存在するほとんどのタンパク質はNK細胞にも発現している. 同様に, NK細胞受容体のほとんどはある種のT細胞にも発現している. このような類似点は, NK細胞と細胞傷害性T細胞がサイトカインの分泌と異常細胞の傷害という類似したエフェクター機能を有していることによるものであり, このことからT細胞がNK細胞様の祖先細胞から進化したとする考えが導かれる.

T細胞とNK細胞とが大きく異なる点は, 抗原を検出する方法と感染に対して応答する方法である. T細胞は特異抗原の存在下でのみ活性化されるので, ほとんどのナイーブT細胞は活性化されず, 免疫応答に使われることもない. 使用されない細胞に費やすエネルギーを減らすため, T細胞は休眠状態で全身を循環しており, 活性化されてエフェクター細胞になるには数日を要する. また, T細胞は感染を感知するために, きわめて高い特異性をもったT細胞受容体という単一の分子に依存しているが, NK細胞は多種類の活性化受容体を介して感染に対処する(**図12.2**).

NK細胞の活性化受容体の中には, Toll様受容体(TLR)であるTLR3, 7, 8のようにある種の病原体とその産物を認識するもの(p.74の3-19項参照)もあるし, 感染や細胞ストレスによって誘導される細胞表面の変化を認識するものもある. NK細胞受容体は多様性と汎用性に富んでいるため, 循環血中NK細胞のほとんどは(すべてといわないまでも)感染防御に参画できる. T細胞と異なり, NK細胞は部分的に活性化された状態で全身を循環しているので, 感染に対して迅速に応答し, 自然免疫系のリンパ球として効果的に働くことができるのである. NK細胞の表面には健常細胞の表面に発現しているリガンドを認識する抑制性受容体も存在するため, 健常細胞を攻撃しないで済むようになっている.

NK細胞受容体には, 30種を超える活性化受容体と抑制性受容体が存在する(図12.2参照). 個々のNK細胞はその一部を発現しているが, どの受容体を発現するかは細胞ごとに異なっている(**図12.3**). そのため, 一個人の血中には異なる受容体の組み合わせを有する何千種類ものNK細胞が循環している. 各NK細胞は活性化受容体と抑制性受容体の両方を発現している. 受容体を通じて細胞内に伝達される活性化シグナルと抑制性シグナルのバランスによって, 健常細胞に対する寛容(抑制性シグナルが活性化シグナルを上回る場合)と非健常細胞に対する迅速な応答(活性化シグナルが抑制性シグナルを上回る場合)が確保されている.

活性化 NK 細胞受容体			
受容体	受容体の構造	リガンド	リガンドの構造
NKp80	レクチン様	NKp65	レクチン様
CD94:NKG2C(CD159c)	レクチン様	HLA-A，B，C 分子由来リーダーペプチドを結合した HLA-E 分子	MHC クラスⅠ
KIR2DS1(CD158h)	Ig 様(2)	HLA-C の C2 エピトープ	MHC クラスⅠ
KIR2DL4(CD158d)	Ig 様(2)	HLA-G	MHC クラスⅠ
NKG2D(CD314)	レクチン様	MIC-A，MIC-B，ULBP1～6	MHC クラスⅠ様
CD16a(FcγRⅢA)	Ig 様(2)	IgG	免疫グロブリン
2B4(CD244)	Ig 様(2)	CD48	Ig 様(2)
DNAM-1(CD226)	Ig 様(2)	ネクチン 2(CD112)，ポリオウイルス受容体(CD155)	Ig 様(3)
LFA-1(CD11a)	インテグリン	ICAM-1	Ig 様(5)
NKp30(CD337)	Ig 様(1)	一部の腫瘍に発現する B7-H6 HLA-B 関連転写物 3(BAT3)	Ig 様(2) 腫瘍細胞から放出される核タンパク質
NKp46(CD335)	Ig 様(2)	ウイルスの赤血球凝集素とノイラミニダーゼ マラリア原虫の膜タンパク質	病原体由来のさまざまな構造の抗原
†NKp44(CD336)	Ig 様(2)	腫瘍化によって誘導される自己抗原〔混合性白血病タンパク質(MLL5)〕のスプライスバリアント	MLL5 は腫瘍細胞において細胞表面に発現する細胞内タンパク質である
抑制性 NK 細胞受容体			
受容体	受容体の構造	リガンド	リガンドの構造
CD94:NKG2A(CD159a)	レクチン様	HLA-A，B，C 分子由来リーダーペプチドを結合した HLA-E 分子	MHC クラスⅠ
KIR2DL1(CD158a)	Ig 様(2)	アミノ酸残基 80 にメチオニンを有する HLA-C の C2 エピトープ	MHC クラスⅠ
KIR2DL2/3(CD158b)	Ig 様(2)	アミノ酸残基 80 にリシンを有する HLA-C，ならびに HLA-B*46，HLA-B*73 の C1 エピトープ	MHC クラスⅠ
KIR3DL1(CD158d)	Ig 様(3)	アミノ酸残基 79～83 に RI/TALR モチーフを有する HLA-A と HLA-B の Bw4 エピトープ	MHC クラスⅠ
KIR3DL2(CD158k)	Ig 様(3)	HLA-A*03，HLA-A*11	MHC クラスⅠ
LILRB1(CD85j)	Ig 様(4)	HLA クラスⅠ分子に幅広く結合(HLA-G と最も強く結合する)	MHC クラスⅠ
†NKp44(CD336)	Ig 様(2)	腫瘍細胞関連増殖性細胞核抗原(PCNA)	PCNA は NK 細胞と腫瘍細胞間のシナプスに動員され，細胞傷害を阻害する

免疫グロブリン(Ig)様受容体およびリガンドの後に記載したカッコ内の数字は Ig 様ドメインの数である．
†NKp44 は ITIM と ITAM(12-3 項参照)の双方を有しており，活性化と抑制の双方のシグナルを伝達できる．

図 12.2　NK 細胞は健常細胞と非健常細胞を識別するために多くの活性化受容体ならびに抑制性受容体を用いている

受容体の名称と CD 番号，結合部位を形成するタンパク質ドメインの種類と数，受容体のリガンド，リガンドを構成するタンパク質ドメインの種類を示す．6 つの UL16 結合タンパク質(UL16-binding protein：ULBP)の名称は，そのメンバーである ULBP1，2，6 がサイトメガロウイルスの UL16 タンパク質に結合することに由来している．ULBP は MHC クラスⅠ分子の α_1 および α_2 ドメインと類似した 2 つの細胞外ドメインをもっている．これらのタンパク質をコードする遺伝子群は 6 番染色体上に位置しているが，MHC 領域とは離れて存在している．

12-2 NK細胞を活性化する最も強力な受容体はFc受容体である

初感染に対する自然免疫応答の過程でNK細胞が活性化されるには，少なくとも2つ以上の活性化受容体からの活性化シグナルが必要である．2つ以上の受容体によって感染の存在を確かめるというこの戦略は，感染が起こっていないのにNK細胞が活性化される可能性を低下させる効果をもつ．

しかしながら，感染に対して適応免疫応答が始動され，病原体に特異的なIgGが産生されると，NK細胞は**FcγRⅢA（CD16a）**という単一の受容体からの活性化シグナルによって活性化されるようになる（図12.4）．FcγRⅢAはIgGに対する低親和性の活性化受容体であり（p.259の図9.35参照），CD56弱陽性NK細胞サブセットに発現している（p.73の3-18項参照）．IgGに覆われた病原体や免疫複合体がFcγRⅢAに結合すると，この受容体からのシグナルは別の活性化受容体を必要とすることなく，NK細胞を活性化できる．この際に，別の受容体による確認が不要なのは，病原体特異的な抗体が存在していることから感染の発生が確実であるとわかるためである．このようにNK細胞は実質的にきわめて特異的の高い抗原受容体をもっており，これを利用して適応免疫応答に参画したり，二次免疫応答時に自然免疫応答を増強したりできるのである．

この現象に関しては2通りの解釈が可能である．1つは自然免疫を担うNK細胞がFc受容体を使うことにより，適応免疫の抗体分子を利用しているという考え方であり，もう1つは適応免疫の抗体分子がFc受容体を使うことにより，自然免疫を担うNK細胞を利用しているという考え方である．実はこれらの考え方はいずれも正しくない．というのは，この仕組みは自然免疫にとっても適応免疫にとっても有益な共進化の結果として生まれ，両免疫系の改善をもたらすものだからである．進化のある重要な局面において，FcγRⅢAを発現するNK細胞を獲得した個体の集団は，そのようなNK細胞を獲得できなかった個体の集団より生存上有利になり，ついには集団全体を占めるに至ったのであろう．Fc受容体は自然免疫と適応免疫の統合を示すよい例である．なぜなら，自然免疫系のほとんどの細胞はこの受容体を介して適応免疫応答に貢献することができるからである．

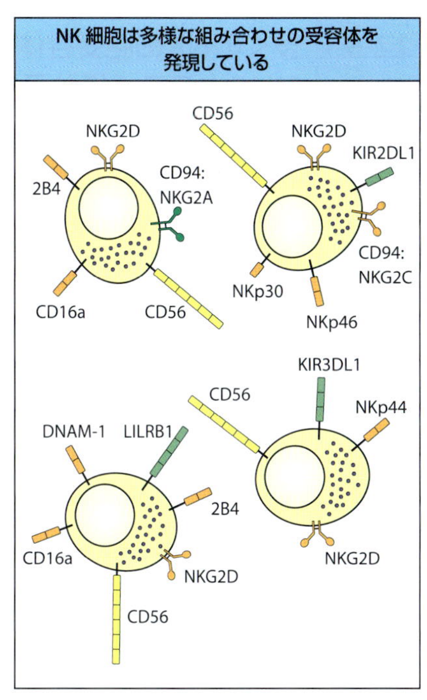

図12.3 NK細胞が発現する受容体の組み合わせは多様である
図12.2に示した受容体のすべてが単一のNK細胞に発現されているわけではなく，個々のNK細胞はその一部を発現している．そのため，本図に示すようにNK細胞の表現型には多様性が生じる．すべてのNK細胞はCD56を発現している．CD56の発現とT細胞受容体の非発現はNK細胞の特徴である（p.72の3-17項参照）．NK細胞は常に自己MHCクラスⅠ分子に対する抑制性受容体（例えば，CD94:NKG2A，KIR2DL1，KIR3DL1，LILRB1など）を発現している．

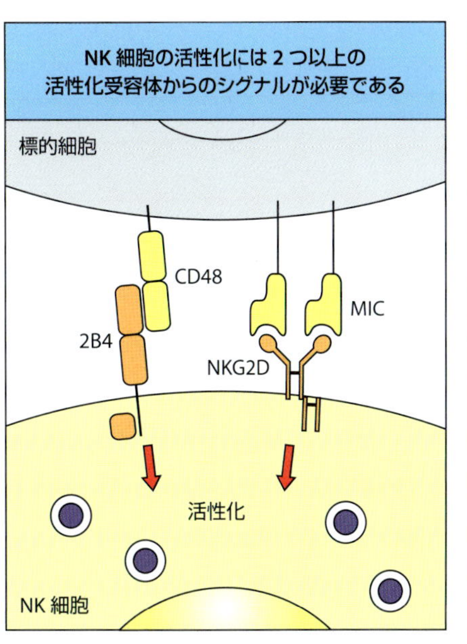

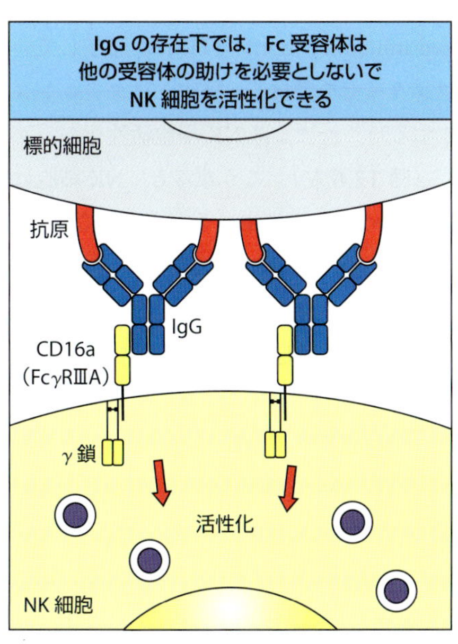

図12.4 自然免疫ならびに適応免疫の受容体によるNK細胞の活性化
左図：自然免疫受容体である2B4とNKG2DによるNK細胞の活性化．NK細胞が活性化されるためには，この2つの受容体の両方が標的細胞上のリガンドに結合し，活性化シグナルが伝達されなければならない．右図：細胞表面抗原とそれに特異的なIgG分子の複合体にFcγRⅢAが結合することによって引き起こされるNK細胞の活性化．Fc受容体からのシグナルは，それ単独でNK細胞を活性化することができる．

12-3 多くのNK細胞受容体はMHCクラスⅠ分子とMHCクラスⅠ様分子を認識する

かつて，NK細胞は自然免疫，MHCクラスⅠ分子は適応免疫に関与するものと考えられていた．そのため，いくつかのNK細胞受容体のリガンドがMHCクラスⅠ分子あるいはMHCクラスⅠ様分子であることが明らかになったことは驚きであった．例外はあるが，抑制性NK細胞受容体は古典的なMHCクラスⅠ分子(p.135の図5.29参照)，活性化NK細胞受容体はMHCクラスⅠ分子と進化的に近縁で，構造的に類似したMHCクラスⅠ様分子をリガンドとして認識する傾向がある．ここでは，機能的に重要なNK細胞受容体の代表として，**CD94:NKG2A**(抑制性NK細胞受容体)と**NKG2D**(活性化NK細胞受容体)を取り上げる．

CD94:NKG2Aは多くのNK細胞に発現が認められる抑制性受容体であり，CD94とNKG2A(CD159a)がジスルフィド結合によって連結されたヘテロ二量体である．CD94とNKG2Aは，自然免疫に関わる多くの受容体でみられるC型レクチンドメインを有している(p.49の3-2項参照)．ただし，他の自然免疫の受容体と異なり，NK細胞受容体では，このドメインは糖鎖ではなくタンパク質リガンドに結合する．CD94:NKG2AのリガンドはHLA-E分子(p.134の5-18項参照)である．HLAクラスⅠ分子であるHLA-EはHLA-A，B，C分子と同様に全身の組織に広く発現しているが，HLA-A，B，C分子の重鎖(H鎖)のリーダー配列に由来するペプチドと結合するという特徴をもっている．CD94:NKG2AはHLA-E分子に結合したペプチドとHLA-E分子のペプチド収容溝を構成する2本のαヘリックスに結合する．HLA-E分子はペプチドを結合して初めて正しく会合し細胞表面に移送されるので，その細胞表面発現量は発現細胞が産生するHLA-A，B，C分子の全体量の指標となる(**図12.5**)．HLA-A，B，C分子の産生は感染や腫瘍化によって低下するので，HLA-E分子の発現量は細胞の全体的な健康度の指標となる．HLA-A，B，C分子がまったく産生されないような極端な状況では，HLA-E分子に結合するペプチドが枯渇し，HLA-E分子(およびβ_2ミクログロブリン)は小胞体にとどまり細胞表面に移送されなくなってしまう．

NK細胞が健常細胞に遭遇した場合，健常細胞上のHLA-EとNK細胞上のCD94:NKG2Aとの結合が起こり，健常細胞に対する攻撃を抑制するシグナルがNK細胞に伝達される．これにはNKG2Aポリペプチドの細胞内末端に存在する**免疫受容体チロシン抑制性モチーフ**(immunoreceptor tyrosine-based inhibitory motif：**ITIM**)が関与している．ITIMはSHP-1と呼ばれるチロシンホスファターゼを動員し，SHP-1はグアニンヌクレオチド交換因子であるVav1を脱リン酸化する．これによりNK細胞活性化のシグナル伝達経路の重要な中間体が不活性化される(**図12.6**左)．こうなると，NK細胞は健常細胞から遊離し，次の潜在的標的細胞を調べ始める．HLA-Eを発現していない(あるいはその発現が減弱している)非健常細胞に遭遇した場合，CD94:NKG2AとHLA-Eとの十分な結合が起こらないため，NKG2Dのような活性化受容体から伝達される活性化シグナルに比べて抑制性シグナルが不十分となり，NK細胞は非健常細胞を破壊する．

すべてのNK細胞に発現している活性化受容体NKG2DはCD314ポリペプチドのホモ二量体であり，分子構造や分子組成はCD94:NKG2Aに類似している．NKG2Dにはいくつかのリガンドが知られている(図12.2参照)．**MIC糖タンパク質**(MHC class I chain-related glycoprotein)はその1つであり，構造的にMHCクラスⅠ分子のH鎖に類似していることから名づけられた．MICはMHCクラスⅠ領域に位置する遺伝子によってコードされている．しかしながら，MIC糖タンパク質(**MIC-A**と**MIC-B**)は，

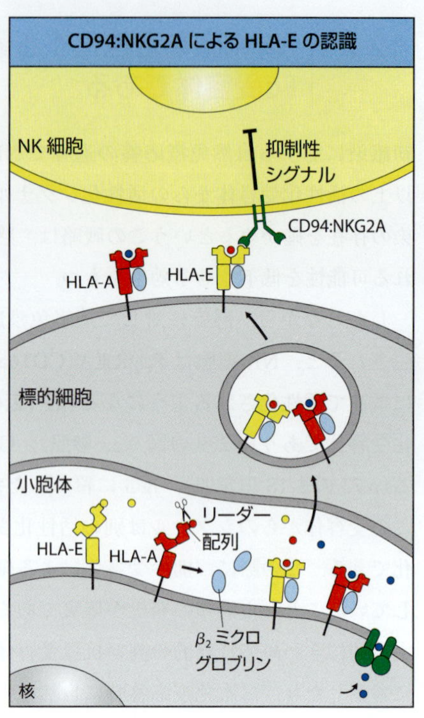

図12.5 CD94:NKG2AはHLA-A，B，C分子のリーダー配列に由来するペプチドとHLA-Eとの複合体を認識する
HLA-A，B，C分子のH鎖のリーダー配列は生合成の過程で小胞体において切断される．切断されたリーダー配列はさらに小さなペプチドへと切断され，HLA-E分子のペプチド結合部位に結合する．この結合の特異性はきわめて高い．ペプチドを結合したHLA-E分子は細胞表面に運ばれ，NK細胞の抑制性受容体CD94:NKG2Aによって認識される．NK細胞は正常レベルのHLA-Eを発現している健常細胞を攻撃しない．それはCD94:NKG2Aを介した抑制性シグナルを受けるからである．

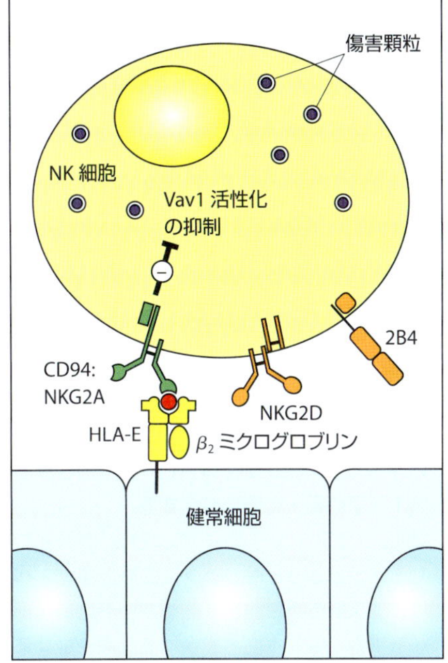

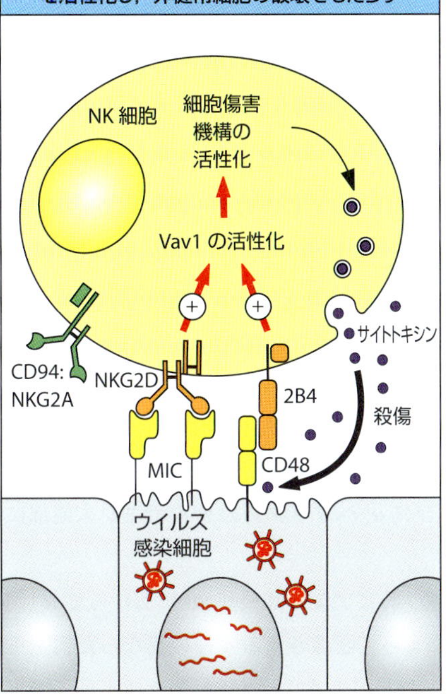

図 12.6　抑制性受容体からのシグナルはNK 細胞活性化のシグナル伝達経路を遮断する

左図：健常細胞上の HLA-E が NK 細胞上の CD94:NKG2A に結合すると，NK 細胞の細胞傷害活性は抑制される．この際，NKG2A の細胞内末端が DAP12 アダプターと結合する．これにより，チロシンホスファターゼ SHP-1 が活性化され，活性化経路の中枢に位置するグアニンヌクレオチド交換因子 Vav1 が脱リン酸化される．右図：ウイルス感染細胞に対して NK 細胞が応答するときには，これらのシグナル伝達経路が活性化される．標的細胞はそれぞれ NKG2D と 2B4 のリガンドである MIC と CD48 を発現している．NKG2D の ITAM のリン酸化はアダプター分子 DAP10 を動員する．DAP10 はホスファチジルイノシトール 3-キナーゼ，アダプタータンパク質 Grb2，Vav1 が関与するシグナル伝達経路を活性化する．同様に，ともに SLAM（signaling lymphocyte activation molecule）ファミリーメンバーである 2B4 と CD48 の結合は，Vav1 のリン酸化につながるシグナルを細胞に伝達する．リン酸化された Vav1 はさらなるシグナルを誘発し，最終的に NK 細胞のエフェクター機能を発揮させる．

MHC クラスⅠ分子と異なり，健常細胞の表面には発現していない．また，β_2 ミクログロブリンと会合せず，ペプチドも結合しない．MIC は感染，腫瘍化，高温などのストレスに曝されたときに発現が誘導される**ストレスタンパク質**（stress protein）に分類される．NK 細胞上の NKG2D と感染細胞上の MIC が結合すると，Vav1 のリン酸化と活性化が起こり，NK 細胞による細胞傷害が促進される．その結果，感染細胞の殺傷と感染部位への他のエフェクター細胞の動員がもたらされる（図 12.6 右）．

生体は，CD94:NKG2A と NKG2D を介して，抑制性受容体への MHC クラスⅠ分子の結合と活性化受容体への MIC 分子の結合のバランスをとっている．その結果，MHC クラスⅠ分子を発現している健常細胞は NK 細胞の活性化を抑制し，MIC 分子を発現する非健常細胞は NK 細胞の活性化をもたらす．HLA クラスⅠ領域は約 10 万塩基対の長さをもった複数のゲノムブロックから構成されており，これらのブロックは 1 個の MIC 遺伝子と 1 個の MHC クラスⅠ遺伝子を含む原始的なブロックが何回も重複することによって形成されたものである．このゲノム構造上の特徴は，MIC 分子と MHC クラスⅠ分子が NK 細胞の活性を制御するパートナーとして長らく機能してきたことを示唆している．

12-4　免疫グロブリン様のNK細胞受容体はHLA-A，HLA-B，HLA-C分子上の多型に富んだエピトープを認識する

NK 細胞は潜在的標的細胞の膜面に発現する HLA-E 分子の量を CD94:NKG2A を介して読み取ることによって，その細胞が産生する HLA-A，B，C 分子の量を調べている．ヒト集団では CD94，NKG2A，HLA-E はほとんど遺伝的変異を示さないので，この戦略はどのような HLA 型をもった人においても有効である．この戦略の欠点は，ウイル

ス感染細胞や腫瘍細胞でよくみられるように，特定のHLAクラスI遺伝子やアロタイプが失われた場合，それを検知する感度が低いことである．例えば，HLA-C分子の発現量はHLA-AおよびB分子の発現量の和の10分の1なので，HLA-C分子の発現が選択的に失われた場合，HLAクラスI分子の総発現量はわずか9%減少するに過ぎない．一方で，HLA-AまたはHLA-B分子のどちらかのアロタイプが失われると，HLAクラスI分子の総発現量は23%減少する．これらの理由により，生体にはHLA-A，B，C分子の多型に富んだエピトープを認識する抑制性受容体が存在し，CD94:NKG2Aの機能を補完している．これらの抑制性受容体は**キラー細胞免疫グロブリン様受容体**(killer-cell immunoglobulin-like receptor：**KIR**)ファミリーのメンバーである．

KIRのリガンド結合部位は2個ないし3個の免疫グロブリン様ドメインからなり，その構造はCD94:NKG2AやNKG2Dのレクチン様結合部位とはまったく異なっている．T細胞受容体やCD94:NKG2Aのように，抑制性KIRは2本のαヘリックスとペプチドによって形成されるMHCクラスI分子の上を向いた面に結合する(p.131の5-17項参照)．ただし，KIRとCD94:NKG2Aの結合面はT細胞受容体のそれより小さく，α_2ヘリックスのアミノ末端部とペプチドならびにα_1ヘリックスのカルボキシ末端部に限局されているという違いがある(**図12.7**)．

α_1ヘリックスのカルボキシ末端部の配列変異，特にアミノ酸残基80における変異(図12.7参照)は複数の異なった抑制性KIR分子によって認識される4種の異なった構造を作り出す．これらの構造は**KIRリガンド**(KIR ligand)あるいはHLAクラスI分子の**エピトープ**(epitope．C1，C2，Bw4，A3/11エピトープ)と呼ばれる．KIRリガンドとして最も重要なのはHLA-C分子であり，HLA-AとHLA-Bは二次的な役割を担っている．これを反映して，HLA-CのすべてのアロタイプがKIRリガンドとなる一方で，HLA-AとHLA-Bでは少数のアロタイプのみがKIRのリガンドとなる．すなわち，HLA-C分子は必ずC1あるいはC2エピトープをもっているが，Bw4エピトープはHLA-AおよびHLA-Bアロタイプの一部にしか存在せず，またA3/11エピトープも一部のHLA-Aアロタイプ(Bw4エピトープを有するものとは別のHLA-Aアロタイプ)にしか存在しない(**図12.8**，上から1～3番目の図参照)．

HLAクラスI分子に対する受容体としては，6種のKIR分子が知られている(図12.8，4番目の図)．このうち，4種は抑制性受容体，2種は活性化受容体である．KIR分子は免疫グロブリン様ドメインの数(2個なら2D，3個なら3D)と細胞内末端の長さ(長ければL，短ければS)によって命名されている．KIR3DL1とKIR3DL2はそれぞれBw4とA3/11エピトープを認識する受容体である．C1エピトープは抑制性受容体KIR2DL2/3によって認識され，C2エピトープは抑制性受容体KIR2DL1と活性化受容体KIR2DS1によって認識される．活性化受容体KIR2DL4は，妊娠時に胎児の栄養膜細胞の一部で特異的に発現するHLA-G分子を認識する．

4種のエピトープ(A3/11，Bw4，C1，C2)はそれぞれHLA-A，B，Cアロタイプの一部のみに存在することから，一個人が保有できるエピトープの数は1～4個の範囲となる．このように保有するKIRリガンドに個人差が存在することは，NK細胞の反応性や応答性の多様性(個人差)を生み出す要因の1つになっている．例えば，C1エピトープとC1特異的抑制性KIRをホモ接合にもつ個体は，そうでない個体よりも急性C型肝炎ウイルス感染を終息させることができる可能性が高い．HLA-A，B，C分子と同様に，4種の抑制性KIRはきわめて多型に富んでいる．この多型は，細胞表面発現量，HLAクラスI分子との結合活性，抑制性シグナルの強度など，KIRタンパク質のさまざまな特性に影響を及ぼす．HLAクラスI遺伝子多型とKIR多型の組み合わせは，NK細胞

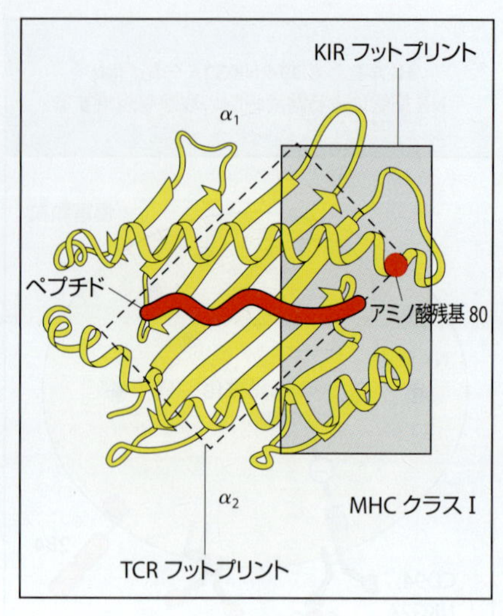

図12.7　キラー細胞免疫グロブリン様受容体(KIR)とT細胞受容体(TCR)はMHCクラスI分子の同一の面に結合する

MHCクラスI分子のα_1およびα_2ドメインを示す．2本のαヘリックスの最上部とαヘリックス間の溝に結合するペプチドの最上部がTCRならびにKIRと結合する面を形成する．TCRフットプリントと書かれた破線の長方形はTCRと相互作用する部分を示し，KIRフットプリントと書かれた実線の長方形はKIRと相互作用する部分を示す．

の反応性や応答性に多様性（個人差）をもたらすもう１つの要因となっている．例えば，HIV 感染者においては，どのような KIR3DL1 アレルと Bw4 陽性の HLA-A あるいは HLA-B アロタイプを保有するかによって程度の差はあるが，Bw4 特異的 KIR と Bw4 陽性 MHC クラスⅠ分子の組み合わせを保有していると，病気の進行が緩徐になることが知られている．

CD94:NKG2A と抑制性 KIR は構造的に大きく異なっているが，NK 細胞がこれらの受容体を用いて潜在的標的細胞の健全性を評価する仕組みは同じである．両者の大きな違いは，CD94:NKG2A が HLA-E との結合を介して標的細胞表面に発現しているすべての HLA-A，B，C アロタイプ（すなわち，6 つのアロタイプ）の総発現量をモニターするのに対して，KIR は 6 つのアロタイプの中から 1 ～ 4 個のアロタイプ（数は HLA 型によって異なる）をモニターすることにある．したがって，CD94:NKG2A と KIR は MHC クラスⅠ分子に対して補完的特異性をもった抑制性 NK 細胞受容体であるといえる．両者は協働して，MHC クラスⅠ分子を正常に発現する細胞に対する NK 細胞の攻撃を抑制し，MHC クラスⅠ分子の発現に異常をきたした細胞に対する攻撃を誘導する役割を果たしている．

12-5 NK細胞はMHCクラスⅠ発現の病的変化を検出するように教育される

NK 細胞は骨髄での分化の後期段階で MHC クラスⅠ分子に対する抑制性受容体を獲得する．まず CD94:NKG2A が発現し，その後に KIR が発現する．ゲノムの 1 か所に密集して存在する KIR 遺伝子ファミリーの特徴は，競合的な両方向性プロモーターをもっていることである．両方向性プロモーターでは順方向性の転写は遺伝子発現をもたらし，逆方向性の転写は DNA メチル化による遺伝子サイレンシングをもたらす．転写の方向は遺伝子ごとにランダムに決められるので，異なった数と種類の KIR 遺伝子の組み合わせを発現する NK 細胞が産生される．このような**変化に富んだ遺伝子発現**（variegated expression）の仕組みにより，安定的な KIR 表現型をもった個々の NK 細胞と多様な KIR 表現型を有する NK 細胞の集団が作られる．

自己 MHC クラスⅠ分子の発現変化を検出するためには，NK 細胞上に自己 MHC クラスⅠ分子に対する抑制性受容体が少なくとも 1 種類は発現している必要がある．この受容体は CD94:NKG2A でも抑制性 KIR でもよい．NK 細胞は分化の過程で抑制性受容体を獲得すると，その受容体が骨髄内の他の細胞が発現する MHC クラスⅠ分子に反応性を有しているか否かを試す．そこで NK 細胞受容体が結合可能な MHC クラスⅠ分子に遭遇した場合，受容体を介して NK 細胞にシグナルが伝達され，**NK 細胞教育**（NK-cell education）と呼ばれる過程が開始される．その結果，その NK 細胞は教育に携わった自己 MHC クラスⅠ分子の欠損を検知する能力を獲得する．NK 細胞受容体と MHC クラスⅠ分子の相互作用によって産生された抑制性シグナル伝達分子は活性化受容体の下流のシグナル伝達経路に作用して，活性化シグナルと抑制性シグナルのバランスをとる（図 12.9）．NK 細胞が MHC クラスⅠ分子を正常に発現している健常細胞と接触した場合，活性化受容体からのシグナルは抑制性受容体からのシグナルによって打ち消されてしまうので，NK 細胞の活性化は起こらない．

教育を受けた NK 細胞は骨髄を出て循環血に入る．そこで MHC クラスⅠ分子の発現が減少した非健常細胞に遭遇すると，抑制性受容体から伝達されるシグナルは骨髄での教育の際に受けたシグナルよりも弱いものとなる．他方，活性化シグナルは減弱せず，

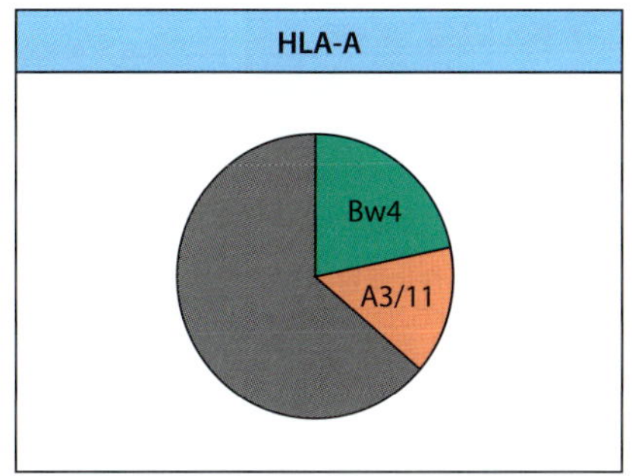

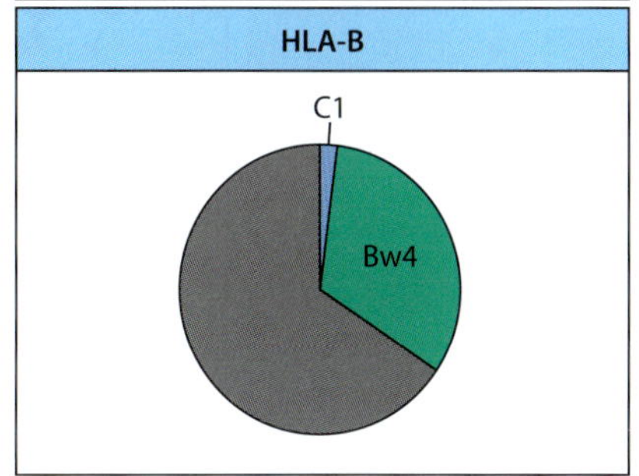

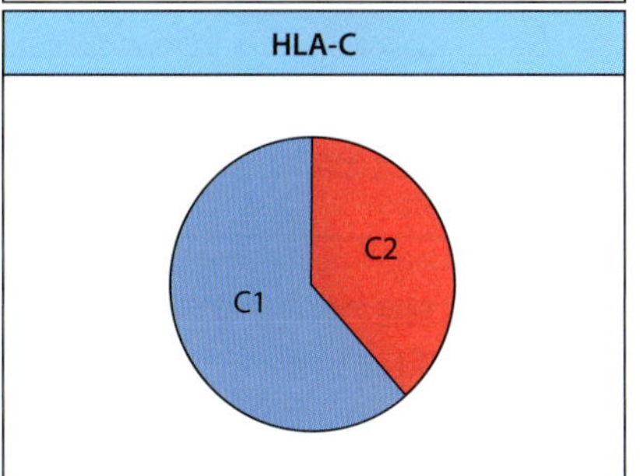

認識する KIR 分子		
KIR	エピトープ特異性	シグナル
3DL1	Bw4	抑制性
3DL2	A3/11	抑制性
2DL1	C2	抑制性
2DL2/3	C1	抑制性
2DS1	C2	活性化
2DL4	HLA-G	活性化

図 12.8 KIR によって認識される 4 つのアロタイプの HLA-A，B，C 分子における分布 上の 3 つの図における円グラフは A3/11，Bw4，C1，C2 エピトープをもつ HLA-A，B，C アロタイプの比率を示す．2 つの HLA-B アロタイプ HLA-B*46 と HLA-B*73 は C1 エピトープをもつ．下の表には，A3/11，Bw4，C1，C2 エピトープと HLA-G を認識する KIR を示すとともに，各 KIR が活性化または抑制性のどちらのシグナル伝達機能を有するのかを示す．

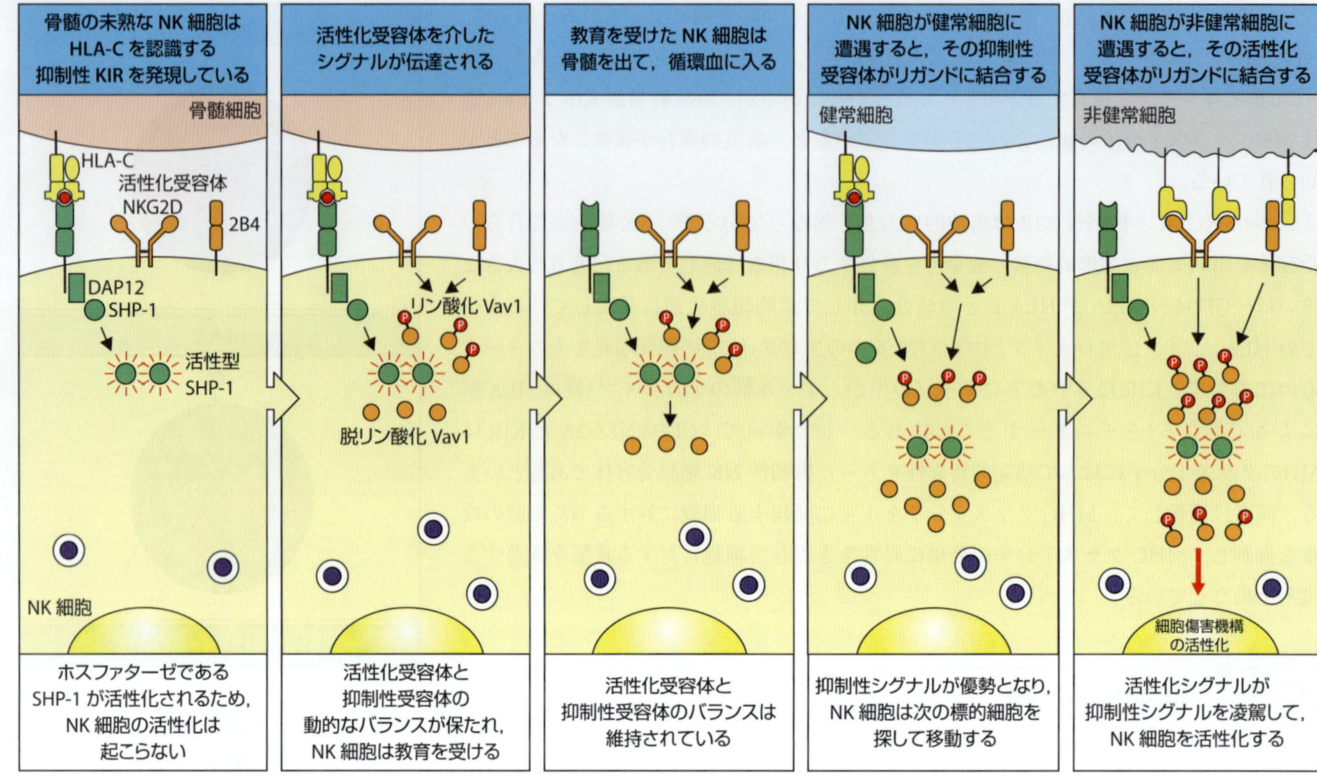

図 12.9 NK 細胞の教育には活性化と抑制性のシグナル伝達経路のバランスが関係している
抑制性受容体からのシグナルは SHP-1 を活性化する（左から 1 番目の図）．これは Vav1 を脱リン酸化することによって活性化経路を阻害する（2 番目の図）．このような活性化シグナルと抑制性シグナルのバランスによって NK 細胞は教育されて成熟し，骨髄を出て循環血や組織に入る（3 番目の図）．NK 細胞と健常細胞の接触時には，このバランスに保たれている（4 番目の図）．しかし，非健常細胞と遭遇すると，NK 細胞に伝達される抑制性シグナルが減弱し，活性化シグナルが増大する（5 番目の図）．これは非健常細胞に発現している活性化リガンドによる．この過程により NK 細胞は完全に活性化され，非健常細胞は傷害されることになる．

非健常細胞の発現するストレスタンパク質や病原体抗原によって増強される．その結果，活性化シグナルが抑制性シグナルを凌駕することになり，NK 細胞は非健常標的細胞を破壊せよとの指示を受けることになる．

NK 細胞教育の重要な帰結は，抑制性受容体の強度は MHC クラス I 分子の喪失に対して引き起こされる活性化の強度と直接相関するということである．言い換えると，強力な抑制性受容体をもっていればいるほど，強力な NK 細胞となる．このようにして，自己 MHC クラス I 分子に対する抑制性受容体は自己寛容と感染に対する応答の両者を制御している．CD94:NKG2A は哺乳類進化の過程で最初に出現した抑制性 MHC クラス I 受容体の 1 つであり，NK 細胞の分化過程でも最初に発現する．しかしながら，自己 MHC クラス I 分子に結合する KIR を発現している NK 細胞においては，教育の過程で CD94:NKG2A の発現は失われてしまう（**図 12.10**）．

NK 細胞教育の一例として，HLA-C アロタイプとして C1 エピトープをもつが C2 エピトープはもたない人の場合を考えてみよう．骨髄では，抑制性の C1 特異的受容体である KIR2DL3 をもつ未熟 NK 細胞は C1 によって教育され，C1 の発現が低い非健常細胞を認識する NK 細胞へと分化する（**図 12.11** 上）．しかしながら，HLA-C アロタイプの C2 はもつが C1 はもたない人では，KIR2DL3 のみを発現する NK 細胞は教育されず，健常体組織の細胞も非健常細胞も攻撃することができないことになる（図 12.11 下）．もしこのような NK 細胞が KIR であれ CD94:NKG2A であれ，別の抑制性受容体を発現していたとすると，その細胞はその抑制性受容体を介して教育を受けることができる．

CD94:NKG2A を発現している NK 細胞は，ほとんどの場合，自己 MHC クラスⅠ分子を認識する抑制性 KIR を発現していない．したがって，CD94:NKG2A は抑制性 KIR の代替の受容体として使用されることが多いと考えられる．循環血中には，抑制性受容体による教育をまったく受けていない NK 細胞も存在している．これらの細胞の機能は不明であるが，現在進行中の研究によると，教育は NK 細胞の一生において一回きりしか与えられない不可逆性の過程ではないことが示唆されている．骨髄以外の組織で，追加の教育がなされたり，骨髄での教育が修正されたりすることが起こりうるらしい．

CD94:NKG2A を介した HLA-E による NK 細胞教育はすべての人において同じように行われ，自己 MHC クラスⅠ分子の喪失に対して中等度の強さで反応する NK 細胞を作り出す．これに対して，HLA-A，B，C アロタイプによる KIR を介した NK 細胞教育は個体差がきわめて大きく，CD94:NKG2A を介した教育の場合より自己 MHC クラスⅠ分子の喪失に対して強く反応する NK 細胞も弱く反応する NK 細胞も作り出す．このように HLA クラスⅠ遺伝子と KIR 遺伝子の多型は相まって，個体ならびに集団レベルでの NK 細胞の機能的多様性を高めているのである．CD94:NKG2A および KIR を介して教育された NK 細胞の比率は，KIR リガンドの数と HLA 型によって変動する．1 個の KIR リガンド（通常は C1）しかもっていない人では，NK 細胞は主として CD94:NKG2A によって教育されるが，4 個の KIR リガンドをもっている人では，KIR と CD94:NKG2A がより対等に NK 細胞の教育に当たっている．

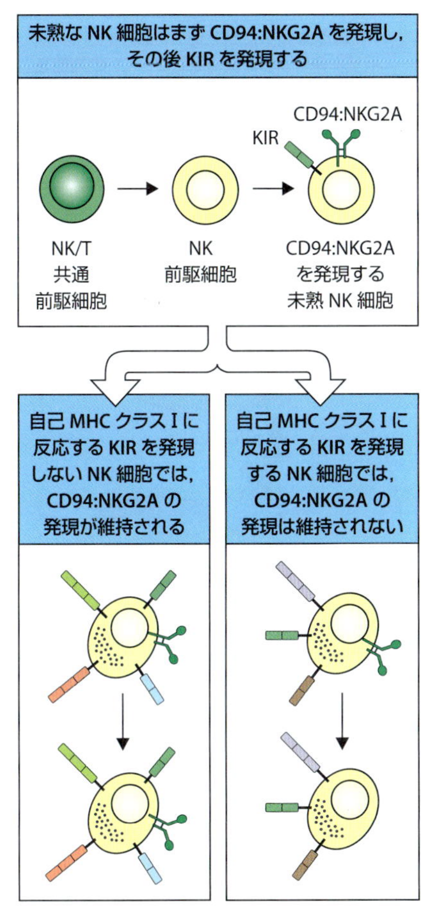

図 12.10 NK 細胞は自己 MHC クラスⅠに対する抑制性受容体を獲得する
NK 細胞は発生の段階で広範な MHC クラスⅠ分子に対して反応性をもつ抑制性受容体 CD94:NKG2A を最初に発現する．その後，KIR 遺伝子を発現する．NK 細胞は異なった数の KIR 遺伝子を異なった組み合わせで発現する．発現する KIR 分子の中に自己 MHC クラスⅠ分子に対して反応するものがなかった場合，NK 細胞は CD94:NKG2A を発現し続ける．この場合，CD94:NKG2A が自己 MHC クラスⅠ分子に対する唯一の受容体となる（左下図）．NK 細胞が発現する KIR 分子のいずれかが自己 MHC クラスⅠ分子を認識する場合，常にではないが通常の場合，NK 細胞は CD94:NKG2A の発現を停止して，KIR を自己 MHC クラスⅠ分子に対する受容体として用いるようになる（右下図）．

12-6 レクチン様NK細胞受容体と免疫グロブリン様NK細胞受容体は異なる遺伝子複合体によってコードされている

レクチン様の CD94:NKG2A と免疫グロブリン様の KIR はともに MHC クラスⅠ分子を認識し，NK 細胞に抑制性シグナルを伝達する．これらは自然選択が 2 つの異なったタンパク質モジュールに独立に，しかし類似した方向に働き，同一の機能を賦与した**収斂進化**（convergent evolution）の例である．この進化はゲノムの異なった部位で並行して起こったものである（図 12.12）．CD94 遺伝子と NKG2A 遺伝子は 12 番染色体の**ナチュラルキラー複合体**（natural killer complex：**NKC**）に存在する．これは NK 細胞や他の白血球のレクチン様受容体をコードする遺伝子ファミリーが集簇している遺伝領域である．他方，19 番染色体上の**白血球受容体複合体**（leukocyte receptor complex：**LRC**）は NK 細胞や他の白血球の免疫グロブリン様受容体をコードする遺伝子が集まっている遺伝領域である．KIR 遺伝子ファミリーはこの領域にあり，IgA に対する Fc 受容体（FcαR）をコードする遺伝子と白血球免疫グロブリン様受容体（leukocyte immunoglobulin-like receptor：LILR）をコードする遺伝子ファミリーの間に挟まれて存在している．LILR としては，HLA クラスⅠ分子に対して幅広い特異性を有する抑制性 NK 細胞受容体である LILRB1 などが知られている．

KIR 遺伝子と HLA クラスⅠ遺伝子は異なる染色体上にあるので，これらの多型に富んだ受容体とリガンドは独立して子孫に伝えられる．その結果，両親にあった受容体とリガンドの組み合わせが子供の代で失われたり，相互作用する受容体とリガンドの組み合わせが新たに子供で出現したりすることになる．このように KIR 遺伝子と HLA クラスⅠ遺伝子は独立して子孫に伝えられるため，両遺伝子の組み合わせの多様性は集団レベルで増加するが，特定の KIR 分子と HLA クラスⅠ分子の相互作用の最適化は妨げられる．その結果，ヒトと他種の比較から明らかなように，この種のリガンド－受容体系

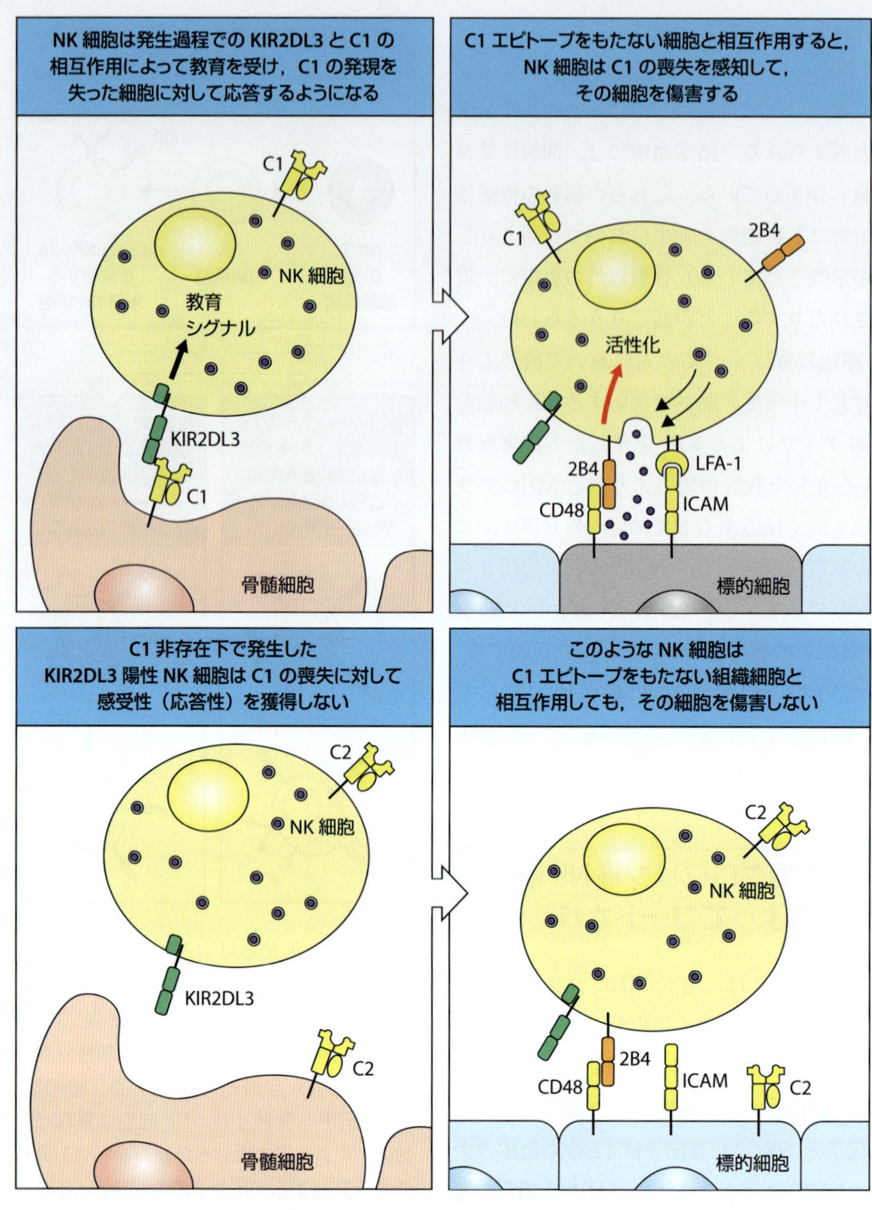

図 12.11 NK 細胞は自己 MHC クラス I を認識する抑制性受容体によって教育される
上段：C1 特異的抑制性受容体である KIR2DL3 を発現する NK 細胞は C1 エピトープによって教育される．C1 と KIR2DL3 の結合は NK 細胞に抑制性シグナルを伝達する．これにより，NK 細胞は C1 エピトープを発現する健常細胞との接触に際し，どの程度の抑制性シグナルを受けることが期待されるかを学ぶ（左上図）．NK 細胞はこのような教育を受けることにより，C1 を発現しない組織細胞に反応することが可能となる．C1 エピトープによって教育された NK 細胞は，C1 エピトープをもたない標的細胞（同一家族由来）を傷害する（右上図）．この際，接着分子（NK 細胞上の LFA-1 と標的細胞上の ICAM）を介した結合が不可欠である．下段：C1 エピトープをもたず，C2 エピトープのみをもつ人においては，KIR2DL3 のみを抑制性受容体としてもつ NK 細胞は教育されない．KIR2DL3 に対応するリガンドである C1 が骨髄細胞に発現していないため，NK 細胞は教育に必要な抑制性シグナルを受けない（左下図）．そのため，このような NK 細胞は C1 エピトープを発現していない自己組織細胞に結合しても応答しない（右下図）．

には本質的な不安定さが内在している．

ヒトの KIR 遺伝子ファミリーに対応する遺伝子は高等霊長類（類人猿，旧世界ザル，新世界ザル）にのみ存在する．下等な霊長類の LRC 領域はわずかに 1 個の非機能的な KIR 遺伝子をコードしているに過ぎない．マウスの LRC 領域には KIR 遺伝子は存在せず，その代わりに NKC 領域に KIR とほぼ同等の機能を有するレクチン様受容体 Ly49 をコードする遺伝子ファミリーが存在している（図 12.13）．これに対し，ヒトの NKC 領域には機能を失った 1 個の Ly49 遺伝子が存在するのみである．ヒト KIR とマウス Ly49 も収斂進化の例である．このように，ある種で繁栄し重要な役割を果たしている MHC クラス I 受容体が別の種では失われているという現象は，NK 細胞受容体システムが常に崩壊の危険性を秘めていることを示している．これはリガンドと受容体が独立して子孫に伝えられるという状況下では十分起こりうることである．このようなシステムの不安定性は偶然に起こることもあれば，MHC クラス I 分子の別機能（例えば，CD8 T 細胞免疫の形成）に働く自然選択の結果として起こることもあるであろう．以上に述べたことの全体的な効果として，MHCクラスⅠ分子を認識するNK細胞受容体は，適応免疫に関わる免疫グロブリンやT細胞受容体を含む他のいかなる免疫系の遺伝子ファミリーよりも急速な進化を遂げているのである．

12-7 ヒトのKIRハプロタイプには特徴的な2型が存在する

MHC領域はヒトゲノムにおいて最も多様性に富んだ領域であり，病気と最も強い相関を示す遺伝領域でもある．KIR遺伝子ファミリーも著しく多様性に富んでおり，しばしばHLAクラスⅠ遺伝子と組み合わさってヒトの病気と強く相関する．多様性を生み出す要因の1つはKIR遺伝子のアレル多型である．また，KIRハプロタイプに含まれるKIR遺伝子の数と種類が異なることも要因になっている．これは**遺伝子構成の多様性**(gene-content variation)と呼ばれる．どのKIRハプロタイプにも共通する3個のKIR遺伝子はKIRハプロタイプの基本構成を規定する遺伝子であるため，フレームワーク(骨組み)遺伝子と呼ばれている．KIR領域の両端と中央に位置しているフレームワーク遺伝子は，ハプロタイプによって遺伝子構成が異なる2領域(セントロメア側多様性領域とテロメア側多様性領域)を挟み込んでいる(図12.14)．セントロメア側多様性領域はHLA-Cを認識する抑制性受容体をコードしており，テロメア側多様性領域はHLA-AおよびHLA-Bを認識する抑制性受容体をコードしている．これらの遺伝子は密集して存在し，それぞれの遺伝子間には非対称性の組換えの標的となる短い相同性配列が存在している．これらの相同性配列を介する組換えは，KIR遺伝子の数を増やしたり減らしたりすることにより，KIR遺伝子の数と種類に多様性を生み出すほか，KIR遺伝子間で細胞内末端を入れ替えることにより，抑制性受容体を活性化受容体に変換したりする．

セントロメア側およびテロメア側多様性領域には，A，Bと命名された2つの特徴的なハプロタイプ(モチーフ)が存在する．Aハプロタイプは保存性が高く，HLAクラスⅠ分子を認識する多型に富んだ抑制性受容体遺伝子を多く含んでいる．それに対して，Bハプロタイプは多様性に富み，HLAクラスⅠ分子に対する多型のない活性化受容体遺伝子を多く含んでいる．AハプロタイプではNK細胞はより強力な教育を受け，より強力な炎症反応を引き起こす．一方，BハプロタイプではNK細胞は弱い教育を受け，炎症反応を起こす力は弱い傾向がある．KIRと相関するほとんどの病気では，AおよびBハプロタイプ間で異なるKIR遺伝子に相関が認められる．このような知見と両ハプロタイプがすべての人類集団において存在するという事実は，2つのハプロタイプが平衡選択によって集団中に維持されていることを示唆している．ヒトのAハプロタイプと類似のハプロタイプはチンパンジーや他の類人猿にもみられるが，Bハプロタイプはヒトのみに認められる．12-9項で後述するように，KIR Bハプロタイプは生殖において優位性をもっていると考えられている．

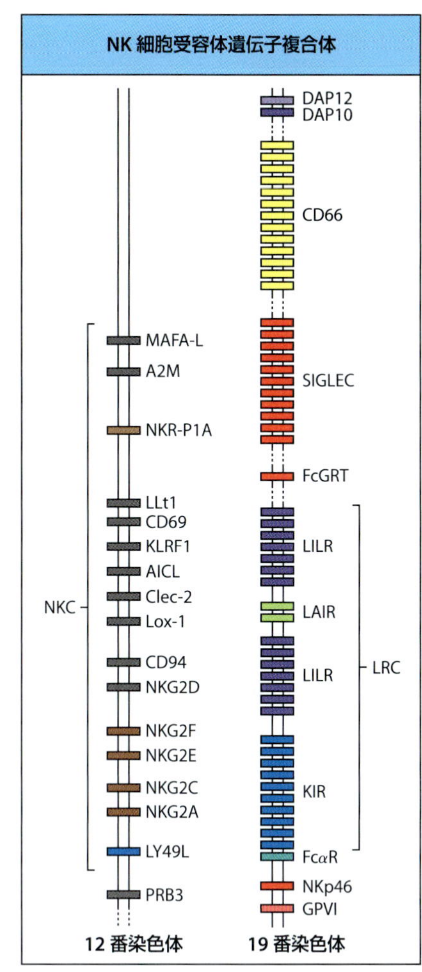

図12.12 多くのNK細胞受容体は2つの遺伝子複合体のいずれかでコードされている
ヒト12番染色体上に位置するナチュラルキラー複合体(NKC)はレクチン様受容体をコードしている．一方，19番染色体上に位置する白血球受容体複合体(LRC)は免疫グロブリン遺伝子スーパーファミリーのメンバーであるNK細胞受容体をコードしている．LRCはキラー細胞免疫グロブリン様受容体(KIR)，白血球免疫グロブリン様受容体(LILR)，白血球関連免疫グロブリン様受容体(LAIR)の3つの遺伝子ファミリーから構成されている．LRCに隣接して，NK細胞のNKp46受容体のほか，活性化NK細胞受容体からのシグナルを伝達するDAP10ならびにDAP12アダプター分子などの免疫グロブリン様分子をコードする遺伝子が存在している．(図はJohn Trowsdaleの厚意により提供されたデータに基づく)

12-8 サイトメガロウイルス感染はHLA-Eに対する活性化受容体を発現するNK細胞の増殖を誘導する

適応免疫の本質的な特徴は感染病原体が宿主であるヒトのB細胞およびT細胞集団の組成を永久的に変えてしまうことである．免疫応答の過程で，抗原特異的な細胞のクローンが増殖し，長寿命の記憶細胞の集団が作り出される．NK細胞とT細胞の間には

ヒト KIR とマウス Ly49 との類似点
MHC クラス I 分子の多型に富んだエピトープを認識する
自己 MHC クラス I 分子の喪失に対して応答するように NK 細胞を教育する
多型に富んだ抑制性受容体と多型のない活性化受容体から構成される
同一の活性化ならびに抑制性シグナル伝達経路を用いている
個々の NK 細胞は異なった数の受容体を異なった組み合わせで発現している
受容体遺伝子をコードしているゲノム領域には保存性の高いフレームワーク遺伝子に挟まれて遺伝子の構成が個人で異なる領域が 2 か所存在している

図 12.13 ヒト KIR とマウス Ly49 との類似性
ヒト KIR は免疫グロブリン様ドメインからなるリガンド結合ドメイン部位をもち，マウス Ly49 はレクチン様ドメインから構成されているが，両者の生物学的特徴と機能は驚くほどよく似ている．このように構造的に異なる分子が独立して同様の機能をもつに至ったことは収斂進化と呼ばれる．

多くの共通点があることから，NK 細胞の集団も感染に対して適応し，変化するのではないかと考えられてきた．

NK 細胞が実際に適応的変化を示す現象の好例はサイトメガロウイルス(cytomegalovirus：CMV)感染症における解析から得られている．他のヒトヘルペスウイルスと同様に，CMV は宿主と高度な共進化を遂げており，免疫系からの攻撃を回避して生涯にわたって宿主に感染し続ける．潜伏感染の状態が長く続くが，ときどきこの状態が中断され，ウイルス粒子の合成を伴う顕性感染が繰り返される．ほとんどの場合，CMV 感染は無症状であるか，軽度のインフルエンザウイルス感染症のような症状しか呈さない．重篤化するのは，新生児，HIV 感染患者，臓器移植後に免疫抑制剤を服用している患者，先天性免疫不全症の患者など，免疫機能がある程度低下している場合である．CMV はヒトヘルペスウイルスの中で最も詳細に研究されているウイルスである．これは CMV が妊婦から胎児に感染し，先進国では他のいかなるウイルスよりも妊娠時合併症や新生児の先天異常の原因となるからである．先天性 CMV 感染症の乳児には，胃腸障害，低体重，難聴，発達障害などが認められる．

CMV ゲノムは，MHC クラス I 分子によるウイルスペプチドの提示を阻害することにより細胞傷害性 CD8 T 細胞によるウイルス感染細胞の破壊を妨げる複数のタンパク質をコードしている．CMV 感染は MHC クラス I 分子の細胞表面発現も減少させるため，感染細胞は NK 細胞に対して感受性となる．実際に，無症状の CMV 感染患者の血液には，未感染者の血液にはほとんどみられない，感染によって増加するある種の NK 細胞が多数含まれている．これらの NK 細胞は HLA-E を認識する活性化受容体である **CD94:NKG2C** を発現しているのが特徴である(図 12.15)．CD94:NKG2C は CD94 と

図 12.14 KIR 遺伝子と 2 群の KIR ハプロタイプの構成
各四角はそれぞれ KIR 遺伝子に対応している．上段は 15 個の KIR 遺伝子とその配置順を示す．2 段目には典型的な KIR A ハプロタイプ，3 段目には KIR B ハプロタイプを示す．フレームワーク遺伝子は灰色，KIR A ハプロタイプおよび KIR B ハプロタイプに特徴的な遺伝子あるいはアレルはそれぞれ赤色および青色で示す．下段の白四角には当該 KIR 分子によって認識される HLA クラス I エピトープを示す．セントロメア側多様性領域(遺伝子構成が変動する領域)とテロメア側多様性領域の間に位置する組換え部位はギザギザの線で示す．KIR A ハプロタイプの 2DL1 アレルは C2 エピトープを認識する強力な抑制性受容体をコードしている．これに対し，KIR B ハプロタイプの 2DL1 アレルは C2 エピトープを認識する弱い抑制性受容体をコードしている．

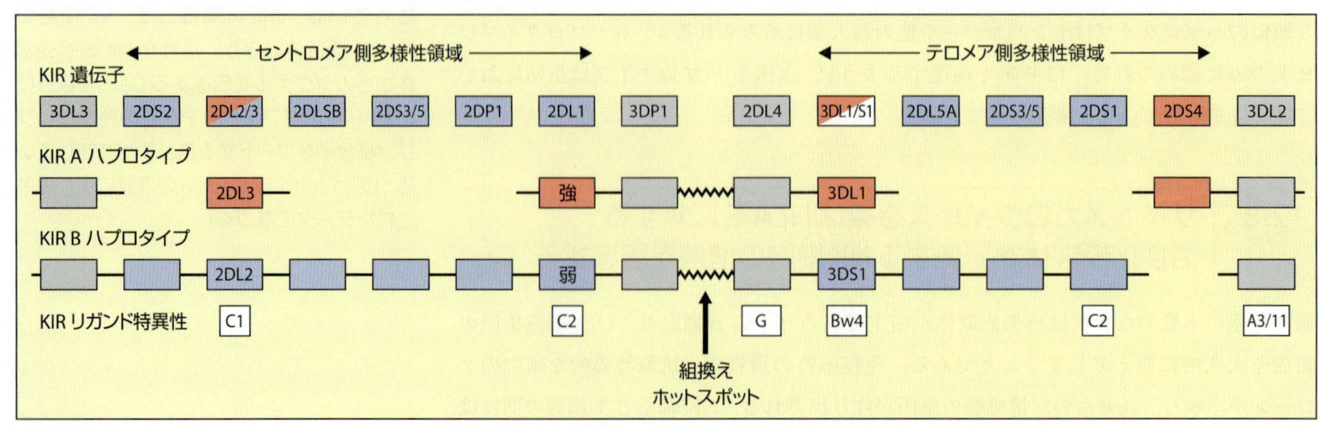

NKG2C(CD159c)からなるヘテロ二量体であり，その構造は抑制性受容体であるCD94:NKG2Aと酷似している．しかしながら，反対のシグナル伝達機能を有しており，CD94:NKG2Aに比べてHLA-Eに対する親和性は低い．また，発現しているNK細胞サブセットも異なっている．

CMVに初めて感染して発症した患者では，CD94:NKG2CをもつNK細胞集団のサイズは症状の重症度と相関し，場合によっては血中NK細胞の50%を占めることもある．感染が制御され，健康が回復しても，血中には一定レベルのCD94:NKG2C陽性NK細胞が維持される．このNK細胞は高い細胞傷害活性を示し，サイトカインに応答せず，CMV感染以外で増殖することはまれである．また，これらのNK細胞はHLA-Cによって教育されたKIRと細胞傷害性CD8 T細胞の最終分化マーカーであるCD57を発現している．このような特性は最終分化を遂げたエフェクターNK細胞の特徴である．これは，CD94:NKG2C陽性NK細胞がウイルス感染細胞やウイルス産生細胞を傷害することにより感染の一過性の増悪を抑えるという事実と符合している．このNK細胞サブセットの増殖は慢性CMV感染に対する宿主の進化的適応といえるであろう．NK細胞を欠損した患者では，水痘帯状疱疹ウイルス，エプスタイン・バーウイルス，単純ヘルペスウイルスなどのヒトヘルペスウイルス感染症は重篤化するが，これらのウイルス感染症ではウイルス特異的なNK細胞の増殖は認められない．

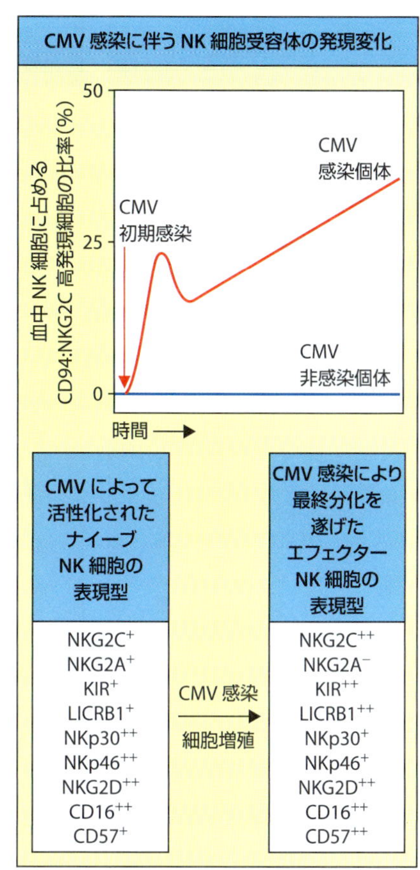

図12.15 サイトメガロウイルス(CMV)感染はHLA-Eを認識する活性化受容体CD94:NKG2Cを発現するNK細胞の増殖をもたらす

HLA-Eを認識する活性化受容体であるCD94:NKG2Cを発現するNK細胞はヒトの血中ではまれであり，左下のボックスに示す表現型をもつ．上付き文字で示した++，+，−は，それぞれ当該マーカーが高レベルで発現している，低レベルで発現している，発現していないことを意味する．これらのNK細胞はCMV感染によって活性化されて増殖し，右下のボックスに示す表現型を獲得する．上のグラフは，CD94:NKG2C^{++}細胞の数がCMV感染後，時間の経過とともに増加していくことを示している．

12-9 子宮NK細胞と胎児のMHCクラスⅠ分子との相互作用は生殖成功率を左右する

さまざまな哺乳類のゲノムを比較すると，種内においても種間においても生殖系と免疫系の遺伝子が最も大きな差異を示すことがわかる．この特徴は免疫防御と生殖が個体，集団，そして種の生存に不可欠な生理機能であることに一部起因している．他の生理システムも生存に不可欠ではあるが，遺伝学的に生殖系と免疫系ほどの種内・種間多様性はみられない．免疫系は急速に進化する多様な病原体に絶えず対処しなければならないという特徴をもっている．このため免疫系は常に生存を脅かす強力で予測困難な選択圧に曝される宿命にあり，免疫系を構築する遺伝子ファミリーは絶え間ない変化と適応を迫られることになる．

自然免疫と適応免疫は4億年以上も前から共存してきたが，胎盤を用いた生殖の起源はそれより新しく，約1億2,500万年前に遡る．生物学的イノベーションの多くがそうであるように，胎盤は既存の分子，細胞，組織を活用することによって進化したものである．NK細胞は生殖系によって利用された多岐にわたる免疫系構成成分の1つに過ぎない．このことは19番染色体上のLRCに隣接して多数の免疫または生殖あるいはその両方に関与する遺伝子が位置していることからも明らかである．

胎盤を用いた生殖は感染や他の環境中の危険に対して最も高い感受性をもった胎児を守るための戦略と考えることができる．生育中の胎児は外界から隔離されて，母体内の無菌性の生育環境に置かれている．進化の過程で最初に出現した胎盤をもった哺乳類はマウスのような小型の動物であった．恐竜の絶滅後，哺乳類は多くの種に分化を遂げ，多様な生態学的ニッチを占めることができるようになった．その際に，異なる種間で激烈な競争が繰り広げられ，哺乳類は体の大きさ，形態，生理，行動を多様化させてきた．この過程で，解剖，生理，生殖に関与する遺伝子には必要な調整が絶え間なく加えられた．このことは現生哺乳類のゲノムの多様性に反映されている．

第3章で紹介したように，胎盤は妊娠の初期に子宮のNK細胞と胎児の栄養膜細胞

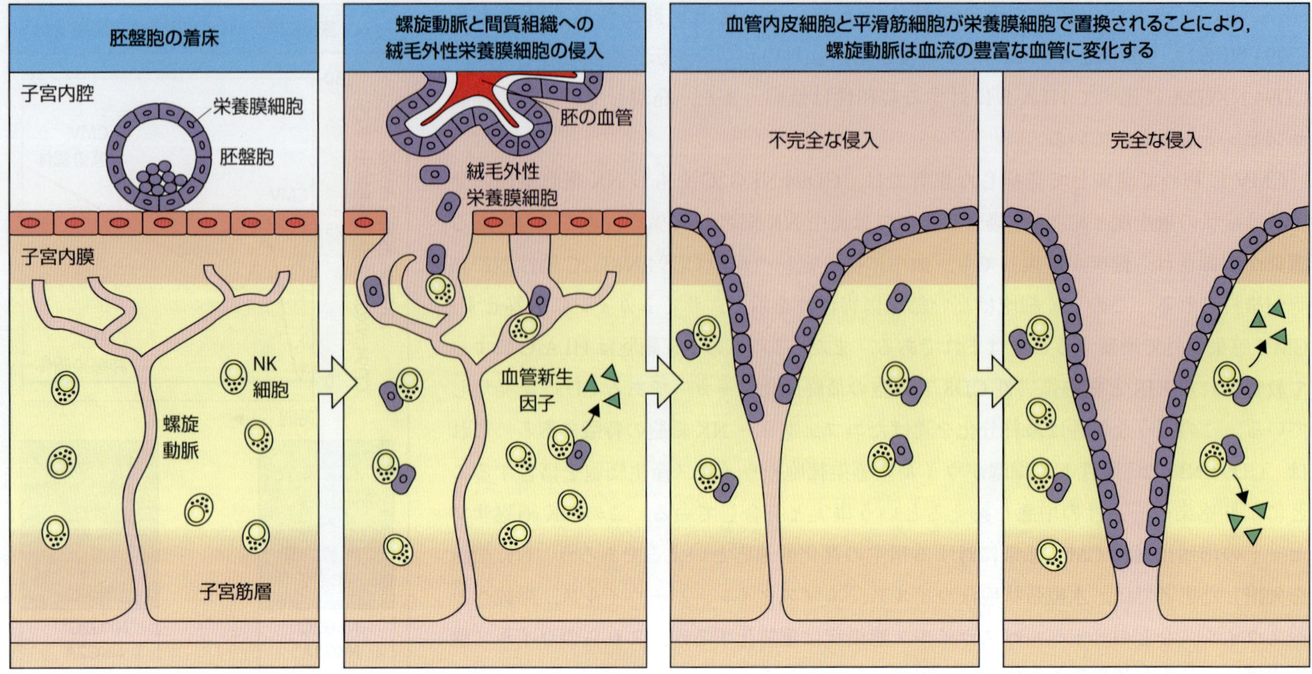

図 12.16　子宮 NK 細胞は胎児絨毛外性栄養膜細胞と協働して胎盤に母体血が十分に供給されるようにする

左から1番目の図：胚盤胞が着床する前の子宮の状態を示す．2番目の図：胎盤が発達しつつあり，胚が自身への血液供給を発達させた，より妊娠が進んだ状態を示す．絨毛外性栄養膜細胞は絨毛を形成する栄養膜細胞を離れて子宮内に侵入し，そこで子宮 NK 細胞と相互作用して NK 細胞による制御を受ける．3番目と4番目の図：NK 細胞によって制御される絨毛外性栄養膜細胞の働きにより子宮の動脈が拡張することを示す．

の共同作業によって形成される(p.73 の 3-18 項参照)．栄養膜細胞は胎盤の外層を占める細胞で，母体血と組織に直に接する唯一の胎児細胞である．栄養膜細胞の一種である絨毛外性栄養膜細胞は子宮組織に侵入し，螺旋動脈と呼ばれる細い母体由来の血管を胎盤への血液供給に必要な広い口径をもった血管へと変換する．これによって，胎盤は，成長する胎児に妊娠期間中を通じて必要な酸素と栄養を供給できるようになる．絨毛外性栄養膜細胞の一部は螺旋動脈の内腔に侵入し，内皮細胞を栄養膜細胞で置換していく．また，別の絨毛外性栄養膜細胞は螺旋動脈の外膜から侵入し，血管壁の平滑筋細胞を置換していく．この過程において，子宮 NK 細胞は腫瘍細胞にも似た高い浸潤性をもつ絨毛外性栄養膜細胞の活動を制御している．特に重要なのは，螺旋動脈の内膜が子宮組織のどの程度の深さまで栄養膜細胞によって置換されるかである．というのは，妊娠に伴う合併症の一部はその深度が深すぎるか浅すぎることによって発生するからである(図 12.16)．

子宮 NK 細胞と栄養膜細胞という 2 種の細胞の共同作業は NK 細胞受容体と栄養膜細胞上の MHC クラス I 分子の結合を介して行われている．絨毛外性栄養膜細胞は MHC クラス I 分子を発現している唯一の栄養膜細胞である．この細胞は HLA-C，E，F，G を発現しており，このような組み合わせで MHC クラス I 分子を発現する細胞はこれ以外にない(図 12.17)．HLA-G は絨毛外性栄養膜細胞のみに発現しており，その機能は生殖に特化している．HLA-G には膜型と膜貫通部分を欠く分泌型がある．分泌型 HLA-G は活性化受容体 KIR2DL4 を介して NK 細胞のエンドソームに取り込まれる．NK 細胞は KIR2DL4 などの受容体を介して活性化されるとサイトカインと増殖因子を分泌し，血管新生を促進する．これらの液性因子は同時に母体の螺旋動脈の破壊とリモデリングを促す．子宮 NK 細胞は絨毛外性栄養膜細胞に発現している MHC クラス I 分子を認識する抑制性受容体も発現しており，KIR2DL4 などの活性化受容体からのシグナルとバランスを取っている．ちなみに，LILRB1 は HLA-G を，CD94:NKG2A は HLA-E を認識し，HLA-C は KIR2DL1，2DL2，2DL3 によって認識される．

子供は母親と父親からそれぞれ 1 個の HLA ハプロタイプを受け継ぐ．ほとんどの妊

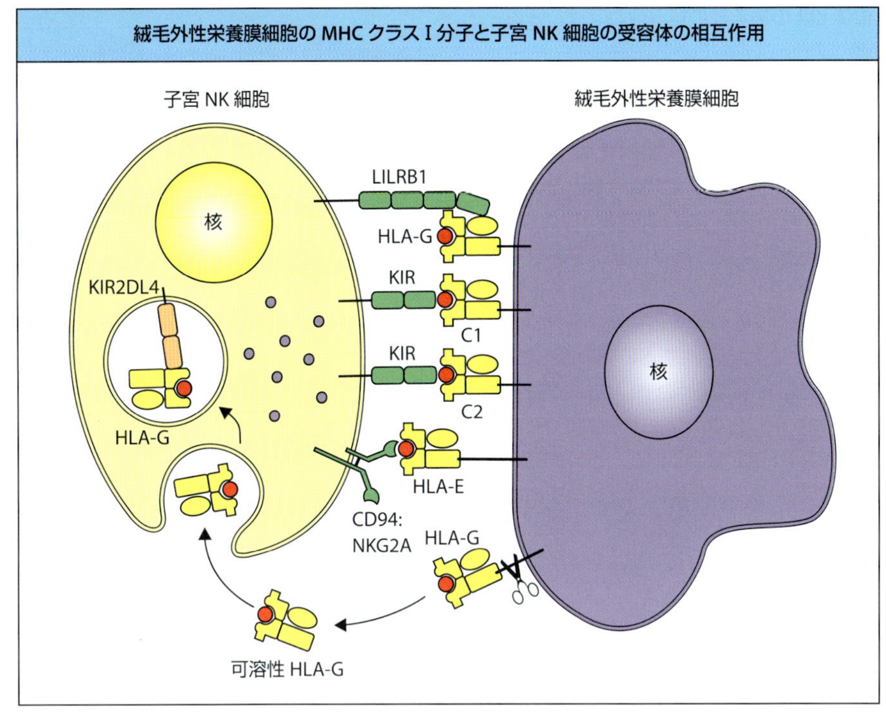

図 12.17 絨毛外性栄養膜細胞と子宮NK細胞の共同作業は胎児由来のHLAクラスⅠ分子と母親由来のNK細胞受容体の相互作用によって制御されている
子宮NK細胞上の5種類のNK細胞受容体が胎児由来の絨毛外性栄養膜細胞に発現するHLAクラスⅠ分子を認識する．KIR2D2/3は胎児HLA-CのC1エピトープを認識する．KIR2DS1とKIR2DL1はC2エピトープを認識する．CD94:NKG2AはHLA-Eを，LILRB1はHLA-C，E，Gを認識する(この中で最も強力なリガンドはHLA-Gである)．KIR2DL4は絨毛外性栄養膜細胞によって分泌された後，NK細胞のエンドソームに取り込まれた可溶性(分泌型)HLA-Gを認識する．

娠において，胎児は母親にはない，したがって曝露された場合に母親のT細胞によって異物として認識されるであろうHLAクラスⅠならびにクラスⅡアロタイプを保有している．胎盤の進化の過程で，胎児組織と母体の免疫系との接触は避けられるようになった．また，栄養膜細胞はHLAクラスⅡ分子の発現を失い，母体血と接触する絨毛外性栄養膜細胞はT細胞のアロ(同種異系)反応を引き起こすHLA-AおよびBの発現を失った．これに対し，HLA-C分子は弱いながらもT細胞のアロ反応を引き起こす．HLA-CによるT細胞のアロ反応が弱いのは，HLA-Cの細胞表面発現量と配列多様性が低く，主にKIRリガンドとして働くことに特化しているためである．一方，子宮NK細胞は，HLA-CのC1またはC2エピトープを認識するKIRを多く発現しており，絨毛外性栄養膜細胞と効果的に相互作用できるようになっている(図12.17参照)．

着床時に螺旋動脈への栄養膜細胞の侵入が浅いと，妊娠後期に妊娠高血圧腎症(子癇前症)の発症につながるおそれがある．これは胎児への栄養供給の不足に対し，母体が胎盤への血流を増やして対応しようとしている状態である．適切な治療がなされなければ，高血圧により母児双方の生命を脅かす出血(子癇発作)が発生する可能性がある．疫学的な研究によると，母親がC1エピトープとKIR Aハプロタイプ(12-7項参照)をホモ接合でもち，胎児が父親由来のC2エピトープをもっているときに，妊娠高血圧腎症の発生リスクが高まる(図12.18)．このことは栄養膜細胞のC2と子宮NK細胞上の抑制性受容体の相互作用が螺旋動脈の不十分な侵入の原因であることを示唆している．胎児がC2エピトープをもち，母親がC1エピトープとKIR Bハプロタイプをホモ接合でもっている場合，妊娠高血圧腎症の発生リスクは低下する．これはBハプロタイプには抑制性受容体に拮抗的に働くC2特異的活性化受容体がコードされているためである．妊娠高血圧腎症が人類集団に大きなインパクトを与えてきたことは，KIR AハプロタイプとC2エピトープの頻度が世界中で逆相関を示すことからもうかがえる(図12.18下)．この結果は，KIR A/Aの母親とC2エピトープをもった胎児の組み合わせの妊娠が他の組み合わせの妊娠に比べて，妊娠高血圧腎症，子癇発作，死産をもたらしやすいと想定

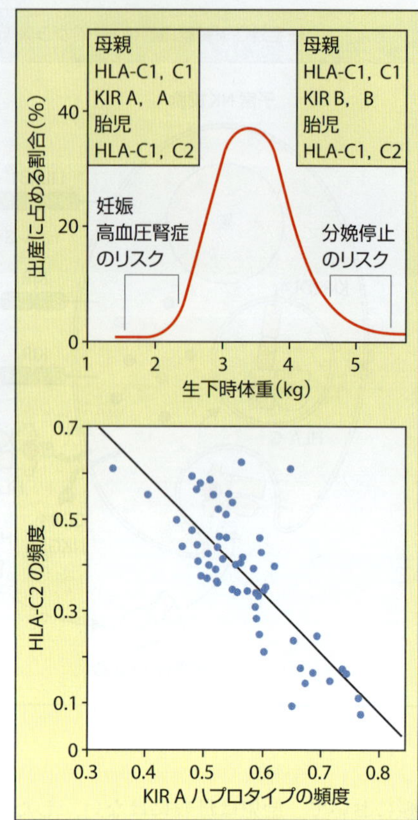

図 12.18　胎児 HLA-C と母体 KIR のある種の組み合わせは，妊娠・出産時の合併症と相関している

上図：ヒトの生下時体重は正規分布を示し，平均値は 3.4 kg である．生下時体重ならびに KIR ハプロタイプや HLA-C ハプロタイプと関係する合併症としては，妊娠高血圧腎症と分娩停止の 2 つがある．妊娠高血圧腎症は妊娠後期に発生する病気であり，胎児の低体重と母体の高血圧を伴う．妊娠高血圧腎症と相関する母児の遺伝要因は，母体が KIR A ハプロタイプと C1 エピトープ陽性の HLA-C ハプロタイプをホモ接合で有しており，胎児が父親からの C2 エピトープ陽性の HLA-C ハプロタイプを有していることである．分娩停止は胎児の成長が過大で分娩時に産道を通過できない病気である．これと相関する母児の遺伝要因は，母体が KIR B ハプロタイプと C1 エピトープ陽性の HLA-C ハプロタイプをホモ接合で有しており，胎児が C1，C2 エピトープ陽性の HLA-C ハプロタイプをヘテロ接合で有していることである．どちらの病気も帝王切開により回避できる．妊娠高血圧腎症では子癇発作を起こすことがあり，その場合は未熟児出産となる．下図：ヒト集団では C2 エピトープの頻度と KIR A ハプロタイプの頻度は逆相関している．各青点は異なった人類集団から得られたデータである．その内訳は，アフリカ人集団 5，アジア人集団 23，ヨーロッパ人集団 23，オセアニア先住民集団 1，アメリカインディアン集団 2，ヒスパニック集団 5 である．この相関は妊娠高血圧腎症による強力な自然選択が人類に作用してきたことを示している．このような選択の結果として，各集団において妊娠高血圧腎症と相関する遺伝子の組み合わせをもった妊娠の頻度は低く抑えられている．分娩停止による自然選択は妊娠高血圧腎症によるものより軽度であったと考えられている．

した場合に期待される結果と一致している．現在でも，主に発展途上国において毎年 76,000 人の妊婦と 50 万人の胎児の命が妊娠高血圧症候群により失われている．

KIR の関連するもう 1 つの妊娠関連疾患は分娩停止(obstructed labor)である．これも治療しなければ母児の死を招きかねない病気である．この病気は胎盤への栄養膜細胞の侵入があまりに深く，胎児の過栄養が発生した際に起こり，KIR B ハプロタイプをもった C1 ホモ接合の母親と父親由来の C2 エピトープをもった胎児の組み合わせで発生しやすい(図 12.18 参照)．このような相関は遺伝要因のバランスが新生児の生下時体重を制御していることを示している．

■ まとめ

NK 細胞はさまざまな活性化受容体ならびに抑制性受容体をもった自然免疫系のリンパ球である．これらの受容体はさまざまな組み合わせで発現しているため，多様な NK 細胞の集団が形成される．多くの NK 細胞受容体遺伝子は 2 つの遺伝子複合体のいずれか一方でコードされている．ナチュラルキラー複合体(NKC)はレクチン様受容体をコードする遺伝子を含んでおり，白血球受容体複合体(LRC)は免疫グロブリン様受容体をコードしている．NK 細胞受容体によって認識されるリガンドの多くは MHC クラス I 分子か同分子と構造的に似た分子である．収斂進化によって，レクチン様受容体と免疫グロブリン様受容体はともに MHC クラス I 分子あるいは MHC クラス I 様分子を認識する能力を獲得した．NK 細胞は部分的に活性化された状態で全身を循環しているので，健常細胞を誤って攻撃しないようにする能動的な仕組みが備わっている(**図 12.19** 上)．この仕組みに関与しているのは HLA-E を認識する抑制性レクチン様受容体と多

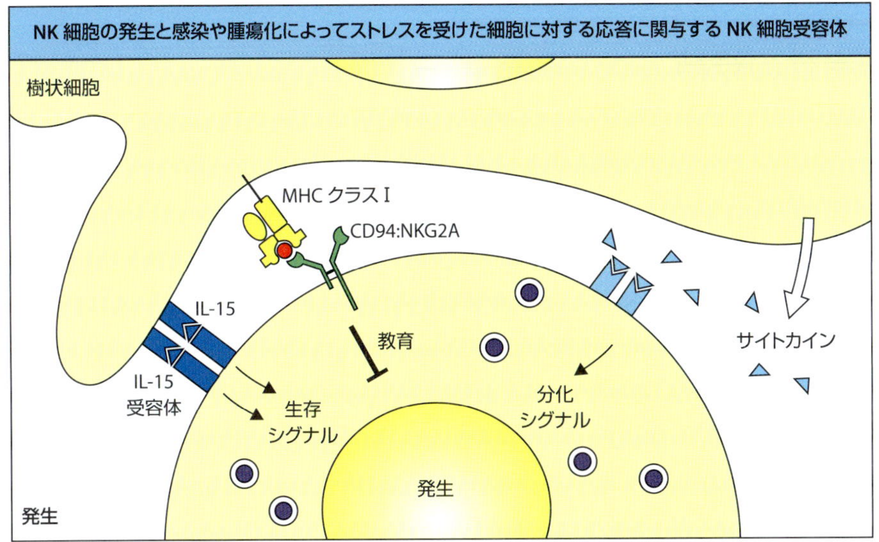

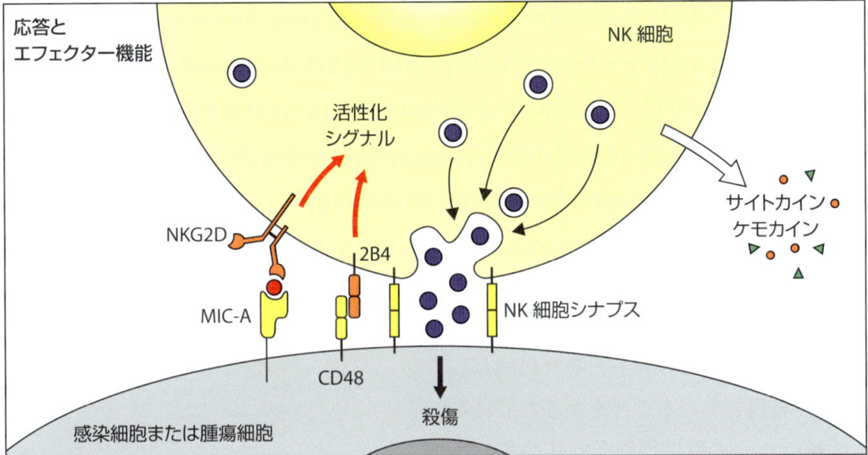

図 12.19 さまざまな NK 細胞受容体が NK 細胞の発生，応答，エフェクター機能に関与している

上図：NK 細胞の発生に関与する受容体とリガンドの相互作用を示す．NK 細胞の発生には，樹状細胞との養育的相互作用と CD94:NKG2A によって仲介される NK 細胞の教育が必要である．下図：非健常細胞に対して応答する NK 細胞を示す．NK 細胞は活性化されると傷害顆粒を動員して標的細胞を破壊する．NK 細胞と標的細胞，マクロファージ，樹状細胞との相互作用の詳細については，それぞれ 3-19 項(p.74)，3-20 項(p.76)，3-21 項(p.78)を参照してほしい．

型に富んだ HLA-A，B，C エピトープを認識する免疫グロブリン様受容体である．これらの抑制性受容体は NK 細胞の発生にも関わっており，MHC クラスⅠ分子の細胞表面発現を失った非健常細胞を攻撃できるように NK 細胞を教育する．NK 細胞による攻撃にはさまざまな活性化受容体が関与しているが，少なくとも 2 個以上の活性化受容体を介したシグナルが伝達されて初めて活性化され自然免疫応答を起こす(図 12.19 下)．活性化受容体には病原体そのものや病原体成分を認識するものと，ストレスを受けた細胞や非健常細胞において選択的に発現が誘導される分子を認識するものがある．多くの NK 細胞は適応免疫によって産生された IgG に特異的に結合する活性化 Fc 受容体を発現している．Fc 受容体は IgG をリガンドとして NK 細胞を活性化できるので，NK 細胞は適応免疫応答にも参画することになる．ヘルペスウイルスは宿主を利用して，宿主細胞に持続感染するが，感染細胞は NK 細胞によって監視されている．このことは，サイトメガロウイルス感染において，非感染者にほとんど認められないタイプの NK 細胞集団が感染者で増加することから示唆される．子宮の NK 細胞は生殖に関与している．子宮 NK 細胞は胎児栄養膜細胞と協働して妊娠中に胎盤を介して胎児に栄養と酸素を提供する動脈のリモデリングを行っている．この共同作業は非多型的ならびに多型的 MHC クラスⅠ分子を認識する複数の NK 細胞受容体によって仲介され制御されている．

γδ 型 T 細胞による組織の統合性の維持

T 細胞によるタンパク質抗原の認識が多型に富んだ MHC クラス I，クラス II 分子によって拘束されているという知見は，αβ 型 T 細胞受容体の探索を促し，最終的にその遺伝子の同定に結びついた．これに対して，γδ 型 T 細胞受容体は γδ 型 T 細胞やその受容体に関して何の知見もない状況で思いがけなく発見された．当初から，γδ 型 T 細胞の研究は αβ 型 T 細胞との比較と対比に焦点を当てられてきた．αβ 型 T 細胞受容体は高度の多様性を示し，多型に富んだ MHC 分子によって提示されるペプチド抗原を認識する．γδ 型 T 細胞受容体の多様性は αβ 型 T 細胞のそれよりはるかに低い．γδ 型 T 細胞受容体はペプチド抗原を認識するのではなく，ストレスを受けた細胞を健常細胞から区別する多様な化学構造を認識する．抗原によって活性化されると，γδ 型 T 細胞はストレスを受けた細胞を殺傷するとともにサイトカインや増殖因子を分泌し，損傷を受けた組織の修復を促進する．

12-10 γδ 型 T 細胞は αβ 型 T 細胞と同じルールに支配されているわけではない

αβ 型 T 細胞と γδ 型 T 細胞は同一の前駆細胞に由来しており，胸腺において類似した遺伝子再編成の過程を経て T 細胞受容体を獲得する（p.181 の 7-4 項参照）．発生学的な起源は同じであるものの，これら 2 種の T 細胞には重要な差異が認められる（図 12.20）．αβ 型 T 細胞は胸腺で厳格な正の選択と負の選択を受ける．これにより選択を終えた T 細胞が，多型に富んだ MHC クラス I あるいはクラス II 分子とそれに結合した非自己ペプチドの複合体を認識する抗原受容体を発現していることを保証している（p.188 の 7-8 項，p.190 の 7-11 項参照）．これに対して，γδ 型 T 細胞受容体の多くは MHC クラス I 分子と構造的・進化的に類似したタンパク質に結合するものの，多型に富んだ MHC 分子に結合した抗原ペプチドによって拘束されているわけではない．したがって，γδ 型 T 細胞は胸腺において αβ 型 T 細胞と同等の選択を受けているのではない．γδ 型 T 細胞は何らかの形の負の選択を受けていると思われるが，正の選択を受けているか否かについては不明である．

αβ 型 T 細胞による抗原の認識は T 細胞受容体によって行われる．しかし，T 細胞が反応を起こすか否かは，CD4 あるいは CD8 のような補助受容体や活性化シグナルの増強や増幅に関わる他の補助刺激分子にかかっている．これに対して，γδ 型 T 細胞の活性化には CD4 あるいは CD8 のような補助受容体は関与していない．また，ほとんどの γδ 型 T 細胞は CD4 も CD8 も発現しておらず，なかには CD8α 鎖のホモ二量体を発現している γδ 型 T 細胞もあるが，CD8α 鎖ホモ二量体は補助受容体としての活性をもっていない．γδ 型 T 細胞は αβ 型 T 細胞の活性化に不可欠な CD28 補助刺激分子（p.205 の 8-5 項参照）も発現していない．

γδ 型 T 細胞の役割は非健常細胞を同定し，それに対応することにある．そのため，γδ 型 T 細胞は γδ 型 T 細胞受容体を唯一の抗原受容体として用いているわけではなく，細胞のストレス徴候を認識する他の受容体も発現している．これらの受容体は γδ 型 T 細胞受容体とともに働くこともあれば，単独で機能することもある．したがって，γδ 型 T 細胞は αβ 型 T 細胞に比べると，抗原受容体への依存度は低いといえる．γδ 型 T 細胞の発現する T 細胞受容体以外の受容体の多くは NK 細胞にも発現している（図

αβ 型 T 細胞と γδ 型 T 細胞の類似点と相違点の比較		
	αβ 型 T 細胞	γδ 型 T 細胞
発生部位	胸腺	胸腺
再編成を行う受容体遺伝子	α 鎖および β 鎖遺伝子	γ 鎖および δ 鎖遺伝子
V 遺伝子断片の生殖細胞系列遺伝子レパートリー	大	小
T 細胞受容体の多様性	大	小から中程度
正の選択	あり	不明（おそらくなし）
負の選択	あり	不明（おそらくあり）
補助受容体	CD4：65%	$CD4^-$ $CD8^-$：約 70%
	CD8：35%	CD8αα：腸管上皮細胞間リンパ球の約 30%
標的抗原	MHC クラス I またはクラス II 分子によって提示されるペプチド	MHC クラス I 分子様の自己タンパク質 MHC クラス I 様分子などの細胞表面タンパク質によって提示される非ペプチド低分子
血中リンパ球に占める割合	血中リンパ球の 70%	血中リンパ球の 5%
組織における分布	比較的まれで一時的	豊富であり常在
活性化	不活性型で血中を循環，活性化には数日を要す	感染や他のストレスに対して迅速に対応できる態勢で組織に存在
全体的な機能	適応免疫	組織のホメオスタシス，免疫監視，組織の保護と修復

図 12.20 αβ 型 T 細胞と γδ 型 T 細胞の類似点と相違点

12.2 参照）.

γδ 型 T 細胞受容体の CDR ループの長さと配列は，αβ 型 T 細胞受容体よりも免疫グロブリンと似ており，このことは B 細胞と γδ 型 T 細胞が MHC 拘束を受けないという事実に合致している．γ 鎖および δ 鎖をコードする遺伝子断片の生殖細胞系列多様性は，α 鎖および β 鎖をコードする遺伝子断片に比べるとはるかに低く，潜在的には高い多様性を生み出すことのできる結合部多様性も限定的にしか利用されていない（p.116 の 5-5 項参照）．これらの特性はいずれも，γδ 型 T 細胞受容体が αβ 型 T 細胞によって認識されるペプチドとは異なった抗原やリガンドを認識することと合致している．

特定の *RAG-1* 遺伝子変異アレルをホモ接合で保有している人は，免疫グロブリンや T 細胞受容体遺伝子の V，D，J 断片を組換える能力が低下しており免疫不全となる．このような患者では CD4 T 細胞はほとんど消失し，CD8 T 細胞や B 細胞の数も著しく減少している．しかしながら，γδ 型 T 細胞と NK 細胞の数は正常であり，免疫グロブリンの各クラスの血中濃度も正常である．免疫不全はあるものの，ある種のワクチンや感染病原体に対して特異的な抗体も産生される．この病気の患者における免疫細胞の異常は，(1) γδ 型 T 細胞では RAG による組換えへの依存度が αβ 型 T 細胞や B 細胞に比べて低いこと，(2) γδ 型 T 細胞が担っているさまざまな機能は，αβ 型 T 細胞や B 細胞に比べると，はるかに小さな受容体レパートリーによってまかなうことができること，(3) γδ 型 T 細胞と NK 細胞には，両者を αβ 型 T 細胞や B 細胞から区別する類似性があること，を示唆している．

12-11 血中と組織中の$\gamma\delta$型T細胞は異なる$\gamma\delta$型受容体を発現している

ヒト胎児の初期発生において，$\gamma\delta$型T細胞は$\alpha\beta$型T細胞に先立って出現し，妊娠8週目に検出されるようになる．$\gamma\delta$型T細胞受容体の多様性は生下時に最大となり，その後1年間で，特定のγ鎖とδ鎖の組み合わせを発現するT細胞が刺激されてクローン増殖を遂げる．例えば，生下時には，$V_\delta1$遺伝子断片を使用する$\gamma\delta$型T細胞が血中では多数を占めるが，やがて$V_\delta2$遺伝子断片を使用する$\gamma\delta$型T細胞が取って代わる．このような$\gamma\delta$型T細胞の選択的増殖の原因は不明であるが，そのタイミングは体に住み着く常在菌であるマイクロビオータ(微生物叢)が確立される時期と一致している(第10章参照)．$\gamma\delta$型T細胞はクローン増殖を遂げるとともに，記憶細胞としての表現型を獲得し，傷害顆粒と細胞傷害能を発達させ，IFN-γなどのサイトカインを分泌する．$\alpha\beta$型記憶T細胞(p.300の11-10項参照)と同様に，$\gamma\delta$型記憶T細胞はCD27とCD45RAの発現によってエフェクター記憶細胞と中枢記憶細胞に分類される(**図12.21**)．$\gamma\delta$型T細胞は，血中では循環T細胞のわずか2～5%を占めるに過ぎない少数集団であるが，組織では常在するT細胞の大部分を占める集団を形成している．$\gamma\delta$型T細胞は局所での感染に即時応答できる見張りとして，自然免疫応答の一翼を担っているのである．

$\gamma\delta$型T細胞の種類	表現型	
	CD27	CD45RA
ナイーブ細胞	+	+
エフェクター記憶細胞	−	−
中枢記憶細胞	+	−
最終分化細胞	−	+

図12.21 $\gamma\delta$型T細胞の4つの発生段階を区別する細胞表面マーカーとしてCD27とCD45RAが使用される

循環血中の$\gamma\delta$型T細胞集団と組織に常在する$\gamma\delta$型T細胞集団には$\gamma\delta$型T細胞受容体に差異がある(**図12.22**)．組織では，ほとんどの$\gamma\delta$型T細胞は$V_\delta1$遺伝子断片を使用しているが，循環血中のほとんどすべての$\gamma\delta$型T細胞は$V_\gamma9$遺伝子断片と$V_\delta2$遺伝子断片の組み合わせを使用している．$V_\gamma9$:$V_\delta2$を発現するT細胞の中では，異なったJ，D断片を使うことと結合部多様性によって，受容体の多様性が生み出されている(p.116の5-5項参照)．$\alpha\beta$型ナイーブT細胞と同様に，血中の$V_\gamma9$:$V_\delta2$ T細胞の80%以上はケモカイン受容体CCR7を発現していないため，二次リンパ組織に移行できない．その代わりに，これらの$\gamma\delta$型T細胞はCCR5と炎症性サイトカインに対する受容体を発現している．これにより，$V_\gamma9$:$V_\delta2$ T細胞は感染組織に移行し，インフルエンザウイルス，結核菌 *Mycobacterium tuberculosis*，熱帯熱マラリア原虫 *Plasmodium falciparum* などの病原体に対して応答することができるのである．

$\gamma\delta$型T細胞の顕著な特徴は動物種間で大きな差異が存在することである．例えば，ヒトとマウス間で共通して認められるような$\gamma\delta$型T細胞のサブセットは存在しない．血中の$\gamma\delta$型T細胞の総数も種間で大きく異なり，その数は免疫グロブリンと$\alpha\beta$型T細胞受容体をコードする遺伝子の生殖細胞系列多様性と反比例している．例えば，ヒトやマウスなど免疫グロブリン遺伝子と$\alpha\beta$型T細胞受容体遺伝子に高度の多様性が認められる種では，$\gamma\delta$型T細胞の数は少なく，血中リンパ球の2～5%を占めるに過ぎない．これに対して，ニワトリ，ウサギ，ヒツジ，ウシなど免疫グロブリン遺伝子と$\alpha\beta$型T細胞受容体遺伝子の多様性の程度は低い種では，血中リンパ球細胞の20～30%が$\gamma\delta$型T細胞である．このような相関は$\gamma\delta$型T細胞と$\alpha\beta$型T細胞には融通性があり，両者間に機能的重複があることを反映していると考えられる(**図12.23**)．$\gamma\delta$型T細胞にみられる種差は，(1)$\gamma\delta$型T細胞の進化が急速であること，(2)種差は各動物種における生活様式や病原体からの選択圧の違いによって生じたこと，を示唆している．

組織	主として使用されるV遺伝子断片	V(D)J多様性
胸腺	$V_\delta1$	高
血液	$V_\gamma9$:$V_\delta2$	中程度
脾臓	$V_\delta1$	高
肝臓	$V_\gamma3$と$V_\delta1$	高
腸上皮	$V_\gamma3$と$V_\delta1$	高
皮膚	$V_\delta1$	高
子宮	$V_\delta1$	高

図12.22 異なった組織に分布する$\gamma\delta$型T細胞は，発現している$\gamma\delta$型T細胞受容体が異なっている

12-12 $V_\gamma9$:$V_\delta2$ T 細胞は細胞表面のリン酸化抗原を認識する

$V_\gamma9$:$V_\delta2$ T 細胞によって認識される抗原はペプチドやタンパク質ではなく，**リン酸化抗原**(phosphoantigen)と総称されるピロリン酸をもつ多様な低分子である．リン酸化抗原はイソプレノイド生合成経路のさまざまなリン酸化代謝中間体から構成される．その 1 つはヒドロキシメチル-2-ブテニルピロリン酸(hydroxymethyl-but-2-enyl-pyrophosphate：HMBPP)であり，これはヒト細胞では産生されないが，細菌やある種の寄生虫によって産生される．したがって，HMBPP は外来性のリン酸化抗原であり，$V_\gamma9$:$V_\delta2$ T 細胞応答がみられる細菌ならびに寄生虫感染に特徴的である(図 12.24)．自己リン酸化抗原の例はイソペンテニルピロリン酸(isopentenyl pyrophosphate：IPP)である．IPP はヒトだけでなく，ほとんどすべての生命体に存在している．$V_\gamma9$:$V_\delta2$ T 細胞は IPP の量を検知しており，健常細胞の IPP レベルには応答しない．しかし，感染病原体自体や感染・腫瘍化によってストレスを受けたヒト細胞によって大量の IPP が産生されると，$V_\gamma9$:$V_\delta2$ T 細胞は活性化される．HMBPP はリン酸抗原として IPP より 1,000 倍も強力な $V_\gamma9$:$V_\delta2$ T 細胞活性化能をもっている．別の強力なリン酸化抗原であるブロモヒドリンピロリン酸(bromohydrin pyrophosphate：BrHPP)は $\gamma\delta$ 型 T 細胞の抗体依存性細胞性細胞傷害(ADCC)を亢進させる．このリン酸化抗原は，実験系においてリツキシマブのような治療用単クローン抗体の腫瘍傷害能を増強させるために使用されてきている(p.260 の 9-23 項参照)．

$\gamma\delta$ 型 T 細胞の主要な機能の 1 つはサイトカインを分泌することによって傷害された組織を修復することである．ゾレドロン酸のようなアミノビスホスホネート製剤が骨粗鬆症(骨量の減少によって引き起こされる変性疾患)の治療に用いられるのは，$\gamma\delta$ 型 T 細胞のこの機能を利用したものである．この薬剤は $V_\gamma9$:$V_\delta2$ T 細胞に IPP を蓄積させ，その活性化と骨成長を刺激する．

$V_\gamma9$:$V_\delta2$ T 細胞受容体は遊離型のリン酸化抗原には結合せず，ブチロフィリン 3A1 (butyrophylin-3A1：BTN3A1)と呼ばれる CD277 のアイソフォームによって提示されるリン酸化抗原に結合する．BTN3A1 は構造的には樹状細胞の B7 補助刺激分子(p.205 の 8-5 項参照)と類似しており，腫瘍細胞を含めてほとんどすべてのタイプのヒト細胞に発現している．BTN3A1 は 2 つの免疫グロブリン様ドメインからなる．1 つは可変ドメインに似ており，もう 1 つは定常ドメインに似ている．リン酸化抗原に結合するのは可変ドメインである．BTN3A1 とリン酸化抗原の複合体が形成されると，$V_\gamma9$:$V_\delta2$ T 細胞受容体に結合可能となる．この結合によって生じた細胞活性化シグナルにより，$V_\gamma9$:$V_\delta2$ T 細胞は活性化され，エフェクター機能を発揮する(図 12.25)．

血中の $\gamma\delta$ 型 T 細胞はピロリン酸塩を認識する少数個のクローンが増殖したものである．これらの細胞は多様な $V_\gamma9$:$V_\delta2$ T 細胞受容体を発現しているため(12-11 項参照)，広範囲のリン酸化抗原を認識することができる．この点において，$V_\gamma9$:$V_\delta2$ T 細胞受容体は全体として，病原体群によって共有されるエピトープを認識する自然免疫の受容体に似ている．$V_\gamma9$:$V_\delta2$ T 細胞受容体は病原体によってもたらされる代謝的な変化を検出するほか，腫瘍化，創傷，その他のストレスによって引き起こされる細胞や組織の代謝的な変化も検出できる．

種間で比較すると，血中 $\gamma\delta$ 型 T 細胞数は $\alpha\beta$ 型 T 細胞受容体ならびに免疫グロブリン V 領域遺伝子の多様性と逆相関する

	血中リンパ球に占める $\gamma\delta$ 型 T 細胞の割合(%)	$\alpha\beta$ 型 T 細胞受容体 V 領域遺伝子の多様性	免疫グロブリン V 領域遺伝子の多様性
ヒト	5%	高	高
マウス	5%		
ニワトリ	20%	低	低
ウサギ	20%		
ヒツジ	30%		
ウシ	30%		

図 12.23 血中 $\gamma\delta$ 型 T 細胞数の多い哺乳動物種は免疫グロブリンと $\alpha\beta$ 型 T 細胞受容体の多様性が低い

図 12.24 血中 $\gamma\delta$ 型 T 細胞の $V_\gamma9$:$V_\delta2$ T 細胞受容体はリン酸化抗原を認識する

リン酸化抗原はいずれも 2 つのリン酸からなるピロリン酸基をもっている．ここでは，天然ならびに合成リン酸化抗原の化学構造をそれぞれ 2 つずつ示す．イソペンテニルピロリン酸はすべての生物において産生される．ヒドロキシメチル-2-ブテニルピロリン酸は細菌とある種の寄生虫によって産生されるが，ヒトの細胞によっては産生されない．ブロモヒドリンピロリン酸は実験で $\gamma\delta$ 型 T 細胞を活性化するために使用される強力な合成リン酸化抗原である．ゾレドロン酸も合成リン酸化抗原であり，骨粗鬆症の治療薬として用いられる．ゾレドロン酸を骨粗鬆症患者に投与すると，$V_\gamma9$:$V_\delta2$ T 細胞を活性化して骨組織の修復を促進する．

リン酸化抗原の構造

天然リン酸化抗原

イソペンテニルピロリン酸

ヒドロキシメチル-2-ブテニルピロリン酸

合成リン酸化抗原

ブロモヒドリンピロリン酸

ゾレドロン酸

12-13 $V_\gamma4$:$V_\delta5$ T 細胞はウイルス感染細胞と腫瘍細胞の両者を検知する

サイトメガロウイルス（CMV）が病気を引き起こす臨床的状況（12-8 項参照）の 1 つは，CMV 感染ドナーから CMV 未感染レシピエントへの組織片移植である．移植片中のウイルスはレシピエントに感染を引き起こし，レシピエントはウイルスに対して免疫応答を開始する．この応答を解析すると，$V_\gamma4$:$V_\delta5$ T 細胞の増殖がみられ，多い場合には血中の T 細胞の 25％が $V_\gamma4$:$V_\delta5$ T 細胞で占められることが判明した．$V_\gamma4$:$V_\delta5$ T 細胞は CMV 感染細胞に応答し，炎症性サイトカインを分泌し，感染細胞を傷害する．実験的には，これらの T 細胞は感作されていないさまざまな腫瘍細胞株に対しても細胞傷害性を示す．$V_\gamma4$:$V_\delta5$ T 細胞受容体のリガンドは，腫瘍細胞やウイルス感染細胞の表面に発現している内皮細胞プロテイン C 受容体（endothelial protein C receptor：EPCR）と呼ばれるタンパク質である．ちなみに，EPCR は $V_\gamma4$:$V_\delta5$ T 細胞受容体のリガンドとして機能することが発見される前は，プロテイン C に結合し血液凝固に抑制的に作用する分子として知られてきた．EPCR は構造的に MHC クラス I 分子の α_1 および α_2 ドメインに似ており，その溝はペプチドではなくリン脂質と結合する（図 12.26）．EPCR 上の $\gamma\delta$ 型 T 細胞受容体結合部位は抗原結合部とは離れており，MHC クラス I 分子上の $\alpha\beta$

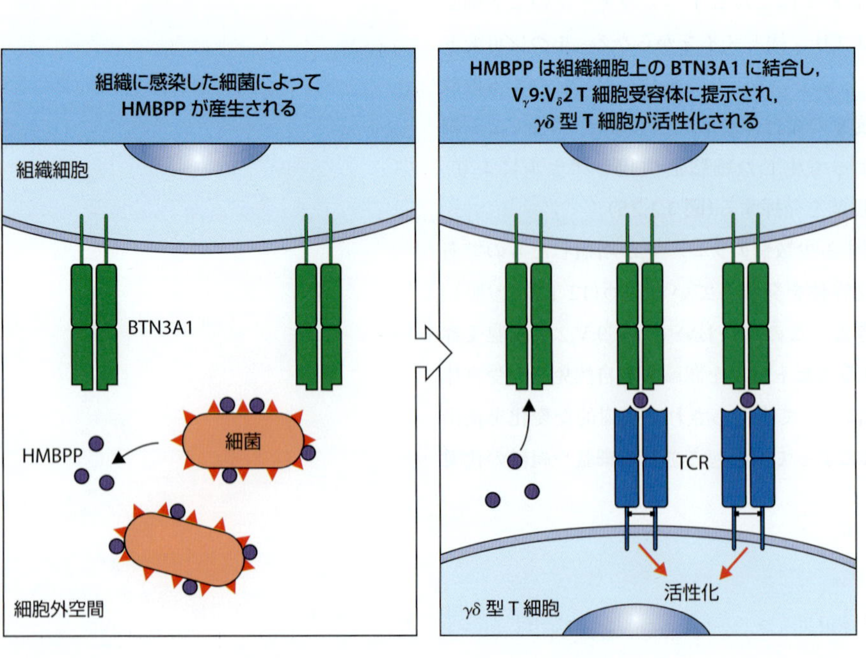

図 12.25 組織細胞に発現するブチロフィリン 3A1（BNT3A1）はリン酸化抗原と結合し，$\gamma\delta$ 型 T 細胞に抗原提示する

左図：組織に感染した細菌はリン酸化抗原のヒドロキシメチル-2-ブテニルピロリン酸（HMBPP）を放出する．右図：HMBPP は組織細胞表面の BTN3A1 に結合し，$\gamma\delta$ 型 T 細胞の $V_\gamma9$:$V_\delta2$ T 細胞受容体（TCR）に抗原提示される．T 細胞受容体から伝達されるシグナルによって $\gamma\delta$ 型 T 細胞が活性化される．

型 T 細胞受容体結合部位とも異なっている(図 12.26 下). T 細胞受容体を発現していない T 細胞株に V_γ4 鎖と V_δ5 鎖をコードする cDNA を発現させると, その細胞株は CMV 感染細胞を認識することはできないものの, 腫瘍細胞株を傷害可能となる. このことから, CMV 感染細胞の認識には $V_\gamma4$:$V_\delta5$ T 細胞受容体のほかに, 血中 $V_\gamma4$:$V_\delta5$ T 細胞上に発現している 1 つ以上の分子が必要であることが示唆される.

12-14 V_γ:$V_\delta1$ T 細胞受容体は CD1d 分子に提示される脂質抗原を認識する

CD1 には 5 種の MHC クラス I 様 H 鎖(CD1a, CD1b, CD1c, CD1d, CD1e)が存在し, 通常の MHC クラス I 分子のように β_2 ミクログロブリンとヘテロ二量体を形成する. CD1 遺伝子はすべて 1 番染色体上にあり, 6 番染色体に位置する HLA 複合体とは離れて存在している. CD1 分子はヒトや微生物由来の糖脂質と結合し, それらを T 細胞受容体に提示する. CD1 分子は, その配列相似性に基づいて 3 グループに分けられている. CD1a, CD1b, CD1c からなるグループ 1, CD1d からなるグループ 2, CD1e からなるグループ 3 の 3 つである. CD1d のみが EPCR と構造的に類似したリガンド結合部位を有しており, EPCR のように γδ 型 T 細胞に脂質抗原を提示する. CD1 分子の脂質結合部位は MHC クラス I 分子のペプチド収容溝とは構造的に大きく異なっている. CD1 分子の α_1 および α_2 ドメインは分子上面から内部に入り込む 2 個以上の疎水性チャネルを形成している. これらのチャネルには糖脂質抗原の疎水性長鎖アルキル鎖が入り(**図 12.27**), CD1 分子の表面に突き出た脂質抗原の親水性頭部が T 細胞受容体と接触する. γδ 型 T 細胞は αβ 型 T 細胞のような負の選択を胸腺で受けないので, 微生物由来の脂質とともにヒト由来の自己脂質に対しても応答することができる.

MHC クラス I 分子のように, CD1d 分子は小胞体で会合し, リガンド(脂質)と結合することで構造の安定性を得る. CD1d に最初に結合する脂質は通常は自己脂質である. 会合を終えた CD1d 分子は細胞表面に移送される. 表面に到着後, CD1d 分子はエンドソーム小胞に取り込まれ, そこで自己脂質は微生物由来の脂質あるいは別の自己脂質に置換される. 次いで, CD1d 分子は細胞表面に運ばれて再利用され, そこで微生物由来の脂質を γδ 型 T 細胞に提示する. 多くの組織の上皮細胞は CD1d を発現している. 特に, γδ 型 T 細胞の豊富な組織である腸管上皮細胞には高度に発現している. 腸管の上皮間リンパ球と粘膜固有層のリンパ球(p.278 の 10-11 項参照)の大部分は V_γ:$V_\delta1$ T 細胞受容体を発現している γδ 型 T 細胞である. 自己硫酸化糖脂質であるスルファチドも腸管上皮には高濃度で存在している. CD1d は上皮細胞内でスルファチドと結合し, それを細胞表面に移送する. そこで CD1d は V_γ:$V_\delta1$ T 細胞受容体に結合する(**図 12.28**).

スルファチド, CD1d, V_γ:$V_\delta1$ T 細胞受容体複合体の三次元構造は, δ1 鎖が CD1d とスルファチドの両方に結合する一方, γ 鎖は CD1d にもスルファチドにもまったく接触しないことを示している. このことは, 多様な γ 鎖をもった V_γ:$V_\delta1$ T 細胞が同様の機能を果たしていることを説明している. 受容体を構成する二本鎖のうちの一方のみが抗原と CD1d に結合するという V_γ:$V_\delta1$ T 細胞受容体の結合様式は, 両方の鎖が抗原と抗原提示分子の双方と結合する αβ 型 T 細胞受容体の結合様式とは大きく異なっている. δ 鎖には 3 個の CDR ループがあるが, そのすべてが CD1d との結合に関与しており, CDR3 ループはスルファチドの頭部基ともイオン結合する. このため, γ 鎖が抗原や抗原提示分子とまったく相互作用しないにもかかわらず, γδ 型 T 細胞受容体とスルファチドは強く結合することができるのである. 生殖細胞系列型 $V_\delta1$ 遺伝子断片がもともと

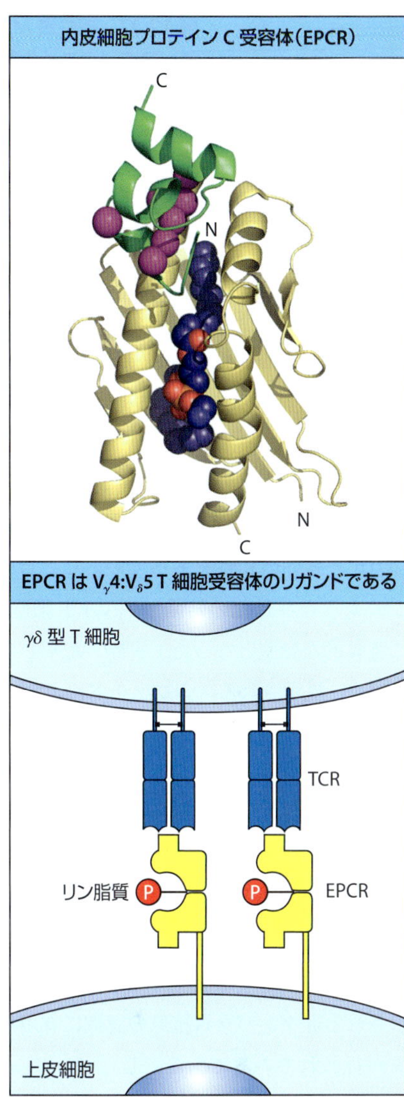

図 12.26 内皮細胞プロテイン C 受容体(EPCR)は $V_\gamma4$:$V_\delta5$ T 細胞受容体のリガンドである
上図：EPCR は MHC クラス I 分子の α_1 および α_2 ドメインと構造的に類似している. EPCR(黄色)はペプチド抗原ではなくリン脂質抗原(赤色と青色)に結合する溝とそれとは別にプロテイン C(紫色)に結合する部位をもっている. 下図：EPCR は $V_\gamma4$:$V_\delta5$ T 細胞受容体のリガンドである. (上図は V. Oganesyan の厚意による)

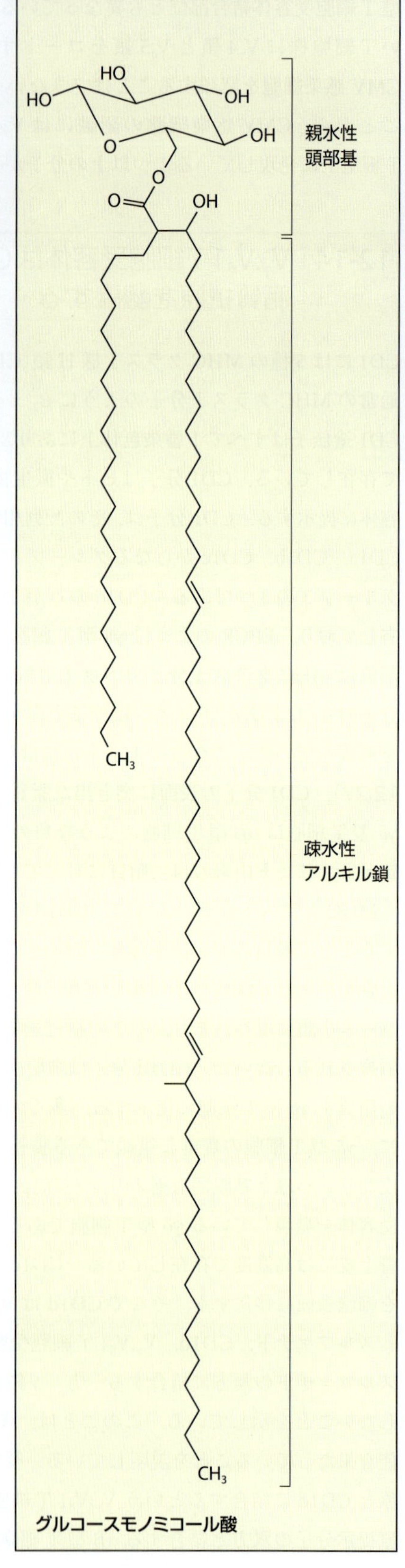

図 12.27　抗酸菌 *Mycobacterium phlei* 由来の糖脂質抗原であるグルコースモノミコール酸の化学構造

グルコースモノミコール酸は *M. phlei* の細胞壁構成分である．CD1b によって αβ 型 T 細胞に提示される．その物理化学的特性は MHC クラスⅠ分子によって提示されるペプチドのそれとは大きく異なっている．糖脂質分子のほとんどの部分は CD1b 分子の疎水性溝内部に隠れていて T 細胞受容体によって認識されない．T 細胞受容体によって認識されるのは主として，親水性頭部基である．そのため，ある糖脂質抗原によって活性化された T 細胞は構造的に類似した親水性頭部基を有する別の糖脂質抗原に対して交差反応する．*M. phlei* は，正常な人には病原性はないが，免疫機能が低下した人に病気を引き起こす．このことは，ヒトの免疫系は *M. phlei* に対して効果的な免疫応答を起こすことができることを物語っている．

CD1d と強い親和性をもっていることは，両者が共進化してきたことを意味している．このような共進化の結果，V_γ:V_δ1 T 細胞の多くは CD1d によって提示される脂質抗原に特異的な細胞となった．実際，V_γ:V_δ1 T 細胞受容体をもつ上皮間リンパ球の約 15%は，CD1d に提示されるスルファチドによって活性化されることが知られている．

■ まとめ

γδ 型 T 細胞と αβ 型 T 細胞はともに遺伝子再編成により抗原受容体をクローン性に作り出すが，他の多くの点において両者は大きく異なっている．γ 鎖と δ 鎖遺伝子の再編成は厳格な正と負の選択を受ける膨大な数の受容体を産生するために行われているわけではない．そうではなく，種々の MHC クラスⅠ様分子や他の細胞表面分子によって提示される非タンパク質抗原の認識に有用な受容体を作り出すために限定的な遺伝子再編成が行われているである．したがって，生殖細胞系列型 γ 鎖遺伝子と δ 鎖遺伝子は有用な受容体の産生を増やし，役に立たない受容体の産生を減らすように進化してきた．これまで遺伝子再編成を行う遺伝子は適応免疫の特徴であるように考えられてきたが，γδ 型 T 細胞は実際には自然免疫において機能する一群の受容体を作り出すために遺伝子再編成を用いている．γδ 型 T 細胞はさまざまな活性化受容体を発現しているため，αβ 型 T 細胞ほどその活性化に抗原受容体（T 細胞受容体）を必要としていない．また，γδ 型 T 細胞は αβ 型 T 細胞の応答の場である二次リンパ組織にはほとんど分布していないが，血液や組織（特に上皮組織）でよくみられる．これらの組織で γδ 型 T 細胞はオリゴクローン性に増殖するが，増殖する γδ 型 T 細胞の特異性は組織ごとに異なる．組織の γδ 型 T 細胞は非感染下で活性化されて記憶細胞となって組織にとどまり，感染や細胞ストレスの徴候を捉える受容体を介して，細胞の健常性を監視している．γδ 型 T 細胞は異常な宿主細胞を破壊し，線維芽細胞増殖因子を分泌することにより組織修復を促進する．

γδ 型 T 細胞の特性と機能は B 細胞の B-1 サブセット（p.160 の 6-10 項参照）と似ている．両者はともに自然免疫応答に寄与し，特徴的な細胞表面マーカーをもち，抗原受容体レパートリーは限定されていて，多数の細胞が同一の抗原に対する受容体を発現している．このため，γδ 型 T 細胞と B-1 細胞はクローン増殖と分化という時間のかかる過程を経ることなく，迅速に感染やストレスに応答できる．

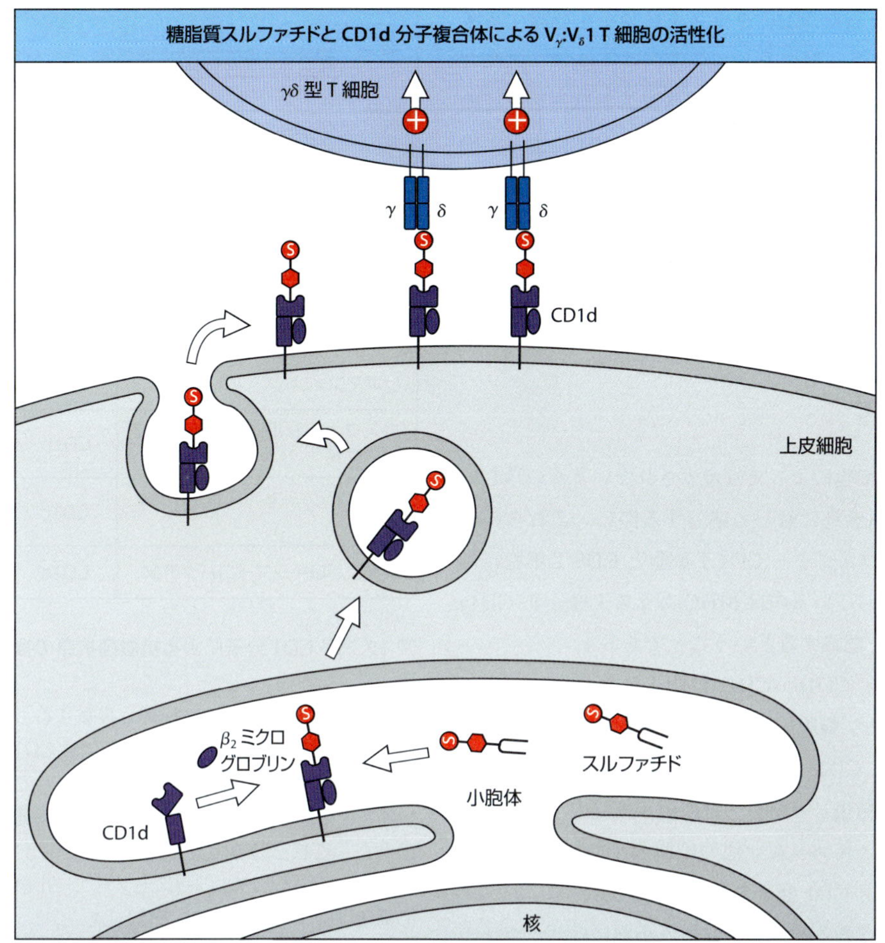

スルファチドの構造

図 11.28 CD1d は糖脂質抗原を $\gamma\delta$ 型 T 細胞の V_γ:V_δ1 T 細胞受容体に提示する
スルファチドはヒト細胞によって産生される糖脂質であり，腸管上皮に豊富に存在する．上図：スルファチドは小胞体内で CD1d と結合し，細胞表面に移送される．そこでスルファチドは V_γ:V_δ1 T 細胞の抗原受容体に認識される．下図：スルファチドの化学構造を示す．

非多型的 MHC クラス I 様分子による $\alpha\beta$ 型 T 細胞の拘束

典型的な $\alpha\beta$ 型 T 細胞受容体は MHC 分子によって提示されるペプチド抗原を認識する．本節では，この範例に当てはまらない 3 例の $\alpha\beta$ 型 T 細胞について検討する．1 つは CD1a，CD1b，CD1c といった MHC クラス I 様分子によって提示される脂質抗原に対して応答する $\alpha\beta$ 型 T 細胞である．ヒトでは，これらの T 細胞応答はハンセン病や結核を惹起する抗酸菌感染に対する防御の主体をなしている．他の 2 種の非定型的な $\alpha\beta$ 型 T 細胞はナチュラルキラー T 細胞（natural killer T cell：NKT 細胞）と粘膜関連インバリアント T 細胞（mucosa-associated invariant T cell：MAIT 細胞）である．これらの

T 細胞は，その T 細胞受容体にそれぞれ異なった MHC クラス I 様分子を認識する多様性のない生殖細胞系列遺伝子でコードされた α 鎖を有しているという点で，$\gamma\delta$ 型 T 細胞に類似している．NKT 細胞の受容体は CD1d によって提示される脂質抗原を認識する．一方，MAIT 細胞の抗原受容体は MHC クラス I 様分子である MR1 によって提示される，ビタミン B の合成過程で産生される低分子量有機物を抗原として認識している．この有機物はビタミン B 合成能をもった病原体によって産生されるが，ヒトにはその産生能がないため，MAIT 細胞は病原体の存在を検知できるのである．

12-15 CD1 拘束性の $\alpha\beta$ 型 T 細胞は抗酸菌の脂質抗原を認識する

結核やハンセン病の原因となる抗酸菌はヒト細胞によっては産生されない多くの珍しい脂質や糖脂質を産生する（図 12.29）．抗酸菌感染に対して応答する際に，これらの脂質は多様な $\alpha\beta$ 型 T 細胞受容体を発現するエフェクター CD4 T 細胞と CD8 T 細胞に対して抗原として働く．これらの受容体に共通しているのは MHC クラス I 様分子（CD1a, CD1b，CD1c）によって提示される脂質抗原を認識するということである．

CD1d（12-14 項参照）と比較すると，CD1a，CD1b，CD1c は限られた組織に発現している（図 12.30）．胸腺ではダブルポジティブ胸腺細胞に発現し，CD1 拘束性 $\alpha\beta$ 型 T 細胞の選択に関与している．末梢組織では，CD1 グループ 1 は抗酸菌の感染標的でもあるプロフェッショナル抗原提示細胞にのみ発現している．抗酸菌が細胞内小胞に寄生すると，抗酸菌由来の脂質は典型的にはエンドソームや他の細胞内小胞に局在する．CD1d を例にとって 12-14 項で述べたように，CD1 分子の特徴は細胞膜とエンドソームの間で絶えず行ったり来たりしていることである．エンドソーム小胞にはサポニンのような**脂質輸送タンパク質**（lipid-transfer protein）が含まれており，これは CD1 分子から自己脂質を除去し，抗酸菌由来の脂質抗原で置換する働きをしている．CD1 と抗酸菌由来脂質の複合体は次いで細胞表面に移送され，CD1 拘束性の T 細胞に提示される．CD1a，CD1b，CD1c は互いに補完的な役割を担うチームの一員といえる．これらの CD1 分子はエンドソーム小胞を循環することにより，細胞内の異なった部位で異なった種類の脂質抗原を捕捉して抗原提示する．CD1a，CD1b，CD1c 分子がこの特徴的な細胞内移動パターンを示すのは，CD1 分子を特定の輸送小胞に乗せるアダプタータン

CD1 分子（CD1a，CD1b，CD1c）によって提示される抗酸菌の脂質抗原	
抗原	抗原提示分子
ジアシルスルホ糖脂質	CD1b
グルコースモノミコール酸	CD1b
ミコール酸	CD1b
リポアラビノマンナン	CD1b
リポマンナン	CD1b
ホスファチジルイノシトールマンノシド	CD1b
マンノシル-β-1-ホスホマイコケチド	CD1c
ジデヒドロキシマイコバクチン	CD1a

図 12.29 CD1 分子による抗酸菌抗原の提示

CD1 分子は抗酸菌感染を制御し排除するうえで特に重要である．抗酸菌の特徴は CD1 分子に結合する多数の珍しい糖脂質を有していることである．ここにはそのような糖脂質の例と，これらの糖脂質を提示する CD1 分子を示している．グルコースモノミコール酸の構造は図 12.27 を参照してほしい．

CD1 遺伝子	組織分布				T 細胞受容体による認識	
	発生過程の胸腺細胞	プロフェッショナル抗原提示細胞	他の造血細胞	上皮	$\alpha\beta$ 型 T 細胞受容体	$\gamma\delta$ 型 T 細胞受容体
CD1D	+	+	+	+	+	+
CD1A	+	+	−	−	+	+
CD1C	+	+	−	−	+	+
CD1B	+	+	−	−	+	+
CD1E	−	+	−	−	−	−

図 12.30 脂質抗原を結合する CD1 ファミリータンパク質

1 番染色体上の CD1 遺伝子の配列順序を左端に示す．グループ 1 CD1 遺伝子である *CD1A*，*CD1B*，*CD1C* は一塊となって中央に位置し，一方の端にはグループ 2 CD1 遺伝子の *CD1D*，他方の端にはグループ 3 CD1 遺伝子の *CD1E* が位置している．5 種の CD1 タンパク質のアイソフォーム（CD1a，CD1b，CD1c，CD1d，CD1e）の組織分布とそれぞれの脂質抗原提示能も併せて示している．CD1e は細胞内脂質輸送タンパク質であり，CD1b 分子と CD1c 分子への脂質結合を助ける．CD1e 自体は T 細胞に抗原提示を行わない．

グループ 1 CD1 分子の機能的特性			
	CD1a	CD1c	CD1b
結合部位のサイズ(Å^3)	1,350	1,780	2,200
アダプタータンパク質	なし	AP2	AP2 と AP3
エンドソームと細胞表面の循環の際の細胞内への侵入の深さ	浅い	中程度	深い
脂質結合部位	細胞表面 初期エンドソーム	中期エンドソーム	後期エンドソーム リソソーム
脂質非存在下での結合部位の状況	強固であり，そのままの形状維持	潰れている	潰れている
CD1e がシャペロンとして機能するか否か	機能しない	機能する	機能する
スキャフォールド脂質の結合	しない	しない	する
抗原の例	ジデヒドロキシマイコバクチン	マイコケチド	ジアシルスルホ糖脂質，ミコール酸

図 12.31　グループ 1 CD1 分子は独自の特徴をもっており，それぞれ異なった細胞内小胞で脂質抗原と結合する

グループ 1 CD1 分子(CD1a，CD1b，CD1c)は表に示したような特徴をもつがゆえに，あらゆる細胞内小胞において抗酸菌を探し回り，抗酸菌が免疫防御から逃避するのを防ぐことができる．

パク質の働きによるものである．CD1a，CD1b，CD1c 分子の抗原結合部位はサイズが異なるが，これは各 CD1 分子が異なった脂質抗原を結合できるように進化したためである(図 12.31)．

CD1a は最も小さな抗原結合部位を有しており，細胞膜と選別エンドソーム間の細胞表面から浅い領域で循環する．細胞表面で脂質を交換できるのは CD1a のみであり，結合する脂質に対する特異性は低い．CD1c の抗原結合部位は中間の大きさであり，細胞内部の中間の深さまで侵入して循環する．このため，CD1c は細胞内小胞の内容物を広範に収集し，広範囲の抗原を提示することができる．CD1b は最も大きな抗原結合部位を有しており，細胞内の最も深部まで侵入して，後期エンドソームやリソソームの過酷な環境で脂質抗原と結合する．CD1b は，結合した脂質抗原を CD1b に手渡しする CD1e などの脂質輸送タンパク質の助けを借りて，その機能を果たしている．CD1b の結合部位は大きくて可塑性に富んでいるため複数の脂質分子と結合できる．例えば，CD1b に結合する脂質の中には，別の脂質の頭部が CD1 分子の表面から突き出して T 細胞受容体と結合できるようにするため，結合部位の溝を埋める役割を果たす足場脂質(scaffold lipid)と呼ばれるものもある．結核やハンセン病の患者は，CD1a，CD1b，CD1c 分子によって提示される脂質抗原に対して，抗酸菌特異的な αβ 型 T 細胞応答を行っている．

12-16　NKT 細胞は αβ 型 T 細胞受容体を用いて脂質抗原を検出する自然リンパ球である

CD1d によって脂質抗原が γδ 型 T 細胞に提示されることは 12-13 項で述べた．CD1d は脂質抗原を αβ 型 T 細胞にも提示する．これらの αβ 型 T 細胞は一般的な αβ 型 T 細胞ではなく，特殊なサブセットに属する T 細胞であり，これらは NKG2D のような NK 細胞受容体(12-3 項参照)を発現しているため，**ナチュラルキラー T 細胞**(natural killer T cell：**NKT 細胞**)と呼ばれる．NKT 細胞を他の T 細胞から区別する重要な点は，CD1d によって提示される脂質と糖脂質だけを認識する特徴的な αβ 型 T 細胞受容体を有していることである．このT細胞受容体は$V_{\alpha}24$-$J_{\alpha}18$という保存されたα鎖と$V_{\beta}11$断片からなるβ鎖によって構成されている．NK細胞や$\gamma\delta$型T細胞のように，NKT細胞は即時応答可能であり，感染を検知すると4時間以内に感染部位でエフェクター機能を発揮する．T細胞受容体が均一である点と迅速に応答できる点において，NKT細胞は自然免疫系の細胞と挙動が似ている．

NKT細胞はHLA-A，B，C分子によって拘束されるペプチド抗原を認識する通常の$\alpha\beta$型T細胞と同一の前駆細胞に由来しており，胸腺で発生・分化する．NKT細胞の発生を特徴づけているのは，独特なT細胞受容体の獲得とダブルポジティブ胸腺細胞に発現しているCD1dに提示される自己脂質による正の選択である．これは，ペプチド特異的な$\alpha\beta$型T細胞の正の選択が胸腺上皮細胞によってなされる(p.180の7-8項参照)のと好対照をなしている．NKT細胞は胸腺でその発生を完了し，感染に対して完璧に応答できる成熟した細胞として末梢に送り出される．NKT細胞の発生におけるマスター調節因子と考えられているのは，転写因子の前骨髄球性白血病ジンクフィンガータンパク質(promyelocytic leukemia zinc finger protein：PLZF)である．NKT細胞は組織に広く分布しているが，血中T細胞の1%に満たず，定型的な$\alpha\beta$型ナイーブT細胞と異なり，血液とリンパ間を行き来しない(p.21の図1.20参照)．NKT細胞は微生物由来の糖脂質やリン脂質と自己由来の糖脂質やリン脂質との差を検知して前者に応答する．

NKT細胞受容体とCD1d-脂質複合体との相互作用は，CD8 T細胞受容体とペプチド-MHCクラスⅠ複合体との相互作用とは異なっている．NKT細胞の抗原受容体α鎖とβ鎖はCD1d分子の抗原結合部位と並行して位置しており，保存性の高いα鎖が脂質抗原の親水性頭部基を覆っている．この抗原結合部位は固定した構造であるにもかかわらず，さまざまな脂質が結合できるのは，脂質が結合部位に適合するようにその構造を変えるためである．NKT細胞受容体とCD1d-脂質複合体との相互作用にみられる誘導適合(induced fit)は，MHCクラスⅠ分子によるペプチドの提示とは大きく異なっている．後者の場合，MHCクラスⅠ分子が構造変化することでペプチドと結合できるようになるのではなく，最初から特定のペプチドに適合するT細胞受容体とMHCクラスⅠ分子が必要とされるからである．

NKT細胞が活性化されるためには，T細胞受容体からのシグナルとサイトカイン受容体からのシグナルの両方が必要である．NKT細胞受容体は，樹状細胞，マクロファージ，好中球，B細胞上のCD1d分子によって提示される脂質を認識する．これは連関認識であり，NKT細胞と抗原提示細胞の両者が相互に活性化される(**図12.32**)．NKT細胞はNK細胞のようにIL-12(NK細胞とNKT細胞を活性化する主要なサイトカイン)の受容体を高レベルに発現している．NKT細胞はIL-18，IL-23，IL-25によっても活性化される．活性化を引き起こす抗原提示細胞とサイトカインの種類によって，NKT細胞はT_H1，T_H2，T_H17サイトカインの産生，細胞傷害性の獲得など，異なったエフェクター応答を起こす(**図12.33**)．これは適応免疫におけるT細胞の挙動に似ている(第9章参照)．このように機能的に異なった応答が生じることに寄与しているのは，CD4あるいはCD8を発現するというようなNKT細胞集団における表現型の不均一性である．NKT細胞は感染部位に入り，そこで病原体を取り込んだ樹状細胞と相互に活性化し合う．NKT細胞によるIFN-γの分泌とCD40リガンドの発現誘導は，樹状細胞によるIL-12の発現増強を誘導する．これにより，NKT細胞のさらなる活性化が誘導され，炎症反応が開始され，好中球，NK細胞，単球などが感染部位に動員される．

マウスにはCD1a，CD1b，CD1c，CD1eに相当する分子はない．しかし，CD1dは保存性が高く，ヒトにもマウスにも存在する．また，ヒトとマウスのNKT細胞はきわ

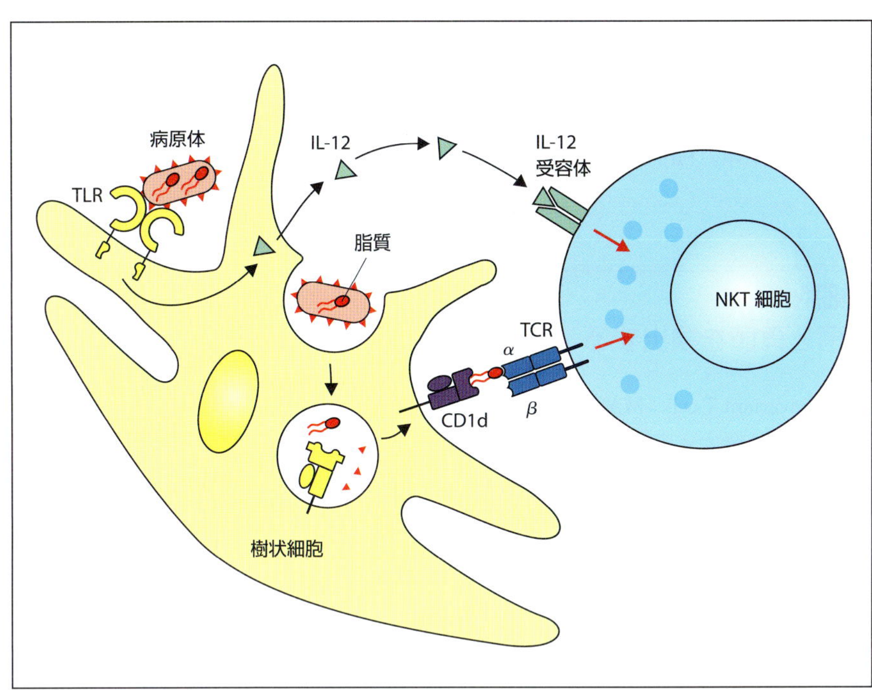

図 12.32 ナチュラルキラー T 細胞（NKT 細胞）の活性化には，T 細胞受容体からのシグナルとサイトカイン受容体からのシグナルの両方が必要である

病原体は感染組織の樹状細胞によって取り込まれ，エンドソームとリソソームで分解される．病原体由来の脂質抗原は CD1d に結合し，細胞表面に運ばれ，NKT 細胞の αβ 型 T 細胞受容体（TCR）によって認識される．これにより，NKT 細胞の活性化に必要な 1 つ目の細胞内シグナルが与えられる．病原体の存在を検知すると同時に，Toll 様受容体（TLR）は樹状細胞に IL-12 を分泌するようシグナルを送る．IL-12 は NKT 細胞の IL-12 受容体に結合し，2 つ目の活性化シグナルを NKT 細胞に伝える．

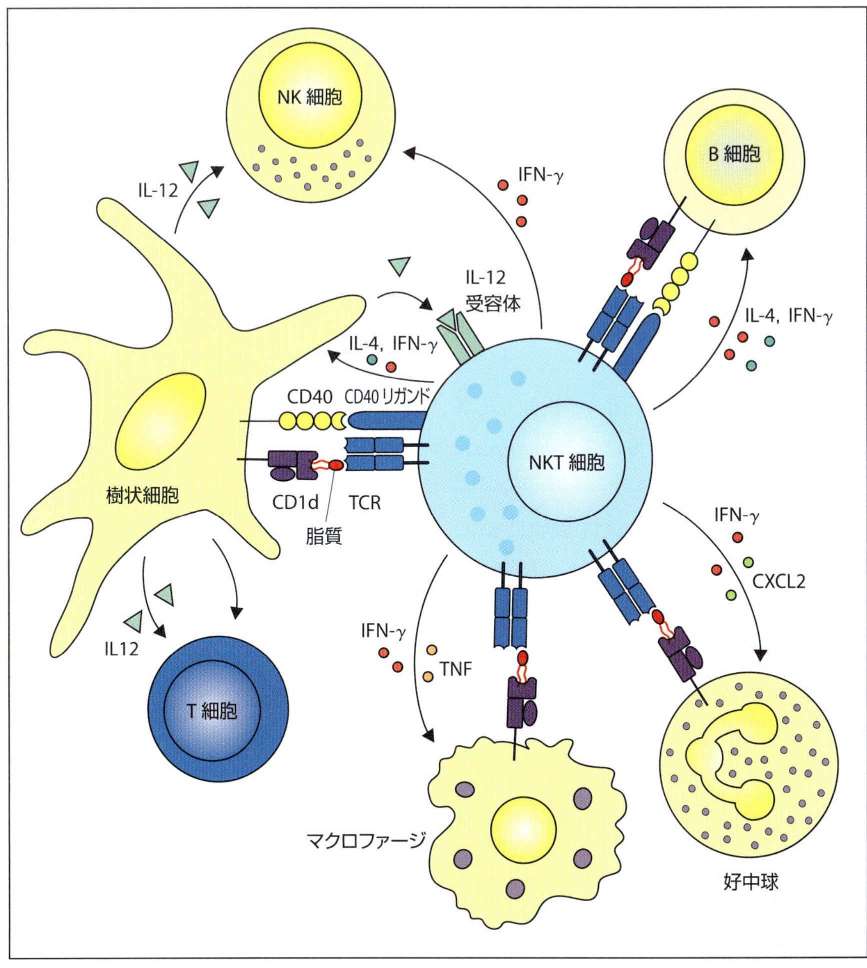

図 12.33 NKT 細胞は自然免疫および適応免疫の複数の細胞種との相互作用を介して，自己ならびに微生物由来脂質抗原に対する免疫応答を指揮統合する

NKT 細胞は NK 細胞，樹状細胞，マクロファージ，好中球などの自然免疫系の細胞のほか，適応免疫系の細胞である B 細胞とも細胞接触により相互作用する．NKT 細胞はサイトカイン分泌を介して，適応免疫系の細胞である T 細胞にも影響を及ぼしうる．

めて類似性が高い．したがって，NKT 細胞の機能は種を越えてよく保存されており，胎盤をもつ哺乳類の進化の全過程を通じて温存されているのかもしれない．生殖細胞系列遺伝子の進化により，V_{α}24-J_{α}18 断片は CD1d 受容体として利用されることになったのであろう．このような多様性をもたないインバリアント鎖の利用は自然免疫受容体で典型的にみられる特徴である．

12-17 粘膜関連インバリアントT細胞はリボフラビンを産生する細菌と真菌を検出する

粘膜関連インバリアント T 細胞(mucosa-associated invariant T cell：**MAIT 細胞**)は，粘膜組織に分布する特徴的な成熟 $\alpha\beta$ 型エフェクター CD8 T 細胞である．肺や腸管のほか，肝臓や少ないが血液にも分布している．NKT 細胞(12-16 項参照)のように，MAIT 細胞はその T 細胞受容体の特徴によって他の T 細胞と区別される．すなわち，MAIT 細胞の T 細胞受容体 α 鎖は生殖細胞系列遺伝子でコードされた V_{α}7.2-J_{α}33 を有し，β 鎖は V_{β}2，V_{β}13 または V_{β}22 遺伝子断片を有している．これらの T 細胞受容体は MR1 によって提示される抗原を認識する．MR1 は CD1 と同様に 1 番染色体上の遺伝子によってコードされる H 鎖と β_2 ミクログロブリンからなる MHC クラス I 様分子である．MR1 の抗原結合部位は，細菌や酵母がリボフラビンを合成する過程で作られる複素環をもった低分子量有機分子の結合に特化している．リボフラビンは一般的にビタミン B_2 として知られており，多くのヒト酵素にとって必要不可欠な補助因子であるが，ヒト細胞では合成できないため，その供給は食事とマイクロビオータに依存している．MR1 分子の抗原結合溝は，大型の塩基性ならびに芳香族性アミノ酸残基によって裏打ちされているため，通常の MHC クラス I 分子のペプチド収容溝よりはるかに小さい．芳香族性アミノ酸残基の多い MR1 の結合溝は，そのリガンドである小型の複素環をもった代謝産物と相補的な構造になっている(**図 12.34**)．MR1，代謝産物(リガンド)，T 細胞受容体からなる複合体において，T 細胞受容体は α 鎖と β 鎖の CDR3 ループを介して代謝産物に結合している．MR1 に結合する T 細胞受容体 α 鎖の残基はすべて生殖細胞系列遺伝子にコードされており，この α 鎖は体細胞での遺伝子再編成によって高頻度で形成されている．これは，MR1 と T 細胞受容体 α 鎖をコードする生殖細胞系列遺伝子断片が共進化してきたという考え方と矛盾しない．

MAIT 細胞はリボフラビンを産生する細菌や真菌であれば，種類を問わず検知し応答できる．しかし，リボフラビンを産生しない微生物種(例えばフェカリス菌 *Enterococcus faecalis*)やウイルス感染に対しては応答しない．

NKT 細胞と同様，MAIT 細胞は胸腺で発生する．胸腺において，MAIT 細胞は MR1 を細胞表面に高発現する少数のダブルポジティブ胸腺細胞の集団によって正の選択を受ける(**図 12.35**)．ちなみに，MR1 タンパク質の大部分は，細胞表面と内部を行ったり来たりする細胞内小胞に分布しているため，ほとんどの細胞では細胞表面に MR1 はごく少量しか検出されない．胸腺で発生を終えたナイーブ MAIT 細胞は血中に入り，粘膜組織や肝臓に移行して，そこに局在する．ナイーブ MAIT 細胞はこれらの組織でマイクロビオータに曝露されて活性化し，増殖・分化する．生下時の臍帯血にはごく少数の MAIT 細胞しか存在しないが，2 歳になると MAIT 細胞は記憶細胞の表現型をもったオリゴクローン性エフェクター細胞の大集団を形成するようになる．そして，MAIT 細胞は血中 T 細胞の 1 ～ 10%，肝臓ではリンパ球の 20 ～ 40%を占めるに至る．MAIT 細胞は抗菌活性を有しているが，その機序はまだわかっていない．

6-ヒドロキシメチル-8-(1-D-リビチル)ルマジンの構造

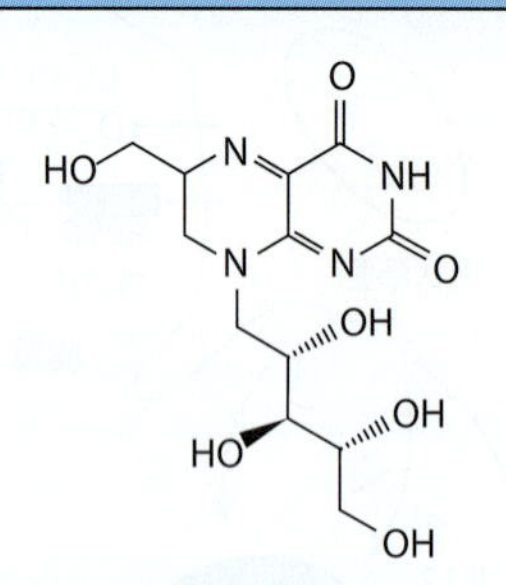

図 12.34 粘膜関連インバリアント T 細胞(MAIT 細胞)はプテリンと呼ばれるリボフラビン合成の副産物を認識する
プテリンは蝶の羽から最初に分離されたため，ギリシャ語で翼を意味する"*pterón*"から名づけられた．ここでは，プテリンの 1 つである還元型 6-ヒドロキシメチル-8-(1-D-リビチル)ルマジンの化学構造を示す．

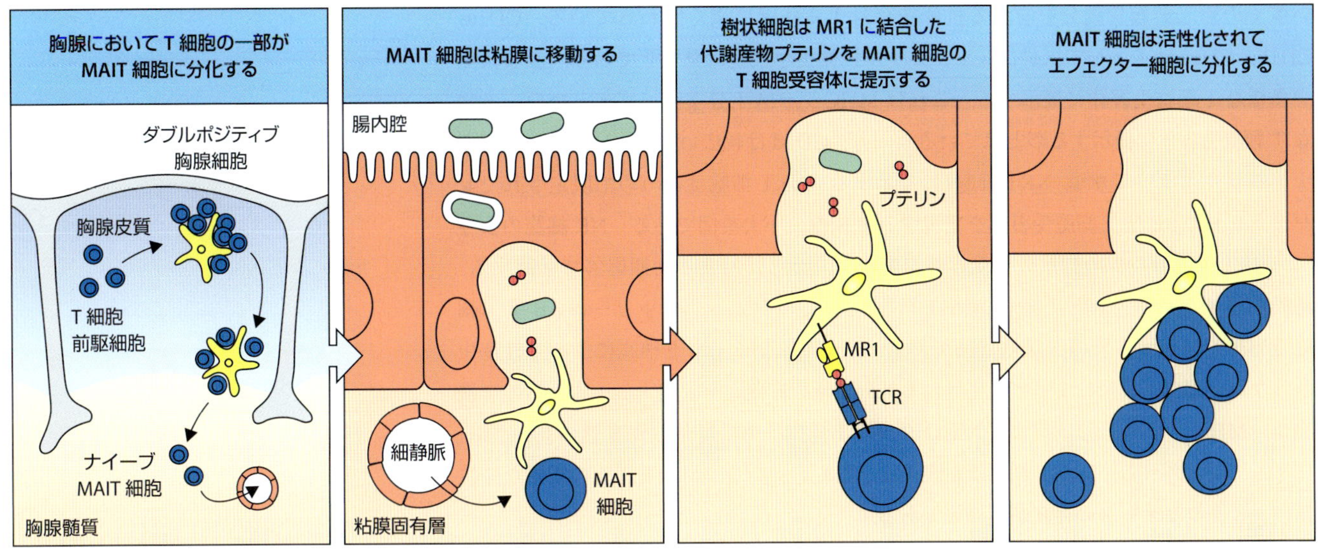

図 12.35　MAIT 細胞の数と成熟はマイクロビオータに依存している

MAIT 細胞は他のすべての T 細胞と同様に胸腺で発生する．胸腺では MR1 陽性のダブルポジティブ胸腺細胞と接触して正の選択を受ける．ナイーブ MAIT 細胞は胸腺から出て血流に乗って粘膜組織に移動する（左から 1 番目の図）．粘膜組織に到達した MAIT 細胞はそこに常在する樹状細胞と相互作用する（2 番目の図）．樹状細胞上の MR1 は，細菌や酵母がリボフラビンを合成する過程で放出したプテリンを結合している．プテリンは MAIT 細胞の T 細胞受容体に提示される（3 番目の図）．これにより MAIT 細胞は刺激を受け分裂し，エフェクター T 細胞に分化する（4 番目の図）．

きわめて多型に富んだ MHC クラスⅠ分子や NK 細胞受容体のリガンドである多くの MHC クラスⅠ様分子とは異なり，系統発生学的に MR1 は胎盤をもつ哺乳類においてきわめてよく保存されている．例えば，ヒトとマウスの MHC クラスⅠ分子のアミノ酸配列同一性は約 70％であるが，MR1 のアミノ酸配列はヒトとマウスで 90％同じである．ヒトとマウスの系統が分岐した 6,500 万年前から，リボフラビンとその代謝中間産物の構造は変わっていないことから，抗原結合部位が変化した MR1 をもつことには選択有利性がなかったのであろう．これに対して，MHC クラスⅠ分子によって提示されるウイルスペプチドの構造は絶えず変化しているので，MHC クラスⅠ分子には常に変化を求める選択圧がかかっている．長期間にわたって保存されてきたからこそ，MR1 は生殖細胞系列遺伝子でコードされる $V_\alpha7.2\text{-}J_\alpha33$ と共進化を遂げることができたのであろう．

まとめ

有顎類が出現し，免疫グロブリンドメインと遺伝子再編成を基盤とした適応免疫が誕生する前に 2 回の全ゲノム重複が起こったと考えられている．MHC クラスⅠ様分子は 2 回の重複前から存在していたので，MHC クラスⅠ様遺伝子も重複によって数を増し，ゲノムの異なった 4 か所に位置することになった．CD1 遺伝子ファミリーと MHC クラスⅠ遺伝子は，これらの太古の時代に誕生した 4 セットの MHC クラスⅠ様遺伝子に由来したものである．その特性と機能において，現存の CD1 分子と MHC クラスⅠ分子は対照的でも補完的でもある．MHC クラスⅠ分子は一定のサイズのペプチドを αβ 型 T 細胞受容体に提示することに特化する道を進み，膨大な T 細胞受容体レパートリーと膨大な多型性を獲得することにより，この能力を高めた．これに対して，CD1 分子はペプチドに比べると多様性は乏しいが，大きさと形状という点でより不均一な脂質抗原の提示に特化した．脂質の抗原提示は 4 つの非多型的な CD1 分子（CD1a，CD1b，CD1c，CD1d）によって担われている．これらの CD1 分子はそれぞれ形状の異なる結合部位をもち，細胞内の異なった部位にある細胞内小胞に移動して抗原を捕捉し，細胞表面に移送する．CD1e は最も過酷で高度な変性条件下にある小胞において，脂質輸送タンパク質として機能し，他の CD1 分子による脂質抗原提示を支援している．CD1 分子は脂質抗原を αβ 型 T 細胞と γδ 型 T 細胞の双方に提示しており，ヒトには存在しない多くの珍しい脂質成分を有する抗酸菌に対する防御に深く関わっている．CD1a，CD1b，CD1c は主としてプロフェッショナル抗原提示細胞に発現しており，脂質抗原を多様な T 細胞受容体に提示する．これは MHC クラス I 分子がペプチド抗原を多様な T 細胞受容体に提示するのと似ている．一方，CD1d は幅広い組織に分布し，抗原をナチュラルキラー T 細胞（NKT 細胞）に提示する．NKT 細胞はきわめて限定されたレパートリーの $\alpha\beta$ 型 T 細胞受容体を発現する T 細胞の一大集団である．NK 細胞のように，NKT 細胞は一群の自然免疫受容体を発現し，感染に対する初期応答で活躍する．粘膜関連インバリアント T 細胞（MAIT 細胞）も限定されたレパートリーの $\alpha\beta$ 型 T 細胞受容体を発現する別の T 細胞集団である．MAIT 細胞は，ヒト細胞によっては産生されないが細菌や真菌によって産生される低分子量の有機物を認識する．これらの有機物は，MHC クラス I 分子および MHC クラス I 様分子の中で最も保存性の高い MR1 によって提示される．MAIT 細胞は粘膜表面を監視している．MAIT 細胞の正常な発生にはマイクロビオータの存在が不可欠である．

第 12 章のまとめ

NK 細胞は受容体遺伝子の再編成を行わない唯一のリンパ球である．NK 細胞は自然免疫系の細胞であり，その進化的な起源は古い．NK 細胞はさまざまな受容体を発現しているが，各受容体の発現は細胞ごとに異なっているため，細胞表面の表現型を異にする多様な NK 細胞の集団が形成される．活性化受容体は病原体とその産物，あるいは非健常細胞においてのみ発現するストレスタンパク質を認識する．NK 細胞は IgG に対する Fc 受容体（活性化受容体）を発現しているため，適応免疫応答に参画することもできる．NK 細胞の特徴は，MHC クラス I 分子を認識し，クラス I 分子の病的な喪失を認識するように NK 細胞を教育する抑制性受容体をもっていることである．この MHC クラス I 分子を認識するという機能は，構造的に異なった 2 つの受容体ファミリー，すなわち，ナチュラルキラー複合体（NKC）領域でコードされるレクチン様受容体と，白血球受容体複合体（LRC）領域でコードされる免疫グロブリン様受容体において独立して誕生したと考えられている．HLA クラス I 分子の多型に富んだ残基を認識する抑制性キラー細胞免疫グロブリン様受容体（KIR）は高々 6,000 万年前に出現した遺伝子ファミリーによってコードされており，自然免疫においては最近のイノベーションといえる．KIR 遺伝子ファミリーが 2 つの機能的に異なったハプロタイプに分化したのはさらに最近のことであり，わずか 500 万年前の人類が進化する過程で起こったことである．サイトメガロウイルス（CMV）による感染は HLA-E を認識する活性化受容体を発現する NK 細胞の大量増殖を誘導し，持続感染が続く間は終始維持される．未感染者ではこれらの NK 細胞はまれにしかみられない．

$\gamma\delta$ 型 T 細胞受容体は遺伝子再編成を行うので，当初 $\gamma\delta$ 型 T 細胞は適応免疫系の細胞であろうと考えられた．しかしながら，$\gamma\delta$ 型 T 細胞と $\alpha\beta$ 型 T 細胞の間に多くの相違がみられることと，$\gamma\delta$ 型 T 細胞と NK 細胞とが類似していることから，このような考え方に疑問が投げかけられている．$\gamma\delta$ 型 T 細胞は血液と組織に分布し，感染のない状態で活性化され，エフェクター機能を発揮する．$\gamma\delta$ 型 T 細胞は感染や細胞の病的変化を検知する多数の受容体を用いて，組織の統合性の監視と維持を行っている．これらの機能を遂行するにあたって，$\gamma\delta$ 型 T 細胞受容体は独自の機能を果たしておらず，その存在は必ずしも必要ではない．$\gamma\delta$ 型 T 細胞受容体の多様性は $\alpha\beta$ 型 T 細胞受容体のそれよりはるかに低く，ペプチドでもタンパク質でもない化学的に類似した一群の抗原を認識する．$\gamma\delta$ 型 T 細胞受容体のこのような特性は自然免疫受容体と似ている．その一方で，$\gamma\delta$ 型 T 細胞受容体の中には MHC クラス I 様分子によって提示される抗原を認識するものもある．この点では MHC クラス I 分子による CD8 T 細胞への抗原提示と似ている．$\gamma\delta$ 型 T 細胞は動物種によって，その総数，組織分布，使用する受容体に大きな差異が認められる．このことは種分化の過程で，$\gamma\delta$ 型 T 細胞に機能上のイノベーションが起こったことを示唆している．総括すると，$\gamma\delta$ 型 T 細胞は自然免疫系の細胞であり，遺伝子再編成により複数の機能的に異なった自然免疫受容体を有しているように思われる．

ナチュラルキラー T 細胞（NKT 細胞）と粘膜関連インバリアント T 細胞（MAIT 細胞）は $\alpha\beta$ 型 T 細胞受容体を発現しているが，これらの受容体の特性は自然免疫系の細胞がもつ受容体に近い．これらの細胞の T 細胞受容体 α 鎖遺伝子は特定の組み合わせの V-J 断片を発現する細胞が産生されるように進化し，その結果，α 鎖は抗原と保存性の高い MHC クラス I 様分子との複合体に結合する能力を獲得した．NKT 細胞は脂質抗原に対して応答し，MAIT 細胞はリボフラビンを産生する細菌と真菌に応答する．NKT 細胞と MAIT 細胞は自然免疫が適応免疫系の細胞を捕らえて，うまく利用しているよい例である．NK 細胞，$\gamma\delta$ 型 T 細胞，特定の $\alpha\beta$ 型 T 細胞に関するこのような知見から，適応免疫と自然免疫の進化に関しては，第 3 のモデル（図 12.1，左から 3 番目の図参照）が適切であると結論することができる．4 億年前から，適応免疫と自然免疫は相互に構成分子と機能を共有して統合を図ることで共進化を遂げ，いまや両免疫系の間に画然と線を引くことが困難なほどである．MHC クラス I 分子と MHC クラス I 様分子が自然免疫と適応免疫の両方の受容体のリガンドとして重要な役割を果たしているということは，本章を読むと容易に理解できるだろう．ただし，これは MHC クラス II 分子には当てはまらず，MHC クラス II 分子は適応免疫においてのみ利用されている．

本書には，各章で学んだことの理解をより深めるために演習問題が用意されている（http://www.medsi.co.jp/e-meneki3/）．アクセス方法については「概略目次」の次の頁も参照．

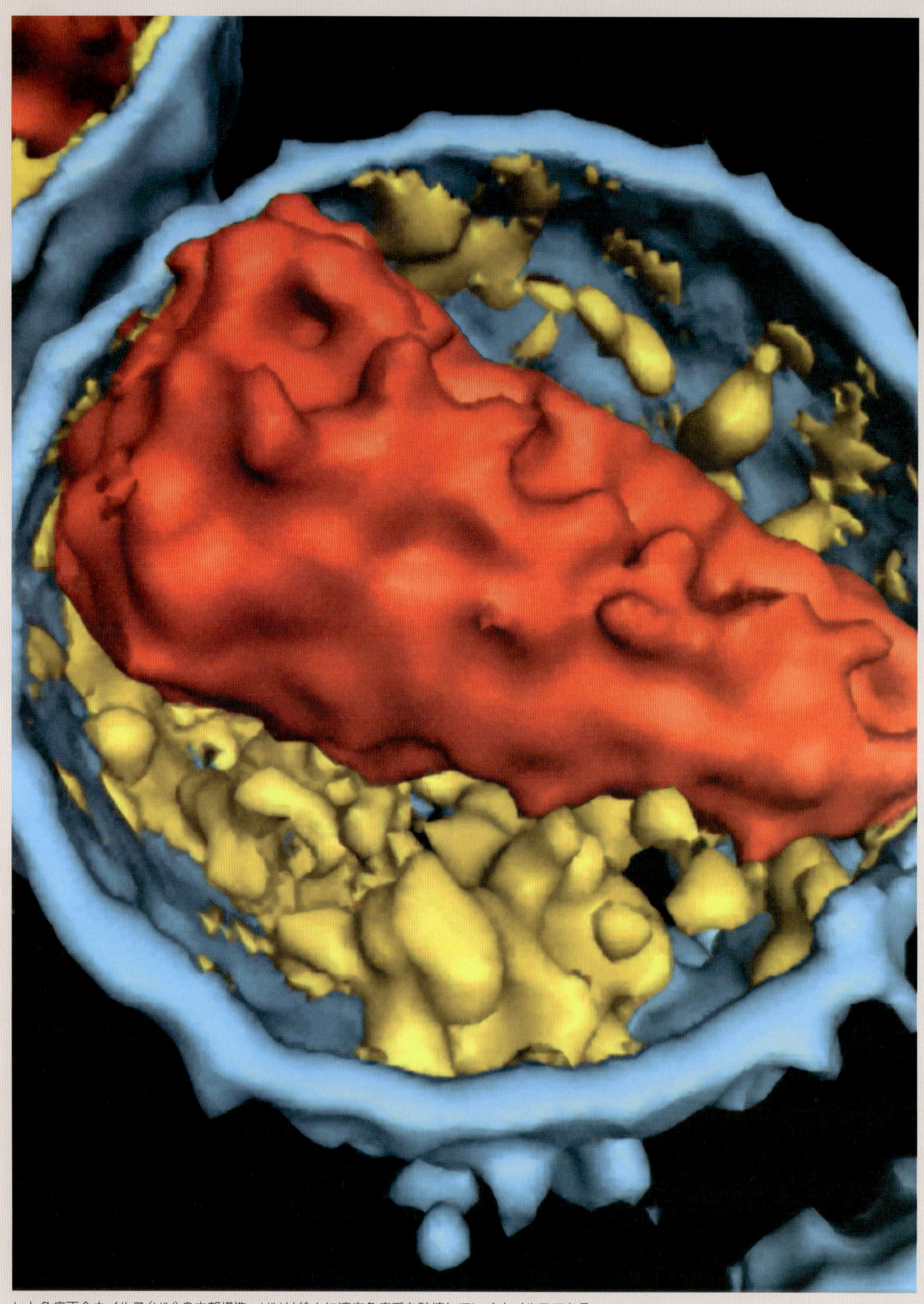

ヒト免疫不全ウイルス(HIV)の内部構造．HIV は徐々に適応免疫系を破壊していくウイルスである．

生体防御機構の破綻

第13章

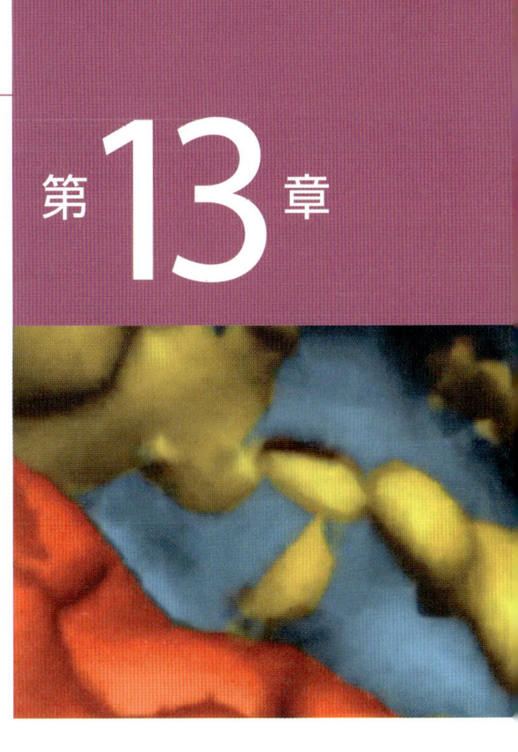

人体を脅かす病原体の多くは感染を成立させることができず，感染が成立したとしても通常は自然免疫応答や適応免疫応答によって終息する．このような防御機構に対して，病原体は免疫応答を回避したり破壊したりする手段を発達させてきた．そのような手段を手に入れた微生物は，他の病原体と競ってヒトの体内の環境をうまく利用している．本章の第1節では，病原体が宿主の免疫応答を回避・破壊するさまざまなメカニズムのいくつかの例を紹介する．

免疫系の先天的な欠陥によっても感染に対する生体防御機構の破綻が起こる．その一例を第2節で述べる．ヒト集団には免疫系に関わるさまざまな遺伝子の変異が存在しており，**免疫不全症**(immunodeficiency disease)の原因となるが，その重症度は原因となる遺伝子変異の種類や免疫系の障害の程度によって異なる．免疫不全症でみられる欠陥分子の種類によって，患者が感染しやすくなる病原体の種類にも違いがある．このことは，病原体の種類に応じて異なる種類の免疫応答が存在することを示している．

第3節では前2節の内容を踏まえて，宿主と病原体との関係を探っていく．特に効率よく免疫応答を回避し，さらに破壊してしまうヒト免疫不全ウイルス(HIV)を取り上げる．HIVは感染の過程で何十年もかけて徐々に免疫系を衰えさせ，ついにはその機能を奪ってしまう．長期にわたるHIV感染は最終的に重篤な免疫不全を引き起こし，後天性免疫不全症候群(AIDS)を発症させる．

病原体による免疫系からの回避や免疫系の破壊

病原体に対して免疫応答が働く際には，病原体と宿主との間で複雑な分子間および細胞間の相互作用が起こる．これらの相互作用のいずれの過程も，病原体のかっこうの標的として利用されうる．病原体ゲノムの系統的解析により，多くの病原体が免疫防御を回避したり破壊したりする手段をもっており，なかにはそのための遺伝子をもつ病原体があることも明らかになってきた．

13-1 遺伝子型の多様性によって持続的な免疫応答を妨げる病原体がある

多くの感染症に対する持続的免疫防御において最も重要なのが，病原体表面にある高分子に対する抗体である．ある種の病原体には多種類の株が存在し，それらは抗体により認識される表面分子がそれぞれ異なっているため，抗体による免疫防御から逃れることができる．この種の病原体の 1 つに，肺炎を引き起こす肺炎レンサ球菌 *Streptococcus pneumoniae* がある．遺伝子型の異なる各株はそれぞれ構造の異なる莢膜多糖をもっている．少なくとも 90 の型が知られているが，それらは血清学的検査によって区別されることから**血清型**(serotype)と呼ばれる．ある特定の型の肺炎レンサ球菌に感染すると，それに対する抗体が産生されてその型の再感染を防ぐことができるが，他の型の感染は防ぐことができない(**図 13.1**)．肺炎レンサ球菌のもつ多様な遺伝子型は個体に対する免疫記憶の成立を妨げるため，本菌は感染性肺炎の主要な起因菌となる．このような肺炎レンサ球菌の遺伝子型は，宿主であるヒトの免疫応答による選択を受けたことで進化してきたものである．

13-2 インフルエンザウイルスは変異と組換えによって免疫を回避する

ウイルスの中にも同様に多様な遺伝子型をもつものがある．その一例としてインフルエンザウイルスはよく研究されている．このウイルスは気道の粘膜上皮に感染し，咳やくしゃみでエアロゾルとなってヒトからヒトへと容易に伝染する．ヒトの体内では，ウイルスエンベロープ上に発現している赤血球凝集素(ヘマグルチニン)やノイラミニダーゼ

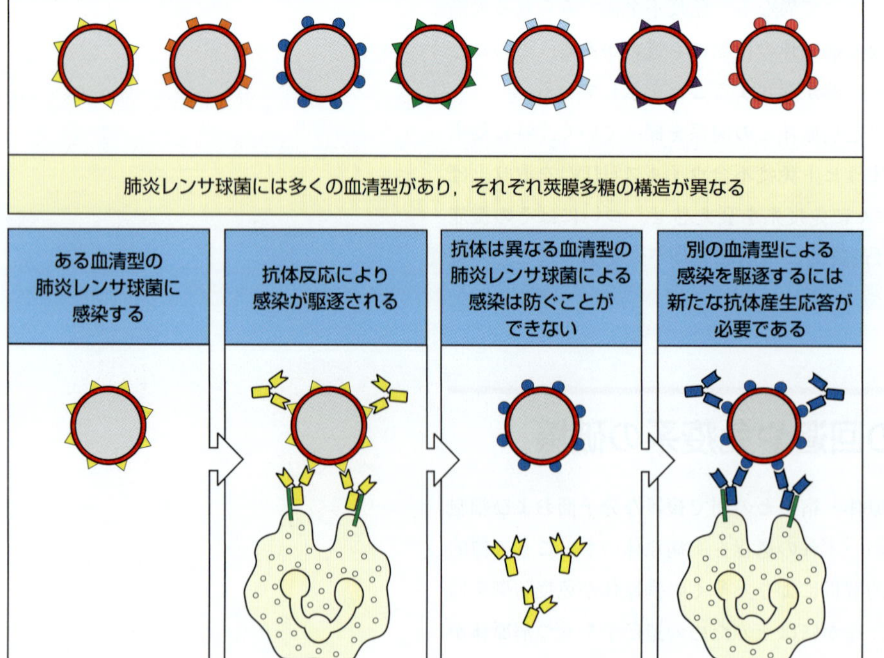

図 13.1 肺炎レンサ球菌に対する防御免疫は血清型特異的である
肺炎レンサ球菌の株は，血清学的に区別される異なる莢膜多糖をもつ(上段)．莢膜多糖に対する抗体は病原体をオプソニン化し，貪食されやすくする．ある血清型の肺炎レンサ球菌に感染すると，ヒトの体内でその型特異的な抗体が産生され，病原体は排除される(下段)．しかし異なる型の肺炎レンサ球菌に感染したときには，この抗体は効果がない．後者の感染においては，後者の血清型に対して特異的な一次免疫応答が起こるまでは病原体は排除できない．

に対する中和抗体が産生されて，インフルエンザに対する防御免疫が形成される．このような抗体は，ウイルスに対する一次免疫応答によって産生される．一次感染は短期間（1～2週間）で終わり，細胞性免疫と抗体によってウイルスは体内から排除される．インフルエンザウイルスの感染パターンの特徴は**流行**（epidemic）することである．急速にヒトからヒトへと広がっていき，そしてすぐに流行が収まるというパターンをとる．インフルエンザウイルスがずっと生き残ってきたのは，過去の流行で人類が獲得した防御免疫を回避する新しいウイルス株を生み出し続けてきたからである．

インフルエンザウイルスはRNAウイルスで，8本のRNA鎖からなるゲノムをもっている．RNAの複製は不正確なので，多くの点変異が生じる．以前の流行で防御免疫を誘導したエピトープに突然変異が起こった新しいウイルス株は定期的に出現し，2，3年に一度冬にインフルエンザの流行を引き起こす．各個人のインフルエンザに対する防御免疫は，最初に曝露されたウイルス株によって規定され，この現象は"抗原原罪"と呼ばれる（p.303の11-13項参照）．過去に曝露されてきたウイルス株の種類は人によってそれぞれ異なり，特に年齢によって異なっている．そのため，新たに登場したウイルス株に対する免疫応答の強さも人によって異なるのである．最もインフルエンザにかかりやすいのは，インフルエンザに一度もかかったことがない乳幼児や，ウイルスが新しい突然変異を起こしたためにそのウイルス株に免疫が働かなくなってしまった人である．このような遺伝子突然変異によるウイルスの進化は，比較的軽度で限定された流行を引き起こし，**抗原ドリフト**（antigenic drift）と呼ばれる（図13.2）．

これに対し，これまでのウイルス株とはまったく構造が異なり，ほとんどの人に感染するインフルエンザウイルスが10～50年に1回出現する．このようなウイルスでは感染がより広範囲にわたって拡大し，**パンデミック**（pandemic：汎発性流行，世界的流行）を引き起こすだけでなく，抗原ドリフトで出現するようなウイルスに比べてより重篤な症状を起こし，多くの死者を出す．パンデミックを起こすインフルエンザウイルス株は，トリインフルエンザウイルス由来のRNAゲノムを一部含み，残りがヒトインフルエンザウイルス由来であるような組換えウイルスである．このような組換えウイルス株では，赤血球凝集素やノイラミニダーゼの少なくとも一方がトリインフルエンザウイルス由来のRNAにコードされているために，抗原性がまったく異なり，免疫が働かない．新しいパンデミックウイルス株は，ブタ，ニワトリ，アヒルなどの家畜とともに暮らす農家が多い東南アジア地域で発生することが多い．トリとヒトの両方のウイルスに同時に感染したブタの体内で組換えウイルスが生まれるという説がある．このような組換えウイルス株がヒト集団中へと戻ってくると，自然選択上非常に有利なので，急速に拡大

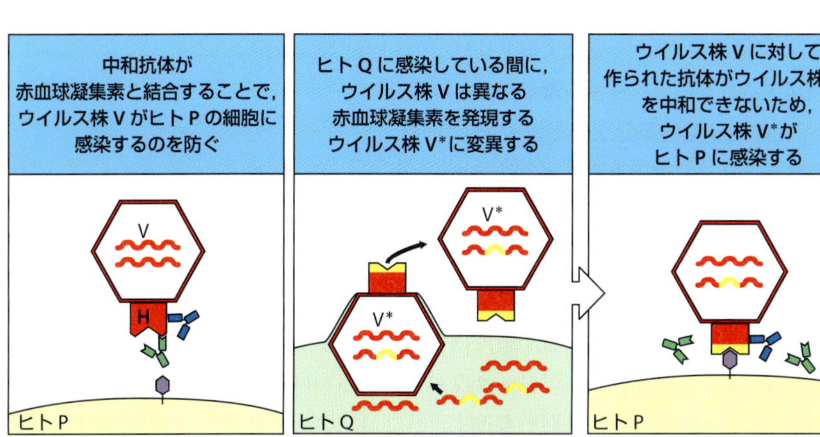

図13.2 抗原ドリフトによるインフルエンザウイルスの進化
インフルエンザウイルス株Vに感染したヒトPは，そのウイルスの赤血球凝集素のさまざまなエピトープに対する抗体を産生する．そのうちのいくつかの抗体（緑色）はウイルスを中和するが，他の抗体（青色）は中和しない．その後，ヒトPにウイルス株Vが再度侵入したときには，その中和抗体が赤血球凝集素に結合してウイルスが細胞に感染するのを防ぐ（左図）．ヒトQが感染する過程では，ウイルス株Vの変異株（ウイルス株V*）が出現し，それはV株の赤血球凝集素遺伝子に点変異（黄色）があるという点でV株と異なる（中央図）．この点変異により，V*株は以前V株に対して作られた中和抗体が認識する赤血球凝集素のエピトープを欠くことになる．その結果，V*株は，V株に対して作られた抗体に邪魔されることなくヒトPの細胞に感染することができる（右図）．ヒトPがこのインフルエンザウイルス株V*の感染を排除するには，このV*株に対する中和抗体を作り出す一次免疫応答を開始しなければならない．ウイルスのノイラミニダーゼ（図示せず）も同様の様式で抗原ドリフトを起こす．

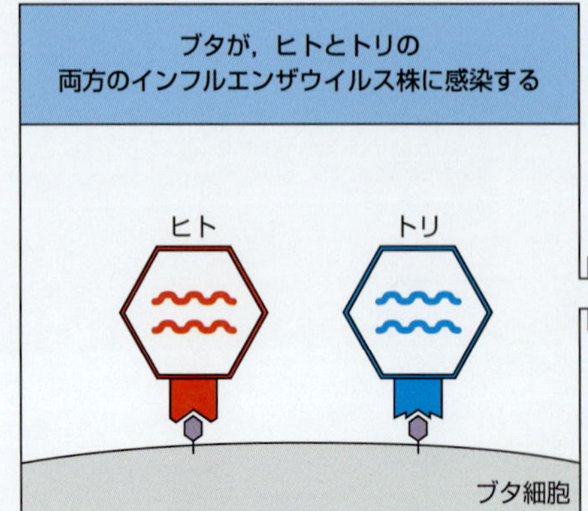

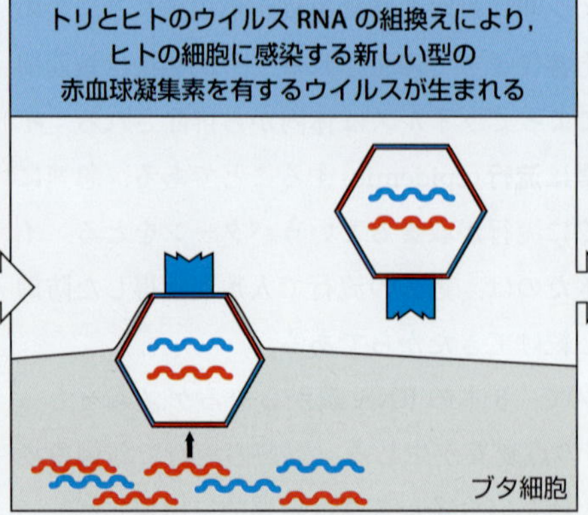

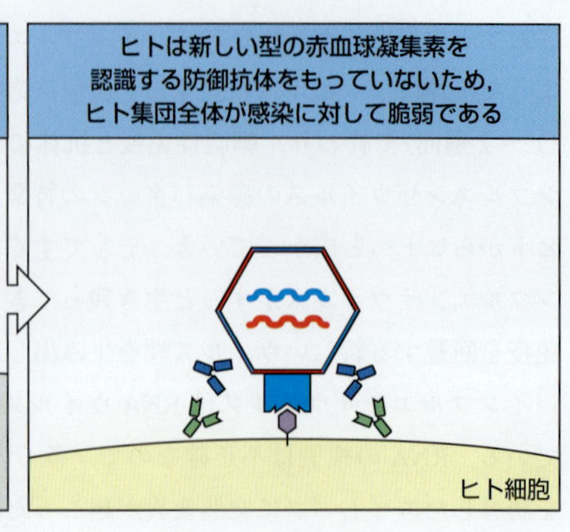

図 13.3 インフルエンザウイルスの抗原シフトによる新変異株への進化

左図：ヒトインフルエンザウイルス（赤色）とトリインフルエンザウイルス（青色）が，二次宿主であるブタに同時に感染すると，両方のウイルスに感染したブタの細胞内で，それらのウイルスがもっていた RNA 分節が再分配されて多様な組換えウイルスが生まれる．中央図：ある型の組換えウイルスはトリインフルエンザ由来の赤血球凝集素をもつ．そのトリインフルエンザ由来の赤血球凝集素は，ヒト集団に現在感染しているインフルエンザウイルス（ブタ細胞に感染したウイルスも含む）の赤血球凝集素とはまったく異なる抗原性をもつ．右図：個々のヒトは，この新しい型の赤血球凝集素に結合してウイルスが細胞に感染するのを防ぐ抗体をもっていないため，その組換えウイルスに非常に感染しやすい．ヒト集団全体としてもその組換えウイルスに対して脆弱であるため，この組換えウイルスはインフルエンザのパンデミックを引き起こす可能性がある．

して他のウイルス株に取って代わってしまう．組換えインフルエンザウイルスはトリ集団の中でも同様に流行するので，家畜農家には特に恐れられている．このようなウイルス進化は**抗原シフト**（antigenic shift）と呼ばれる（図 13.3）．

13-3 トリパノソーマは遺伝子変換によって表面抗原を変化させる

病原体が免疫機構に認識される抗原を変化させる仕組みは，遺伝子変異や遺伝子組換えのほかにもある．ある種の原虫は遺伝子再編成によって表面抗原を定期的に変化させている．その好例がアフリカトリパノソーマの一種の *Trypanosoma brucei* で，これはアフリカ睡眠病の主な原因となる．トリパノソーマは哺乳類と昆虫との間で生活環を形成する．昆虫に刺されるとトリパノソーマがヒト体内に入り，細胞外組織で増殖する．トリパノソーマの表面はそれぞれ異なる遺伝子にコードされる多様な糖タンパク質で覆われている．トリパノソーマは 1,000 種類以上の**可変表面糖タンパク質**（variable surface glycoprotein：**VSG**）の遺伝子をもっている．

個々のトリパノソーマは常に単一の VSG を発現する．これは，*VSG* 遺伝子がゲノム中に 1 か所しかない遺伝子発現部位に再編成されたときにのみ発現するという仕組みによる．再編成は**遺伝子変換**（gene conversion）という過程によって起こる．これは，現在の遺伝子が発現部位から切断・除去され，新たな相同遺伝子のコピーがそれに取って代わる，という過程である（図 13.4）．感染後急速に増殖するトリパノソーマのほとんどは，同じ型の *VSG* を発現している．しかし一部は発現する *VSG* 遺伝子を変えて，他の型の *VSG* を発現するようになる．宿主は優勢型 *VSG* に対して抗体を産生するが，少数の他の型に対しては応答しない．そのため抗体によって優勢型 *VSG* を発現するトリパノソーマは排除されるが，これによって他の型を発現するトリパノソーマの増殖が促され，トリパノソーマ集団内で優勢となる．すると今度は新しく優勢となった型の VSG を発現するトリパノソーマが増殖して抗体産生を刺激し，同様に排除される．これがさらに新たな優勢型の出現を促すというサイクルが続いていくことになる．

このような免疫回避過程によって，感染したヒトの体内におけるトリパノソーマ原虫の数は劇的な周期性変化をみせる（図 13.4 下）．抗体産生と抗原排除が慢性的に繰り返されると，大量の免疫複合体の沈着と炎症が引き起こされる．これにより神経が傷害され，最終的には昏睡に至るのである．これが睡眠病と呼ばれる所以である．アフリカの多くの地域では，トリパノソーマの感染はヒトや畜牛にとって重大な健康問題となって

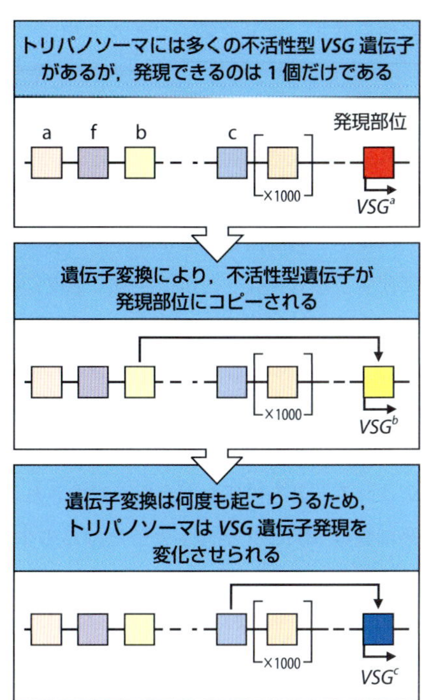

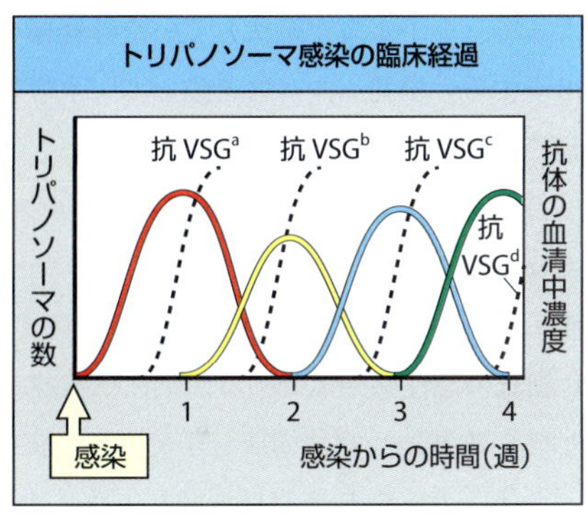

図 13.4　アフリカトリパノソーマは抗原の多様性によって適応免疫から逃れる

上から 1 ～ 3 番目の図は *VSG* 遺伝子座の遺伝子の構造を示している．1 番目の図では，VSG^a 遺伝子(赤四角)が遺伝子発現部位にあり，VSG^b 遺伝子(黄四角)や VSG^c 遺伝子(青四角)は不活性化状態にある．2 番目の図では，遺伝子変換によって VSG^a 遺伝子に代わって VSG^b 遺伝子が遺伝子発現部位に，さらに 3 番目の図では VSG^c 遺伝子が遺伝子発現部位に位置する．4 番目の図では，感染している間に，いかに患者の中での原虫の負荷(赤線，黄線，青線，緑線)と抗体反応(黒破線)が相互に関わり合いながら共進化するかを示している．最初の週では VSG^a 遺伝子を発現するトリパノソーマが増殖する(赤線)が，抗 VSG^a 抗体が生産されるにつれて VSG^a を発現する原虫の数は減少する．抗 VSG^a 抗体によって与えられるこの選択圧は，感染 2 週目に VSG^b 遺伝子を発現する寄生虫が増殖するのを可能にし(黄線)，それらは抗 VSG^b 抗体が作られると減少する．3 週目では，VSG^c 遺伝子を発現する原虫が優勢になるが，4 週目では VSG^d 遺伝子を発現する原虫が優勢になり，それは一連の一次免疫応答によって引き起こされる損傷により患者が死ぬまで続く．

いる．実際に，アフリカで狩猟対象となる大型野生動物の集団が依然として生き残り，世界のさまざまな地域で起こっているように野生動物が家畜動物に取って代わられることがないのは，主にトリパノソーマのためである．マラリアもまた表面抗原を変化させることによって免疫を回避する原虫であり，アフリカ赤道地域におけるヒトの主な死因の 1 つとなっている．

遺伝子変換によって抗原変異が起こるのと似たような仕組みが，さまざまな種類の細菌にも備わっている．こうした細菌はヒトの免疫応答から逃れて優勢な病原体となり，公衆衛生上，大きな問題となる．ネズミチフス菌 *Salmonella typhimurium* は食中毒の原因として一般的であるが，抗原性の異なる 2 種類のフラジェリン(鞭毛の構成成分)を発現することができる．これは，一方の遺伝子でプロモーター領域の一部に可逆的な逆位が起こり，その結果その遺伝子が不活性化されて他方の遺伝子が発現するという仕組みによる．性感染症である淋病の原因となる淋菌 *Neisseria gonorrhoeae* も，変化させることのできる抗原をいくつかもっており，なかでも特筆すべきは表面の線毛を構成するピリンタンパク質である．アフリカトリパノソーマの VSG と同様に，ピリンタンパク質はいくつかの異なる遺伝子にコードされており，常にそのうちの 1 つしか発現することができないようになっている．ごく一部の変異型では遺伝子発現部位に異なるピリン遺伝子が導入されるため，宿主免疫応答が優勢型を排除しようとすると，変異型が優勢型へと容易に入れ替わる．

13-4　ヘルペスウイルスは免疫応答から隠れながら，宿主であるヒトの体内で生き延びる

ウイルス感染を終息させるためには，感染細胞が細胞傷害性 CD8 T 細胞によって殺傷される必要がある．この殺傷のためには，感染細胞表面の MHC クラス I 分子によってウイルス由来のペプチドが提示されなければならない．このような過程はインフルエンザのような増殖の速いウイルスではよくみられる．結果的にインフルエンザウイルス感染は，細胞傷害性 T 細胞とウイルス粒子を中和する抗体とを組み合わせた免疫機構によって効率よく排除される．しかしある種のウイルスはヒト細胞内で休止状態に入り，

増殖もせず，十分な量のウイルス由来ペプチドも合成しないので，細胞傷害性 T 細胞によって認識されない．そのため免疫機構によって排除されにくい．**潜伏状態** (latency) と呼ばれるこのような休止状態は病気を起こすことはないが，ヘルペスウイルスはこの状態を利用して生き延び，後に初期免疫応答が低下したときに，再活性化して病気を引き起こす．

ヘルペスの原因となる単純ヘルペスウイルスは，まず上皮細胞に感染し，その領域を支配する感覚神経へと伝播する．上皮に存在するウイルスは免疫応答によって排除されるが，感覚神経細胞内のウイルスは潜伏状態に入る．そして，日光や細菌感染，ホルモンの変化などのさまざまなストレスによって再活性化すると，ウイルスは感覚神経の軸索を伝って再び上皮組織に感染する (図 13.5)．上皮細胞内でウイルスが複製し，生じたペプチドが細胞表面に提示されるようになると，CD8 T 細胞によって感染細胞が殺傷されるとともに新たな病変が形成される．一生の間にこれが何度も繰り返される．神経細胞は MHC クラス I 分子をほんの少ししか発現していないので，CD8 T 細胞にウイルスペプチドが提示される機会も少なく，潜伏するウイルスにとって都合がよい．

水痘帯状疱疹 (または水痘ヘルペス) ウイルスは，上皮細胞への急性感染 (水痘) が落ち着いた後，1 個ないし数個の神経節，特に後根神経節に潜伏する．このウイルスはストレスや免疫抑制状態を契機に再び活性化し，神経を伝って皮膚に感染する．再感染によって，ウイルスが潜伏していた神経節の支配領域の皮膚に帯状疱疹の典型的な皮疹が出現する．単純ヘルペスと違って，水痘帯状疱疹ウイルスの再活性化は一生に一度しか起こらない．

持続感染する第三のヘルペスウイルスはエプスタイン・バーウイルス (Epstein-Barr virus：EBV) で，ほとんどの人はこのウイルスの感染を経験している．子供の頃に感染すると軽度のかぜ様症状を起こすだけであるが，思春期や成人期に初めて感染すると B 細胞の急性感染症である伝染性単核球症 (腺熱) を発症する．EBV は，B 細胞上に発現している補助受容体構成分子である CR2 (p.232 の図 9.3 参照) との結合を介して感染する．多くの感染 B 細胞は増殖してウイルスを産生し，この EBV に対して特異的な T 細胞が活性化され増殖する．その結果，単核の白血球 (多くは T 細胞) が数多く出現する．このことから，この病気は伝染性単核球症と名づけられた．しばらくすると急性感染は細胞傷害性 CD8 T 細胞によって制御されるようになり，ウイルスに感染した B 細胞は殺される．しかし，一部の B 細胞に潜伏感染するため，ウイルスは体内で生き残る．潜伏感染状態では，ウイルス遺伝子の維持に必要な EBNA-1 を除き，ほとんどのウイルスタンパク質の合成が止まる．EBNA-1 はプロテアソームによる処理を受けないので，MHC クラス I 分子に結合して提示されるようなペプチドが作られない．そのため，潜伏感染細胞は細胞傷害性 CD8 T 細胞の標的にならないのである．

EBV 初感染から回復した後，ウイルスの再活性化によって病気が引き起こされることはほとんどない．それは，ウイルスの再活性化を CD8 T 細胞が速やかに抑制するからであろう．しかし免疫不全症患者では，ウイルスの再活性化により播種性の EBV 感染が引き起こされ，さらに感染 B 細胞が形質転換を起こして B 細胞リンパ腫となる．

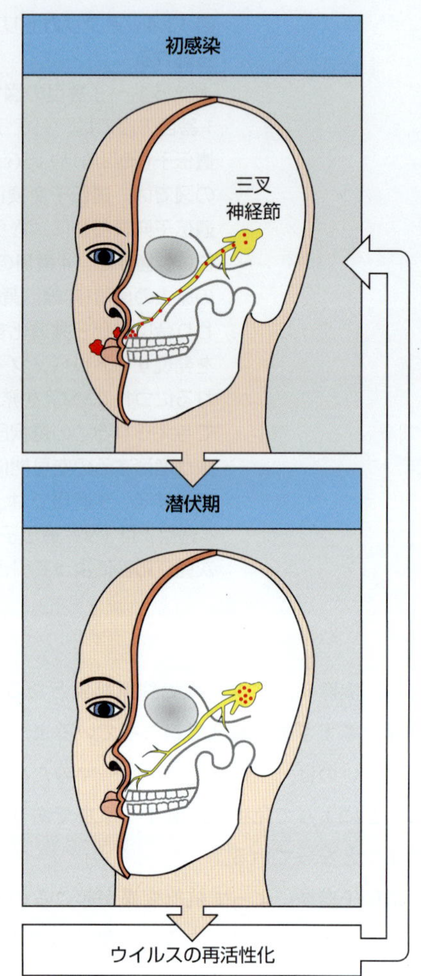

図 13.5 単純ヘルペスウイルス感染の持続と再活性化
口唇周囲の最初の感染は免疫応答によって排除され，それによる組織損傷の結果が口唇ヘルペスとして現れる (上図)．その一方でウイルス (赤点) は，口唇周囲の皮膚を支配する三叉神経節などにある感覚神経細胞に入り込んで潜伏状態となる (下図)．しかし生体がさまざまな種類のストレスを受けると，ウイルスは神経細胞から出て再び上皮に感染し，もう一度免疫応答を活性化して口唇ヘルペスを発症させる．単純ヘルペスウイルス感染者はこのようなサイクルを繰り返す．活性化状態にある期間は，ウイルスはヒトからヒトへと伝染しうる．

13-5 ある種の病原体は免疫防御機構を妨害したり破壊したりする

病原体の中には，自分に敵対するはずの免疫細胞を利用するものもある．例えば，結核菌 *Mycobacterium tuberculosis* はマクロファージのもつ食作用を自らの目的のために利用している．結核菌は貪食されると，ファゴソームとリソソームとの融合を阻害してリソソーム成分による殺菌作用から身を守る．そして細胞内小胞の中で生き延びるのである．これに対しリステリア菌 *Listeria monocytogenes* はマクロファージのファゴソーム内から細胞質内へと逃れ，そこで成長して複製する．しかし細胞内で生きるリステリア菌は CD8 T 細胞による免疫応答を誘導してしまうので，最終的に感染は終息する．

トキソプラズマ症の原因となるトキソプラズマ原虫 *Toxoplasma gondii* は感染細胞の中で自分だけの特別な環境を作り上げる．この原虫は，細胞膜や他の細胞内小胞とは融合しない頑丈な膜に覆われた小胞に自身を封入する．こうして自らを隔離することで，トキソプラズマ原虫由来ペプチドと MHC 分子との結合を阻害して，寄生虫に対する T 細胞応答が刺激されるのを防いでいる．スピロヘータの一種で梅毒の原因となる梅毒トレポネーマ *Treponema pallidum* は，自らをヒト由来のタンパク質で覆って特異抗体から逃れている．同様の手段は，蠕虫の一種であるマンソン住血吸虫 *Schistosoma mansoni* も利用している．

4 つの病原体のグループ（p.6 の図 1.4 参照）の中でも，ウイルスは免疫防御を破壊・回避する仕組みを最も多様に進化させている．これはウイルスの複製サイクルや生活環が，ヒト細胞の代謝系や生合成系を利用するからである．ウイルスの自己防御手段には，(1) 宿主細胞がもっていたサイトカインやサイトカイン受容体の遺伝子を取り込み，それを発現することにより免疫応答をかわす方法，(2) 補体結合を阻害するタンパク質の合成，(3) 抗原処理や MHC クラス I 分子による抗原提示を阻害するタンパク質の合成，などがある．ヘルペスウイルスやポックスウイルスが利用する防御手段の例を**図 13.6**

ウイルスの戦略	感染のメカニズム	結果	ウイルスの例
体液性免疫の抑制	ウイルスにコードされる Fc 受容体	抗体の感染細胞への結合を阻害	単純ヘルペスウイルス サイトメガロウイルス
	ウイルスにコードされる補体受容体	補体経路を阻害	単純ヘルペスウイルス
	ウイルスにコードされる補体制御因子	感染細胞上での補体活性化を抑制	ワクシニア
炎症反応の抑制	ウイルスにコードされるケモカイン受容体の相同分子	感染細胞で，ある種のケモカインの感受性を増強（ウイルスへの利点は不明）	サイトメガロウイルス
	ウイルスにコードされる可溶性サイトカイン受容体（IL-1 受容体，TNF 受容体，IFN-γ 受容体などの相同分子）	本来の受容体との相互作用を抑制しサイトカインの効果を減弱	ワクシニア
	ウイルスによる接着分子（LFA-3，ICAM-1 など）の発現抑制	リンパ球の感染細胞への結合を阻害	エプスタイン・バーウイルス
	TLR に似た配列により NFκB の活性化の抑制	IL-1 や細菌抗原により惹起される炎症反応を阻害	ワクシニア
抗原処理と抗原提示の過程を阻害	IFN-γ による MHC クラス I の発現増強の抑制	CD8 T 細胞による抗原提示細胞の認識を阻害	単純ヘルペスウイルス サイトメガロウイルス
	TAP によるペプチド輸送の抑制	MHC クラス I とペプチドの結合を阻害	単純ヘルペスウイルス
宿主の免疫を抑制	ウイルスにコードされた IL-10 の相同分子	T_H1 細胞を抑制 IFN-γ の産生を抑制	エプスタイン・バーウイルス

図 13.6 ヘルペスウイルス科やポックスウイルス科による免疫応答の阻害機構
単純ヘルペスウイルス，サイトメガロウイルス，エプスタイン・バーウイルスはヘルペスウイルス科であり，牛痘ウイルス（ワクシニア）はポックスウイルス科である．

に示す．

ウイルス感染に対する免疫応答に関与する主な細胞には，ナチュラルキラー(NK)細胞および細胞傷害性CD8 T細胞がある．これらの細胞の分化と機能はMHCクラスⅠ分子に依存している．そのためウイルスの多くが，MHCクラスⅠ分子の合成や発現を攪乱するメカニズムを発達させてきた．なかでも，ヘルペスウイルスの一種であるヒトサイトメガロウイルス(cytomegalovirus：CMV)は，こうしたメカニズムを特に豊富に有している．MHCクラスⅠ分子はCMV感染細胞に対するNK細胞やCD8 T細胞による免疫応答を惹起するが，CMVはこのMHCクラスⅠ機能を種々の方法で低下させる10種類のタンパク質をもっている(図13.7)．CMV由来のタンパク質による防御手段としては，(1)MHCクラスⅠ分子の分解，(2)プロテアソームによる分解の阻害，(3)TAPやタパシンの機能阻害，(4)小胞体内のMHCクラスⅠ分子の細胞表面への移行阻害，といったさまざまな方法でウイルス抗原がMHCクラスⅠ分子を介してCD8 T細胞に提示されるのを妨害している．これによって感染細胞はMHCクラスⅠ分子を欠くことになり，この感染細胞に対するNK細胞の免疫応答が惹起されるはずである(第12章参照)．しかし，別の種類のCMVタンパク質が，MHCクラスⅠの欠失を認識するCD94:NKG2AやLILRB1などの抑制性NK細胞受容体を妨害したり，MICやULBPを認識するNKG2Dなどの活性化NK細胞受容体(p.329の図12.2参照)を妨害してしまう．

ヒトCMVはかなりよく適応したヒト病原体であり，米国民の半数以上が感染している．これら1億5,800万人の感染者のほとんどは自身の感染に気づいていない．これは，ヒトCMVが初感染ではほとんど症状を生じずに潜伏状態となるためであり，その間はNK細胞やCD8 T細胞の働きにより適切にコントロールされている．健康なCMV感染者において，ウイルスはこの精緻なバランスのうえで生存し，宿主にほとんど影響を与えずに複製を行える．これに対し，若年者，高齢者，臓器移植を受け免疫抑制剤を投与されている患者，HIV感染患者など，免疫不全状態にある者においては，CMVは生命の脅威となりうる．CMV感染症は造血細胞移植を施行された患者に最もよくみられ，抗ウイルス剤で治療しなければ致死的となる．CMVはヒトの種々の細胞に広く感染し，物理的接触により体液を介して伝播する(p.337の12-8項参照)．

ヒトCMV タンパク質	免疫応答に対する減弱効果
US2	HLAクラスⅠ分子を細胞質に輸送し，プロテアソームで分解させる
US3	タパシンの機能を阻害し，HLAクラスⅠ分子を小胞体内にとどまらせる
US6	TAP ATPase活性を減弱させる
US10	HLAクラスⅠ分子に結合し，小胞体から細胞表面への移動を遅らせる
US11	新たに合成されたHLAクラスⅠ分子の重鎖を細胞質で分解する
UL16	NKG2DリガンドであるULBPに結合し，NK細胞が感染細胞を認識するのを防ぐ
UL18	抑制性NK細胞受容体LILRB1に結合するMHCクラスⅠ分子の重鎖の相同分子となる
UL40	UL40のリーダーペプチドがHLA-Eに結合し，NK細胞受容体CD94:NKG2AがHLA-A，B，Cの発現を監視するのを妨げる
UL83	タンパク質がプロテアソームに侵入するのを妨げ，MHCクラスⅠ分子に結合するペプチドの合成を抑制する
UL142	NKG2DリガンドであるMIC-AとMIC-Bの発現を低下させる

図13.7 ヒトサイトメガロウイルス(CMV)は種々の方法でMHCクラスⅠ分子の発現を攪乱する

13-6 細菌由来のスーパー抗原はCD4 T細胞を強く刺激するが，有効な免疫応答を抑制してしまう

ある種のグラム陽性菌，特に黄色ブドウ球菌 *Staphylococcus aureus* や化膿レンサ球菌 *Streptococcus pyogenes* は強力な毒素を分泌し，きわめて低い濃度であっても感染者の免疫系に激しい崩壊を引き起こす．これらの微小な菌体タンパク質毒素は，実にさまざまな異なるT細胞のクローンを活性化するため，**スーパー抗原**(superantigen)と呼ばれる．その免疫崩壊状態はCD4 T細胞の非特異的なT細胞活性化によって生じ，身体全体のCD4 T細胞の2～20％にも及ぶ莫大なCD4 T細胞クローンが活性化され，IL-2，IFN-γ，TNF-αが過剰に生産される．ブドウ球菌とレンサ球菌は，合わせて30もの異なるスーパー抗原を産生する．それらのスーパー抗原すべてに共通するのは，CD4 T細胞上のT細胞受容体と抗原提示細胞上のMHCクラスII分子との架橋形成を可能にする結合部位を有することである．

可溶性のスーパー抗原は，最初に抗原提示細胞上のMHCクラスII分子と強固に結合する．続いて，体循環中のCD4 T細胞が特異的な抗原を求めて抗原提示細胞を調べる際に，スーパー抗原上の別の部位がT細胞受容体β鎖の可変領域に結合する．そして，さらに異なる部位で，スーパー抗原はT細胞のCD28補助刺激受容体と結合するが，その結合はCD28とB7リガンドとの結合を妨害しない(図13.8)．このように，スーパー抗原はT細胞受容体，補助受容体，補助刺激受容体の複合体(p.205の8-5項参照)を結集し，あたかも特異的な抗原タンパク質であるかのごとくCD4 T細胞を十分に活性化できるのである．さまざまなスーパー抗原はヒトT細胞受容体β鎖の可変領域に対して異なる結合特異性をもつため，異なるCD4 T細胞の集団を活性化する．具体的には，黄色ブドウ球菌**毒素性ショック症候群毒素1**(toxic shock syndrome toxin-1：**TSST-1**)は$V_\beta2$領域をもつβ鎖に結合し，$V_\beta2$ T細胞受容体をもつすべてのCD4 T細胞を活性化しうる．また，**黄色ブドウ球菌エンテロトキシンB**(*Staphylococcus aureus* enterotoxin B：**SEB**)は，T細胞受容体の可変領域に$V_\beta1.1$，$V_\beta3.2$，$V_\beta6.4$，$V_\beta15.1$鎖のいずれかを発現しているすべてのCD4 T細胞を活性化する．

黄色ブドウ球菌で汚染された食べ物は，食中毒のよくある原因の1つである．食事を楽しんだ数時間後に，その人は細菌由来のスーパー抗原によるCD4 T細胞活性化に対する粘膜の免疫応答の結果として，激しい嘔吐と下痢を頻繁に繰り返し，その間ずっと

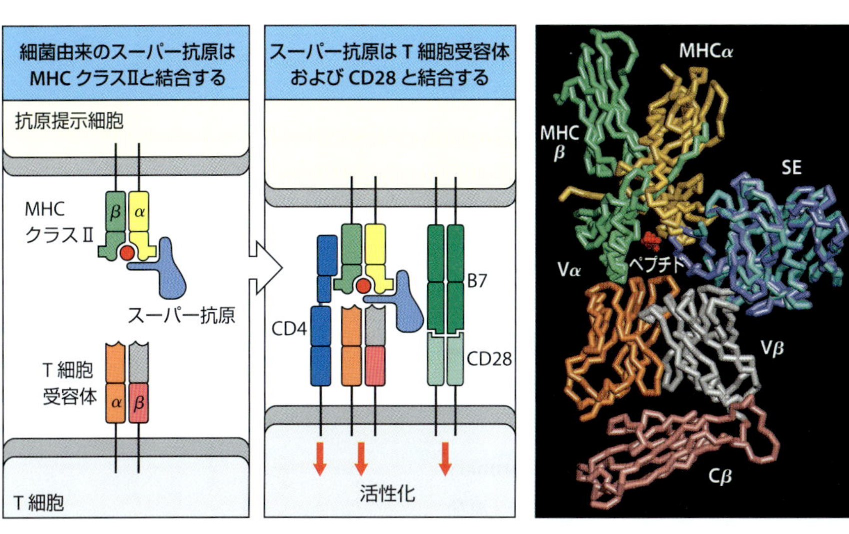

図13.8 細菌由来のスーパー抗原は，特異的な抗原ペプチドの非存在下で，$\alpha\beta$型T細胞受容体およびCD28補助刺激分子とMHCクラスII分子とを架橋することによりCD4 T細胞を活性化する
スーパー抗原は最初にMHCクラスIIと結合し(左図)，その後にT細胞の可変領域のβ鎖およびCD28に結合する(中央図)．その後，T細胞受容体，CD4補助受容体，CD28からのシグナルが組み合わさってT細胞を活性化する．分子モデル(右図)は，ブドウ球菌性腸管毒素(SE，青色)と，MHCクラスII分子(黄色と緑色)，$\alpha\beta$型T細胞受容体(橙色，灰色，桃色)との相互作用を表している．MHCクラスII分子に結合しているペプチド(赤色)はT細胞受容体に認識されない．(分子モデルはH.M. Li，B.A. Fields，R.A. Mariuzzaの厚意による)

不愉快な思いをすることになる．この免疫応答は，消化管から細菌やその毒素を洗い流すという利益を宿主にもたらすが，同時に，次の疑問を提起する．なぜ細菌は，感染に対する即時型の免疫応答に関与しない CD4 T 細胞を標的とするようなスーパー抗原を繰り返し発達させたのだろうか．1 つの可能性として，感染初期に広範で非生理学的な適応免疫応答を起こすことで自然免疫応答を混乱させるということが挙げられる．このような状況では，CD4 T 細胞が放出したサイトカインによって，粘膜を通過し組織内に感染巣を作ろうとしている細菌を好中球やマクロファージが貪食する能力が妨害される．

13-7 細菌由来のIgA結合タンパク質はIgAの機能を障害する

黄色ブドウ球菌は巧妙な日和見性病原体で，ヒトの防御機構を妨害したり，病原体の侵入組織でのコロニー形成を促したりするたくさんの毒性因子を有している．黄色ブドウ球菌は，スーパー抗原に加えて，さまざまな方法でヒトの免疫を破壊したり障害したりする**ブドウ球菌スーパー抗原様タンパク質**(staphylococcal superantigen-like protein：**SSLP**)を分泌する．SSLP には構造的に類似したファミリー分子が存在し，その 1 つである **SSLP7** は単量体 IgA が細菌を食細胞へと運搬するのを防ぐ．SSLP7 が存在しなければ，IgA は自身の Fab 領域で細菌と結合し，Fc 領域で好中球やマクロファージ上の FcαRⅠと結合する．これによって食細胞が Fc 受容体で捕捉した細菌を貪食し破壊するのを促進する．SSLP7 は IgA の Fc 領域や C5 補体タンパク質に対する結合領域をもっている．SSLP7 とこれらとの結合によって IgA を束縛する大きな複合体が形成され，その複合体によって，IgA の FcαRⅠへの結合と補体を介する殺菌の両方が阻害される(図 13.9)．細菌が進化する過程で，細菌病原体とその哺乳類宿主との間で，絶え間なく激しいせめぎ合いが行われてきた．宿主は細菌の SSLP に結合しない新型の IgA を選択するが，今度は，細菌がその新しい IgA に結合する新しい SSLP の選択を誘導するのである．

■ まとめ

ヒトにとって理想的な免疫機構とは，病原体によって組織が破壊されて体力が奪われる前に感染を終息させるようなものである．これに対し，病原体にとって理想的な環境とは，ヒトの体から食物や住む場所を提供されながら，免疫機構によって成長・複製を邪魔されないような環境である．そのために病原体は，ヒトの有効な免疫応答を弱める方法を進化させてきた．抗原変異は適応免疫の成立や有効な免疫記憶の確立を妨げる．潜伏状態は免疫応答を避けるための手段である．免疫が衰えるまでの間，ウイルスは潜伏状態となって少数のまま増えずに細胞内で過ごす．より積極的な手段として，病原体が免疫系の重要な要素に対して干渉して，正常な免疫機能を抑制したり病原体にとって有利な反応を誘導したりすることもある．

先天性免疫不全症

免疫系の構成成分の遺伝子に先天的な欠陥があると**原発性免疫不全症**(primary immunodeficiency disease)を発症し，感染症や自己免疫疾患に罹患しやすくなる．原発

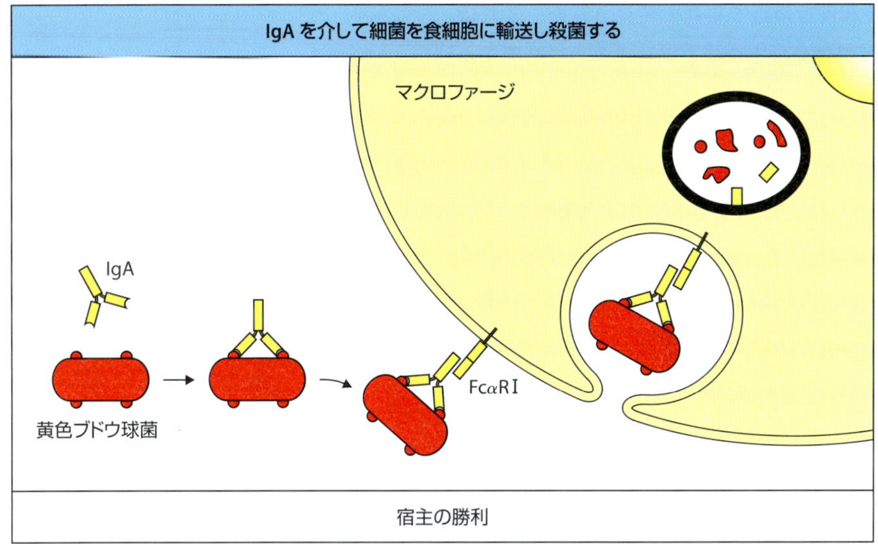

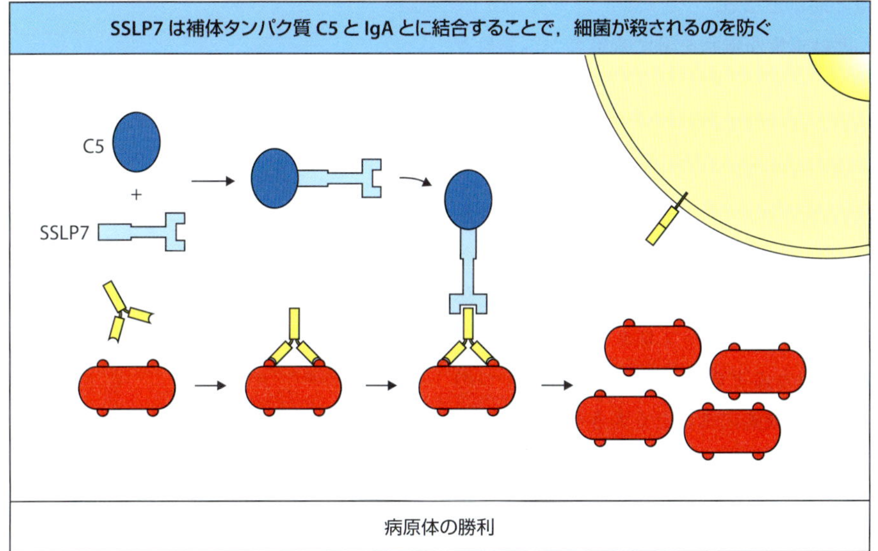

図 13.9　ブドウ球菌スーパー抗原様タンパク質 7(SSLP7)による IgA を介した防御機構からの回避

上図：特異的な IgA と食細胞上の FcαRI との結合が，粘膜防御をすり抜け下層組織に感染する細菌の排除を引き起こすメカニズムを示す．下図：この細菌排除機構が，黄色ブドウ球菌の SSLP7 タンパク質によって阻止されるメカニズムを示す．SSLP7 は補体タンパク質 C5 と IgA の Fc 領域との両方に結合することにより，IgA が FcαRI と結合したり補体を介した細菌の除去を活性化したりするのを妨げる．

性免疫不全症は，遺伝子の欠損ではなく免疫系に悪影響を及ぼす免疫抑制剤の投与など外的要因により生じる**続発性免疫不全症**(secondary immunodeficiency disease)とは異なる．原発性免疫不全症では 1940 年代に抗菌剤による治療法が登場するまでは，ほとんどの患者が幼児期に感染症で亡くなっていた．その時代には多くの正常な幼児も感染症で死亡していたので，1950 年代になって最初の患児が報告されるまで，免疫不全症による死亡が注目されることはなかった．その後，多くの原発性免疫不全症が同定され，それぞれの病気でどのような病原体に感受性となるかが知られるようになった．それぞれの病気はある特定のタンパク質または糖タンパク質の欠損によって起こり，どのような症状を呈するかはその分子が免疫系においてどのような役割を担っているかによる．

13-8　まれな原発性免疫不全症の研究から，ヒトの免疫系の仕組みが明らかになった

実験マウスを用いた免疫系の研究では，免疫学者は特定の遺伝子を“ノックアウト”し，マウスに生じた免疫不全症を調べている．ヒトではこれまでに 200 以上もの原発性免

疫不全症が報告されている．これらのうち50程度は最近5年間で発見された．これは，全ゲノム配列決定技術を応用することにより原発性免疫不全症を発見するのに時間がかからなくなったためである．免疫不全症患者の治療や研究からは，ヒトの免疫系に関する数多くの情報が得られている．これまでみてきたほぼすべての章で，いくつかの原発性免疫不全症候群を例にとって特定のタンパク質の機能やその欠失の影響を説明してきたが，これは単なる偶然ではない(**図13.10**)．欠損によりヒトやマウスで似たような免疫不全症を引き起こす遺伝子もあれば，予想外にヒトとマウスで異なる症状を示す遺伝子もある．これらの病気の大半はきわめてまれなものであり，選択においてまったく有利に働かない変異遺伝子が原因で起こる．また，免疫不全症候群は，血族結婚の伝統があるような地理的あるいは文化的に孤立した小規模な集団に生じることが多い．最近の遺伝学的研究の進展により，以前に比べてきわめて容易に免疫不全症候群の変異遺伝子が同定できるようになっている．今日，この領域の医師たちにとっての大きな課題は，新しい種類の免疫不全症候群に遭遇したときにそれを認識できるかということにある．国際的な協力が，このような患者の同定や治療の助けとなる．

図13.10に挙げた原発性免疫不全症のほとんどは重篤な症状を呈する患者から発見されたもので，非常にまれな変異遺伝子が原因である．これらの病気よりも頻度は高いが，それほど重篤ではない症状を引き起こすような他の遺伝子欠損は，図13.10に示していない．その例として，MHCクラスⅠの欠損や補体成分C4のAあるいはBアイソタイプの欠損が挙げられる．Aアイソタイプが欠損した場合は，自己免疫疾患である全身性エリテマトーデスに罹患する確率が高まり，Bアイソタイプが欠損した場合は，感染への抵抗力がやや低下する(p.255の9-18項参照)．また極端な例として，NK細胞受容体の一種であるKIR遺伝子ファミリー(p.337の12-7項参照)のハプロタイプをコードしている遺伝子の変異が挙げられる．というのも，ほとんどのヒトは少なくとも1つのKIRとその機能を欠損している．欠損していても免疫機能にまったく大きな影響を及ぼさない免疫系遺伝子は，たいてい同一ファミリーに属する別の遺伝子が欠損遺伝子をある程度補うことができる遺伝子族に属している．しかし，このような遺伝子でもその欠損によって影響が現れることがあり，その遺伝子の有無に関係した損失と恩恵もあるので，何らかの異常を呈する可能性はある．

13-9 原発性免疫不全症は常染色体優性，劣性あるいはX連鎖性の遺伝子欠損により引き起こされる

すべての原発性免疫不全症は常染色体優性，劣性，X連鎖性の3つに分類される．**優性**(dominant)の遺伝子欠損による免疫不全症では，一方の親から正常で機能的なアレルを受け継ぎ，もう一方の親からは欠陥のあるアレルを受け継いだ場合，欠損遺伝子の異常な性質により正常遺伝子の機能が阻害されることで病気が起こる．対照的に，**劣性**(recessive)の遺伝子欠損による免疫不全症では，両方の親から欠陥のあるアレルを受け継いだ場合にのみ症状が出現する．常染色体劣性疾患では，欠陥のあるアレルと正常なアレルを1つずつもつ個体は症状を呈さず，**保因者**(carrier)と呼ばれる．つまり，欠損遺伝子は正常遺伝子の機能を阻害しない．優性および劣性免疫不全症の重要な違いは，ヘテロ接合の患者の運命にある．優性の場合は病気が発生し，劣性の場合は発生しない．

一方，**X連鎖性疾患**(X-linked disease)はX染色体上の劣性遺伝子の欠損により起こる．男性はX染色体を1本しかもっていないが女性は2本もっているので，X染色体上の劣性アレルの欠損を受け継いだすべての男性で病気が生じるが，その姉妹では同じX

遺伝性免疫不全症によって明らかになったヒト免疫系の働き				
疾患名	**原因遺伝子**	**免疫系の異常**	**感受性**	**参照箇所**
無脾症	不明	脾臓の欠失	莢膜多糖をもつ細胞外細菌	p.22 の 1-13 項
C3 欠損症(他の補体欠損症については図 13.13 を参照)	*C3*	C3 の欠損	グラム陰性菌の反復感染	p.31 の 2-3 項
I 因子欠損症	*CFI*(補体 I 因子)	I 因子の欠損と C3 の枯渇	莢膜保有細菌	p.34 の 2-5 項
C5，C6，C7，C8，C9 欠損症	*C5*，*C6*，*C7*，*C8*，*C9*	補体依存性溶菌反応の欠如	ナイセリア属菌による感染症	p.37 の 2-7 項
発作性夜間ヘモグロビン尿症	ホスファチジルイノシトール生合成に関わる体細胞遺伝子と生殖細胞系列遺伝子	補体制御タンパク質(DAF，HRF，CD59)の欠損	補体による溶血	p.37 の 2-7 項
NEMO 欠損症(X 連鎖無汗性外胚葉形成不全免疫不全症)	*IKBKG*(NEMO，IKKγ)	NFκB の活性化障害	細菌とウイルスによる慢性感染症(発育不全)	p.51 の 3-3 項
慢性肉芽腫症	*NOX1*(NADPH オキシダーゼ)	好中球の機能障害	細菌と真菌による慢性感染症	p.59 の 3-9 項
MBL 欠損症	*MBL*(マンノース結合レクチン)	マンノース結合レクチンの欠損	髄膜炎菌による髄膜炎	p.64 の 3-11 項
NK 細胞欠損症	*GATA2*	NK 細胞の欠損	ヘルペスウイルスによる感染症	p.72 の 3-17 項
高 IgM 症候群	*AICDA*(活性化誘導シチジンデアミナーゼ)，*CD40LG*(CD40 リガンド)，*CD40*，*IKBKG*	B 細胞におけるクラススイッチと体細胞高頻度変異の欠如	細胞外細菌と真菌による感染症	p.101 の 4-15 項 p.240 の 9-9 項
IgG2 欠損症	不明	IgG2 の欠損	莢膜多糖をもつ細胞外細菌	p.105 の 4-17 項
SCID(SCID のさまざまな原因については図 13.16 を参照)	さまざま	B 細胞と T 細胞の機能障害	すべての種類の感染症	p.113 の 5-2 項
オーメン症候群	*RAG-1*，*RAG-2*，*Artemis*	V(D)J 再編成の欠如	すべての種類の感染症	p.113 の 5-2 項
MHC クラス I 欠損症(I 型ベアリンパ球症候群)	*TAP-1*，*TAP-2*	MHC クラス I の発現低下	呼吸器におけるウイルス感染症	p.124 の 5-11 項
プレ B 細胞受容体欠損症	*IGLL1*(λ5)	B 細胞と抗体の欠損	細菌の持続感染	p.151 の 6-4 項
X 連鎖無γグロブリン血症	*BTK*(ブルトンチロシンキナーゼ)	プロ B 細胞段階での B 細胞分化の停止	細菌の反復感染	p.156 の 6-8 項
完全型ディジョージ症候群	不明	胸腺と T 細胞の欠失	すべての種類の感染症	p.176 の 7-1 項
APECED(自己免疫性多腺性内分泌不全症-カンジダ症-外胚葉性ジストロフィー)	*AIRE*(自己免疫制御因子)	自己抗原に対する T 細胞免疫寛容の低下	自己免疫疾患	p.191 の 7-12 項
IPEX(免疫調節障害，多腺性内分泌不全，腸疾患，X 連鎖症候群)	*FoxP3*	制御性 T 細胞の欠損と末梢性免疫寛容の欠如	自己免疫疾患	p.470 の 16-2 項
ZAP-70 欠損症	*ZAP70*	T 細胞受容体のシグナル伝達不全	すべての種類の感染症	p.206 の 8-6 項
C4 欠損症	*C4A*，*C4B*	免疫複合体の蓄積	自己免疫疾患と感染症	p.255 の 9-18 項
選択的 IgA 欠損症	不明	IgA の欠損	特になし	p.283 の 10-15 項

図 13.10　原発性免疫不全症候群の研究からヒトの免疫機構が明らかになる
これまでの章で紹介した原発性免疫不全症と，それぞれの病気を引き起こす原因遺伝子，免疫系に及ぼす影響を示す．

染色体を受け継いでも病気が発生しない．女性は，両親から 1 つずつ X 染色体上の異常なアレルを受け継いだ場合にのみ発症する．それゆえ，X 連鎖性免疫不全症（例として図 13.10 で 3 つ挙げた）は女児より男児で圧倒的に頻度が高く，女性だけが健康な保因者となる．X 染色体上の優性アレルが原因で病気が起こる場合は，男児にも女児にも同じ割合で発症する．

優性の遺伝性疾患では，二量体以上のタンパク質複合体を構成するタンパク質をコードする遺伝子が欠損している場合がほとんどである．この場合，欠陥サブユニットが複合体の構成成分となることで，その複合体の機能が低下もしくは喪失してしまう．1950 年代以前では，重篤な免疫不全を引き起こす優性遺伝形質は，その形質を最初に獲得した子供が死んでしまうことで，おそらく淘汰されてきたのであろう．したがって，これまで同定されてきた重篤な原発性免疫不全症のほとんどは単一遺伝子の劣性変異によるものである．今までにわかっている優性遺伝子変異による免疫不全症は重症になりにくく，機能喪失とはならず機能低下が原因で生じる．

13-10 インターフェロン γ 受容体の優性変異と劣性変異は，重症度の異なる病気を引き起こす

インターフェロン γ（IFN-γ）はマクロファージを活性化する重要なサイトカインであり，自然免疫応答で NK 細胞により，また適応免疫応答で CD4 T_H1 細胞や細胞傷害性 CD8 T 細胞により産生される．IFN-γ がマクロファージ表面の IFN-γ 受容体に結合すると，マクロファージはその遺伝子発現パターンを変えて細菌を効率よく貪食・殺傷できるようになる（p.223 の 8-18 項参照）．IFN-γ 受容体は IFNγR1 と IFNγR2 の 2 つのポリペプチドからなる二量体で，それぞれチロシンキナーゼである JAK1 と JAK2 に結合している．IFN-γ もまた二量体であり，この二量体サイトカインが IFNγR1 に結合すると，2 つの受容体分子が架橋され，下流へのシグナル伝達が開始される（**図 13.11**，左から 1 番目の図）．

IFN-γ に対するマクロファージの応答は，マイコバクテリアなどの細胞内寄生細菌に対する免疫において特に重要であり，慢性のマイコバクテリア感染症患者から IFNγR1 の劣性変異（図 13.11，2 番目の図）と優性変異（図 13.11，3 番目の図）の両方が同定されている．どちらの変異も **IFN-γ 受容体欠損症**（IFN-γ receptor deficiency）を引き起こす．劣性変異アレルには，細胞表面の IFNγR1 の発現を阻害するような変異が存在する．2 つの劣性変異アレルをもつ患者のマクロファージや単球の細胞表面には IFNγR2 しか発現せず，IFN-γ に反応しない（図 13.11，2 番目と 4 番目の図）．このようなタイプの患者は一般的に重篤で，早い年齢で発症する．一方，劣性アレルをヘテロ接合でもつヒトは健康である．なぜなら，劣性アレルから産生されたタンパク質は正常アレル由来のタンパク質を阻害しないので，正常アレル由来の IFNγR1 は IFNγR2 と会合し，機能的な IFN-γ 受容体を細胞表面に発現できるからである（図 13.11，1 番目の図）．

優性変異の場合，IFNγR1 は，JAK1 と結合してシグナル伝達を開始するのに必要な細胞質部分のほとんどを欠損した切断型となる．この切断型 IFNγR1 は，細胞表面で IFNγR2 と会合して IFN-γ と結合する受容体を形成できるが，下流へのシグナル伝達を開始することはできない．この欠陥受容体は，細胞表面での IFN-γ との結合にあたり，正常アレル由来の IFNγR1 から構成される正常な受容体と競合する（図 13.11，3 番目の図）．切断型 IFNγR1 には細胞質部分がほとんどないため，欠陥のある変異受容体のエンドサイトーシスによる再利用は阻害され，結果的に，細胞表面には正常受容体の 5 倍

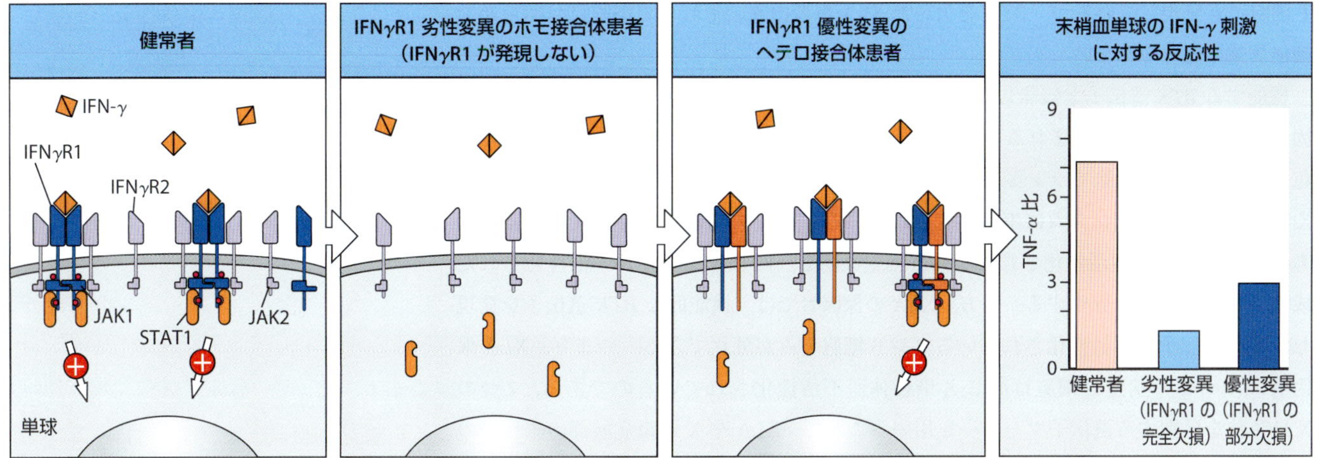

図 13.11　単球活性化における IFN-γ 受容体の劣性変異と優性変異の影響

IFN-γ 受容体は，IFNγR1 と IFNγR2 の二量体より構成される．下流にシグナルが伝達されるためには，IFNγR1 に IFN-γ が結合してこの二量体が架橋されなければならない(左から 1 番目の図)．IFNγR1 の劣性変異アレルは細胞表面に到達できない変異鎖を産生する．それゆえ，劣性変異アレルをホモ接合でもつ患者の細胞表面には IFNγR2 のみが発現することになり，IFN-γ に反応することができない(2 番目の図)．一方，劣性変異アレルをヘテロ接合でもつ患者の細胞では，1 番目の図のように十分量の野生型鎖が産生され，IFN-γ に正常に反応することができる機能的な受容体が十分に作られる．IFNγR1 の優性変異アレルはシグナル伝達に必要な領域を欠く変異鎖を産生する．この鎖は IFNγR2 と会合して二量体となり IFN-γ に結合する受容体として発現するが，シグナル伝達がうまくいかない(3 番目の図)．優性変異アレルをヘテロ接合でもつ患者では，完全な正常鎖からなる機能的受容体がわずかに産生されるが，ほとんどの受容体は機能的でない．したがって，IFN-γ に対する反応性は非常に低い(3 番目の図)．4 番目の図は，健常者，劣性変異アレルホモ接合体患者，優性変異アレルヘテロ接合体患者由来の末梢血単球の IFN-γ 刺激に対する反応性の比較である．

以上の変異受容体が蓄積して，この競合が正常受容体にとって重くのしかかることになる．この蓄積が障害となり，患者の IFN-γ に対するマクロファージや単球の反応性は健常者に比べて相当低下するが，2 つの劣性アレルをもつ患者に比べればかなり高い(図 13.11，4 番目の図)．この違いにより，優性変異ではそれほど重症の免疫不全にはならず，より高い年齢で発見される傾向がある．

13-11　抗体欠損症では細胞外細菌を十分に排除できない

抗体を欠損する患者にとって最も脅威となるのは化膿性細菌感染症である．インフルエンザ菌 *Haemophilus influenzae*，肺炎レンサ球菌，化膿レンサ球菌，黄色ブドウ球菌などの莢膜保有細菌は，マクロファージや好中球の貪食受容体に認識されないため，自然免疫応答による即時性の排除からしばしば逃れられる．これらの感染は通常，細菌が特定の抗体と補体によりオプソニン化され，その後貪食・殺傷されることで排除される．しかし抗体欠損症患者では，化膿性細菌による感染は抗菌剤を投与しなければ改善されない傾向にある．

初めて報告された免疫不全症は抗体の欠損と X 連鎖性遺伝を特徴とし，**X 連鎖無 γ グロブリン血症**(X-linked agammaglobulinemia：**XLA**)と名づけられた．この病気において異常がみられるチロシンキナーゼは，発見者 Bruton にちなんでブルトンチロシンキナーゼ(BTK)と呼ばれる．BTK は B 細胞受容体からの細胞内シグナル伝達に関わっており，プレ B 細胞の増殖や分化に必須である(p.157 の図 6.12 参照)．*BTK* 遺伝子に変異がある X 染色体を受け継いだ男性は機能的 B 細胞を産生できない．BTK は単球や

T 細胞にも発現しているが，BTK を欠いた XLA 患者由来のそれらの細胞には明らかな機能異常は認められない．

機能する *BTK* 遺伝子と機能しない *BTK* 遺伝子を 1 つずつもつ女性は健康であるが保因者であり，彼女から産まれる男児の半分は XLA となる．すべての女性で一方の X 染色体は，すべての細胞でランダムに不活性化されている．プレ B 細胞も例外ではなく，X 染色体の一方がランダムに不活性化されている．XLA の保因者でない女性では，どちらの X 染色体が不活性化されたプレ B 細胞集団も，同じ X 染色体が不活性化された成熟 B 細胞集団へと分化する．一方，XLA の保因者では，機能的な *BTK* 遺伝子を発現し，変異遺伝子が不活性化されているプレ B 細胞のみが分化できる．つまり，XLA 保因者のすべての成熟 B 細胞は同じ X 染色体が不活性化されているのである．2 つの X 染色体を区別する遺伝子マーカーを用いることで，XLA や X 連鎖症候群の家族歴のある女性がこの遺伝病の保因者であるかどうかを診断することができる(図 13.12)．

B 細胞の機能だけを喪失した免疫不全症患者は，多くの病原体に対して抵抗することができる．また，それ以外の病原体に対しても抗菌剤による治療で対応することができる．ところが，抗菌剤により化膿性細菌感染症を治療することができるものの，感染と治療を繰り返していると，細菌と食細胞の双方から放出される過剰なプロテアーゼによって組織損傷が持続する．このような現象は特に気道で顕著にみられ，気管支の弾性が失われて慢性感染の素地となる．これは**気管支拡張症**(bronchiectasis)と呼ばれ，慢性肺疾患をきたし，死に至ることもある．XLA 患者には，静注用免疫グロブリン製剤

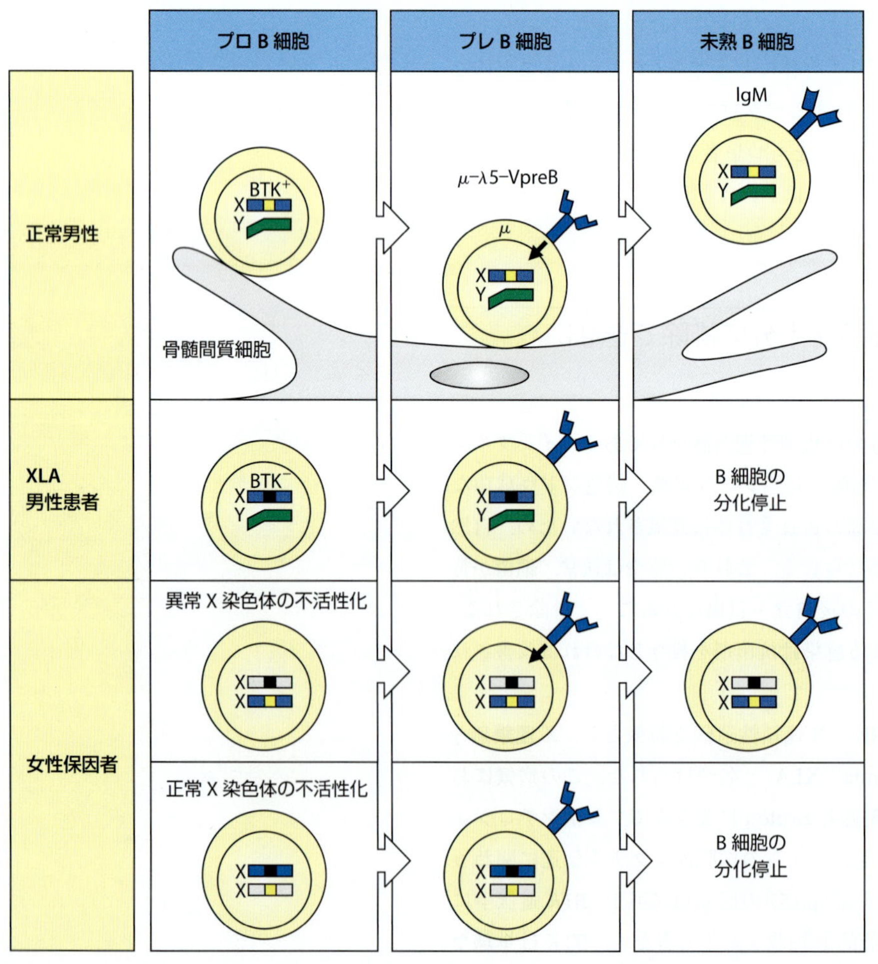

図 13.12 X 連鎖無 γ グロブリン血症患者では，B 細胞の分化がプレ B 細胞の段階で停止する

X 連鎖無 γ グロブリン血症(XLA)ではブルトンチロシンキナーゼ(BTK)に異常がある．そのためプレ B 細胞受容体からのシグナルを伝達できず，患者の B 細胞の分化はプレ B 細胞の段階で停止してしまう．男性は X 染色体を 1 本しかもっていないため，ほとんどの XLA 患者は男性である．ヘテロ接合の女性は保因者であり，自分自身は健康であるが病気の形質はもっている．女性の細胞では，発生過程で一方の X 染色体がランダムに不活性化される．そのため，保因者の女性がもつ B 細胞の半数は，正常 *BTK* 遺伝子を含む X 染色体が不活性化されており，プレ B 細胞の段階で分化が停止してしまう．しかし残りの半数では，異常 *BTK* 遺伝子を有する X 染色体が不活性化され正常 BTK 遺伝子が発現するので，正常に分化して機能的な B 細胞となる．

を毎月投与することにより，このような経過を防ぐことができる(p.88の4-5項参照)．静注用免疫グロブリン製剤には一般的な病原体に対するさまざまな抗体が含まれている．投与された他人の抗体によるこのような免疫を**受動免疫**(passive immunity)という．

13-12 抗体産生の低下はヘルパーT細胞の遺伝的な異常でも起こる

膜タンパク質であるサイトカインCD40リガンド遺伝子の異常でも，抗体産生が低下する．第9章で述べたように，B細胞に対するT細胞のヘルパー機能において，T細胞上のCD40リガンドとB細胞上のCD40との相互作用が重要である．この相互作用によってB細胞が活性化し，胚中心が成熟して，クラススイッチが起こるのである．CD40リガンド遺伝子はX染色体上にあるので，先天性CD40リガンド欠損のほとんどは男性にみられる．CD40リガンドを欠損すると，T細胞依存性抗原に対する特異抗体はほとんど産生されず，二次リンパ組織には胚中心が存在しない(p.239の図9.11参照)．これらの患者の血液ではIgGやIgA，IgEの産生量はきわめて低く，IgM産生量が異常に高くなる．このことから，**X連鎖高IgM症候群**(X-linked hyper-IgM syndrome)と呼ばれている．X連鎖高IgM症候群患者は先天的に化膿性細菌に感染しやすいが，XLA患者(13-11項参照)と同様に，静注用免疫グロブリン製剤の定期的な投与によって感染症の発症を防ぐことができる．また，その患者の感染症の治療に抗菌剤が用いられる．

エフェクターCD4 T細胞によるマクロファージの活性化もまた，T細胞上のCD40リガンドとマクロファージ上のCD40との相互作用に依存的である(p.223の8-18項参照)．X連鎖高IgM症候群患者では，この相互作用が起こらない．そのため，骨髄の好中球の分化とその血中への放出を促進するサイトカインである顆粒球マクロファージコロニー刺激因子(GM-CSF)のマクロファージからの産生が低下する．正常な免疫が保たれている人では，感染症に対する免疫応答によって血中の白血球数が上昇する**白血球増加症**(leukocytosis)と呼ばれる状態となるが，CD40リガンドを欠損した患者ではそれが起こらない．それどころか，血中の好中球がほとんど枯渇してしまう．この状態は**好中球減少症**(neutropenia)と呼ばれ，口や喉に強い疼痛や水疱を生じる．これらの粘膜組織は常に細菌感染に曝されているが，好中球が恒常的にマイクロビオータ(微生物叢)を監視することで健康な状態に保たれている．X連鎖高IgM症候群患者に生じる疼痛や水疱は，GM-CSFの静脈内注射によって治療できる．

13-13 補体欠損によって抗体による免疫応答が低下し，免疫複合体病が起こる

病原体や抗原を排除するために抗体が有するすべてのエフェクター機能は，補体の活性化によって促進される．そのため，補体成分の欠損によって感染しやすくなる病原体の種類は，抗体産生不全の場合とほとんど同じになる．補体成分C3の活性化やC3自体が障害されると，あらゆる種類の化膿性細菌に感染しやすくなる．このことは，C3が食細胞による細菌の効率的排除を促進するオプソニンとして重要であることを示している．対照的に，膜侵襲複合体を形成する補体成分C5～C9の欠損ではその影響はほとんどみられないが，ナイセリア属菌に対して易感染性となることがよく知られている．ナイセリア属菌を排除するには補体による細胞膜の溶解が最も有効で，それには補体経

路のすべての成分が必要である．図 13.13 には，補体欠損症と補体活性化を制御するタンパク質の欠損により生じる病気を挙げる．

古典経路の初期成分は**免疫複合体**(immune complex)の除去において重要である．9-20 項(p.257)で述べたように，補体成分が可溶性免疫複合体に結合すると，補体受容体を発現する細胞へ運ばれて取り込まれ，分解される．免疫複合体は主に赤血球によって運ばれる．赤血球は C4b または C3b と結合する補体受容体 CR1 をもっており，これを介して免疫複合体を捕捉する．補体成分 C1 ～ C4 の欠損では C4b や C3b の形成が障害され，免疫複合体が血液やリンパ，細胞外液中に蓄積し，組織内に沈着する．沈着による直接傷害に加え，免疫複合体は食細胞を活性化して炎症を引き起こし，さらなる組織損傷を招く．この状態は免疫複合体病(immune-complex disease)と呼ばれる．

補体の活性化を制御しているタンパク質の欠損も大きな影響を与える．I 因子が機能的に欠損すると，C3 から C3b への転換が抑制されなくなるため，C3 がすぐに枯渇して欠損と同様の状態になる(p.34 の 2-5 項参照)．C3 転換酵素の安定化を介して第二経路の活性化を促進する血漿タンパク質であるプロペルジン(P 因子)を欠損した患者は，ナイセリア属菌に対して易感染性となる．これは C3 沈着が減少するために細菌を殺傷するための機構である膜侵襲複合体の形成が障害されるからである．これに対し，崩壊促進因子(DAF)または CD59 の欠損は，自己免疫疾患様の状態を引き起こす．DAF や CD59 による補体制御が起こらないと，その患者の細胞では第二経路による補体活性化が促進されてしまう．その結果，補体を介して赤血球の溶解が起こり，発作性夜間ヘモグロビン尿症が引き起こされる(p.37 の 2-7 項参照)．

遺伝性血管性浮腫(hereditary angioedema：**HAE**)は，補体制御タンパク質である **C1 インヒビター**(C1 inhibitor：**C1INH**)の欠損が原因の常染色体優性遺伝病である．この病気の特徴は，顔面皮下，喉頭粘膜下，腹部皮下の浮腫である．喉頭蓋浮腫は窒息死を起こすことがある．C1 インヒビターは C1r や C1s などのセリンプロテアーゼの活性部位に共有結合することで，これらの酵素を不可逆的に不活性化する．C1 インヒビター欠損患者では古典経路が過剰に活性化してしまい，結果として血中の C2 濃度と C4 濃度が異常に低くなり，血管作用性の C2a が過剰に産生される．補体活性化の制御だけでなく，C1 インヒビターは血液凝固に関わるセリンプロテアーゼも制御する．したがって，HAE の患者では血液凝固経路も異常に活性化しており，結果的に血管作動性ブラジキニンが異常高値となる．C2a とブラジキニンの協調作用は血中にある水分の組織漏出を起こし，この病気の特徴である浮腫を引き起こす．

C1 インヒビターは**セルピン**(serpin)と呼ばれるセリン / システインプロテアーゼインヒビターファミリーの 1 つである．これらは偽基質として働き，個々のセルピン分子はプロテアーゼ分子の活性部位を阻害する(図 13.14)．HAE でみられる優性遺伝機構は，IFN-γ 受容体欠損症(13-10 項参照)のように，変異分子が C1 インヒビターの構成に影響して起こるわけではない．正常 *C1INH* 遺伝子が 1 コピーだけでは，補体活性化や血液凝固の制御に十分なインヒビターを産生できないため優性遺伝様式で発症する．HAE は，ヒト *C1INH* 遺伝子を導入したウサギの母乳から精製した組換え型 C1INH タンパク質を静脈内注射することにより治療される．

補体(制御)タンパク質	欠損による影響
C1，C2，C4	免疫複合体病
C3	莢膜保有細菌に対して易感染性
C5 ～ C9	ナイセリア属菌に対して易感染性
D 因子，プロペルジン(P 因子)	莢膜保有細菌やナイセリア属菌に対して易感染性であるが，免疫複合体病は起こらない
I 因子	C3 欠損症と同様の障害
DAF，CD59	発作性夜間ヘモグロビン尿症を含む自己免疫の状態
C1INH	遺伝性血管性浮腫(HANE)

図 13.13　補体活性化経路に関わるタンパク質の欠損によって起こる病気

13-14 食細胞の欠陥により細菌に感染しやすくなる

マクロファージや好中球によるファゴサイトーシス(食作用)は，免疫系が細菌やその他

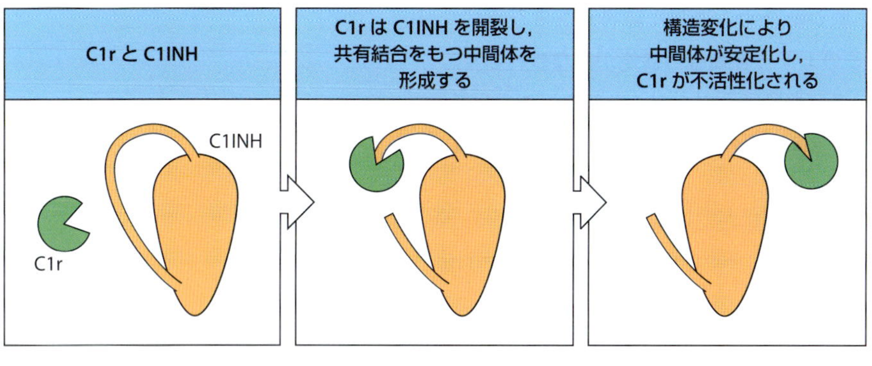

図 13.14 C1 インヒビターは恒常的に C1r と C1s を抑制する
C1r の不活性化を示す．C1s も同様の機序で抑制される．C1 インヒビター（C1INH）はプロテアーゼインヒビターのセルピンファミリーの 1 つである．これらは偽基質として働き，プロテアーゼによって開裂されるとプロテアーゼと持続的な共有結合を形成する．これによりプロテアーゼは偽基質と離れられなくなり，以降の開裂作用が阻害される．C1INH の欠損は遺伝性血管性浮腫を引き起こす．

の病原微生物の感染を取り除く際の主な手段である．そのため，食細胞の活性を減弱させるような障害は，感染を排除する免疫系の能力に重大な影響を及ぼす（**図 13.15**）．そのような病気のうちの 1 つとして，*CD18* 遺伝子の変異による**白血球接着不全症**（leukocyte adhesion deficiency）が知られている．接着分子 CD18 は白血球インテグリンの β_2 サブユニットであり，CR3，CR4，LFA-1 から構成され，好中球や単球が血液を離れ感染部位に侵入するために必要である（p.58 の 3-8 項参照）．白血球接着不全症の患児では，これらの細胞が病原体の処理を必要とする感染組織に侵入できない．また，CR3 と CR4 は補体受容体としても機能するので，その機能が障害されると，食細胞が補体によってオプソニン化された細菌を貪食できなくなる（p.59 の 3-9 項参照）．白血球接着不全症の患児は，化膿性細菌による感染症に繰り返し罹患する．この細菌感染は抗菌剤治療になかなか反応せず，一見正常であるようにみえる B 細胞や T 細胞の免疫応答では排除されない．そのため断続的に感染を繰り返し，通常，生後 2 年たらずで死に至る．

ある 1 つの遺伝子の欠損によって，取り込んだ細菌に対する食細胞の殺菌能が障害されることもある．**慢性肉芽腫症**（chronic granulomatous disease：**CGD**）では，スーパーオキシドラジカル O_2^- を産生できず，食細胞の抗菌活性が低下している（p.59 の 3-9 項参照）．NADPH オキシダーゼ系を構成する 4 種類のタンパク質のうちいずれかの遺伝子に変異があると，このような病態がみられる．患者は慢性細菌感染を起こしやすく，肉芽腫を形成することが多い．また，グルコース-6-リン酸デヒドロゲナーゼやミエロペルオキシダーゼの欠損でも細胞内細菌を殺す機能が障害され，軽度ではあるが同様の症状がみられる．異なる表現型を示すものとして**チェディアック－東症候群**（Chédiak-

図 13.15 食細胞に影響を与える遺伝子欠損によって細菌の持続感染が起こる

食細胞の機能不全			
症候名	欠損遺伝子・タンパク質	機能上の異常	臨床上の異常
白血球接着不全症（LAD）	細胞接着分子 CD18 のサブユニット（CR3，CR4，LFA-1）	単球や好中球の感染組織への遊走不全 オプソニン化された病原体の取り込み不全	莢膜保有細菌感染の拡大
慢性肉芽腫症（CGD）	NADPH オキシダーゼ	呼吸バーストの喪失 食細胞の病原体殺菌能の欠損	細菌や真菌の慢性感染，肉芽腫形成
グルコース-6-リン酸デヒドロゲナーゼ（G6PD）欠損症	グルコース-6-リン酸デヒドロゲナーゼ		細菌や真菌の慢性感染，感染による貧血
ミエロペルオキシダーゼ欠損症（MOOD）	ミエロペルオキシダーゼ		細菌や真菌の慢性感染
チェディアック－東症候群（CHS）	リソソーム輸送調節タンパク質	エンドソームとリソソームの融合不全 食作用不全	細菌の反復感染と持続感染，肉芽腫形成，多臓器不全

Higashi syndrome）があるが，この病気では小胞が融合する過程に障害があるために，貪食された物質がリソソームに運ばれない．このように食細胞の機能が損なわれると，細菌感染が持続したり反復したりするとともに多臓器障害が引き起こされる．この病気は 1 番染色体上の *CHS1* 遺伝子（リソソームの機能に必須のリソソーム輸送タンパク質をコードする）の変異により起こる．

13-15　T 細胞の機能不全により重症複合免疫不全症が引き起こされる

B 細胞が体液性免疫だけに関与するのに対して，T 細胞は適応免疫のすべての場面で役割を担っている．そのため，T 細胞の分化や機能に先天的な異常があると，感染に対する免疫応答において広範な障害が起こることになる．T 細胞を欠損した患者は，B 細胞を欠損した患者よりも広範囲の病原体によって感染が持続および反復しやすくなる（図 13.16）．体液性免疫と細胞性免疫の両方が働かない免疫不全症を，**重症複合免疫不全症**（severe combined immunodeficiency：SCID）と呼ぶ．

T 細胞の分化と機能にはたくさんのタンパク質が関与しているので，数多くの遺伝子のうちの 1 つに異常が起こるだけで SCID を発症することになる．SCID の 15％は，プリン体の分解に関わる酵素である**アデノシンデアミナーゼ**（adenosine deaminase：ADA）や**プリンヌクレオシドホスホリラーゼ**（purine nucleoside phosphorylase：PNP）の欠損症である．これらの酵素が欠損すると，ヒトのすべての細胞にヌクレオチド代謝産物が蓄積する．この代謝産物は特に分化段階の T 細胞に対して強い毒性を示し，また，軽度であるが分化段階の B 細胞にも毒性を示す．これらの酵素欠損による免疫不全症の患児は，ほとんどリンパ球がみられない未発達な胸腺をもつ．ADA 欠損症と PNP 欠損症は常染色体性の遺伝病である（図 13.17）．

図 13.16　T 細胞の機能喪失による重症複合免疫不全症（SICD）やその他の重症免疫不全症

重症複合免疫不全症とその状態			
症候名	欠損遺伝子・タンパク質	機能上の異常	臨床上の異常
アデノシンデアミナーゼ欠損症	ADA（アデノシンデアミナーゼ）	毒性代謝産物の蓄積による T 細胞と B 細胞の死滅	日和見感染を含むすべての感染に強い易感染性を示す 無治療では乳児期に感染症で死亡する
放射線感受性 SCID（p.113 の 5-2 項参照）	RAG-1，RAG-2，V(D)J 組換えに関連するその他のタンパク質	V(D)J 再編成の欠如 T 細胞と B 細胞の産生不全	
X 連鎖 SCID	IL2RG/ 共通 γ 鎖	サイトカインシグナル伝達障害による T 細胞と NK 細胞の分化不全	
JAK3 欠損症	JAK3（ヤヌスキナーゼ 3）		
オーメン症候群（p.113 の 5-2 項参照）	RAG-1，RAG-2（80％機能喪失），V(D)J 組換えに関連するその他のタンパク質	V(D)J 再編成の障害 T 細胞と B 細胞の産生不全	SCID，慢性炎症
完全型ディジョージ症候群（p.176 の 7-1 項参照）	22 番染色体上の 22q11.2 領域の微小欠失と関連	胸腺発達の欠如と T 細胞の産生不全	先天性心疾患，SCID
ウィスコット・オールドリッチ症候群（WAS）	WASP（ウィスコット・オールドリッチ症候群タンパク質）	細胞骨格機能の欠陥によるリンパ球の機能や相互作用の障害	抗体欠損，感染症抵抗力の低下，小血小板を伴う血小板減少症
MHC クラスⅡ欠損症	すべての HLA クラスⅡ遺伝子に共通の転写活性因子	すべての HLA クラスⅡ分子の産生障害による胸腺での CD4 T 細胞の分化不全	化膿性細菌感染や日和見感染に対する易感染性
MHC クラスⅠ欠損症	TAP-1，TAP-2	HLA クラスⅠ分子の産生障害による胸腺内での CD8 T 細胞の分化不全	呼吸器におけるウイルスの反復感染

X 染色体の遺伝様式は特殊なので，X 連鎖性疾患は見出されやすく，X 連鎖性の SCID として少なくとも 2 種類が発見されている．最初に，IL-2，IL-4，IL-7，IL-9，IL-15 の細胞表面受容体に共通のシグナル伝達構成分子である，**共通 γ 鎖**(common gamma chain：**γ_c 鎖**)をコードしている X 染色体上の遺伝子の変異によるものを取り上げる．このサイトカイン受容体の γ 鎖は Fc 受容体と会合する γ 鎖とは異なる分子である．これらサイトカインのうちの 1 つがその受容体に結合すると，γ_c 鎖はプロテインキナーゼである JAK3 と相互作用し細胞内シグナルを発生する(p.220 の図 8.22 参照)．機能的 γ_c 鎖が欠損すると，5 つのサイトカインすべてがその受容体を介したシグナル伝達ができなくなり SCID となる．常染色体遺伝ではあるが，これとほとんど同様の免疫不全症が JAK3 の欠損患者でも起こる．SCID の症状はきわめて重篤であるため，造血細胞移植によって免疫系が置き換えられない限り，SCID の乳児は生存することができない．

もう 1 つの X 連鎖性の T 細胞機能不全は**ウィスコット・オールドリッチ症候群**(Wiskott-Aldrich syndrome：**WAS**)である．この病気ではリンパ球のみならず血小板にも異常がみられる．SCID ほど重症ではないが，幼少期からの反復感染症で発覚する．患児は正常な数の T 細胞と B 細胞をもつが，有効な抗体産生応答ができないため，免疫グロブリン静注を受け続けなければならない．原因遺伝子は，X 染色体上のウィスコット・オールドリッチ症候群タンパク質(WASP)遺伝子である．T 細胞が分化して免疫応答に関与する際に，B 細胞やマクロファージ，その他の標的細胞との結合による相互作用を行うが，WASP は T 細胞がこれらの細胞にサイトカインやシグナルを送るのに先だって必要とされる細胞骨格の再編成に関与する(p.223 の図 8.26 参照)．

HLA クラスⅡ分子の欠損も重篤な免疫不全症を引き起こす．この病気は，HLA クラスⅡ分子を発現する主要な末梢血液細胞である B リンパ球で最初にその欠損が見つかったので，“ベアリンパ球症候群(bare lymphocyte syndrome)”と当初は呼ばれていたが，現在は **MHC クラスⅡ欠損症**(MHC class Ⅱ deficiency)と呼ばれている．この患者の CD4 T 細胞は分化することができず(p.189 の 7-10 項参照)，適応免疫全体に障害をきたす．MHC クラスⅡ欠損症の原因は，すべての型の HLA クラスⅡ遺伝子の発現に必要な転写調節因子の異常である．4 つのタンパク質のうち，1 つでもホモ欠損すると発症する．4 つのうちの 1 つは MHC クラスⅡトランスアクチベーター(CⅡTA)であり，他の 3 つは RFX を構成するタンパク質である．HLA クラスⅡ遺伝子のプロモーター領域には X ボックスと呼ばれる保存配列があり，RFX はそこに結合する転写複合体である．

ペプチドトランスポーターである TAP(p.124 の 5-11 項参照)をコードする 2 つの遺伝子のどちらかに異常があると，ペプチドと HLA クラスⅠ分子との結合が障害されるので，細胞表面に移行する HLA クラスⅠ分子の量が異常に少なくなる．この免疫不全症は **MHC クラスⅠ欠損症**(MHC class Ⅰ deficiency)と呼ばれ，HLA クラスⅡ欠損による免疫不全症よりも症状は軽い．ただし，CD8 T 細胞(p.189 の 7-10 項参照)が選択的に欠損するため，細胞内感染に対する細胞傷害性 T 細胞応答が起こらない．

免疫グロブリンや T 細胞受容体の遺伝子再編成に関与するさまざまなタンパク質や酵素の異常も，常染色体性 SCID や，それに関係する特殊な型の遺伝子変異で起こる免疫不全症であるオーメン症候群(p.113 の 5-2 項参照)の原因となる．この病気では，RAG-1，RAG-2，アルテミス(ヌクレアーゼ)，DNA 依存性プロテインキナーゼ(DNA-PK)などの遺伝子に変異がみられる．

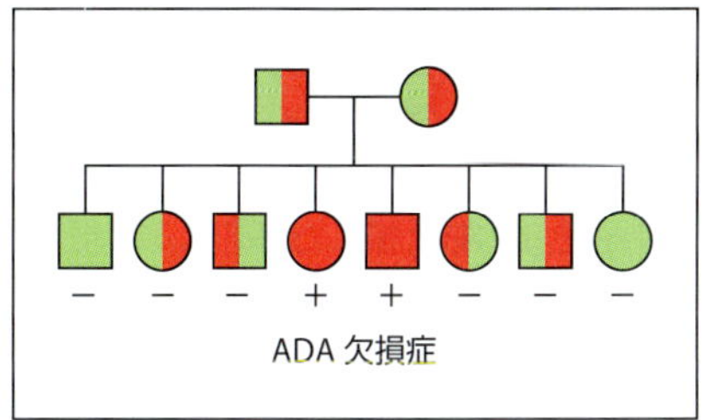

図 13.17 家族内でのアデノシンデアミナーゼ(ADA)欠損症の遺伝的形質
両親は，正常 *ADA* 遺伝子(赤色)と異常 *ADA* 遺伝子(緑色)を 1 つずつもつ健康な保因者である．8 人の子供のうち 2 人が両親から異常 *ADA* 遺伝子を 2 つ受け継ぎ，ADA 欠損症を発症している．男性は四角，女性は丸で表している．

13-16 特定の感染症に罹患しやすくなる原発性免疫不全症もある

IFN-γ 受容体を欠損した患者は，環境に広く分布する非定型(非結核性)マイコバクテリアであるトリ結核菌 *Mycobacterium avium* のようなありふれた細胞内寄生細菌に持続感染し，時にこれが致死的となる(13-10 項参照)．**IL-12 受容体欠損症**(IL-12 receptor deficiency)では IL-12 受容体が働かず，IFN-γ 受容体欠損症と同様の細胞内寄生細菌感染症に罹患しやすくなる．細胞内寄生細菌に対する自然免疫応答では，NK 細胞とマクロファージの相互活性化が起こる(図 13.18 左)．具体的には，マクロファージから分泌された IL-12 は，NK 細胞上の IL-12 受容体に結合して NK 細胞からの IFN-γ の分泌を促進する．そして，IFN-γ はマクロファージ上の IFN-γ 受容体に結合し，食作用の活性化や炎症性サイトカインの分泌を促進する．したがって，IL-12 受容体の機能が欠損すると，この相互活性化のサイクルが途中で止められることになる．

細胞内寄生細菌に対する適応免疫応答においては，マクロファージから分泌された IL-12 が T 細胞上の IL-12 受容体に結合し，活性化された抗原特異的ナイーブ CD4 T 細胞から T_H1 細胞への分化を誘導する(p.211 の 8-10 項参照)．そして，T_H1 細胞がマクロファージ表面に提示された抗原と結合すると IFN-γ を分泌する．IFN-γ はマクロファージを活性化し，細胞内寄生細菌の殺菌を促進する(図 13.18 右)．IL-12 はまた，細胞傷害性 T 細胞にも作用して IFN-γ 産生を誘導する．この IFN-γ はマクロファージ活性化の維持に役立つ(p.221 の 8-16 項参照)と同時に，T_H1 細胞分化に有利な環境を作り出す．ここで再び IL-12 受容体欠損の話に戻るが，IL-12 受容体の機能が欠損すると，マクロファージとエフェクター T 細胞との相互活性化が起こらなくなる．IL-12 受容体欠損症の患者では，細胞内寄生細菌に対して有効な自然および適応免疫応答が起こらないので，常在マイコバクテリアの持続感染に陥る．IL-12 受容体欠損症あるいは IFN-γ 受容体欠損症であるとまだ診断のついていなかった患者が，結核の予防接種として BCG(Bacillus Calmette-Guérin)ワクチンを接種されたところ，BCG の播種性感染症が起こってしまうことがあった．機能的な IL-12 受容体あるいは IFN-γ 受容体なしでは，通常は病原性のないような弱いマイコバクテリアでさえ制御できないのである．

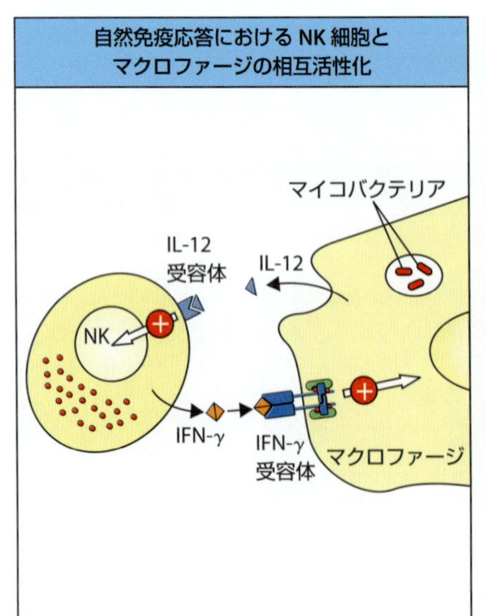

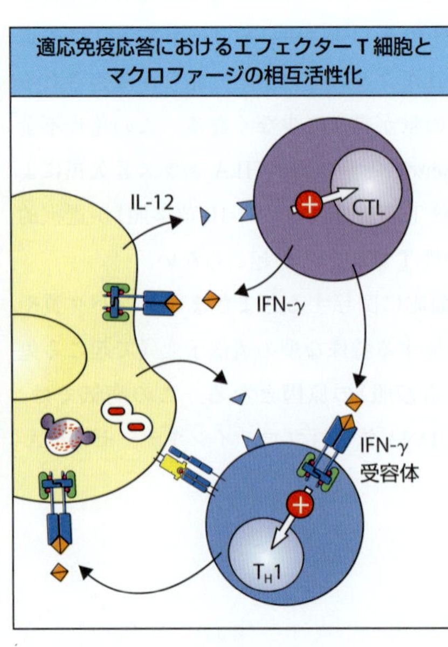

図 13.18 免疫応答における，細胞内寄生細菌感染に対するマクロファージとエフェクターリンパ球の相互活性化
自然免疫応答(左図)において，マクロファージは NK 細胞により産生される IFN-γ により活性化され，それに応じて IL-12 を産生する．IL-12 は NK 細胞上の IL-12 受容体に結合し，さらなる IFN-γ 分泌を誘導し，マクロファージの活性化を維持する．適応免疫応答(右図)では，活性化マクロファージにより分泌される IL-12 は，活性化 T_H1 細胞に作用して IFN-γ 分泌 T_H1 細胞への分化を誘導する．細胞傷害性 CD8 T 細胞(CTL)もマクロファージが産生する IL-12 に反応し，さらなる IFN-γ を産生する．機能的な IL-12 受容体もしくは IFN-γ 受容体を欠損する免疫不全患者では，この相互活性化のサイクルが展開せず，感染症が持続する．

13-4 項で述べたように，多くの健常者では B 細胞に EBV が持続感染しているが，NK 細胞と EBV 特異的 T 細胞による監視下にあるため，症状は現れない．X 染色体上の *SH2D1A* と呼ばれる遺伝子に異常をもつ患者では，このバランスが崩れて幼少期の EBV 感染症が重篤になり，さらには進行性に悪性リンパ腫を発症することがある(主に男児で生じる)．この免疫不全症は，NK 細胞と T 細胞が機能的に有効な増殖をできなくなることから，**X 連鎖リンパ増殖症候群**(X-linked lymphoproliferative syndrome)と呼ばれる．SH2D1A タンパク質はリンパ球活性化シグナルの調節因子と考えられているが，EBV 感染制御における正確な機能や役割ははっきりわかっていない．

■ まとめ

典型的な遺伝子異常による免疫不全症は主に幼児期に発症し，発症すると一般の感染症に罹患しやすくなる．ヒトの免疫系における各細胞や各分子の相対的な重要性を知るための，またヒト免疫系に関する現在のモデルを検証するためのほぼ唯一の方法は，免疫不全症の特徴とその原因となる遺伝子異常とを比較することである．T 細胞機能を損なう遺伝子異常は，直接的あるいは間接的に B 細胞機能も障害するので，最も重篤な免疫不全症を引き起こす．そのような状態を重症複合免疫不全症(SCID)と呼ぶ．B 細胞の分化や機能に関わる遺伝子の異常により抗体が産生されなくなると，特に化膿性細菌に感染しやすくなる．補体経路の初期成分の欠損では病原体のオプソニン化が障害される．補体成分の欠損は，食細胞に欠陥がある場合と同様に細菌に感染しやすくなる．

後天性免疫不全症候群(AIDS)

後天性免疫不全症候群(acquired immunodeficiency syndrome：**AIDS**)は，1980 年代初頭に初めて医師によって記録された病気である．この病気の特徴は CD4 T 細胞の大幅な減少であり，これに引き続いて，健常者にはほとんど無害な病原体による重篤な感染症や，進行型のカポジ肉腫，B 細胞リンパ腫などが起こる．AIDS と診断されたすべての患者は，これらの病気によって最終的に死に至る．1983 年，現在では AIDS の原因ウイルスとして知られている**ヒト免疫不全ウイルス**(human immunodeficiency virus：**HIV**)が，初めて分離同定された．HIV は現在では 2 種類に分類されており，HIV-1，HIV-2 と命名されている．ほとんどの国では，HIV-1 が AIDS の主要な原因ウイルスとなっている．HIV-2 は HIV-1 に比べると病原性が低く，AIDS を発症するまでにより時間がかかる．AIDS は西アフリカで流行しており，アジアにも拡大しつつある．

AIDS は，医師にとっても人類にとっても比較的新しい病気である．HIV 感染の最初の例は，1950 年代後半に得られたアフリカ人患者検体にみられている．このウイルスは最初，アフリカにおいて他の霊長類からヒトに感染したと考えられている．HIV-1 はチンパンジー由来，HIV-2 はサルの一種であるマンガベイ由来と考えられている．チンパンジーやマンガベイだけでなく他の 39 種のどのアフリカザルにおいても，その内因性 HIV 類縁ウイルスがサルに病気を引き起こすことはない．

新しい病原体に初めて曝露される宿主集団において普通に起こることであるが，人類にとって初めて曝露されるようになった HIV の影響は非常に大きく，AIDS は今や世界的規模の病気となっている(図 13.19)．世界保健機関(WHO)は，現在のところ世界で約 3,500 万人が HIV に感染していると推計している(図 13.20)．この病気の性質や

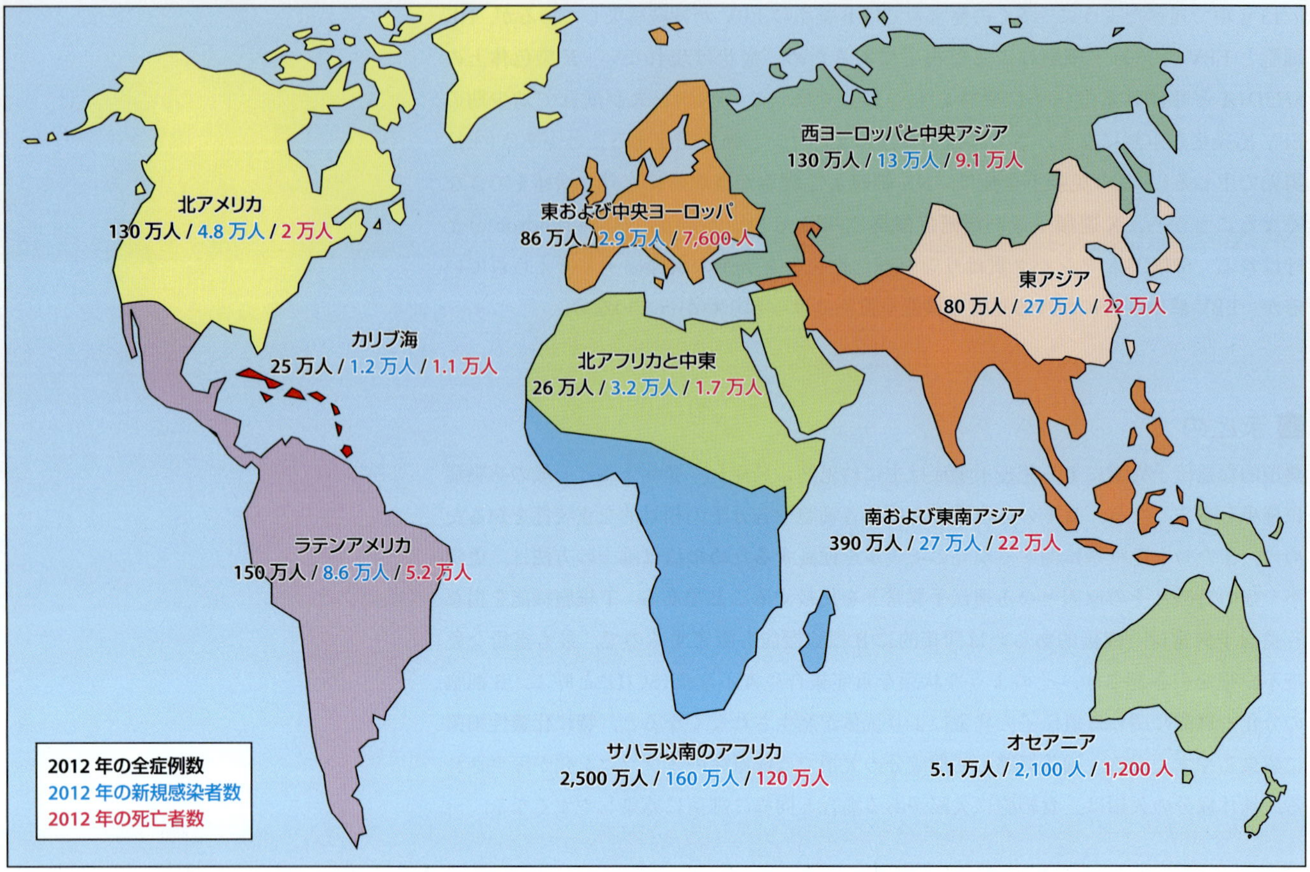

図 13.19 HIV 感染はすべての大陸に蔓延している
2012 年に新しく HIV に感染した 230 万人を含め（青数字），2012 年には世界中で 3,530 万人が HIV/AIDS に罹患（黒数字）している．また，約 1,600 万人が 2012 年に AIDS で亡くなった（赤数字）．（データは UNAIDS Report on the Global AIDS Epidemic 2013 の Global Report による）

起源については理解が進みつつあるが，HIV の感染者数は増え続けている．2012 年には 230 万人が新たに HIV に感染したとされ，何千万人という人々がこれから何年かの間に AIDS によって死に至ると考えられている．

13-17 HIV は緩徐進行型の慢性疾患を引き起こすレトロウイルスである

HIV は RNA ウイルスであり，RNA 核タンパク質のコア構造（ヌクレオキャプシド）をもっている．宿主由来の細胞膜とウイルス由来のエンベロープタンパク質から構成される脂質エンベロープ構造がその周囲を囲む形となっている（図 13.21）．HIV は**レトロウイルス**（retrovirus）であるが，レトロウイルスと呼ばれるのは，RNA ゲノムを基に DNA 中間体を合成するためである．すなわち，ほとんどの生物とは逆の（retro）機構を有するためである．HIV が細胞に感染すると，RNA ゲノムはまず逆転写酵素によって相補鎖 DNA（complementary DNA：cDNA）へとコピーされる．cDNA は，ウイルスのインテグラーゼによって宿主細胞のゲノム中に組み込まれ，**プロウイルス**（provirus）が形成される．この過程は，すべてのレトロウイルスゲノムの末端に存在する長鎖末端反復配列（long terminal repeat：LTR）と呼ばれる DNA 反復配列によって行われる．プロウイルスは，宿主細胞の転写翻訳機構を用いてウイルスタンパク質や RNA ゲノムを作り，これらが集合して新しい感染性ウイルス粒子（ビリオン）となる．HIV の遺伝子とタンパク質については，図 13.22 にまとめた．HIV は，レトロウイルスの中でも緩徐進行型の病気を引き起こすグループに属する．このグループは**レンチウイルス**

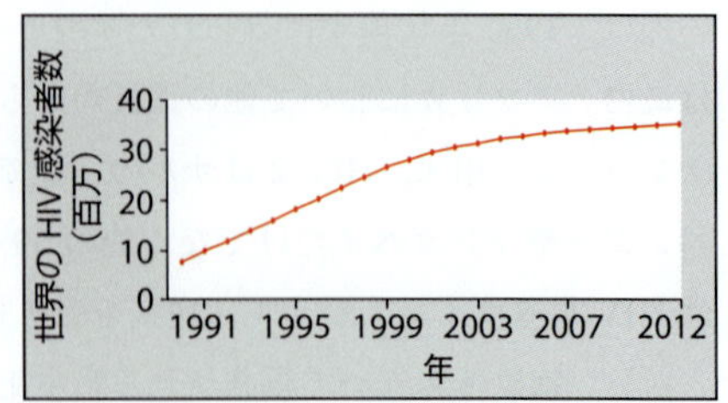

図 13.20 全世界で HIV 感染者はいまだに増え続けているが，感染者数はピークに達したようである

(lentivirus)と呼ばれるが，その名前はラテン語で遅いことを意味する"*lentus*"に由来している．宿主細胞への侵入後，HIVは宿主細胞由来の273個のタンパク質を利用して，転写やタンパク質合成，さらにはヒト免疫系によるHIV感染の終息を妨害する．

ヒトのゲノムの約8%はレトロウイルスに似た塩基配列から成り立っている．これらの配列はヒトゲノムと永久的に統合され，そこからの転写産物がすべてのヒトの組織でみられることから**内因性レトロウイルス**(endogenous retrovirus)と呼ばれる．それに対してHIVは**外因性レトロウイルス**(exogenous retrovirus)である．ヘルペスウイルス(13-4項参照)と同様，レトロウイルスは人類や他の霊長類の身体を長い間利用し続け，その間にウイルスはヒトの免疫系から逃れるための非常に多くの巧妙な仕組みを進化させてきた．レトロウイルスは今やヒトの一部となっているので，HIVが外因性で病原性のあるレトロウイルスである以上，ヒトの免疫系で感染を防ぐのは難しい．

ほとんどのヒトにおいて，HIV感染は免疫系によって完全には排除されず長年にわたって持続する．感染初期の急性期の後に，いったん病気とはわからなくなるまでに寛解するが，ウイルスは潜伏して免疫系を徐々に破壊するように増殖し続け，最終的にはヒトを免疫不全，そして死へと至らしめるのである．HIV感染の自然経過とそれに対する免疫応答について多くのことが明らかになってきており，1997年には初めてHIVに対する有効な治療法が開発された．現在，HIVは最も広く研究されているヒトの感染症となっている．

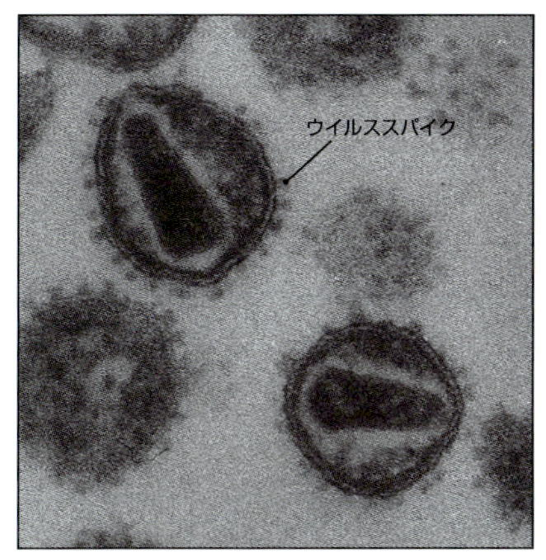

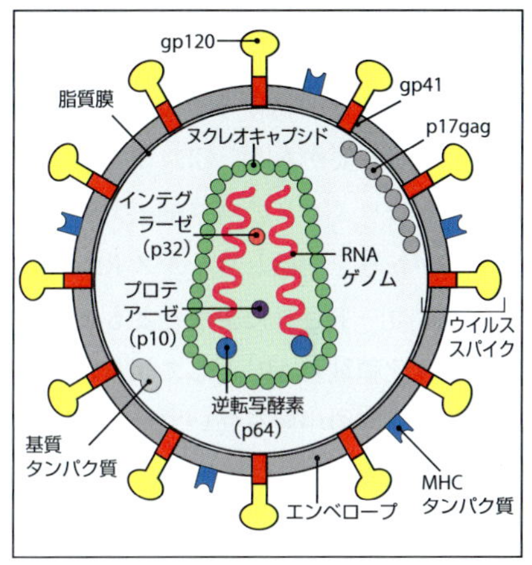

図13.21 ヒト免疫不全ウイルス(HIV)のウイルス粒子(ビリオン)
上図：3つのビリオンの電子顕微鏡写真を示す．下図：ビリオンの構造を示す．gp120とgp41は，ウイルスゲノムにコードされたエンベロープ糖タンパク質で，それぞれ120 kDaと41 kDaの分子質量を有し，その分子複合体はウイルススパイクを形成する．（写真はHans Gelderblomの厚意による）

13-18 HIVはCD4 T細胞，マクロファージ，樹状細胞に感染する

HIVは通常，感染者から非感染者へと体液を通じて感染する．プロウイルスは感染したCD4 T細胞，樹状細胞，マクロファージによって運ばれるのに対し，ビリオンは血液，精液，膣液，母乳などを介して伝播する．感染は一般に，性行為，汚染した注射針を用いた静脈内注射，授乳，感染ドナーからの血液や血液成分の輸血などによって広がる．感染の大部分は粘膜表面を介して起こる．

マクロファージ，樹状細胞，CD4 T細胞はHIV感染の標的となる．というのも，これらの細胞はCD4を発現しており，HIVはCD4を細胞受容体として利用するからである．チンパンジーはヒトに最も近縁の動物であるが，CD4糖タンパク質の構造がヒトのものとは若干異なっているためにHIV感染に抵抗性を示す．CD4はウイルス表面のスパイクに結合する．このスパイクは，膜貫通型糖タンパク質であるgp41とgp120とのヘテロ二量体からなるエンベロープ糖タンパク質が三量体となって形成される．この2つのタンパク質は1本のポリペプチドとして作られ，その後に宿主のプロテアーゼによって開裂されることでgp41とgp120になる．スパイクのgp120とヒトのCD4とが強く結合することを利用して，ビリオンはCD4を発現しているヒト細胞に接着する．ウイルスが宿主細胞へ侵入する前に，gp120は宿主細胞の膜上に存在する補助受容体にも結合する必要がある．補助受容体に結合すると，今度はエンベロープ糖タンパク質のgp41が宿主細胞の細胞膜とウイルス膜との融合を促し，ウイルスゲノムと関連タンパク質が感染細胞の細胞質に侵入することが可能となる．

HIVの補助受容体はヒトのケモカイン受容体である．ウイルスは自身の増殖にも宿主細胞のケモカイン受容体を利用する．HIVには2種類の変異体があり，変異体がどの標的細胞に感染するかは，その変異体が結合する補助受容体の種類に大きく依存する．ヒトからヒトへと感染を伝播するHIV変異体は，マクロファージ，樹状細胞，CD4 T

細胞上の CCR5 補助受容体に結合する．この変異体はさまざまなヒト細胞に感染するが，適切な用語がないために“マクロファージ向性”と呼ばれている．また，活性化 CD4 T 細胞に感染する変異体は CXCR4 補助受容体に結合し，“リンパ球向性”と呼ばれている．マクロファージ向性 HIV の感染が成立するには，一定量の細胞表面 CD4 があれば十分である．これに対し，リンパ球向性 HIV の感染には，活性化 CD4 T 細胞にあるような大量の CD4 が必要とされる．ウイルスの侵入部位に存在するマクロファージや樹状細胞は，最初の感染宿主細胞となる．その後，マクロファージが産生するウイルスが CD4 T 細胞に感染し始める．約 50％の症例で，ウイルス変異体は感染後期にリンパ球向性へと転換する．そうして CD4 T 細胞は急速に減少し AIDS へと進展する．ヒト集団との相互関係の中で，2 種類の HIV 変異体は相補的な役割を果たしている．すなわち，リンパ球向性ウイルスはヒトに病気を発症させ，その一方でマクロファージ向性ウイルスは病気を蔓延させ，パンデミックを起こさせるのである．

HIV プロウイルスから感染性ビリオンが産生されるには，宿主である CD4 T 細胞が活性化する必要がある．CD4 T 細胞が活性化すると，転写因子 NFκB の合成が亢進し，これがプロウイルスのプロモーターに結合する．これにより，宿主細胞の RNA ポリメラーゼが転写を開始しウイルス RNA が生じる．ウイルスゲノムの複製には，ウイルスゲノムにコードされた少なくとも 2 種類のタンパク質が働いている．**Tat** タンパク質は，転写活性化領域（TAR）として知られるウイルス mRNA の長鎖末端反復配列内の配列に結合し，転写の中断を防いでウイルス RNA の転写量を増加させる．**Rev** タンパク質は，ウイルス RNA の細胞質への供給量や，RNA スプライシングの程度を調節する．特に感染初期には，ビリオン形成に必要なタンパク質をコードする RNA を供給する．その後，完全なウイルスゲノムが供給され，ウイルスタンパク質と合わさって複合体が形成されると，細胞膜を通って出芽し，感染性ビリオンが産生される（**図 13.23**）．

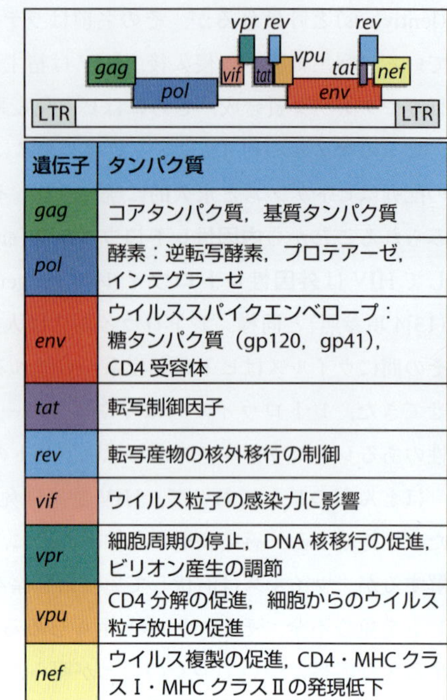

遺伝子	タンパク質
gag	コアタンパク質，基質タンパク質
pol	酵素：逆転写酵素，プロテアーゼ，インテグラーゼ
env	ウイルススパイクエンベロープ：糖タンパク質（gp120，gp41），CD4 受容体
tat	転写制御因子
rev	転写産物の核外移行の制御
vif	ウイルス粒子の感染力に影響
vpr	細胞周期の停止，DNA 核移行の促進，ビリオン産生の調節
vpu	CD4 分解の促進，細胞からのウイルス粒子放出の促進
nef	ウイルス複製の促進，CD4・MHC クラスⅠ・MHC クラスⅡの発現低下

図 13.22 HIV-1 の遺伝子とタンパク質
HIV-1 は 9 つの遺伝子からなる RNA ゲノムをもっており，ゲノムは長鎖末端反復配列（LTR）に挟まれている．9 つの遺伝子産物とそれらの機能を表に示す．ウイルス遺伝子のいくつかは重なり合っており，異なる読み枠で読み分けられる．また，翻訳後に切断されて，異なる機能をもつ複数のタンパク質となるような，大きなタンパク質をコードする遺伝子もある．*gag*，*pol*，*env* 遺伝子はすべてのレトロウイルスに共通であり，その遺伝子産物はすべてビリオン中に存在する．

13-19 20 世紀には，HIV に感染した人の多くが AIDS を発症した

HIV に感染するとすぐに，感染者は一過性の感冒様症状を経験する．ただし，まったく症状が出ないこともある．どちらの場合であっても，この時期にウイルスは血中で盛んに増殖し，反対に血中の CD4 T 細胞は著しく減少する（**図 13.24**）．この急性のウイルス血症の後，ほとんどの場合，HIV 特異的な免疫応答が起こる．すなわち，抗 HIV 抗体が産生され，細胞傷害性 T 細胞が活性化されて感染細胞を殺す．この反応により，感染者のウイルス量は減少し，これに対応するように血中の CD4 T 細胞数が回復する．感染者の血清中で初めて抗 HIV 抗体の量が検知可能なレベルに達した場合，**血清陽転化**（seroconversion）といわれる．急性ウイルス血症の症状が終息した後の血中ウイルス量は，病気の進展度と直接関連する．

感染初期が過ぎると，次にまったく症状のない期間が訪れる．この期間は，“臨床的潜伏期”ともいわれる．2 ～ 15 年程度続くこの期間には，CD4 T 細胞における HIV の感染と複製が持続的に起こっており，T 細胞数が徐々に減少する原因となる．最終的に CD4 T 細胞数は減少し，ほかの病原微生物に対して効果的な免疫応答を起こすのに必要な限界値を下回ることになる．この転換期は臨床的潜伏期の終わりと免疫不全期の始まり，すなわち AIDS の発症を意味する．AIDS となった患者は日和見感染症やある種の腫瘍になりやすく，それが原因となって死に至る．

北アメリカやヨーロッパで AIDS が広がった初期の頃，汚染した血液製剤によるウイ

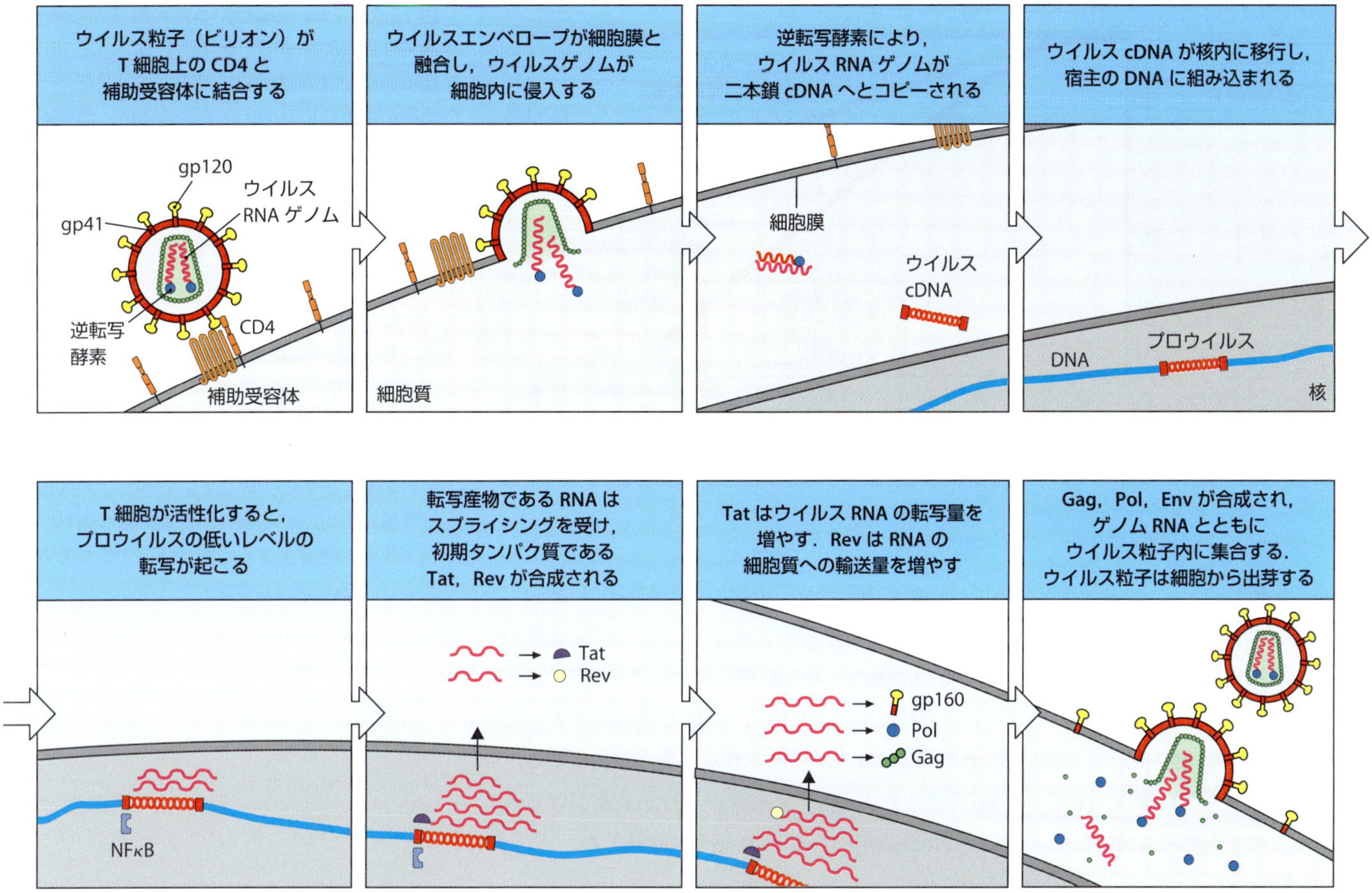

ウイルス粒子（ビリオン）が
T細胞上のCD4と
補助受容体に結合する

gp120
ウイルス
RNAゲノム
gp41
逆転写
酵素
CD4
補助受容体

ウイルスエンベロープが細胞膜と
融合し，ウイルスゲノムが
細胞内に侵入する

細胞質

逆転写酵素により，
ウイルスRNAゲノムが
二本鎖cDNAへとコピーされる

細胞膜
ウイルス
cDNA

ウイルスcDNAが核内に移行し，
宿主のDNAに組み込まれる

DNA
プロウイルス
核

T細胞が活性化すると，
プロウイルスの低いレベルの
転写が起こる

NFκB

転写産物であるRNAは
スプライシングを受け，
初期タンパク質である
Tat，Revが合成される

Tat
Rev

TatはウイルスRNAの転写量を
増やす．RevはRNAの
細胞質への輸送量を増やす

gp160
Pol
Gag

Gag，Pol，Envが合成され，
ゲノムRNAとともに
ウイルス粒子内に集合する．
ウイルス粒子は細胞から出芽する

図 13.23　ヒト細胞におけるHIVの生活環

ウイルスのエンベロープタンパク質gp120はCD4と結合して，ケモカイン補助受容体にも結合できるようになる．この結合によりgp41が現れ，これが引き金となってウイルスエンベロープと細胞膜の融合が起こり，さらにウイルスコアが細胞質内に放出される．こうしてRNAゲノムが細胞内に放出され，二本鎖cDNAへと逆転写される．次に，このcDNAがウイルスのインテグラーゼと会合して核に移行し，宿主細胞のゲノム中に組み込まれ，プロウイルスとなる（上段）．T細胞が活性化するとプロウイルスの低いレベルの転写が起こり，初期タンパク質であるTatとRevの合成が指令される．これらのタンパク質はプロウイルスの転写パターンを増大・変化させ，これによってビリオンを構成するタンパク質をコードするmRNAやHIVゲノムに相当するRNA分子が産生される．エンベロープタンパク質は細胞膜に移行する一方，他のウイルス構成タンパク質とウイルスRNAゲノムは集合してヌクレオキャプシドを形成する．最後に，新しくできるウイルス粒子は，脂質エンベロープとエンベロープ糖タンパク質を取り込んで，細胞から出芽する（下段）．

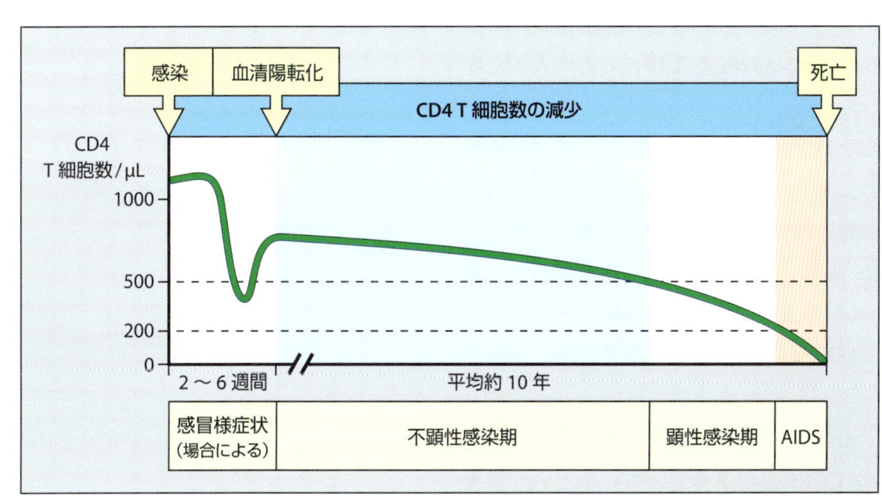

図 13.24　HIV感染の後，CD4 T細胞は徐々に減少する

HIV感染患者における末梢血中のCD4 T細胞数（緑線）を示す．CD4 T細胞数が減少するにつれ，日和見感染症やその他の症状が起こりやすくなる．通常，このような症状は細胞数が500/μLを下回った頃から現れ始める．このときより，病気は顕性感染期に入ったといえる．CD4 T細胞数が200/μLを下回った場合，その患者はAIDSであるといわれる．

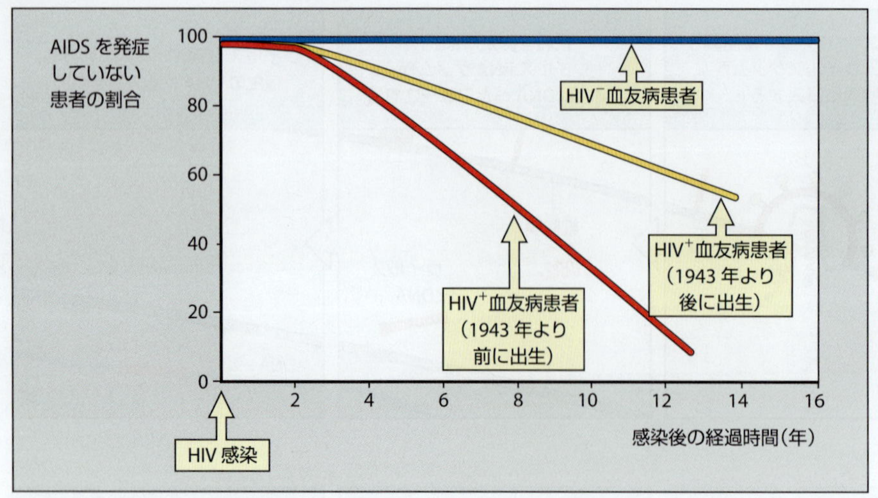

図 13.25 HIV 感染がいったん成立すると，通常は最終的に AIDS を発症する

血友病は血液凝固因子が機能しない遺伝病である．血友病に効果のある治療法は，健常ドナーの血液から精製された凝固因子を血中に投与することである．1980 年代初期，AIDS の原因が不明であった頃，見た目は健常な血液ドナーが実際には HIV に感染しているということがあった．結果的に，凝固因子何単位分かがまとめてドナーのウイルスに汚染され，多くの血友病患者が HIV に感染してしまった．グラフは HIV 感染または非感染の血友病患者がどの程度 AIDS を発症したかを示している．AIDS を発症した人の割合は患者の年齢とともに上昇しているが，これは年齢を重ねるにつれて胸腺の退縮により新しい CD4 T 細胞を産生する能力が低下するためである（p.178 の図 7.4 参照）．

ルス伝播によって，血液製剤を使っていた血友病患者やその他の患者が HIV に感染した．血友病患者は HIV に感染していてもいなくても必ず医者にかかるので，HIV 感染の予後を系統立てて厳密に研究調査することができた．その結果，ほとんどの HIV 感染患者は，きちんとした治療が行われていない状況では最終的に AIDS を発症するということがわかった（**図 13.25**）．これは，効果的な治療法が確立される以前のことである．今日では，個々の血液ロットごとに HIV のスクリーニング検査の施行が義務づけられているため，先進国においては，汚染した血液製剤による HIV 感染は激減した．

13-20 HIV の補助受容体 CCR5 の遺伝子欠損により，感染に対して抵抗性となる

大量の HIV に曝露されていても，決して感染しない人々がいる．同様に，こうした人々のマクロファージやリンパ球を単離して，感染伝播に関わるマクロファージ向性 HIV を実験的に感染させようとしても，やはり感染はみられない．こうした人々が HIV 感染に抵抗性を示すのは，どの細胞も，マクロファージ向性 HIV の補助受容体である CCR5 をもたないからである．遺伝子レベルでみると，この欠損は CCR5 遺伝子の変異アレルに起因している．コード領域において 32 塩基が欠損しているため読み枠がずれ，翻訳が途中で終了して，機能しないタンパク質ができるのである．この変異アレルは *CCR5-Δ32* と呼ばれ，従来白色人種でしか見つかっておらず，白色人種全体のおよそ 10％がヘテロ接合体，1％がホモ接合体である．*CCR5-Δ32* をホモ接合でもつ人々だけが，HIV 感染に抵抗性を示す．

急性骨髄性白血病で造血細胞移植を必要とした HIV 感染者に関する 2009 年の症例報告によって，HIV 感染の維持における機能的 CCR5 の重要性が劇的に証明された．この移植には，*CCR5-Δ32* をホモ接合でもつ非血縁者の HLA 適合ドナーが選ばれた．この移植によって患者のすべての免疫系が CCR5 補助受容体を欠損した造血細胞で再構築された結果，HIV 感染細胞が消失しウイルスが死滅した．幹細胞移植は，白血病を寛解へと導くとともに患者の HIV 感染を完治させたのである．これまで，HIV 感染が完治したのはこの一例だけである．

CCR5 はケモカインである CCL3（MIP-1α），CCL4（MIP-1β），CCL5（RANTES）の受容体である．ほとんどすべてのヒトが機能的な CCR5 遺伝子をもっているという事実

から，この受容体はヒトの免疫や生存に寄与していると考えられる．その一方で，HIV曝露の危機に直面している人にとって，CCR5欠損によって生存できるということは，CCR5の存在による利点を凌駕している．もしHIVが蔓延していなければ，CCR5のホモ欠損は，本章の前半部で述べたような軽い免疫不全症のようなものと考えられていただろう．しかし今日の世界では，CCR5のホモ欠損は，病気に対する抵抗性を生むための重要な財産とでもいうべきものになっているのである．昔，病原体と戦ううえで有利だった免疫系の要素が，病原体と戦ううえで不利になるという進化が，人類の歴史を通じて起こっているのである．病原体は免疫系の要素を悪用しているが，結果的には，これに抵抗できる遺伝子変異をもつ人々の生存が選択されていることになる．進化の観点からみれば人類のしていることは決して終わることのない軍備競争であり，多様性は選択され続け，ヒトの免疫系は変化し続けるのである．

HIVがヒト集団で流行する以前から，すでに白色人種の間で高頻度にCCR5の欠損変異がみられたということは，以前に感染症がヨーロッパで蔓延したときにも，この変異によって人類の生存が選択されたことがあったという可能性を強く示唆する．最初にCCR5欠損の頻度を高めた因子として，ペスト(黒死病)や天然痘の流行が考えられている．現代においては，アフリカのサハラ以南においてHIVは最も強い選択効果を発揮していると考えられる．これらの国々では2,500万人がHIVに感染しており，感染者が人口の30%以上を占める国も多い．ほとんどのアフリカ人患者はHIVに対する有効な治療を利用できないので，死亡率は高いままであろう．また，感染予防や症状軽減に役立つ遺伝子変異であればどんなものでも，患者の生存に大きく寄与するであろう．

13-21 HLAとKIRの多型はAIDSの進行に影響を与える

AIDSが流行し始めた最初の頃は，HIV感染と診断された人の大部分が，裕福な国の高等教育を受けた若者であることが特徴であった．これら数千人に及ぶ患者を長期にわたり検証していくと，HIV感染の病状の進行と免疫機構の遺伝的多型に相関があることが明らかとなった．HLAをホモ接合でもつ感染者ではAIDSの進行が速く(p.142の図5.40参照)，一方でHLA-B*27とHLA-B*57アロタイプをもつ感染者では病状の進行が遅いことが示された．この現象から，HLA-B*27やHLA-B*57アロタイプによって提示されたHIVペプチドは，他のHLA-Bアロタイプによって提示された場合よりも強くCD8 T細胞を刺激すると考えられる．

もう1つの特性として，HLA-B*27とHLA-B*57はBw4エピトープを共通してもっており，Bw4のリガンドはNK細胞受容体KIR3DL1/S1である．$Bw4^{+}$ HLA-Bアロタイプと KIR3DL1/S1アロタイプを共通してもつ場合は，もたないときと病状の進行速度が異なる．最も進行が遅い組み合わせは，KIR3DL1が高発現していてHLA-B*57アロタイプをもつ場合と，KIR3DL1が低発現していてHLA-B*27アロタイプをもつ場合である(**図13.26**)．これらHLAとKIRの関連性から，HIV感染初期におけるNK細胞の反応の違いは，その後のHIV感染に対する比較的有効な免疫応答へとつながることが示唆される．

HIV感染者の約300人に1人は，一般的な臨床検査での血中HIV RNAが検出限界以下になるほどに感染を制御できる．これらの人々は何十年にもわたって感染を抑制し健康を保ち続けていることから，**エリートコントローラー**(elite controller)と呼ばれる．また，HIV感染者のうち7%の人々は，血液1 mLあたりのウイルスRNAを2,000コピー

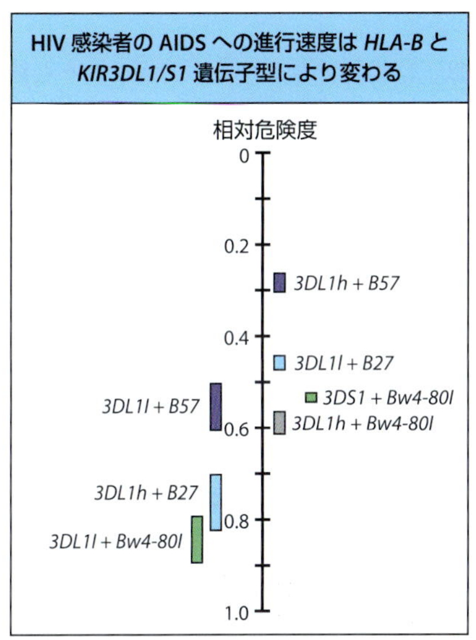

図13.26 KIR3DL1/S1とHLA-Bアロタイプの組み合わせにより，HIVに感染したAIDS患者の病状進行に多様性がみられる
KIR3DL1とKIR3DS1は同一遺伝子の選択的スプライシングによって産生されるBw4受容体であり，前者は抑制性受容体，後者は活性化受容体である．AIDSの進行速度を，遅いものから速いものまで0～1.0の間の相対危険度で表す．Bw4はKIR3DL1とKIR3DS1のリガンドであり，HLA-Bアロタイプの3分の1がもつエピトープである．また，HLA-B重鎖の77～83番目のアミノ酸に多型が見つかっている(p.331の12-4項参照)．HLA-B*27とHLA-B*57はどちらも80番目にイソロイシンをもつBw4エピトープを有している．Bw4-80Iは，このBw4エピトープをもつすべてのHLA-Bアロタイプの総称である．抑制性受容体KIR3DL1アロタイプは2つのグループ(3DL1lと3DL1h)に分けられ，前者は弱く，後者は強く細胞表面に発現している．Bw4エピトープを欠くAIDS患者の相対危険度を1.0とする．(データはMary Carringtonの厚意による)

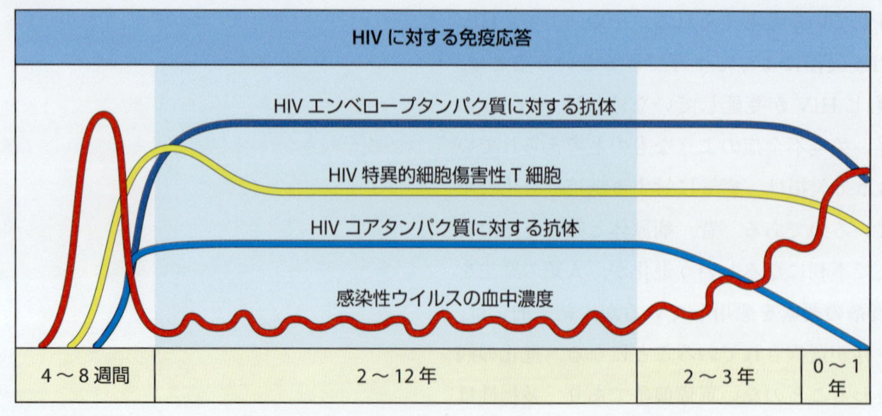

図 13.27　HIV 感染とそれに対する免疫応答の自然経過
HIV 感染の初期にはウイルス量が多く（赤線），適応免疫応答が活性化される．HIV 特異抗体（青線）や HIV 特異的細胞傷害性 T 細胞（黄線）が産生されるに従い，ウイルスは抑制されるが，ウイルスが完全に排除されることはない．CD4 T 細胞の死滅率が増殖率を上回ったとき，適応免疫系は低下し，ウイルス量が再び増加してくる．

以下に維持できる．このような人々も健康が維持され，**ウイルス血症コントローラー**（viremic controller）と呼ばれる．AIDS を発症し進行する人々とコントローラーの全ゲノムを比較したところ，最も重要な因子は HLA-B の型であることが示された．コントローラーの 67％は HLA-B*13，B*27，B*57，B*58 のいずれかをもっていたのに対し，AIDS に進行する人々では 37％しかもっていなかった．

13-22　HIV は次々に変異を繰り返すことで免疫応答から逃れ，抗ウイルス剤に対する抵抗性を獲得する

HIV に感染した人では適応免疫応答が起こり，これにより何年間も病気の発症が抑えられる．この免疫応答には T_H1 細胞や T_H2 細胞，中和抗体を産生する B 細胞，ウイルス感染細胞を攻撃する細胞傷害性 CD8 T 細胞が関わっている（**図 13.27**）．しかし，ほとんどの場合ウイルスは排除されない．ウイルスがヒト免疫系によって完全には排除されない理由の 1 つは，感染期間を通じてウイルスが高率に変異を起こすことにある．

HIV や他のレトロウイルスは高率に変異を起こす．なぜなら，これらレトロウイルスの逆転写酵素はヒト細胞の DNA を複製する DNA ポリメラーゼのような校正機構を欠いているからである．したがって，逆転写酵素はエラーを起こしやすく，こうした変異はすぐに蓄積し，新しいウイルスゲノムに変異が生じてしまうのである．ヒトにおける感染は 1 種類のウイルスから始まるが，感染期間を通じて変異が蓄積することで，疑似種といわれるウイルス変異体が多く生み出され，これらが体内で共存することになる．

ウイルス変異体の存在のため，免疫系が感染を終息させるのは困難となる．ウイルス排除に有効な中和抗体は，その抗体に認識されるエピトープをもたないウイルス変異体を選択的に生存させる．同様に，ウイルス特異的な細胞傷害性 T 細胞による攻撃は，細胞傷害性 T 細胞によって認識されるペプチドエピトープが変化してしまったウイルスを選択的に生存させる．元のウイルス種の抗原ペプチドの提示を，別のウイルス変異体の類似ペプチドが妨げることにより，双方のウイルス種が細胞傷害性 T 細胞の攻撃を逃れる，といった例もみられる．

HIV が高率に変異を起こすため，有効なワクチンの開発は非常に難しく，抗ウイルス剤の効果も限られたものとなる．抗ウイルス剤の標的は，プロウイルスの合成に必要な逆転写酵素や，高分子量のウイルスポリタンパク質を切断して個々の酵素やタンパク質を生み出すウイルスのプロテアーゼである．これまでに逆転写酵素やプロテアーゼの阻害剤が見出されており，これらは正常細胞が新たにウイルスに感染するのを防ぐ．し

かし残念なことに，ウイルス変異の蓄積により，薬剤に抵抗性のあるタンパク質をもったHIV変異体が必ず出現することが知られている（図13.28）．比較的短期の薬剤治療が長期の効能につながる状況の1つとして，妊娠がある．HIVに感染した妊婦を，ウイルス逆転写酵素阻害剤のジドブジンで治療すると，子宮内でも，生まれてからも，母親から子供へのHIVの移行を防ぐことができる．

単一の薬剤を使った場合，HIVはいとも簡単にその薬効を回避してしまうため，現在ではいくつかの抗ウイルス剤が同時に使用される．これは，**多剤併用療法**（combination therapy）と呼ばれる．理想は，ウイルスが変異を蓄積して多剤併用療法のすべての薬剤に抵抗性となってしまう前に，全ウイルス集団を排除することである．このような多剤併用療法は，**HAART療法**（highly active anti-retroviral therapy：**高活性抗レトロウイルス療法**）ともいわれている．HAART療法は，ウイルス量（ウイルス負荷）を減少させ（図13.29），病気の進展を抑える効果があり，1997年から導入された．この薬剤群はすでに感染している細胞からのウイルス産生を抑えることはできないが，新たな感染によるプロウイルスの生成やウイルスの産生を防げる．この多剤併用療法を開始して2週間も経つと，血中ウイルス量は治療前のだいたい5%にまで低下する．この治療によりウイルス量が急速に低下するのは，活性化CD4 T細胞と遊離ビリオンの寿命が短いためである（図13.30）．この段階までくると，ナイーブT細胞やエフェクターCD4 T細胞はもはやウイルスを産生してはおらず，そのとき血中に残っているウイルスは，マクロファージ，樹状細胞，記憶CD4 T細胞など寿命の長いHIV感染細胞によって産生されたものである．これ以降も治療を続けることによりウイルス量はさらに低下するが，低下速度は遅くなる．最終的にはウイルスは検出されなくなるが，これはウイルスを根絶したということではない．その証拠に，HAART療法を中止した患者ではウイルスがすぐに再出現してくる．

HAART療法が利用可能な先進国では，HAART療法は人生を変える治療法となっている．現在，20歳でHIVに感染しHAART療法を受けている人は，AIDSで死ぬことはなく50年以上生きることができる．しかしながら，HAART療法は骨，心血管，肝臓，腎臓，神経系などの疾患リスクを増加させるため，HIVに感染した人を完全に健康にすることはできない．その意味で，HAART療法は，HIV感染を，消化管から他の組織や臓器に広がっていく慢性炎症へと変化させる治療法であるといえる．この新しく生じたHIV関連疾患を防いだり，緩和したりするためにさまざまな抗炎症薬が試されている．

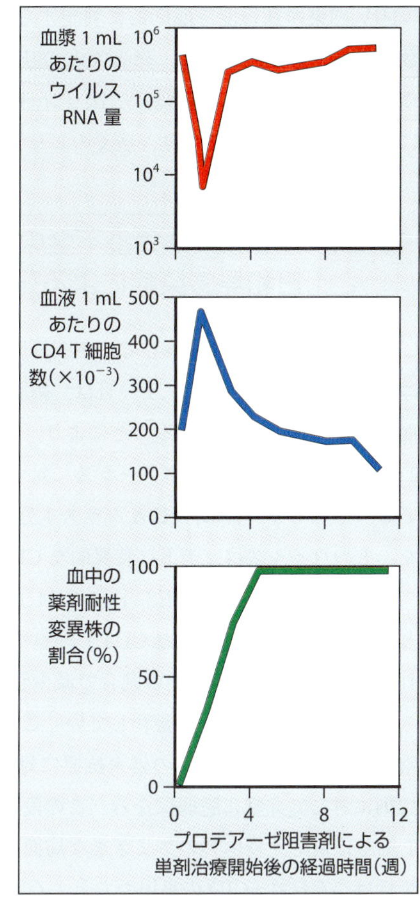

図13.28 HIVは短期間でプロテアーゼインヒビターに対する抵抗性を獲得できる
HIV患者が1種類のプロテアーゼインヒビターのみで治療された場合，ウイルス量の減少（上図）やCD4 T細胞数の増加（中央図）は一過性のものとなってしまう．薬剤が短期間しか効かないのは，これまでは少数集団であった薬剤耐性HIV変異株が選択されてしまうからである．こうした変異株はすぐに増え始め，結局，感染者はAIDSへと進行することになってしまう（下図）．

13-23 臨床的潜伏期には感染が活発に起こっており，CD4 T細胞の増殖と死滅が繰り返されている

抗ウイルス剤をHIV感染患者に投与することにより，臨床的潜伏期に感染活動が活発に起こっているという実態が明らかになってきた．HAART療法を始めて2日以内に，血中ウイルス量は劇的に減少する．同時に，CD4 T細胞数が代わりに増加してくる（図13.28参照）．このことは，第一に，感染個体の中でウイルスが絶えず産生されては排除されるということを意味しており，第二に，HIV感染に際して個体は絶えず新しいCD4 T細胞を産生し，それらがすぐにHIVの感染細胞となることを意味している．したがって臨床的潜伏期は，全体でみれば血中CD4 T細胞数がゆっくりと減少していく期間であるが，実際には非常に活発な免疫活動の期間なのである．多数のT細胞が産生されては死滅し，ビリオンは中和される．ビリオンの中和には，抗体によるオプソニン化や食作用が寄与しているものと考えられる．

HIV感染の進行度を臨床的に判定する指標として，血中リンパ球数や血中ビリオン数が用いられる．しかし，ほとんどのリンパ球が存在し，CD4 T細胞が活性化されてウイルスが産生されるのは，二次リンパ組織である．HIV感染者では二次リンパ組織にビリオンが集中しており，多くのビリオンが濾胞樹状細胞の表面で捕えられている．

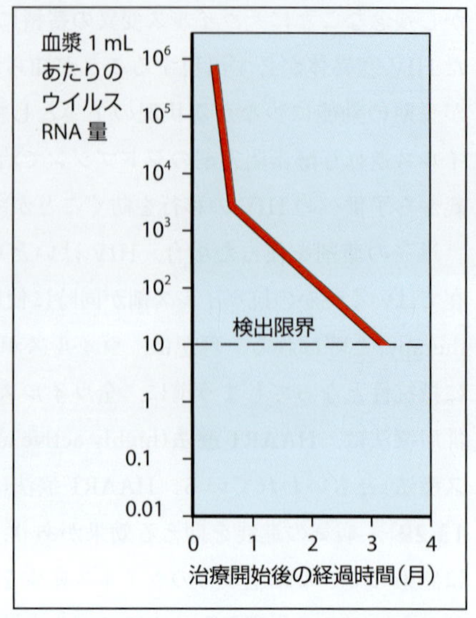

図 13.29 多剤併用療法により血中HIV量は検出限界以下にまで減少する
多剤併用療法開始後，経時的に患者の血中HIV量を測定したものを示す．

13-24 HIV感染は免疫不全の原因となり，日和見感染症による死をもたらす

CD4 T細胞はHIVに感染して2〜3日以内に死滅する．この細胞死には3通りのメカニズムが想定されている．1つ目は，細胞がウイルスに感染したり，ビリオンが細胞表面受容体に付着したりすることにより，直接に細胞死が誘導されるというものである．2つ目は，感染細胞がアポトーシスに対する感受性を増大させていることが考えられている．そして3つ目は，HLAクラスI分子を介して抗原提示している感染CD4 T細胞を，そのウイルスペプチドに特異的なCD8 T細胞が殺すというものである．

臨床的潜伏期を通して日に日にCD4 T細胞は減少していくが，その減少した分のほとんどは，新しく増殖したCD4 T細胞によって補充される．しかし，時間が経つにつれてCD4 T細胞数が一定の割合で減少してくることは明らかである．これは，ウイルスがこの消耗戦に徐々に勝利していくことを示している．最終的にCD4 T細胞数は非常に少なくなり，すべての外来抗原に対する免疫応答が弱まって，HIV感染者は他の感染に対して非常に脆弱になる．この段階にまで進行すると，AIDSが発症する．CD4 T細胞は適応免疫応答のさまざまな局面の中心であるため，AIDS患者にみられる易感染性は，遺伝性SCIDの患児たちとよく似たものとなる．

AIDSの患者に起こる感染症で最も頻度が高いのは，健常者では免疫によって制御されている体内や体表の共生微生物によるものである．これらの病原体は**日和見病原体**(opportunistic pathogen)と呼ばれ，その感染は**日和見感染**(opportunistic infection)と

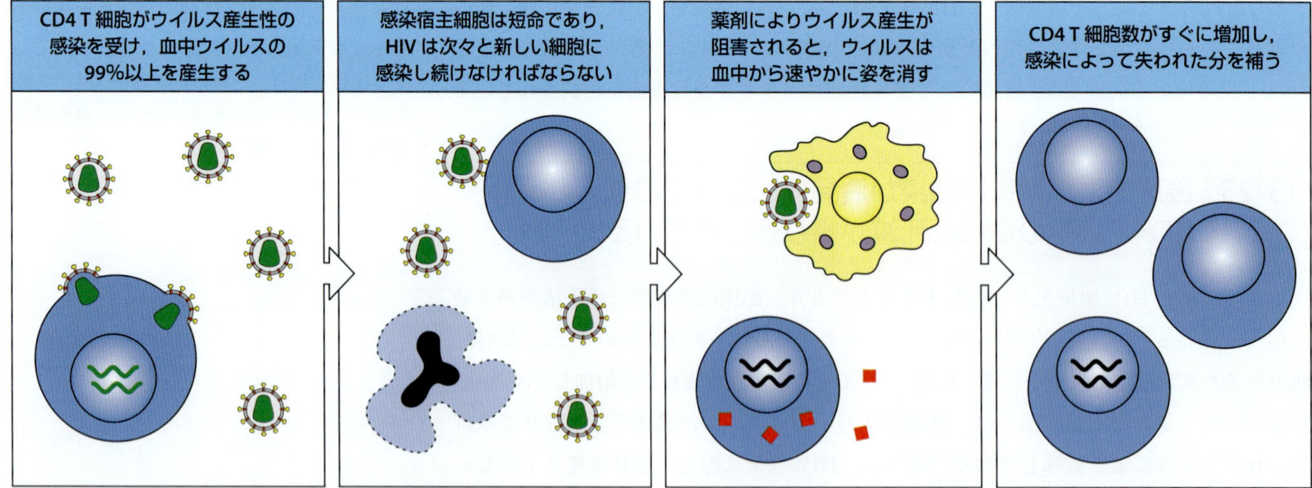

図 13.30 抗ウイルス剤の投与によりウイルスは速やかに血中から姿を消し，代わりに血中CD4 T細胞数が上昇する
左から1番目と2番目の図：新しく産生されたCD4 T細胞にウイルスが次々と感染していくことにより，血中HIV量が一定に保たれている．これは，いったん感染した細胞は数日間しか生存できないからである．3番目と4番目の図：ウイルスの生活環を妨害する薬剤(赤い正方形)を投与すると，今ある血中ビリオンは中和抗体，補体，食細胞の働きにより，すぐに姿を消す．新しく産生されたCD4 T細胞は感染を受けず，より長期間生存し血中で蓄積していくことになる．

いう(図 13.31). ある日和見感染症がAIDS患者にいつ起こるかという経過に関しては，だいたいの順序が決まっている．これは，ある種の免疫系が機能しなくなる順序と関連している．例えば，CD4 T_H1 細胞による細胞性免疫は，抗体反応や細胞傷害性 CD8 T 細胞よりも早期に機能しなくなる傾向がある．

口腔内や気道は微生物が集まっている軟部組織であり，多くの AIDS 患者の場合，それらの組織が最初の日和見感染部位となる．例えば，*Candida* は口腔内カンジダ症を引き起こし，結核菌は結核の原因となる．その後患者は，それまでは潜伏していたがもはや CD8 T 細胞に制御されなくなってしまったヘルペスウイルスに起因する症状に苦しめられることもある．水痘帯状疱疹ウイルスによる帯状疱疹，EBV(エプスタイン・バーウイルス)による B 細胞リンパ腫，ヒトヘルペスウイルス 8(HHV8)によって起こる内皮型腫瘍(カポジ肉腫と呼ばれる)が含まれる．また，*Pneumocystis jirovecii* は普段から周囲環境に存在して健常者にはめったに病気を起こさない真菌であるが，AIDS 患者では肺炎や死の原因となることが多い．AIDS の末期になると，サイトメガロウイルス(CMV)の再活性化が起こり，B リンパ球増殖症の原因となりうる．また，日和見病原体であるトリ結核菌の感染も顕著になる．AIDS 患者が罹患する日和見感染症は，患者によって大きく異なる．免疫系の破綻を伴うことから，薬剤やいくつかの治療介入のみが日和見感染症に対処するうえで利用可能な治療法となる．これらの治療は一時的に症状を改善するにすぎず，それ自体が体に有害な作用をもたらす．最終的には，HIV 感染による直接の影響，日和見感染症，治療行為などが組み合わさって組織損傷を生じ，患者は死に至る．

感染症	
寄生虫	*Toxoplasma* 属 *Cryptosporidium* 属 *Leishmania* 属 *Microsporidium* 属
細菌	結核菌 *Mycobacterium avium-intracellulare* *Salmonella* 属
真菌	*Pneumocystis jirovecii* *Cryptococcus neoformans* *Candida* 属 *Histoplasma capsulatum* *Coccidioides immitis*
ウイルス	単純ヘルペスウイルス サイトメガロウイルス 水痘帯状疱疹ウイルス

悪性腫瘍
カポジ肉腫(ヘルペスウイルスである HHV8 に関連)
非ホジキンリンパ腫(EBV 陽性バーキットリンパ腫を含む)
脳原発性リンパ腫

図 13.31 AIDS 患者はさまざまな日和見感染症によって死に至る

先進国において AIDS 患者を死に至らしめる日和見病原体のうち頻度の高いものを示す．悪性疾患も別に挙げているが，これらも病原体に対する免疫応答が低下した結果起こるものである．

13-25 HIV感染者のごく一部は，さまざまなHIVを中和する抗体を産生する

これまで，HIV ワクチンを作製しようとする試みに膨大な投資が行われてきたが，そのほとんどが期待外れの結果に終わった．しかし，2009 年のある臨床試験で，エンベロープタンパク質の gp120 複合体を抗原として認識する抗体が HIV 感染を予防する効果をもつという有望な結果が報告された．さらに，他の研究で HIV 感染者の 500 人に 1 人はさまざまな HIV-1 を中和できる抗体を少量ではあるが産生することがわかった．このような人は**エリート中和者**(elite neutralizer)と呼ばれ，産生される抗体は**広域中和抗体**(broadly neutralizing antibody)と呼ばれている．この抗体は，HIV 初感染時には産生されず，感染してから 2 年かそれ以上が経過して，ウイルス株特異的な抗体による選択を生き残ることができた数種類の HIV によって免疫系が刺激されて初めて産生される．このような観察結果を受けて，エリート中和者の血液から広域中和抗体を産生する B 細胞を単離する技術が開発された．さらに，この抗体の H 鎖と L 鎖をコードする cDNA を単離し発現させることで，多種類の広域中和抗体を大量に産生したり，その抗体の特異性，構造，共通の特徴などを明らかにしたりできるようになってきた．

最も広域な効果を有する広域中和抗体は，HIV-1 のエンベロープにある 4 つのエピトープのうちの 1 つを認識するものである(図 13.32)．これら 4 つのエピトープはすべて，ウイルスにとって生物学的に重要な保存された領域である．例えば，それらのうちの 1 つは gp120 上の CD4 との結合部位である．広域中和抗体の際立った特徴の 1 つは，通常の抗体に比べて可変領域の体細胞変異が多いことである．通常の高親和性抗体の H 鎖の可変領域にみられる体細胞変異が 10 ～ 20 か所であるのに対し，広域中和抗体の H 鎖の可変領域には 40 ～ 80 か所もの変異が存在する．この変異の多さは，広域中

和抗体を産生する B 細胞が数回にわたって異なる抗原によって誘導された体細胞変異を経てきたことを示している（p.236 の 9-7 項参照）．通常の抗体と異なり，広域中和抗体は CDR ループだけでなくフレームワーク領域にも変異を獲得しており，これが複数の HIV を中和するのに役立っている．さらに顕著な特徴として，広域中和抗体は抗体の H 鎖 CDR ループが通常よりも長くなるような可変領域の塩基の挿入や欠失を獲得している．この長い CDR ループは，ウイルスのスパイクを遮蔽している糖鎖を貫いて抗体が gp120 に結合できるようにしている．また，広域中和抗体の中には構造的に異なるさまざまな抗原分子に反応するものもあり，この特性は**多反応性**（polyreactive）と呼ばれる．このような抗体は両方の抗原結合部位が異なる抗原に，すなわち片方が gp120 に，もう片方がウイルスや感染細胞の別の成分に結合する可能性が高いと考えられている．これは，HIV の表面にはスパイクタンパク質が 15 個，エンベロープタンパク質が 45 個しか存在しないためである．ウイルスのスパイク数が少ないこととスパイク内の 3 コピーの gp120 と gp41 の配置を考えると，1 つの IgG 分子における 2 つの Fab 領域が，2 つの gp120 あるいは gp41 エピトープにとどく可能性は低い．例えば，ある多反応性抗体は CD4 と gp120 の両方に結合し，片方の Fab が gp120 にもう片方が CD4 に結合して，これら 2 つの分子に架橋を形成することができる．

現在，広域中和抗体に関して 2 つの相補的な臨床応用研究が進行中である．1 つ目は，このような広域中和抗体を誘導するワクチンの開発であり，2 つ目は感染者や感染のリスクに曝されている人への広域中和抗体の受動免疫である．現時点では，広域中和抗体がうまく実用化されると，HIV の流行が最終的には制御できるだろうとの，慎重ではあるが楽天的な見方がなされている．

広域中和抗体は HIV のスパイクに結合する

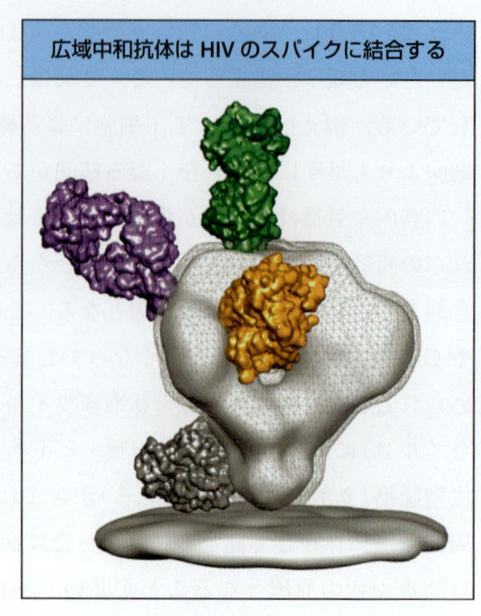

図 13.32　広域中和抗体は，三量体としてスパイクを構成する HIV エンベロープ糖タンパク質の 4 つのエピトープを認識する
広域中和抗体は多種類の HIV に対して防御機能を発揮する．これらの抗体は，ウイルスの機能的結合に必須のエンベロープ糖タンパク質の保存された部位に作用する．橙色の抗体は HIV の CD4 結合部位に結合している．緑色の抗体は gp120 の V1 および V2 超可変ループの保存された部位に結合している．紫色の抗体はスパイクを保護する糖鎖（グリカン被膜）の保存された部位と gp120 の V3 超可変ループに結合している．灰色の抗体は gp41 に結合している．（図は Louise Scharf の厚意による）

まとめ

この 30 年でヒト免疫不全ウイルス（HIV）による感染症が世界中で流行し，2,500 万人以上が死亡している．HIV は CD4 T 細胞，マクロファージ，樹状細胞に感染し，CD4 糖タンパク質を受容体として，ケモカイン受容体 CCR5 を補助受容体として利用する．HIV 感染症の主な病態は，ゆっくりと CD4 T 細胞を破壊し続けることであり，これが最終的に，後天性免疫不全症候群（AIDS）として知られる重篤な T 細胞性免疫不全症に結びつく．CD4 T 細胞は正常機能の一環として増殖し，死滅と増殖が継続的に繰り返される．このような特性があるので，HIV はヒト体内で長期にわたり持続感染でき，患者も比較的健康な状態を維持することになる．この性質が感染の拡大を助長しており，その感染は主に性行為によるものである．AIDS を発症した患者は，さまざまな程度の日和見感染症や，頻度はかなり低いがウイルス関連腫瘍に苦しめられることになる．

補助受容体の CCR5 を欠損している一部の人は HIV 感染に対して抵抗性を示す．また，HIV 感染者の中には，わずかではあるが，ウイルスを制御し健康を維持できる人もいる．特定の HLA-B 遺伝子と KIR 遺伝子をもつことが，この HIV を制御する能力と関係する．1997 年までは HIV 感染は死を意味していたが，この年に，ウイルスの複製に必要な酵素を阻害する個々の薬剤を組み合わせて行う HAART 療法（高活性抗レトロウイルス療法）が開発された．このきわめて有効な治療法によって AIDS の発症が抑えられ，HIV 感染者が通常の寿命まで生きられるようになった．

一度 HIV に感染した人の体内からウイルスが完全に排除されることはない．HIV はヒトのゲノムを壊して自らのゲノムを組み込むうえ，自身のゲノムに素早く変異を起こすので，宿主の免疫応答をたやすくすり抜けてしまう．この HIV の戦略は 30 年にわたって HIV ワクチンの開発を阻んできた．感染者の中には，HIV 感染から数年後にさまざまな種類の HIV を広範囲に中和できる抗体を少量ではあるが産生できる人がいる．この種類の抗体は HIV に対するワクチンや受動免疫の新しい戦略として注目されている．

第 13 章のまとめ

ヒトとの長年にわたる関係の中で，病原体は人体を最大限うまく利用するための仕組みを発達させてきた．実際，病原体は宿主の免疫防御を乗り越えて病気を起こす微生物と定義されている．病原体が宿主体内で適応する方法の 1 つは，病原体が自らを変化させて免疫応答を回避しようとするものである．すなわち，免疫系が病原体に適応してより効果的な反応を起こすのを防ぐという方法である．2 つ目の適応法は，免疫応答を弱めたり妨害したりする方法である．病原体はそのような適応法を複数もっており，免疫系をうまく働かせないようにするための仕組みをゲノムの中にたくさん備えている病原体も存在する．病原性が非常に強いものが賢い病原体というわけではない．サイトメガロウイルスとの関係からみられるように，致命的ではない通常みられる宿主 - 病原体関係は，一般的に長い年月を経て進化してきたものである．しかしこのような病原体であっても，免疫系が障害された状態では生命を脅かすような病気を引き起こしかねない．

原発性免疫不全症は，免疫系の発達や機能に必要な遺伝子の異常によって起こる．免疫不全症は原因となる遺伝子異常によって，特定の病原体にのみ感受性が高くなる程度のものから，適応免疫がほぼ完全に機能せず広範囲の病原体に感染しやすくなるものまでさまざまである．最も重篤な原発性免疫不全症はきわめてまれであるが，そのような病気の存在はヒトが生存するうえで免疫系がいかに重要であるかを証明している．

免疫不全は，感染の結果，後天的にも起こりうる．ヒト免疫不全ウイルス（HIV）はマクロファージ，樹状細胞，CD4 T 細胞に感染し，最終的には CD4 T 細胞数が重症免疫不全すなわち後天性免疫不全症候群（AIDS）を発症させる程度にまで減少させる．この病原性のレトロウイルスがヒトを宿主としてからまだ 100 年も経っていないが，その効果的な生存戦略は他の霊長類を宿主としてきた間にすでに獲得されていた．HIV に感染したほとんどの人々は，何年間もはっきりした病気の症状がないままで過ごすことになる．このことが性行為による HIV の伝播に寄与しており，HIV 感染は今や世界的規模のものとなっている．ごく少数の人々は HIV に対して抵抗性を示す．その要因としては，細胞が性質的にウイルスの侵入を拒むものであったり，HLA や KIR，その他の免疫系に関わる遺伝子が HIV の感染を制御し AIDS への進行を防ぐような多型であったりすることが挙げられる．複数の抗レトロウイルス剤を組み合わせた治療法の開発により，AIDS の発症を防ぎ HIV に感染した患者の寿命を延ばすことができるようになった．また，HIV に対する有効なワクチンは開発されていないものの，広域中和抗体を含め新たな能動免疫・受動免疫の戦略が研究されている．

本書には，各章で学んだことの理解をより深めるために演習問題が用意されている（http://www.medsi.co.jp/e-meneki3/）．アクセス方法については「概略目次」の次の頁も参照．

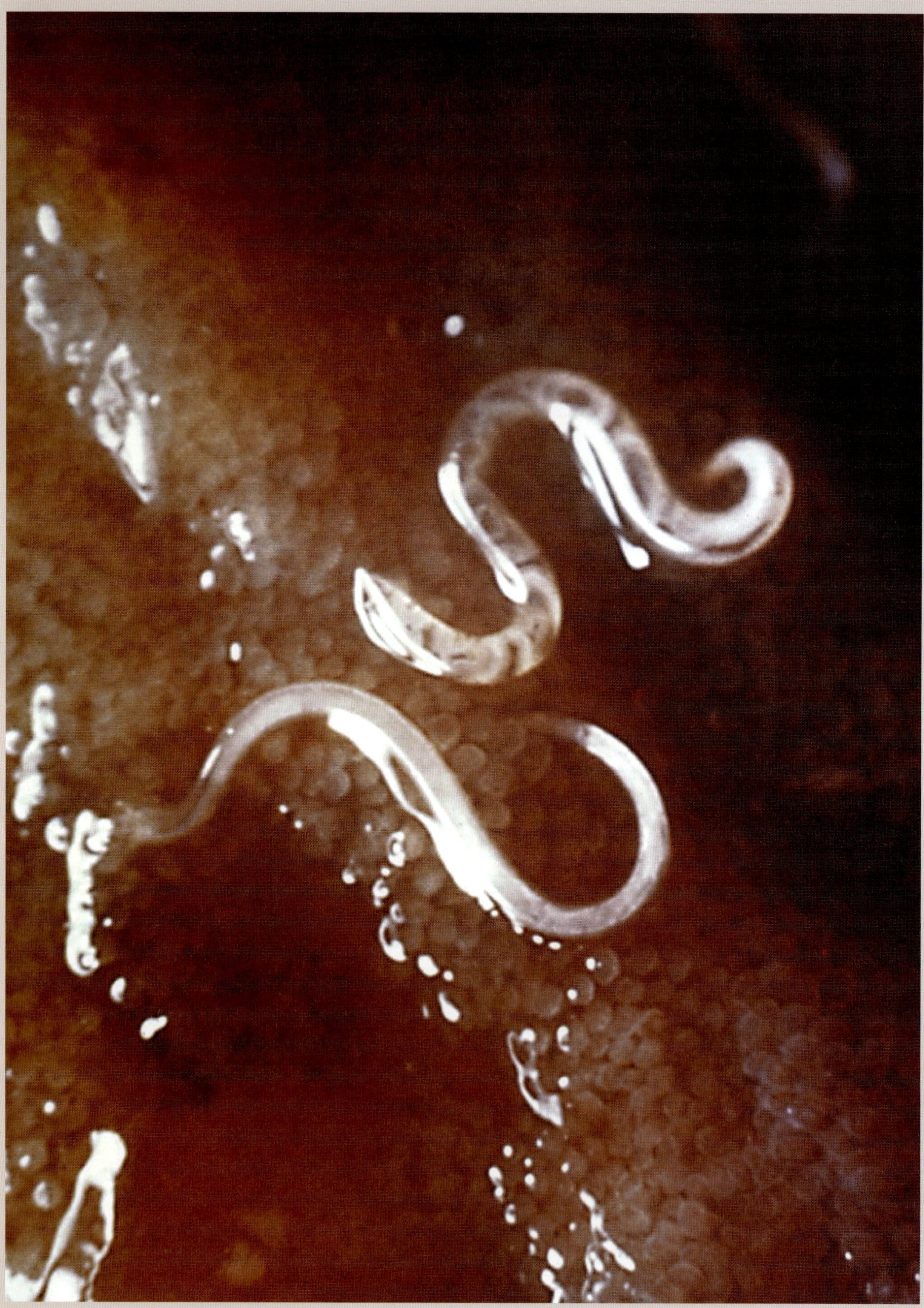

小腸に寄生した鉤虫.

第14章

IgE 介在性免疫とアレルギー

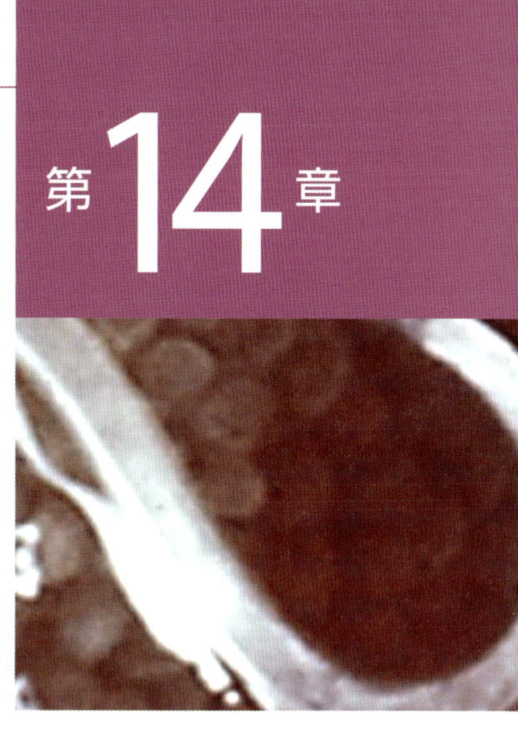

免疫系が防御機能を果たすには，感染性物質と人体由来の物質を識別する機構が重要である．この機構により免疫系は自己に寛容になりつつも，病原性物質を異物として認識することができる．感染性物質のほかに，ヒトは毎日多くの無害な異物とも接触している．これらの多くは動植物に由来する抗原であり，食物中や生活環境中に存在している．大半の人ではこれら無害な異物と接触しても，炎症が惹起されたり適応免疫が刺激されたりすることはない．このような状況においては，免疫系は危険な異物と無害な異物を見分けていると考えられる．

しかしながら，環境や個人の体質によっては，ある種の無害な分子によって適応免疫が活性化され免疫記憶が形成されてしまうことがある．そしてその抗原に再び曝露された際に，炎症が惹起され，組織が傷害されてしまう．この組織損傷は，感染症状に匹敵するほどの自覚症状を引き起こし，軽度で済む場合もあるが，最悪の場合には生命を脅かすことになる．このような無害な環境抗原に対する免疫系の過剰反応を**過敏反応**(hypersensitivity reaction)あるいは**アレルギー反応**(allergic reaction)といい，このような反応を惹起する環境抗原を**アレルゲン**(allergen)という(図 14.1)．アレルゲンによって引き起こされる状態は過敏状態(hypersensitivity)あるいは**アレルギー**(allergy)と呼ばれる．アレルギーという言葉は，“変化した反応性”という意味をもつギリシャ語から派生したものである．また，よく用いられる類似の言葉として**アトピー**(atopy)があるが，これも直訳すると“場所の外”，すなわち“普通と異なる”ということを意味するギリシャ語に由来する．アトピー体質の人はアレルギーになりやすい遺伝的な体質があり，ヨーロッパや北アメリカにおける白色人種の 40%がアトピー体質である．ここ 30 年でアレルギー疾患の罹患率は 2 ～ 3 倍に増えており，今や先進国の 10 ～ 40%の国民が何らかの環境抗原に対するアレルギーをもっているとされる．医療従事者やメディアでは，このような傾向は**アレルギーの蔓延**(epidemic of allergy)と称される．さらにこの傾向を反映するかのように，子供の世代は親の世代よりもより多くのアレルギーをもちやすいことも知られている．

14-1 適応免疫系のそれぞれ異なるエフェクター機構により，4つの型の過敏反応が起こる

すべての過敏反応は適応免疫応答の結果として起こる．免疫応答を引き起こすエフェクター機構の違いにより，過敏反応は4つの型に分けられる(図14.2)．**Ⅰ型過敏反応**(type Ⅰ hypersensitivity reaction)は，マスト細胞，好塩基球，活性化好酸球に存在する高親和性IgE受容体(FcεRⅠ)と結合したアレルゲン特異的IgEにアレルゲンが相互作用することで引き起こされる．この相互作用によりマスト細胞や好塩基球の脱顆粒が起こり，さまざまな炎症性メディエーターが放出される(図14.2，左から1番目の図参照)．Ⅰ型過敏反応は通常，花粉などの粒子状の抗原を吸入することで引き起こされる．Ⅰ型過敏反応における症状の重症度は，鼻汁分泌から呼吸困難，さらには窒息死に至るまで幅広い．Ⅰ型過敏反応はアレルゲンへの曝露後即座に起こるため，**即時型過敏反応**(immediate hypersensitivity)とも呼ばれる．

Ⅱ型過敏反応(type Ⅱ hypersensitivity reaction)は細胞表面に共有結合した小分子に対するIgG応答により引き起こされる．小分子との化学反応により，ヒトの細胞表面分子は修飾を受けて構造変化を起こし，免疫系により異物として認識されるようになる．構造変化により現れた新たなエピトープに対して，B細胞はIgG抗体を産生する．IgGが細胞表面上の抗原と結合すると，補体の活性化や食作用が起こり，結果的に炎症や組織損傷が引き起こされる．抗菌剤のペニシリンはⅡ型過敏反応を引き起こしうる小分子の一例である(図14.2，2番目の図参照)．

Ⅲ型過敏反応(type Ⅲ hypersensitivity reaction)は抗原と特異的IgG抗体が結合してできた小さい可溶性の免疫複合体により引き起こされる．これらの免疫複合体の一部は小血管や肺胞の壁に沈着し，そこで補体活性化や炎症反応を誘導して組織損傷や生理機能の低下を引き起こす．ヒト以外の動物由来の抗体やその他のタンパク質を治療薬として患者に投与する場合，Ⅲ型過敏反応が副作用として起こりうる(図14.2，3番目の図参照)．例えば，定期的にウシやブタ由来のインスリンの投与を受けていた糖尿病患者の中には，インスリンに対するⅢ型過敏反応を起こす者がいる．このため現在では，糖尿病患者には多くの場合，ヒト由来の合成インスリンが投与されている．

Ⅰ型，Ⅱ型，Ⅲ型の過敏反応はすべて抗体によって引き起こされる．それに対して，**Ⅳ型過敏反応**(type Ⅳ hypersensitivity reaction)は抗原特異的エフェクターT細胞により引き起こされる．Ⅳ型過敏反応はエフェクターT細胞の中でも，特にCD4 $\mathrm{T_H}1$細胞によって引き起こされることが多い(図14.2，4番目の図参照)．例えば，ニッケルアレルギーに特徴的な発赤，瘙痒，灼熱感を伴う皮疹はエフェクターCD4 $\mathrm{T_H}1$細胞の皮膚局所への浸潤により引き起こされる．硬貨，宝飾品，ベルトのバックルなどに含まれるニッケルと皮膚が接触すると，少量のニッケルが皮膚を透過して侵入し，二価のニッケルイオンがヒトのタンパク質中に存在するヒスチジン残基によってキレートされる．ニッケルをキレートしたアミノ酸残基を含むペプチドがHLAクラスⅡ分子により提示されると，CD4 T細胞に非自己として認識され，ニッケルと接触した皮膚のあらゆる部位が攻撃される．Ⅳ型過敏反応はCD4 T細胞以外にも，細胞傷害性CD8 T細胞によって引き起こされることがある．その例として，ツタウルシに対するアレルギー反応がある．ツタウルシの葉に触れると，ペンタデカカテコールという化学物質が皮膚を透過して，ヒトのタンパク質と反応する．このタンパク質が分解された結果生じる異常なペプチドがHLAクラスⅠ分子に提示されると，細胞傷害性CD8 T細胞による免疫応答が活性化され，ツタウルシに触れた皮膚のあらゆる部位が激しく攻撃される．

吸入物質

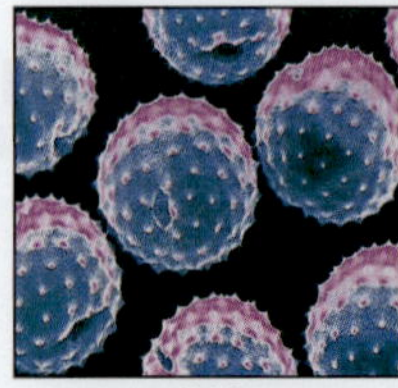

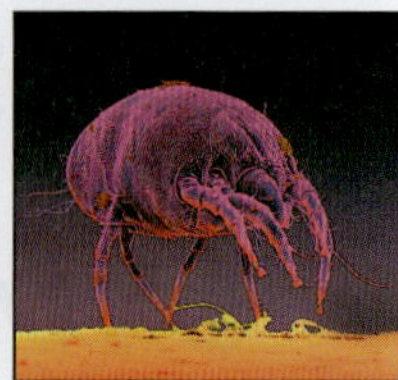
室内塵ダニの糞

刺入物質

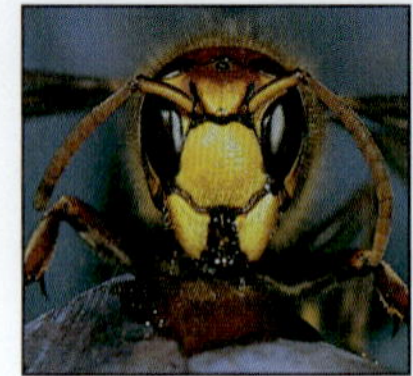
昆虫毒

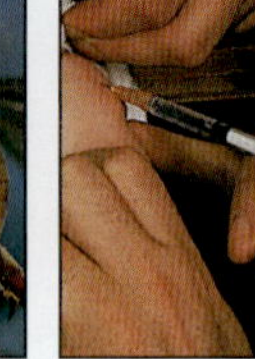

摂取物質

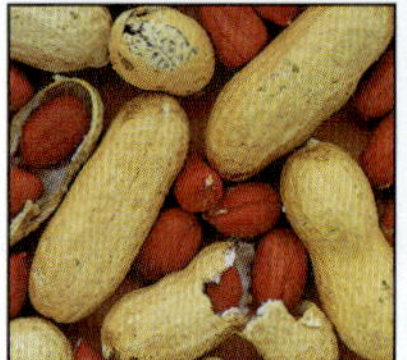
ピーナッツ

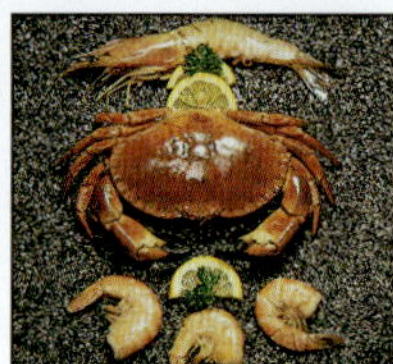
甲殻類

接触物質

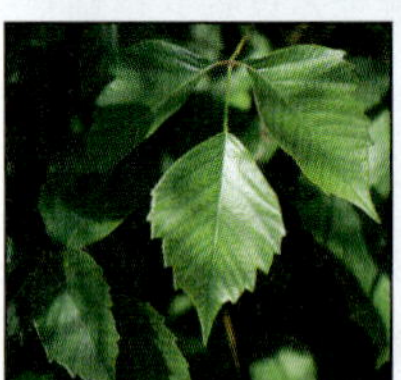
植物の油

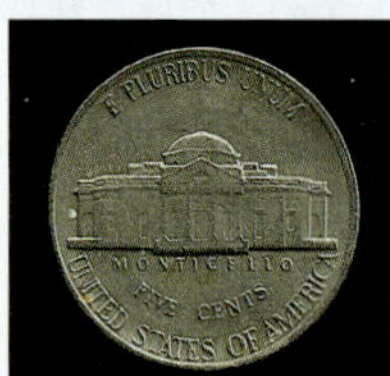
金属

図14.1 過敏反応の原因となる一般的な物質

吸入物質には，植物の花粉，ペットの鱗屑，カビの胞子，室内塵ダニの糞に存在するタンパク質などが含まれる．刺入物質には，昆虫毒，ワクチン，薬剤，単クローン抗体などの治療薬内のタンパク質などが含まれる．摂取物質には食物や内服薬が含まれる．接触物質には，植物の油，植物や化学合成物質を原料とした工業製品，ニッケルなどの金属イオンが含まれる．

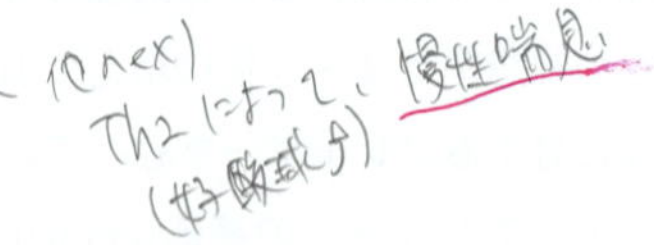

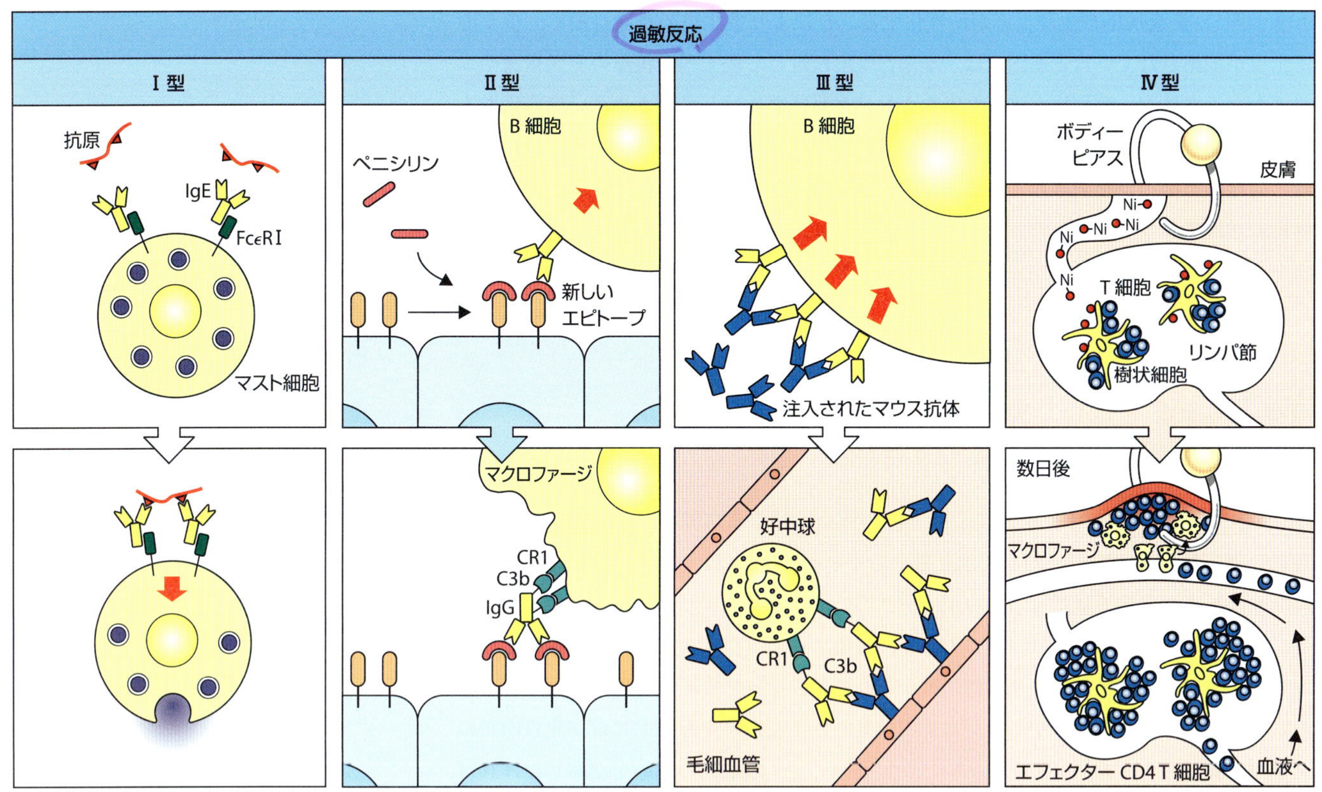

図 14.2 過敏反応は，それを引き起こすエフェクター機構によって4つの型に分類される

左から1番目の図：I型過敏反応は可溶性のアレルゲンとそれに特異的なIgEの相互作用によってマスト細胞が脱顆粒することで引き起こされる．2番目の図：II型過敏反応は細胞表面のタンパク質が化学修飾を受けることで現れた新たなエピトープに対するIgG抗体反応によって引き起こされる．図は抗菌剤であるペニシリンがヒトの細胞表面タンパク質を化学修飾することで新たなエピトープを作り出す様子を示している．3番目の図：III型過敏反応は治療薬として投与されたマウス単クローン抗体などの可溶性の外来タンパク質に対するIgG抗体反応によって引き起こされる．これにより免疫複合体が形成され，それが組織に沈着すると，補体の結合や食細胞による攻撃が起こる．4番目の図：IV型過敏反応は多くの場合CD4 T細胞によって引き起こされる．外来性タンパク質のエピトープや化学修飾を受けたヒトのタンパク質に由来するペプチド〔図では，ニッケル(Ni)で修飾されたペプチドを示す〕がMHCクラスII分子に提示されてT細胞が反応を起こす．

IV型過敏反応は抗原曝露後から1～3日経たないと顕在化しないことから，**遅延型過敏反応**(delayed-type hypersensitivity)とも呼ばれる．それに対し，II型やIII型の過敏反応は抗原曝露後，数時間で認められる．I型過敏反応はアレルギー疾患に特有の現象であるのに対し，II型，III型，IV型の過敏反応は炎症性疾患や自己免疫疾患として，あるいは組織や臓器の移植後の免疫応答において認められる．このため，本章では以後IgEを介するアレルギーに焦点を当てて解説し，それ以外のII型，III型，IV型の過敏反応については，第15章と第16章で説明する．

防御免疫とアレルギーに共通する機構

IgEの生理学的な役割は，マスト細胞，好塩基球，好酸球と協働して多細胞寄生生物，特に蠕虫の感染を制御することである(p.285の10-16項参照)．寄生虫特異的なIgE抗体は一次免疫応答で産生され，マスト細胞のFc受容体上に結合する．2度目の寄生虫感染では，抗原がIgEに架橋することでマスト細胞の脱顆粒を引き起こし(p.248の図

9.19 参照)，炎症反応や生理反応が活性化することにより寄生虫の排除に働く．多くの寄生虫が根絶されている先進国では，本来寄生虫に対して働くべき抗原の認識機構やエフェクター機構が，動植物由来の無害なタンパク質抗原に対して働きやすい傾向にある．無害な抗原への曝露によって起こる免疫応答には生体にとっての利益はなく，急性感染時と同様の組織損傷を引き起こすのみである．このような場合には，IgE，マスト細胞，好塩基球はアレルギー疾患を引き起こす原因となり，アレルゲンと出会うたびに病的症状をもたらす．本節では寄生虫感染の制御とアレルギー疾患の発症に共通する IgE を介した免疫機構について解説していく．

14-2 IgEを介した免疫応答は多細胞寄生生物に対する防御に働く

IgE 抗体は，蠕虫やその他の多細胞寄生生物の感染に対する防御を担う T_H2 細胞による適応免疫応答において中心的な役割を果たしている(図 14.3)．寄生虫は他の病原体と異なり，ヒトの体内では増殖しないが，生活環の中で一時的にヒトの体内に入り寄生する．寄生虫は多細胞生物(後生動物)であり，細菌，真菌，ウイルス，原生動物などの病原体と比べれば生物学的にも化学的にもかなりヒトに近い．このため寄生虫は本来，他の病原体と比べても抗原性が低く，寄生虫に対して免疫応答を起こすには寄生虫由来のタンパク質とそれと相同なヒトのタンパク質とのアミノ酸配列の違いを認識しなければならない．さらに困難なことに，寄生虫は大きすぎるためマクロファージや好中球によるファゴサイトーシス(食作用)が行えず，寄生虫をすぐに排除することができない．このため寄生虫排除の際には，物理的な力により寄生虫を体外へ排出するという戦略がとられる．具体的には，咳，くしゃみ，鼻水，嘔吐，下痢，痒みにより引っ掻くこと，さらには粘液の量を増やすことにより寄生虫を排出しやすくしている．寄生虫に対するこのような免疫応答は主に粘膜組織で起こり，T_H2 細胞が関与している．T_H2 細胞は B 細胞の IgE へのクラススイッチを補助する．産生された寄生虫抗原に特異的な IgE は，好塩基球，好酸球，マスト細胞と結合することで寄生虫特異的受容体としての機能を発揮し，炎症細胞が特定の寄生虫抗原に対し反応できるようになる．寄生虫抗原が IgE と結合するとマスト細胞の脱顆粒が引き起こされ，さらにマスト細胞，好塩基球，好酸球が協働して働くことで爆発的な炎症反応が引き起こされる．この強力な炎症により，組織に埋まりこんだ寄生虫を追い出し，宿主であるヒトの体内から寄生虫を排出することができる．この方法では寄生虫を体内から完全に排除することはできないものの，体内の寄生虫の数を減らし，寄生虫感染による症状を緩和させることができる．

熱帯諸国では寄生虫感染が流行しており，全世界で 15 億人以上の人が重症かつ持続的な蠕虫感染にかかっている(図 14.4)．蠕虫感染の普遍的な特徴は CD4 T 細胞による T_H2 応答が刺激されることであり，これにより IgE の高値，血中の好酸球数の増加，組織でのマスト細胞数の増加が引き起こされる．この IgE のうち，寄生虫に特異的なものはごく一部であり，その他は多様性に富んでいる．このことから，寄生虫感染による B 細胞や T 細胞の活性化は，多クローン性であり抗原非特異的に起こると考えられる．しかしもう 1 つの説として，寄生虫に対する免疫応答は抗原特異的であるが，産生される IgE の親和性が検出限界より低いという可能性も考えられ，どちらの説が正しいかはまだわかっていない．蠕虫に感染した人は IgE の種類も量も豊富に存在するにもかかわらず，アレルギー疾患に苦しむことはまれである．

蠕虫に対する適応免疫応答に関わる典型的な成分	
T 細胞	CD4 T_H2 細胞
サイトカイン	IL-3，IL-4，IL-5，IL-9，IL-10，IL-13
抗体	IgE，IgG1，IgG4
エフェクター細胞	増殖した好酸球，好塩基球，マスト細胞

図 14.3 T_H2 細胞による適応免疫に重要な細胞や分子

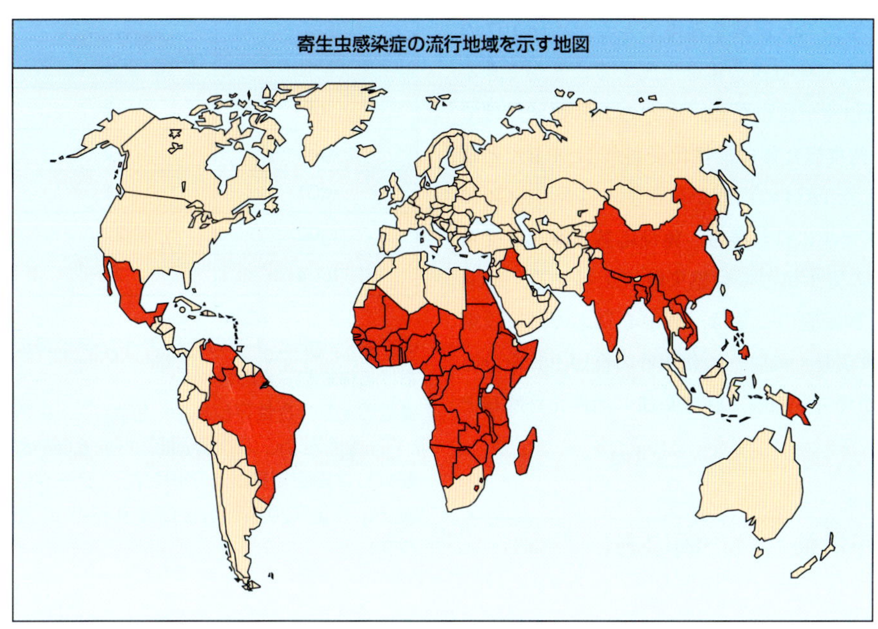

図 14.4　世界における寄生虫感染症流行地域の分布
地図上の赤色に塗られた地域では，5 種以上の寄生虫感染症が流行している．

14-3　IgE 抗体は一次免疫応答の初期と後期に現れる

抗原に対する一次免疫応答では，IgM はまず IgG や IgE にクラススイッチされる．反応性 B 細胞の多くは IgG3 へとスイッチし，IgE へとスイッチするものは少数である．IgE にクラススイッチした B 細胞はすぐに胚中心を出て形質細胞へと分化する．このため，初期に産生される IgE にはほとんど，あるいはまったく体細胞変異がなく，抗原に対する親和性は低いか，検出限界以下である．IgG の 4 つのアイソタイプへのクラススイッチは，C 領域遺伝子が免疫グロブリン H 鎖遺伝子座において位置しているのと同じ順番，すなわち IgG3，IgG1，IgG2，IgG4 の順で起こる（図 14.5）．この順番で，胚中心反応の時間が長くなり，体細胞変異が多くなり，その結果抗体の親和性も高くなる．図 14.6 は 10 人の重症アレルギー患者において IgE と 4 つの IgG サブタイプにおける体細胞高頻度変異の数を比較したものである．これらのアイソタイプを変異が少ないものから並べると IgE，IgG3 < IgG1 ≈ IgG2 < IgG4 となる．適応免疫応答の初期相には IgM，IgE，IgG3 が関与している．これらのアイソタイプは短命であり（p.103 の図 4.29 参照），それぞれ補体の活性化，マスト細胞の脱顆粒，食作用を引き起こし，炎症性のエフェクターとして機能する（p.244 の 9-11 項，p.247 の 9-13 項参照）．適応免疫応答の後期相では，これらのアイソタイプから IgG1，IgG2，IgG4 へとスイッチする．これらのアイソタイプはより長命であり，炎症性が低く，免疫複合体を生成しやすい．IgG4 は最後に作られる IgG アイソタイプであり，寄生虫感染時など抗原が持続的に残っている場合に産生されやすい．IgG4 は補体活性化を起こせず，抑制性受容体である FcγRⅡB

図 14.5　ヒト 14 番染色体上の免疫グロブリン H 鎖 C 領域遺伝子の構成
V，D，J 遺伝子断片の下流には 9 つの C 領域遺伝子と 2 つの偽遺伝子が存在する．μ，δ 鎖遺伝子の後には 2 つの重複遺伝子ユニットが存在し，それぞれのユニットには γ，ε，α 鎖遺伝子や偽遺伝子が含まれる．重複遺伝子ユニットⅠに含まれる遺伝子は免疫グロブリンアイソタイプの中でもより炎症性の高い遺伝子をコードしている一方，重複遺伝子ユニットⅡに含まれる遺伝子は非炎症性で，T_H2 細胞応答との関連性が高い．

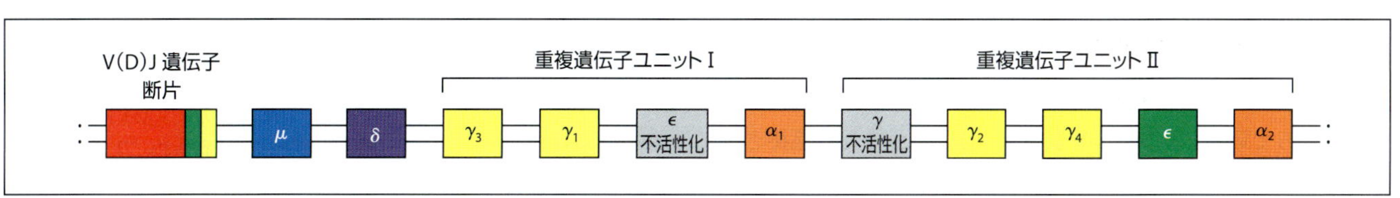

と結合しやすい．IgG4分子は異なる特異性をもつFab領域を獲得できるため(p.107の図4.35参照)，異なる2つの抗原と架橋を形成して免疫複合体を生成することができる．IgG4抗体は，IgGアイソタイプの中で最も親和性が高いため，片方のFab領域だけでも抗原と強く結合し架橋することができる．免疫複合体に活性化受容体FcγRⅡAと結合したIgG1と抑制性受容体FcγRⅡBと結合したIgG4の両方が存在する場合，IgG4による抑制性シグナルがIgG1による活性化シグナルに打ち勝ち，免疫応答を減速させる(**図14.7**)．血清中のIgG4値は蠕虫やその他の寄生虫の慢性感染時に上昇する．IgG4をはじめとする高親和性IgGを産生していたB細胞の一部は，胚中心反応の最終段階においてIgEへとクラススイッチする．これにより，抗原への親和性の高いIgEを分泌する形質細胞が分化し，この高親和性のIgEがマスト細胞，好塩基球，活性化好酸球との結合に用いられる．

抗体アイソタイプ	H鎖V領域の体細胞変異数の平均
IgE	12
IgG3	18
IgG1	21
IgG2	22
IgG4	27

図14.6 IgEと4つのIgGアイソタイプにおける体細胞変異の数
重症のIgE介在性アレルギー患者10人において，IgEとIgGの遺伝子配列を約6,000個解析し体細胞変異数を平均した．(データはWang et al. (2014) *PLoS ONE* 9:e89730を改変)

14-4 アレルギーは寄生虫感染が排除された国において流行している

アレルギーの流行は先進国の人々において認められる．これらの国では寄生虫感染はまれであり，寄生虫感染と診断されるのは熱帯諸国からの渡航客，移民，帰国した観光客のみである．一方，アレルギーは比較的最近になって先進国で認められるようになった現象であり，過去150年におけるアレルギーの発生は，食品や水の衛生環境の向上，個人衛生の向上，医学の進歩，寄生虫感染の原因となる生物の排除と相関している．ヒトの体内から蠕虫やその他の寄生虫が排除されると，IgE介在性免疫系が反応すべき相手や注視すべき対象がいなくなってしまう．このように生態のバランスが崩れたことで，T_H2細胞応答が本来と異なる相手に引き起こされ，その強大な炎症反応がもはや寄生虫感染ではなく無害な環境抗原に向けられるようになってしまった．このため，寄生虫感染の罹患者数と，アレルギー疾患の罹患者数は逆相関する．

寄生虫感染とアレルギー疾患との関連が，原因と結果の関係にあるということが1989年に**衛生仮説**(hygiene hypothesis)の中で提唱された．この仮説では，衛生環境の改善や感染予防のためのワクチン接種の普及，さらに感染終息のための抗菌剤使用の増加によりアレルギーの流行が引き起こされたと提唱されている(**図14.8**)．子供は親より感染症にかかる回数も少なく症状も軽いため，子供の免疫系は教育や練習が十分でなく，緻密な制御ができていない状態にある．すなわち，実際の感染に対処する経験が不足しているため，感染がありもしないときでも危険と認識してしまう傾向にある．衛生仮説が最初に提唱されて以来25年間で収集された疫学データはすべて，寄生虫感染症根絶の成功による意図せざる結果としてアレルギーの流行が起こったという仮説と矛盾しない．このような認識から，現在では重症アレルギー疾患患者に治療として，制御下で意図的に蠕虫に感染させることも検討されている．

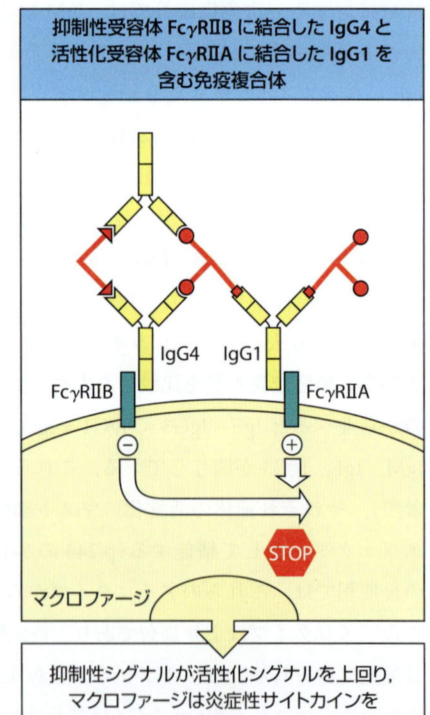

図14.7 抑制性受容体FcγRⅡBによる，活性化受容体FcγRⅡAの抑制
IgG1は2つのFab領域が同じ1つのエピトープとしか結合できないが，IgG4は2つの異なるFab領域をもちうるため，2つの異なるエピトープと結合できる．

14-5 IgEはIgGと対照的な性質をもつ

IgEとIgGは共通の祖先をもっており，そこから両者が分かれて，異なる構造や機能をもつようになった．IgEはIgGや他のアイソタイプの抗体と異なる，いくつかの重要な特徴をもっている．1つ目の特徴は，IgEは血中で長く保持されずに組織中に蓄積していることである．組織中でIgEはマスト細胞上の高親和性IgE受容体**FcεRI**と結合している(p.247 の 9-13 項参照). この受容体は四量体であり，IgE 結合部位をもつ α 鎖とIgE の架橋によるマスト細胞活性化のシグナル伝達に重要な 3 つの鎖(β 鎖と 2 つの γ 鎖)からなっている(図 14.9).

2 つ目の重要な特徴は，IgE は三次元構造が IgG と大きく異なることである. IgG, IgE のどちらも 2 つの H 鎖と 2 つの L 鎖で構成されているが，IgG は左右対称の Y 字型の構造をとるのに対して，IgE は折れ曲がって左右非対称な“エビ状”の構造をとっている. この折れ曲がった構造により，H 鎖の N 末端と C 末端との距離は Y 字型をとった場合の半分程度まで近づいている(図 14.9 参照). この違いを生む原因は，IgE の $C_\epsilon 2$ ドメインにある. IgG には $C_\epsilon 2$ ドメインに相当する領域がなく，IgG において柔軟性を保つヒンジ領域が IgE では硬い構造に変わっている. このため，IgE の Fab 領域は，IgG と比べて抗原を捕捉する際の動きの自由度が低くなっている. IgE の FcεRI への結合には，IgE の $C_\epsilon 3$ 領域のうちの 1 つと，受容体の α 鎖の細胞外領域である 2 つの免疫グロブリン様ドメインが関与している. これらのタンパク質相互作用が生じる表面は，主として疎水性アミノ酸で構成されているため，IgE と FcεRI の相互作用は他の Fc 受容体よりも親和性が高く($K_d \approx 10^{10} \sim 10^{11}\ M^{-1}$)，基本的には不可逆性である. IgE は他の免疫グロブリンと異なり，抗原が存在していなくても高親和性受容体と結合することができる. IgE が受容体と結合することで，IgE の立体構造はさらに折れ曲がった形へ変化し，抗原結合部位がマスト細胞表面から突出して抗原の捕捉が行いやすいようになっている(図 14.9 参照).

好塩基球にも，マスト細胞と同様の四量体の FcεRI が発現している. 好塩基球は組織に常在するマスト細胞と多くの共通点をもつが，好塩基球は通常血中を循環しており，炎症時に組織へと浸潤して機能を果たす. また，マスト細胞に発現している四量体の FcεRI と異なり，1 つの α 鎖と 2 つの γ 鎖からなる三量体の FcεRI が，サイトカインにより活性化された好酸球，単球，平滑筋細胞，血小板など多くの細胞種で発現している.

衛生仮説

過剰な衛生環境は子供が共生微生物や病原微生物，さらには他者や動物と接する機会を減らす

ワクチン接種は自然感染によって免疫系が発達し，感染を終息させる経験を積む機会を減らす

感染を終息させるために抗菌剤に依存しすぎることは，感染終息のために免疫系が動員され，自己と外来病原微生物とを識別する教育を受ける機会を減らす
抗体は薬剤耐性をもったスーパー細菌を選択的に生き残らせることになり，免疫系では太刀打ちできなくする

子供の免疫系の発達が抑制される
免疫系が実際の感染に対処するための教育，訓練，経験が不足する
免疫系が実際にはない感染に対処しているような状態となり，さまざまなアレルギー疾患が引き起こされる

図 14.8 衛生仮説

14-6 IgE と FcεR I はマスト細胞に多様な抗原特異的受容体を与える

IgE による一次免疫応答が鎮静化し，通常の方法で抗原が除去されると，抗原と出会わなかった抗原特異的 IgE は Fc 領域を介して組織マスト細胞上の FcεRI と結合する. マスト細胞は長命である一方，好塩基球は短命であるため，マスト細胞のみが抗原特異的 IgE を貯蔵庫として維持することができる. この貯蔵庫は一次免疫応答の記憶を担っている. IgE と FcεRI の相互作用の長所は，組織マスト細胞の FcεRI がさまざまな抗原特異性をもつ IgE で満たされることである. このように IgE で覆われることにより，マスト細胞には多様な抗原受容体が与えられる. これが自然免疫と適応免疫の戦略が結びついたもう 1 つの状態である(第 12 章参照). 1 つの抗原特異性をもつ抗体の産生にしか関われない B 細胞と異なり，マスト細胞はさまざまな抗原特異性をもつ IgE を受動的に獲得する(図 14.10). これは，自然免疫系のマクロファージ，樹状細胞，NK 細胞が病原体に対する多様な受容体をもっていることに似ている. さまざまな IgE の獲得によりマスト細胞は B 細胞よりも多才になり，マスト細胞は構造的にも生物学的由来においても多様な抗原と反応できるようになる. さらに，マスト細胞は B 細胞よりも抗原に対して素早く効率的に反応することができる. 抗原が存在しない状況でも，マスト細胞は事前に合成した炎症性メディエーターを内包した顆粒を蓄えており，2 回目に抗原と出会うと，抗原がマスト細胞上の IgE と結合して炎症性メディエーターを放出する

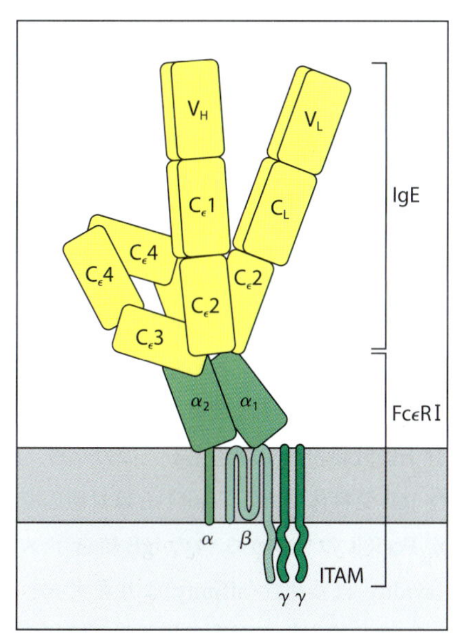

図 14.9 FcεRI と結合した IgE の構造

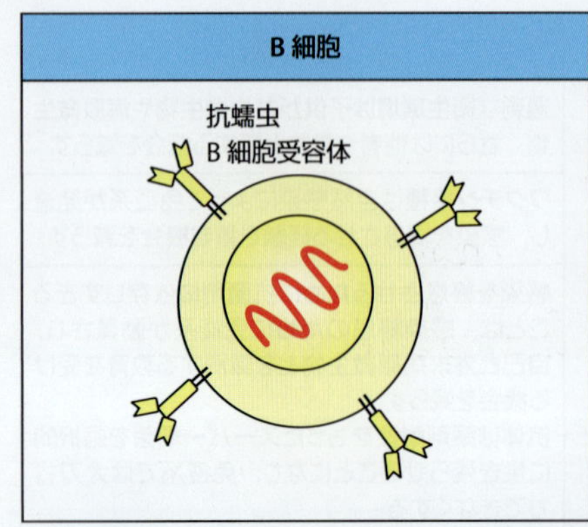

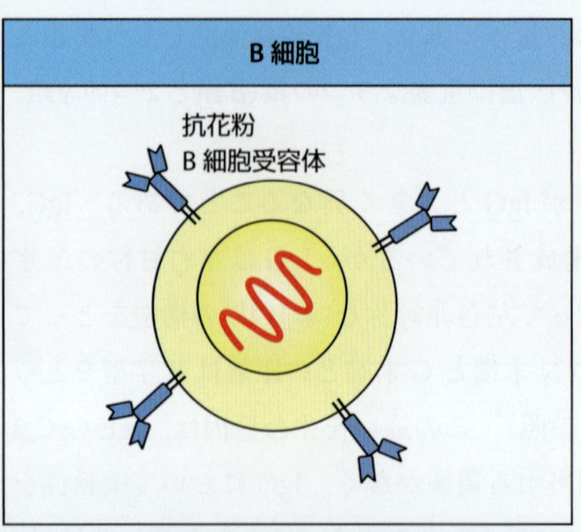

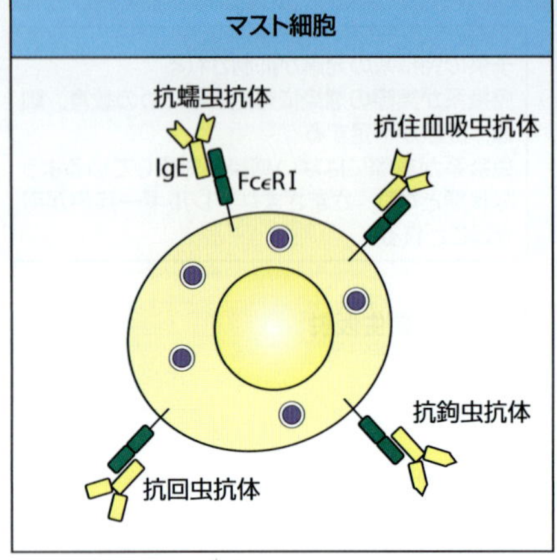

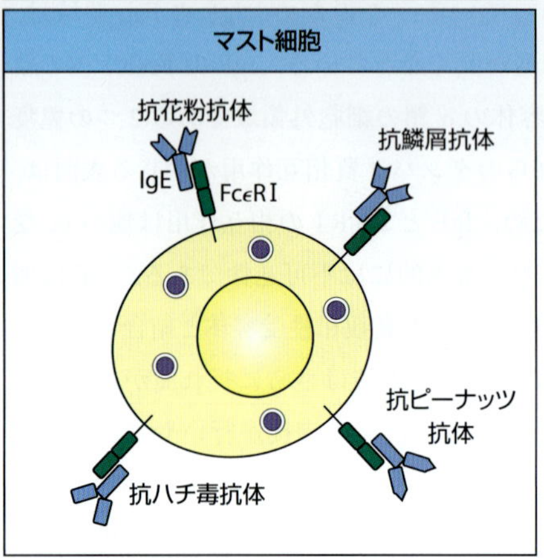

図 14.10　マスト細胞と B 細胞における寄生虫やアレルゲンに特異的な抗原受容体の多様性の比較
クラススイッチした B 細胞は単一の抗原やアレルゲンに特異的な IgE 分子を 1 種類だけ産生するようにプログラムされている(上図). マスト細胞は，異なる B 細胞が産生したさまざまな特異性をもつ IgE 分子を受動的に獲得して，細胞表面上に存在する IgE の Fc 受容体(FcεRI)に結合させる(下図). 1 つのマスト細胞は約 50 万個の FcεRI 分子を細胞表面に発現しているため，さまざまな異なる種類の IgE を高密度に結合させることができる. 一方，B 細胞は 5 ～ 10 万個の B 細胞受容体しかもっていない. 左図：蠕虫に感染したアフリカ人における抗蠕虫 IgE 抗体を示す. 右図：アレルギーに罹患したヨーロッパ人における抗アレルゲン IgE 抗体を示す.

(図 14.11). この最初の脱顆粒は抗原が IgE と結合してすぐに起こり，それに引き続いてより多くの種類の炎症性メディエーターの合成が誘導される.

14-7　FcεRⅡはIgEのFc領域に対する低親和性受容体であり，B細胞によるIgE産生を制御する

FcεRI が IgE のエフェクター機能に関わるのに対して，もう 1 つの活性型 Fcε 受容体 **FcεRⅡ** (CD23) は IgE の産生や循環血中の IgE の維持に関与する. FcεRⅡの構造や機能的特徴は FcεRI とまったく異なる(図 14.12). これらの 2 つの受容体は IgE の Fc 領域の異なる部位に結合するが，同一の IgE 分子に 2 つの受容体が同時に結合することはできない. それは IgE が FcεRⅡと結合すると Fc 領域の立体構造が変化し，構造的に FcεRI と結合できなくなるためであり，その逆もまた然りである. FcεRⅡは CD23 ポリペプチドのホモ三量体で，CD23 は C 型レクチン様ドメインと長く伸びた茎部をもつ(図 14.12 参照). この三量体は小さな花束のような構造をしており，それぞれの花の部分に IgE 結合ドメインをもち，茎部は束になりオリゴマーを形成し，細胞質ドメインはシグナル伝達分子と会合している. 3 つの CD23 ポリペプチドはそれぞれが異なる IgE 分子に低親和性で結合する. このため，FcεRⅡは低親和性 IgE 受容体と呼ばれ，高親和性 IgE 受容体である FcεRI とは対照的である. しかしながら，IgE と抗原の免疫複合体が FcεRⅡの 2 つか 3 つの IgE 結合ドメインに結合した場合には，抗体の結合活性(avidity)は親和性(affinity)よりもずっと高くなり，FcεRI と同程度の結合活性になる.

FcεRⅡは細胞表面受容体として機能するだけでなく，IgE の可溶性受容体や，抗原と IgE の免疫複合体の受容体としても機能する. ADAM10 と呼ばれる細胞表面プロテアー

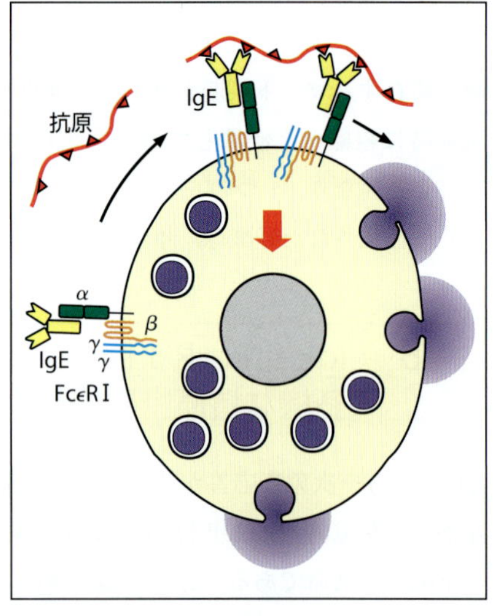

図 14.11　抗原と IgE によりマスト細胞表面上の FcεRI が架橋されると，マスト細胞の活性化と脱顆粒が惹起される
高親和性 IgE 受容体(FcεRI)は 1 つの α 鎖，1 つの β 鎖，2 つの γ 鎖からなる. IgE 結合部位は α 鎖の細胞外領域である 2 つの免疫グロブリン様ドメインで形成される. β 鎖と，ジスルフィド結合した 2 つの γ 鎖はその大部分が細胞内に存在し，シグナル伝達に携わっている. IgE 分子は抗原が存在しなくてもマスト細胞上の FcεRI と結合できる. IgE 分子に抗原が結合すると，IgE と受容体は架橋される. これにより，シグナルが伝達され，マスト細胞は即座にヒスタミンなどの炎症性メディエーターを含む顆粒(紫色)を放出する.

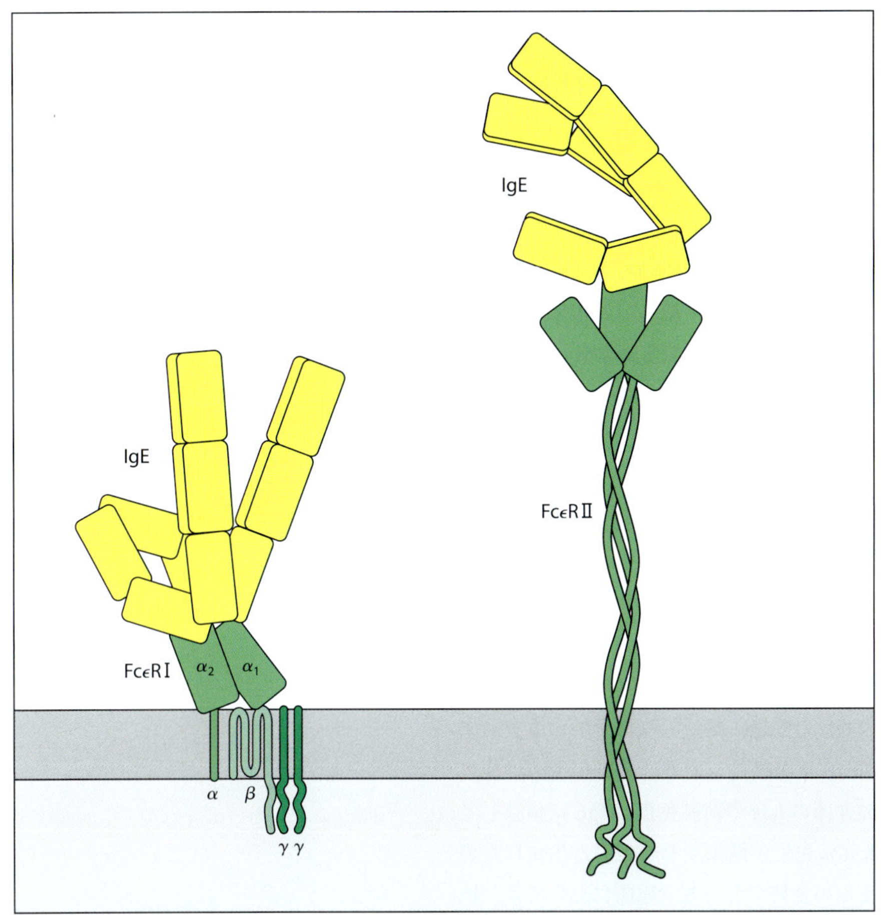

図 14.12 FcεRⅠ と FcεRⅡの構造の比較
FcεRⅠ は IgE 結合部位をもつポリペプチド鎖（α 鎖）とそれと会合したシグナル伝達を担うポリペプチド鎖（β 鎖と γ 鎖）からなる．FcεRⅡ は 1 種類のポリペプチド鎖の三量体であり，それぞれのポリペプチド鎖に細胞外の IgE 結合ドメインと細胞内のシグナル伝達ドメインの両方が含まれる．

ゼによって CD23 ポリペプチドのさまざまな部位が切断されると，単量体あるいは三量体の可溶性 CD23 ができる．ADAM10 は**シェダーゼ**（sheddase）と呼ばれるタンパク質ファミリーの 1 つである．シェダーゼは膜タンパク質から可溶性のタンパク質を切り落とす（shed）ことができるため，このように名づけられている．可溶性 FcεRⅡ はサイトカインのようにオートクリンまたはパラクリンで作用する．FcεRⅡ は，B 細胞や B 細胞と相互作用する細胞である T 細胞，単球，濾胞樹状細胞，骨髄間質細胞などに発現しており，広範囲の細胞に影響を及ぼしうる．FcεRⅡ には IgE との結合部位に加え，B 細胞補助受容体（CR2），MHC クラスⅡ分子，インテグリンとの結合部位が存在する．

胚中心反応を起こしている B 細胞が IgE の合成を始めると，B 細胞は FcεRⅡ を発現し，それを切り落とすことで可溶性受容体を産生する．抗原が存在しないときには可溶性の FcεRⅡ が B 細胞受容体（細胞表面 IgE）や B 細胞補助受容体と相互作用して，B 細胞表面で複合体を形成する．三量体の可溶性 FcεRⅡ は B 細胞受容体などと協働して B 細胞が IgE 産生形質細胞に分化するのを促進する（図 14.13）．一方，単量体の可溶性 FcεRⅡ は形質細胞への分化に抑制的に働く．

FcεRⅡ は三量体で可溶性の状態で機能するため，同じ IgE 分子に FcεRⅠ と FcεRⅡ が同時に結合できないことは非常に重要である．もし同時に結合することが可能であったなら，FcεRⅠ に結合した IgE が抗原によって架橋されなくても，三量体で可溶性の FcεRⅡ によってマスト細胞や好塩基球を活性化することができてしまうためである．

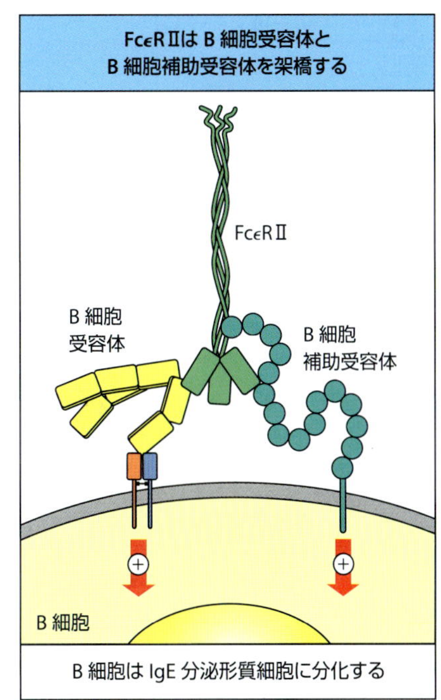

図 14.13 FcεRⅡ は B 細胞受容体と B 細胞補助受容体を架橋し，IgE の産生を刺激する

14-8 アレルギー疾患は IgE 特異的単クローン抗体で治療できる

ここ 20 年ほどで，ヒトの IgE に対する高親和性ヒト化単クローン IgG 抗体（オマリズマブ）が喘息をはじめとしたさまざまなアレルギー状態の改善に有効であることが示されてきた．この抗体の重要な特徴は，この抗体のエピトープが IgE の FcεRI との結合部位に相当することである．これにより，オマリズマブに 2 つの重要な特性が与えられる．1 つ目は，オマリズマブが可溶性の IgE に結合して，マスト細胞，好塩基球，活性化好酸球の細胞表面の FcεRI に IgE が結合するのを防ぐことである．これにより，アレルゲンと特異的 IgE の相互作用による炎症細胞の活性化が起こらなくなる．2 つ目は，オマリズマブは細胞表面の FcεRI とすでに結合している IgE には結合できないことである．これにより，治療のために投与された抗体は，アレルゲンのように FcεRI と結合した 2 つの IgE 分子を架橋結合させることはなく，このため炎症細胞を活性化させ病態を悪化させることもない（図 14.14）．さらなる利点として，オマリズマブと結合した IgE は FcεRII に結合できなくなるため，IgE の機能をさらに抑制することができる．IgE と 2 つの IgE 受容体との結合が減少することにより，IgE 依存性アレルギー反応が抑制されるうえ，マスト細胞や好塩基球上の FcεRI の発現低下にもつながる．

抗 IgE 治療を受けた患者を研究することで，IgE の機能に関して生物学的および臨床的な考察が得られる．抗 IgE 治療を受けてから 10 年が経過しても，感染症やその他の病気にかかりやすくなることはなく，これは先進国の人々の防御免疫は IgE に依存していないことを示している．このことは，IgE 依存性免疫が蠕虫やその他の寄生虫に重要であり，それに特化していることを支持する 1 つの証拠でもある．臨床においては，抗 IgE 治療が成功するか否かは，喘息が IgE 依存性アレルギーによるものかその他の原因によるものかを識別するための指標となる．

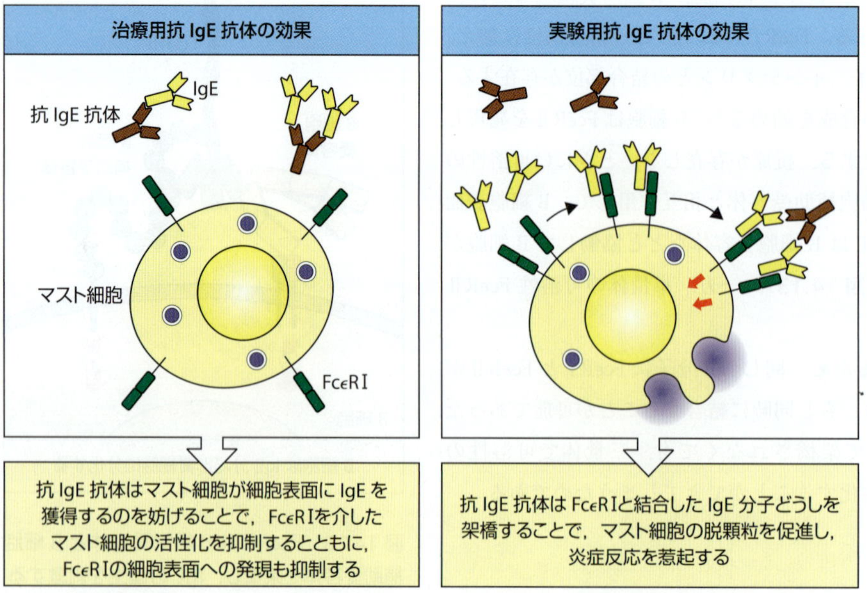

治療用抗 IgE 抗体の効果

抗 IgE 抗体はマスト細胞が細胞表面に IgE を獲得するのを妨げることで，FcεRIを介したマスト細胞の活性化を抑制するとともに，FcεRIの細胞表面への発現も抑制する

実験用抗 IgE 抗体の効果

抗 IgE 抗体は FcεRIと結合した IgE 分子どうしを架橋することで，マスト細胞の脱顆粒を促進し，炎症反応を惹起する

図 14.14　抗 IgE 単クローン抗体の治療応用

オマリズマブは喘息などの IgE を介するアレルギー疾患の症状を改善するため，臨床で用いられる単クローン抗体である．オマリズマブが IgE と結合すると，FcεRI との結合部位がオマリズマブによって覆われる（左図）．これによりマスト細胞，好塩基球，好酸球といったエフェクター細胞への IgE の結合が阻害され，エフェクター細胞は特異抗体の産生を誘導する抗原やアレルゲンに対して反応できなくなる．抗 IgE 抗体によるアレルギー疾患の治療が最初に提唱されたときには，効果への懐疑的な見方や副作用への懸念があった．このような否定的な見方は，実験において，マスト細胞上の FcεRI と結合した IgE 分子どうしを架橋することによってマスト細胞を活性化し脱顆粒を惹起するために抗 IgE 抗体が日常的に用いられることに基づいていた（右図）．実験でマスト細胞を活性化するために用いられる抗 IgE 抗体のエピトープは IgE の FcεRI との結合部位とは離れている一方，治療に用いられる抗 IgE 抗体は FcεRI との結合部位を覆っている．

14-9 マスト細胞はその分布組織の防御と維持を担当する

マスト細胞は体表の粘膜や上皮組織に分布し，中枢神経系と網膜以外の血管が分布するすべての組織に存在している．マスト細胞は分布組織の統合性を維持し，免疫系に局所の外傷や感染の注意喚起をし，創傷や感染による組織損傷の修復を促す役目を果たしている．その形態学的な特徴は，炎症性メディエーターを内包した 50 ～ 200 個の大型顆粒で満たされた細胞質である．マスト細胞（mast cell）という名前はドイツ語の *Mastzellen*（“肥満した細胞”または“栄養が十分な細胞”という意味）から派生したもので，これはマスト細胞が顕微鏡下でどのようにみえるかをよく表している（図 14.15）．マスト細胞の顆粒は主にヒスタミン，ヘパリン，腫瘍壊死因子 α（TNF-α），コンドロイチン硫酸，中性プロテアーゼ，その他の分解酵素，炎症性メディエーターなどを内包する．マスト細胞顆粒の塩基性色素による特徴的な染色は，主に酸性のプロテオグリカンであるヘパリンが染色されるためである．

マスト細胞は IgE を介したアレルギー反応における破壊的な作用が最もよく知られているが，より広範囲の刺激にも応答して建設的に働くこともできる．マスト細胞表面には FcεRI だけでなく，Toll 様受容体や IgA や IgG に対する Fc 受容体も発現している．したがって，マスト細胞は感染に対する自然免疫応答と適応免疫応答の両方に寄与しうる．IgE による FcεRI を介したマスト細胞の活性化は，脱顆粒と低分子炎症性メディエーターとして知られるエイコサノイドの産生を誘導するのみである．その一方で，他の受容体を介したシグナル伝達は，好中球，好酸球，エフェクター T 細胞を感染組織に浸潤させるサイトカインの産生や分泌を促したり，組織損傷の修復を促進する増殖因子の分泌を誘導したりする．このようにマスト細胞は感染病原体の種類に合わせて，サイトカイン応答を調整することができる（図 14.16）．

ヒトのマスト細胞は存在部位と産生するプロテアーゼによって 2 種類に分けられる．

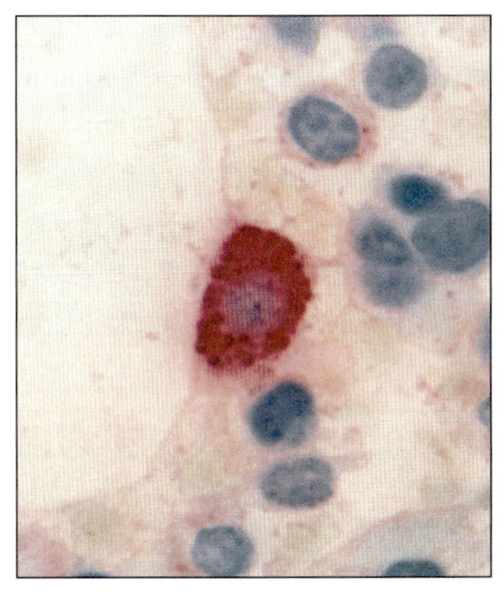

図 14.15 マスト細胞の光学顕微鏡写真
顆粒に含まれるプロテアーゼの一種であるキマーゼが染色されており，細胞質を埋め尽くすように多数の顆粒が認められる．マスト細胞は写真の中央に存在する．核は赤紫色，細胞質中の顆粒は赤色に染色されている．倍率 1,000 倍．（写真は D. Friend の厚意による）

産生物質の種類	産生物質	生物活性
酵素	トリプターゼ，キマーゼ，カテプシン G，カルボキシペプチダーゼ	結合組織基質の再構築
毒性メディエーター	ヒスタミン，ヘパリン	寄生虫に対する毒性 血管透過性の亢進 平滑筋の収縮
サイトカイン	TNF-α（顆粒中に一部貯蔵されている）	炎症反応の促進 多種の細胞からのサイトカイン産生の促進 内皮細胞の活性化
	IL-4，IL-13	T_H2 細胞応答の刺激，増強
	IL-3，IL-5，GM-CSF	好酸球の分化と増殖を促進
ケモカイン	CCL3	単球，マクロファージ，好中球の動員
脂質メディエーター	ロイコトリエン C_4，D_4，E_4	平滑筋の収縮 血管透過性の亢進 粘液分泌の促進
	血小板活性化因子	白血球の動員 脂質メディエーター産生の促進 好中球，好酸球，血小板の活性化

図 14.16 マスト細胞の脱顆粒によって放出されるエフェクター分子
背景が赤色のボックスに示す分子（プロテアーゼ，ヒスタミン，ヘパリン，TNF-α）はマスト細胞の顆粒中に貯蔵されており，マスト細胞が抗原と IgE によって刺激されるとすぐに放出される．TNF-α はマスト細胞が活性化された後も合成される．背景が白色のボックスに示す他の分子はマスト細胞が活性化した後でのみ合成され，放出される．

粘膜マスト細胞(mucosal mast cell)はプロテアーゼの中でもトリプターゼを分泌する．**結合組織マスト細胞**(connective tissue mast cell)はキモトリプターゼを産生する．T 細胞免疫不全症の患者では結合組織マスト細胞しか存在しないことから，粘膜マスト細胞の分化は粘膜組織に存在するエフェクター T 細胞に依存していることが示唆される(p.269 の 10-4 項参照)．腸管の粘膜マスト細胞が組織特異的に分化することから，これらのマスト細胞は腸管マイクロビオータ(微生物叢)に対する非炎症性の応答や腸管寄生虫に対する IgE を介した応答に特化していると考えられる．

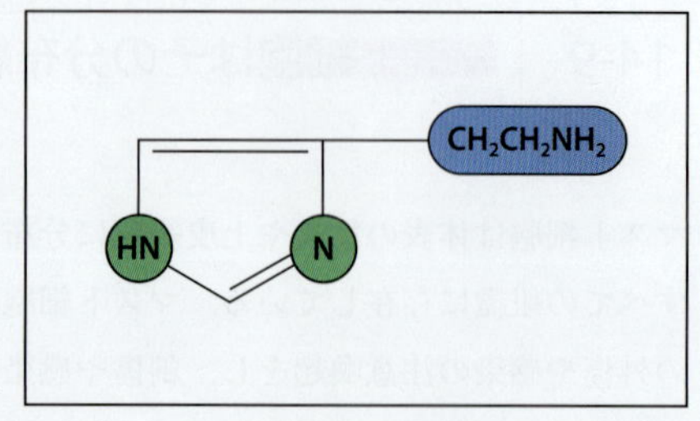

図 14.17 ヒスタミンの化学構造

14-10 組織マスト細胞は炎症性メディエーターを放出することで IgE を介したアレルギー反応を統制する

マスト細胞の活性化は，細胞表面の FcϵRI と結合した IgE を架橋できるいかなる抗原によっても引き起こされる．この過程は同じエピトープを複数もつ抗原が同じ特異性をもつ IgE を架橋するか，または 2 種類以上の異なるエピトープをもつ抗原が異なる特異性をもつ IgE を架橋することによって成し遂げられる．マスト細胞の受容体がいったん架橋されると数秒のうちに脱顆粒が起こり，貯蔵されていたメディエーターは直ちに細胞外環境に放出される(図 14.11 参照)．

これらのメディエーターの中で最もよく知られているのはヒスタミンである．ヒスタミンはアミノ酸のヒスチジンに由来するアミンの一種である(図 14.17)．ヒスタミンは 4 種類のヒスタミン受容体(H_1, H_2, H_3, H_4)を介してさまざまな生理機能を発揮する．4 種類のヒスタミン受容体の発現は細胞の種類によって異なる．急性のアレルギー反応には，ヒスタミンが平滑筋細胞や血管内皮細胞の H_1 受容体に結合することが関わっている．内皮細胞上の H_1 受容体が刺激されると血管透過性が亢進し，アレルゲンの存在する組織に他の細胞や分子が侵入して炎症が惹起される．平滑筋細胞はヒスタミンの結合により収縮し，例えば気道の収縮を起こす．またヒスタミンは粘膜上皮にも働きかけ，粘液の分泌を促す．これらの反応はすべて，アレルゲンに曝露された組織によって異なる症状を引き起こす．くしゃみ，咳嗽，喘鳴，嘔吐，下痢などはすべて，アレルギー反応によって起こりうる症状である．

ヒスタミンの他にマスト細胞の顆粒から放出される分子として，キモトリプターゼやトリプターゼなどの中性プロテアーゼがある．これらの酵素は細胞外基質に存在するメタロプロテアーゼを活性化させ，これらが協働して細胞外基質タンパク質を分解する．マスト細胞の顆粒から放出されるもう 1 つの分子として TNF-α があり，TNF-α はヒスタミンの作用を補完する役割をもつ．TNF-α は内皮細胞を活性化することで接着分子の発現を増加させる．このことにより，血管から炎症組織への白血球の遊走が促進される(p.54 の図 3.9 参照)．マスト細胞は TNF-α を貯蔵し必要に応じて放出できるという特徴をもつ．炎症反応の初期では，TNF-α の主な産生細胞はマスト細胞である．

顆粒中のあらかじめ作られていた炎症性メディエーターのほかに，マスト細胞は活性化に伴って新たに他のメディエーターを生成し分泌する(図 14.16 参照)．それらには，ケモカイン，IL-4 や TNF-α(産生増強)といったサイトカイン，エイコサノイドが含まれる．エイコサノイドは脂肪酸から生成された脂質であり，例えばプロスタグランジンやロイコトリエンなどが知られている(図 14.18 上)．これらすべてのメディエーターは，活性化マスト細胞を取り巻く局所の組織で働く．ロイコトリエンはヒスタミンと似た活性をもつが，ヒスタミンの 100 倍以上の分子間伝達能を有する．これら 2 種類のメディエーターは相補的に働き，ヒスタミンはより強力なロイコトリエンが生成されるまでの

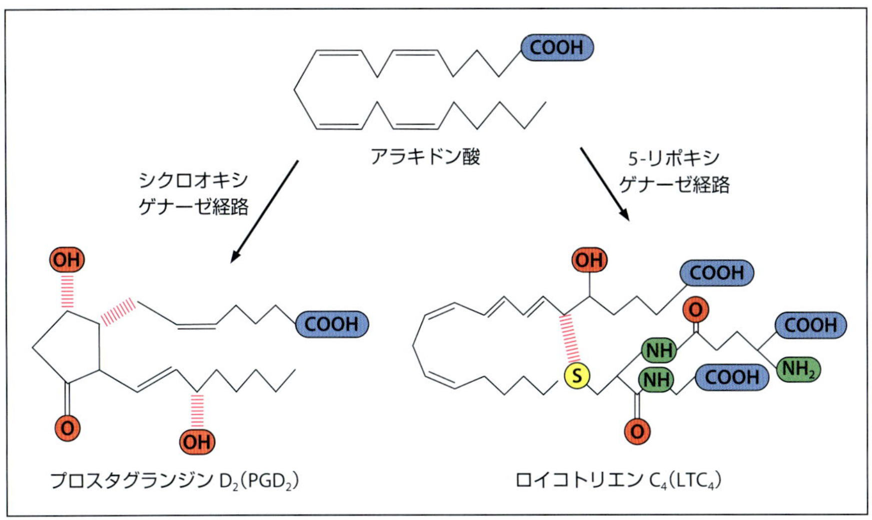

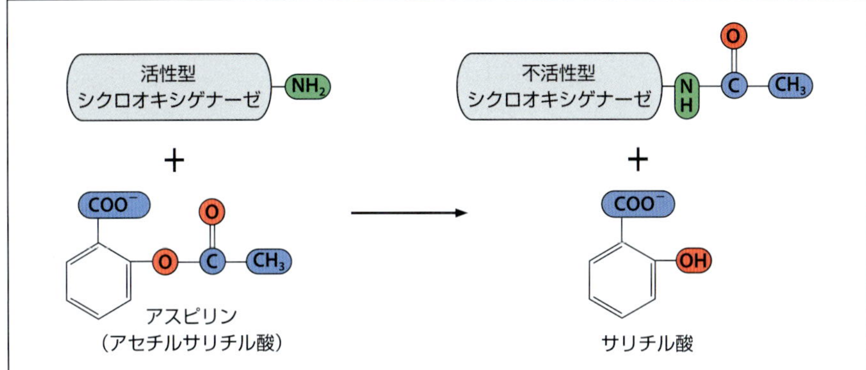

図 14.18 マスト細胞はアラキドン酸からプロスタグランジンとロイコトリエンをそれぞれ異なる酵素経路を介して生合成する
不飽和脂肪酸であるアラキドン酸はシクロオキシゲナーゼ経路においてはプロスタグランジンを生成するための基質として用いられ，5-リポキシゲナーゼ経路においてはロイコトリエンを生成するための基質として用いられる（上図）．アラキドン酸自体はリノレン酸から作られるが，リノレン酸は必須不飽和脂肪酸の一種であり，生体内で合成できないため，食物から取り入れなければならない．アスピリン（アセチルサリチル酸）は，シクロオキシゲナーゼを不可逆的に阻害することで，シクロオキシゲナーゼ経路によるプロスタグランジンの合成を抑制する（下図）．

即時的な反応を担う．アレルギー反応の遅延相ではロイコトリエンが主体となって炎症，平滑筋の収縮，気道の狭窄，粘膜上皮からの粘液分泌などを起こす役割を担う．マスト細胞はまたプロスタグランジン D_2 を分泌する．プロスタグランジン D_2 は血管の拡張や透過性亢進を促し，好中球の遊走因子としても働く．アスピリンはシクロオキシゲナーゼ経路における最初の酵素であるシクロオキシゲナーゼを不活性化することで炎症を抑制する．アスピリンは酵素の活性部位と共有結合を形成するため，この不活性化は不可逆的である（図 14.18 下）．

マスト細胞から放出されたメディエーターの共同作業により，循環血中の白血球はマスト細胞の活性化している局所に遊走し，そこでマスト細胞表面の IgE と抗原によって始まった反応を増強する．この際に働く白血球としては，好酸球，好塩基球，好中球，T_H2 細胞が挙げられる．寄生虫感染において，これらの細胞は協働して爆発的な反応を引き起こし，寄生虫を殺すか体外に排出する（p.247 の 9-13 項参照）．このような状況では，病原体を排除する恩恵は，免疫応答が引き起こす障害を上回る．一方，アレルギー反応は無害な抗原が対象となり，免疫応答は何の恩恵も生まずに有害な副作用としてしか現れず，体組織の損傷や機能不全を起こす．アレルゲンが環境に浸透して頻繁に刺激を起こすようになると，ますます多くのマスト細胞や好酸球が患部組織に集められ，“病原体”を排除するための無意味な攻撃に参加しアレルギー反応は次第に強くなる．

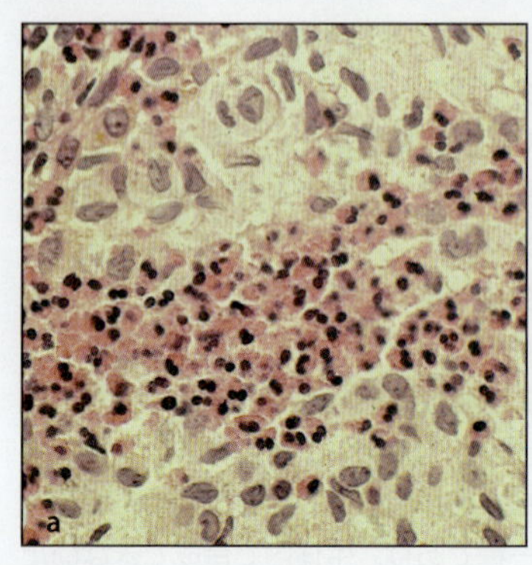

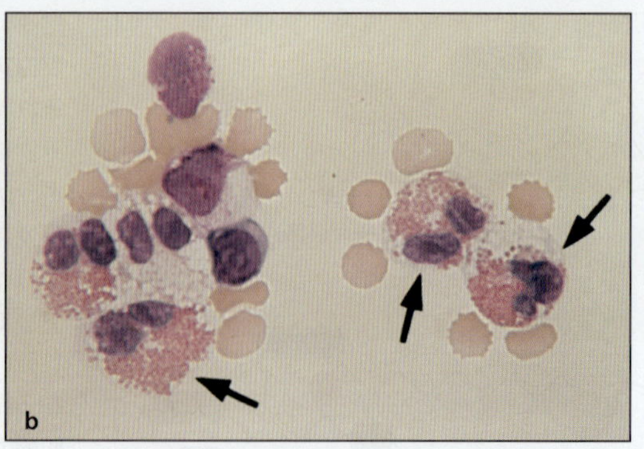

図 14.19 組織学的に好酸球は特徴的な染色性をもつ
(a)ランゲルハンス細胞性組織球症の皮膚標本の光学顕微鏡写真．この病気ではランゲルハンス細胞と好酸球が相互に増殖を刺激し合っている状態にある．好酸球は 2 葉の核をもち，エオシンで桃色に染色されている．(b)末梢血塗抹標本の強拡大写真．赤血球に囲まれた好酸球は一部で脱顆粒している(矢印)．〔(a)は T. Krausz，(b)は F. Rosen と R. Geha の厚意による〕

14-11 好酸球は IgE を介した免疫応答において，毒性メディエーターの分泌を担う顆粒球である

好酸球(eosinophil)は顆粒球の一種で，アルギニンに富んだ塩基性タンパク質を含む顆粒をもつ．組織学的にはエオシン(eosin)に強く染色されるために，エオシンを好むという意味でこのように名づけられている(図 14.19)．通常，そのごく一部が血中を循環しているのみで，ほとんどは組織，とりわけ気道，消化管，尿生殖路の上皮直下の結合組織に存在する．マスト細胞と同様に，外的刺激によって活性化された好酸球は毒性メディエーターや炎症性タンパク質を段階的に分泌する．最初に顆粒中のあらかじめ作られた化学メディエーターや毒性タンパク質が放出される(図 14.20 上)．この強い毒性をもった分子は通常，侵入してきた微生物や寄生虫を直接殺す働きをもつ．これに引き続いて徐々に，プロスタグランジン，ロイコトリエン，サイトカインの生成と分泌が誘導される．これらのメディエーターによって上皮細胞やさらに多くの好酸球，その他

産生物質の種類	産生物質	生物活性
酵素	好酸球ペルオキシダーゼ	寄生虫や哺乳類の細胞に有害 ハロゲン化*を触媒することによる有害作用 マスト細胞からのヒスタミン放出を惹起
	好酸球コラゲナーゼ	結合組織基質の再構築
有害タンパク質	主要塩基性タンパク質	寄生虫や哺乳類の細胞に有害 マスト細胞からのヒスタミン放出を惹起
	好酸球陽イオンタンパク質	寄生虫に有害 神経毒性
	好酸球由来神経毒	RNA の分解 抗ウイルス作用
サイトカイン	IL-3，IL-5，GM-CSF	骨髄での好酸球産生を増強 好酸球の活性化を惹起
ケモカイン	CXCL8	白血球の流入を促進
脂質メディエーター	ロイコトリエン C_4，D_4，E_4	平滑筋の収縮 血管透過性の亢進 粘液分泌の促進
	血小板活性化因子	白血球の遊走 脂質メディエーター産生を増強 好中球，好酸球，血小板を活性化

図 14.20 活性化好酸球は有害なタンパク質やサイトカインなどの炎症性メディエーターを放出する
背景が赤色のボックスに示す分子は酵素や有害タンパク質であり，これらは顆粒中にあらかじめ貯蔵されており，好酸球が活性化するとすぐに放出される．背景が白色のボックスに示すサイトカイン，ケモカイン，脂質メディエーターは好酸球の活性化の後でのみ合成される．*ハロゲン化とは，分子に塩素や臭素などのハロゲン原子を付加することを指す．

の白血球が活性化され，炎症反応が増強される(図 14.20 下).

好酸球の反応は強い毒性をもつため，寄生虫だけでなく宿主も傷害する可能性がある．このため毒性を制御するさまざまな調節機構が存在する．体が健康なときは，骨髄での好酸球の産生を制限することによって，好酸球数は低く保たれている．感染や抗原刺激によって T_H2 細胞が活性化されると，IL-5 や他のサイトカインが T_H2 細胞から放出され，骨髄での好酸球生成と末梢血中への放出が盛んになる．好酸球の組織への遊走は一群のケモカイン(CCL5，CCL7，CCL11，CCL13)に調節されており，これらは好酸球に発現している CCR3 受容体に結合する．これらのケモカインのうち CCL11 は**エオタキシン**(eotaxin)とも呼ばれ，好酸球の遊走において特に重要であり，活性化した内皮細胞や T 細胞，単球から分泌される．

好酸球の活性はまた，外的刺激に対する感受性の調節によっても制御されており，この調節は FcεRI の発現量を調節することで行われている．休止期の好酸球は FcεRI を発現しておらず，IgE に結合しない．そのため，抗原によって脱顆粒が促されることはない．しかし，いったん炎症反応の口火が切られると，炎症部位におけるサイトカインやケモカインが好酸球に働きかけ，好酸球は FcεRI を発現するようになる．同様に好酸球表面の Fcγ 受容体と補体受容体の発現も増加し，IgG や補体に覆われた抗原と好酸球との結合が促進される．

好酸球の組織損傷能は，好酸球数の異常高値を示す患者においてはっきり観察することができる．このような状態を**好酸球増加症**(eosinophilia)という．例えばある種の T 細胞リンパ腫では，恒常的に IL-5 が産生されることで好酸球の産生が亢進し，好酸球増加症となる．好酸球増加症の患者は心内膜や神経に傷害を受けることがあり，それにより心不全や神経障害をきたす．これらの臓器障害は，好酸球顆粒に存在する細胞傷害性タンパク質や神経傷害性タンパク質によって引き起こされる．

局所でのアレルギー反応においては，マスト細胞の脱顆粒や T_H2 細胞の活性化によって，活性化好酸球がその炎症部位に集積する．慢性のアレルギー炎症においては好酸球の存在が特徴的である．また，慢性喘息において特徴的な気道損傷は，好酸球が主因であると考えられている．

14-12 好塩基球は IgE の産生と T_H2 細胞応答を惹起する稀少な白血球である

好塩基球(basophil)は顆粒球の一種で，ヘマトキシリンなどの塩基性色素で染まる顆粒をもつ(図 14.21)．好塩基球の顆粒が内包するメディエーターの組み合わせはマスト細胞に類似しているが，まったく同じではない．好塩基球はいくつかの点でマスト細胞と類似しているようにみえるが，その分化はむしろ好酸球に近い．好酸球と好塩基球は共通の前駆細胞から分化し，その分化には IL-3，IL-5，GM-CSF など類似の増殖因子を必要とする．好酸球と好塩基球の産生は相互に制御されていると考えられており，TGF-β と IL-3 の両存在下では好塩基球の分化が促されるのに対して，好酸球の分化は抑制される．好塩基球は通常白血球の 1%にも満たないため，他の白血球に比べて長い間研究が困難であった．

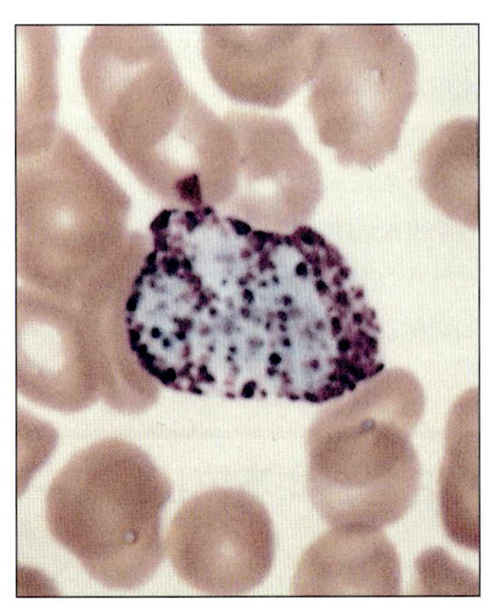

図 14.21 ライト-ギムザ染色による好塩基球の光学顕微鏡写真
この末梢血塗抹標本では好塩基球は赤血球に囲まれて写真の中央に位置している．倍率 1,000 倍．(写真は D. Friend の厚意による)

現在，好塩基球に関する生物学的理解は進み，好塩基球は免疫応答の初期に IL-4 や IL-13 といった T_H2 サイトカインを分泌する独特の能力により，T_H2 細胞応答を惹起する重要な細胞であることが示されている．好塩基球は自然免疫応答においては感染組織に集まり，Toll 様受容体などの自然免疫に関わる受容体を介して活性化する．感染組織では好塩基球は好酸球と似た役割を果たす．一方，適応免疫応答の初期には二次リンパ組織にも集まり，IL-4やIL-13を分泌することで抗原によって活性化されたT細胞がT_H2細胞応答へ向かうよう誘導する(p.211の8-10項参照)．

好塩基球はCD40リガンドを発現しており，抗原に活性化されたB細胞のCD40と結合すると，好塩基球自身の分泌したIL-4やIL-13と協調してIgEやIgG4へのクラススイッチを誘導する．作られた特異的IgEは好塩基球のFcεRI受容体に結合し，好塩基球を活性化する．これは病原体に対する二次免疫応答における好塩基球活性化の主経路である．

マスト細胞，好酸球，好塩基球は協調して働くことが多い．マスト細胞の脱顆粒により炎症反応が開始されると，好酸球や好塩基球の遊走が促される．好酸球の脱顆粒により**主要塩基性タンパク質**(major basic protein)が放出され，さらにこのタンパク質によってマスト細胞が脱顆粒を起こし，また好塩基球も脱顆粒を起こす．好塩基球も脱顆粒はIL-3，IL-5，GM-CSFなどのサイトカインによって増強され，好酸球と好塩基球の増殖，分化，活性化に関与する．

■ まとめ

T_H2細胞による適応免疫の目的は，ヒトの体に寄生する多細胞寄生虫の数を制御することである．これらの多細胞寄生虫の中でも重要なのは，腸管内に寄生する蠕虫である．IgEアイソタイプの抗体はこれらの寄生虫に対する免疫を提供することに特化している．IgEは好塩基球，好酸球，マスト細胞上のFcεRI受容体と結合することで，寄生虫を粘膜組織から追い出し，殺し，体外へ排出するのに必要な猛烈なエフェクター機能を発揮することができる．一次免疫応答では早期に低親和性のIgE抗体が産生された後に，高親和性のIgE抗体が産生される．一方，FcεRII受容体(CD23)はB細胞のIgE応答を調整している．初感染後に抗原が存在しなくなると，一次免疫応答で産生されたIgEは組織マスト細胞を武装するために用いられる．これによりマスト細胞には寄生虫特異的受容体が与えられ，次に寄生虫が侵入してきたときに強力な二次免疫応答ができるようになる．先進国において寄生虫感染症が効率的に排除されるようになったのはヒトの歴史上ではごく最近になってからである．この変化に伴ってアレルギー疾患の患者数が著明に増加した．これは環境中に存在する，ヒトに直接害を与えないような動植物由来のタンパク質抗原に対して不適切なT_H2細胞応答が生じた結果である．発展途上国では，寄生虫疾患が流行していてこれほどまでのアレルギー疾患の増加はみられない．しかし，これらの国でも西洋型の生活が取り入れられるようになった結果，アレルギー疾患の増加がみられ始めている．

IgEを介するアレルギー疾患

本節ではまず，どのようなタンパク質抗原がアレルゲンとして働きうるかについて検討し，そしてそれらのアレルゲンが引き起こす病気がどのような特徴をもつのか，さらにそれらのアレルギー疾患に対してどのような治療や予防が可能なのかを解説していく．アレルギー疾患はアレルゲンの侵入経路やアレルギー反応が起こる部位によって，症状や重症度が異なる．

14-13 アレルゲンはタンパク質抗原であり，その一部は寄生虫抗原と類似している

アレルギー疾患の症状は，患者の体内でアレルゲンと反応するIgEが産生され，そのIgEがアレルゲンに曝露された組織に存在するマスト細胞と結合して初めて自覚される．この状況において，患者はアレルゲンに感作されている．I型過敏反応を引き起こすアレルゲンはすべてタンパク質抗原である．その例として，動物や植物由来の外来性タンパク質だけでなく，ペニシリンなどの薬剤によって化学的に修飾されたヒト由来のタンパク質も挙げられる．ヒトの体内に侵入するタンパク質の中でアレルゲンとなりうるものはごくわずかにすぎないため，アレルギー研究の重要なテーマはアレルゲンとなりうるタンパク質を決定し，それらとアレルゲンになり得ないタンパク質を見分ける特徴は何であるのかを同定することである．決定的な答えはまだ見つかっていないが，主要な吸入アレルゲンに関しては，その特徴がいくつかわかってきている(図 14.22)．

ほとんどのアレルゲンは小さな可溶性のタンパク質で，動植物由来の乾燥した粒子状物質として存在する．例としては，花粉の粒子，乾燥したネコの表皮と唾液の混合物によってできた鱗屑(りんせつ)，室内塵ダニの一種であるヤケヒョウヒダニ *Dermatophagoides pteronyssimus* の糞などがある．軽く乾いた粒子は大気中に浮遊し，ヒトに吸入される．アレルゲンがいったん吸入されると，気道や肺の上皮を覆っている粘膜に捕獲される．乾燥した粒子は再び水分を吸収し，抗原性タンパク質を放出する．これらの抗原は粘膜中に存在するプロフェッショナル抗原提示細胞に貪食され，そこで処理されてCD4 T細胞に提示される．これにより，T_H2 細胞応答が刺激され，IgEが産生されてマスト細胞に結合するようになる(図 14.23)．小さな可溶性タンパク質はより効率的に粒子から遊離し，粘膜を通過することができる．アレルゲンの大部分はプロテアーゼであるため，その酵素活性によって粒子の分解，アレルゲンの放出，さらにMHCクラスII分子に結合して T_H2 細胞を刺激するペプチドの生成などの過程が促進されると考えられる．

北アメリカにおいてアレルギーの20%以上の原因となっている主要なアレルゲンは，

IgE 産生応答を促す T_H2 細胞の動員を開始しうる吸入アレルゲンの特徴	
分子のタイプ	タンパク質(T細胞応答を誘導する唯一のものであるため)
機能	アレルゲンの多くはプロテアーゼである
少量	IL-4産生CD4 T細胞を活性化する傾向がある
低分子量	アレルゲンは粒子から溶出して粘膜に拡散する
高い可溶性	アレルゲンは粒子から迅速に溶出する
高い安定性	アレルゲンは乾燥粒子の状態であっても失活しない
宿主のMHCクラスII分子と結合するペプチドを含む	T細胞の初回免疫に必要

図 14.22 吸入アレルゲンの特徴

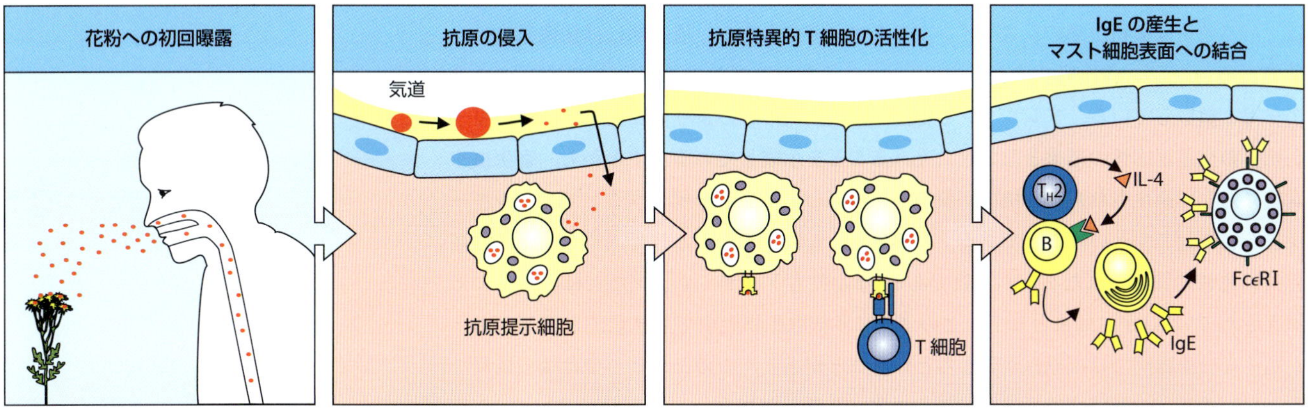

図 14.23 吸入アレルゲンへの感作
吸入した花粉由来の抗原は，気道表面の粘膜に捕獲される(左から1番目の図)．粘膜における樹状細胞やマクロファージなどの抗原提示細胞は花粉の粒子から溶出してきた抗原を取り込む(2番目の図)．抗原提示細胞は抗原特異的ナイーブT細胞を活性化し，IL-4を分泌する T_H2 細胞への分化を促す(3番目の図)．T_H2 細胞は花粉抗原に特異的なナイーブB細胞を活性化する．T_H2 細胞から分泌されたIL-4はB細胞上のIL-4受容体と結合して，B細胞のIgEへのクラススイッチを誘導し，IgE産生形質細胞への分化を促進する．花粉抗原特異的IgEはマスト細胞上のFcεRIと結合する(4番目の図)．花粉に対する初回の曝露では特に自覚症状はない．アレルゲン特異的IgEがマスト細胞上に結合して感作されると，マスト細胞は後の花粉の吸入に対して非常に敏感になる．マスト細胞上のIgEに花粉抗原が結合するとすぐにマスト細胞の激しい脱顆粒が起こり，病気を引き起こす．

蠕虫種	蠕虫抗原	関連するアレルゲン
アニサキス (*Anisakis simplex*)	シスタチン	ネコアレルゲンの一部
	シトクロム *c* オキシダーゼのサブユニット3	ギョウギシバの花粉抗原
	トロポニンC	チャバネゴキブリのアレルゲン
マンソン住血吸虫 (*Schistosoma mansoni*)	カテプシンB様システインプロテアーゼ	パパイン
ヒトカイチュウ (*Ascaris lumbricoides*)	グルタチオン *S*-トランスフェラーゼ	室内塵ダニのアレルゲン
マレー糸状虫(*Brugia malayi*)	トロポミオシン	トロポミオシン

図 14.24 蠕虫抗原とアレルゲンは構造的に類似している
蠕虫感染患者のIgEが認識する蠕虫抗原と，アレルギー体質の人のIgEが認識するアレルゲンに対する解析の結果，両者には多くの類似点があることが示された．アレルゲンはヒトが遭遇する動植物由来のタンパク質のうちごくわずかを占めるのみである．6つの例を表に示す．

ヤケヒョウヒダニ由来のシステインプロテアーゼである．家や会社などの建物における冷暖房設備が進歩してきたことで，ヤケヒョウヒダニが生育しやすく，ダニの糞が乾燥しやすい環境が整ってきたことは，ダニアレルギーを流行させる要因となったと考えられている．暖房，空調，掃除機などは空気の流れを作り出し，粒子を空気中にまき散らす．そして，その建物にいる人は呼吸によりその粒子を吸い込むことになる．ヤケヒョウヒダニのシステインプロテアーゼと同類の酵素として，パパインがある．パパインは果物のパパイヤに由来するシステインプロテアーゼであり，料理においては肉を柔らかくするために用いられる．パパインの加工工場で働く人はこの酵素に対してアレルギーとなりうる．これは職業性免疫疾患の一例である．同様に，スブチリシンというプロテアーゼは生物学的成分として洗剤に含まれていることがあり，クリーニング店で働く人にアレルギーを引き起こす．キモパパインは坐骨神経痛患者の椎間板を分解する薬剤として用いられるが，これもアレルギー反応を刺激する．

蠕虫に感染した人の血清中に存在するIgEが認識する蠕虫由来のタンパク質を同定し，そのタンパク質とアレルギー疾患患者の血清中に存在するIgEが認識するアレルゲンとを比較する体系的な研究が現在行われている．多くの場合，アレルゲンとして働きうるタンパク質は蠕虫由来の抗原性タンパク質と構造的に類似している(図 14.24)．例えば，パパインは植物由来のシステインプロテアーゼであるが，構造的には住血吸虫の一種であるマンソン住血吸虫 *Schistosoma mansoni* のカテプシンβ様システインプロテアーゼと類似している．アレルゲンと寄生虫由来抗原のこのような関連は，アレルギーが抗体の交差反応性の結果として起こりうることを示唆している．すなわち，寄生虫や食物に対して産生されたIgE抗体が環境中の抗原と交差反応を起こすことでアレルギー疾患を引き起こすということである．この仮説と一致する事実として，アレルゲンは進化的に比較的保存されたタンパク質である(なかでもトロポミオシンなどは非常によく保存されている)が，蠕虫とヒトなどのように多細胞生物の中でも進化的な関連があまり高くない生物間では抗原性が異なるということがあり，このためヒトでは蠕虫抗原などとアレルゲンの間で交差反応が起こりやすいと考えられる．

14-14 アレルギー疾患の素因は遺伝要因と環境要因に影響される

ヨーロッパや北アメリカの白色人種では，40%に及ぶ人々がアトピー体質であり，他の人と比べてアレルギーになりやすい体質をもっている．アトピー体質の人はそうでない

遺伝子座	多型の内容	関係が推定される機序
MHC クラスII	構造変異	アレルゲン由来ペプチドの抗原提示の増幅
T 細胞受容体 α 鎖	非コード変異	T 細胞のアレルゲン由来ペプチド認識の増幅
TIM タンパク質ファミリー	プロモーター変異 構造変異	T_H1/T_H2 細胞応答バランスの制御
IL-4	プロモーター変異	IL-4 発現の変化
IL-4 受容体 α 鎖	構造変異	IL-4 反応によるシグナル伝達の増強
高親和性 IgE 受容体 β 鎖	構造変異	抗原による IgE 結合性の変化
5-リポキシゲナーゼ	プロモーター変異	ロイコトリエン産生の変化
β_2 受容体	構造変異	気道の過敏性の亢進
ADAM33	構造変異	気道リモデリングの変化

図 14.25 喘息の罹患しやすさに関わる遺伝子

人と比べて IgE の血中濃度が高く，循環血中の好酸球数が多い傾向にある．家族研究やゲノム解析によりアトピーには遺伝的背景が存在することが示されている．例えば，喘息に罹患するリスク要因の半分は遺伝要因であり，半分は喫煙などの環境要因であるとされている．

1 つの遺伝子の異常が原因となる先天性免疫不全症と異なり，喘息に罹患しやすくなる遺伝的背景は複雑であり，適応免疫応答に関わる多種の遺伝的多型が関与している．喘息の罹患に関わる 9 つの遺伝子を図 14.25 に示す．このうち 6 つの遺伝子は抗原特異的 IgE の産生や，その機能に直接関わっている．これらの遺伝子は MHC クラスII分子，T 細胞受容体 α 鎖，IL-4，IL-4 受容体，TIM タンパク質(T_H1 細胞応答と T_H2 細胞応答のバランスに関わるとされる)，FcεRI 受容体をコードしている．残りの 3 つの遺伝子は気管支組織の損傷修復に関わる ADAM33 という酵素，気管支の活動に影響を与える β_2 アドレナリン受容体(アドレナリンとノルアドレナリンの受容体)，マスト細胞・好酸球・好塩基球より放出されるロイコトリエンの合成酵素である 5-リポキシゲナーゼをコードしている．

5 番染色体上には IL-4，IL-3，IL-5，IL-9，IL-12，IL-13，GM-CSF をコードする遺伝子を含む遺伝子クラスターが存在する．これらのサイトカインは，クラススイッチ，好酸球の生存，マスト細胞の増殖に直接関与している．同じアレルギー疾患でも，喘息とアトピー性皮膚炎の 2 つの病気を比較すると，これらの遺伝子の中でも別々の遺伝子に相関があることがわかっている．また同じ疾患を異なる民族の集団で調査すると，別々の遺伝子に相関が認められる．このようにアレルギーに関与する遺伝子が複雑であるのは，多種類の遺伝的多型と環境要因の組み合わせによって，T_H1 細胞応答と T_H2 細胞応答のバランスにわずかだが重大な乱れが生じた結果アレルギー疾患が発症するという事実を反映するものと考えられる．

母親がアトピー体質である場合は，父親がアトピー体質である場合と比べて，その子供が乳児皮膚炎などのアレルギー疾患にかかるリスクが高まる．このような傾向が生じる原因には遺伝要因も考えられるが，子供の初期成長の場である母体環境も原因と考えられる．妊娠中は母親由来の IgE は胎盤を通過しないが，羊水中には IgE が存在している．胎児は出生前になると 1 日に 700 mL にも及ぶ羊水を栄養源として摂取する．胎児の腸管上皮は物質が透過しやすいため，母親由来の IgE は胎児の粘膜組織や粘膜リンパ組織に到達することができる．IgE と抗原あるいはアレルゲンとの複合体がこのように

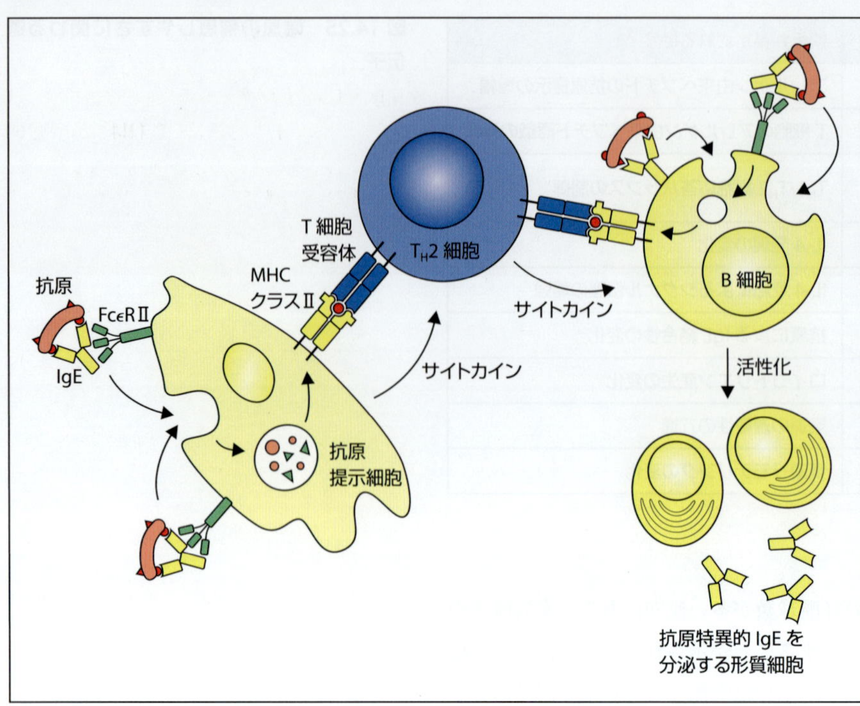

図 14.26 母親から子供へ IgE 抗体や抗原が移行する

妊娠中に，抗原と結合した母親由来の IgE が母親の循環血中から胎児の循環血中に移行する．また，抗原と結合していない IgE も移行することがあり，その場合は胎児の体内で母親由来の IgE と抗原が結合することもある．抗原と IgE の複合体が胎児の抗原提示細胞上の FcεRⅡと結合すると，抗原提示細胞が抗原を取り込んで処理し，抗原特異的ナイーブ T 細胞へ抗原提示する．これにより T_H2 細胞が分化する．T_H2 細胞は，FcεRⅡを介して抗原を取り込んだ抗原特異的 B 細胞が，抗原特異的 IgE を分泌する形質細胞へと分化するのを補助する．このような機序により，生まれる前，すなわち寄生虫への初回の曝露より前から母親は蠕虫に対する防御免疫を胎児に付与することができる．また同じ機序で，アレルギー体質の母親は子供にアレルギーを受け渡してしまうことがある．

して母親から胎児へと移行すると，IgE がマクロファージや B 細胞上に存在する FcεRⅡと結合し，抗原が処理されて CD4 T_H2 細胞に提示されると推測されている（図 14.26）．このように母親由来の IgE によって，胎児は母親と同じ抗原特異性をもつ IgE を合成するように刺激される．蠕虫感染症に罹患している母親では，母体からこのような経路で教育を受けることによって，胎児は生まれる前，すなわち寄生虫に曝露される前から抗体を介する寄生虫防御機構を備えることができる．同様に，蠕虫感染症に罹患していないがアレルギーのある母親の場合には，胎児がアレルゲンに曝露される前からそれに対する IgE 抗体を産生している状態で生まれてくる．母乳中にも母親由来の IgE が含まれているため，母体による教育の過程は生後も続くことになる．

14-15 IgE を介したアレルギー反応は，即時型反応とそれに続く遅延型反応で構成される

臨床アレルギー学者がヒトのアレルゲンに対する過敏性を調査する方法の 1 つに，少量の一般的なアレルゲンを皮膚に注射し，その反応を観察するという手法がある．そのヒトが過敏性を示す物質を注射すると，数分のうちに注射部位に**膨疹**（wheal）や**発赤**（flare）といった特徴的な炎症反応が認められる（図 14.27，左側の腕）．その物質に対して過敏性がなければこのような反応は起こらない．膨疹や発赤は注射後すぐに認められることから，このような反応を**即時型反応**（immediate reaction）と呼ぶ．これは皮膚においてマスト細胞が IgE を介して脱顆粒した直接的な結果として起こる．マスト細胞より分泌されたヒスタミンや他のメディエーターにより局所の血管透過性が亢進することで，血液は血管から漏出し局所の腫脹（浮腫）が起こる．その腫脹が注射部位の膨疹として現れ，その周囲の血流が増加することで皮膚が赤くみえるため発赤が起こる．即時型反応は 30 分以上持続することがあり，膨疹や発赤の重症度は時間に伴って変化する．即時型反応が鎮静化した 6 ～ 8 時間後に，注射部位に**遅延型反応**（late-phase reaction）

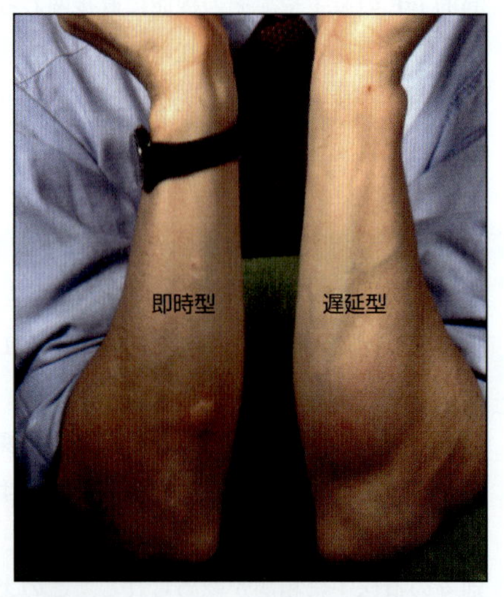

図 14.27 アレルギー反応は即時型反応とその数時間後に起こる遅延型反応からなる

写真は両腕に花粉抽出液の皮内注射を行ったものである．写真の左側の腕では，撮影の 15 分前に注射を行っており，即時型反応の特徴である膨疹や発赤が認められる．膨疹は注射部位を中心とした皮膚の膨隆で，発赤は膨疹の周囲に広がった赤み（紅斑）を指す．右側の腕では，撮影の 6 時間前に注射を行っており，遅延型反応を示している．注射部位から腫脹が拡大して周囲の組織に広がっている．（写真は S.R. Durham の厚意による）

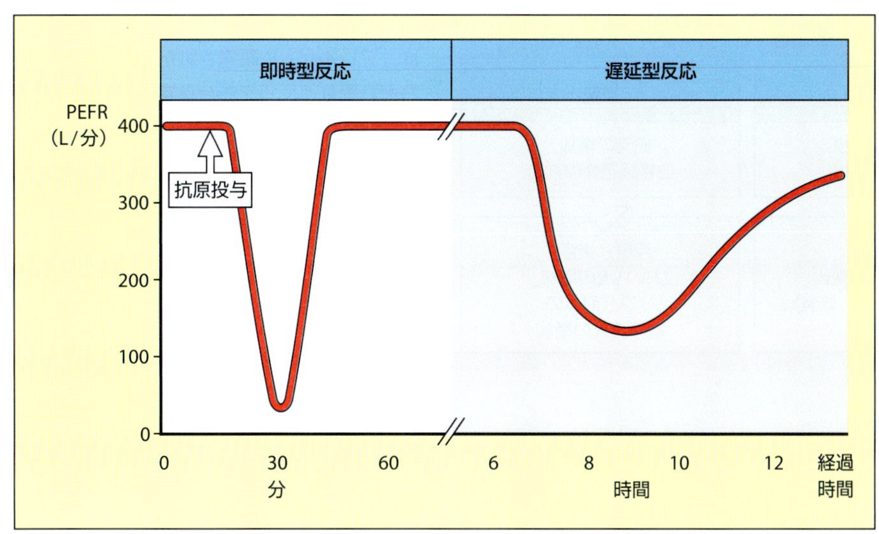

図 14.28　吸入抗原に対する喘息反応の経時的変化

喘息反応は最大呼気流速(PEFR)という呼吸能力によって評価される．これは，深呼吸の後に呼出できる空気の最大流速を表す．肺における喘息の即時型反応は1時間以内に終了し，その6時間後頃から遅延型反応が出現する．

が起こる(図 14.27，右側の腕)．この反応ではより広範囲に及ぶ皮膚の腫脹が認められる．遅延型反応はIgEを介したマスト細胞の活性化により合成されたロイコトリエン，ケモカイン，サイトカインによって起こる．

皮内反応は患者が抗原特異的IgEによる反応を起こしうるかを調べるうえでは有用であるが，この方法では特定のアレルゲンに対する反応が患者の喘息症状の原因であるかについては評価できない．喘息症状とは，具体的には気道の炎症や攣縮，粘液による閉塞などのアレルギー症状のことであり．これを確かめるには，患者の肺活量を直接測定し，抗原吸入の有無によってそれが変化するかどうかを確認しなければならない(図 14.28)．感作されているアレルゲンを吸入した場合，患者の気道粘膜に存在するマスト細胞にはアレルゲン特異的IgEが結合しているため，マスト細胞が脱顆粒を起こす．このマスト細胞から分泌されたメディエーターにより，すぐに気道平滑筋の収縮が起こり，結果として咳嗽による気道内物質の喀出や呼吸困難をきたす．肺における過敏反応も皮内反応と同様に1時間以内に鎮静化し，その6時間後頃からロイコトリエンや他のメディエーターによる遅延型反応が起こる．慢性喘息など，吸入抗原に対するアレルギーでは遅延型反応のほうがより傷害性が高い．このような遅延型反応では白血球，特に好酸球やT_H2細胞が局所に集積する．抗原がそこにとどまっていれば遅延型反応は容易に慢性炎症へと発展し，抗原特異的T_H2細胞によってIgE産生や好酸球増加が促進される．

14-16　IgEを介したアレルギー反応の効力は，局所でのマスト細胞活性化により変容する

感作されたヒトが再度アレルゲンに曝露された場合，IgEを介した免疫応答の効力は，アレルゲンの種類や，アレルゲンがIgEと結合したマスト細胞を活性化させる組織によって異なる．マスト細胞のうち，脱顆粒するのはアレルゲンに曝露された局所に存在するものだけで，顆粒に内包されたメディエーターはいったん放出された後は短時間のうちに失活する．このため，それらのメディエーターが作用するのは，活性化したマスト細胞のごく近傍に存在する血管や平滑筋に対してのみである．即時型反応よりも長く続く遅延型反応においても，ロイコトリエンなどの誘導型メディエーターが短時間のう

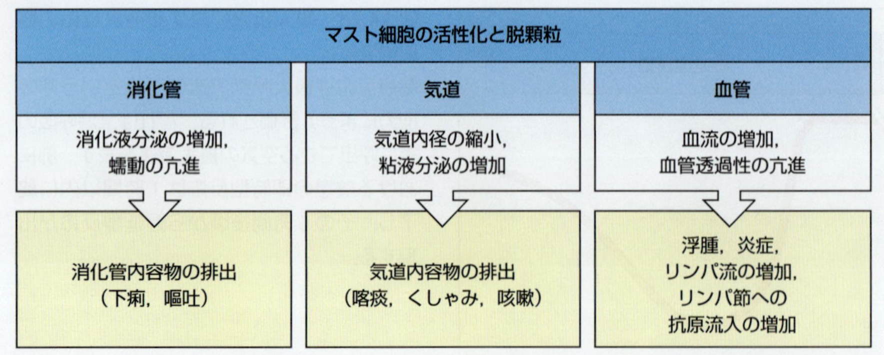

図 14.29　IgE を介したマスト細胞の脱顆粒は，アレルゲンに曝露された組織によってそれぞれ異なる反応をもたらす

ちに失活するため，反応が起こるのはアレルゲンに曝露された部位に限られている．またアレルゲンが接触した部位の解剖学的構造によって，炎症が鎮静化するまでの時間が異なる．最もよくアレルゲンに曝露される組織は，気道や消化管の粘膜，血液，結合組織である．吸入抗原は気道に，食物抗原は消化管に炎症を起こす．結合組織や血液への抗原の侵入は，外傷や虫による咬創，または気道や消化管粘膜からの吸収による(図 14.29)．

消化管における寄生虫感染に対しては，抗原・IgE・マスト細胞の相互作用により，激しい筋収縮が惹起されて消化管から虫体が排除されるとともに，消化管内腔液の流量が増加して寄生虫を洗い流す．肺では，マスト細胞の活性化によって筋肉の攣縮と粘液の分泌増加が起こり，肺吸虫のように気道上皮に付着した寄生虫を排除する．アレルギー反応は，寄生虫に対するのと同様の防御反応が，寄生虫よりも小さくて無害な粒子やタンパク質に対して誤って惹起されてしまうことで起こる．IgE を介したアレルギー反応の効力や激しさは，アレルギー反応における臨床症状の程度によって表され，感作されたヒトが産生する IgE の量，反応を惹起するアレルゲンの量，アレルゲンの侵入する経路により大きく左右される．次の 4 項では，異なる組織におけるアレルギー反応の多様性について考察する．

14-17　全身性のアナフィラキシーは血中のアレルゲンによって惹起される

アレルゲンが血中に侵入すると，血管の近傍に存在する結合組織マスト細胞が広い範囲にわたり活性化される．このことにより**全身性アナフィラキシー**(systemic anaphylaxis)と呼ばれる危険な過敏反応が引き起こされる．全身性アナフィラキシーでは，マスト細胞の活性化が播種性に広がることで，血管透過性の亢進や広範囲における血管平滑筋の収縮が起こる．血液からの体液喪失は，**アナフィラキシーショック**(anaphylactic shock)と呼ばれる急激な血圧の低下や組織の浮腫を引き起こす．これにより多臓器が持続的に傷害され，その機能も障害される．喉頭浮腫や気道閉塞による窒息により死に至ることもある(図 14.30)．米国でのアナフィラキシーによる死亡は年間 180 件以上で，アナフィラキシーは生体防御における最も極端な過敏反応である．この免疫形態は防御というよりも致死的であることから，防御免疫という意味の“プロフィラキシー(prophylaxis)”とは対照的な反防御という意味の“アナフィラキシー(anaphylaxis)”と呼ばれる．

アナフィラキシーを引き起こしうるアレルゲンは，スズメバチやミツバチなどの毒をもつ昆虫に刺されることで血中に直接侵入する．米国でのアナフィラキシーによる死亡例の 4 分の 1 は，これらのアレルゲンによるものである．また薬剤の注射もアナフィラ

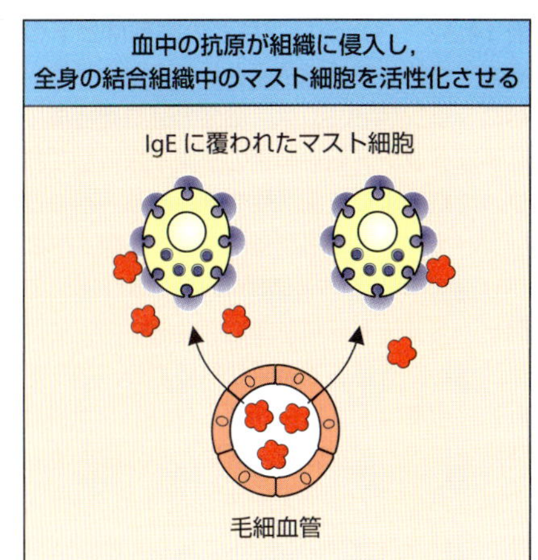

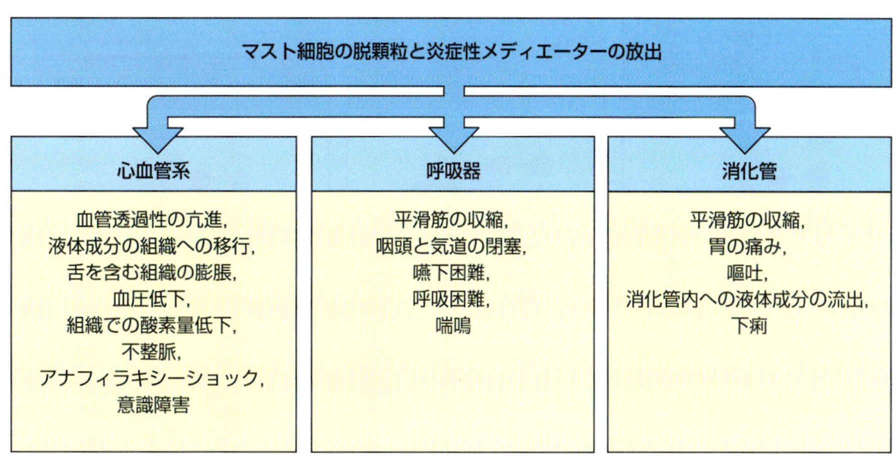

図 14.30　全身性アナフィラキシーは，循環血中に侵入したアレルゲンが全身のマスト細胞を活性化させることで引き起こされる

キシーを起こしうる．経口摂取した薬剤や食物の中に消化管から血液に急速に吸収されやすいアレルゲンが含まれていた場合も，アナフィラキシーが起こりうる．アナフィラキシーを起こしうる食物には，ピーナッツやブラジルナッツなどがある．アナフィラキシーによる反応は致死的であるが，アドレナリンの注射を行えば通常は鎮静化される．アドレナリンは内皮細胞間の密着結合の再構築を刺激する．この作用により血管透過性が低下し，血液からの体液の喪失を防ぐことができるため，組織の浮腫は軽減し血圧は上昇する．アドレナリンはまた，収縮した気道平滑筋の弛緩作用や強心作用も有している（図 14.31）．アナフィラキシーは危険であることから，昆虫毒や食物に対してアナフィラキシーを起こしうるような過敏性を有することがわかっている患者には，アドレナリンを充填した自己注射器を常に携帯するように指導する必要がある．

最も一般的な全身性アナフィラキシーの原因はペニシリンなどの抗菌剤に対するアレルギーで，米国では年間約 100 人が死亡している．ペニシリンは反応性の β-ラクタム環をもつ小分子量の有機分子である．ペニシリンを内服あるいは注射すると，生体内で β-ラクタム環が開裂しタンパク質と共有結合して，新たな異質のエピトープを形成する（図 14.32）．一部の人では T_H2 細胞応答が優位となり，それによって B 細胞から新たなエピトープに対する特異的 IgE が産生されるようになる．このような機序で感作された人にペニシリンを投与すると，アナフィラキシーを起こし死亡することさえある（図 14.33）．このため，医師は薬剤アレルギーの既往がある患者には，その薬剤を処方しないように心掛ける必要がある．不運にも，ペニシリンが抗菌剤として働くには反応性の β-ラクタム環が重要であるため，この構造を取り除くことで薬剤としての活性を保ったままアレルギー性をなくすということは不可能である．

アレルゲンと IgE の特異的な相互作用がなくても，アナフィラキシーに類似した反応が起こることがある．これは**アナフィラキシー様反応**（anaphylactoid reaction）と呼ばれ，運動，ある種の薬剤，化学物質など，マスト細胞の脱顆粒を促すような他の刺激が原因となる．アナフィラキシー様反応もまたアドレナリンで治療される．

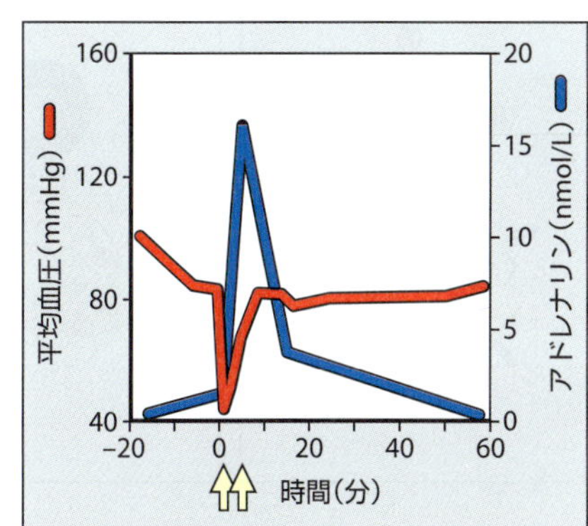

図 14.31　全身性アナフィラキシーにおける血圧の変動と，アドレナリンの治療効果
患者にアナフィラキシー反応が認められた時間を時間 0 とする．矢印はアドレナリンが投与された時間を示す．

14-18　鼻炎と喘息は吸入抗原によって惹起される

アレルゲンが体内に侵入する経路として最も一般的なのは吸入によるものである．吸入抗原に対する軽度のアレルギーはよくみられ，激しいくしゃみや鼻汁などの症状を呈す

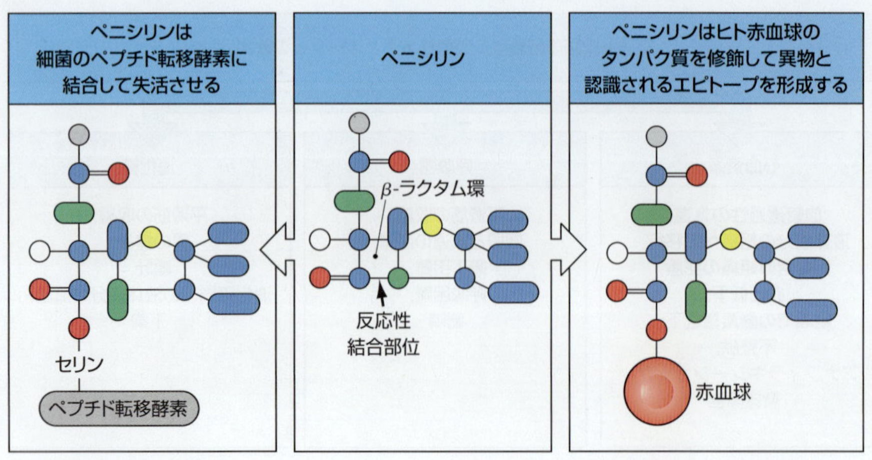

図 14.32　ペニシリンなどの薬剤はヒトの細胞を修飾して外来抗原として表出させる
ペニシリン（中央図）は，細菌の細胞壁合成に必要なペプチド転移酵素の基質と類似しており，これにより抗菌活性を発揮する．ペニシリンがペプチド転移酵素に結合する際，ペニシリンの β-ラクタム環が反応性結合部位で開き，ペプチド転移酵素の活性部位のアミノ酸残基と共有結合する．これにより，ペプチド転移酵素は永久に失活する（左図）．同様の機序で，ペニシリンはときにヒトの細胞表面のタンパク質と共有結合を形成する（右図）．ヒトのタンパク質がこのようにして修飾されることにより新たなエピトープが形成され，外来抗原のように作用する．このような修飾を最も受けやすい細胞は赤血球である．

る．このような症状は**アレルギー性鼻炎**（allergic rhinitis）や花粉症と呼ばれる．アレルギー性鼻炎は，アレルゲンが鼻腔内の粘膜に拡散し，鼻粘膜上皮下に存在する粘膜マスト細胞を活性化することによって発症する（図 14.34）．アレルギー性鼻炎の特徴は，局所の浮腫による経鼻気道の閉塞や好酸球を多く含む鼻汁の分泌である．また，ヒスタミンの放出により，鼻粘膜の刺激症状も認められる．これらの反応は耳や咽頭まで波及することがあり，副鼻腔や耳管に粘液が貯留することにより細菌感染の温床ともなる．鼻炎を起こすアレルゲンへの曝露が，眼の結膜にも同様に起こることで**アレルギー性結膜炎**（allergic conjunctivitis）が生じる．アレルギー性結膜炎の症状は，瘙痒，流涙，炎症などである．これらの症状は不快で苦痛なものだが，通常その持続時間は短く，長期にわたる組織損傷が起こることはない．

アレルギー性喘息（allergic asthma）ははるかに深刻な病態であり，世界中で 3 億人も

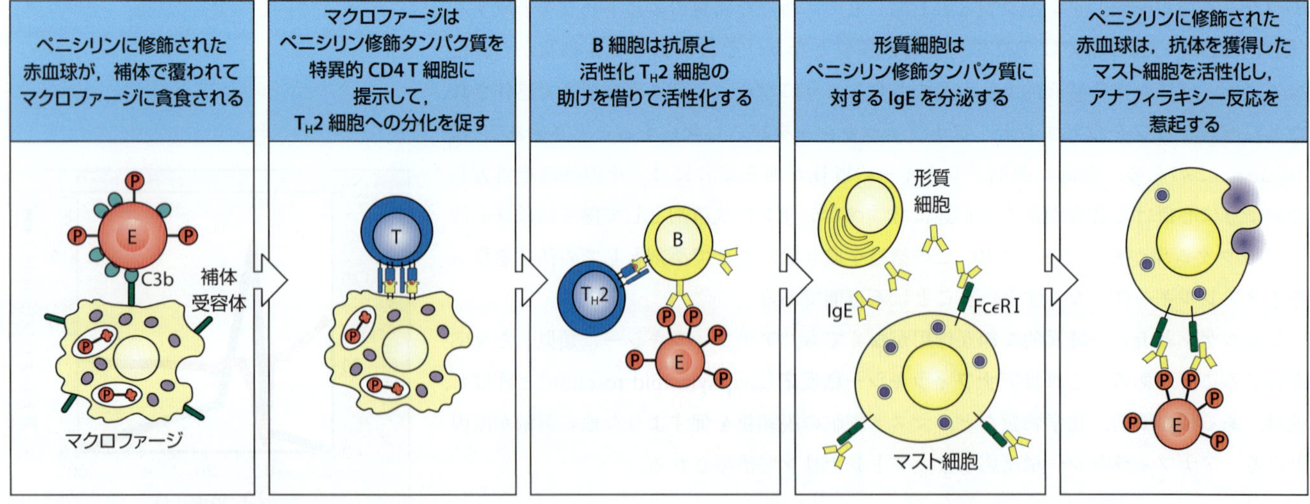

図 14.33　一部の人はペニシリン-タンパク質複合体により抗ペニシリン抗体の産生が刺激される
ペニシリン（P）と共有結合を形成した赤血球（E）がマクロファージに貪食されると（左から 1 番目の図），マクロファージはペニシリンに修飾されたタンパク質を分解して，ペプチド抗原として特異的 CD4 T 細胞に提示する（2 番目の図）．CD4 T 細胞は活性化されて T_H2 細胞になり，抗原特異的 B 細胞を刺激すると（3 番目の図），B 細胞はペニシリンに修飾されたエピトープに対する IgE 抗体を産生し，これがマスト細胞に結合する（4 番目の図）．このように感作された人が再度ペニシリンを投与されると，ペニシリンが結合した赤血球がマスト細胞を活性化し，アナフィラキシー反応を惹起する（5 番目の図）．治療を受けなければこの反応は致死的となりうる．

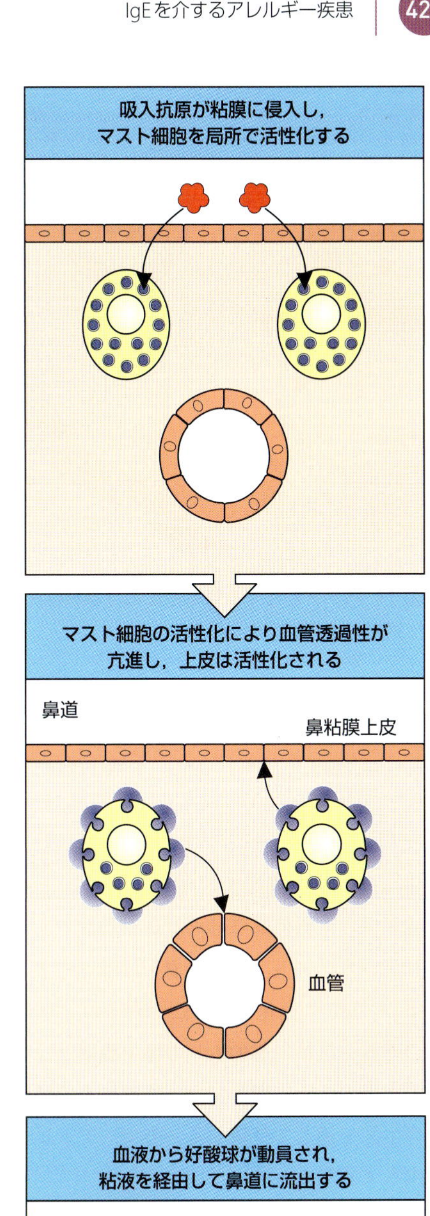

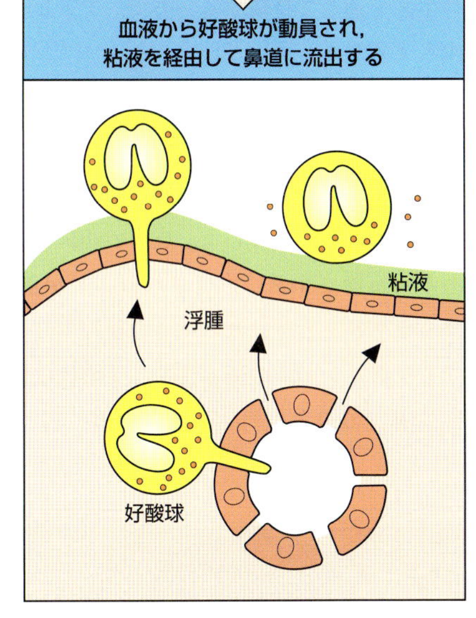

図 14.34 アレルギー性鼻炎は気道に侵入したアレルゲンによって起こる

活性化マスト細胞から放出されたヒスタミンなどのメディエーターは，局所の毛細血管の透過性を亢進させ，鼻粘膜の上皮を活性化することで粘液産生を促す．血流から組織に遊走した好酸球が活性化され，炎症性メディエーターを放出する．活性化好酸球は鼻道に流出する．

の人が苦しんでいる．アレルギー性喘息では，アレルギー反応による息切れや喘鳴など慢性の呼吸困難の症状を呈する．喘息はアレルゲンが下気道の粘膜下のマスト細胞を活性化することに起因する．マスト細胞が脱顆粒すると数秒のうちに気道内への粘液や液体成分の分泌が亢進し，気道周囲の平滑筋の収縮による気管支の攣縮が起こる．喘息の特徴として気道の慢性炎症があり，T_H2 細胞，好酸球，好中球などの白血球が持続的に浸潤することが関与している（図 14.35）．喘息発作の結果，肺から空気が出られなくなり，呼吸がさらに困難になる．喘息患者の多くは治療を必要とし，喘息発作によって死に至ることもある．全世界で毎年 25 万人もの人が喘息により死亡している．

アレルギー性喘息の初期段階は特異的アレルゲンに対する反応により引き起こされるが，それに続く慢性炎症はさらなるアレルゲンへの曝露がなくても持続する．**慢性喘息**（chronic asthma）では，気道は粘液栓でほぼ完全に閉塞した状態になることがある（図 14.36）．気道の過敏性や反応性が全般的に亢進しているため，特異的アレルゲンに対する再曝露以外の環境要因によっても喘息発作が惹起される．慢性喘息患者において気道過敏性を引き起こす典型的な物質は，主に空気中に存在するタバコの煙や亜硫酸ガスなどの刺激性の強い化学物質である．慢性喘息患者に気道の細菌やウイルスが感染した場合，免疫応答により症状が増悪することがあり，特に T_H2 細胞応答が優位に働く場合は顕著である．こういった理由から，慢性喘息はＴ細胞によって起こされるⅣ型過敏反応に分類される（図 14.2 参照）．

14-19 じんま疹，血管性浮腫，湿疹は皮膚におけるアレルギー反応である

アレルゲンが皮膚のマスト細胞を活性化し，ヒスタミンが放出されると，**じんま疹**（urticaria/nettle rash/hives）と呼ばれる瘙痒を伴う膨疹が出現する．urticaria はとげの多い植物であるイラクサのラテン名 *Urtica* が語源となっているが，hives の語源は不明である．この反応は，アレルギー検査のためアレルゲンを皮膚に注射することで起こる，膨疹や発赤といった即時型反応（14-15 項参照）と基本的には同じであるが，この皮疹はヒスタミンを単独で注射しただけでも出現する（図 14.37）．皮下深部に存在するマスト細胞の活性化によって出現する膨疹はこれに類似しているが，より広範囲にわたって出現し，**血管性浮腫**（angioedema）と呼ばれる．じんま疹と血管性浮腫は，アレルゲンの種類が何であったとしても（食物でも薬剤でも），血流を介して皮膚に到達すればそれに対するアレルギーの結果として出現しうる．また，これらの皮疹は全身性アナフィラキシーが起こっている間に出現するさまざまな反応の一部でもある．昆虫による刺咬傷はじんま疹の典型的な原因であるが，このような局所の反応は通常全身に広がるアナフィラキシーには発展しない．

より持続した皮膚のアレルギー反応は，アトピーの小児において見受けられる．この症候は**アトピー性皮膚炎**（atopic dermatitis）や**湿疹**（eczema）と呼ばれる．eczema は“勃

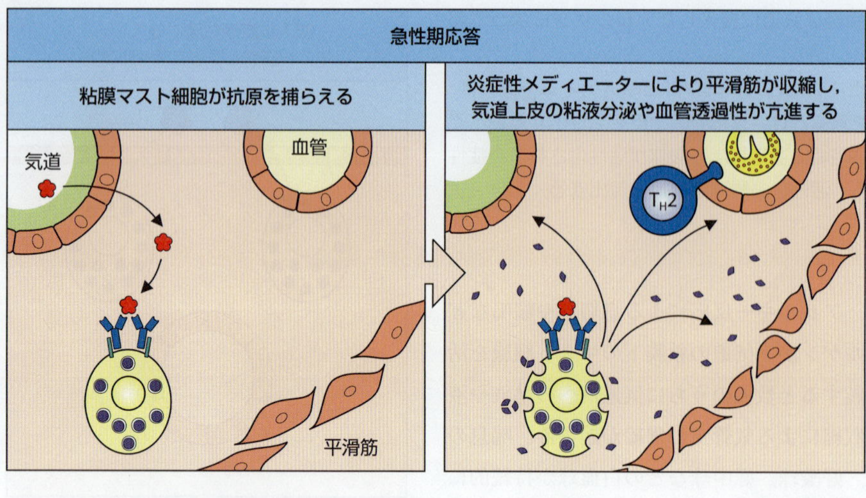

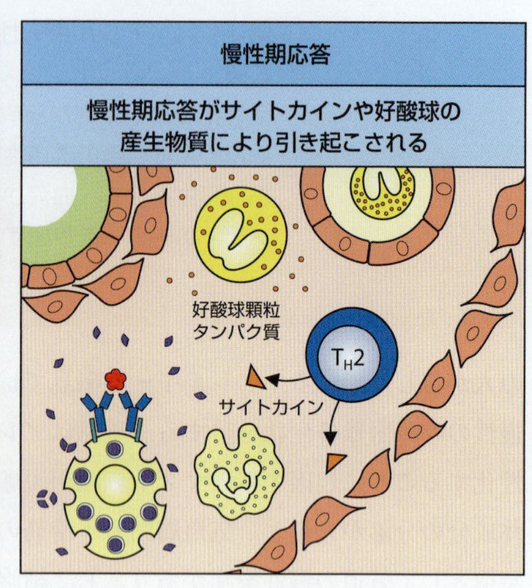

図 14.35 アレルギー性喘息における急性期応答は，T_H2 細胞を介した気道の慢性炎症に至る
左図：感作された人では，抗原特異的 IgE をもつマスト細胞が気道粘膜に存在する．中央図：マスト細胞表面上の特異的 IgE が吸入抗原によって架橋されると，マスト細胞からは炎症性メディエーターが放出され，気管支平滑筋は収縮し，粘膜上皮からの粘液の分泌が促される．この 2 つの作用により気道閉塞が起こる．また，炎症性メディエーターによる血管透過性の亢進は，浮腫，好酸球や T_H2 細胞などの炎症細胞の浸潤を促す．右図：活性化マスト細胞と T_H2 細胞はサイトカインを放出し，好酸球の活性化や脱顆粒を増強する．このことにより，さらなる組織損傷や炎症細胞浸潤が起こる．そして最終的には慢性炎症に至り，気道に不可逆的変化を起こす．

発”や“沸騰”を意味するギリシャ語に由来する．湿疹における炎症反応は，皮疹や滲出液を伴った慢性瘙痒性の紅斑が特徴である．これは喘息の気管支壁で起こる反応に類似している．アトピー性皮膚炎は喘息やアレルギー性鼻炎の家族歴を有する人に出現しやすく，IgE の高値を伴うことが多い．しかし，皮膚炎の重症度は，特定のアレルゲンへの曝露や抗原特異的 IgE の血中濃度とは必ずしも相関しない．このように，アトピー性皮膚炎の病因に関してはいまだによく解明されていない．また，鼻炎や喘息は多くの場合生涯を通じて持続する一方で，アトピー性皮膚炎は思春期のうちに治癒してしまう理由もよくわかっていない．

アトピー性皮膚炎は，皮膚の防御機能が失われることで，アレルゲンが皮膚に侵入し，T_H2 細胞による免疫応答を刺激することで起こると考えられている．この仮説に一致する報告として，遺伝的に皮膚の防御機構が弱い人ではアトピー性皮膚炎の発症リスクが高いことが知られている．皮膚の防御機能を維持するためには，皮膚の最も外側の層である角質層が正常に形成されることが重要である．角質層の形成過程において，プロフィラグリンと呼ばれる大きな前駆ポリペプチドが分解されフィラグリンが生成される．フィラグリンの中の親水性アミノ酸は皮膚の保湿に重要な役割を果している．アトピー性皮膚炎の患者の約 20％がフィラグリン遺伝子に変異を有することが知られている．

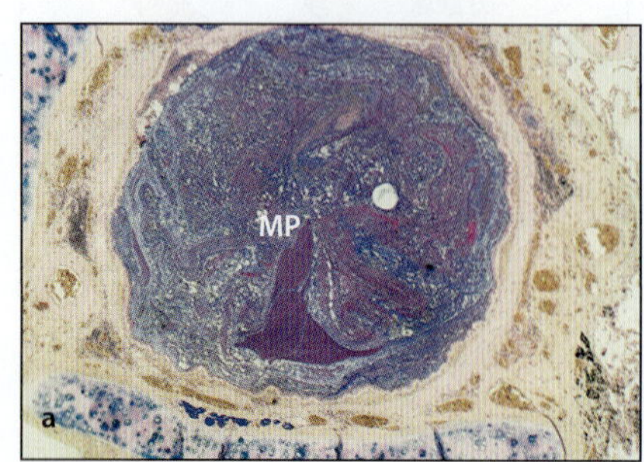

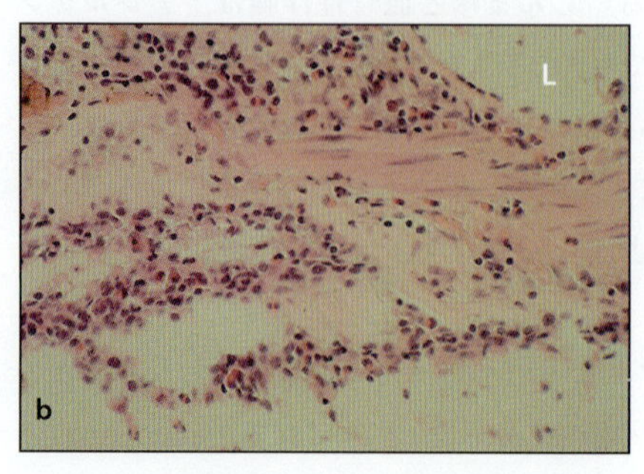

図 14.36 呼吸障害を呈する慢性喘息における気道炎症
(a)喘息で死亡した患者の気管支標本の光学顕微鏡写真．粘液栓(MP)により気道がほぼ完全に閉塞している．白い小さな円形として観察される部分のみが内腔として残っている．(b)気道壁の強拡大写真．好酸球，好中球，リンパ球などの強い炎症細胞浸潤による気管支上皮の破壊が認められる．L は気管支内腔を示す．(写真は T. Krausz の厚意による)

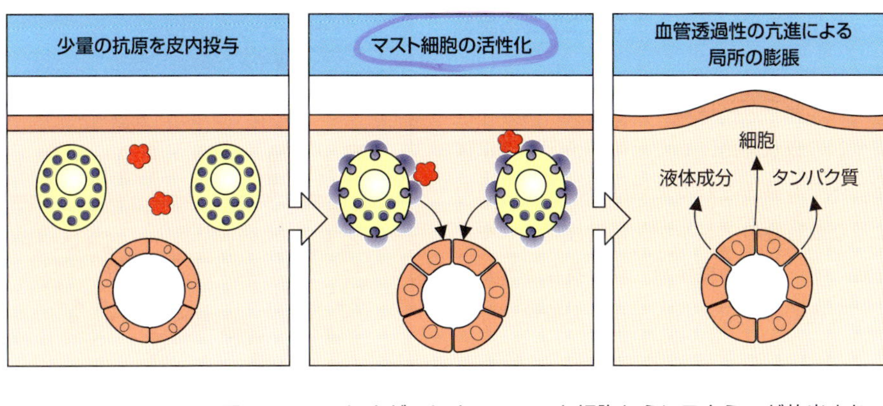

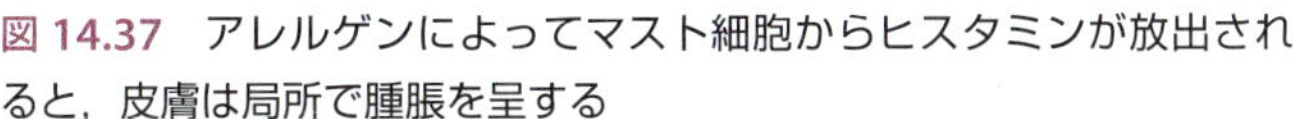

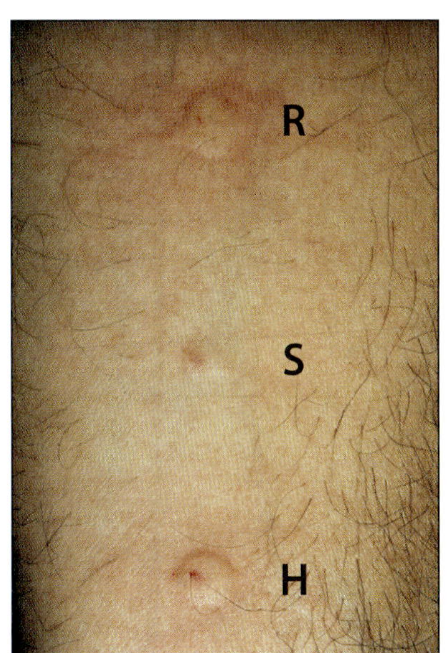

図 14.37 アレルゲンによってマスト細胞からヒスタミンが放出されると，皮膚は局所で腫脹を呈する

左側の3つの図に示すように，感作された人の皮膚にアレルゲンが侵入すると，結合組織中のマスト細胞が脱顆粒を起こす．これによりヒスタミンが放出され，局所の血管は拡張し，液体成分とタンパク質が滲出することで皮膚は急速に腫脹する．右側の写真は，ブタクサアレルギーの患者に生じた膨疹(じんま疹)を示す．Rの部分にはブタクサ花粉の抗原を，Hの部分にはヒスタミンを，Sの部分には生理食塩水を，それぞれ皮内注射し20分後に撮影した．Sの部分の小さな膨疹は皮内に注射した液体の容積による膨隆である．(写真はR. Gehaの厚意による)

また，皮膚の角化には70個もの遺伝子が関与していることが知られており，フィラグリン以外の遺伝子の変異もアトピー性皮膚炎に関与する可能性がきわめて高い．

14-20 食物アレルギーは消化管の反応のみならず，全身性の変化も引き起こす

人間が食物とする対象は，他のどんな動物種よりも多様である．人間の食物はすべて植物や動物に由来するため，膨大な種類のタンパク質を含み，それらはすべて免疫応答を起こす可能性がある．食物が消化管を通過するにつれて，タンパク質はプロテアーゼの作用を受け，より小さいペプチドに分解されていく．この過程で，ペプチドは T_H2 細胞に提示される可能性がある．人間が食べる食物の量は膨大でさらに多様であるにもかかわらず，摂取されたタンパク質のうちごくわずかに対してしかIgEは産生されない．その反面，あるタンパク質に感作された人は，そのタンパク質が含まれているどの食物に対してもアレルギー反応を起こす．アレルギーの原因となる典型的な食物には，穀物，ナッツ，果実，豆，魚，貝，甲殻類，卵，牛乳などがある．

いったんある食物アレルゲンに感作されると，次にその食物を摂取した際には激しい即時型反応が出現する．そのひどさは食卓から即刻退席したくなるほどである．消化管壁の上皮を通過する際，アレルゲンは消化管粘膜に存在するマスト細胞表面上のIgEと結合する．マスト細胞は脱顆粒しメディエーターを放出するが，その主たるものはヒスタミンである．ヒスタミンにより局所の血管透過性は亢進し，血液から液体成分が腸管上皮を経由して消化管内腔へと滲出する．それと同時に胃壁の平滑筋が収縮することにより，急激な腹痛と嘔吐が惹起される．同じ機序が腸で働けば，下痢となる(**図 14.38**)．これらの反応は，本来は消化管の寄生虫を排除する目的で展開されるのだが，アレルギー反応においてはアレルゲンを含む食物を体内から排除する目的で利用される．この

目的は確かに達成されるが，脱水や虚脱といった損失を伴い，また摂取した食物も無駄になる．

消化管局所でのアレルギー反応に加えて，食物アレルゲンは他の組織，特に皮膚にも反応を起こす．消化管での反応過程やアレルゲンの吸収経路，またそのタイミングに依存して，アレルゲンは血中に侵入し体中のどこへでも移送される可能性がある．皮膚の深層に存在する結合組織マスト細胞はこのような血行性のアレルゲンに活性化されやすく，脱顆粒によってじんま疹や血管性浮腫を起こす．同様の機序で，経口投与された薬剤も食物と同じように，感作された人に対して消化管の反応やじんま疹，血管性浮腫を起こしうる．

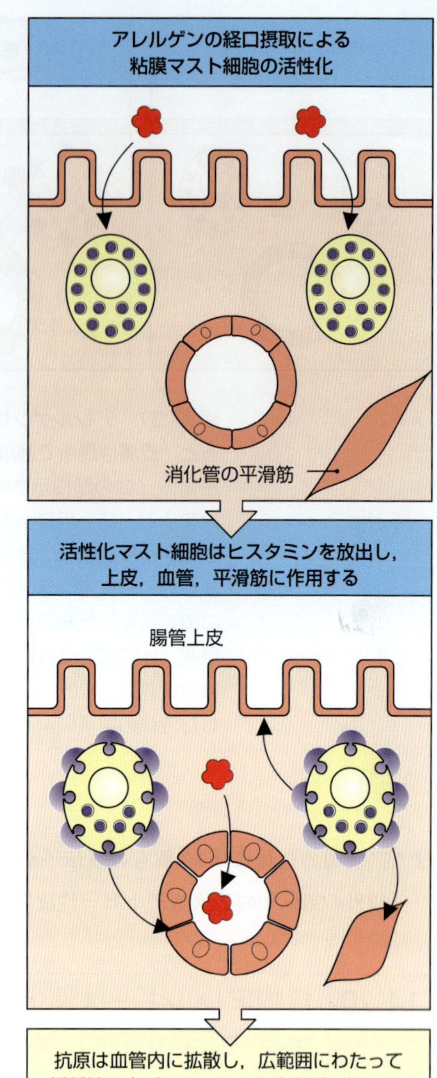

図 14.38　アレルゲンの経口摂取により，嘔吐，下痢，じんま疹などが起こる
腸管上皮，血管，平滑筋などにヒスタミンが作用すると局所反応が起こる．じんま疹は血管内に侵入した抗原が皮膚に運ばれることで生じる．

14-21　アレルギー反応は3つの相補的な手法によって予防，治療される

アレルギー疾患の症状を緩和するには3つの戦略がある．1つ目の戦略は予防である．これは，アレルゲンとの接触を避けるように患者の生活様式や環境を変えることを指す．例えば，アレルゲンを含む食品の摂取を避ける，ダニを寄せつけないように家の設備を一新する，ペットは家の外で飼うようにする，花粉の飛散する時期には砂漠を旅したりクルージングをしたりする，などである．

2つ目の戦略は薬理学的な手法である．薬剤を使用することで，アレルゲンと接触したときの症状を緩和することができる．例えば，抗IgE単クローン抗体を用いることで，IgEがFcεRIやFcεRIIと結合しないようにすることができる（14-18項参照）．また，アレルギー反応のエフェクター経路を阻害することで，マスト細胞，好酸球，好塩基球がIgEを介して活性化された後に起こる炎症を制限するような薬剤もある．抗ヒスタミン剤は鼻炎やじんま疹の症状の改善のために用いられる．この薬剤はヒスタミンが血管内皮細胞上のH_1受容体へ結合するのを阻害することで，血管透過性の亢進を防いでいる．喘息の治療に用いられる吸入薬としては，免疫抑制作用をもつ低用量のステロイドや，アルブテロールなどの短時間作用型βアドレナリン受容体アゴニストがある．これらの薬剤は細気管支を拡張し，呼吸を楽にする働きをもつ．アドレナリンはアナフィラキシー反応の治療に用いられる．

アレルギー治療の3つ目の戦略は免疫学的な手法である．これは，アレルゲン特異的なIgEの産生を抑制するというものである．そのための1つの方法として，抗体反応をIgE抗体優位の反応からIgG抗体優位の反応へと切り替えるというものがある．1911年に初めて示されたこの手法は**脱感作**（desensitization）と呼ばれ，ある種のアレルギーをもつ患者に対して今日でも同様に行われている．この治療では，患者にまずごく微量のアレルゲンを注射し，その後投与量を徐々に増加しながら繰り返しアレルゲンを注射する．脱感作療法が成功すると，IgEと同じくT_H2細胞応答によって産生される抗体であるアレルゲン特異的IgG4抗体が産生され，IL-10の上昇がみられる．IgG4は機能的には1価で反応し抗原抗体複合体を形成するが，エフェクター細胞は誘導しない（p.105の4-17項参照）．脱感作療法においてたびたび起こる重大な問題はアナフィラキシーであり，これは患者が感作されているアレルゲンに曝露されるために起こる．こういった理由から“アレルゲン注射”は全身性アナフィラキシーの徴候を観察でき，必要であればアドレナリンの投与ができるような管理された環境下で注意深く行うべきである．もう1つの脱感作の手法として，アレルギー患者や喘息患者の腸管に蠕虫を感染させるという治療が試験的に行われている．これは，寄生虫感染症が根絶された先進国の人々の免

疫系を，再度寄生虫感染症が流行していた頃の環境に戻すことを目的としている．

先進国においてアレルギーは患者数も多く，重大な問題であるため，新たなアレルギー治療法の研究開発はバイオテクノロジー産業界や製薬産業界にとって非常に大きな関心事となっている．治療薬の作用点となりうる標的として，IgE 応答を増強する免疫細胞のシグナル伝達経路がある．シグナル伝達経路を阻害しうるものに，IL-4，IL-5，IL-13 などのサイトカインに対する阻害剤が挙げられる．メポリズマブは IL-5 に特異的なヒト化単クローン抗体であり，好酸球増加症（14-11 項参照）を呈する患者の治療に有効である．好酸球の分化は IL-5 に依存するため，この抗体を用いることで血中や組織中の好酸球数を著明に減少させられるが，完全に好酸球を除去することはない．抗 IL-5 抗体を用いた治療を最長 6 年間受けた患者においても，薬剤により好酸球数が減少することによる副作用はみられなかった．抗 IgE 抗体による治療を受けた喘息患者においても感染症などの副作用がみられないこと（14-8 項参照）と同様に，このような報告は T_H2 細胞による適応免疫が蠕虫などの多細胞寄生虫に対する防御のみを目的としているという考えを支持している．結果として，寄生虫が根絶された環境にいる人は，T_H2 細胞応答に重要な細胞や分子がなくても健康に生き続けられることになる．重症喘息は抗 IL-5 抗体により症状が緩和するが，これはこの病気の主な原因が好酸球にあることと一致している．

■ まとめ

無害な環境抗原と結合する IgE 抗体によって引き起こされるアレルギーは多岐にわたる症状を示し，重症度もさまざまである．アレルゲンの性状，環境中のアレルゲンの分布や存在量，体内への侵入部位，患者の遺伝的背景が，アレルギーの症状や重症度に影響を与える．白人の約 40％がアレルギーになりやすい遺伝的背景をもっており，ある地域ではアレルギーの発症率もその数字に近づいてきている．先進国において，喘息は有病率が高く，重症になりやすく，慢性化しやすいため，喘息を有効に治療する新薬の研究が進められている．T_H2 細胞による適応免疫応答を阻害する単クローン抗体がアレルギーの有効な治療薬として期待を集めている．このような薬剤はアレルギー症状を緩和することができるうえ，細菌，ウイルス，真菌といった病原体に対する免疫応答には副作用が報告されていないことも魅力の 1 つである．

第 14 章のまとめ

IgE 抗体はマスト細胞，好塩基球，好酸球と協動して，蠕虫などの多細胞寄生虫の制御に特化するように進化してきた．これらの多細胞寄生虫は本来，脊椎動物の体内に寄生しており，ヒトの免疫系とともに 100 万年以上もの間進化してきた．蠕虫は細菌や真菌，ウイルス，原虫といった病原体よりもずっと大きいため，寄生虫が体内に寄生する数や体内で寄生虫が存在する部位を制御するには，これらの病原体とは異なるエフェクター機構を用いる必要がある．寄生虫のゲノムは，微生物のゲノムと比べればずっとヒトのゲノムに近いため，寄生虫に特異性の高い抗体を作るためにはより細かい範囲のゲノムの違いを認識する必要がある．蠕虫感染がいまだ蔓延している発展途上国の人々は，生後すぐに蠕虫に感染し，寄生虫特異的 IgE を母親から受け継ぐ．子供の T_H2 細胞応答は蠕虫の存在下で発達し，蠕虫は T_H2 細胞応答の発達に重要な役割を果たすと考えら

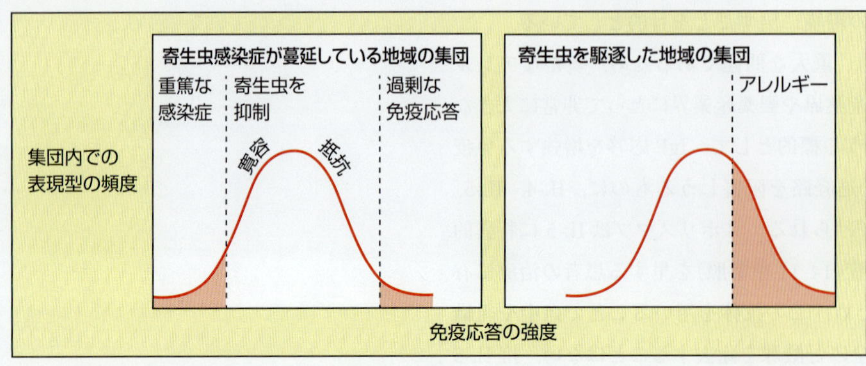

図 14.39　アレルギー流行の進化論
寄生虫感染症が蔓延している地域の人々の間では，寄生虫に対する免疫応答は両極端の間でバランスがとられている(左図)．免疫応答が弱すぎる人は，寄生虫に対して寛容になりすぎて重篤な感染を起こし寄生虫感染症に苦しむことになる．免疫応答が強すぎる人では，寄生虫に対して過剰な免疫応答を起こすために粘膜組織が傷害を受けて病的な状態に陥る．多くの人は，寄生虫に対し寛容と抵抗のバランスをとることで健康状態を維持している．寄生虫を駆逐した地域の人々では，寄生虫や寄生虫特異的 IgE が存在しない状況で免疫系が発達してきた．このような人々は寄生虫抗原と構造的に類似した環境抗原に対して IgE を介した炎症性免疫応答を引き起こしやすい傾向にある．この免疫応答がアレルギーを惹起する．

れる．

150 年ほど前から，現在の先進国の人々は，自分自身の体から蠕虫を取り除くという実験に，知らず知らずのうちに参加してしまっていた．この実験の結果，IgE 抗体が原因となるさまざまな炎症性のアレルギー疾患が出現した．アレルギー疾患でみられる IgE 抗体は動物や植物由来の抗原と結合し，寄生虫やその他の病原体とは結合しない．アレルギーを引き起こす抗原は遺伝子的にも構造的にも，蠕虫に感染した人に IgE 応答を惹起させる蠕虫由来の抗原と類似している．体内から寄生虫が排除されたことで，T_H2 細胞による免疫応答はこれまで一度も自然選択を受けていないような異常な方向に発達してしまった．これにより T_H2 細胞応答は，T_H1 細胞応答や T_H17 細胞応答による炎症とのバランスをとる機能も果たせなくなってしまうかもしれない．そのうえ，蠕虫が排除されたことにより，蠕虫免疫によって自然選択されてきた正常な T_H2 細胞応答も排除され，炎症性の T_H1 細胞応答あるいは T_H17 細胞応答を促すような免疫系遺伝子の多型が選択されやすくなるということも起こりうる(図 14.39)．現在のアレルギーの流行は，このような進化的な要因と遺伝的な要因との組み合わせによって起こっていると考えられる．

本書には，各章で学んだことの理解をより深めるために演習問題が用意されている(http://www.medsi.co.jp/e-meneki3/)．アクセス方法については「概略目次」の次の頁も参照.

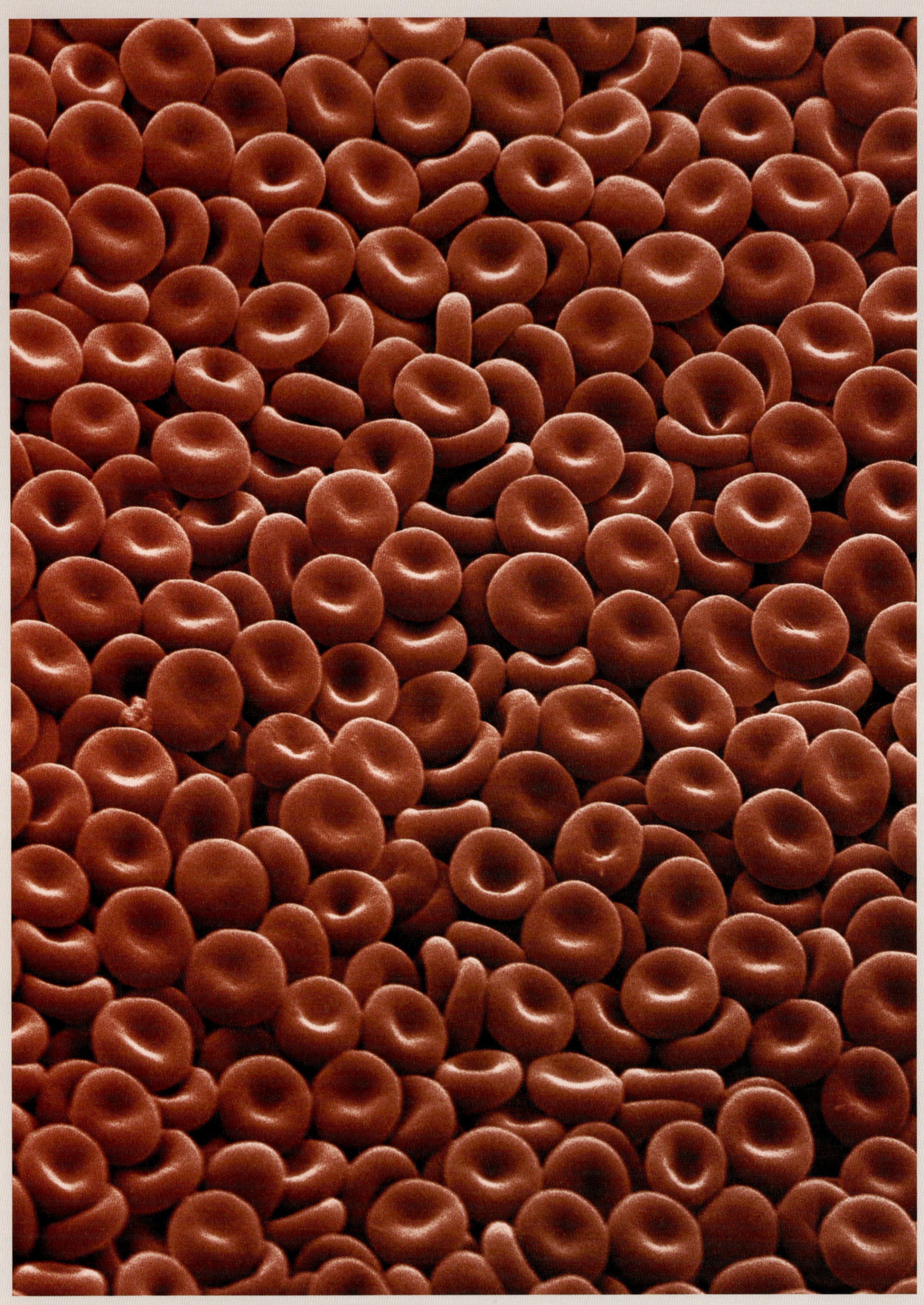

ヒトの細胞または組織の中で最も頻繁に移植されるのは赤血球である．

第15章 組織と臓器の移植

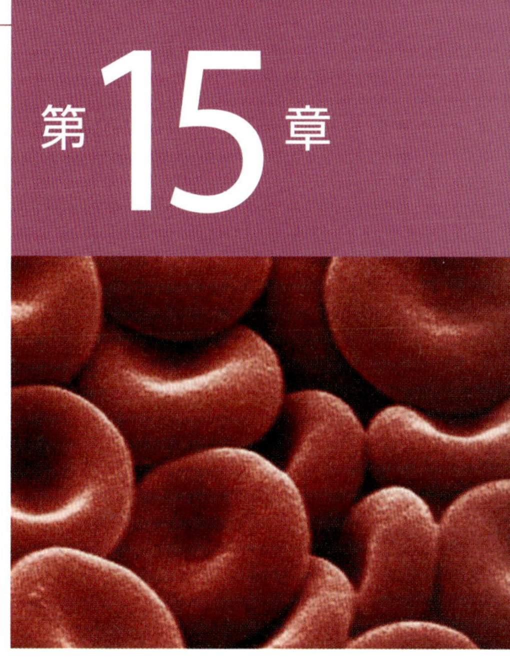

病気にかかったり，傷ついたり，機能が衰えたりした組織を健康なものと置き換えるのは医学者にとって何世紀にもわたる夢であった．これを実現するためには3つの基本的な問題を解決しなければならない．1つ目は，移植臓器が正常に生理機能を発揮できるように移植を行わなければならないこと．2つ目は，移植を受ける患者（レシピエント）と移植臓器の両方の健康状態を，移植に伴う外科手術やその他すべての処置の間維持しなければならないこと．そして3つ目は，患者の免疫系が移植組織に応答して拒絶してしまわないようにしなければならないことである．

過去60年の間にこれらの問題の解決法が見出され，実験的な手技の1つにすぎなかった臓器移植はさまざまな病的状態に対して用いられる治療法へと進歩してきた．実際の医療においては，移植組織に対する応答だけを選択的に抑制することはいまだに達成されていないので，さまざまな薬剤や抗体を用いることによって非特異的な抑制が行われている．特定の病原体に対する免疫を選択的に刺激するワクチンとは対照的に，臓器移植には免疫応答を広く不活性化する操作が伴うのである．

本章の第1節では輸血を取り上げる．輸血は最も一般的な移植であり，移植された組織に対して免疫系がどのように有害な応答を引き起こし，それがどういう点でII型，III型，IV型過敏反応であるかを知るためのよい例である．移植されるのは，輸血のように液体の場合もあれば，腎移植のように固形臓器の場合もあるが，この両者では移植方法や有害な免疫応答が誘導される仕組みが異なっている．第2節では，最もよく行われている腎移植を中心に，固形臓器の移植について述べる．第3節では，骨髄，末梢血，臍帯血から採取される造血幹細胞を含む液体の移植を扱う．すなわち，造血細胞移植あるいは造血幹細胞移植と呼ばれる移植である．

同種移植による過敏反応

ドナー（提供者）とレシピエント（移植を受ける患者）の組織が過剰な免疫応答を起こさず

に共存できる程度に適合していれば，ほとんどの移植はきわめて有用なものとなる．このような場合，ドナーとレシピエントは**組織適合性**(histocompatibility)があるという．輸血で重要な抗原は，赤血球表面上の ABO 式血液型抗原および Rh（リーザス）式血液型抗原である．一方，臓器移植や造血細胞移植では HLA クラスⅠおよびクラスⅡ抗原を一致させることが重要である．ドナーとレシピエントの組織適合性がない場合には，おそらく過敏反応が起こるだろう．

15-1 血液は最も頻繁に移植される組織である

1812 年に行われた輸血は，人命を救う目的で行われた最初の移植である．それ以来，輸血の適用とその成功は劇的に増加してきた．血液は，医療において特に頻繁に移植される組織であり，平均して 4 人に 1 人が一生の間に一度は輸血を受けているとされる．輸血は，外傷，外科手術，出産，病気などによって血液が激しく失われる場合や，体液，血漿タンパク質，赤血球を速やかに補充する必要があるときに行われる．今日では，献血によって提供された血液は赤血球，血漿，血小板に分けられ，患者が必要とする成分のみが輸血される．血漿は体液を補充するとともに出血を防ぎ，赤血球は呼吸と代謝を改善し，血小板は凝血を促進して出血を防ぐ．

血液が頻繁に移植される組織であるわけは，その 4 つの特性にある．1 つ目は，健康な人は適切な期間をあけて献血するのであれば健康が損なわれることはないこと．2 つ目は，輸血では同種細胞を含む液体を静脈内に注入するだけなので，固形臓器の移植に比べると簡単で費用もかからないこと．3 つ目は，患者の血液の不足分は 2 ～ 3 週間程度で患者自身の骨髄から作り出されるので，通常，輸血が必要になるのは短期間であること．これは，心臓や腎臓などの移植臓器が何年にもわたって機能し続けなければならないのに比べると比較的緩やかな要件といえる．4 つ目は，輸血において有益な細胞である赤血球が，他の臓器や組織の移植では重大な遺伝的障壁となる多型性の主要組織適合遺伝子複合体（MHC）クラスⅠおよびクラスⅡ分子を発現していないことである．

15-2 輸血には，ドナーとレシピエントの ABO 式血液型抗原および Rh 式血液型抗原が一致している必要がある

輸血を成功させるためには，ドナーとレシピエントの赤血球表面に存在する多型性抗原の **ABO 式血液型**(ABO system)が一致していなければならない．この抗原性が生じるのは，赤血球膜に存在する糖脂質やバンド 3 と呼ばれる糖タンパク質の糖鎖部分の構造に多型性があるからである（図 15.1）．A，B，O という 3 つの抗原のうち，A 抗原や B 抗原が輸血される赤血球上に存在すると問題が生じるが，O 抗原があっても問題はない．

A 抗原と B 抗原は構造的に一般的な常在菌の表面糖鎖と似ている．ただし，この類似性は O 抗原にはない．すべての人は常在菌に曝露されているので，A 抗原と B 抗原の両方もしくはどちらか一方をもたない人では常在菌の糖鎖に対する抗体が産生される．したがって，O 型の人の血清には必ず A 抗原と B 抗原に対する IgG 抗体が含まれることになる．O 型の人に誤って A 型もしくは B 型の血液を輸血すると，これらの抗体が結合し補体結合反応を誘導するため，輸血された赤血球は急速に循環血中から失われる．ほとんどの人は A，B，O，AB の 4 つの血液型のいずれかに分類されるので，ドナーとレシピエントの組み合わせは 16 通りが考えられ，そのうちの 9 通りの組み合わせは

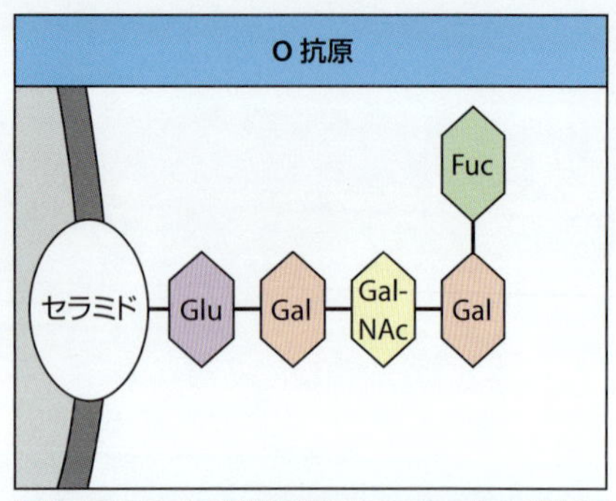

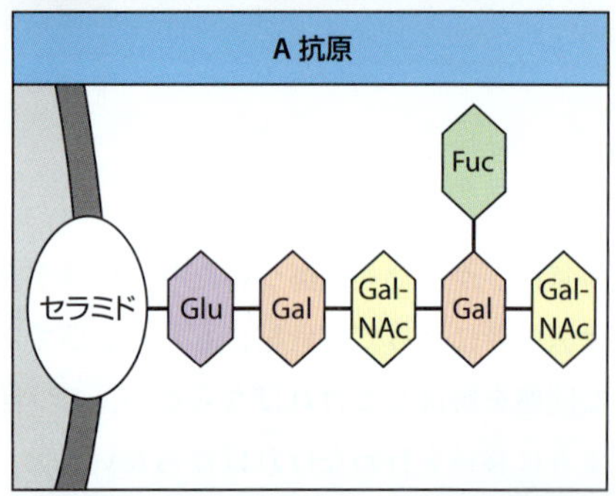

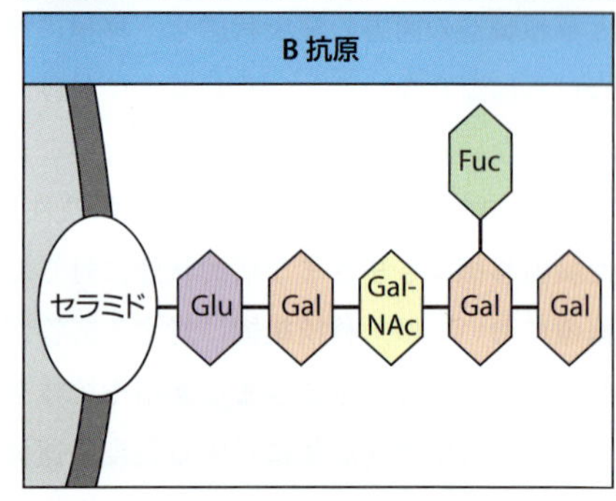

図 15.1 ABO 式血液型抗原の構造
ABO 式血液型抗原は赤血球表面の糖脂質ファミリー分子による．脂質セラミドとそれに結合したグルコース（Glu），ガラクトース（Gal），*N*-アセチルガラクトサミン（GalNAc），ガラクトース，フコース（Fuc）からなるオリゴ糖がコア構造を形成する．O 型の人では，血液型抗原はこのコア構造のみからなる．A 型の人はコア構造に *N*-アセチルガラクトサミンを付加する酵素をもっており，A 抗原が形成される．B 型の人はコア構造にガラクトースを付加する酵素をもっており，B 抗原が形成される．A 型と B 型の人の赤血球にはコア構造のみの糖脂質も同時に発現しているため，O 抗原に対するアロ抗体は産生されない．

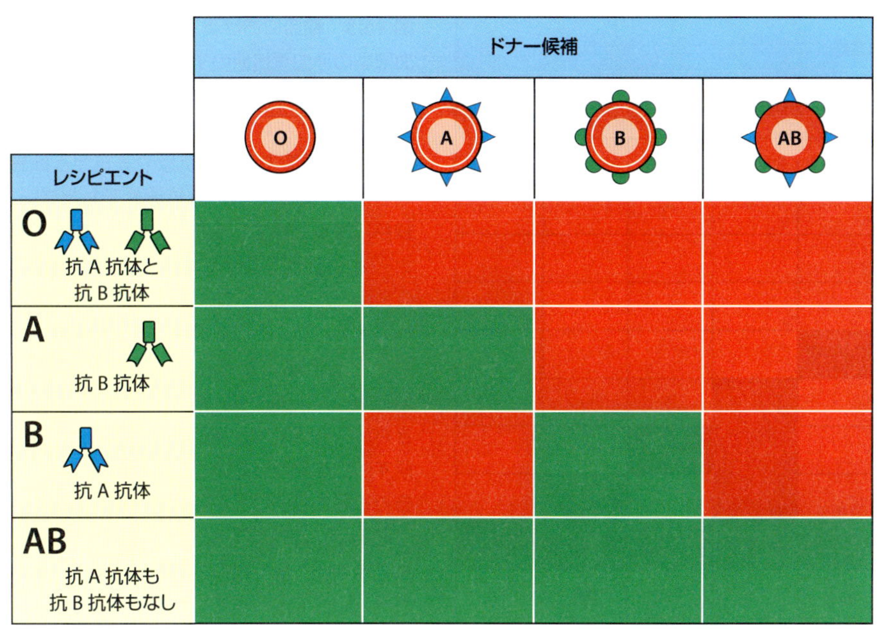

図 15.2　輸血に際してはドナーとレシピエントの ABO 式血液型を一致させなければならない
一般的な腸内細菌は A 抗原および B 抗原に類似する抗原をもっている．A 抗原と B 抗原のどちらか，もしくはその両方をもたない人においては，これらの細菌抗原が対応する血液型抗原に対する抗体の産生を誘導する．つまり，O 型の人は A 抗原および B 抗原を欠くので抗 A 抗体と抗 B 抗体の両方をもっており，AB 型の人にはどちらの抗体もない．この表では，輸血が可能なドナーとレシピエントの血液型の組み合わせを緑色で，免疫応答を引き起こすため避けなければならない組み合わせを赤色で示す．

輸血に適合するが，残りの 7 通りは適合しない(図 15.2)．輸血時の Rh 式血液型不適合，なかでもリーザス D(RhD)抗原の有無の不一致もまた悲惨な結果をもたらす．RhD 陽性ドナーの血液が RhD 陰性レシピエントに輸血されると RhD 抗原に対する抗体が産生され，以後の RhD 陽性血液の輸血に危険が伴うようになる．特に RhD 陰性の女性にとっては，次回以降の妊娠の際に**新生児溶血性疾患**(hemolytic disease of the newborn)のリスクが生じる(p.301 の 11-12 項参照)．

15-3　血液型抗原の不適合はⅡ型過敏反応を引き起こす

ABO 式血液型不適合によって引き起こされる免疫応答の機序はⅡ型過敏反応(p.398 の 14-1 項参照)と同一である．ペニシリンに対するⅡ型過敏反応では薬剤による化学的修飾によって赤血球上に非自己抗原が形成される一方，輸血された赤血球では細胞表面の糖脂質に付加されている糖鎖が非自己抗原となる．Ⅱ型過敏反応に伴う溶血反応は輸血の目的を達成できなくするだけでなく，発熱，悪寒，ショック，腎不全の原因となり，死に至ることもある．危険な過敏反応を回避するために，輸血が必要な患者の血液と提供される血液における ABO 式抗原と RhD 抗原の型を事前の血清学的検査によって同定し，適合するもののみを輸血すべきである(図 15.3)．64 通りのドナーとレシピエントの組み合わせのうち，27 通りが輸血に適合する．血液型を一致させるのは，他の臓器や組織の移植の際に HLA 抗原を一致させるのに比べればはるかに簡単である．

血液型抗原の多型性を定義する方式にはこの他にも 30 種くらいあるが，それらの方式で定義される多型の違いによって輸血不適合となる可能性は，ABO 式および Rh 式に比べれば低い．ABO 式および Rh 式以外の血液型抗原に対して産生される抗体が問題になる可能性がある場合には，ドナーとレシピエントの多型を決定するのではなく，他の方法によって輸血の可否が決定される．すなわち，抗体を検出するために，ABO 式および Rh 式の血液型が一致する何人かのドナー(図 15.3 参照)の赤血球に対し患者の血清が反応するか否かを輸血に先立って検査し，患者の血中の抗体が結合しなかった

輸血の適合性									
		ドナーの血液型							
		O RhD⁻	O RhD⁺	A RhD⁻	A RhD⁺	B RhD⁻	B RhD⁺	AB RhD⁻	AB RhD⁺
レシピエントの血液型	O RhD⁻	■							
	O RhD⁺	■	■						
	A RhD⁻	■		■					
	A RhD⁺	■	■	■	■				
	B RhD⁻	■				■			
	B RhD⁺	■	■			■	■		
	AB RhD⁻	■		■		■		■	
	AB RhD⁺	■	■	■	■	■	■	■	■
割合(%)		6.6	37.4	6.3	35.7	1.5	8.5	0.6	3.4

図 15.3 輸血における ABO 式および Rh 式血液型の赤血球抗原のマッチング
赤血球抗原には数多くの種類があるが，臨床の現場で重要なのは A，B，O と RhD(リーザス D)抗原である．A 抗原や B 抗原とは異なり，O 抗原は特異的な抗原性をもたない．緑色に塗った枠は，輸血が成功する血液のドナーとレシピエントの組み合わせである．O RhD$^-$型の人は 3 つの抗原(A，B，RhD)すべてをもたず，どの血液型の人にも血液を提供できる"万能ドナー"であるが，自身と同じ型をもつ人以外からは輸血を受けることができない．対照的に，AB RhD$^+$型は 3 つの抗原すべてを発現していて，どの型のドナーからでも輸血を受けられる"万能レシピエント"であるが，AB RhD$^+$型の人にしか血液を提供できない．最下段の数字は米国におけるそれぞれの血液型の割合を表している．

赤血球のみが輸血に用いられる．このように適合性を直接評価する方法を**交差適合試験**(cross-match test)と呼ぶ．患者の赤血球とドナーの血清の間での交差適合試験は行わない．なぜなら，ドナーの血液に含まれる抗体がレシピエントの赤血球に結合しても有害な影響はないためである．ドナーの血中の抗体量はレシピエントの赤血球数に比べるとごくわずかなので，溶血を引き起こすには不十分である．ABO 式および Rh 式以外の血液型抗原に対する抗体は複数回の輸血を受けた患者で作られる．多くの種類の**アロ抗体**(alloantibody．同種異系抗体，同種抗体ともいう)をもっているために，反応しない血液ドナーを見つけるのが困難な患者もいる．

15-4 移植臓器に対する超急性拒絶反応はII型過敏反応によって起こる

ABO 式血液型抗原は，赤血球だけではなく血管内皮細胞上にも存在している．このことは，固形臓器，なかでも血管の豊富な腎臓の移植に重要である．例えば，O 型のレシピエントが A 型のドナーから腎臓の提供を受けた場合，レシピエントの循環系に存在する抗 A 抗体はすぐさま移植臓器全体の血管壁に結合する．この IgG 抗体は，移植臓器の血管系の至る所で補体を活性化することによって急速に拒絶を引き起こす(図 15.4)．このタイプの拒絶反応は**超急性拒絶反応**(hyperacute rejection)と呼ばれ，移植を受けた患者が手術室から出ないうちに起こることすらある．こういう場合には，移植された腎臓を摘出し，透析を再開するしか治療法はない．超急性拒絶反応は，移植臓器に対する拒絶反応のうち最も重篤なものであり，血管系全体が抗体に覆われることで引き起こされる激しいII型過敏反応(p.398 の 14-1 項参照)である．超急性拒絶反応を避けるためには，ドナーとレシピエントの ABO 式血液型抗原について適合試験を行い，ABO 式血液型を一致させておく必要がある．

HLA クラスI分子は血管内皮細胞に恒常的に発現しているため，異なる HLA クラスI分子に対する抗体が移植前から存在している場合にも超急性拒絶反応が起こりうる．そのため，レシピエントが移植臓器の HLA クラスIアロタイプに対する抗体をもって

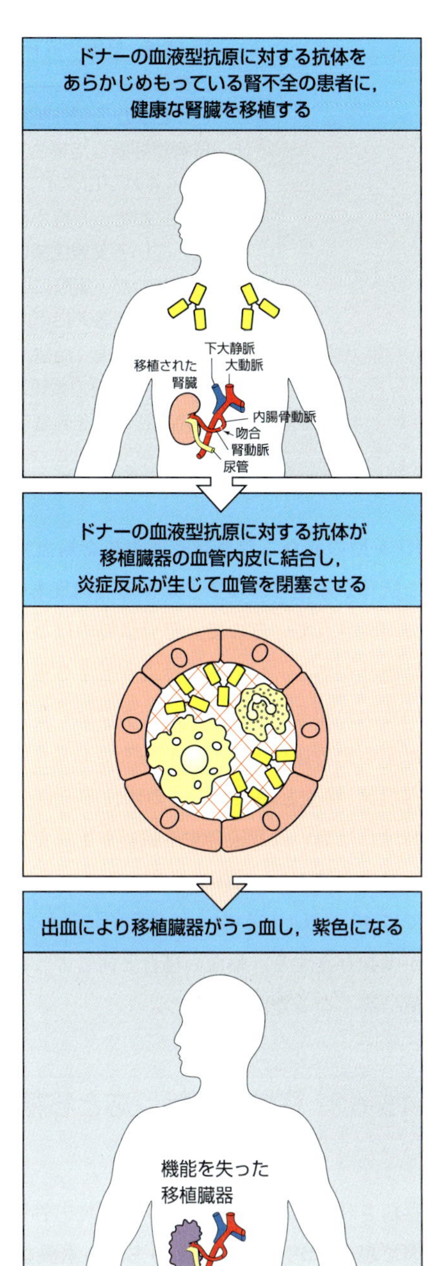

図 15.4　超急性拒絶反応は，移植前にすでに存在し移植臓器に結合する抗体によって引き起こされるⅡ型過敏反応である

移植前からドナーの ABO 式血液型抗原や HLA クラスⅠ抗原に反応する抗体をもつレシピエントがいる．そのようなレシピエントでは，ドナーの臓器が移植されるとすぐさま抗体が臓器の血管内皮に結合し，補体活性化経路や血液凝固経路が開始される．すると移植臓器の血管は血塊によって閉塞し，漏出が起こって臓器内で出血が起こる．そして移植臓器はうっ血し，血液中の酸素が欠乏するために紫色を呈するようになり，やがて機能を失う．造血細胞移植では ABO 式血液型の一致は不要である．

いる場合は移植できない．その程度は低いものの，HLA クラスⅡ分子に対する抗体も超急性拒絶反応に関与する．通常 HLA クラスⅡ分子は血管内皮細胞に発現していないが，移植手術に伴う感染，炎症，外傷によってその発現が誘導されることもある．

超急性拒絶反応を停止させる確実な方法はいまだに発見されていないので，適合するドナーとレシピエントを選ぶことによって予防するしかない．これから移植を受けようとするレシピエントの血清中に，候補となるドナーのリンパ球に結合する抗体が存在するか否かを調べる交差適合試験によって適合性が評価される．一般に，交差適合試験はドナーのリンパ球を補体依存的に破壊する抗体がレシピエント血清中に存在するかを調べるために行われる．通常，この試験は HLA クラスⅠもしくはクラスⅡ分子に対する反応性を区別するために，単離した B 細胞と T 細胞について行われる．というのは，抗 HLA クラスⅠ抗体は B 細胞と T 細胞の両方に反応するが，HLA クラスⅡ分子に対する抗体は B 細胞のみに反応するからである．より感度の高い交差適合試験では，候補ドナーのリンパ球に患者の抗体が反応するか否かをフローサイトメトリー(p.89 の図 4.13 参照)を用いて検討する．この方法を使うことにより，補体を活性化するアイソタイプの抗体だけでなくすべてのアイソタイプの抗体が検出できる．

15-5　抗 HLA 抗体は妊娠や輸血，過去の移植によって産生される場合がある

移植を受けようとするレシピエントがすでに抗 HLA クラスⅠ抗体や抗 HLA クラスⅡ抗体をもっている場合がある．こういう状況が自然に起こるのは妊娠時である．ほとんどの場合，胎児は母親のものとは異なる父親の HLA アロタイプを発現しているので，母親の免疫系がアロ反応(同種異系反応)を起こす可能性がある．妊娠期間中は，胎盤の構造によって胎児と母親の循環系が隔てられていて，母親の B 細胞および T 細胞が胎児のアロ抗原で刺激されるのが防がれている(**図 15.5**)．ところが，分娩に際して母親と新生児および胎盤が物理的に分離されるときの外傷が原因となって，胎児由来の細胞やその他の成分が母親の循環血中に混入し免疫応答が刺激される．子供には発現しているが母親には発現していないすべての HLA アロタイプは抗体産生を刺激する．繰り返し妊娠することでより多くの抗 HLA 抗体が産生されるので，血清学的な HLA タイピングに用いる抗 HLA 血清は主に経産婦によって提供される．母親が抗 HLA 抗体をもっていても以後の妊娠に影響があるわけではないが，将来移植が必要になったときには適合する移植臓器を探すのが困難になる．

輸血も抗 HLA 抗体の産生を引き起こす可能性がある．通常の輸血では HLA の型は検査せず，適合させられるのは ABO 式血液型と Rh 式血液型のみである．そのため

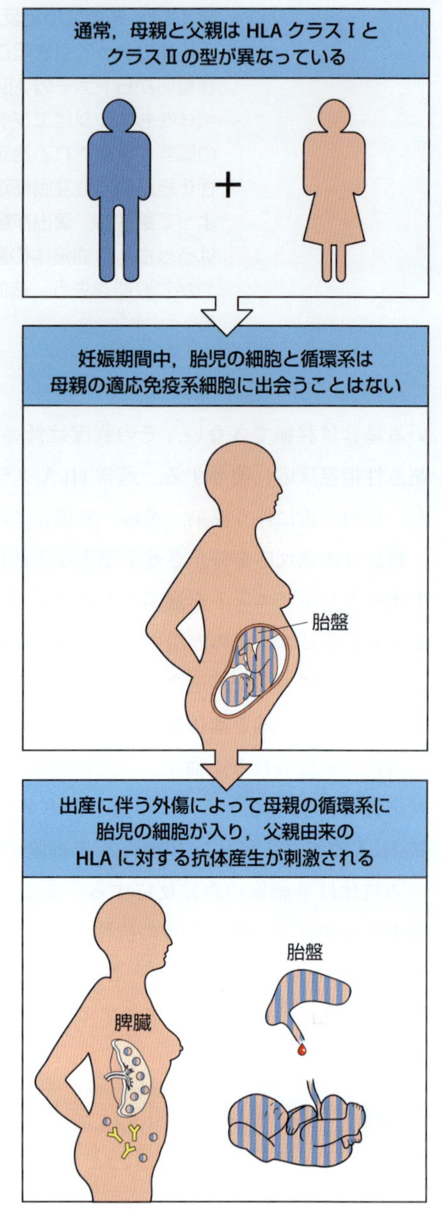

図 15.5　妊娠は抗 HLA 抗体の産生を刺激する自然に起こる状態の1つである

ごくわずかの例外を除いて，母親と父親は異なる HLA 型をもつ(上図)．母親が妊娠した場合，母親由来の HLA ハプロタイプ(桃色)と父親由来の HLA ハプロタイプ(青色)を一組ずつ発現する胎児を母親の体内で9か月にわたって抱えることになる(中央図)．母親の免疫系は，胎児に発現している父親由来の HLA クラスⅠおよびクラスⅡ分子に反応する能力をもつが，実際には妊娠期間中そのような反応は起こらず，胎児は母体に存在するアロ反応性の抗体やT細胞から守られている．出産に伴って母親，胎児，胎盤が分離される際に生じる外傷によって，胎児の細胞や抗原が母親の循環系に侵入し，父親から遺伝した HLA 分子に対する適応免疫応答を刺激する(下図)．

HLA 型の異なる白血球や血小板を輸血することになるので，ドナーの HLA に特異的な抗体が産生されることがある．何度も輸血を受けた患者は多種類の HLA アロタイプで刺激されているので，自分以外のほとんどの人の細胞に反応する抗体を産生している可能性がある．移植を受けようとする患者が，候補ドナーに対してどの程度感作されているかを知るために，さまざまな型をもつ人たちから集められた白血球細胞(パネル)に対する患者血清の反応性が検査される．この検査は，**PRA**(panel reactive antibody：既存抗体)検査と呼ばれ，その陽性率を百分率で表したものを PRA 値と呼ぶ．PRA 値が高ければ高いほど適合する臓器ドナーを探すのが難しくなる．

患者が抗 HLA 抗体を産生する3つ目のケースは，過去の移植である．臓器移植はすでに40年以上にわたって日常的に行われてきているので，複数回の移植を受けた患者が多数存在する．輸血の場合と同じように，受ける移植の回数が多くなれば患者の PRA 値は高くなる傾向がある．

15-6　移植片拒絶反応と移植片対宿主病はⅣ型過敏反応である

移植された組織や臓器に対する免疫応答はドナーとレシピエントの間の遺伝的差異が原因で起こるが，その差異のうち最も重要なのは，きわめて多型に富む HLA クラスⅠおよびクラスⅡ分子の抗原性の違いである．このため，これらの抗原は**移植抗原**(transplantation antigen)もしくは主要組織適合抗原(major histocompatibility antigen)と呼ばれる．これらの移植抗原をコードする遺伝子複合体は，一般名としては主要組織適合遺伝子複合体(major histocompatibility complex：MHC)というが，種によって異なる名称で呼ばれている(例えば，ヒトでは HLA 遺伝子複合体，マウスでは H-2 遺伝子複合体)．MHC のT細胞機能調節に対する中心的な役割については第5章で述べた．MHC 分子のように同じ種に属する個体間で異なっている自己抗原は**アロ抗原**(alloantigen．同種異系抗原，同種抗原ともいう)と呼ばれ，アロ抗原によって惹起される免疫応答は**アロ反応**(alloreaction．同種異系反応ともいう)と呼ばれる(p.142 の 5-23 項参照)．免疫学の一分野である**免疫遺伝学**(immunogenetics)はアロ抗原の遺伝学的特徴とその免疫系における意義を対象にしている．

臨床における移植では，どの組織が移植されたかによって2つの異なるアロ反応が起こりうる．腎臓や心臓のような固形臓器の移植は，患者の病気に侵された臓器をドナーの健康な臓器と取り替える外科的な操作である．この場合，レシピエントの免疫系によ

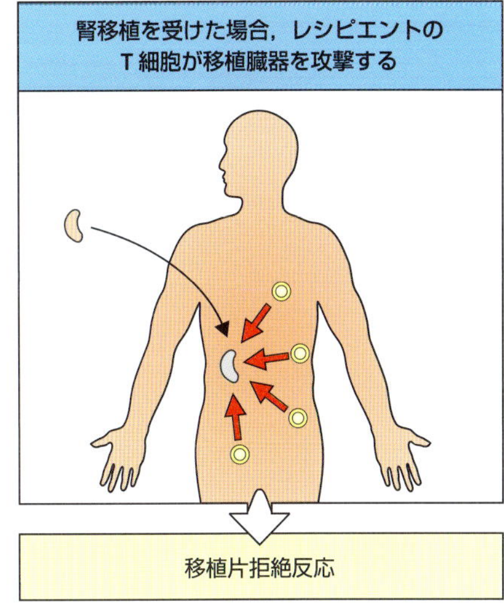

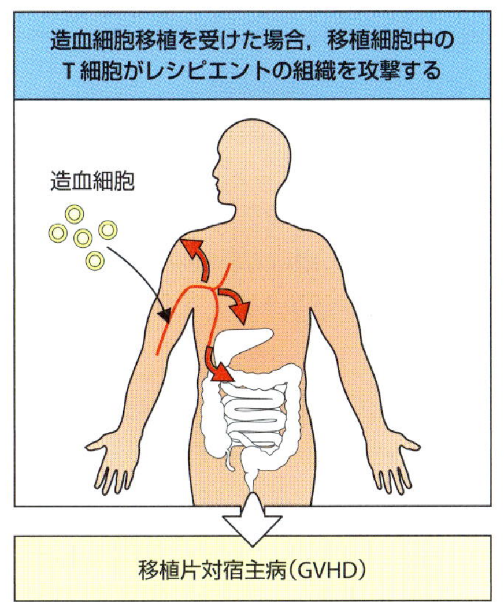

図 15.6 移植片拒絶反応および移植片対宿主反応におけるアロ反応
左図：レシピエントが移植臓器に対して免疫応答を起こしたときに拒絶が起こる．右図：移植された造血細胞に含まれるT細胞がレシピエントもしくは宿主の組織（特に皮膚，肝臓，腸管）を攻撃することで移植片対宿主病が起こる．

るアロ反応は移植臓器の細胞に対して起こり，移植臓器の細胞を破壊する．このような現象は**移植片拒絶反応**（transplant rejection）と呼ばれる（図 15.6 左）．

重症の遺伝性免疫不全症や造血細胞がんの患者の治療には，造血細胞移植が用いられる．この非外科的な移植では状況が異なっていて，レシピエントの造血系がまず化学療法や放射線によって破壊される．その後に，患者はドナー由来の健康な造血幹細胞を含む液体を静脈内に注入される．移植された幹細胞は，移植後1年をかけて徐々に患者の新たな造血系を作り上げる．

造血細胞移植後に生じる主たるアロ反応は移植片中のドナー由来T細胞によって引き起こされるもので，レシピエントの健康な組織に反応して，これを傷害する．このようなドナー由来リンパ球によるアロ反応は**移植片対宿主反応**（graft-versus-host reaction：GVHR）と呼ばれ，重症度はさまざまであるが，造血細胞移植を受けたほとんどすべての患者に**移植片対宿主病**（graft-versus-host disease：GVHD）を引き起こす（図 15.6 右）．長年の間，移植に用いる造血幹細胞の供給源は，ドナーから外科的に穿刺吸引した骨髄液のみであった．このため，造血細胞移植はかつて**骨髄移植**（bone marrow transplantation）と呼ばれていた．その後の技術革新によって，ドナーの末梢血や出産後の臍帯血から造血幹細胞を取り出すことが可能になった．このように供給源が多様になってきたので，この移植はまとめて**造血細胞移植**（hematopoietic cell transplantation）あるいは**造血幹細胞移植**（hematopoietic stem cell transplantation）と呼ばれるようになった．

通常ヒトは自分自身の組織に対して免疫応答を起こさないので，同一人物の体のある場所から別の場所への組織の移植が拒絶されることはない．このような移植は**自家移植**（autograft）と呼ばれ，火傷を負った患者を治療する際に使われる．身体の火傷を負っていない部分の皮膚を，火傷を負った部位に移植すると創傷治癒が促進される．一卵性双生児の間で組織を移植する場合にも，免疫学的な差異が問題となることはない．最初に成功した腎移植は1954年に行われたものであるが，腎不全を患った患者にその一卵性双生児の兄弟から腎臓が提供された．遺伝的に同一な個人の間で行われる移植は**同系移植**（isograft/syngeneic transplant．イソグラフトともいう）と呼ばれ，遺伝的に異なる個人の間での移植は**同種移植**（allograft/allogenic transplant．アロ移植，アログラフトともいう）と呼ばれる．

■まとめ

A 抗原や B 抗原もしくは RhD 抗原に対する IgG 抗体をもつ人に，これらの抗原をもつ赤血球を輸血すると II 型過敏反応が引き起こされ，全身性の影響を伴う大規模な溶血反応が起こる．血管内皮上に A 抗原もしくは B 抗原を発現している腎臓を移植したときにも，これら血液型抗原に対する IgG 抗体が II 型過敏反応を引き起こす可能性がある．このような IgG 抗体が血管壁に結合すると大規模な炎症反応が起こって，移植された組織が破壊され患者の生命が脅かされる．こういった超急性拒絶反応は，レシピエントが移植腎の血管内皮の発現する HLA クラス I 抗原に対する IgG 抗体をもっている場合にも起こる．非自己 HLA 抗原に対する既存抗体をもっていないレシピエントが HLA の一致しない腎臓の移植を受けた場合，一次免疫応答が起こり，エフェクター T 細胞が IV 型過敏反応のメカニズムで移植腎を攻撃して急性拒絶反応が生じる．血液型抗原に対する抗体は造血細胞移植には影響しないが，HLA 抗原が異なっていれば，移植片に混在するドナー由来の T 細胞がレシピエントの HLA 抗原に対して活性化される．こうしてアロ反応性エフェクター T 細胞が産生され，レシピエントの多くの組織を攻撃して，移植片対宿主病（GVHD）と呼ばれる全身性の IV 型過敏反応を引き起こす．

固形臓器の移植

臓器移植は今日では臨床手技として日常的に用いられ，何千もの人命を救い，そして永らえさせている．本節では，移植臓器の拒絶を引き起こす免疫学的機構と，拒絶を回避・予防・治療するために用いられる遺伝的な方策，および免疫抑制剤やその他の治療法について述べる．腎臓は頻繁に移植され，しかも拒絶反応に対して比較的脆弱であるため，ここでは腎移植を主に取り上げる．

15-7 臓器移植には，提供される臓器とレシピエントに炎症を引き起こす過程が伴う

通常，臓器移植を受ける患者には，置換される予定の臓器が徐々に機能を失ってきたという病歴がある．例えば免疫複合体の沈着が腎障害や腎不全の原因となるように，このような臓器機能喪失の過程には免疫が関係していることが多い．また，腎不全患者は移植前には透析を受けて生命を維持しているが，その過程で患者の血漿タンパク質が透析膜と反応して炎症が起こっている．つまり，移植を受ける患者は移植前にすでに炎症を起こしているのである．そして，移植時の手術による侵襲は炎症をさらに悪化させる．このように，患者の身体は移植を受けるときには，移植される組織に対して自然免疫応答および適応免疫応答を開始する準備が完了してしまっているのである．

提供された臓器もまた炎症を起こしている．死体臓器，つまり死亡したドナーから提供された臓器の場合，通常その死因が臓器に重度のストレスを与えるうえに，臓器を摘出して病院まで運ぶ過程でさらに多くのストレスを受けることになる（図 15.7）．運搬される間，臓器は血液を失っており，いわゆる**虚血**（ischemia）の状態におかれている．虚血によって引き起こされる血管内皮細胞や補体系の活性化，炎症性の白血球の浸潤，サイトカインの産生は，血管壁や臓器の組織を損傷させる．移植が成功するか否かは，

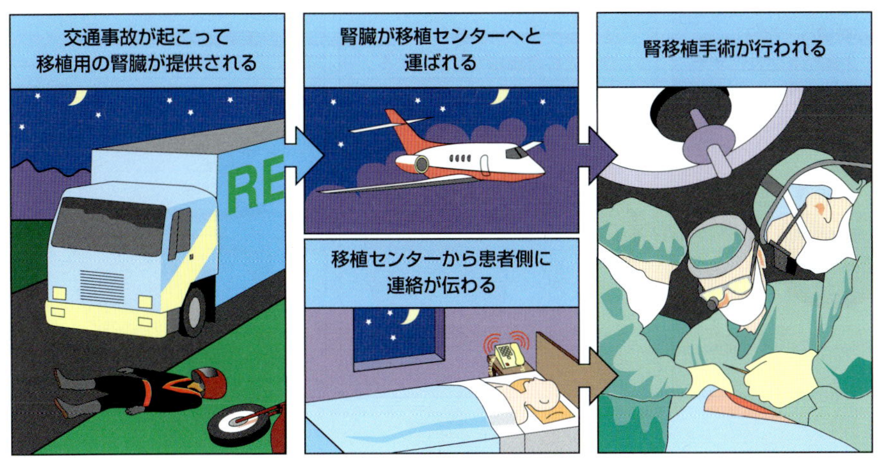
交通事故が起こって
移植用の腎臓が提供される
腎臓が移植センターへと
運ばれる
腎移植手術が行われる
移植センターから患者側に
連絡が伝わる
RE

図 15.7　移植では，提供された臓器と移植を受けるレシピエントの双方がストレスを受け，炎症状態にある
死体臓器移植が実施されるまでの典型的な流れを示す．

虚血による組織損傷をいかに少なくできるかによって大きく左右される．腎臓や肝臓の移植の場合には，健常者をドナーにすることができるので，臓器の提供と移植を同じ施設で同時に行い，虚血状態を最小限にとどめられるという利点がある．こうした生体臓器移植は主にドナーとレシピエントが血縁関係にある場合に行われてきたが，最近では血縁関係のない家族間，例えば夫婦の間でも行われるようになってきている．生体臓器移植では炎症と組織損傷を軽減できるので，HLA 不適合の影響が死体臓器移植に比べて少ない．

15-8　急性拒絶反応はⅣ型過敏反応であり，ドナーとレシピエントの間でのHLAの差異に反応するエフェクターT細胞によって引き起こされる

ほとんどの場合，臓器移植は HLA クラスⅠとクラスⅡの両方もしくは片方がある程度一致しない条件で行われる．こうした状況下では，レシピエントのナイーブ T 細胞集団中にアロ反応性クローンが存在し，移植臓器中のレシピエントがもたない HLA アロタイプに特異的に反応する．CD8 T 細胞は HLA クラスⅠの違いに反応し，CD4 T 細胞は HLA クラスⅡの違いに反応する．アロ反応性 T 細胞応答の結果，エフェクター CD4 T 細胞および CD8 T 細胞が産生され，両者とも移植臓器を攻撃し破壊する（図 15.8）．この反応はⅣ型過敏反応の一種であり，**急性拒絶反応**（acute rejection）と呼ばれる．超急性拒絶反応とは異なり，急性拒絶反応は起こるのに数日を要する．この間にナイーブ T 細胞が活性化され，増殖してエフェクター細胞になる．この数日という時間は，移植医にとって急性拒絶反応を軽減したり防いだりする治療の猶予期間となる．すべての移植患者は急性拒絶反応を予防するために移植前に免疫抑制剤の投与を受け，また移植後も投与を受け続ける．移植を受けた患者は，急性拒絶反応の徴候がみられないか慎重に経過観察され，徴候が現れたら免疫抑制剤や抗 T 細胞抗体の追加投与を受ける．

炎症状態にある移植臓器では樹状細胞が活性化されている．このドナー由来の樹状細胞はレシピエントの所属二次リンパ組織に移動して T 細胞領域に定着し，ドナー HLA にドナー自己ペプチドが結合してできる複合体をレシピエント T 細胞に提示する．HLA アロタイプが異なれば結合する自己ペプチドの種類も変わるので，HLA アロタイプによって胸腺での T 細胞選択時に選ばれるレパートリーも異なる．したがって，レシピエントの HLA によって選択された T 細胞レパートリーには，HLA のタイプが異

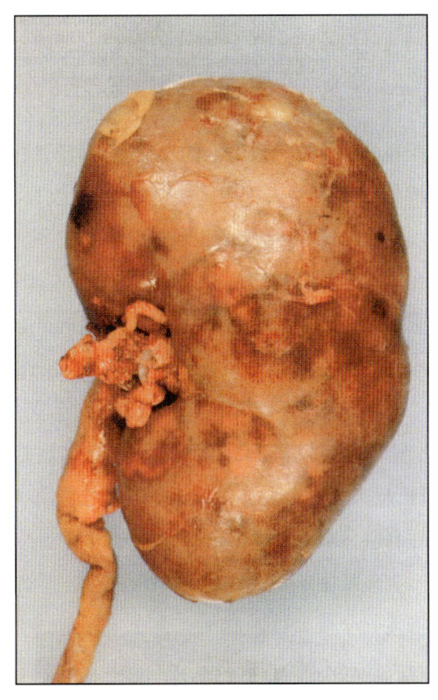

図 15.8　急性拒絶反応を生じた腎臓の外観
拒絶された臓器は腫れ上がり，出血を起こした濃赤色の部分や壊死した灰色の部分がみられる．（写真は B.D. Kahan の厚意による）

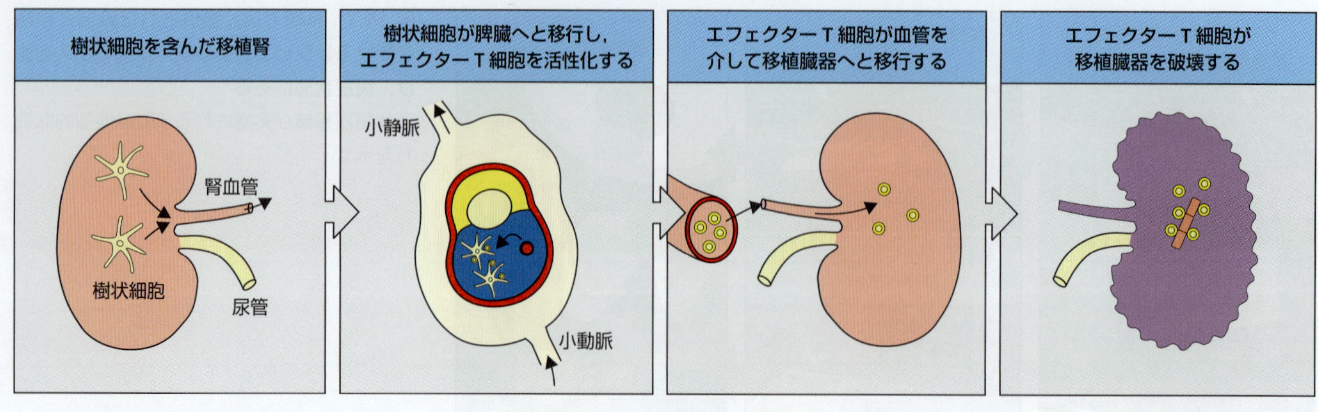

図 15.9　直接アロ認識経路による腎臓の急性拒絶反応

移植臓器内のドナー由来の樹状細胞は，ドナーの HLA 分子とドナーのペプチドの複合体を細胞表面に発現している．ドナーの樹状細胞はレシピエントの脾臓に移行し，T 細胞領域に到達する．そこでドナーの樹状細胞は，レシピエントのアロ反応性 T 細胞を活性化する．活性化されたエフェクター T 細胞は血流を通って移植された臓器に達し，そのペプチドと HLA クラス I もしくはクラス II の複合体を発現している細胞を T 細胞受容体で認識して攻撃する．

なるドナーの細胞によって提示されるドナーの自己ペプチド - HLA 複合体に反応する T 細胞クローンが多数存在していることになる．これが，HLA の違いに対するアロ反応性 T 細胞応答がワクチンや病原体に対する T 細胞応答よりも強い理由である．多くのアロ反応性 T 細胞は記憶 T 細胞と同じ表現型を示すことから，これらクローンはもともとは病原体によって刺激され増殖したものであり，アロ HLA 分子に対して交差反応性を有している，ということがわかる．この種のアロ反応では，レシピエントの T 細胞がその受容体を介してドナーの樹状細胞が発現するアロ HLA 分子を直接認識して刺激されるので，**直接アロ認識経路**（direct pathway of allorecognition）と呼ばれる（図 15.9）．この経路を通じて産生されたエフェクター T 細胞は移植された組織に移動し，T_H1 細胞は組織のマクロファージを活性化して炎症を増悪させ，CD8 T 細胞は移植臓器の細胞を傷害する．

15-9　ドナーとレシピエントの HLA の違いにより，多数のアロ反応性 T 細胞が活性化される

前述のように，血清学的な交差適合試験は，輸血される血液や移植される臓器に患者の抗体が結合するかどうかを事前に検査するために行われている．**混合リンパ球反応**（mixed lymphocyte reaction）は細胞を使う類似の試験であり，患者の T 細胞がどの程度生体ドナーの移植臓器に反応するかを調べるために行われていた．主にリンパ球と単球を含んでいる**末梢血単核細胞**（peripheral blood mononuclear cell：**PBMC**）を移植が必要な患者から採取し，ドナー候補から同様に採取した細胞を混合して 5 日間培養する．この際，ドナーの細胞には致死量の放射線を照射し，患者の細胞に反応しないが患者の T 細胞を刺激することはできるようにしておく（図 15.10 上）．この 5 日間の培養中にアロ HLA クラス I もしくはクラス II を認識する受容体をもっているナイーブ T 細胞が刺激され，分裂し，エフェクター CD8 T 細胞やエフェクター CD4 T 細胞に分化することで一次免疫応答が引き起こされる．培養途中には T 細胞の増殖を測定し（図 15.10 左下），培養終了後にはエフェクター T 細胞がドナー細胞を傷害できるかを試験する（図 15.10 右下）．つまり，混合リンパ球反応は急性移植片拒絶反応の試験管内モデルの 1 つである．この試験は時間がかかるので，現在ではドナーとレシピエントのマッチングの目的ではほとんど行われなくなっている．しかし，研究においてはこれまでに非常に多くの情報をもたらし，MHC クラス I と異なるものとして MHC クラス II が発見されるためには必須の技術であった．

HLA が異なる個人間での混合リンパ球反応では，ある特定のアロタイプの HLA クラス I もしくはクラス II に拘束された T 細胞のおよそ 5％が，同じ遺伝子座のアロ HLA クラス I アロタイプによって刺激される．この反応には，1 種類のアロ HLA 分子とそこに結合した多様なペプチドからできている多種類の複合体に反応する T 細胞が関与する．この反応の強度は細菌のスーパー抗原によって誘導される反応（p.369 の 13-6 項参照）に匹敵するほどであり，なぜ HLA を一致させることが大切で，またなぜ移植には強力な免疫抑制剤が必要とされるかがよくわかる．

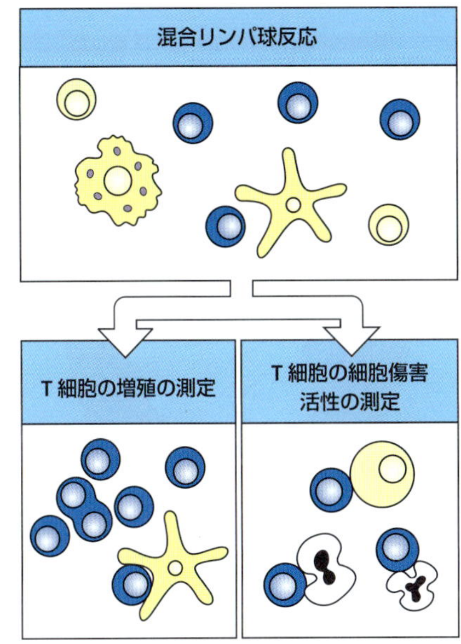

図 15.10　混合リンパ球反応はドナーとレシピエント間の HLA の違いと，移植片拒絶反応の可能性を細胞を用いて検出するための試験である

この試験ではまず，腎臓ドナーを探している患者（青色）およびドナー候補（黄色）の血液から，リンパ球，単球，樹状細胞が単離される．ドナーの細胞は，刺激細胞になれるが，応答細胞にはなれないように放射線を照射される．患者の細胞とドナーの細胞は 5 日間一緒に培養され（上図），この間に患者由来のアロ反応性 T 細胞がドナーの HLA クラス I およびクラス II 分子によって活性化される．培養開始後 3～4 日目に T 細胞の増殖（下図左）を，そして 5 日目にエフェクター CD8 T 細胞がドナー細胞を殺傷する能力（下図右）を測定する．増殖の結果からはアロ反応の強度を，ドナー細胞殺傷能の結果からは移植片拒絶反応を起こす可能性を評価できる．

15-10 移植臓器の慢性拒絶反応は III 型過敏反応によって引き起こされる

超急性拒絶反応と急性拒絶反応に加えて，移植された人の臓器は**慢性拒絶反応**（chronic rejection）の標的にもなる．この反応は移植を受けてから数か月から数年の後になって始めて現れてきて，移植片の血管での反応による血管壁の肥厚と血管腔の狭窄を特徴とする（図 15.11）．慢性拒絶反応では，移植片に供給される血液量が次第に不足して虚血と機能不全を招き，最終的には臓器が死滅することになる．移植後 10 年のうちに腎臓や心臓の半数以上が慢性拒絶反応によって機能不全に陥っている．慢性拒絶反応は移植片のアロ HLA クラス I 分子に対する IgG 抗体によって引き起こされる III 型過敏反応であり，免疫複合体が形成されて移植された腎臓の血管に沈着する．慢性拒絶反応が起こっている臓器に CD40 を発現している B 細胞や CD40 リガンドを発現しているヘルパー T 細胞が浸潤していることは，抗体が慢性拒絶反応の原因であることを支持している．抗 B 細胞抗体であるリツキシマブが慢性拒絶反応の治療に使われている．

移植臓器の慢性拒絶反応を引き起こすヘルパー CD4 T 細胞は，直接アロ認識経路ではなく**間接アロ認識経路**（indirect pathway of allorecognition）を介して抗原を認識する．アロ認識におけるこれら 2 つの経路の比較を図 15.12 にまとめる．間接経路では，所属リンパ節に移動したドナー由来樹状細胞の一部がその場でアポトーシスを起こして死ぬ．すると，ドナーの HLA 分子を含む細胞膜断片がレシピエントの樹状細胞によって取り込まれ，ドナーのアロタイプをもつ HLA 分子が断片化されペプチドになり，レシピエントのアロタイプの HLA 分子によって提示される．ドナーの HLA クラス I もしくはクラス II のどちらに由来するペプチドの場合もエンドサイトーシスによって取り込まれるので，レシピエントの HLA クラス II 分子によって提示されることになる．そのペプチドの配列がレシピエントの HLA 由来のものと異なっていた場合，CD4 T 細胞のアロ反応が惹起される．ここで反応する CD4 T 細胞は，レシピエント HLA とドナーのアロタイプの HLA 分子に由来するペプチドからできる複合体に特異的である．この経路が間接経路と呼ばれるのは，アロ反応性 T 細胞は移植臓器の細胞を直接認識するのではなく，レシピエント自身の細胞によって提示されたドナー細胞成分を認識するからである（図 15.12 参照）．

間接アロ認識経路は，T 細胞が病原体のタンパク質抗原を認識する正常機能の一部であり，移植においては非自己ペプチドが他人のタンパク質に由来するという点だけが異なる．この経路で刺激された T 細胞は急性拒絶反応にも関与できるが，通常その数は直接経路で活性化される T 細胞に比べると少数である．

直接経路で刺激された T 細胞のアロ反応は移植後次第に減弱する．これは，移植臓器内のドナー由来の樹状細胞が失われ，レシピエント由来の未熟樹状細胞によって置き換えられるからである．しかし，レシピエント由来の樹状細胞も，間接経路を介してア

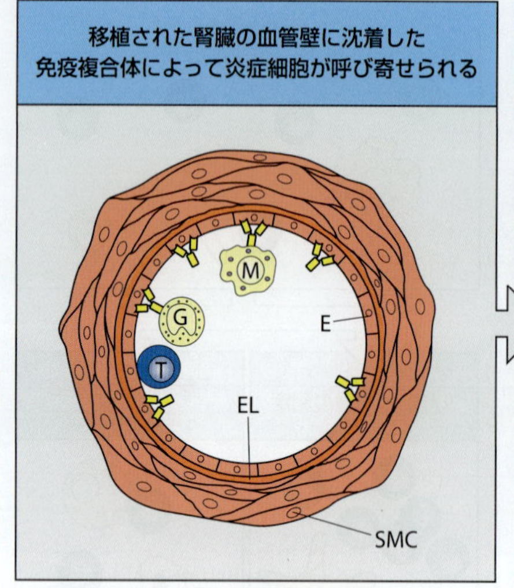

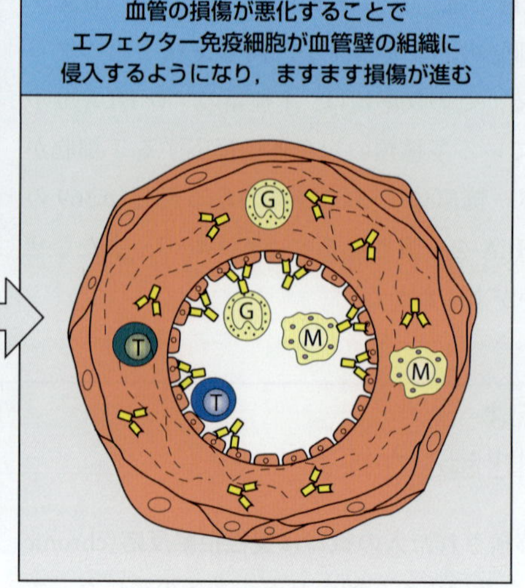

図 15.11　移植された腎臓の慢性拒絶反応
左図：慢性拒絶反応は，HLA分子と抗HLA抗体の複合体が移植臓器の血管に沈着することで起こる．内皮細胞(E)に結合した免疫複合体は，Fc受容体を発現する単球や好中球を呼び寄せる．右図：損傷の蓄積によって内弾性板(EL)が肥厚し，平滑筋細胞(SMC)，マクロファージ(M)，顆粒球(G)，アロ反応性T細胞(T)，抗体が血管内皮下の内膜に浸潤する．これによって血管内腔が狭くなり，慢性炎症状態を作り上げ，盛んに組織修復が行われるようになる．最終的に血管は閉塞し，虚血状態になって線維化してしまう．

ロ反応性T細胞を引き続き刺激することができる．交差適合試験によって移植臓器に反応する血清抗体をもっていないレシピエントが選ばれるので，このレシピエントには，移植片のアロHLA抗原に対する抗体を産生する記憶B細胞もまた存在しないと考えられる．しかし，その場合でも，必ずしもアロHLA抗原に対する抗体を作ることができるナイーブB細胞がないということにはならない．移植後，間接経路を介して活性化されたヘルパーCD4 T細胞がアロHLA抗原に対する抗体反応を開始させ(**図 15.13**)，ナイーブB細胞が移植片上の非自己HLAクラスⅠアロタイプに対する抗体を産生する形質細胞に分化するのを補助する．また，このようなHLAに特異的なCD4 T細胞は，HLAを含む細胞断片に存在する他のアロ抗原に特異的なB細胞も補助することができる．このような機序によって，抗体反応がより強くなるとともに反応できる抗原の種類が増え，移植された腎臓の機能がよりいっそう障害されることになる．

一方で，間接アロ認識経路によって制御性CD4 T細胞が産生され，アロ反応性のエフェクターCD4およびCD8 T細胞を抑制して腎移植後の症状の軽減をもたらす可能性

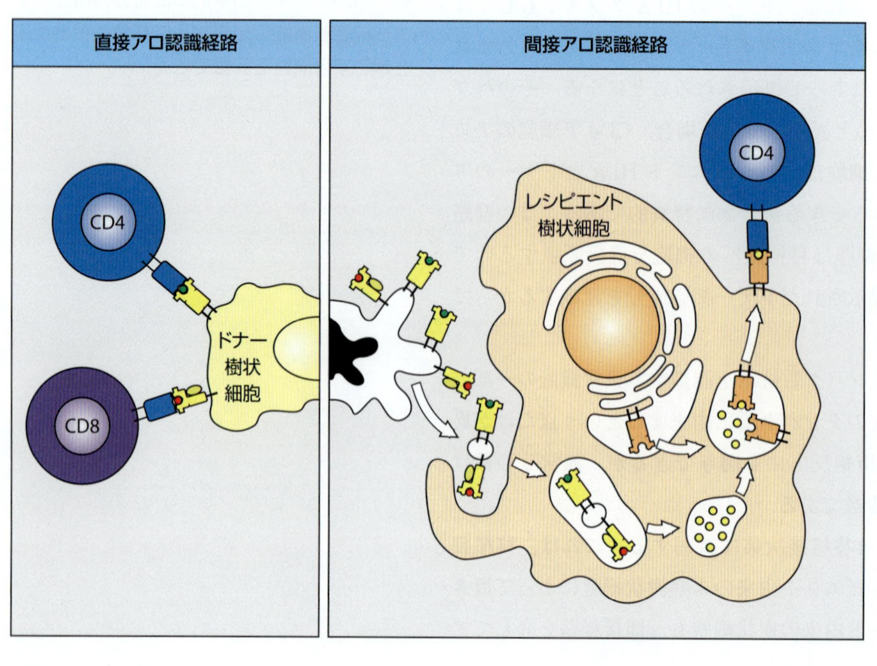

図 15.12　移植片拒絶反応には直接アロ認識経路と間接アロ認識経路が関与する
移植臓器由来の樹状細胞は，所属二次リンパ組織に移行すると直接アロ認識経路と間接アロ認識経路の双方を活性化する．左図：ドナー由来樹状細胞(ドナー樹状細胞)上のHLAクラスⅠおよびクラスⅡアロタイプが，レシピエントのアロ反応性CD4およびCD8 T細胞表面のT細胞受容体によって直接認識される様子を示す(直接アロ認識)．右図：ドナー由来の抗原提示細胞が死滅することによって放出されたHLAクラスⅠおよびクラスⅡアロタイプを含む細胞膜由来の小胞が，レシピエントの樹状細胞(レシピエント樹状細胞)によって取り込まれる様子を示す．ドナーのHLA由来のペプチド(黄色)は，患者のHLA分子(橙色)によってペプチドに特異的なT細胞(青色)に提示される(間接アロ認識)．ここではHLAクラスⅡ分子によるCD4 T細胞への提示を示してある．図には示されていないが，ドナーHLA由来のペプチドは，レシピエントのHLAクラスⅠ分子によってCD8 T細胞にも提示される．

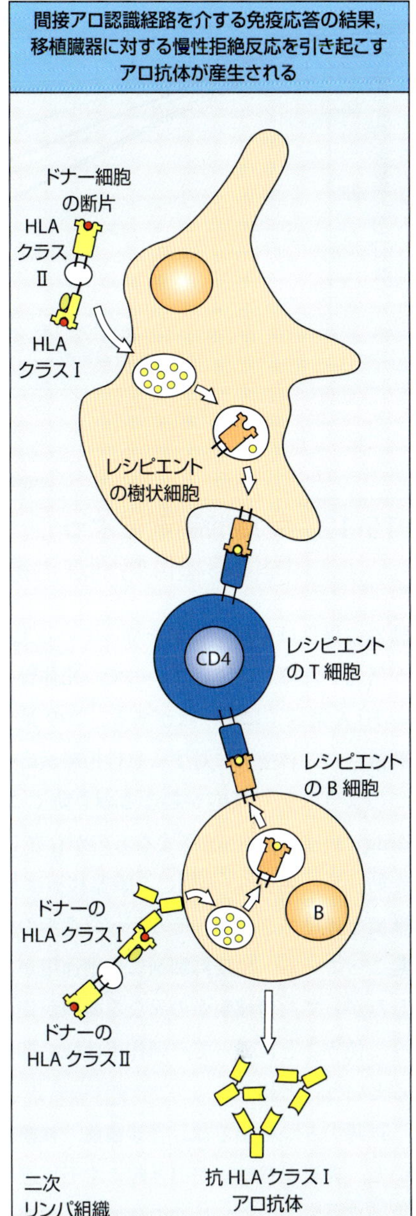

図 15.13　間接アロ認識経路が，慢性拒絶反応の原因となる抗 HLA 抗体の産生誘導に関与する
レシピエントの樹状細胞によるアロ HLA クラスIの分解と提示の様子を示す．この樹状細胞は CD4 T 細胞を活性化し，活性化された CD4 T 細胞は，ドナー由来のアロ HLA 分子を結合して取り込んだ B 細胞を活性化する．この図では抗 HLA クラスI抗体の産生に至る認識経路を示しているが，抗 HLA クラスII抗体も同様の仕組みで産生される．活性化された血管内皮細胞は HLA クラスIとクラスII分子の両方を発現しているので，どちらの抗体も慢性拒絶反応に関与する．

もある．制御性 T 細胞の活性は，移植前に輸血を受けた患者のうち，その血液の HLA-DR アロタイプがたまたま移植された腎臓のものと同じであった場合に高い傾向がある．こうした事前輸血が移植の成績を向上させる現象を**輸血効果**(transfusion effect)と呼ぶ．

15-11　ドナーとレシピエントのHLAクラスIおよびクラスIIのアロタイプを一致させることにより，移植の成績が向上する

最初に成功した臓器移植は，一卵性双生児のドナーとレシピエントの間で行われた腎移植である．一卵性双生児の場合，アロ反応や移植片拒絶反応の心配はなかった．しかし，一卵性双生児の兄弟姉妹がいる患者はほとんどいないので，移植をより一般に適用可能な治療法にするためには別の方法が必要とされた．この目的は，互いに相補的な 2 つの方策の組み合わせることで達成された．1 つ目の方策は，レシピエントの HLA アロタイプとできるだけ似た HLA アロタイプをもつドナーを選ぶことであり，これによって移植臓器によって活性化されるアロ反応性 T 細胞の数を減らすことができる．2 つ目の方策は，アロ反応性 T 細胞の活性化を阻害する免疫抑制剤を投与することである．

腎移植が移植医療の先駆けとなったのには実用面の観点から 2 つの理由がある．1 つは，透析法が確立しているので，腎機能が失われた患者であっても生命を維持できることである．すなわち，移植された臓器が機能しなかったり拒絶されたりしても，レシピエントの死に直結はしない．もう 1 つの理由は，ヒトには必ず腎臓が 2 つあり，片方だけでも生きていけることが明らかにされているからであり，健康で思いやりのある血縁者は片方の腎臓を提供することができる．家族間での遺伝的な差異は無関係な人間どうしよりもはるかに小さいので，家族内に HLA の一致した人が見つかる可能性もより高くなる．HLA が一致する家族間および一致しない家族間で行われた腎移植の経過を観察すると，HLA クラスIおよびクラスIIのアロタイプが一致していればいるほど移植後の予後がより良好であることがわかる．HLA-A，B，C，DR のアロタイプは，特に一致させることが重要である．HLA 抗原がどれだけ一致するかを調べるためには，DNA を用いたタイピングが血清学的な方法よりも優れているが，血清学的な方法もいまだ交差適合試験には必須である．

腎移植が生きている親族間で実施可能であることがはっきりとした後になって，事故で落命した非血縁者(死体ドナー)の腎臓を移植する方法が開発された．これまでに世界中で 10 万件以上の腎移植が実施され，その統計的なデータ解析から，HLA の一致の程度が強いほど移植臓器の機能，レシピエントの長期的な健康状態ともに，より良好であることが明らかになっている(図 15.14)．

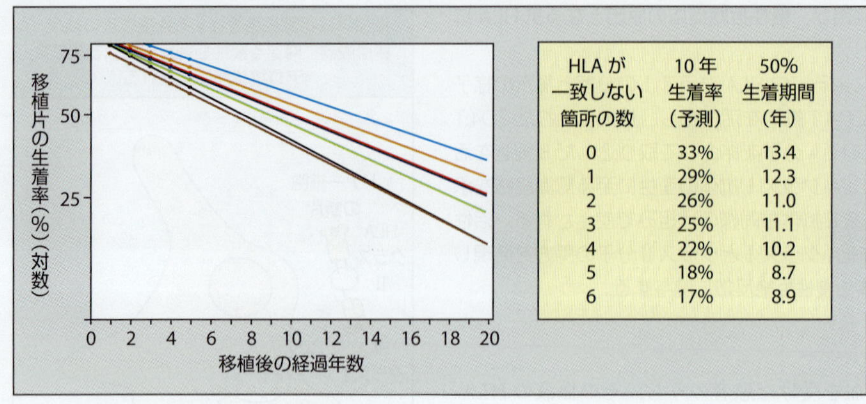

HLA が一致しない箇所の数	10 年生着率（予測）	50% 生着期間（年）
0	33%	13.4
1	29%	12.3
2	26%	11.0
3	25%	11.1
4	22%	10.2
5	18%	8.7
6	17%	8.9

図 15.14　HLA を適合させることで，移植された腎臓の生着期間を延長できる
左図にある着色した直線は，実際の移植腎の生着率（5 年目まで）とその後の予測生着率を示す．HLA の不一致が 0（青色），1（橙色），2（赤色），3（濃紺色），4（緑色），5（黒色），6（茶色）か所の患者のデータを片対数グラフにプロットしてある．（データは G. Opelz の厚意による）

15-12 免疫抑制剤によって，同種移植は特別な治療法ではなくなってきている

臓器の提供は少なく移植を待っている患者数は多く，必ずしも HLA を一致させることが優先されるわけではないので，死体腎移植を受ける患者の大部分は 1 つもしくは複数の HLA 遺伝子に不一致がある．このような移植すべてにおいて，アロ反応性 T 細胞が刺激され，移植腎に対する急性拒絶反応が引き起こされる可能性がある．免疫抑制剤はこのようなアロ反応が起こるのを防ぐことができる．**免疫抑制剤**（immunosuppressive drug）は化学的にさまざまなものが存在し，多様なメカニズムで T 細胞の活性化と分化を妨げる．過去 50 年間に，臓器移植はその成功率や適用の拡大について何度か大きな進歩を遂げてきたが，そういった進歩のほとんどが新規免疫抑制剤の発見を契機として起こっている．免疫抑制剤には副作用があるが，その副作用は薬剤ごとに異なっている．したがって，何種類かの異なる薬剤が使用可能になっていれば，複数の薬剤を組み合わせて使うことによって，副作用は低く抑えつつ，免疫抑制作用を高めることが可能であるということになる．

以降の 5 つの項では，腎移植前，移植操作の間，移植後に用いられる免疫抑制剤の違いと，非自己移植片が引き起こす不可避な一次免疫応答に対するそれぞれの免疫抑制剤の効果をみていく．最初の項では，移植の前日に行われる操作について述べる．移植前日には，患者のリンパ球や単球の大部分が非特異的に除去され，それでも残存するリンパ球や単球の反応性を広範囲に抑制する薬剤が投与される．この操作によって患者の免疫系は無力化され，外科手術から回復し腎機能を再獲得する時間的余裕が得られる．引き続く 3 つの項では，アロ反応性ナイーブ T 細胞を活性化し，エフェクター T 細胞に分化させるのに必須な 3 つのシグナルを特異的に阻害する薬剤について述べる．1 つ目は T 細胞受容体がアロ HLA クラス I およびクラス II 分子によって提示される抗原を認識したときに伝達されるシグナル，2 つ目は CD28 が補助刺激分子 B7 と結合したときに伝達される補助刺激シグナル，3 つ目は T 細胞の IL-2 受容体が IL-2 に結合したときに伝達されるシグナルである．最後の項では，ナイーブ T 細胞が活性化されて増殖を開始した後に効果を発揮する薬剤について述べる．

アロ反応を十分に抑制できるほどに強力な作用をもつ薬剤は，病原体感染に対する正常な免疫応答をも抑制してしまうので，免疫抑制剤が投与された移植患者は特に移植の前後で感染に対してきわめて感受性が高くなる．そのため，患者は移植直後には病原体との接触機会を少なくした環境に置かれる．患者の免疫系が移植臓器に順応してくると，拒絶反応を抑制しつつ感染に対する防御機能も維持できる"維持量"まで免疫抑制剤の投与量を次第に減らすことができる．患者は急性拒絶反応の初期徴候がみられないか注意深く経過観察され，もしもそういった徴候がみられた場合には追加の免疫抑制療法を受ける．腎臓が急性拒絶反応を起こさない期間が長くなればなるほど，慢性拒絶反応が起こる可能性が高くなる．

免疫抑制剤が長期間にわたって投与された場合に現れてくる副作用もある．そのような副作用の1つとして，皮膚や生殖器のがん，リンパ腫，カポジ肉腫などの悪性腫瘍の発生頻度が高まることが知られている．移植患者の腫瘍発生率は，移植を受けていない同年齢の患者の平均3倍に達する．

15-13 移植前に免疫抑制状態を誘導する治療法もある

白血球を除去して免疫系を全面的に無力化するために，白血球に対して反応性をもつ抗体が移植の前後に投与される．このような抗体製剤の1つに**ウサギ抗胸腺細胞グロブリン**(rabbit antithymocyte globulin：rATG)が存在する．これはヒトの胸腺細胞で免疫されたウサギの血清から精製され，T細胞，B細胞，NK細胞，樹状細胞だけでなく上皮細胞にも結合する高親和性抗体の多クローン性の混合物である．この抗体はヒトの補体を効率よく活性化し，白血球が食細胞によって殺傷されるようにする．同様の目的で使用される薬剤として，**アレムツズマブ**(alemtuzumab)もしくは**抗CD52抗体**(anti-CD52 antibody)と呼ばれるCD52分子に特異的なヒト化ラット単クローンIgG抗体がある．CD52はほとんどすべてのリンパ球，単球，マクロファージに発現しているので，抗CD52抗体はリンパ球を強力かつ長期にわたって減少させる．細胞表面で形成されるCD52と抗CD52抗体の複合体は非常に効率よく補体と結合するが，その理由はCD52の特異な構造にある．CD52はわずか49アミノ酸からなる小さなタンパク質であり，末端のグリコホスファチジルイノシトールを介して細胞膜につなぎ止められている(図15.15)．したがって，CD52に結合した抗体は細胞膜の非常に近くに位置し，活性化されたC3のチオエステル結合が，水分子(p.31の2-3項参照)ではなく膜成分と反応する確率が高まる．CD52が本来どんな機能をもっているのかはわかっていない．

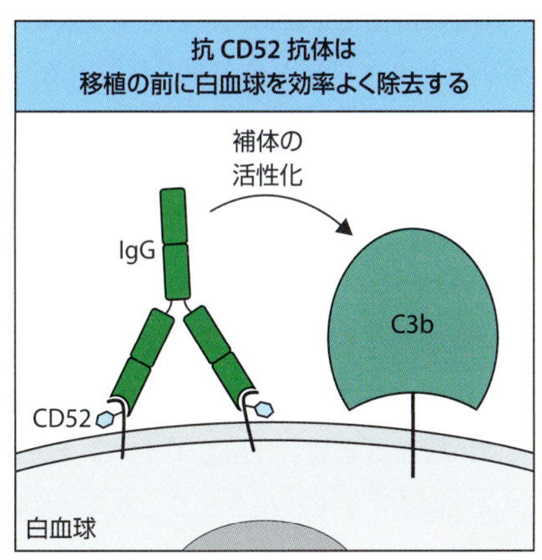

図15.15 抗CD52抗体は移植片拒絶反応を起こしている患者から白血球を除くのに用いられる
抗CD52抗体は白血球上で補体を活性化し，白血球が貪食されるようにする作用を有する．この特性は，IgGが160 kDa，またC3bが180 kDaの分子質量をもつのに対し，CD52分子は8 kDaという小分子であることに起因する．抗CD52抗体は，CD52に結合するときに細胞膜表面近くに引き寄せられ，補体活性化反応によって作り出されたC3bが白血球表面に共有結合する確率を上げる．

プレドニゾン(prednisone)は臓器移植で最も広く使われる免疫抑制剤で，ヒドロコルチゾンの合成誘導体である．ヒドロコルチゾンはコルチゾールとも呼ばれ，副腎皮質で最も多く産生されるステロイドである．ヒドロコルチゾンは，55年以上にわたって炎症を抑えるための薬剤として使われてきた．ヒドロコルチゾンの4倍以上の活性をもつプレドニゾンは**プロドラッグ**(pro-drug)の一種であり，患者に投与されるときには不活性型であるが，ヒトの体内で活性型に変換される．プレドニゾンは体内の酵素によって**プレドニゾロン**(prednisolone)に変換されるまで免疫抑制活性をもたない(図15.16)．プレドニゾンの免疫抑制作用は弱く，単独で移植片拒絶反応を防止することはできないが，他の薬剤との併用に適している．

コルチコステロイドの生理作用は多岐にわたり，すべての白血球だけでなくその他の細胞にも作用する．ステロイドは細胞表面の受容体に作用するのではなく，細胞膜を透過して細胞質内の受容体に結合する．これらの受容体は，ステロイドが結合する前には細胞質内のHsp90(heat-shock protein of 90 kDa molecular weight)と呼ばれるタンパク質に結合しているが，ステロイドが結合すると立体構造が変化してHsp90から解離する．このことによって，受容体-ステロイド複合体は特定の遺伝子の転写を活性化できるようになる(図 15.17). 細胞のもつ全遺伝子のうちおよそ 1%の遺伝子の転写がコルチコステロイドによって影響を受ける. その作用機構ゆえに, コルチコステロイドは移植前に投与されたときに最も効果的である. なぜなら, 移植前に投与することによって, 移植時のアロ抗原による刺激までに, レシピエントの遺伝子発現のパターンを変化させておくことができるからである.

ヒドロコルチゾンやプレドニゾロンは, 炎症反応において中心的な役割を担う転写因子 NFκB の機能を抑えることで免疫抑制作用を発揮する. コルチコステロイドは, 抑制性制御因子 IκBα の産生を促進する. IκBα(p.51 の 3-3 項参照)は, NFκB が核へ移行してサイトカインやその他の遺伝子の発現を誘導することを阻害し, 炎症状態の形成を妨げる(図 15.18). また, プレドニゾロンにはリンパ球のホーミングを変化させる重要な作用があり, リンパ球は二次リンパ組織や炎症部位への移行ができなくなり, 骨髄に蓄積する. このため, ナイーブリンパ球はアロ抗原によって活性化されず, またエフェクター T 細胞は移植片に浸潤して攻撃することができなくなる.

コルチコステロイドは, その遺伝子発現と細胞代謝への多岐にわたる作用のために多くの副作用をもつ. 副作用の中には, 体液の貯留, 体重増加, 糖尿病, 骨塩の喪失, 皮膚の菲薄化などがある. コルチコステロイドは, (しばしば感染が原因となって起こる)拒絶の症状が現れたときにおける即効性の免疫抑制剤としても使用される. その場合でも, 可能な限り長期にわたる使用は避けなければならない. コルチコステロイドの副作用の重篤さは, 他の免疫抑制剤の探索や発見を推進する大きな動機となった.

15-14 T 細胞活性化は免疫抑制剤の作用標的になる

T 細胞の活性化を選択的に阻害する最初の免疫抑制剤としては, 微生物産物のシクロスポリンとタクロリムスが知られている. これらの薬剤は 1980 年代から 1990 年代の移植医療に非常に大きな影響を与えた. これらの薬剤によって移植片生着期間が延長し, 移植できる組織や臓器の種類が増え, より多くの病気に対して移植が適用可能になったのである.

シクロスポリン(cyclosporin)は, 土壌真菌 *Tolypocladium inflatum* に由来する 11 アミノ酸からなる環状ペプチドである. シクロスポリンは, T 細胞受容体を介するシグナルを阻害することで T 細胞の活性化を抑制する. T 細胞受容体から伝達されるシグナルは, 膜脂質を加水分解してイノシトール三リン酸を生じさせ, 細胞内に貯蔵されたカルシウムイオンを放出させる. カルシウムイオン濃度が上昇すると, 細胞質内のセリン/トレオニンホスファターゼである**カルシニューリン**(calcineurin)が活性化され, この酵素によって転写因子 NFAT(p.206 の 8-6 項参照)が活性化される. 休止期 T 細胞では, リン酸化された状態で細胞質に存在する NFAT が, カルシニューリンによって脱リン酸化されて核内に移行できるようになると, 核内の転写因子 AP-1 に結合して転写調節因子複合体を形成し IL-2 遺伝子の転写を誘導する. シクロスポリンはカルシニューリンの活性を阻害する薬剤であり, 細胞膜を透過して細胞質に入り, ペプチジルプロリルイソメラーゼの一種で**シクロフィリン**(cyclophilin)と呼ばれる酵素に結合する. シクロスポリンとシクロフィリンの複合体はカルシニューリンに結合し, そのホスファターゼ活性を阻害して NFAT を活性化できないようにする. こうして, シクロスポリンの存在下では IL-2 が産生されることはなく, T 細胞の活性化がその最初期の段階で停止してしまう(図 15.19).

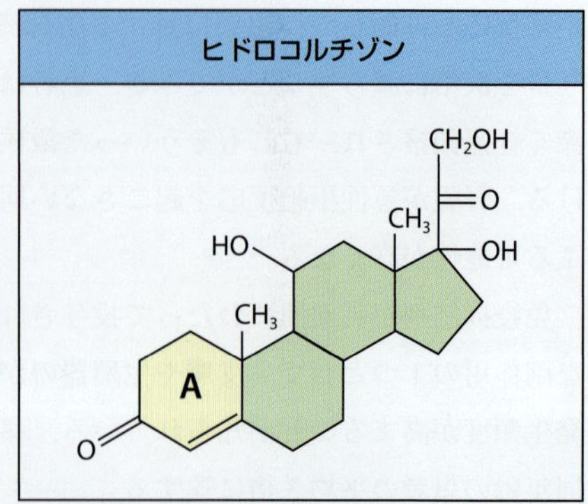

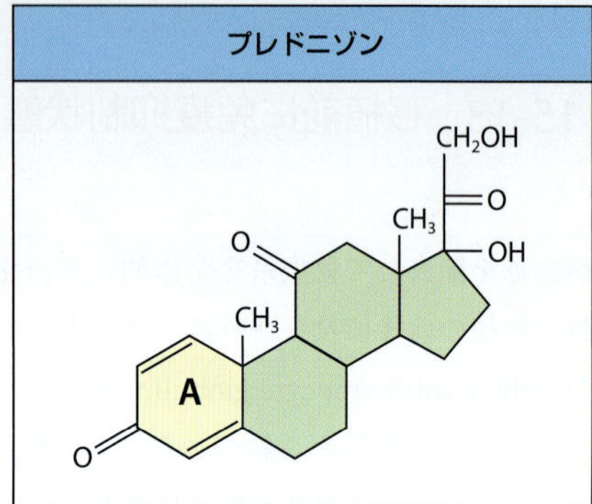

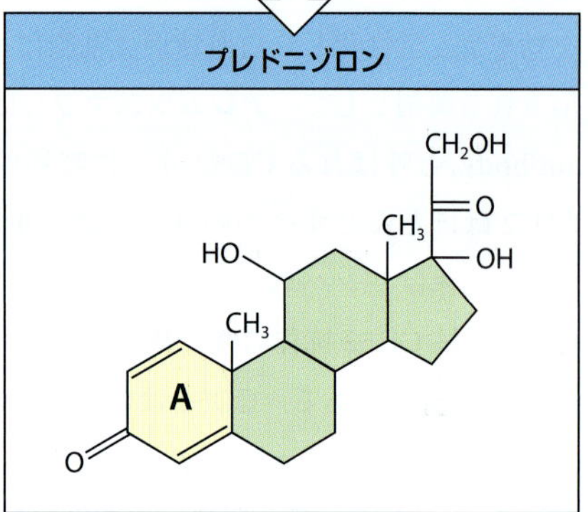

図 15.16 ヒドロコルチゾン, プレドニゾン, プレドニゾロンの化学構造
プレドニゾンは, 自然に存在する副腎皮質ホルモンであるヒドロコルチゾン(別名コルチゾール)の合成誘導体であり, 生体内で生物活性をもつプレドニゾロンに変換される. プレドニゾン A 環の 1 位と 2 位の間に二重結合を導入することによって, プレドニゾンはヒドロコルチゾン比で約 4 倍の抗炎症作用を獲得した.

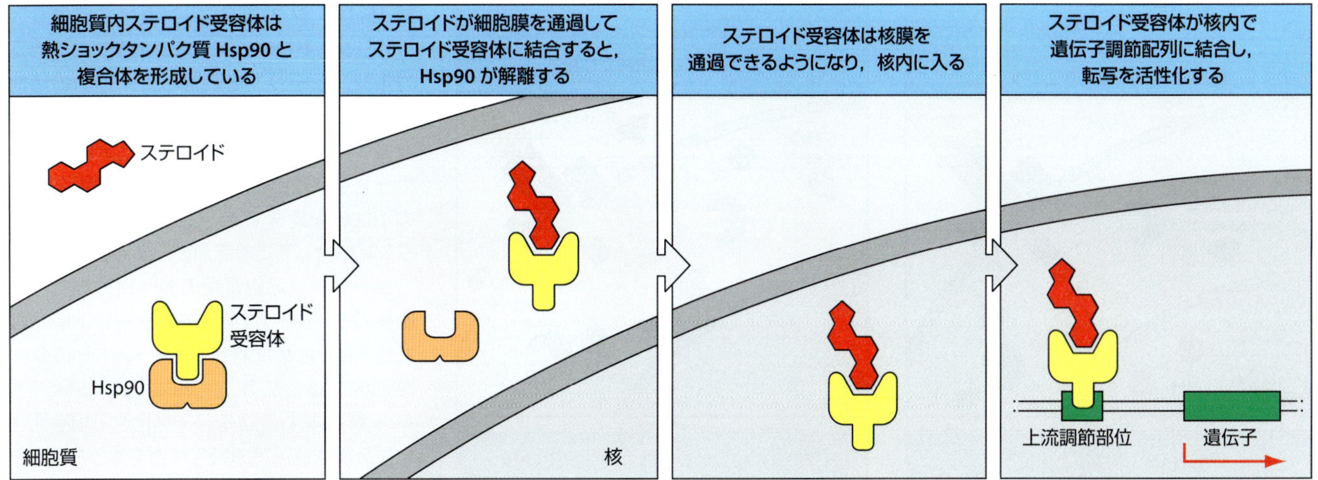

図 15.17　ステロイドは遺伝子転写パターンを変化させる
コルチコステロイドは細胞膜を透過する脂溶性物質であり，細胞質内の受容体に結合する．コルチコステロイドの結合によって，Hsp90 と呼ばれる熱ショックタンパク質が受容体から解離して，受容体の DNA 結合領域が露出する．受容体は核に移行し，ステロイド応答性遺伝子のプロモーター領域の特異的な DNA 配列に結合する．コルチコステロイドは多くの遺伝子の転写を変化させる．

タクロリムス(tacrolimus)は別名を FK506 といい，土壌放線菌 *Streptomyces tsukubaensis* から単離された．これはマクロライド系化合物の一種で，多員ラクトン環構造を基本構造としてもち，1 つもしくは複数のデオキシ糖が結合している．シクロスポリンとタクロリムスは，化学的にはまったく異なる構造をもつが，同じような機構でカルシニューリンを阻害して T 細胞の活性化を抑制する．タクロリムスが結合するペプチジルプロリルイソメラーゼはシクロフィリンとは別の酵素である FK 結合タンパク質(FK-binding protein：FKBP)である．シクロフィリンと FK 結合タンパク質とを併せて**イムノフィリン**(immunophilin)と呼ぶ．シクロスポリンとタクロリムスの主な作用は T 細胞の活性化を阻害することであるが，B 細胞や顆粒球の活性化も抑制する(図 15.20)．シクロスポリンやタクロリムスを継続的に投与した場合の副作用には腎毒性があり，これらの薬剤に過敏になる患者もいる．

T 細胞受容体や付随する CD3 タンパク質に結合する抗体も，抗原認識によって生成されるシグナルを阻害することができる．CD3 特異的マウス単クローン抗体 OKT3 は，1986 年に臨床適用された最初の単クローン抗体となった．20 年以上にわたって，OKT3 は急性拒絶反応の症状が現れたときの治療薬として使われてきた．手術中および手術後しばらくは，移植患者は重度の免疫抑制状態にある．薬剤自体に毒性があり，また薬剤によって易感染状態が誘導されてしまうので，移植医は，移植片に対する寛容状態を保持しつつ免疫不全状態やその他の副作用を軽減できる最小限の投薬量に達するまで，薬剤の投与量を次第に下げていく必要がある．この過程において，このバランスが崩れ，拒絶反応の初期症状(図 15.21)が現れることは避けがたいことではあるが，こういった症状は，マウス抗 CD3 抗体とプレドニゾンを併用して 5 ～ 15 日間毎日投与することによって抑えることができる．抗 CD3 抗体は，補体と結合したり，T 細胞を貪食によって除去したりするのではなく，T 細胞受容体の細胞内への取り込みを促進して抗原を認識できないようにすることでその効果を発揮する．治療用マウス抗 CD3 抗体をキメラ抗体やヒト化抗体にする試みは失敗に終わった．抗 CD52 抗体やウサギ抗胸腺細胞グロブリンはより広い特異性をもっており，また T 細胞を殺傷することができるので，優

コルチコステロイド療法	
活性	作用
↓ IL-1, TNF-α, GM-CSF, IL-3, IL-4, IL-5, CXCL8	↓ サイトカインによる炎症反応
↓ 一酸化窒素合成酵素	↓ 一酸化窒素
↓ ホスホリパーゼ A_2 ↓ 2 型シクロオキシゲナーゼ ↑ リポコルチン 1	↓ プロスタグランジン類 ↓ ロイコトリエン類
↓ 接着分子	↓ 血管からの白血球遊走
エンドヌクレアーゼの誘導	リンパ球，好酸球におけるアポトーシスの誘導

図 15.18　コルチコステロイドの免疫系への作用
コルチコステロイドは多くの遺伝子の発現を調節し，結果として抗炎症作用を発揮する．例えば，ある種のサイトカイン，プロスタグランジン，一酸化窒素を含む炎症性メディエーターの産生を直接的に低下させる．また，他のサイトカインに対する作用を介して IL-2 の合成を間接的に低下させたり，接着分子の発現を阻害することによって炎症部位への炎症細胞の移動を抑制する．さらに，コルチコステロイドは白血球やリンパ球のアポトーシスによる細胞死を促進する．

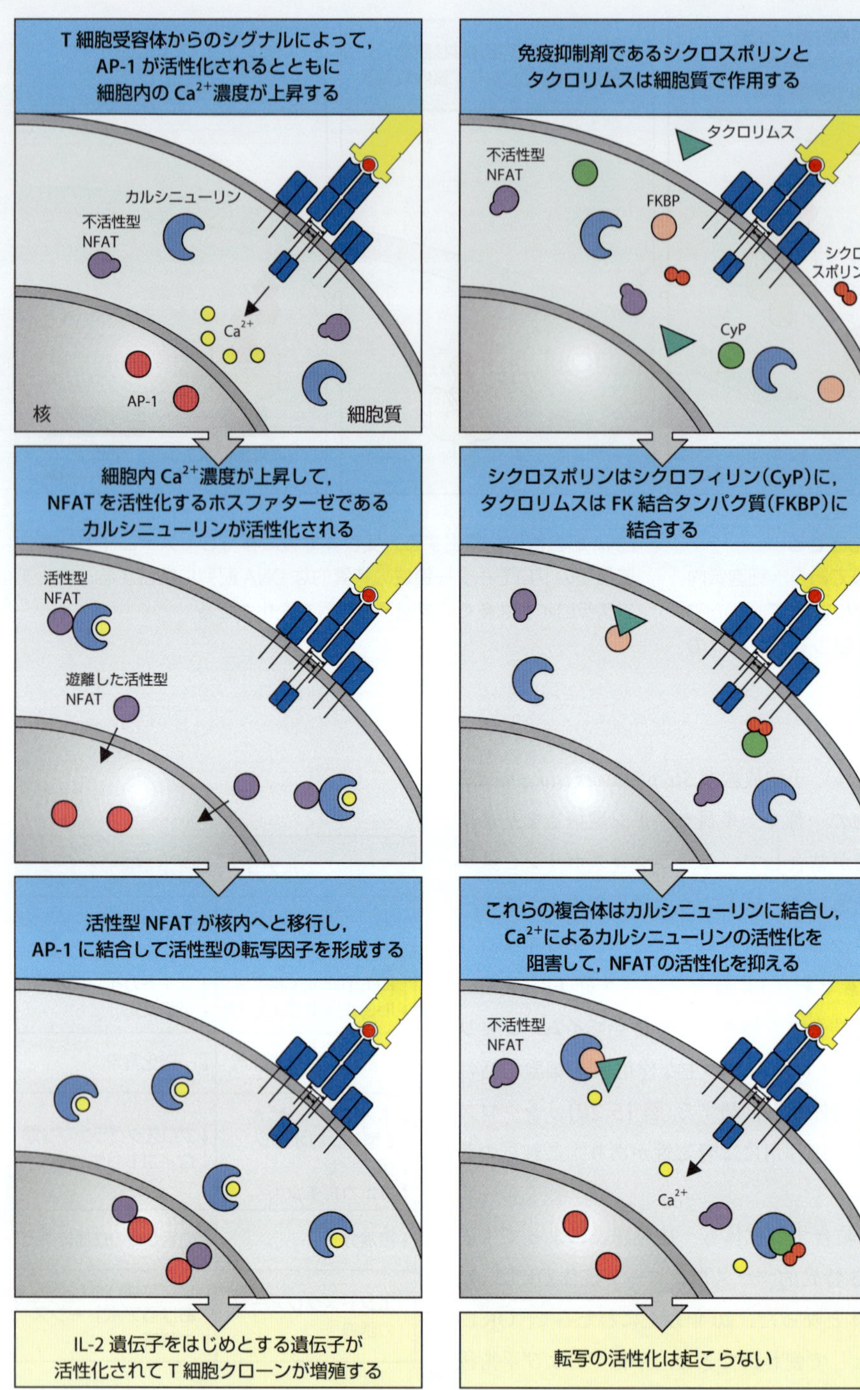

図 15.19　シクロスポリンとタクロリムスはセリン / トレオニンホスファターゼであるカルシニューリンを阻害して T 細胞の活性化を抑制する

左図：T 細胞受容体に付随したチロシンキナーゼを介するシグナルは，転写因子 AP-1 の活性化を誘導する．Ca^{2+}がカルシニューリンに結合してこれを活性化すると，カルシニューリンは細胞質型の NFAT（活性化 T 細胞核因子）を脱リン酸化する．脱リン酸化された NFAT は核に移行して，AP-1 と複合体を形成する．こうして形成された NFAT–AP-1 複合体は，IL-2 遺伝子を含む T 細胞活性化に必要な遺伝子の転写を誘導する．右図：シクロスポリンとタクロリムスは，AP-1 の活性化を阻害する．シクロスポリンはシクロフィリン（CyP）に，タクロリムスは FK 結合タンパク質（FKBP）に結合し，これらの複合体はカルシニューリンに結合して，カルシニューリンが NFAT を活性化する作用を阻害する．

先的に用いられるようになって，OKT3 は 2008 年に販売が中止された．

OKT3 による治療中には，患者は自分自身の免疫グロブリンとマウスの単クローン抗体の間で異なっているエピトープに対して一次免疫応答を起こす．患者由来の抗体がマウス抗体に結合して免疫複合体を形成すると，Ⅲ型過敏反応を引き起こす可能性がある．抗 CD3 抗体は大量に投与されるので，抗 CD3 抗体による治療の際には，大量の非自己タンパク質が静脈から投与された場合に起こる血清病（劇症型のⅢ型過敏反応）の徴候がないか，患者を注意深く経過観察する必要があった．

血清病は治療用抗体の投与から 7 ～ 10 日後に発病し，悪寒，発熱，皮疹，関節炎，血管炎，時に糸球体腎炎などの症候が現れる（図 15.22）．

細胞の種類	シクロスポリンとタクロリムスの作用
T 細胞	IL-2，IL-3，IL-4，GM-CSF，TNF-α の発現抑制 IL-2 産生の減少による細胞分裂の減少 カルシウムイオン依存性の細胞傷害性顆粒放出の減少 抗原によるアポトーシス誘導の抑制
B 細胞	T 細胞由来のサイトカインの欠乏による細胞分裂の抑制 抗原によって引き起こされる細胞分裂の抑制 B 細胞の活性化に伴うアポトーシスの誘導
顆粒球	カルシウムイオン依存性の顆粒放出の減少

図 15.20 シクロスポリンとタクロリムスの免疫学的作用

血清病の発症時期は，マウス単クローン抗体と免疫複合体を形成する高親和性ヒト IgG 抗体が産生される時期と一致する．循環系にはマウス由来抗体が充満しているので，小さな免疫複合体が大量に形成され，全身に広がって，そこで毛細血管壁に沈着する．沈着した免疫複合体は補体と結合し，Fc 受容体や補体受容体を発現している白血球を活性化する．活性化された白血球によって炎症巣が無数に形成され，広範な傷害を引き起こす．

免疫複合体が形成されると正常な貪食機構によって抗原となるタンパク質が排除されるので，血清病の持続期間は限られている．血清病の症状が鎮静化した後に治療用抗体が追加投与されると，二次免疫応答が起こり，投与後 1 ～ 2 日以内により重い症状が現れる．このため，移植患者に対する OKT3 治療は常に一度きりに制限されていた．ヒト化もしくはヒト単クローン抗体が使われるようになってからは，血清病のリスクは大きく低下した．

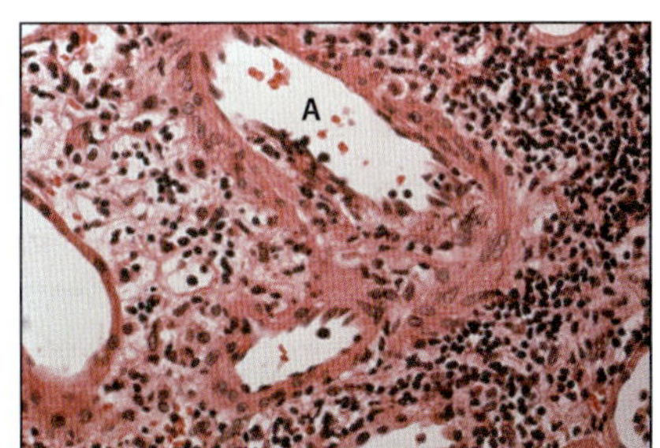

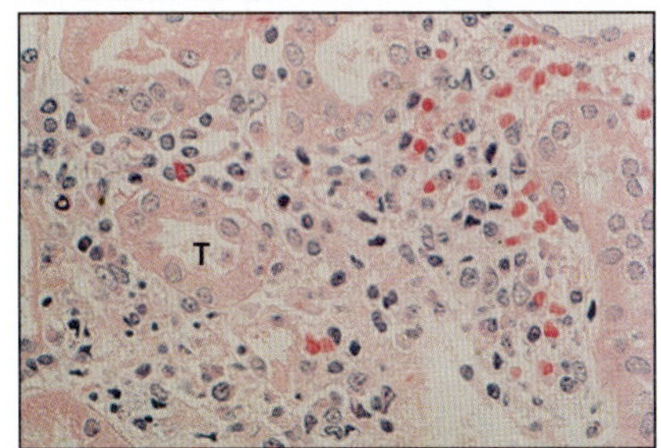

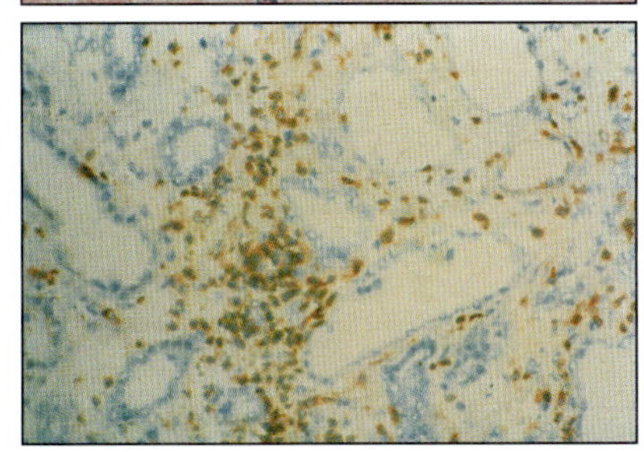

図 15.21 移植された腎臓の急性拒絶反応
上図：急性拒絶反応を起こした腎臓の小動脈(A)周囲にリンパ球がみられる．中央図：同じ腎臓の尿細管(T)を取り巻くリンパ球がみられる．下図：中央図と同じ組織切片中の T 細胞が抗 CD3 抗体で染色されている(茶色に染まっている)．(写真は F. Rosen の厚意による)

15-15 アロ反応性T細胞の補助刺激は可溶型CTLA-4によって阻害できる

樹状細胞によるアロ反応性ナイーブ T 細胞の活性化には，T 細胞受容体と CD3 複合体を介したシグナルに加えて，補助刺激受容体 CD28 を介したシグナルが必要である．CD28 を介したシグナルは，CD28 が樹状細胞上の補助刺激分子 B7 と相互作用したときに生成される．CTLA-4 は B7 を認識する抑制性受容体であり，T 細胞活性化の抑制に関わっている(p.205 の 8-5 参照)．CTLA-4 は B7 に対して CD28 よりも 20 倍強く結合するので，CTLA-4 が発現しているときには CD28 と B7 の結合が競合的に阻害される．

ベラタセプト(belatacept)は，2011 年に移植での使用が認可された免疫抑制剤である．これは，T 細胞の補助刺激を標的にする薬剤であり，CTLA-4 の細胞外 B7 結合ドメインと IgG1 の Fc フラグメントからなる融合タンパク質である．この可溶性タンパク質は，アロ抗原を提示している活性化樹状細胞が発現する B7 分子に，その CTLA-4 部分で強く結合する．この結合によって，アロ反応性 T 細胞の補助受容体 CD28 が B7 に結合して T 細胞を活性化するのに必須な補助刺激シグナルの伝達が妨げられる(図 15.23)．ベラタセプトは，移植片の生着率においては既存の薬剤の中でも最良のものに匹敵する効果があり，腎臓機能を維持することに関してはより優れている．ただし，ベラタセプトには，急性拒絶反応の症状の出現頻度が上がるという欠点があり，このことからも認可されている免疫抑制剤にはそれぞれ長所と短所の両方があることがわかる．

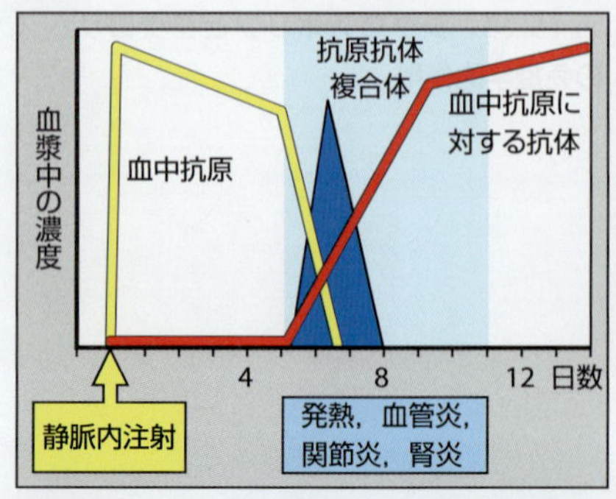

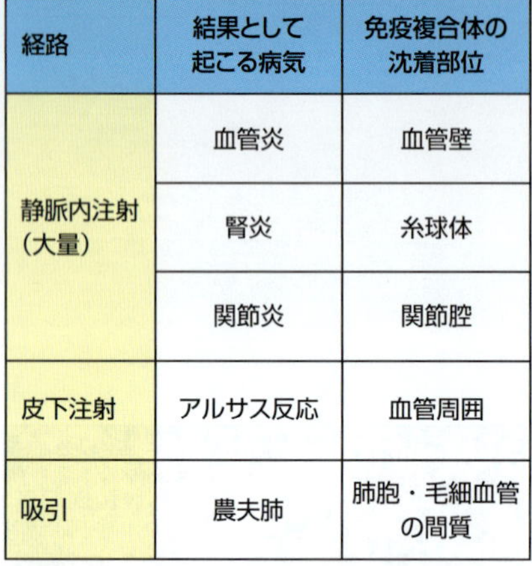

経路	結果として起こる病気	免疫複合体の沈着部位
静脈内注射（大量）	血管炎	血管壁
	腎炎	糸球体
	関節炎	関節腔
皮下注射	アルサス反応	血管周囲
吸引	農夫肺	肺胞・毛細血管の間質

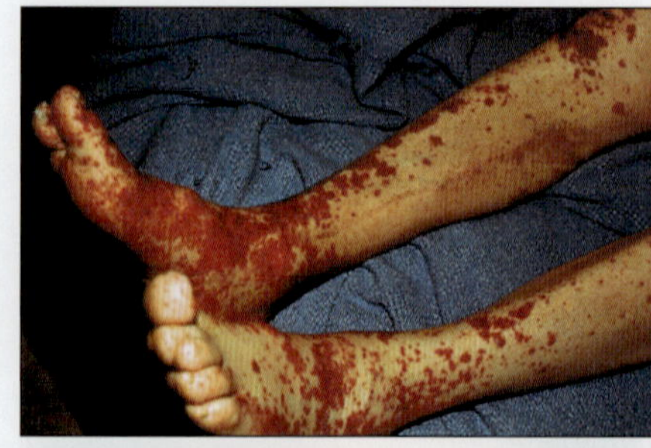

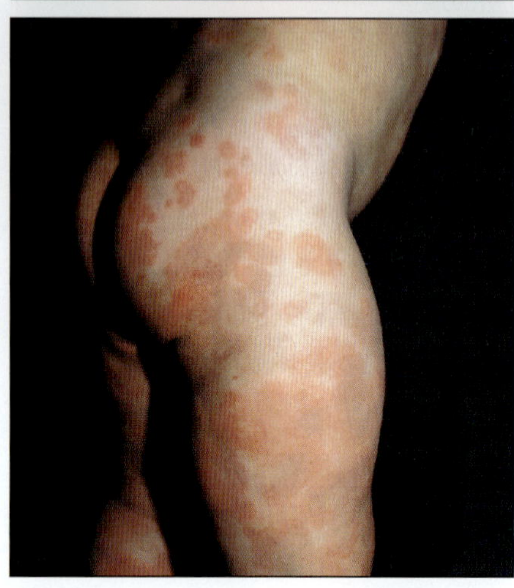

図 15.22　血清病はⅢ型過敏反応の古典的な例である
左上図：例えばマウス単クローン抗体のような大量の抗原タンパク質を静脈内に注入すると（黄線），抗体産生を伴う一次免疫応答が誘導される（赤線）．産生された抗体は，抗原と免疫複合体を形成し（青領域），小血管に沈着して補体と食細胞を活性化し，発熱，血管炎，腎炎，関節炎などの症状を引き起こす（左下図）．これら一連の作用は一過性で，抗原が排除されると消失する．右図：写真は血清病に伴う皮膚の内出血（上図）とじんま疹様発赤（下図）を示す．（写真は R. Geha の厚意による）

15-16 サイトカインシグナルの遮断はアロ反応性T細胞の活性化を阻害できる

抗原受容体と補助刺激受容体からのシグナルを受け取ったT細胞が活性化をさらに進めるためには，サイトカイン受容体を介するシグナルが必要となる．T細胞の活性化において主要なサイトカインはIL-2であり，T細胞自身によって産生され，オートクリンもしくはパラクリンに作用してT細胞上に発現するIL-2受容体に結合する（p.207 の 8-7 項参照）．アロ反応性ナイーブT細胞はβ鎖およびγ鎖からなる低親和性IL-2受容

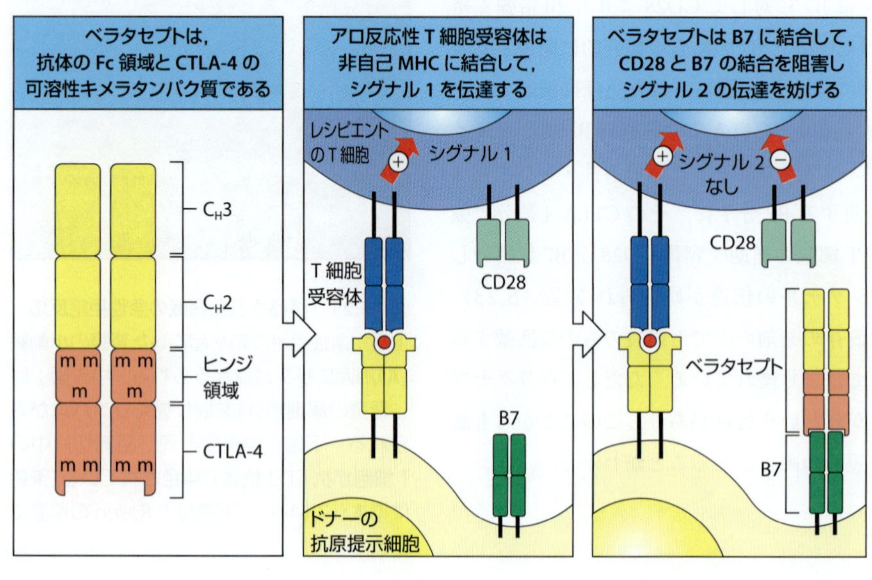

図 15.23　可溶型 CTLA-4 はT細胞補助刺激を阻害する
ベラタセプトは，CTLA-4 の細胞外領域と IgG1 の重鎖ヒンジ領域と Fc 領域から構成される可溶性キメラタンパク質である．ベラタセプトを設計するとき，CTLA-4 由来部分には B7 に対する結合活性を高める変異（m）が，そしてヒンジ領域には Fc 領域を介するエフェクター機能を失わせるような変異が導入された（左図）．ベラタセプトは，アロ反応性T細胞が非自己 MHC 分子を認識するのを妨げることはない（中央図）が，B7 に強固に結合することで，CD28 が B7 を認識するのを阻害し，アロ反応性ナイーブT細胞が活性化されるために必要な補助刺激シグナルの伝達を妨げる（右図）．

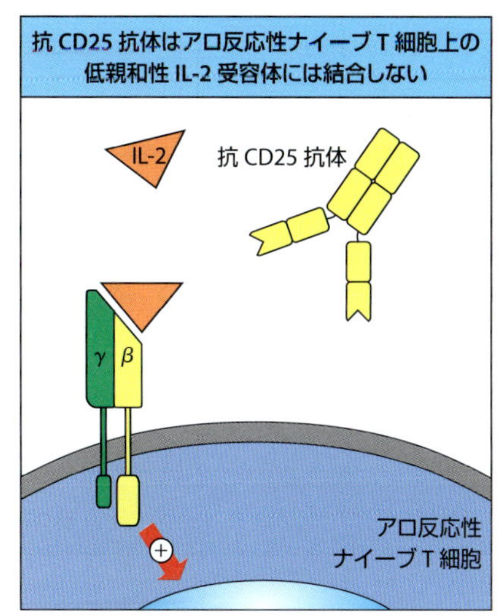

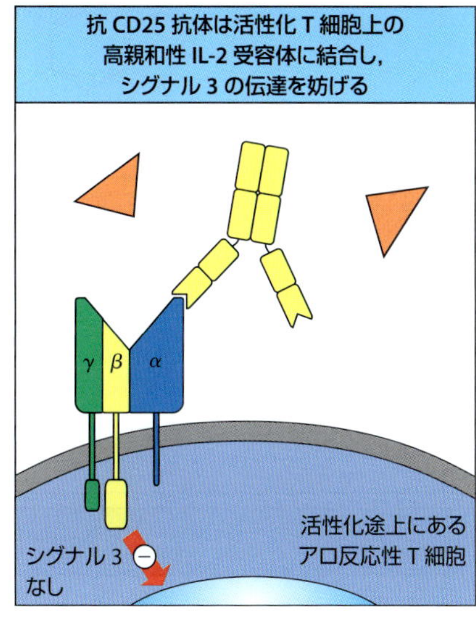

図 15.24　抗 CD25 単クローン抗体はアロ反応性 T 細胞活性化を阻害する

CD25 はアロ反応性ナイーブ T 細胞上の低親和性 IL-2 受容体の構成分子ではない(上図)が，シグナル 1 とシグナル 2 を介して活性化されたアロ反応性 T 細胞上の高親和性 IL-2 受容体の α 鎖である．抗 CD25 抗体は，高親和性 IL-2 受容体に結合して IL-2 が受容体に結合するのを阻害する(下図)．これによってシグナル 3 の伝達が妨げられ，それ以上の T 細胞の活性化，増殖，分化が阻害される．臨床で用いられる抗 CD25 抗体はキメラ抗体バシリキシマブとヒト化抗体ダクリズマブである．

体を発現しているが，アロ抗原を認識すると，T 細胞受容体を介するシグナルによって α 鎖(CD25)の産生が誘導され，α 鎖は β 鎖および γ 鎖と会合して高親和性 IL-2 受容体を形成する．

キメラ抗体バシリキシマブやヒト化抗体ダクリズマブは CD25 に特異的な単クローン IgG1 抗体であり，15 年以上にわたって移植時に免疫抑制剤として使われてきた．**抗 CD25 抗体**(anti-CD25 antibody)は，活性化途上にある T 細胞の高親和性 IL-2 受容体に強く結合して，IL-2 が受容体に結合し活性化を継続させるための細胞内シグナルを伝達するのを阻害する(図 15.24)．抗 CD25 抗体は体内のあらゆる部位においても CD25 分子が T 細胞表面に発現したときにすぐさま結合できるように，移植直前に投与される．その後，急性拒絶反応が最も起こりやすい移植から 2 か月の間は継続的に投与される．1 回の投与で，抗体が体内のすべての CD25 分子に 24 時間以内に結合し，半減期は 2 週間で，1 か月以上にわたって抑制効果が維持できる．

抗 CD25 抗体を免疫抑制剤として使用する利点は，この薬剤が活性化されつつある T 細胞にきわめて特異的であり，循環血中の T 細胞の大部分や，その他の細胞には影響を与えないことである．これらの薬剤がその目的にかなうように設計できたのは，T 細胞に関する生物学的知識のおかげである．そのため，バシリキシマブやダクリズマブは，プレドニゾンのような広範な作用は示さない．これらの薬剤がもつ重要な特徴は，移植を受けた患者に深刻な免疫不全状態を引き起こさず，病後の回復期に感染の危険が少ないということである．

ラパマイシン〔rapamycin．別名**シロリムス**(sirolimus)〕は，イースター島の土壌細菌 *Streptomyces hygroscopicus* から単離された免疫抑制性マクロライド化合物である．この名前は，イースター島のポリネシア語名“Rapa ui”に由来する．ラパマイシンは FK 結合タンパク質に結合するもののカルシニューリンを阻害するのではなく，IL-2 受容体からのシグナル伝達を阻害することによって，T 細胞活性化をより下流で遮断する．この薬剤はシクロスポリンやタクロリムスに比べて毒性が強いが，併用療法に有用である．

15-17　細胞傷害性薬剤はアロ反応性 T 細胞の細胞分裂と増殖に作用する

免疫抑制剤の一種である**細胞傷害性薬剤**(cytotoxic drug)は，細胞分裂と増殖を阻害することによってアロ反応性 T 細胞を死滅させる．腎移植において一般に用いられる細胞傷害性薬剤は**アザチオプリン**(azathioprine)であり，このプロドラッグは生体内でまず 6-メルカプトプリンに，次に 6-チオイノシン酸に変換される(図 15.25)．6-チオイノシン酸は，DNA の基本構成成分であるアデニンやグアニンの生合成の中間体であるイノシン酸の合成を阻害する．細胞が DNA 複製を開始するまではこの薬剤は無効であ

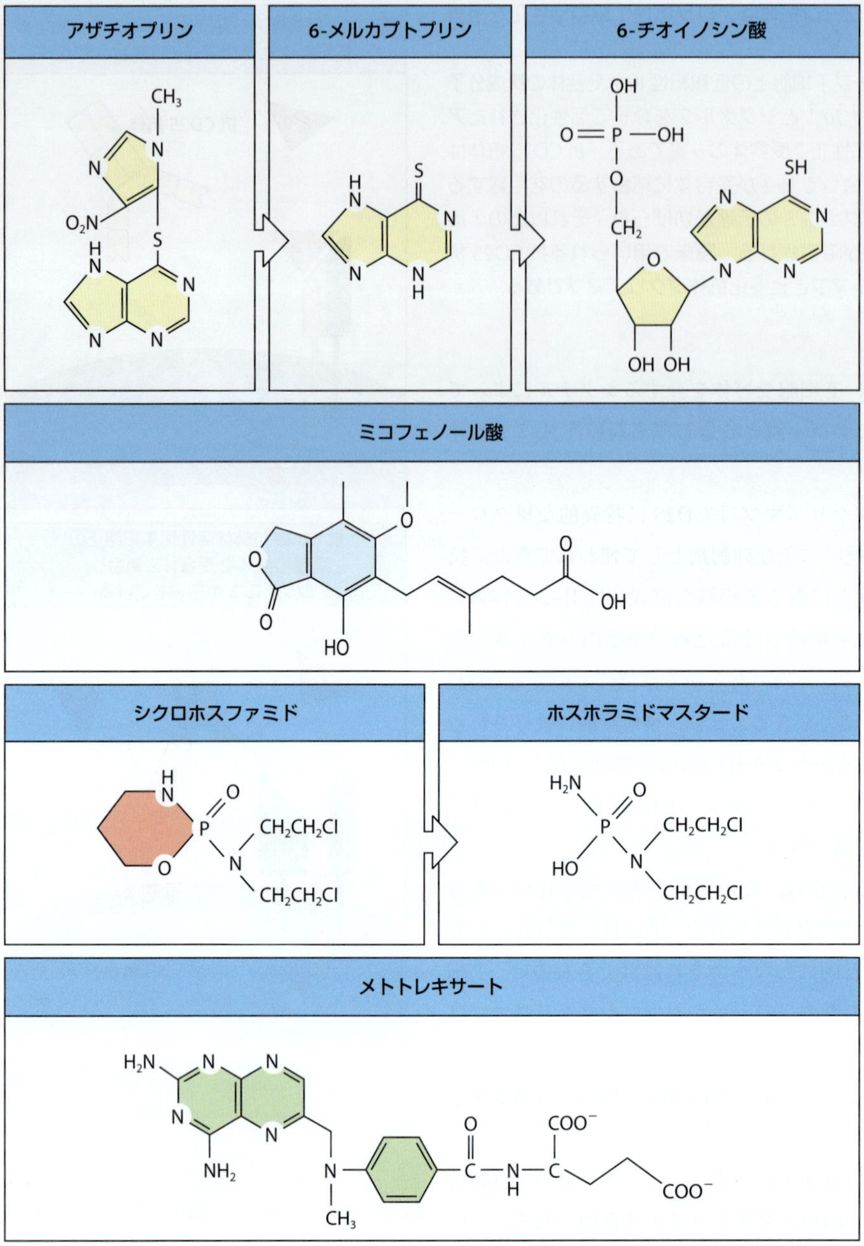

図 15.25 細胞傷害性薬剤の化学構造と代謝

アザチオプリンは，抗がん剤6-メルカプトプリンの反応性のチオール基を保護することによって代謝時間を延長した改良品として開発された．アザチオプリンは生体内でゆっくりと6-メルカプトプリンに変換され，その後6-チオイノシン酸に代謝され，プリンの生合成経路を阻害する．ミコフェノール酸モフェチルはより最近開発された薬剤で，ミコフェノール酸に代謝されることによって，やはりプリンの生合成を遮断する．シクロホスファミドは安定なプロドラッグとして開発された．この薬剤は生体内で酵素によって活性化され，強力かつ不安定なDNAアルキル化剤であるホスホラミドマスタードに変換される．メトトレキサートはチミジンの合成を阻害することによってDNA合成を遮断する．

るが，ひとたびDNA複製が開始されると細胞を死滅させる．他の細胞傷害性薬剤と同様，アザチオプリンには選択性はなく，最も深刻な副作用は常に細胞分裂を繰り返している組織に対しても付随的に損傷を与えることである．最も影響を受けるのは骨髄，腸管上皮，毛包であり，貧血，血小板減少，腸管損傷，脱毛といった症状が現れる．妊娠中の女性に細胞傷害性薬剤を投与すると，胎児の発達に影響が出る可能性もある．シクロスポリンやタクロリムスが最初に導入された大きな理由は，こういった副作用をもたないことであった．ミコフェノール酸モフェチルは真菌 *Penicillium stoloniferum* の産物であり，アザチオプリンと同様な作用をもつ最近開発された薬剤である．この薬剤は肝臓で代謝され**ミコフェノール酸**(mycophenolic acid．図15.25参照)となり，グアニンの生合成に必要なイノシン一リン酸デヒドロゲナーゼを阻害して細胞分裂を抑制する．細胞傷害性薬剤は，アロ反応性T細胞がアロ抗原を認識するまでは作用しないので，移植後においてのみ投与される．

シクロホスファミド(cyclophosphamide)は，もともと化学兵器として開発され，第一次世界大戦では盛んに使用された．これはプロドラッグであり，代謝されるとホスホラミドマスタードとなり，DNA 分子をアルキル化して架橋する(図 15.25 参照)．DNA が架橋されると細胞は DNA 複製と転写ができなくなる．シクロホスファミドは毒性が強いため，臨床での使用には制限がある．シクロホスファミドは，盛んに分裂している細胞を含む組織の損傷に加えて，膀胱を特異的に傷害し，時にがんや出血性膀胱炎などを引き起こす．アザチオプリンとは異なり，特に肝臓に対して毒性がないので，慢性的な肝障害があるなどアザチオプリンに感受性を示すようになった患者には有用な代替薬となる．シクロホスファミドは短期間の治療に用いた場合に最も効果的である．

メトトレキサート(methotrexate．図 15.25 参照)はがん治療での有効性が示された最初の細胞傷害性薬剤の 1 つであり，チミジン合成に必須な酵素であるジヒドロ葉酸レダクターゼを阻害して DNA の複製を妨げる．メトトレキサートは，造血細胞移植患者の移植片対宿主病を抑制するのに使用される．

15-18 移植を必要とする患者の数は提供可能な臓器の数を上回っている

腎移植技術は，相当な HLA の不一致がある死体腎でも移植できるまでに進歩している．また，こうした技術の進歩のおかげで，死体ドナーからのみ移植可能な心臓移植の技術も開発されてきた．腎移植と比較した場合，心臓移植は本質的に困難である．その理由は，腎臓の場合は移植腎が機能しなくなっても元のように透析治療をすることになるだけだが，心臓の場合は致命的だからである．シクロスポリンやタクロリムスを使用することによって，主として移植後 2 ～ 3 か月間に起こる急性拒絶反応や感染症による死亡が減少して，心臓移植の成功率が上昇してきている．結果として，心臓移植の件数は 1979 年以降かなり増加してきた．米国では毎年 2,000 人あまりの患者が心臓移植を受けていて，そのうち半数以上が 10 年後にも生存していると予測されている．

肝移植技術も以前は比較的危険であったが，同じくシクロスポリンとタクロリムスが使えるようになって，今では患者に十分恩恵をもたらすことができるものに進歩している．1979 年には，肝移植を受けた患者のうちわずか 30 ～ 40％のみが 1 年以上生存できるにすぎなかったが，今日では 70 ～ 90％が 1 年以上生存しており，60％が 5 年後でも健在である．肺移植も同じように改善してきている．

固形臓器移植技術が大きな成功を収めたことによって，新たな問題が生じてきた．すなわち腎臓，心臓，肝臓の移植による恩恵を受けられるであろう患者の数が，生体もしくは死体ドナーから提供される臓器の数を大きく上回ってしまったのである(**図 15.26**)．このため，患者はまず移植待機リストに登録され，その中から症状の重症度や利用可能な臓器との HLA の一致などを含むさまざまな基準で選ばれることになった．提供される臓器の数を増やすために，事故で亡くなった人の臓器は本人が生前に拒否していない限り自動的に移植による治療に提供される，という規定を作った国もある．事故の犠牲者が生前に同意書に署名し自ら提供の意思を示している場合にのみ，臓器を移植に用いるという政策をとっている国もある．その場合でも，親族は犠牲者の同意を変更できるようになっている．移植用臓器の提供にあたっては，生前に“拒否”する(オプト・アウト)システムのほうが，生前の“同意”が必要な(オプト・イン)システムよりはるかにうまく機能している(**図 15.27**)．

腎臓の供給が需要を満たせないために，ヒトの腎臓の非倫理的かつ無秩序な国際的取

	移植待ち患者数		
臓器	1999 年 8 月	2003 年 11 月	2014 年 5 月
腎臓	42,875	83,284	100,431
肝臓	13,698	17,237	15,735
心臓	4,287	3,556	3,958
肺	3,343	3,907	1,660
膵臓	502	1,404	1,195

図 15.26 移植臓器は，提供される臓器の供給以上に必要とされている
移植が適当と診断された患者が実際に移植を受けるまでに，米国もしくは英国では平均 2 ～ 3 年待たなければならない．表に 1999 年，2003 年，2014 年における米国内の移植待ち患者数を示す．2007 年には合計 28,353 件の移植が行われたが，毎年 6,000 人以上の移植待ち患者が移植を受ける前に亡くなっている．〔データは全米臓器配分ネットワーク(United Network for Organ Sharing)の厚意による〕

引が避けられなくなってきている．一般的なのは，最も裕福な国々の患者への移植に用いるために，最貧国の人々が片方の腎臓を売るケースである（図 15.28）．ブローカーがドナー，レシピエント，外科医を中程度に裕福な国に連れていって移植手術を行うという，いわゆる"移植ツアー"もそういった取引に含まれる．多くの国内外の機関が禁止しているにもかかわらず，このような取引は年間 80,000 件の腎移植のうち 10%を占めると推定されている．

原理的には，動物の臓器を使うことによって臓器提供の不足が解消できる．ドナーとレシピエントの種が異なる臓器移植は**異種臓器移植**（xenotransplantation）と呼ばれ，移植される組織は**異種移植片**（xenograft．ゼノグラフトともいう）と呼ばれる．ブタが，ヒトへの臓器移植に最適なドナーになると考えられている．というのも，ヒトとブタの臓器は同じくらいの大きさであり，日常的に膨大な数のブタが飼育され，屠殺され，食肉として消費されているからである．とはいえ，異種臓器移植において直面する免疫学的な障壁は非常に手強いものである．まず，ほとんどのヒトが，ブタの内皮細胞に結合し超急性拒絶反応を引き起こす抗体をもっているという問題がある．このような抗体は**異種抗体**（xenoantibody）と呼ばれ，この抗体が結合するブタの内皮細胞上の糖鎖抗原は**異種抗原**（xenoantigen）と呼ばれる．ヒトが ABO 式血液型のアロ抗原に対して産生する抗体もそうだと考えられるが，異種抗体もブタ細胞のものと似た細胞表面の糖鎖をもっている常在菌によって誘導されると考えられる．これだけでも超急性拒絶反応の危険性があるのだが，さらに，ブタ細胞表面の補体制御タンパク質（CD59，DAF，MCP に相当するブタのタンパク質，p.34 の 2-5 項参照）はヒトの補体を阻害できないという問題もある．

ヒトの免疫系とブタの臓器の適合性を向上させるためには，いくつかのヒト遺伝子を用いてブタを遺伝的に改変する必要がある．免疫学的な障壁に加えて，もしかしたらそれ以上に問題となるのは，免疫抑制状態の患者にブタ臓器の移植を行うことによってブタの内在性レトロウイルスがヒトに感染して，HIV のような問題を引き起こす可能性である．さらに，これまでの多くの場合でそうだったように，臓器移植によって人命を救う技術の開発は複雑な倫理上の問題を生み出すことにもなる．

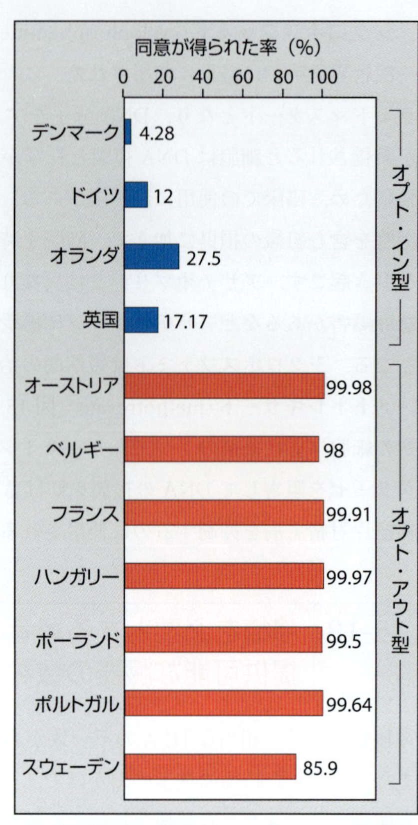

図 15.27　生前に提供を拒否しない限り臓器が移植に使われる国のほうが，生前に臓器提供に同意する必要がある国よりも，死体臓器の供給が多い
（データは E.J. Johnson と D. Goldstein の厚意による）

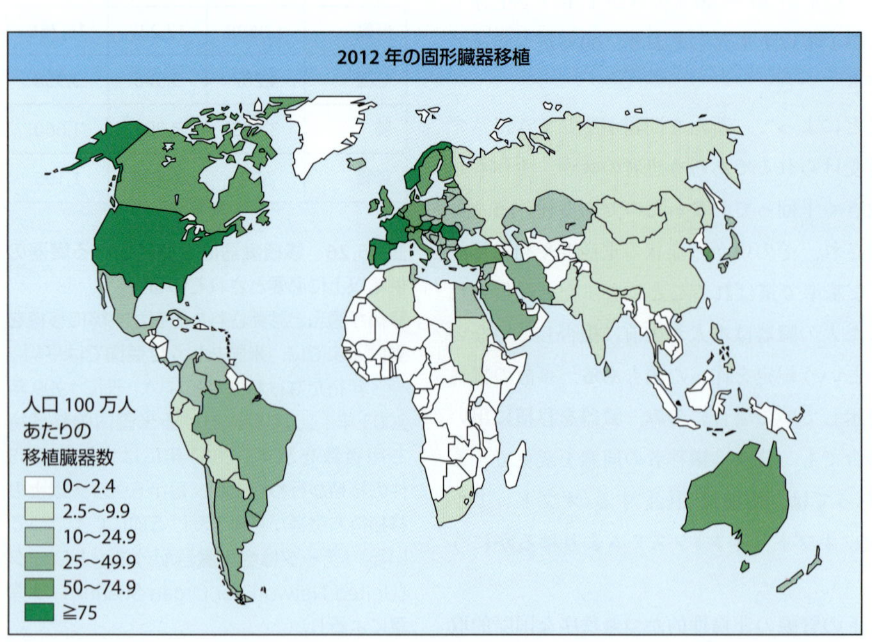

図 15.28　全世界での固形臓器移植頻度
人口 100 万人あたりの固形臓器移植数を国別に示す．全移植のおよそ 80%が腎移植である．

15-19 移植される臓器によって，HLAの一致の程度や免疫抑制剤による治療の必要性が異なる

個々の臓器はそれぞれ独特な解剖学的特徴，機能，脈管構造を有しており，そのため臓器移植の際の抗原刺激の強さやアロ反応の性質が異なっている．極端な例の1つが眼の角膜である．角膜は最も早く(1905年)移植に成功した固形臓器であり，米国内だけでも死体ドナーからの移植が毎年3万件以上行われている．眼というのは免疫学的に他の組織とは異なっていて，角膜移植はHLAが一致しなくても，また免疫抑制剤による治療をしなくても90%以上成功する(図15.29)．

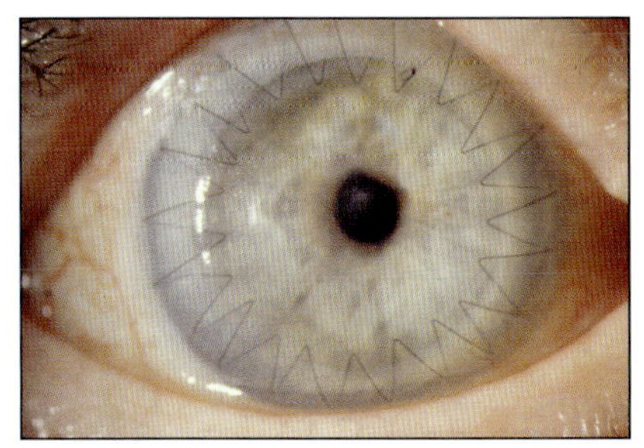

図15.29 角膜移植の成功例
死体ドナーから角膜を移植する際には，HLAタイピングも免疫抑制剤の使用も不必要である．角膜移植で拒絶反応がまったく起こらないのは，眼の前房が自然状態で免疫抑制的な環境であることと，角膜には血管がないことが理由である．(写真はJerry Y. NiederkornとJames P. McCulleyの厚意による)

眼が正常に機能するためには，角膜と前房は透明で網膜に向けて正確に光を通さなければならない．どんなものであれ炎症が起こると視覚が損なわれるため，眼は進化の過程で病原体に対する防御を十分に行いつつ，炎症を抑制する免疫学的な環境を作り上げた．角膜は透明で脈管構造を欠いており，前房の房水にはT細胞，マクロファージ，好中球，補体の活性化を阻害する免疫調節因子が含まれている．なかでもサイトカインTGF-βは，眼組織局所の樹状細胞によるT細胞補助刺激因子(CD40など)の発現を低下させ，IL-12の分泌を妨げる．実験動物の眼に注入された抗原は眼組織の樹状細胞によって脾臓に運ばれ，そこでT細胞応答を惹起するが，その応答は制御性T細胞をより多く生産し，IL-4ならびにTGF-βを産生させる傾向がある．能動的かつ全身性の免疫寛容を誘導するという眼の性質は，**前房関連免疫偏向**(anterior chamber-associated immune deviation：**ACAID**)と呼ばれ，この偏向があるために，眼はどんなHLAの型の角膜に対しても寛容である．これは，移植医が眼以外の組織に対して誘導しようと努力している組織特異的免疫寛容が自然に備わっているという例である．

肝臓も，HLAクラスⅠおよびクラスⅡが大きく異なっている場合にも移植が成立する臓器であり，HLAの一致がむしろ移植の成績と逆相関するとすらいわれている．そのため，肝移植に際してはHLAタイピングや交差適合試験は行われず，唯一ドナーの選択にあたって考慮される遺伝要因はABO式血液型である．臨床における実績から，肝臓は急性もしくは超急性拒絶反応に比較的抵抗性であると考えられているが，それでもシクロスポリンやタクロリムスは肝移植の成績を著しく向上させてきた．肝臓の解剖学的構造と脈管構造は独特であり，また肝実質細胞にはHLAクラスⅠ分子の発現量がきわめて少なく，HLAクラスⅡ分子の発現はみられない．おそらく，このような性質に加えて肝細胞が日々，腸管で消化された膨大な種類の非自己タンパク質に曝されていること，肝細胞が特徴的な抗炎症環境を作り上げていること(第10章参照)など多くの条件が重なって，同種移植された肝臓の免疫学的な性質が他の臓器とは異なっているのだろう．

眼や肝臓とは逆の極端な例は骨髄であり，HLAの不一致の際に最も影響が現れる．その理由は次節で述べることにする．

■まとめ

移植医が直面する問題のうち最も解決が困難なのは，ABO式血液型もしくはアロHLA抗原に対するレシピエントの免疫応答である．そのうち，移植前に産生されている抗体によって引き起こされる超急性拒絶反応は，レシピエントの抗体に反応しないドナーの臓器を選ぶことによって避けられる．一方，直接アロ認識経路によって惹起される急性拒絶反応では，レシピエントのT細胞が移植された臓器の非自己HLAクラスⅠおよび

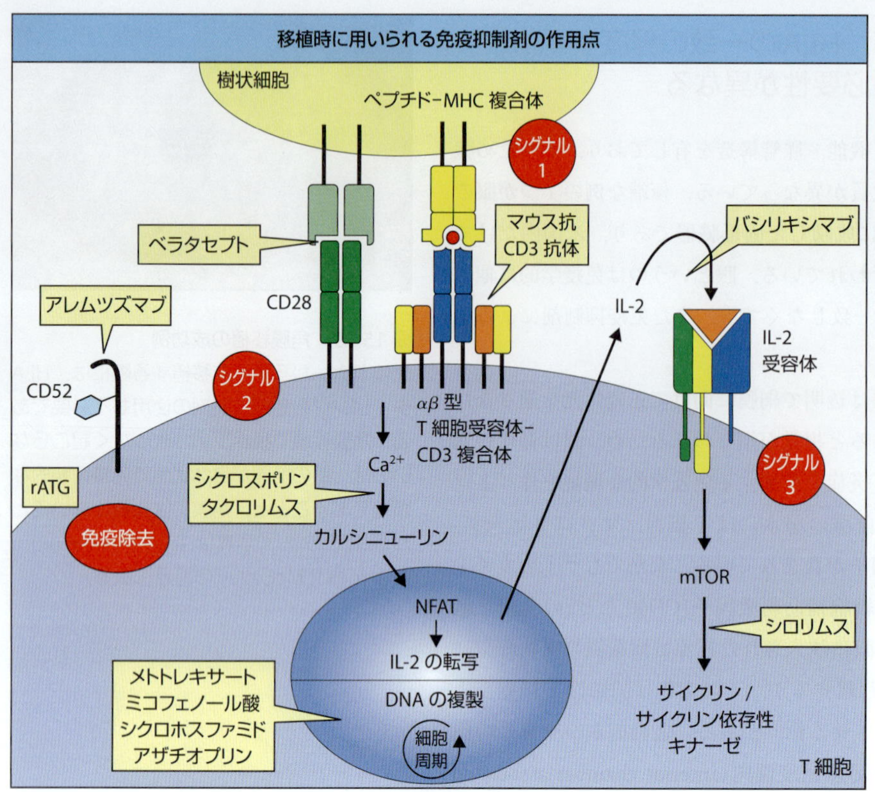

図 15.30 各種免疫抑制剤は，アロ反応性 T 細胞活性化のさまざまな段階で作用する ウサギ抗胸腺細胞グロブリン(rATG)や抗 CD52 単クローン抗体(アレムツズマブ)は移植前に T 細胞やその他の白血球を除去するのに用いられる．抗 CD3 単クローン抗体は T 細胞受容体複合体がシグナル 1 を伝達するのを妨げる．また，シクロスポリンやタクロリムスはカルシニューリンの作用を阻害することによってシグナル 1 の伝達を妨げる．CTLA-4-Fc 融合タンパク質であるベラタセプトは B7 に結合し，補助受容体 CD28 を介したシグナル 2 の伝達を妨げる．抗 CD25 抗体は，活性化途上にある T 細胞上の高親和性 IL-2 受容体に結合し，シグナル 3 の伝達を阻害する．シロリムスもシグナル 3 の伝達を阻害する．アザチオプリン，ミコフェノール酸，メトトレキサート，シクロホスファミドは活性化 T 細胞の細胞分裂と増殖を妨害する．

クラスⅡアロタイプに反応する．アロ反応性 T 細胞応答の強度は，レシピエントとできるだけ HLA の一致するドナーを選ぶことで軽減することができる．この方法と併せて用いられるのが一連の免疫抑制剤と単クローン抗体であり，急性拒絶反応の発症を防止し治療するのに使われる(図 15.30)．移植後 1 年のうちに移植臓器とレシピエントの免疫系はゆっくりと順応していき，移植片を守りつつもレシピエントが感染を防げる程度の免疫状態に維持できる投与量まで免疫抑制剤を減量することができる．一部の患者では，移植された腎臓に対して完全に寛容状態になり，あらゆる免疫抑制剤が不要になることもある．長期的には，移植片のアロ HLA 分子に結合する抗体によって引き起こされる慢性拒絶反応が，患者の健康を脅かすことがある．アロ HLA 抗原に対する抗体反応は，間接アロ認識機構を介して起こり，その過程でレシピエントの樹状細胞が移植片のアロ HLA 分子を処理し，T 細胞に提示する．移植された臓器がどの程度拒絶されるかは臓器によって異なっており，ドナーとレシピエントの間で HLA の型を一致させる必要性もまた臓器によって異なる．臓器移植があまりに成功を収めているため，提供される臓器の数に限りがある現状では，移植の恩恵を受けられるであろう患者の多くが移植を受けられていない．

造血細胞の移植

固形臓器の移植は，手術を行う移植外科医と術後管理を行う移植内科医の協力のもとに行われるが，造血細胞移植の場合は，血液，がん，放射線医学を専門とする医師が担当することになる．造血細胞は液体の状態で患者の静脈を通じて点滴により移植される．造血細胞移植が適用されるのは，自分自身の造血系が化学療法や放射線照射によって損

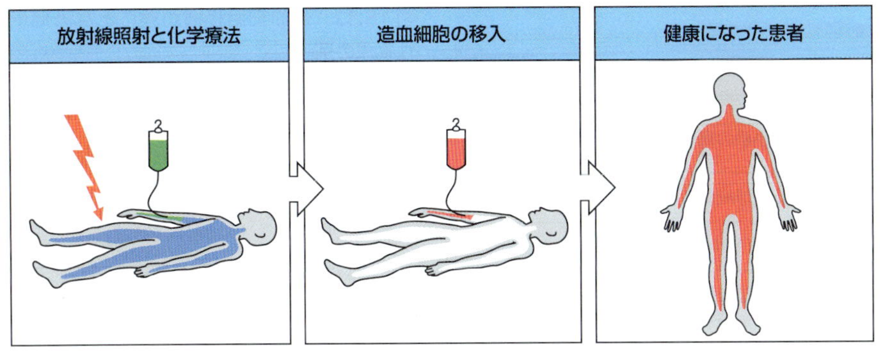

図 15.31　造血細胞移植は造血細胞の遺伝子疾患や悪性疾患の治療法である
患者の病気に侵された造血系は化学療法と放射線照射によって破壊され，健康で HLA が一致するドナーから得られた造血細胞が移入される．数か月の間に，移植された造血幹細胞が患者の中で正常な造血系を再構築する．

傷を受けたり破壊されたりした患者である(図 15.31)．造血細胞移植において鍵となる細胞は造血幹細胞であり，この細胞が最終的にレシピエントの造血系全体を再構築する．造血細胞移植による治療が適用される遺伝性疾患や悪性腫瘍の種類は増え続けており，固形臓器の移植の場合とは対照的に，造血細胞提供の意思のある人の数は造血細胞移植が必要な患者よりもはるかに多い．とはいえ，造血細胞移植においては HLA の違いがより大きく影響するという問題があり，HLA が十分に一致したドナーを見つけることができない患者が数多くいる．

15-20　造血細胞移植は遺伝性血液疾患の治療法の 1 つである

造血細胞移植は最初，1 つもしくは複数の種類の造血細胞の機能が失われる致死的な遺伝性疾患を治療する目的で開発された．第 13 章では，遺伝性の免疫不全症に罹患した子供の免疫系が造血細胞移植によって再構築できることをみてきた．ほかにも，例えばサラセミアメジャー(重症型地中海貧血)，鎌状赤血球貧血，ファンコニ貧血などの赤血球欠乏症に造血細胞移植が適用される(図 15.32)．造血細胞移植後，移植された造血幹細胞は患者の免疫系や赤血球，血小板，骨髄を再構築する．造血細胞移植が成功すれば，2 ～ 3 週間のうちに移植された骨髄から新たに産生された血液細胞が循環し始める．これは，多能性幹細胞が骨内に定着したということ，すなわち**生着**(engraftment)を意味する．時間の経過とともに，移植された造血細胞が障害された造血系を正常なものに置き換えていき，1 年もしくはそれ以上かけて完全なものに再構築する．

液体に含まれる造血細胞を移植する方法は固形臓器移植とは違っている．すなわち，ドナーは輸血の場合と同じで，生きている健常者であり，移植は手術なしで静脈内に注入することによって行われる．造血細胞移植に関わる免疫学もまた固形臓器移植の場合とは違うものである．腎移植を受ける患者では，患者自身の免疫系は正常であるが，移植に当たって移植片拒絶反応を防ぎつつ感染に対する防御機能を維持するために免疫抑制剤によってコントロールされる．これに対し，造血細胞移植を受ける患者では，まず細胞傷害性薬剤と放射線照射の併用により免疫系が無力化される．このような前処置は，骨髄を破壊するので**骨髄破壊療法**(myeloablative therapy)と呼ばれ，その目的は2つある．1 つ目は，レシピエントの免疫系を無力化し，移植された幹細胞が拒絶反応に曝されないようにすること，そして 2 つ目は，レシピエントの骨髄中の造血細胞をすべて死滅させることによって，移植された幹細胞が間質細胞と接触でき，増殖して，新たな免疫系を作り出せるようにすることである．

移植後 2 ～ 3 週間のうちに造血系が再構築され始める．例えば顆粒球や NK 細胞の

造血細胞移植によって治療可能な遺伝性疾患	
病気	障害
ウィスコット・オールドリッチ症候群(Wiskott-Aldrich syndrome)	白血球，血小板の機能不全
ファンコニ貧血(Fanconi anemia)	骨髄による血球細胞産生不全
コストマン症候群(Kostmann syndrome)	好中球の減少(好中球減少症)
大理石骨病(osteopetrosis)	骨形成不全，破骨細胞による骨再構築不全
毛細血管拡張性運動失調症(ataxia telangiectasia)	神経障害，免疫不全
ダイアモンド・ブラックファン症候群(Diamond-Blackfan syndrome)	赤血球の減少(貧血)
皮膚粘膜カンジダ症(mucocutaneous candidiasis)	真菌感染に対するT細胞応答の低下
軟骨毛髪形成不全症(cartilage-hair hypoplasia)	短肢，細く疎な毛髪，免疫不全
ムコ多糖蓄積症(mucopolysaccharidosis)	リソソーム酵素のさまざまな欠損
ゴーシェ病(Gaucher disease)	リソソーム酵素グルコセレブロシダーゼの欠損
サラセミアメジャー(thalassemia major)	ヘモグロビンの欠損，赤血球機能不全
鎌状赤血球貧血(sickle-cell anemia)	ヘモグロビンの欠損，赤血球機能不全

図 15.32 造血細胞移植が適応となる遺伝性疾患の例
ここに挙げた病気だけでなくSCID(重症複合免疫不全症．第11章参照)など遺伝性の免疫不全症の多くにも，造血細胞移植による治療が行われる．

ような自然免疫系の細胞は，適応免疫系に属するB細胞やT細胞よりも早期に回復する．再構築が完了すると患者はキメラ状態になり，造血系の細胞はドナーの遺伝子型をもち，その他の細胞はレシピエントの遺伝子型をもつことになる．新しく作り出されたレシピエントの免疫系は，ドナーとレシピエントの両方のHLAアロタイプに寛容になっている．重要なのは，"新しい"T細胞は胸腺上皮上のレシピエントのHLAアロタイプによって正の選択を受けているが，感染に応答する際には，ドナーに由来する樹状細胞やその他の抗原提示細胞が発現しているドナーのHLAアロタイプによってペプチド抗原の提示を受けることになる，という点である(**図 15.33**)．このため，レシピエントとドナーは共通のHLAクラスⅠおよびクラスⅡアロタイプをもたなければならない．共通のHLAアロタイプが多ければ多いほど，患者のT細胞はどの病原体に対してもより強く応答することができる．

15-21 同種造血細胞移植は多くのがんに有効な治療法である

造血細胞移植は障害を受けた造血系を正常なものと置換するために行われるだけでなく，多くのがん，特に免疫細胞の腫瘍をもつ患者の治療にもまた重要な方法である．化学療法や放射線療法によってがん患者を治療する際には，悪性腫瘍細胞を死滅させることによる利点と，生死に関わるような増殖している組織が受ける損傷とのバランスを考えなければならない．特に骨髄は最も損傷を受けやすい組織である．造血細胞移植によって，がんと患者の双方に致死的となるような強力ながん治療を行うことが可能になった．治療後にHLAの一致する健康なドナーから同種造血細胞移植を受けることで，治療を受けた患者を救命することができる．造血細胞移植は，35年以上前に初めて行われて以

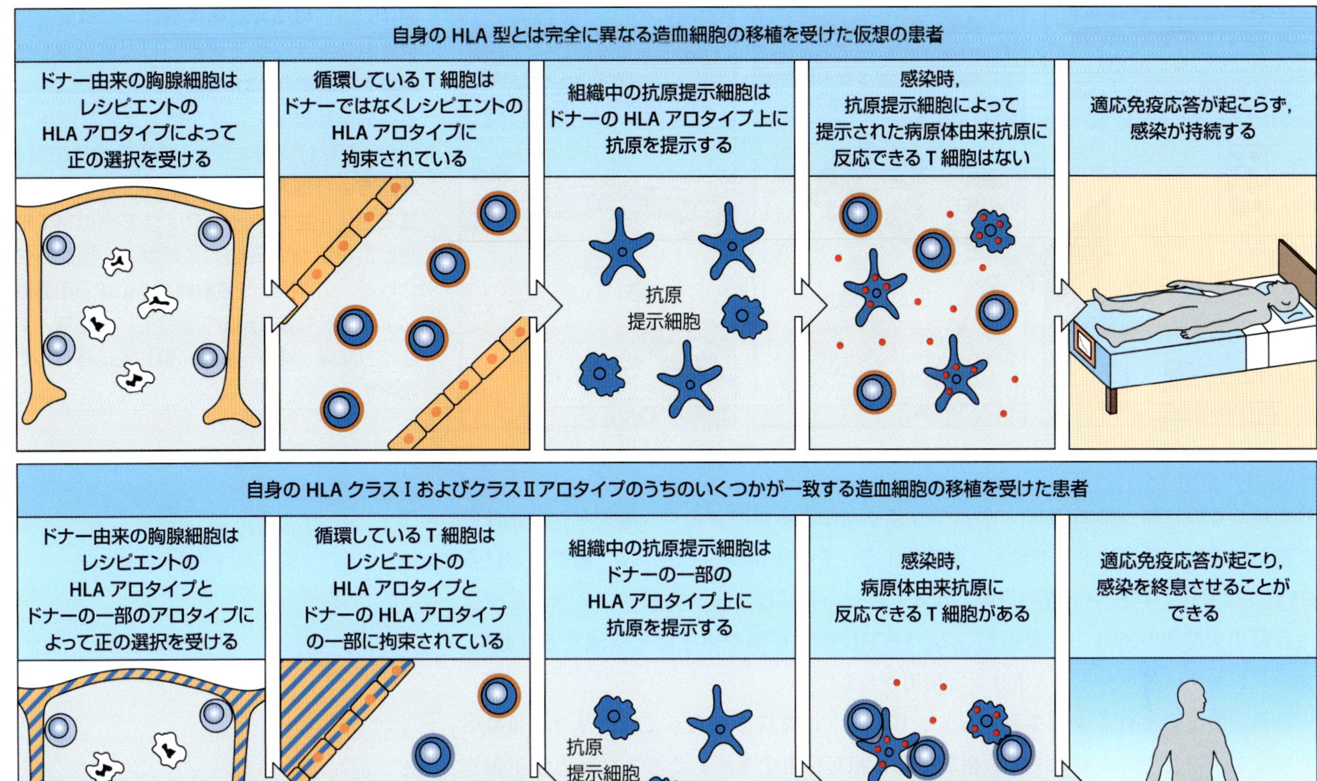

図 15.33 レシピエントの T 細胞機能を再構築するためには，造血細胞移植のドナーとレシピエントは HLA クラスⅠおよびクラスⅡ分子を共有していなければならない

造血細胞移植の後，ドナー由来の胸腺細胞はレシピエントの胸腺上皮細胞がもつ HLA 分子によって正の選択を受ける．上段：レシピエントの HLA アロタイプ(赤色)がドナーの HLA アロタイプ(青色)とまったく一致しない場合を示す．この場合，レシピエントは機能的な T 細胞を再構築できず，重症複合免疫不全症を発症することになる．下段：レシピエントとドナーが HLA アロタイプ(青色)を共有している場合を示す．臨床の現場では造血細胞移植のドナーとレシピエントはなるべく多くの HLA クラスⅠおよびクラスⅡアロタイプを共有するように選ばれる．

来，ますます多種類のがんに対して適用されるようになってきている(**図 15.34**)．

15-22 造血細胞移植後，移植片に含まれるアロ反応性T細胞が患者を攻撃する

造血細胞移植では厳しい前処置を行うので，移植された造血細胞の HLA アロタイプに反応するレシピエントの T 細胞による拒絶反応は問題にならない．むしろ問題になるのは，移植細胞に含まれていて，レシピエントの HLA アロタイプに反応して移植片対宿主反応(GVHR)を起こすドナー由来の成熟 CD4 および CD8 T 細胞である(**図 15.35**)．GVHR は造血細胞移植後の罹病率や死亡率に大きく影響を与える．GVHR によって引き起こされる病的状態，すなわち急性移植片対宿主病(GVHD)はほとんどすべての組織に及ぶ可能性があり，特に皮膚，腸管，肝臓が影響を受ける．GVHD の本質は全身性のⅣ型過敏反応であり，致死的になりうる．急性 GVHD の重症度はさまざまで，診断に際しては 4 段階に分類される(**図 15.36**)．移植後 10 ～ 28 日の間に，一次免疫応

造血細胞移植によって治療可能な悪性疾患	
同種移植	自家移植
再生不良性貧血 白血病 　急性骨髄性白血病 　急性リンパ性白血病 　慢性骨髄性白血病 骨髄異形成症候群 多発性骨髄腫 非ホジキンリンパ腫 ホジキン病	白血病 　急性骨髄性白血病 　急性リンパ性白血病 多発性骨髄腫 非ホジキンリンパ腫 固形腫瘍 　卵巣腫瘍 　精巣腫瘍 　神経芽腫

図 15.34 造血細胞移植が適応となるがんの例

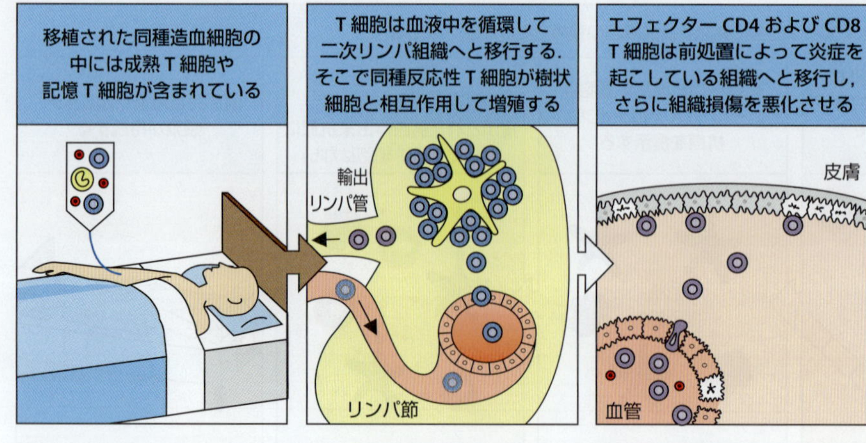

図 15.35 移植片対宿主病は，移植臓器に含まれるドナーの T 細胞がレシピエントの組織を攻撃するために起こる

造血細胞移植後に，レシピエントの HLA アロタイプに特異的なドナー由来の成熟 CD4 T 細胞および成熟 CD8 T 細胞が二次リンパ組織で活性化される．エフェクター CD4 T 細胞とエフェクター CD8 T 細胞は，循環系を介して，化学療法や放射線療法による前処置によって最も強く損傷を受けている組織，すなわち皮膚，腸管，肝臓に優先的に移行して攻撃する．

答が起こるのに伴って GVHD に特徴的な皮疹が始まる傾向がある．微細かつ散在性の紅斑性皮疹が，最初に手掌や足底，頭部に生じ，その後体幹へと広がる．腸管における GVHD は腸けいれんや下痢の原因となり，胆管の炎症によって高ビリルビン血症や血中肝臓由来酵素レベルの上昇が起こる．GVHD の発症率や重症度を低減する目的で，メトトレキサートがシクロスポリンと併用される．

移植細胞に含まれる成熟 T 細胞はレシピエントの血管を循環して二次リンパ組織へと移行し，そこでレシピエントの樹状細胞と相互作用する．そこでアロ反応性 T 細胞は刺激されて分裂し，エフェクター細胞に分化して，リンパ管や血管を経由して炎症を起こしている組織に移行する．急速に分裂している造血細胞を破壊するための前処置は，他の細胞増殖が盛んな組織も障害することになる．最も影響を受けやすいのが皮膚，腸管上皮，肝実質細胞であり，これらはまさに GVHD の標的でもある．造血細胞移植の前処置はこれらの組織に選択的に炎症を引き起こすが，それは“サイトカイン・ストーム(cytokine storm)”として知られている．この状態になった組織では樹状細胞が活性化され，炎症が起こっている組織から所属二次リンパ組織へと移行して，そこでアロ反応性 T 細胞を刺激する．さらに，アロ反応性 T 細胞は炎症が起こった組織に移行しやすいということも，これらの組織が GVHD の標的である重要な要因である．

移植細胞に含まれる成熟 T 細胞の数は限られているので，急性 GVHD は移植直後の 2 ～ 3 か月を過ぎると終息する．一方，慢性 GVHD は腎移植患者でみられる慢性拒絶反応に類似したものであり，移植後 6 か月を超えて生存している造血細胞移植患者のうち 25 ～ 45％に発症する．慢性で次第に増悪する経過をたどると，重篤な免疫不全状態になり致死的な反復感染につながる．

移植片対宿主病の 4 段階の重症度でみられる組織反応			
グレード	皮膚	肝臓	消化管
I	身体の 25%未満に斑状丘疹	血中ビリルビン濃度 2 ～ 3 mg/dL	＞500 mL/日の下痢
II	身体の 25 ～ 50%に斑状丘疹	血中ビリルビン濃度 3 ～ 6 mg/dL	＞1,000 mL/日の下痢
III	全身性紅皮症	血中ビリルビン濃度 6 ～ 15 mg/dL	＞1,500 mL/日の下痢
IV	水疱形成や落屑を伴った全身性紅皮症	血中ビリルビン濃度 ＞15 mg/dL	腸閉塞を伴う場合もある激しい腹痛

図 15.36 移植片対宿主病の重症度の 4 つの段階

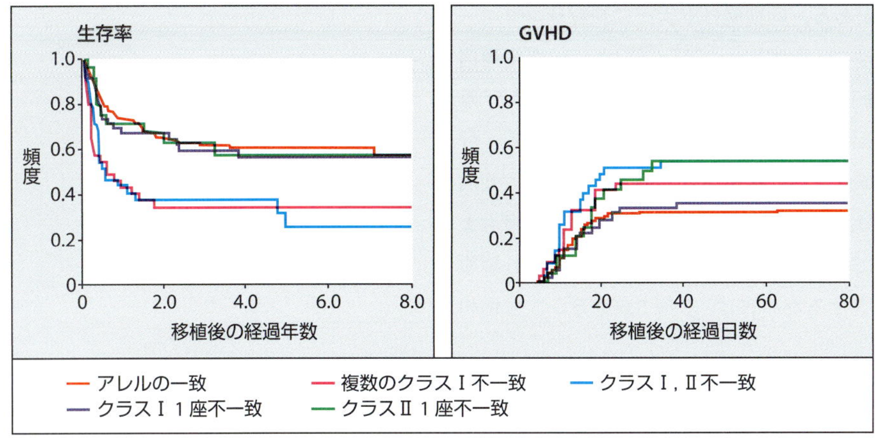

図 15.37 造血細胞移植による治療の予後は，HLA の一致の程度が高くなるほど改善される

予後を表す 2 つの指標，すなわち患者の生存率(左図)と重症移植片対宿主病(GVHD)の発症頻度(右図)を示す．重症 GVHD は図 15.36 の第Ⅲ，第Ⅳグレードに相当する．"アレルの一致"は，ドナーとレシピエントの HLA-A，B，C，DR 遺伝子座のアレルが一致することを表す．"1 座不一致"は，ドナーとレシピエントの HLA クラスⅠもしくはクラスⅡアレルのうち 1 つだけが異なっていることを表す．"クラスⅠ，Ⅱ不一致"は，クラスⅠ，クラスⅡアレルそれぞれ 1 か所で不一致があることを表す．全体として，不一致の数が少なければ少ないほど移植患者の生存期間が長くなり，健康状態はよりよくなる．(データは E. Petersdorf の厚意による)

15-23 造血細胞移植では，ドナーとレシピエント間の HLA の一致が最も重要である

ほとんどの造血細胞移植患者は，その重症度はさまざまであるが GVHD を発症する．重症度は HLA の不適合の度合いと密接に相関している(図 15.37)．GVHD は致死的な経過をたどる場合もあるので，造血細胞移植の成否への HLA の不適合の影響は固形臓器移植の場合に比べてはるかに大きい．造血細胞移植の最適なドナーは一卵性双生児であり，次に適しているのは HLA の一致する同胞(兄弟姉妹)である．2 人の同胞間で HLA が一致する確率は 25%であり，実際，非常に多くの造血細胞移植が HLA の一致する同胞をドナーとレシピエントとして行われている．HLA の一致する同胞のドナーがいない患者のためには，HLA のタイピングを済ませてドナーになる意思を示した人を登録するシステムが国内外にあり，その中から最もよく HLA が一致する人を検索できる．この目的のために，全世界では約 2,000 万人のドナー候補が HLA タイピングを済ませている．可能な限り HLA を一致させて移植を行うために，かつてないほど国際的に協力し合って適合ドナーの検索と造血細胞の提供が行われている．臓器移植ではドナーは不足しているが，造血細胞移植のドナー候補は膨大な数に上る．とはいえ，実際にこれまで造血細胞を提供するために招集されたのはそのうちのごく少数である．

これほど多くのドナー候補がいるにもかかわらず，造血細胞移植が適用可能だと診断されたがん患者のうちおよそ 30%は HLA の一致した適当なドナーを見つけることができない．こうした患者には，**自家造血細胞移植**(autologous hematopoietic cell transplantation)と呼ばれる治療法が適用可能である．この治療法では，まず患者自身の骨髄の一部が採取され，残りの骨髄はがん治療のために化学療法と放射線療法によって破壊される．その後，採取しておいた骨髄中の造血幹細胞を，がん細胞が含まれないように純化し，化学療法と放射線照射が終わった患者に戻す．自家移植の組織適合性は完全なので，GVHD も起こらないし免疫抑制剤投与の必要もない．しかし，自家造血細胞移植には，がんが再び現れること，すなわち**再発**(relapse)の頻度が高いという欠点もある．再発の頻度は同種移植よりも自家移植の場合のほうがはるかに高い．

造血細胞移植が始まった頃には，骨髄が造血幹細胞の供給源であった．そのため，ドナーの骨盤の腸骨稜から骨髄液を穿刺吸引するという外科的手技および麻酔が必要であった．今日では，自家移植および同種移植に用いる造血幹細胞を骨髄穿刺法よりも侵襲の少ない方法で採取することができる．例えば，ドナーの骨髄から造血幹細胞を末梢血に動員し，血液から幹細胞を単離する方法がある．幹細胞はドナーに顆粒球コロニー刺激因子（G-CSF）や顆粒球マクロファージコロニー刺激因子（GM-CSF）といった増殖因子を投与することによって，骨髄から動員される．そのうえで，白血球分離（leukapheresis）と呼ばれる方法を用いて，血液から白血球が選択的に取り出される．分離に要する数時間の間，ドナーの循環系は血球分離器に接続されている．ここで取り出された白血球はさまざまな細胞の混合物なので，引き続いて，ヒト造血幹細胞の最もよいマーカーである CD34 に対する抗体を用いて，CD34 陽性幹細胞を高頻度で含む細胞分画が抽出される．迅速な生着を確実に起こさせるためには，2 億 5,000 万～ 5 億個の CD34 陽性細胞が必要であるとされている．

また，造血幹細胞の供給源として出産時に胎盤から得られる臍帯血を使う方法もある．臍帯血には，幹細胞が豊富に含まれるうえに，移植に用いられる骨髄や末梢血に比べアロ反応性 T 細胞が少ないなど，複数の利点がある．骨髄そのものや末梢血由来の幹細胞を移植した場合に比べると，臍帯血移植は生着に時間がかかるものの，GVHD の発症頻度は低く，より多くの HLA の不一致がある場合でも実施が可能である．得られる臍帯血の量には限りがあるので，実際の移植では，互いに無関係なドナーから採取した 2 人分の臍帯血から得られる幹細胞を混ぜ合わせて患者に移植するのが普通である．移植後，患者の再構築された造血系は 2 人のドナー由来の細胞のキメラになっているが，最終的にどちらかの細胞が，もう片方の細胞を凌駕して排除してしまう．2 人の臍帯血を使う移植のほうが 1 人の臍帯血で行うより成績がよいので，この競合には利点がある．1988 年に初めてファンコニ貧血の治療に使われて以来，25,000 件以上の臍帯血移植が実施され，臍帯血バンクも数か国で設立されている．

15-24 副組織適合抗原によって，HLAが一致する移植を受けたレシピエントでもアロ反応性T細胞応答が惹起される

同種造血細胞ドナーを決定するに当たっての“ゴールドスタンダード”は HLA の一致した健康な同胞である．これまでに HLA の一致した移植が非常に多く行われ，その臨床データが徹底的に分析された結果，HLA が適合しているにもかかわらず，多くの患者，特に HLA の一致した姉妹から骨髄を提供された男性に GVHD の発症が認められている．この条件下では，男性の自己抗原に特異的な女性の T 細胞によって GVHD が引き起こされているが，その自己抗原は，ドナーである姉妹の細胞ではなく，男性自身の細胞上に HLA クラス I もしくはクラス II によって提示されている．ドナーの姉妹では，そのような T 細胞が胸腺で除去されず，造血細胞移植を通じてその男性に移植されることになる．ここで問題になっているペプチド抗原は，男性のみがもつ Y 染色体にコードされるタンパク質に由来しているので，H-Y 抗原と呼ばれる．このタンパク質は，X 染色体上にコードされている相同なタンパク質とは配列が異なっている．複数の H-Y 抗原の構造が決定されており，その中には HLA-A，HLA-B，HLA-DQ，HLA-DR によって提示されるペプチドが含まれている（図 15.38）．H-Y 抗原のようなアロ抗原では，同種異系間での違いは MHC 分子自体ではなく，そこに結合したペプチドに存在する．このような抗原を**副組織適合抗原**（minor histocompatibility antigen）といい，その遺伝子は**副組織適合遺伝子座**（minor histocompatibility locus）と呼ばれる．

副組織適合抗原は，性別の違いによるものだけでなく，常染色体上にコードされる多型性ヒトタンパク質に由来するものも数多くある．そのタンパク質が分解されて生成されるペプチドの HLA クラス I もしくはクラス II による提示にアロタイプの違いが影響

副組織適合 H-Y 抗原		
ペプチド抗原	HLA 拘束性	遺伝子
IVD$\frac{C^{+}}{S}$LTEMY	A*01	*USP9Y*
FIDSYIC^{+}QV	A*02	*SMCY*
EVLLRPGLHFR	A*33	*TMSB4Y*
SP$\frac{S}{A}$VDKA$\frac{R}{Q}$AEL	B*07	*SMCY*
LP$\frac{H}{R}$NHT$\frac{D}{N}$L	B*08	*UTY*
$\frac{R}{G}$ESEE$\frac{E}{A}$S$\frac{V}{P}$SL	B*40:01	*UTY*
TIRYPDP$\frac{V}{L}$I	B*52	*RPS4Y1*
HIE$\frac{N}{S}$FSD$\frac{FD}{VE}$MGE	DQB*05	*DOX3Y*
SKGRYIPPHLR	DRB1*15:01	*DOX3Y*
VIKVNDTVQI	DRB3*03:01	*RPS4Y1*

図 15.38 副組織適合抗原である H-Y 抗原は多様であり，男性にのみ発現する
抗原ペプチドの例と，そのアミノ酸配列，提示する HLA クラス I もしくはクラス II 分子（HLA 拘束性），抗原ペプチドが由来したタンパク質をコードする遺伝子を一覧表にまとめてある．わかっているものについては，H-Y 抗原（上側の赤色の文字）と X 染色体上にコードされる相同配列（下側の黒色の文字）の違いを示してある．HLA-A*01 および A*02 によって提示される H-Y 抗原では，システイン残基にもう 1 つシステイン残基がジスルフィド結合している（C^{+}と表す）．

常染色体上の副組織適合抗原				
名称	ペプチド抗原	HLA 拘束性	染色体	遺伝子
HA-3	V$\frac{T}{M}$EPGTAQY	A*01	15	LBC がん遺伝子
HA-2	YIGEVLVS$\frac{V}{M}$	A*02	7	*MYO1G*
HA-8	$\frac{R}{P}$TLDKVLEV	A*02	9	*KIAA020*
HA-1	VL$\frac{H}{R}$DDLLEA	A*02	19	*KIAA0223*
ACC-1	DYLQ$\frac{Y}{C}$VLQI	A*24	15	*BCL2A1*
UGT2B17	AELCNPFLY	A*29	13	*UGT2B17*
LRH-1	TPNQRQNVC	B*07	17	*P2X5*
ACC-2	KEFED$\frac{D}{G}$IINW	B*44	15	*BCL2A1*
HB-1	EEKRGSL$\frac{H}{Y}$VW	B*44	5	不明

図 15.39　常染色体上の遺伝子によってコードされる副組織適合抗原
抗原ペプチドの例と，そのアミノ酸配列，提示する HLA クラス I もしくはクラス II 分子（HLA 拘束性），抗原ペプチドが由来したタンパク質をコードする遺伝子が存在する染色体，その遺伝子名を一覧表にまとめてある．それぞれのタンパク質について抗原性をもつもの（上側の赤色の文字）とそうでないもの（下側の黒色の文字）を区別するアミノ酸置換のうち知られているものを示してある．

する（図 15.39）．大多数の副組織適合抗原は HLA クラス I によって提示されるが，このことは，それらの副組織適合抗原ペプチドが細胞内タンパク質の分解産物であることと矛盾しない（図 15.40）．同種異系間での違いは，ある副組織適合抗原では，そのペプチドが HLA に結合できるか否かを決めることもあるし，また別の副組織適合抗原では，ペプチドの安定性や翻訳後修飾，そしてそのタンパク質が実際に産生されるか否かに影響することもある．

15-25 移植片対宿主反応が生着を助け，悪性腫瘍の再発を防止する場合がある

GVHD が重症にならないようにするためには，患者に移入される前に造血幹細胞から特異抗体やレクチンを用いて成熟 T 細胞を除いておく方法がある．しかし，こういっ

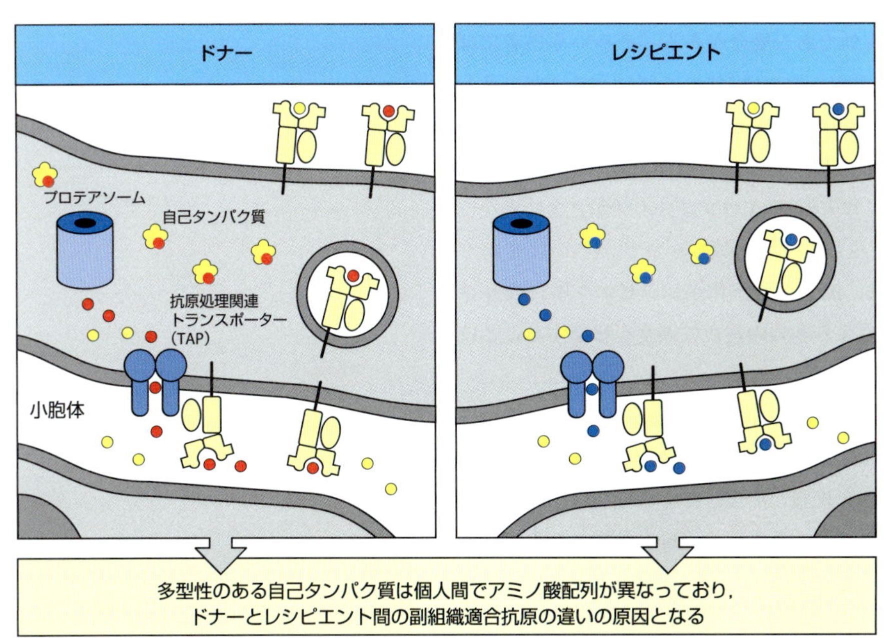

図 15.40　副組織適合抗原は，HLA クラス I，クラス II 分子以外の多型性タンパク質に由来する
自己のタンパク質は常に細胞質内でプロテアソームによって分解されており，分解産物であるペプチドは小胞体内に運ばれ，そこで MHC クラス I 分子に結合し細胞表面に運ばれる．臓器ドナーの多型性タンパク質（左図の赤丸）とレシピエントの多型性タンパク質（右図の青丸）の配列が異なれば，レシピエントの T 細胞によって非自己であると認識される抗原ペプチド（ドナー細胞上の赤丸）が生成される．これが副組織適合抗原である．

た処置を行うことで確かにGVHDは非常に起こりにくくなるが，生着率が低下し，がん患者においては再発率が上昇する．つまり，アロ反応性T細胞応答というのは，移植の成功に2つの貢献をしているようである．すなわち，T細胞のアロ反応が残存しているレシピエントの免疫系を抑制して生着を助けることに加えて，前処置に耐えて生き残ったがん細胞を除去している．移植片対宿主反応が有益であるという考え方は，他の2つの観察からも支持される．1つは，自家移植や一卵性双生児間での移植のようにアロ反応性がまったくない移植では，生着の不成功やがんの再発がより高い頻度で起こること，そしてもう1つは，副組織適合抗原による急性GVHDが起こると，HLA一致同胞間での移植の長期的な予後が良好になることである．

移植骨髄中のアロ反応性T細胞が患者の残存白血病細胞を除去する作用を，**移植片対白血病効果**(graft-versus-leukemia effect：**GVL効果**)もしくは**移植片対腫瘍効果**(graft-versus-tumor effect：**GVT効果**)と呼ぶ．今日の造血細胞移植においては，がんを取り除くための化学療法や放射線療法に重きを置かず，GVL反応を促進する新しい方法が用いられようとしている．患者の造血系は損傷を受けるが完全に破壊されることはないようなより緩やかな条件で移植前処置を行うことで，患者がそれほど免疫不全状態に陥らず，より迅速に回復できるようにする．旧来の方法で治療された患者は，数週間集中治療室に隔離されることが多かったが，新しい治療法，いわゆる“ミニ移植”の場合はその必要がなく，患者の入院期間が短くなり通院治療が可能な場合もある．ミニ移植は，高齢やこれまでの治療歴のために骨髄破壊療法に耐えられない多くのがん患者の治療法としての可能性を秘めている．

GVL効果を生み出すために，レシピエントが造血細胞移植を受けた後，前処置による炎症が治まって重症のGVHDを発症する可能性が低くなってきたときに，ドナーのリンパ球もしくはT細胞を移入する試みが行われている．

15-26 NK細胞もまた移植片対白血病効果に関与する

HLAの型が適合した移植においては，非骨髄破壊的前処置によるより緩やかな治療法が用いられるのが最近の傾向である．一方，HLA適合ドナーを見つけることができない30%の白血病患者では，別の治療戦略が有効である場合がある．そういう患者にはほとんどの場合，骨髄提供の意思をもっているが，片方のHLAハプロタイプが患者と共通でもう一方が異なっている家族がいる．片方のHLAが一致するドナー候補になるのは父親と母親および同胞の50%である．この種の移植は**半合致移植**(haploidentical transplant)という(図15.41)．半合致移植でも片方のHLAハプロタイプが完全に異なっている場合には，強力で致命的なアロ反応が生じる可能性があるので，GVHDを防ぐために移植骨髄からは厳密にT細胞が除かれ，抗T細胞抗体がレシピエントに投与される．また，前処置を集中的に行い，かつ通常より多めの造血幹細胞を移植することによって拒絶反応が防止される．

半合致移植を受けた患者ではGVHDはほとんど起こらず，移植後の免疫抑制剤の投与も不要である．一般に，NK細胞の再構築はT細胞よりも迅速であり(図15.42)，患者の免疫系が再構築されるにつれアロ反応性NK細胞が出現してくる可能性がある．アロ反応性NK細胞は，白血病再発を抑制するGVL効果を示す．NK細胞によるアロ反応が起こるかどうかや，その特異性は抑制性受容体であるキラー細胞免疫グロブリン様受容体(KIR)とHLA-BおよびHLA-Cの相互作用によって決まり(p.331の12-4項，

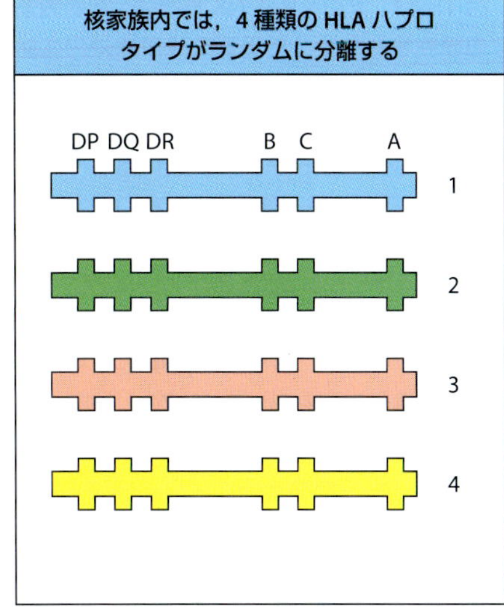

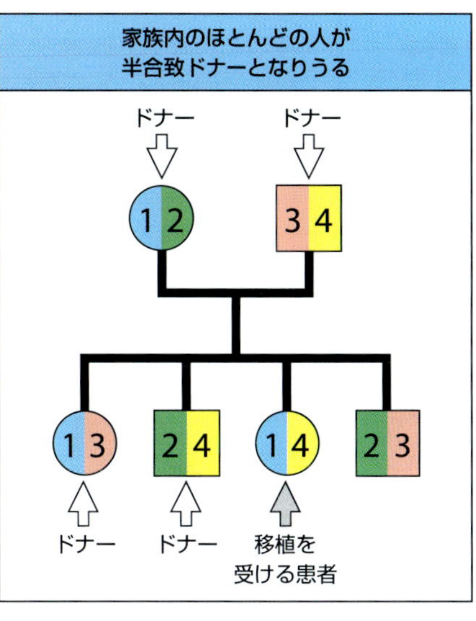

図 15.41 造血細胞移植が必要な患者のほとんどに，提供に同意する HLA 半合致の家族がいる

核家族では，4 種類の HLA ハプロタイプが存在することになる(左図)．このような家族の子供は，両親の両方，および同胞の平均 50%から HLA 半合致移植を受けることができる(右図)．ただし，両親はいずれも HLA 完全一致ドナーになることはできず，同胞のうちでも平均で 25%しか完全一致ドナーになれない．造血細胞移植を必要とする患者に対してドナーになりうるかどうかを決める際に，法律上の両親のいずれもがもたないハプロタイプが見つかることもままある．そういったケースはきわめて慎重に取り扱う必要がある．

12-5 項参照)，ドナーとレシピエントの HLA の型から予測できる(図 15.43)．レシピエントの HLA クラス I アロタイプをリガンドとして認識する抑制性 KIR の種類が，ドナーの HLA クラス I アロタイプを認識する抑制性 KIR の種類よりも少ない場合に，NK 細胞のアロ反応性が現れる，という法則がある．NK 細胞のアロ反応は，急性骨髄性白血病(acute myelogenous leukemia)の患者には有利に働くが，急性リンパ性白血病(acute lymphocytic leukemia)の患者にはそうでない．NK 細胞のアロ反応は次第に減衰していき，移植の 4 か月後には検出できなくなる．免疫系が完全に再構築されると，NK 細胞はレシピエントとドナーの双方の細胞に寛容になるのである．

15-27 造血細胞移植は固形臓器に対する寛容を誘導できる

二卵性双生児の 8%は，妊娠中に血液循環がつながっている．生後，双子の双方で造血系はキメラになっていて，両方の遺伝子型の細胞を含んでいる．双子が異なる HLA の型をもっている場合でも，相互の皮膚移植が成功し混合リンパ球反応が起こらないことから，互いの細胞に対して免疫寛容が成立していることがわかる(図 15.44)．

このような双子に似た状況が，家族内ドナーから同種造血細胞移植を受け，その後に同じドナーから腎移植を受けた患者に現れる場合がある．造血細胞移植の結果，この患者は移植腎に対して寛容になっており，免疫抑制剤による長期維持療法が不要である．ただし，他のレシピエント由来の臓器移植でこうはならない．このような例から，同一ドナーからの固形臓器移植とある種の緩やかな造血細胞移植を組み合わせれば，固形臓器に対してより強く安定した寛容を導入でき，長期にわたる免疫抑制療法の必要性をなくすことができると考えられた．そして，片方の HLA ハプロタイプのみが異なる家族の間で造血細胞移植と腎移植を組み合わせた予備的な治験が行われ，有望な結果が得られている．この治験では，患者は腎移植の前にシクロホスファミド，シクロスポリン，抗 CD2 抗体，胸腺の放射線照射による骨髄非破壊的前処置を受け，腎移植後，ドナー骨髄が移入された．この手順によって患者に一過性のキメラ状態が成立し，免疫抑制療法を 9 ～ 14 か月後に終了することができるうえに，移植腎に対して最長 10 年にわたる長期寛容状態が導入された．

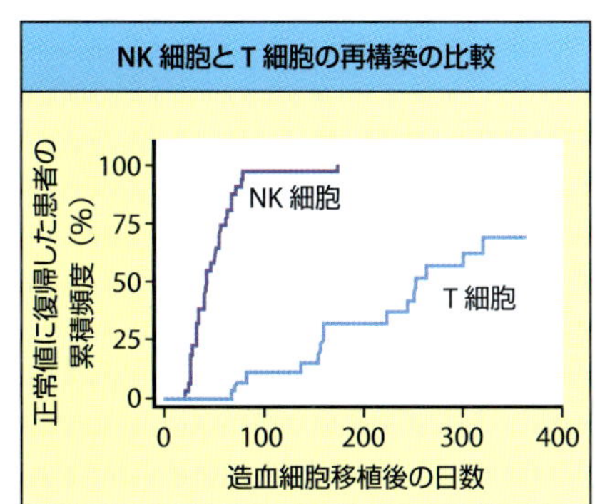

図 15.42 骨髄が放射線照射された後，NK 細胞と T 細胞が再構築される早さは同じではない

(データは B.M. Triplett, E.M. Horwitz, R. Iyengar et al., *Leukemia* 23:1278-1287, 2009 より)

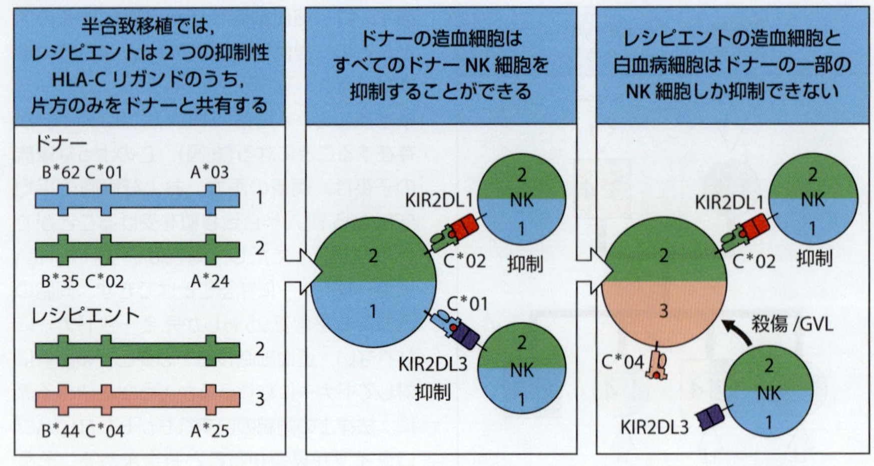

図 15.43　アロ反応性 NK 細胞は，半合致造血細胞移植を受けた患者に移植片対白血病(GVL)効果をもたらす

急性骨髄性白血病のレシピエントとドナーの HLA クラス I 遺伝子型を左図に示す．決定的な違いは HLA-C 遺伝子座にあり，ドナーは C*01(80 番目がアスパラギン)と C*02(80 番目がリシン)であるが，レシピエントはともに 80 番目がリシンである C*02 および C*04 である．移植後に出現してくるドナーの遺伝子型をもつ NK 細胞は，NK 細胞受容体 KIR2DL1 と C*02 の相互作用によって抑制される第一グループと，KIR2DL3 と C*01 の相互作用によって抑制される第二グループの 2 つに分けられる(中央図)．残存する白血病細胞を含むレシピエントの造血細胞は，第一グループの NK 細胞のみを抑制できるので，第二グループの NK 細胞は抑制されず，残存している白血病細胞を殺傷する(右図)．

■ まとめ

造血細胞移植は遺伝性の免疫不全症を治療し，白血病やリンパ腫などの造血系腫瘍を除去するために行われる．造血幹細胞の供給源は，健康なドナーから提供される骨髄や末梢血でもよいし，出産後に採取された臍帯血でもよい．骨髄を破壊し，がん患者の場合には腫瘍細胞をも死滅させるために，患者は移植前に前処置を受ける．移植細胞の拒絶を防止し，造血幹細胞が骨髄に定着して分裂・分化できるように，免疫抑制剤と抗体が患者に投与される．免疫抑制剤は，移植骨髄に含まれている成熟 T 細胞が，患者とドナーの間の主要組織適合抗原や副組織適合抗原の差異に反応して移植片対宿主病を引き起こすのも抑制する．副組織適合抗原はヒトタンパク質のうち多型がある部分に由来するペプチドで，MHC クラス I もしくはクラス II 分子によって提示される．造血細胞移植の成功は HLA の適合の程度に依存しており，HLA が一致して副組織適合抗原にわずかな違いがある同胞がドナーとして最も望ましい．HLA 適合同胞ドナーがいない患者のため，HLA タイピング済みのドナー候補が数百万人登録されたリストがあり，その中から非血縁 HLA 適合ドナーを検索することができる．適合ドナーが探せなかったとしても，自家造血細胞移植や，片方の HLA ハプロタイプを共有する家族からの半合致移植が適用可能である．ある程度の移植片対宿主病には，移植片の生着を助け，悪性腫瘍の再発を防ぐという役割がある．

第 15 章のまとめ

多くの病気では，単一の臓器または組織が機能を失い，身体の障害の原因となり死をもたらす．移植によって病的な組織は健康な組織と置換され，患者は健康を回復し寿命を延ばすことができる．輸血の効果は短期間しか続かないが，他の組織や臓器の移植が可能になるはるか以前に移植医療の価値が明らかにされたのは輸血のおかげである．同様に，輸血時の致命的な反応の観察や多型性をもつ赤血球抗原の血清学的解析によって，免疫遺伝学の重要性が明らかになった．血液以外の組織の移植に関しては，遺伝的に同一な一卵性双生児間の移植が成功したことによって原理は証明されたが，移植操作を一般に適用するためには高度に多型性のある組織適合性抗原，すなわち HLA クラス I とクラス II にまつわる問題を解決する必要があった．これらの抗原は，ペプチドを T 細

図 15.44　妊娠期間中に血液循環を共有していた二卵性双生児は，互いの組織に対して免疫寛容になっている

双子の片方から得たリンパ球を，双子のもう片方および無関係の対照から得たリンパ球で刺激した混合リンパ球反応の結果を刺激指数を用いて表す．双子の女児のリンパ球を刺激細胞として用いて双子の男児のリンパ球を反応細胞とした場合，およびその逆の組み合わせでは，無視できる程度の応答しかみられない．これに対して，無関係な対照から得たリンパ球を刺激細胞に使った場合には，女児，男児の反応細胞の双方が強い応答を示している．（データは Frans Claas の厚意による）

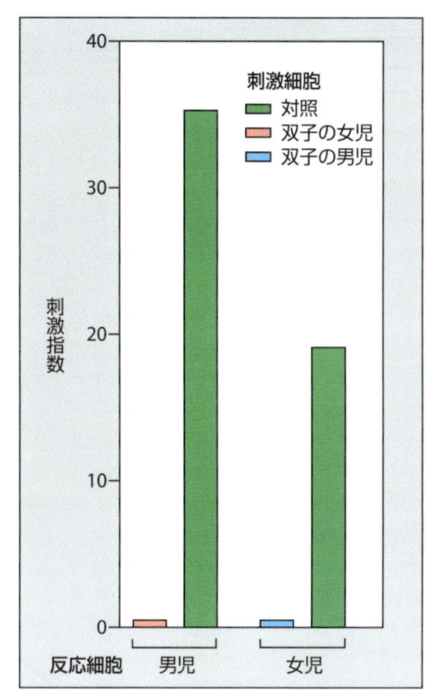

胞に提示することによってアロ反応性の免疫応答を開始し，固形臓器移植においては移植臓器を破壊し，造血細胞移植においては重篤な移植片対宿主病を引き起こして，レシピエントを死に至らしめることもある．

移植後に起こるアロ反応はⅡ，Ⅲ，Ⅳ型過敏反応の一種である．実際の移植に共通する原則の1つは，レシピエントがもっている抗体が結合する移植臓器を避けることである．抗体はきわめて強力な作用をもち，病原体を中和するのと同じように移植臓器を無力化する．交差適合試験を用いることによって，抗体が結合する臓器を経験的に除外することができる．移植においてアロ反応が起こる可能性は，HLA の型がレシピエントと適合しているドナーを探すことによって低下させられる．比較的頻度の高い HLA の型をもつ患者にとっては適合ドナーを捜すのは簡単であるが，多くのまれな HLA 型をもつ患者はある程度の適合で妥協せざるを得ないことが多い．アロ反応を刺激しないために，移植患者は移植の前後に T 細胞の活性化や増殖を抑えるさまざまな免疫抑制剤と抗体の投与を受ける．移植後の患者は注意深く経過観察され，拒絶反応や移植片対宿主反応の徴候がみられたら追加の免疫抑制療法が施される．薬剤の投与量は次第に減らされ，維持量まで下げられる．

過去 30 年間に移植の成功率が著しく上昇したのは，主として T 細胞を非特異的に抑制するより効果的な薬剤と抗体が開発されたためである．この期間を通じて移植に関わる免疫学者が目指してきたのは，同種移植片に対する免疫応答を特異的に抑制して，移植患者が一生免疫抑制剤を使い続けなくてもいいようにすることであった．ドナーとレシピエントの両方に由来する造血幹細胞から移植患者の造血系を再生させ，キメラ状態を作り上げることによって，この目的が達成できるのではないかという可能性がさまざまな証拠から示唆されている．

本書には，各章で学んだことの理解をより深めるために演習問題が用意されている（http://www.medsi.co.jp/e-meneki3/）．アクセス方法については「概略目次」の次の頁も参照．

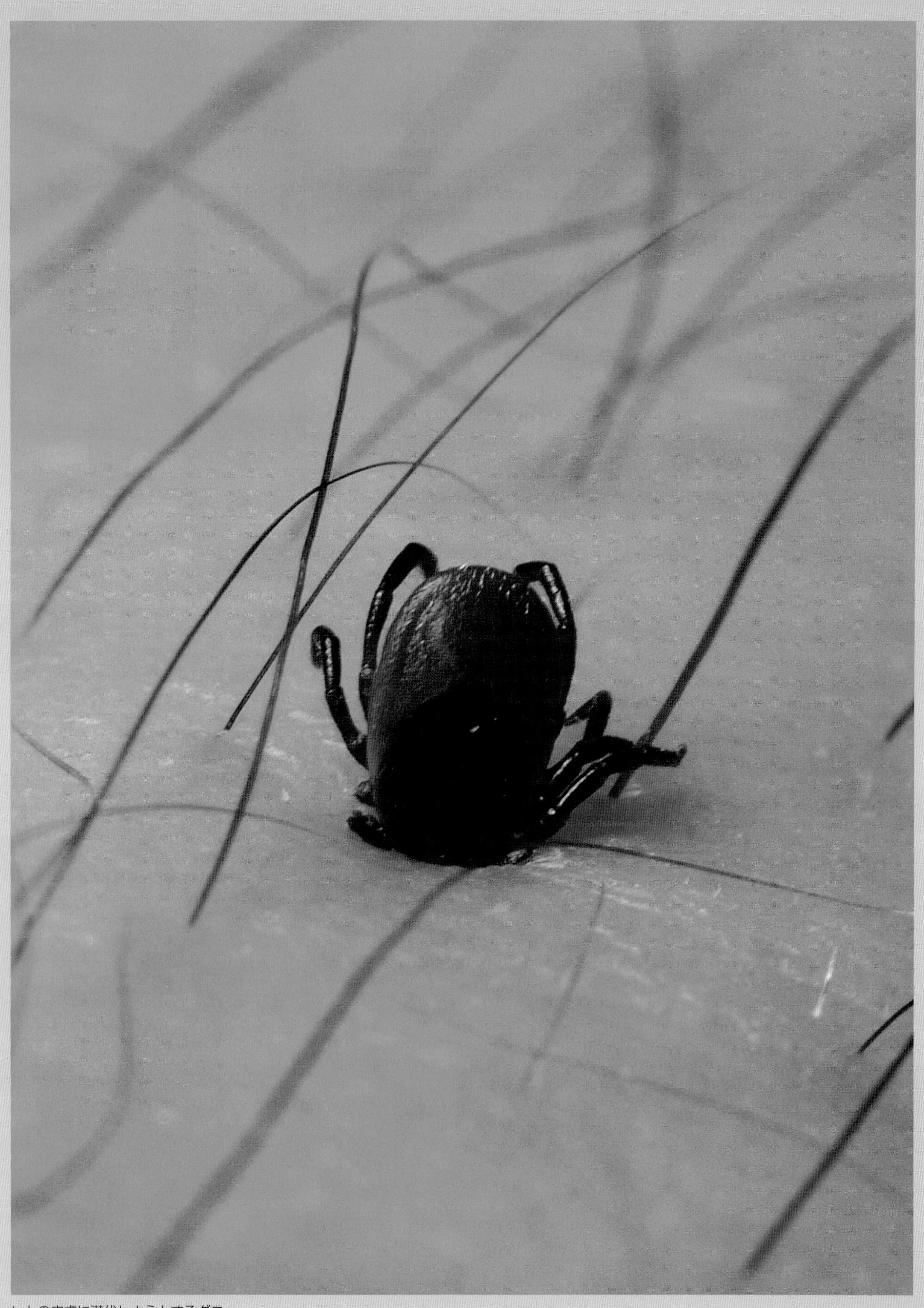

ヒトの皮膚に潜伏しようとするダニ.

第16章

適応免疫応答による正常組織の破壊

第 14 章では，無害な環境抗原に対する過敏反応が，抗原の種類や曝露の頻度によって，急性あるいは慢性の疾患を引き起こす仕組みを学んできた．本章では，適応免疫応答が誤って正常の細胞や組織に向かうようになったために引き起こされる，他の慢性疾患について考える．このような疾患は**自己免疫疾患**(autoimmune disease)として知られ，臨床的に 100 種以上に分類される．IgE を介したアレルギーと同様に，自己免疫疾患は裕福な先進工業国に多い．その頻度は現在 5 ～ 10%とされ，アレルギーと同じく増加傾向にある．これはともに人々の生活様式の変化に起因すると考えられ，衛生仮説(p.403 の図 14.8 参照)として提唱されている．自己免疫疾患はその標的組織や症状が多岐にわたる．あるものは特定の臓器や細胞を，他のものは全身を標的とする．多くの自己免疫疾患では発症頻度に性差があり，一般に女性に多い．

自己免疫疾患は，自己抗体やエフェクター T 細胞が，健康な組織や細胞をあたかも病原体が感染したかのように攻撃し，Ⅱ型，Ⅲ型，Ⅳ型過敏反応に類似した反応を引き起こした結果である．いったん**自己免疫応答**(autoimmune response)が開始されると，それは患者の生涯にわたって持続するとともに，その標的は拡大し，その症状は重症化していく傾向にある．自己免疫疾患では細胞死と組織損傷により生理機能が失われ，時に直接の死因になる．1 型糖尿病はよくみられる自己免疫疾患の 1 つであり，インスリン注射による治療が導入されるまでは，1 型糖尿病患者は 10 代のうちに命を落とすのが常であった．自己抗体やエフェクター細胞が自己抗原を認識することにより病気が引き起こされるため，自己免疫応答は**自己寛容**(self-tolerance)を維持する機構の総合的な破綻の現われといえる．自己免疫疾患がもたらす結果については多くのことが知られているが，自己寛容が破綻し，自己免疫応答が引き起こされる原因についてはいまだにほとんどわかっていない．自己免疫疾患の症状は患者の訴えで初めて明らかになり，医師に診断される頃にはすでに自己免疫応答の開始から数年経っている．その間に自己免疫応答は拡大していき，いわば混沌とした内戦状態に発展してしまうので，元の原因が不明になってしまう．例えば 1 型糖尿病の症状は，膵臓のインスリン分泌細胞がほとんど死滅した頃に出現する．自己免疫疾患発症の分子学的および細胞学的な機序についてはまだ十分に解明されていないが，そこには遺伝要因，発生要因，環境要因などが含まれると一般的に考えられている．

16-1 すべての自己免疫疾患はⅡ型，Ⅲ型，Ⅳ型過敏反応に類似している

第 14 章および第 15 章で述べた過敏反応と同じく，自己免疫疾患もそれを引き起こすエフェクター機構の種類によって分類される（図 16.1）．自己免疫疾患は 3 種類に分けられ，それぞれはⅡ型，Ⅲ型，Ⅳ型過敏反応に相当する（p.398 の 14-1 項参照）．Ⅰ型過敏反応の原因である IgE 抗体によって引き起こされる自己免疫疾患は存在しない．Ⅱ型過敏反応に相当する自己免疫疾患は，細胞表面や細胞外基質の成分に対する抗体によって引き起こされる．Ⅲ型過敏反応に相当するものは，組織に沈着する可溶性の免疫複合体の形成により引き起こされる．Ⅳ型過敏反応に相当するものは，エフェクター T 細胞により引き起こされる．

自己免疫疾患	自己抗原	結果
細胞表面や細胞外基質由来の抗原に対する抗体反応（Ⅱ型）		
自己免疫性溶血性貧血	Rh 式血液型抗原，I 抗原	補体と食細胞による赤血球の破壊，貧血
自己免疫性血小板減少性紫斑病	血小板インテグリン，糖タンパク質 GPⅡb，Ⅲa	異常出血
グッドパスチャー症候群	基底膜非コラーゲン領域，Ⅳ型コラーゲン	糸球体腎炎，肺胞出血
尋常性天疱瘡	表皮カドヘリン	皮膚水疱
落葉状天疱瘡	デスモグレイン	軽度の水疱
急性リウマチ熱	レンサ球菌細胞壁抗原，心筋細胞と交差反応する抗体	関節炎，心筋炎，心臓弁瘢痕形成（後期）
グレーヴス病（バセドウ病）	甲状腺刺激ホルモン受容体	甲状腺機能亢進症
重症筋無力症	アセチルコリン受容体	進行性筋力低下
2 型糖尿病（インスリン非依存性糖尿病）	インスリン受容体（アンタゴニスト）	高血糖，ケトアシドーシス
低血糖症	インスリン受容体（アゴニスト）	低血糖
免疫複合体病（Ⅲ型）		
亜急性細菌性心内膜炎	細菌抗原	糸球体腎炎
混合性本態性クリオグロブリン血症	リウマチ因子 -IgG 複合体（C 型肝炎抗原を伴うことも）	全身性血管炎
全身性エリテマトーデス	DNA，ヒストン，リボソーム，snRNP，scRNP	糸球体腎炎，血管炎，関節炎
T 細胞関連疾患（Ⅳ型）		
1 型糖尿病（インスリン依存性糖尿病）	膵臓 β 細胞抗原	β 細胞破壊
関節リウマチ	不明な滑膜関節抗原	関節の炎症と破壊
多発性硬化症	ミエリン塩基性タンパク質，プロテオリピドタンパク質	脳変性，麻痺

図 16.1 自己免疫疾患の種類，症状，免疫応答と関連する自己抗原
自己免疫疾患はⅡ型，Ⅲ型，Ⅳ型に分類することができるが，これはそれらの組織損傷機構が，それぞれⅡ型，Ⅲ型，Ⅳ型過敏反応と同様だからである（第 14 章参照）．snRNP：核内低分子リボ核タンパク質，scRNP：細胞質内低分子リボ核タンパク質

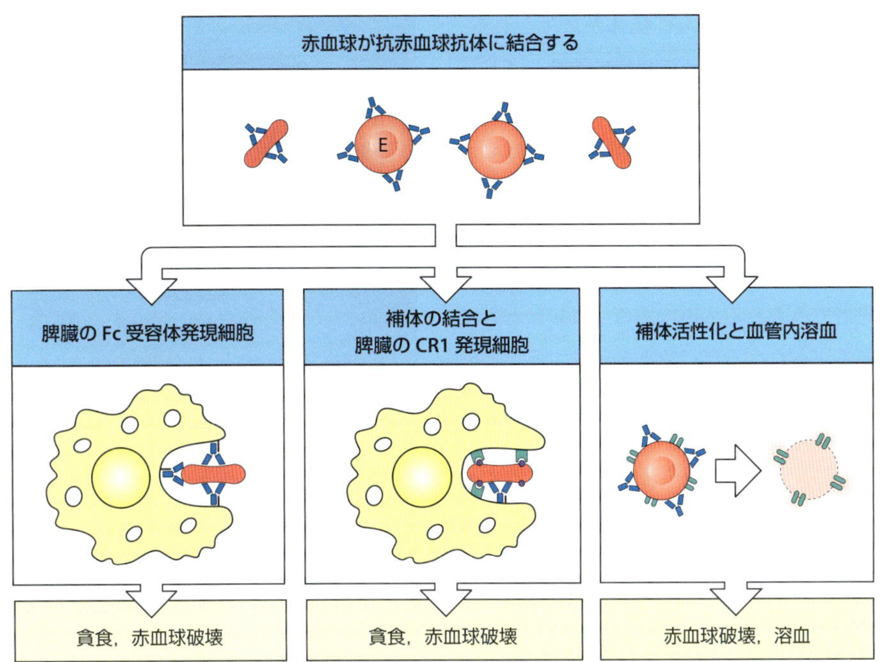

図 16.2　自己免疫性溶血性貧血では 3 つの機序で赤血球が破壊される
IgG によってオプソニン化された赤血球は，Fcγ 受容体（左下図），補体受容体（中央下図），あるいはその両方を発現する脾臓の食細胞に結合し，貪食される．赤血球表面への補体の結合は，オプソニン化された赤血球の補体による溶解も引き起こす（右下図）．

Ⅱ型過敏反応に相当する自己免疫応答は多くの場合，血中の細胞に向けられる．**自己免疫性溶血性貧血**（autoimmune hemolytic anemia）では，IgG および IgM 抗体が赤血球の表面成分に結合し，古典経路を介して補体を活性化する．古典経路の完全な活性化は膜侵襲複合体の形成と溶血，すなわち赤血球の溶解を引き起こす．また，抗体と C3b で覆われた赤血球は，脾臓中の食細胞の表面にある Fc 受容体や補体受容体を介して，循環血中から排除される（図 16.2）．これらの機構により赤血球数が減少する．この状態は**貧血**（anemia）と呼ばれ，ギリシャ語の"血液欠損"に由来する．

白血球も自己抗体と補体活性化の標的となりうる．有核白血球は赤血球に比べて補体による細胞溶解に対する感受性が低いため，白血球表面での補体結合の主な効果はオプソニン化である．オプソニン化された白血球は脾臓を通って循環する際に，組織定着マクロファージによって分解・除去される．例えば，好中球の表面抗原に対する自己抗体を産生する患者では，血中の好中球数が減少し，これは**好中球減少症**（neutropenia）と呼ばれる．血球細胞は，抗体や補体が結合した状態でも機能できるため，脾臓摘出術が血球細胞に対する慢性自己免疫疾患の治療法の 1 つになる．脾臓摘出後はオプソニン化された白血球も循環血中に長期生存できるようになる．

細胞外基質成分に対する抗体反応はまれであるが，いったん生じると傷害性が強い．**グッドパスチャー症候群**（Goodpasture syndrome）では，全身の基底膜に存在するコラーゲンである，Ⅳ型コラーゲンの α_3 鎖に対する自己抗体が産生される．この IgG は腎糸球体と尿細管の基底膜に沿って沈着し，腎組織に炎症反応を引き起こす（図 16.3）．基底膜は腎臓の血液濾過機構の重要な要素であり，IgG 抗体や炎症細胞の集積に伴って腎機能が進行性に障害され，治療を受けないと腎不全で死に至る．治療法には，すでに存在する抗体を除去する血漿交換療法と新たな抗体産生を阻害する免疫抑制剤の投与がある．自己抗体は他の臓器の基底膜にも沈着するが，生体に重要な生理機能の中で，腎糸球体での血液の高圧濾過が最も強く影響を受ける．実際，免疫系による腎障害は末期腎不全の原因の 4 分の 1 を占める．

全身性エリテマトーデス（systemic lupus erythematosus：SLE）では，多くの細胞種に

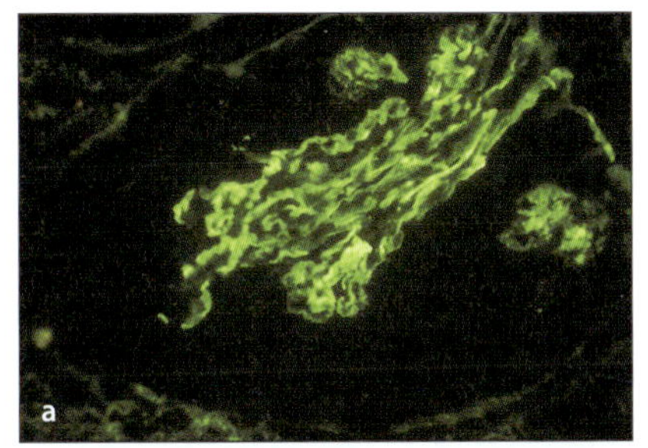

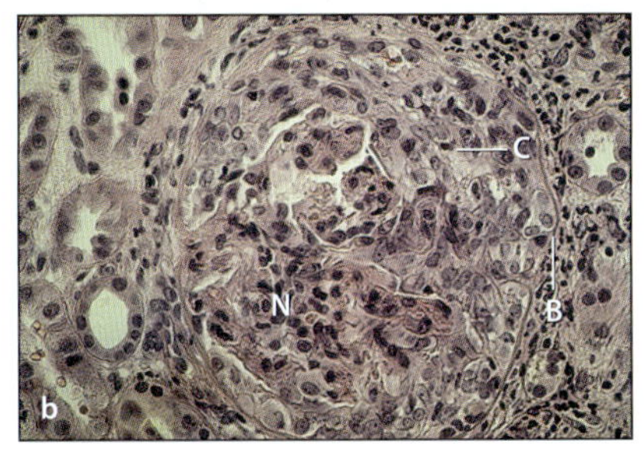

図 16.3　Ⅳ型コラーゲンに対する自己抗体は腎糸球体の基底膜と反応し，グッドパスチャー症候群の原因となる
図はグッドパスチャー症候群患者からの生検腎小体の組織切片である．(a)免疫蛍光法によって糸球体の IgG 沈着を染色したもの．糸球体基底膜に対する抗体が，基底膜に沿って線状に沈着している（緑色）．自己抗体は局所での Fc 受容体陽性細胞の活性化，補体活性化，好中球浸潤を引き起こす．(b)腎小体組織のヘマトキシリン－エオシン染色．ボーマン囊(B)での単核球の増殖による半月体形成(C)は糸球体を圧迫している．糸球体血管叢への好中球浸潤(N)が認められる．（写真は M. Thompson と D. Evans の厚意による）

共通した細胞表面あるいは細胞内の多種の自己抗原に対する IgG 抗体が産生される．これらの自己抗原と自己抗体から形成された免疫複合体は，種々の組織に沈着してⅢ型過敏反応に類似した炎症反応を引き起こす．免疫複合体の沈着は，腎臓では糸球体腎炎，関節では関節炎，顔面では蝶型紅斑を引き起こす（図 16.4）．顔面の発赤や紅斑はオオカミの頭部（*lupus* はラテン語のオオカミ）のようにみえることから，この疾患は当初“ループスエリテマトーデス”と臨床的に呼ばれていた．後に全身性（systemic）疾患であることが明らかになるにつれ，その名称は全身性エリテマトーデスへと変化した．SLE の表現型はさまざまで，顔面の紅斑は一部の患者でみられるのみである．SLE はときに非常に重症な経過をたどり，不要な自己免疫応答がさらなる自己免疫を刺激することで，増悪の一途をたどる制御不能な免疫系の破壊状態へと導く．SLE はとりわけアフリカ系あるいはアジア系の女性に多く，有病率は 500 人に 1 人である．

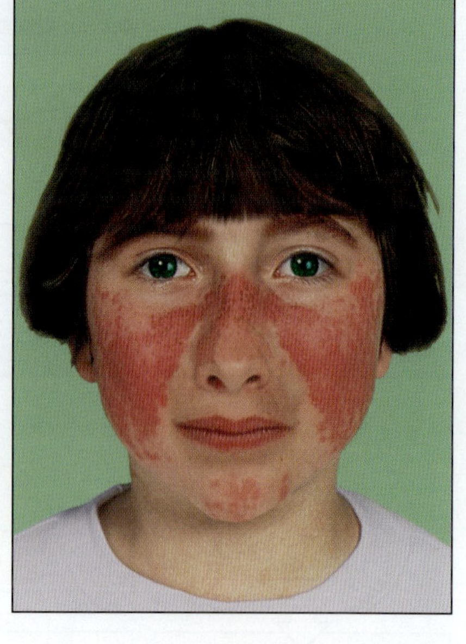

図 16.4　全身性エリテマトーデスの典型的な顔面紅斑
歴史的には，蝶形紅斑が病気の定義と診断に用いられた．現在ではこの病気は免疫学的に定義されおり，紅斑がみられない患者もいる．（写真は M. Walport の厚意による）

多発性硬化症（multiple sclerosis）では，神経細胞のミエリン鞘に対する自己免疫応答により中枢神経白質の脱髄組織である硬化巣が生じる．この病気の症状には筋力低下，視力低下，協調運動障害，痙性（過剰な筋肉収縮）が含まれる．活性化された CD4 T_H1 細胞とそれらが産生するインターフェロン γ（IFN-γ）が多発性硬化症の原因であるが，これは T 細胞を介したⅣ型過敏反応に似ている．CD4 T_H1 細胞は血液や脳脊髄液中に多く存在する．これらがマクロファージを活性化し，プロテアーゼやサイトカインの産生を誘導することで，脱髄が引き起こされ硬化巣が生じる．IFN-γ の多発性硬化症における重要性は，当初治療目的で行われた IFN-γ の臨床試験で明らかになった．すなわち IFN-γ の投与を受けた患者では，不幸にも症状が悪化したのである．

SLE と同様に，多発性硬化症の病状もさまざまである．緩徐に進行する場合もあるが，発作的な悪化と，その後のゆっくりとした回復を繰り返すこともある．発症頻度は 1,000 人に 1 人に達する地域もあり，通常 25 〜 35 歳で発症する．極端な症例では，発症後数年以内に高度の身体障害に陥り死に至る．対照的に軽症の患者ではほとんど神経障害もなく，身体機能も良好に保たれる．90％の多発性硬化症患者では硬化巣に，オリゴクローン性 IgG を髄液中に産生する形質細胞が存在する．多発性硬化症の標的自己抗原は，ミエリン塩基性タンパク質，プロテオリピドタンパク質，ミエリンオリゴデンドロサイト糖タンパク質といったミエリンの構成タンパク質と考えられている．IFN-β_1 の定期的な皮下注射は，発作回数と硬化巣の出現を減少させる．疾患発作時は高用量の免疫抑制剤で治療する．

16-2 自己免疫疾患は自己抗原に対する免疫寛容が破綻することで発症する

これまでの章で，健康な細胞や組織による自己免疫応答の刺激を防ぐ種々の機構について説明した（図 16.5）．ほとんどの人が自己免疫疾患に罹患しないのは，通常ではこれらの機構がうまく組み合わさって自己寛容の維持に効果的に働いていることを示している．ごくまれに 1 つあるいはいくつかの自己抗原に対する自己寛容が失われ，適応免疫応答が健常者体内の正常成分に向けられた場合に，自己免疫疾患が発症する．免疫応答は標的自己抗原を体内から除去すべく進行する．そして，標的抗原が発現する組織では，その抗原が除去されるか，患者が死に至るまでリンパ球の浸潤を伴う炎症が持続する．これにより組織機能は高度に障害され，またさらなる自己寛容の欠如と，さらに幅広く強力な自己免疫応答が生じる環境がもたらされる．免疫系の制御機構がこのような状況に反応して働くことで，病気の一時的な軽快がもたらされることもあるが，自己免疫疾

自己寛容に関与する種々の機構
骨髄における B 細胞の負の選択
胸腺に発現した組織特異的タンパク質による T 細胞の負の選択
胸腺での T 細胞の負の選択
脳，眼，精巣など，いくつかの末梢組織からのリンパ球の隔離
末梢循環に到達した自己反応性 B 細胞および T 細胞へのアネルギーの誘導
制御性 T 細胞による自己免疫応答の抑制

図 16.5　自己寛容に関与する種々の機構

患が治癒することはほとんどない．すなわち自己免疫疾患は，免疫応答が破壊性を保った状態で持続し，炎症が組織の修復と再生に置き換わる状態まで至ることは決してない慢性的な疾患なのである．

転写因子である自己免疫制御因子(autoimmune regulator：AIRE)を欠損する免疫不全患者が示す多彩な自己免疫疾患症状は，自己寛容と自己免疫の関係の動かぬ証拠である(**図 16.6**)．AIRE の機能は，1 つあるいは少数の細胞や組織に発現する組織特異的タンパク質から切り出されたペプチドを認識する胸腺細胞の除去である．AIRE によってこのようなタンパク質が胸腺に発現され，このペプチド抗原によって T 細胞レパートリーの負の選択が誘導される(p.191 の 7-12 項参照)．*AIRE* 欠損アレルの頻度は世界的に低いが，フィンランド人，サルジニア人，イラン系ユダヤ人などいくつかの人種では比較的多く認められ，欠損アレルをホモ接合でもつ子供も少なからず生まれてくる．これらの新生児の胸腺では，組織特異的タンパク質の発現パターンが正常とは異なり，T 細胞レパートリーの負の選択が不完全である．これらの小児の循環血中には，自己 MHC 分子によって提示された組織特異的タンパク質由来のペプチドに特異的なナイーブ T 細胞クローンが認められる．これら自己反応性 CD4 および CD8 T 細胞は組織特異的自己抗原に幼少期から反応し始める．エフェクター CD8 T 細胞は組織特異的タンパク質を発現する細胞を殺傷し，エフェクター CD4 T 細胞は B 細胞が組織特異的タンパク質に対する高親和性抗体を産生するのを助ける．B 細胞応答と T 細胞応答は種々の組織に向けられ，これにはほとんどの内分泌腺が含まれる．これら AIRE 欠損による免疫不全の小児は多彩な症状を呈し，そのそれぞれは種々の自己免疫疾患の典型的な症状である．この病気は**多腺性自己免疫症候群**(autoimmune polyglandular syndrome：**APS**)，もしくは**自己免疫性多腺性内分泌不全症－カンジダ症－外胚葉性ジストロフィー**(autoimmune polyendocrinopathy-candidiasis-ectodermal dystrophy：**APECED**)と呼ばれ，これはすべての自己免疫疾患が T 細胞免疫寛容の欠如に起因することを強く示唆している．外胚葉の異形成は歯，毛髪，爪の異常として現れる(**図 16.7**)．

APECED の症状の多様性や重症度にもかかわらず，APECED 患者の寿命は長く，生命を脅かす合併症は扁平上皮がんと劇症型自己免疫性肝炎である．すなわち，複数の臓器の主要成分に対する自己寛容の欠如は急性で壊滅的な病気を引き起こすのではなく，むしろ糖尿病や SLE など，一般的な自己免疫疾患の特徴が組み合わさった病気を引き起こす．また，これらの症状と同様に APECED の経過も多様性に富んでおり，これは他の遺伝要因や環境要因が関与しているためと考えられる．例えば，自己免疫症状に先行する真菌 *Candida albicans* の慢性感染は，フィンランド人の患者では(*Candida* 抗原に対する強い抗体反応は誘導されているにもかかわらず)観察されるが，イラン人の患者では観察されない．*Candida* の慢性感染のみが，すべてのフィンランド人の APECED 患者に共通する症状である(図 16.6 参照)．

もう 1 つのまれな免疫不全症から，自己免疫疾患の発症抑制に制御性 T 細胞(T_{reg})が重要であることがわかる．制御性 T 細胞を定義づける特徴として，転写抑制因子 FoxP3 を使用することが挙げられる．FoxP3 はすべての制御性 T 細胞に発現するが，他のどの細胞にも発現しない(p.211 の 8-10 項参照)．X 染色体上の *FoxP3* 遺伝子の変異は，基本的に男児のみが罹患する **IPEX 症候群**(immune dysregulation, polyendocrinopathy, enteropathy, X-linked syndrome：免疫調節障害，多腺性内分泌不全，腸疾患，X 連鎖症候群)と呼ばれる免疫不全症の原因となる．まれな病気ではあるが，1980 年代に初めて診断された後，136 人の患者で *FoxP3* 遺伝子の 63 種類の変異が研究されている．IPEX 症候群の患児は生下時には異常を認めないが，1 か月以内に制御不能な下痢を伴う腸炎，

APECED 患者は種々の自己免疫疾患に罹患する	
症状	フィンランド人患者での頻度(%)
内分泌腺	
副甲状腺機能低下症	85
副腎機能障害	72
卵巣機能障害	60
1 型糖尿病(インスリン依存性糖尿病)	18
精巣萎縮	14
胃壁細胞萎縮	13
甲状腺機能低下症	6
他の組織	
カンジダ症	100
歯のエナメル質低形成症	77
爪萎縮	52
鼓膜石灰化	33
脱毛症	27
角膜症	22
白斑	13
肝炎	13
腸管吸収障害	10

図 16.6　自己免疫制御因子(AIRE)を欠損した患者に現れる症状は，多くの自己免疫疾患の特徴をもつ
この状態は自己免疫性多腺性内分泌不全症－カンジダ症－外胚葉性ジストロフィー(APECED)もしくは多腺性自己免疫症候群(APS)と呼ばれる．

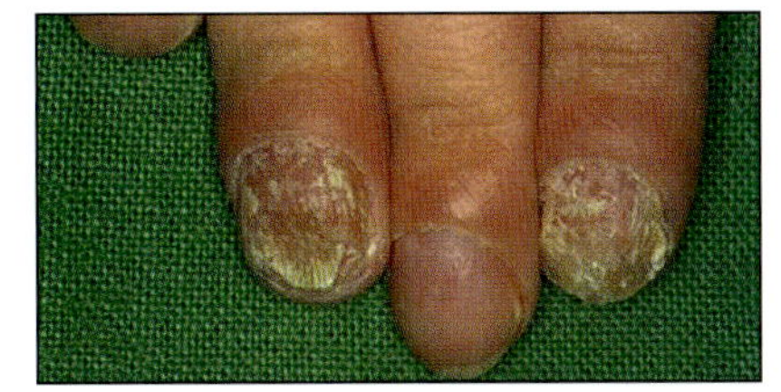

図 16.7　APECED 患者の手指爪萎縮
これらの視診可能な症状は，APECED 罹患児の診断の助けとなる．(写真は Mark S. Anderson の厚意による)

1型糖尿病，湿疹を急性発症する．時間が経つにつれて，他の臓器(例えば甲状腺)なども自己免疫の標的になる．腸管の炎症と破壊のため，患児は成長障害を示す．また，再発性の感染も起こし，これがさらに自己免疫応答を悪化させる．HLAが一致した兄弟からの造血細胞移植を受けなければ，IPEX症候群の患児は1年以内に死亡する．

IPEX症候群患者のT細胞集団は，健常者では制御性T細胞である$CD4^+CD25^+$ $FoxP3^+$ T細胞も含めて，その表現型は正常である．*FoxP3*遺伝子変異の多くは，その転写や翻訳には影響しないため，mRNAやFoxP3タンパク質は検出可能であるが，そのタンパク質や発現細胞は機能的に障害されている．機能的な制御性T細胞の非存在下では，炎症性T_H17細胞の増加や，IgE高値と関連する好酸球の増加が認められる．これとは対照的に，IgA，IgG，IgM値は下痢のため低下している．このような所見は，制御性T細胞が，炎症性T細胞の免疫寛容破綻と自己免疫疾患誘導を防ぐ，免疫系の重要な要素であることを物語っている．

16-3 HLAは自己免疫疾患の感受性を左右する主な遺伝要因である

自己免疫疾患の感受性は家族内集積性を示し，また集団や人種ごとに異なる．このような臨床知見は，遺伝要因により自己免疫疾患の感受性の違いがもたらされることを示唆している．自己免疫疾患の感受性に影響を及ぼす最も重要な遺伝要因はHLA複合体であり，ほとんどすべての自己免疫疾患はHLAとの相関を有する．HLA遺伝子は自己免疫疾患感受性の遺伝要因の50%以上を担い，残りの50%はその他の数多くの遺伝子がそれぞれ少しずつ寄与している．

HLA遺伝子の自己免疫疾患への影響を調べるための単純かつ強力な方法は家系解析である．核家族においてHLAハプロタイプは4種類に区別でき，2つは母親，2つは父親のハプロタイプである．すなわち，健康な家系の兄弟間では平均すると50%が1つのハプロタイプを共有，25%が2つを共有，残り25%はHLAがまったく異なることになる(図16.8上)．しかし1型糖尿病の兄弟どうしの場合は，これとは異なる分布様式を示す．2つのHLAハプロタイプを共有するものの頻度は2倍以上に増加しているのに対し，HLAハプロタイプの1つを共有，あるいはまったく共有しない割合は減少している(図16.8下)．このような解析結果から，HLAの型が1型糖尿病の疾患感受性と相関することがわかる．同様の結果は多くの自己免疫疾患でも認められている．

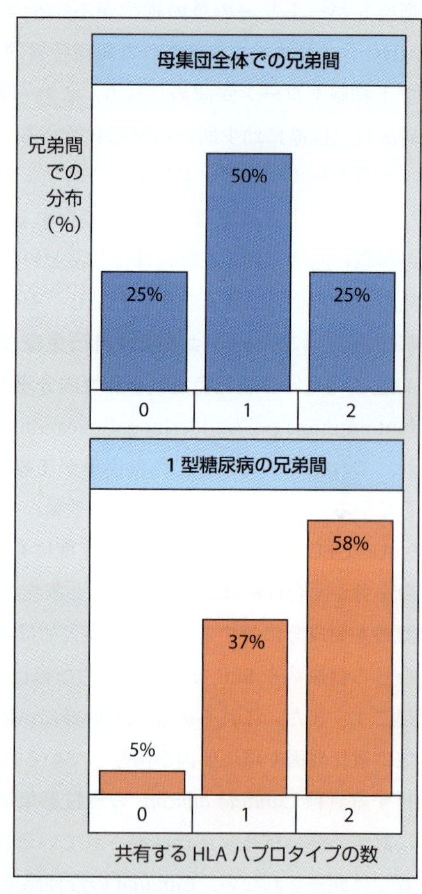

図16.8 家系研究によるHLA型と1型糖尿病との相関の解明
上図：母集団全体でみた場合の兄弟間でHLAを共有する頻度を示す．この頻度は，2つの母親由来と2つの父親由来のHLAハプロタイプの単純なメンデル型分離により予測される．下図：ともに1型糖尿病をもつ兄弟間での解析結果を示す．この兄弟間におけるHLAハプロタイプの頻度分布は単純なメンデル型分離とは大きく異なる．病気をもつ兄弟間では，健常な兄弟間に比べて，同じHLA型をもつ傾向にある．

家系解析は，HLA遺伝子が自己免疫疾患の危険因子であることは明確に示すものの，どのHLA遺伝子がその病気に機能的に関与しているかを同定するには適していない．これには血縁関係にない多数の患者と健常者を対象として，HLA遺伝子多型の異なった組み合わせをもつ，数多くのHLAハプロタイプを解析する研究が適している．このような研究によって，自己免疫疾患と多型に富むHLAクラスIおよびクラスIIのアレルとの強い相関とともに，TNF-αをコードする遺伝子など，HLA複合体中の他の遺伝子との弱い相関も示された(図16.9)．多くの病気がHLAクラスIよりもHLAクラスIIと強い相関を示すが，最も強い相関を示す2つの病気ではHLAクラスIであり，HLA-B*27と関節炎疾患の強直性脊椎炎，HLA-A*29と散在性脈絡網膜症(眼の自己免疫疾患)との相関が示されている．

HLA遺伝子の疾患感受性との関連は，特定のアレルがHLAハプロタイプにおいて期待値よりも高頻度に連鎖しているという事実により複雑になっている．このようなアレルの相関は**連鎖不平衡**(linkage disequilibrium)と呼ばれる．その端的な例として，A1-

自己免疫疾患の HLA 関連危険因子				
疾患	HLA アロタイプ	頻度(%)		相対危険度
		患者	対照	
強直性脊椎炎	B27	> 95	9	> 150
散在性脈絡網膜炎	A29	> 95	4	> 50
ナルコレプシー	DQ6	> 95	33	> 40
セリアック病	DQ2 と DQ8	95	28	30
1 型糖尿病	DQ2 と DQ8	81	23	14
亜急性甲状腺炎	B35	70	14	14
多発性硬化症	DQ6	86	33	12
関節リウマチ	DR4	81	33	9
若年性特発性関節炎	DR8	38	7	8
尋常性天疱瘡	Cw6	87	33	7
アジソン病	DR3	69	27	5
グレーヴス病	DR3	65	27	4
重症筋無力症	DR3	50	27	2
1 型糖尿病	DQ6	< 0.1	33	0.02

図 16.9 HLA アロタイプと自己免疫疾患の相関
データはノルウェー人集団から得たものである．相対危険度において，1 以上の数字は HLA アロタイプが一般集団に比べて相対的に疾患感受性が高いことを示す．一方，1 未満の数字は疾患抵抗性が高いことを示す．（データは Erik Thorsby の厚意による）

B8-DR3-DQ2 ハプロタイプが知られている．これは *HLA-A*，*HLA-B*，*HLA-C*，*HLA-DR*，*HLA-DQ* のアレルからなり（図 16.10），白色人種に特徴的であり，その頻度は約 11%に達する．このハプロタイプは，1 型糖尿病，SLE，重症筋無力症，自己免疫性肝炎，原発性胆汁性肝硬変などいくつかのよくみられる自己免疫疾患と独立して相関している．どの HLA 遺伝子多型がどの病気に機能的に重要なのかを知るうえでは，この A1-B8-DR3-DQ2 ハプロタイプは役に立たない．この目的を達するためには，A1-B8-DR3-DQ2 ハプロタイプ中に存在する HLA クラスⅠあるいはクラスⅡ多型の一部を共有する他の HLA ハプロタイプにおけるそれぞれの病気の頻度を解析する必要がある．特に，A1-B8-DR3-DQ2 ハプロタイプに含まれるアレルが異なるハプロタイプに分かれて存在する非白色人種の解析により，重要な情報が得られる．白色人種の解析では，1 型糖尿病が機能的に HLA-DQ2 と HLA-DR3 のいずれか，あるいはその両方と相関するのかを明らかにすることができなかったが，アフリカ人種やアジア人種の解析からはそれが HLA-DQ2 であることが明確に示された．この場合，HLA-DR3 はヒッチハイクされた状態といえる．なぜなら，HLA-DR3 は HLA-DQ2 と連鎖不平衡にあるために，その解析において同様に振る舞うからである．

自己免疫疾患は他の人種に比べ白色人種に多いが，これには HLA-DQ2 と HLA-DR3 ハプロタイプの影響が部分的に関係する．そのような不利益を抱えるにもかかわらず，このハプロタイプは 1,000 万人以上のヨーロッパ人が保有し，他の大陸の白色人種の中でも多くみられる．これは自己免疫疾患と関連する HLA をもっていても，ほとんどの人は自己免疫疾患を発症しないという一般的であるが重要な事実を反映している．また反対に，HLA との相関が認められる病気に罹患したすべての患者が，その病気の感受性と関連する HLA をもっているわけでもない．したがって，一般的な HLA アレルと自己免疫疾患との関連は，APECED や IPEX 症候群（16-2 項参照）などの遺伝性疾患の場合のように，アレルの"善"か"悪"かに由来するものではない．HLA と病気の相関が最も強い，HLA-B*27 と強直性脊椎炎の場合でも，HLA-B*27 をもつ人のわずか 2%のみが病気を発症し，強直性脊椎炎の家族歴がある場合でも 20%のみしか発症しない．

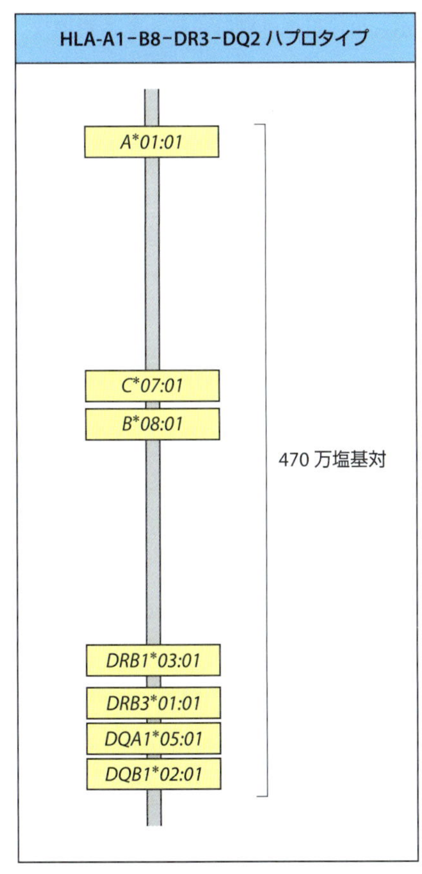

図 16.10 HLA-A1-B8-DR3-DQ2 ハプロタイプの重要な遺伝子

HLA 型とは別に，自己免疫疾患の感受性は性別によっても有意に異なる（図 16.11）．強直性脊椎炎は男性に多いが，その他の多くの自己免疫疾患は女性に多い．女性と男性の遺伝子の違いが，このような疾患感受性の違いに関与すると考えられている．実験施設のマウスを用いた研究では，オスよりメスのほうが自己免疫疾患の感受性が高いが，この違いはマウスが無菌状態で飼育されるとみられなくなる．このような観察結果は，自己免疫疾患感受性に影響する宿主遺伝子とマイクロビオータの相互関係が存在し，オスとメスの個体ではこれが異なっていることを示唆している．

16-4 HLAの相関は自己免疫抑制におけるT細胞免疫寛容の重要性を反映している

多型に富むHLAクラスIおよびクラスII分子の機能は，それぞれCD8およびCD4 T細胞にペプチド抗原を提示することである．自己免疫疾患には抗体が原因になるものとエフェクターT細胞が原因になるものがあるが，これらはすべてHLAクラスIあるいはクラスIIと相関し，この相関は他のどのような遺伝子よりもはるかに強い．HLAと病気との相関の数・性質・強度は，自己抗原に対するT細胞免疫寛容の欠如が自己免疫疾患発症に必要な最初の段階であることを強く示唆する．さらに，単一のHLAアロタイプが病気と相関するという事実は，この最初の段階には単一のT細胞クローンに認識される単一のHLAアロタイプに結合する単一のペプチドが関与することを示唆する．このようなHLAと病気との相関は，自己免疫疾患の発症抑制においてT細胞免疫寛容がB細胞免疫寛容よりも重要であることとも一致する．

自己免疫疾患に関与する抗体は，胚中心反応においてクラススイッチと親和性成熟を受けたB細胞から産生されるが，これには抗原特異的CD4 T細胞の補助が必要である．すなわち，B細胞の自己免疫はT細胞の免疫寛容の欠如に依存する．ナイーブB細胞から自己反応性細胞を除去する機構は，胸腺でのT細胞の選択に比べて効率が悪い．これはB細胞の負の選択が骨髄中や循環血中に存在する抗原に対してのみ働き，組織中の自己抗原に対しては働かないためである．すなわち，T細胞の免疫寛容が失われると，機能を発現できる自己反応性B細胞が循環血中に多く存在することになる．

多くの自己免疫疾患がHLAクラスIよりもクラスIIに相関することは，CD8 T細胞よりCD4 T細胞のほうが自己抗原に対する免疫寛容を本質的に喪失しやすいことを示している．この性質は，ナイーブCD8 T細胞に比べてナイーブCD4 T細胞が外来抗原に対する活性化閾値が低いことと一致する（p.214の8-12項参照）．IV型過敏反応にも同様の傾向があり，その多くはCD4 T_H1細胞によって担われ，CD8 T細胞が担っているのはごく一部である（p.398の14-1項参照）．

組織に炎症が起こると，細胞上のMHCクラスIとクラスII分子の発現が上昇する．このような変化により，細胞によって提示されるペプチド抗原の種類と密度が増加し，少量の抗原提示では反応しなかったT細胞クローンも相互作用できるようになる．最も大きな変化は，炎症性サイトカインであるIFN-γによって，MHCクラスII分子が通常は発現しないような細胞にも発現した場合に生じる．このような細胞には，甲状腺細胞，膵臓β細胞，アストロサイト，ミクログリアが含まれ，これらは自己免疫の標的になることがよく知られる．

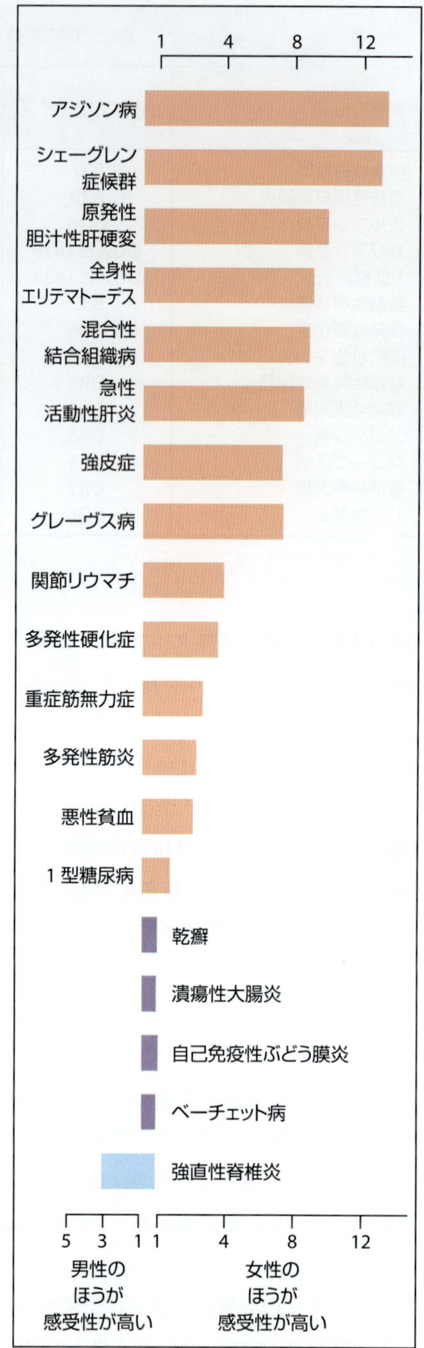

図16.11 男女間での自己免疫疾患発症の相対的頻度
2つの軸の数字は，それぞれ女性患者数に対する男性患者数の比（左側）と，男性患者数に対する女性患者数の比（右側）を示す．

16-5 いくつかの自己免疫疾患は自己抗体の細胞表面受容体への結合が原因で起こる

いくつかの自己免疫疾患は，細胞表面の受容体に結合してその正常な機能や制御を障害する自己抗体が原因で起こる（図16.12）．**受容体アゴニスト**（receptor agonist）となる自

細胞表面受容体に対する抗体による自己免疫疾患				
症候群	抗原	抗体	結果	標的細胞
グレーヴス病	甲状腺刺激ホルモン受容体	アゴニスト	甲状腺機能亢進症	甲状腺上皮細胞
重症筋無力症	アセチルコリン受容体	アンタゴニスト	進行性筋力低下	筋肉
2 型糖尿病（インスリン非依存性糖尿病）	インスリン受容体	アンタゴニスト	高血糖，ケトアシドーシス	すべての細胞
低血糖症	インスリン受容体	アゴニスト	低血糖	すべての細胞

図 16.12 細胞表面受容体に対する抗体による自己免疫疾患
抗体は受容体に結合して，それを刺激するとアゴニストとして働き，受容体機能を阻害するとアンタゴニストとして働く．

己抗体は，その受容体のリガンドの性質に類似した機能を有し，リガンドが存在しないときでも受容体の活性化シグナルを伝える．それに対して**受容体アンタゴニスト**(receptor antagonist)となる自己抗体は，受容体に結合してもシグナルを伝達せず，リガンドが存在していてもその受容体への結合とシグナル伝達機能を阻害する．

グレーヴス病(Graves disease．バセドウ病ともいう)は甲状腺を標的とした自己免疫によって引き起こされる，**組織特異的自己免疫疾患**(tissue-specific autoimmune disease)あるいは**臓器特異的自己免疫疾患**(organ-specific autoimmune disease)の一例である．甲状腺はチロシンのヨウ化物であるトリヨードサイロニンとテトラヨードサイロニン(サイロキシン)という 2 種類のホルモンの分泌を介して，体の基礎代謝を制御する内分泌腺である．例えば周囲温度が低下したときなど，代謝の亢進が必要な場合には，中枢神経系からのシグナルによって別の内分泌腺である下垂体からの甲状腺刺激ホルモン(thyroid stimulating hormone：TSH)の分泌が誘導される．甲状腺上皮細胞は TSH に結合する受容体を発現しており，これらが結合すると甲状腺ホルモンの合成と分泌が誘導される．この甲状腺ホルモンは細胞代謝を亢進させることで体温を上昇させる．今度はこれが下垂体にフィードバックされることで，さらなる TSH の分泌が抑制される．グレーヴス病の原因は，この TSH 受容体に特異的なアゴニスト作用をもった自己抗体である．受容体に結合した抗体は本来のリガンドと同様に働くことで，TSH による調節とは独立して，また生体の代謝要求とも無関係に甲状腺ホルモンの慢性的な産生過剰をもたらす(図 16.13)．この**甲状腺機能亢進**(hyperthyroid)状態は熱耐性低下，神経質，いらだち，発汗過多，体重減少，甲状腺の腫大を引き起こす．

グレーヴス病の他の症状としては眼球突出と特徴的な注視がある．このような状態はグレーヴス眼症と呼ばれ，眼筋に結合する自己抗体が原因である．この抗体は甲状腺タンパク質に対して産生されたものであるが，眼筋タンパク質と交差反応する．グレーヴス病の短期的な治療にはチアマゾールとプロピルチオウラシルが用いられる．これらの薬剤は甲状腺のヨウ素取り込みを阻害することで，甲状腺ホルモンの産生を抑制する．長期的には，この病気は甲状腺の外科的切除あるいはヨウ素の放射性同位体 ^{131}I の投与によって甲状腺機能を完全に止めることで治療される．その後の甲状腺機能は合成甲状腺ホルモンの連日投与により代償する．グレーヴス病患者における自己抗体の産生は CD4 T_H2 細胞応答によって担われている．グレーヴス病は HLA-DR3 と相関する(図 16.10 参照)が，これは HLA-DR3 によって提示される TSH 受容体由来のペプチドを認識する T_H2 細胞によって自己免疫応答が引き起こされることを示している．このような T 細胞は TSH 受容体のエピトープに特異的な B 細胞の機能を補助している．

重症筋無力症(myasthenia gravis)は，神経筋接合部における神経から筋肉へのシグナ

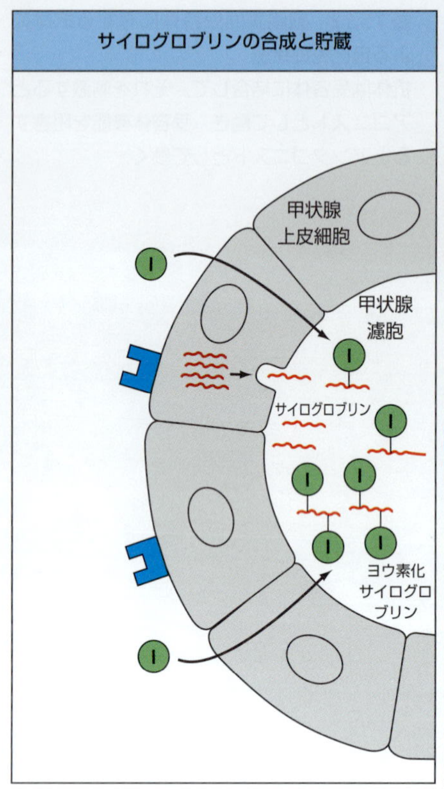

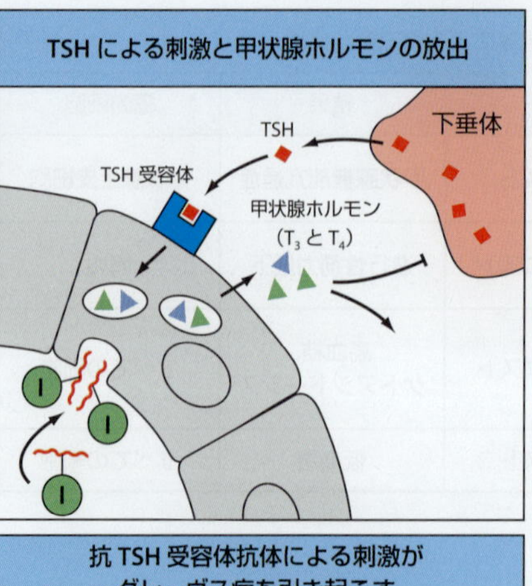

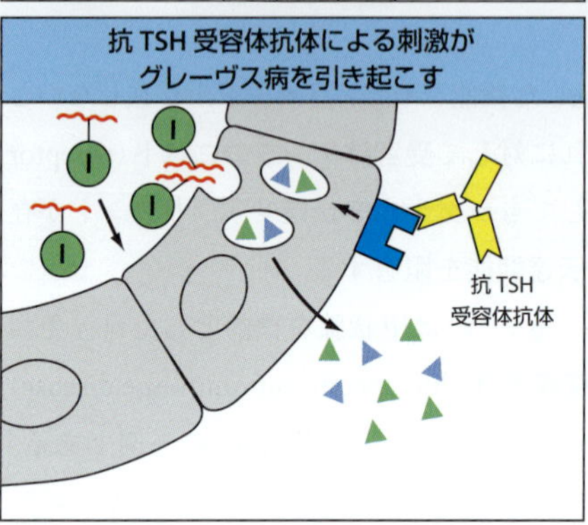

図 16.13　グレーヴス病において，甲状腺刺激ホルモン受容体に対する自己抗体は甲状腺ホルモンの産生過剰を引き起こす
甲状腺上皮細胞はサイログロブリンを産生する．これは糖タンパク質の1つであり，甲状腺細胞が球状に並ぶことで形成された濾胞に貯蔵される．濾胞に取り込まれたヨウ素（緑丸）は，サイログロブリンのチロシン残基をヨウ素化して架橋する（左図）．甲状腺ホルモンが必要な場合，下垂体から分泌される甲状腺刺激ホルモン（TSH）は甲状腺細胞の TSH 受容体に結合し，ヨウ素化サイログロブリンの取り込みと分解を誘導し，甲状腺ホルモンであるトリヨードサイロニン（T_3）とサイロキシン（T_4）の分泌を促進する．T_3 と T_4 は代謝への効果に加え，下垂体にシグナルを伝達して TSH の分泌を停止させる（右上図）．グレーヴス病では，自己抗体は甲状腺細胞の TSH 受容体に結合し，TSH の作用と同じように働くことで甲状腺ホルモンの持続的産生と分泌を誘導する．つまりグレーヴス病の患者では，TSH の存在や甲状腺ホルモンに対する体の要求に非依存性に甲状腺ホルモンが産生されるようになる（右下図）．

ル伝達が障害される自己免疫疾患である（**図 16.14**）．アンタゴニストとして働く自己抗体が筋細胞のアセチルコリン受容体に結合すると，その取り込みとリソソームでの分解が誘導される．こうして細胞表面のアセチルコリン受容体が減少することで，筋肉は神経刺激に反応しにくくなる．結果として重症筋無力症の患者は，自己抗体価の上昇に伴い進行性に筋力低下をきたす．重症筋無力症（myasthenia gravis）の名前を分解すると，それぞれ重症（gravis），筋肉（myo），減弱（asthenia）を意味する．この病気の初期症状は眼瞼下垂と複視である．次第に他の顔面筋力も減弱し，胸郭筋にも及ぶと呼吸が障害される．これにより患者は呼吸器感染症を起こしやすくなり，場合によってはこれが死因となる．重症筋無力症の治療薬の1つであるピリドスチグミンは，アセチルコリン分解酵素のコリンエステラーゼを阻害する．アセチルコリンの分解を阻害することで，アセチルコリンが自己抗体と競い合ってその受容体に結合するのである．重篤な筋力低下の発作時には，自己抗体産生を抑制するため，基本的にアザチオプリンなどの免疫抑制剤が投与される．グレーヴス病と同様，重症筋無力症も HLA-DR3 と相関する（図 16.10 参照）．このことから，重症筋無力症は，HLA-DR3 に提示されるアセチルコリン受容体由来のペプチドを認識し，なおかつアセチルコリン受容体に特異的な B 細胞を補助する CD4 T 細胞によって引き起こされることが示唆される．

インスリン受容体に対するアゴニスト抗体やアンタゴニスト抗体が産生されることがあり，これらはそれぞれ異なる症状を引き起こす．インスリン受容体はすべての細胞に存在するため，インスリン受容体に対する自己抗体によって起こる病気は，全身に影響を及ぼす**全身性自己免疫疾患**（systemic autoimmune disease）である．アンタゴニスト抗体が産生される患者の細胞では，グルコースの取り込みができないため，循環血中にグルコースが蓄積し，高血糖とインスリン治療抵抗性の糖尿病の原因となる．それに対して，アゴニスト抗体が産生される患者では，抗体がインスリンのように働くため，細胞が常に血中からグルコースを取り込む．これにより血糖値が異常に低下して低血糖状態となり，脳へのグルコース供給の不足による意識障害が招かれる．このような病態は免疫抑制剤と，自己抗体産生B細胞を除去する抗CD20抗体によって治療される．

妊婦がグレーヴス病のようなIgGを介した自己免疫疾患に罹患していると，自己抗体はFcRnを介して胎盤を通過し母体血中から胎児血中に移行する(p.249の9-14項参照)．そのため生下時には新生児も同じ症状を示すが，時間とともに血中の母体由来IgGが分解されるにつれて症状が消失する(図16.15)．自己抗体を産生するB細胞は胎盤を通過しないため，新生児は一過性の自己免疫疾患に罹患するだけである．新生児の成長に影響を及ぼす可能性のある病気に対しては，全血漿交換により自己抗体を除去する治療が推奨される．

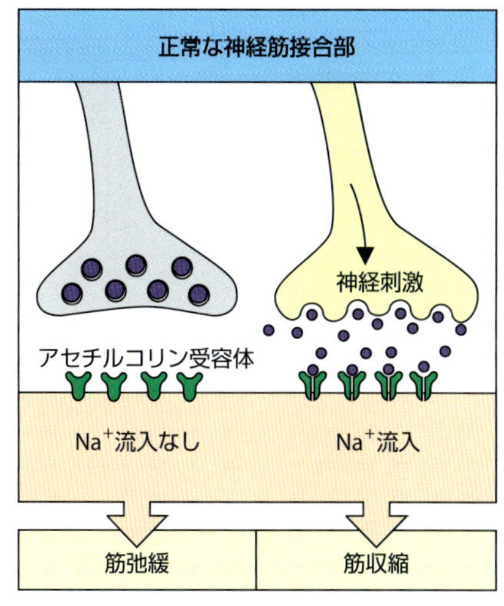

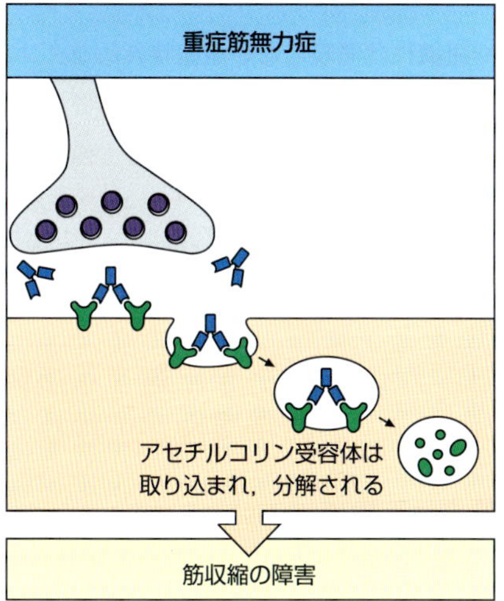

図16.14 アセチルコリン受容体に対する自己抗体は重症筋無力症の原因となる
正常の神経筋接合部では，神経からのシグナルがアセチルコリンの放出を引き起こし，それが筋細胞のアセチルコリン受容体に結合すると，ナトリウムイオン(Na$^+$)の流入が起こって間接的に筋肉の収縮を引き起こす(上図)．重症筋無力症患者では，アセチルコリン受容体に特異的な自己抗体が結合し，その取り込みと分解が引き起こされて筋細胞表面上の受容体の数が減少する(下図)．結果的に神経筋接合部の効率が低下し，筋力低下となって現れる．

16-6 自己免疫疾患の炎症部位にはしばしばリンパ組織が形成される

グレーヴス病ではCD4 T_H2細胞が甲状腺組織に炎症や細胞浸潤を引き起こすことはほとんどないため，その組織形態は維持される．それに対して，**慢性甲状腺炎**(chronic thyroiditis)あるいは**橋本病**(Hashimoto disease)はCD4 T_H1細胞応答が関係していると考えられ，甲状腺抗原特異的な抗体とエフェクターT細胞がともに産生される．甲状腺に浸潤したリンパ球は正常甲状腺組織の進行性の破壊と，それに伴う甲状腺ホルモン産生能力の低下をもたらす．橋本病患者は**甲状腺機能低下**(hypothyroid)状態に陥り，最終的には甲状腺ホルモンを産生できなくなる．橋本病は合成甲状腺ホルモンの連日経口補充療法によって治療される．

橋本病の特徴的所見は甲状腺に浸潤したリンパ球などの細胞が，典型的な二次リンパ組織の微細解剖に似た構造を形成することである(図16.16)．このような構造は**異所性リンパ組織**(ectopic lymphoid tissue)，あるいは三次リンパ組織と呼ばれ，そこにはT細胞領域，B細胞領域，樹状細胞，濾胞樹状細胞，マクロファージが含まれる．その形成過程はリンパ組織新生と呼ばれ，二次リンパ組織の形成と類似しており，リンホトキシン依存性である点もよく似ている(p.165の6-14項参照)．ただし，異所性リンパ組織はリンパ節とは異なり，被膜に覆われておらず，リンパ管を欠き，自己免疫応答によって生じた炎症環境に曝されている．異所性リンパ組織の機能は二次リンパ組織と類似しており，B細胞とT細胞はそこで抗原刺激を受けてエフェクター細胞へと分化し，胚中心反応ではB細胞がクラススイッチと体細胞高頻度変異を起こし，高親和性の自己抗体を産生する形質細胞が作られる．このような自己抗体の標的は，サイログロブリン，甲状腺ペルオキシダーゼ，TSH受容体，甲状腺ヨウ素トランスポーターなどであり，これらはすべて甲状腺細胞にのみ発現している．

異所性リンパ組織は関節リウマチ，グレーヴス病，多発性硬化症など他の自己免疫疾患でも形成されるが，橋本病に比べるとまれである．また，C型肝炎ウイルス慢性感染時の肝臓などのように，病原体が慢性的に感染した組織でも形成される．第10章では腸管の二次リンパ組織が，微生物の侵入を頻繁に受ける場所の近くでどのように形成されるかを学んだが，異所性リンパ組織も慢性感染の場合と同様に，免疫応答を増強する目的で形成されるのかもしれない．ただし自己免疫応答が持続している組織においては，これは病気を増悪させるだけである．

内分泌腺は特に自己免疫疾患の標的になりやすいいくつかの特質を備えている．第一に，内分泌腺の機能は特定のホルモンの合成と分泌であるため，内分泌腺では他の細胞

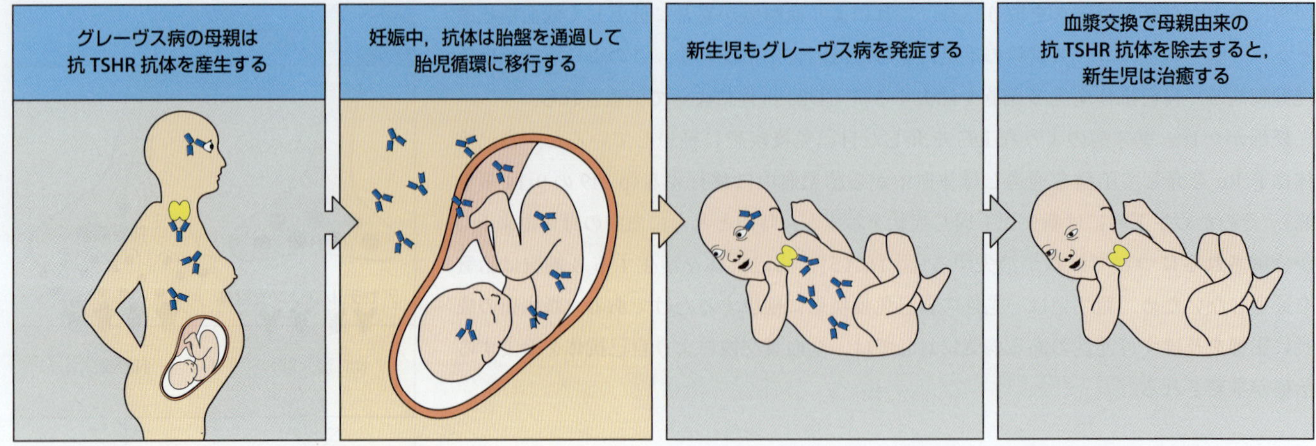

グレーヴス病の母親は
抗 TSHR 抗体を産生する
妊娠中，抗体は胎盤を通過して
胎児循環に移行する
新生児もグレーヴス病を発症する
血漿交換で母親由来の
抗 TSHR 抗体を除去すると，
新生児は治癒する

図 16.15 抗体を介した自己免疫疾患の症状は，母親から新生児に一時的に伝播する
母親はグレーヴス病と，眼球突出の原因となるグレーヴス眼症に罹患している．甲状腺刺激ホルモン受容体（TSHR）に対する IgG 自己抗体が胎盤を通過して母体から子宮内の胎児へと移行することで，新生児は受動的に一過性のグレーヴス病となる．その症状は新生児の循環血中に存在する母体由来 IgG の分解とともに軽快する．

や組織には発現しない組織特異的なタンパク質が大量に産生されている．第二に，内分泌腺細胞はホルモンを血中に分泌できるように血流に富んでいるため，免疫系の細胞や分子と接触しやすくなっている．内分泌機能の障害は全身性に大きな影響を及ぼすことで重篤な病状を引き起こし，死に至ることもある．各内分泌組織の自己免疫疾患は，それぞれの内分泌腺の 1 種類の上皮細胞の機能不全が原因である（図 16.17）．

16-7 自己抗原に対する抗体反応はエピトープ拡大によってその特異性が広がり，増強される

尋常性天疱瘡（pemphigus vulgaris）と，その軽症型である**落葉状天疱瘡**（pemphigus foliaceus）は皮膚の水疱を特徴とする自己免疫疾患である．この病気の原因は，細胞間接着斑（デスモソーム）に存在し，皮膚角化細胞を互いに強固に結合する接着分子であるデスモグレインに特異的な IgG 抗体である．この抗体は細胞間結合を障害することで皮膚構造の統合性を破壊する．遺伝要因と環境要因により，落葉状天疱瘡はブラジルの一部の地方の風土病になっており，そこでは 30 人に 1 人が罹患している．これらの人々の長期観察研究によると，抗体反応はある決まったパターンで変化しており，これは臨床症状の進行と一致している．デスモグレインの細胞外（extracellular：EC）領域は EC1 ～ 4 と名づけられた構造的に類似した 4 つの領域と，それらとは構造的に異なる 5 番目の EC5 領域から構成されている．落葉状天疱瘡では，細胞膜に最も近い EC5 エピトープに対する IgG が最初に産生されるが，この抗体は病気には関係しない．この自己抗体は細胞表面のデスモグレインには結合せず，マウスに注射しても病気を引き起こさな

図 16.16 橋本病
正常な甲状腺では，上皮細胞はサイログロブリンを含む球状の濾胞を形成する（a）．橋本病患者では甲状腺にリンパ球が浸潤し，甲状腺の正常構造を破壊する．二次リンパ組織に類似した構造を形成することもある（b）．右図にはその模式図を示す．（顕微鏡写真は Yasodha Natkunam の厚意による）

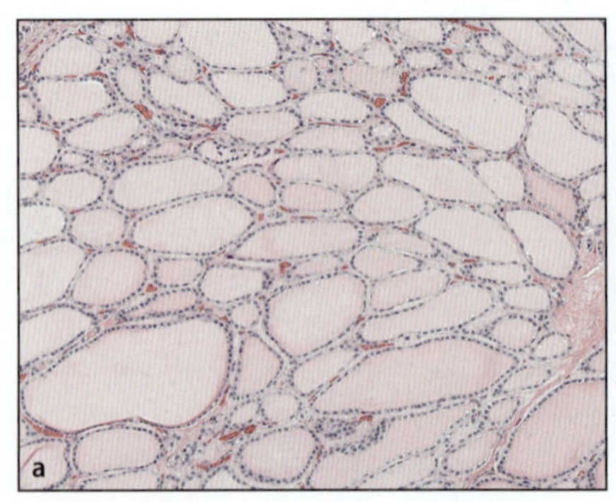

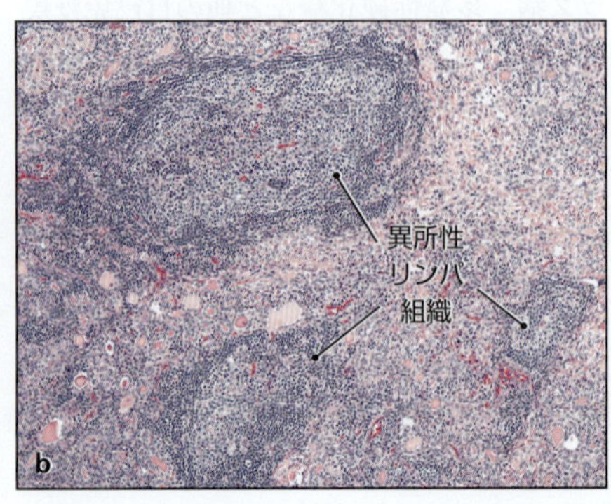

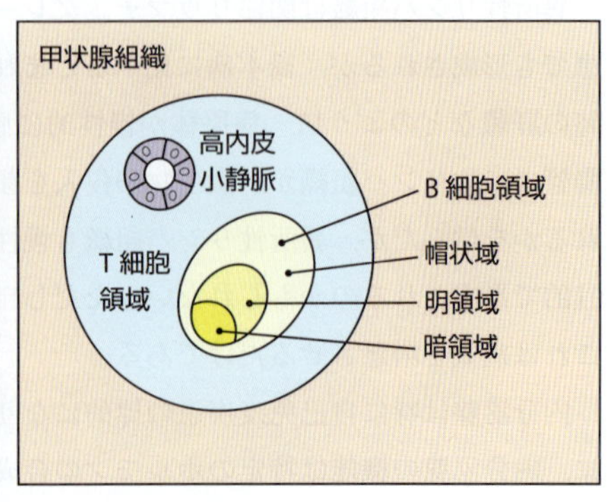

い．しかし，病気が発症したときには，EC1 および EC2 に特異的な抗体が検出されるようになる（図 16.18）．これらの IgG は細胞表面のデスモグレインに結合し，マウスに注射すると水疱形成を誘導する．当初はある抗原分子の一部分のエピトープに向けられた免疫応答が，その後同一分子内の他の交差反応性のないエピトープにも進展する過程は，**分子内エピトープ拡大**（intramolecular epitope spreading）と呼ばれる．落葉状天疱瘡における抗デスモグレイン抗体反応は，B 細胞エピトープの分子内拡大の例である．この病気では，その原因となる抗体はエピトープ拡大によってのみ産生される．最初に免疫応答を誘導する抗原は可溶性のデスモグレインの EC5 エピトープであるため，第一波として抗 EC5 IgG 産生が誘導されると考えられる．この自己抗体が可溶性のデスモグレインに結合して免疫複合体を形成すると，EC5 エピトープは隠されて，EC1 および EC2 エピトープが露出する．そして，この免疫複合体が EC1 および EC2 に特異的な B 細胞の抗原受容体に結合することで，抗 EC1・EC2 IgG 産生という第二波をもたらし，これが落葉状天疱瘡を引き起こす（図 16.19）．

分子内エピトープ拡大は自己免疫における T 細胞応答でも起こる．多くの場合，免疫系が寛容になっていない T 細胞エピトープに反応が拡大するが，これは通常これらの自己ペプチドが十分なレベルで MHC 分子に提示されていないためである．これらのエピトープは，通常は免疫系から隠れており感染や炎症の際にのみ現れることから，**潜在性エピトープ**（cryptic epitope）と呼ばれる．

内分泌腺の自己免疫疾患	
甲状腺	橋本病 グレーヴス病 亜急性甲状腺炎 特発性甲状腺機能低下症
ランゲルハンス島（膵臓）	1 型糖尿病（インスリン依存性糖尿病，若年発症糖尿病） 2 型糖尿病（インスリン非依存性糖尿病，成人発症糖尿病）
副腎	アジソン病

図 16.17　内分泌腺の自己免疫疾患

16-8　全身性自己免疫疾患では分子間エピトープ拡大が生じる

全身性エリテマトーデス（SLE）は，体中の多くの細胞に存在する種々の自己抗原に特異的な IgG 抗体による自己免疫疾患である（16-1 項参照）．この自己抗原には，細胞表面，細胞質，核酸，核タンパク質粒子などの核成分が含まれる．この幅広く破壊的な抗体反応は，分子内エピトープ拡大を含む一般的な**エピトープ拡大**（epitope spreading）の過程に加えて，自己抗原になる細胞成分数が増加する過程も伴って徐々に進行する．後者の過程は**分子間エピトープ拡大**（intermolecular epitope spreading）と呼ばれる．自己免疫応答の初期においては，自己抗体の細胞表面成分への結合が炎症反応を引き起こし，これによって細胞は死傷し，組織損傷が始まる．傷害され死につつある細胞は可溶性の細胞由来抗原を放出し，これが可溶性の免疫複合体を形成する．複合体は血管，腎臓，関節などの組織に沈着し，さらなる炎症反応を引き起こす（図 16.20）．傷害され死につつある細胞は種々の小分子を含む粒子も放出するが，これもまた自己抗体の標的になりうる．いったんある粒子の 1 つの成分に対して抗体が産生されると，その抗体は粒子を細胞に輸送することで，他の成分に対する抗体産生を促進させる．このような自己免疫応答がその標的の範囲と強度を増大させる過程によって，体のすべての組織が影響を受ける可能性が生じる．SLE では通常，突発性の強烈な炎症期と比較的鎮静化した時期を交互に繰り返すような経過をたどる．病気の経過，重症度，罹患臓器・組織は患者間で大きく異なる．多くの SLE 患者は最終的に，脳や腎臓などの重要臓器の不全により死に至る（図 16.20 参照）．

SLE の特徴は核酸と核タンパク質粒子のタンパク質成分に対する自己抗体である．この抗体の特異性は HLA クラス II の型に依存している．HLA-DR3 は SLE の最大の疾患感受性遺伝子であり，HLA-DR3 陽性患者は小さな細胞質内のリボ核タンパク質複合体内のタンパク質に対する抗体を産生する．それに対して，HLA-DR2 陽性の患者は二本

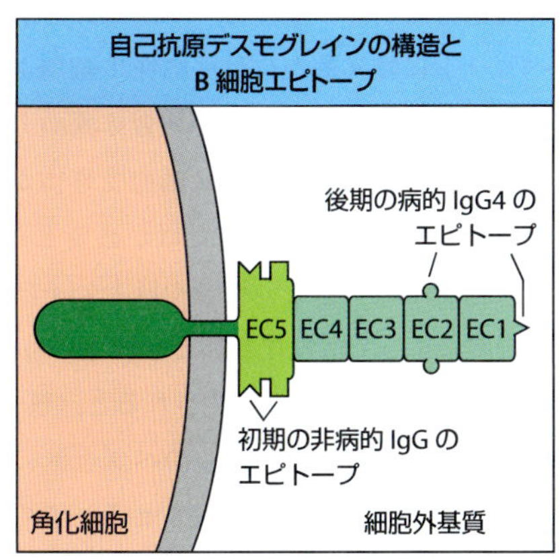

図 16.18　落葉状天疱瘡はデスモグレインに特異的な自己抗体によって引き起こされる水疱性疾患である
デスモグレインは 5 つの細胞外領域（EC1 ～ EC5）をもった細胞表面タンパク質で，角化細胞を互いに結合する細胞間接着分子である．最初に EC5 領域に対する無害な抗体が産生されるが，時間が経つにつれて反応は拡大し，病気を引き起こすような EC1 領域と EC2 領域に対する抗体が産生されるようになる．これらの抗体は IgG4 である．

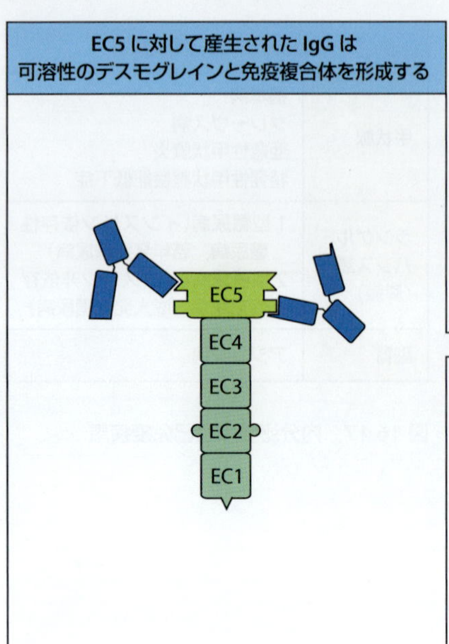

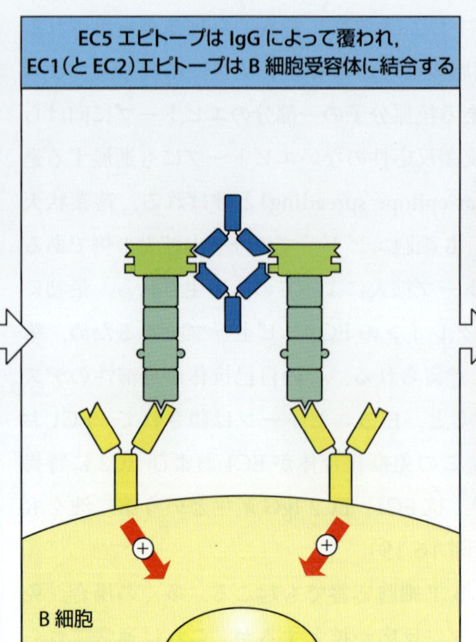

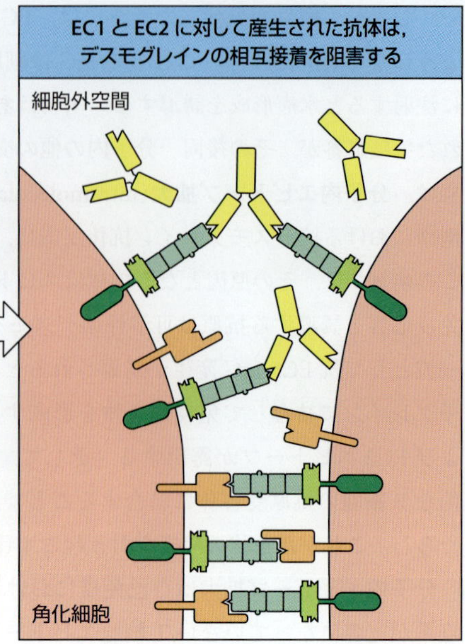

図 16.19 デスモグレインに対する抗体による水疱の形成
デスモグレインに対する自己免疫応答の初期では，抗体は EC5 領域のエピトープに対して産生される．機能的な膜結合型デスモグレインのエピトープに抗体は結合できないが，デスモグレインの可溶性分解物には結合できる（左図）．抗体とデスモグレインの可溶性免疫複合体は，EC1 および EC2 領域のエピトープに特異的な B 細胞に結合して処理される（中央図）．これは自己免疫応答の後期におけるエピトープ拡大と，EC1 および EC2 エピトープに対する高親和性 IgG4 抗体の産生の原因となる．この抗体は膜結合型デスモグレインのエピトープに到達すると，皮膚の統合性に必要なデスモグレインの生理的な相互接着を阻害する．この結果，抗体は皮膚外層を分離させ，水疱形成を引き起こす（右図）．

鎖 DNA に対する抗体を，HLA-DR5 陽性患者は核リボ核タンパク質複合体であるスプライソソームに対する抗体を産生する．これらいずれの場合も自己免疫応答の引き金は，T 細胞自己寛容の破綻と，HLA-DR 分子によって提示される核タンパク質複合体由来ペプチドに特異的な自己反応性 T 細胞クローンの活性化である．この 1 つのクローンに由来する T 細胞は，その複合体表面上の多くの異なるエピトープに特異的な B 細胞を活性化する．これには B 細胞受容体が複合体に結合し，取り込み，特異的ペプチドを T 細胞に提示することだけが必要とされる（図 16.21 左）．このような機構により，T 細胞が認識できない核酸や巨大分子に対する高親和性抗体も，ペプチドに反応する T 細胞によって活性化された B 細胞から産生されるようになる．

B 細胞はいったん活性化されると，核タンパク質複合体のすべてのタンパク質由来のペプチドを提示し，これらのペプチドに特異的な他の T 細胞クローンを活性化させることで，T 細胞応答を拡大させる．この活性化は B 細胞と T 細胞の直接的な接触（図

図 16.20 全身性エリテマトーデス（SLE）における腎糸球体の免疫複合体沈着
（a）SLE 患者の腎糸球体を示す．免疫複合体の沈着は基底膜の肥厚を引き起こす．（b）同様の腎組織を蛍光抗免疫グロブリン抗体で染色してある．これにより，基底膜に沈着した免疫グロブリンの存在が明らかである．（c）糸球体の一部を撮った電子顕微鏡写真である．タンパク質の高密度沈着（デンスデポジット）が糸球体基底膜と腎上皮細胞の間にみられる．好中球（N）も存在し，免疫複合体と接触している．（写真は H.T. Cook と M. Kashgarian の厚意による）

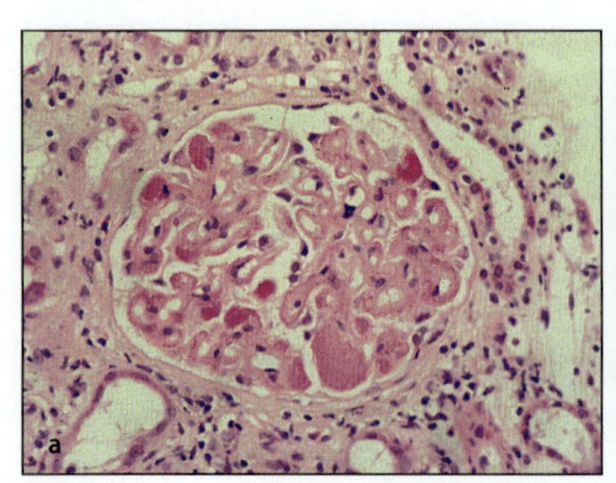

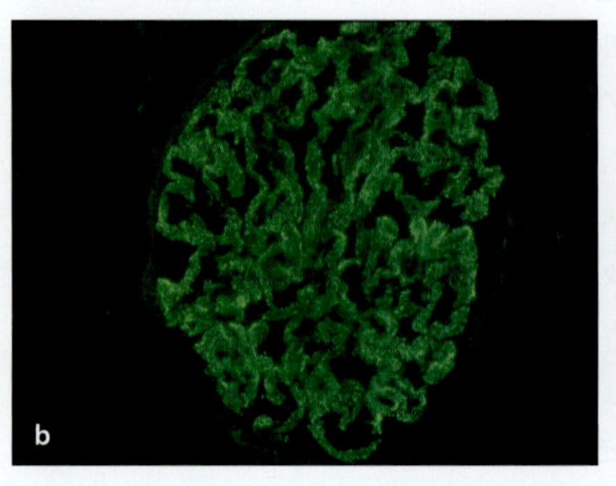

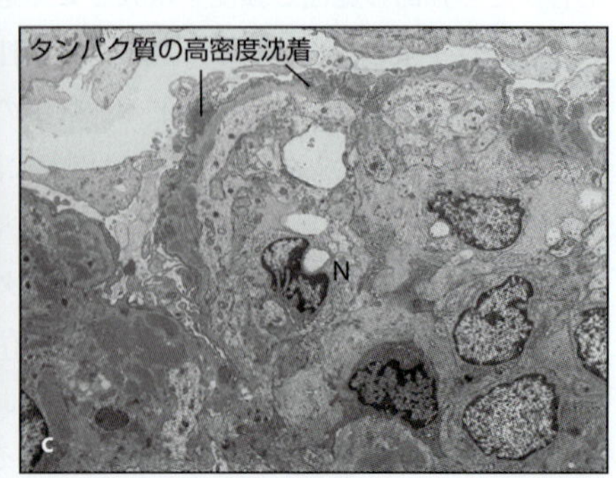

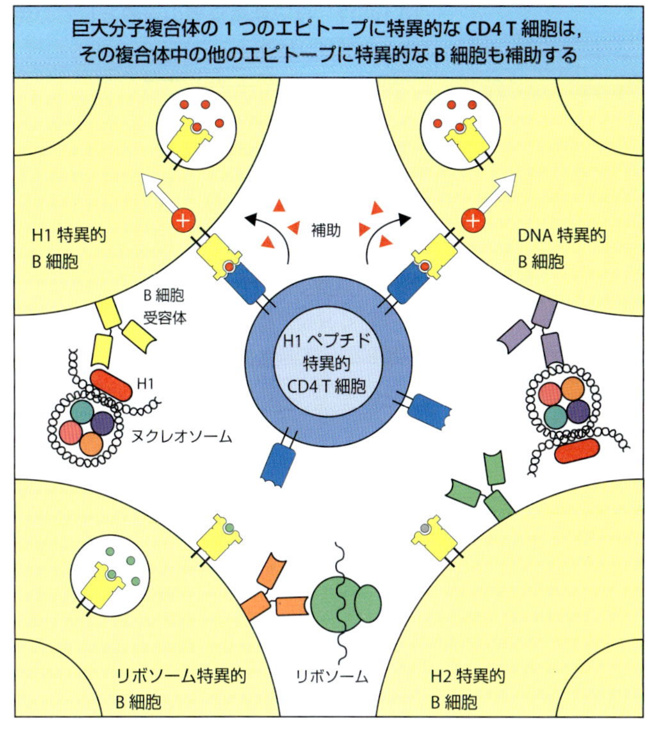

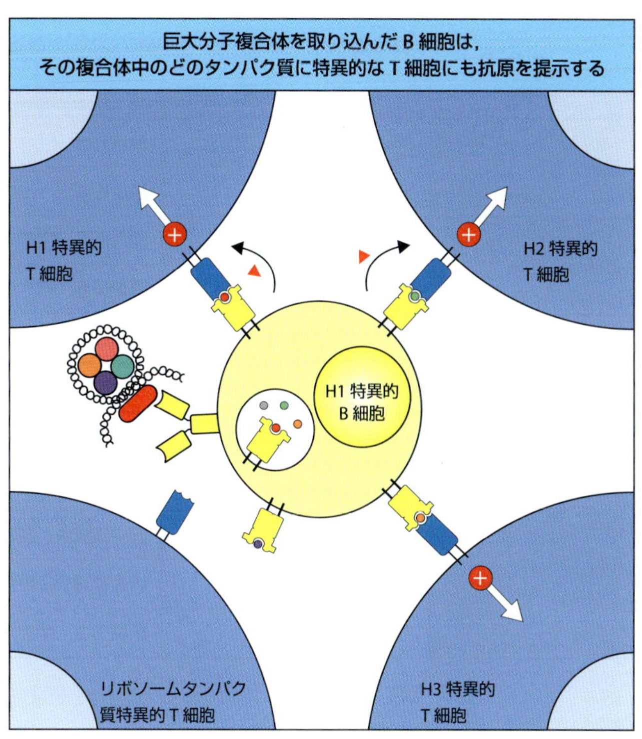

図 16.21 全身性エリテマトーデス(SLE)では，免疫応答は抗原特異的に拡大する
SLE 患者では，ヌクレオソームなどの核タンパク質抗原に対する免疫応答が拡大し続ける．ヌクレオソームはヒストンと DNA から構成されており，死滅した細胞から放出される．左図では，自己反応性 CD4 T 細胞の 1 つのクローンが，どのようにヌクレオソーム成分に対する広範な B 細胞応答を引き起こすかを示している．中央にある T 細胞は，ヌクレオソーム表面に存在するリンカーヒストン H1 由来のペプチド(赤丸)に特異的である．上方にある B 細胞はヌクレオソーム表面に存在するエピトープ，すなわち H1 や DNA に特異的であり，そのため未変性ヌクレオソームを取り込んで処理し，H1 ペプチドをヘルパー T 細胞に提示する．このような B 細胞は活性化されると抗体を産生し，DNA 特異的な B 細胞の場合は抗 DNA 抗体を作る．右下の B 細胞は，未変性ヌクレオソームでは内部に隠れている，ヒストン H2 のエピトープに特異的なため，その B 細胞受容体が認識することができない．この B 細胞はヌクレオソームに結合せず，H1 特異的ヘルパー T 細胞によって活性化されない．他の種類の核タンパク質粒子であるリボソーム(RNA と特異的リボソームタンパク質からなる)に特異的な B 細胞はヌクレオソームに結合せず(左下)，T 細胞による活性化を受けない．実際には 1 つの T 細胞は 1 つの B 細胞としか接触しないが，数々の同一 T 細胞クローンが，異なる B 細胞クローンと接触する．右図では，ヌクレオソームに対する T 細胞応答の拡大を示す．中央にある H1 特異的 B 細胞がヌクレオソームを処理し，多種類のヌクレオソーム由来ペプチドを MHC クラスⅡ分子上に提示する．この B 細胞はこれらのいずれのペプチド抗原に特異的な T 細胞も活性化し，それには H1 のみならず内部のヒストン H2，H3，H4 に特異的なものも含まれる．この H1 特異的 B 細胞はリボソーム由来のペプチド抗原に特異的な T 細胞は活性化しないが，これはリボソームがヒストンを含まないからである．

16.21 右)や，抗体と結合した核タンパク質複合体がマクロファージや樹状細胞に取り込まれ処理されてペプチド提示を受けることでも起こる．

16-9 免疫グロブリン静注は自己免疫疾患の治療法の1つである

これまでの章で，自身では抗体産生できない先天性免疫不全症の患者には，**静注用免疫グロブリン製剤**(intravenous immunoglobulin：**IVIG**)が注入されることを学んできた(p.375 の 13-11 項参照)．1980 年まではIVIG の適応は抗体の補充目的のみであった．しかし，そのころウィスコット・オールドリッチ症候群の患児を IVIG で治療すると，血中の血小板数の著明な増加が観察された．この観察から IVIG は，自己抗体と免疫複合体が血小板の破壊と産生抑制を引き起こすまれな出血性疾患である**免疫性血小板減少**

自己免疫疾患の治療のための免疫グロブリン静注		
有効性	自己免疫疾患	症状
確実に有効	グレーヴス眼症	眼球突出
	免疫性血小板減少症	血小板減少，出血，凝固能低下
おそらく有効	皮膚筋炎，多発性筋炎	筋力低下，皮疹
	自己免疫性ぶどう膜炎	眼球炎症，視力低下
有効な可能性がある	重症の関節リウマチ	関節びらん，疼痛，可動域制限
	1 型糖尿病	インスリン産生低下，重症代謝異常
	全身性エリテマトーデス	関節痛，関節腫脹，蝶形紅斑，倦怠感
	輸血後紫斑病	輸血後の血小板減少
	自己免疫性好中球減少症	好中球減少，易感染性
	自己免疫性溶血性貧血	赤血球減少，倦怠感
	自己免疫性血友病	組織出血，関節内出血

図 16.22 自己免疫疾患の治療としての免疫グロブリン静注
免疫グロブリン静注を自己免疫疾患の治療に用いた報告は多く存在するが，信頼のおける臨床試験はほとんど行われていない．そのため，この治療法は正式にはわずかな病気にのみ承認されている．しかし，しばしば"適応外"として処方されることがある．ここでは静脈内免疫グロブリン療法が，確実に有効，おそらく有効，有効な可能性がある自己免疫疾患についてまとめてある．

症(immune thrombocytopenia)の治療へ応用された．血液 1 L あたりの血小板数が 10^9 個を下回ると，重症の自然出血が生じる．この治療の成功により，IVIG は他の自己免疫疾患へも次々と応用され，さまざまな結果が得られている(**図 16.22**)．

IVIG は抗体補充を目的とした場合は 0.5 g/kg で用いられるが，自己免疫疾患の治療で効果を発現するためには体重 1 kg あたり 1 ～ 3 g の投与を必要とする．自己免疫疾患の治療でこのような高用量が必要とされるのは，IVIG がすべての Fcγ 受容体の IgG 結合部位を完全に飽和する必要があるためである．これにより自己抗体やその抗原との複合体のエフェクター機能が抑制され，Fcγ 受容体を介した貪食が阻害される．FcRn の機能も同様に IVIG によって抑制され，その結果，自己反応性 IgG 抗体の循環からの除去が促進されて，IgG の血中半減期が短縮する．同様に C1q の IgG 結合部位も飽和されることによって，補体の活性化も阻害される．さらに，IVIG は抑制性受容体である FcγRⅡB の発現を上昇させ，これも貪食抑制に寄与している．このような IVIG の自己免疫疾患治療効果は免疫グロブリン分子の Fc 領域に起因しており，相当量の Fc フラグメントのみを静脈内注射することによっても，同様の効果が期待できる(**図 16.23**)．

IVIG によってもたらされる循環血中 IgG の異常高値は，通常免疫グロブリンの産生を抑制し，その結果自己抗体の産生も減少する．B 細胞の抗原提示も抑制されるが，これはエピトープ拡大や自己免疫応答の広がりの抑制につながる．IVIG には 6 万人以上の血液ドナーからの，数えるには気が遠くなるほどの種類の抗体が入り交じっており，なかには自己免疫抑制に働くような特異性をもつ抗体も含まれる可能性がある．その一例として，自己抗体の抗原結合部位に結合することで自己抗原への結合を阻害するような抗体が挙げられる．他の免疫グロブリンの抗原結合部位へ結合する抗体は，**抗イディオタイプ抗体**(anti-idiotypic antibody)と呼ばれる．自己免疫抑制に働く他の例として，B 細胞の生存を促進するサイトカインである BAFF(B-cell activating factor in the TNF family)に結合する抗体が挙げられる(p.165 の 6-14 項参照)．この抗体は BAFF の生物活性を抑制することにより，自己抗体や他の抗体を産生する B 細胞の細胞死を促す．

IVIG はいくつかの方法で自己免疫疾患の症状を改善する．先に述べたように，IVIG

免疫グロブリン静注の機能
Fc 受容体の飽和と Fc 受容体を介した食作用の阻害
FcRn の飽和，IgG 再循環の阻害，IgG 除去の促進，IgG の血中半減期の短縮
抑制性受容体 FcγRⅡB の発現増強，それによる食作用のさらなる阻害
患者体内で産生された自己抗体を中和する抗イディオタイプ抗体の存在
自己抗体を含めた免疫グロブリン産生の抑制
B 細胞の生存を阻害する抗 BAFF 抗体などの有益な自己抗体の存在
抗原提示の阻害
補体活性化の抑制

図 16.23 免疫グロブリン静注の免疫調節効果

はすでに存在する自己抗体の血中半減期を短縮させたり，エフェクター機能の発現を阻害したりする．B 細胞や形質細胞からの自己抗体の産生を防ぎ，また自己反応性ナイーブ B 細胞の活性化を抑制する．IVIG は単クローン抗体とは対照的に非常に複雑な治療法であり，その適応と免疫調節作用は精力的に調べられている．IVIG の自己免疫疾患への有用性が明らかになった後，世界中で用いられている IVIG の量は 1980 年の 300 kg から 2010 年の 100,000 kg へと着実に増加し続けている．

自己免疫応答によって生じるリウマチ性疾患
全身性エリテマトーデス(SLE)
関節リウマチ
若年性関節炎
シェーグレン症候群
強皮症(進行性全身性強皮症)
多発性筋炎，皮膚筋炎
ベーチェット病
強直性脊椎炎
ライター症候群
乾癬性関節炎

図 16.24　リウマチ性疾患は自己免疫の性質をもつ

16-10 TNF-α と B 細胞を標的とした単クローン抗体は関節リウマチの治療に用いられる

SLE でよくみられる罹患部位は関節であり，免疫複合体の沈着が原因で炎症(関節炎)が生じる．90%以上の SLE 患者が関節炎を罹患しており，初発症状として認められることも多い．SLE は数多く存在するリウマチ性疾患の 1 つであるが，リウマチ性疾患のほとんどが自己免疫の性格を備えている(図 16.24)．

関節リウマチ(rheumatoid arthritis)はリウマチ性疾患の中で最も頻度が高く，米国では 1 ～ 3%の人が罹患しており，男性よりも女性で 3 倍多い(図 16.10 参照)．この病気では慢性および発作性の関節の炎症が起こり(図 16.25)，通常 20 ～ 40 歳で発症する．関節リウマチ患者の約 80%で，ヒト IgG の Fc 領域に対する IgM，IgG，IgA 抗体が産生されている．これらの抗免疫グロブリン自己抗体は，**リウマチ因子**(rheumatoid factor)と名づけられている．

関節炎滑膜には白血球が浸潤しており，これには好中球，マクロファージ，CD4 および CD8 T 細胞，B 細胞，リンパ芽球，そしてリウマチ因子を産生する形質細胞が含まれる．プロスタグランジンとロイコトリエンは炎症の主なメディエーターである．加えて好中球がリソソーム内の酵素を関節腔に放出し，これが組織損傷と滑膜の増殖を引き起こす．CD4 T 細胞は樹状細胞により活性化されて，マクロファージを活性化する．活性化マクロファージは炎症関節に集積し，炎症性サイトカイン産生を介して，さらにエフェクター細胞を関節に誘導するが，これらすべてが組織びらんに関与する．関節内で炎症細胞から産生されたプロテアーゼやコラゲナーゼは，軟骨や支持組織である靱帯や腱，さらに骨も傷害する．

関節リウマチは慢性，有痛性，衰弱性の病気であり，患者はその後の人生の何十年もこの病気と付き合いながら生きていかなければならないこともある．通常は理学療法，抗炎症薬，免疫抑制剤の組み合わせで治療される．TNF-α に特異的な単クローン抗体の注射によって関節炎の症状が改善するが，これは炎症性サイトカインの抑制により関節の腫脹と疼痛が軽減するためである(図 16.26)．抗 TNF-α 抗体療法によって，関節炎が治癒する症例もわずかながらみられる．特に広く用いられている抗 TNF-α 抗体はキメラ抗体のインフリキシマブと，ヒト化抗体であるアダリムマブである．抗 CD20 単クローン抗体であるリツキシマブも関節リウマチの治療に用いられる．B 細胞にこの抗体が結合すると，NK 細胞による殺傷の標的となる(p.260 の 9-23 項参照)．この結果，循環 B 細胞が 98%減少し，50%の患者で症状の著明な改善がみられ，30%の患者でもある程度の効果が認められる．これらの臨床知見は抗体が関節リウマチの病態において重要な役割を果たしていることを示している．抗 TNF-α 抗体あるいは抗 CD20 抗体療法の増加に伴い，易感染性などの副作用が観察・研究されるようになってきた．

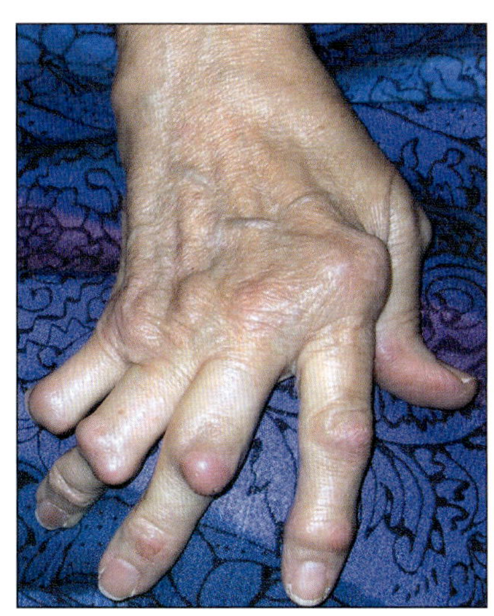

図 16.25　関節リウマチ患者の手の炎症関節
(写真は J. Cush の厚意による)

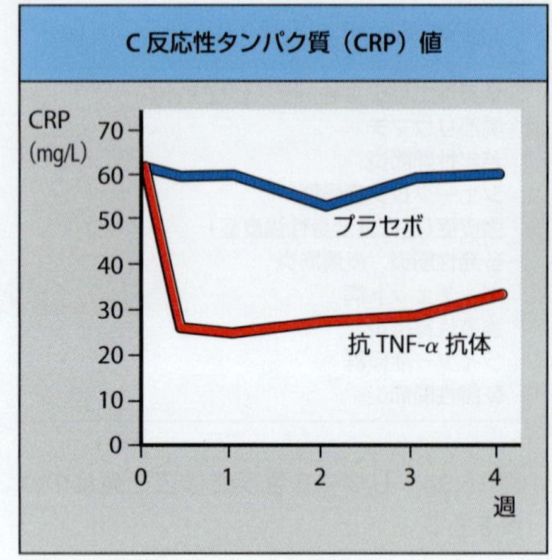

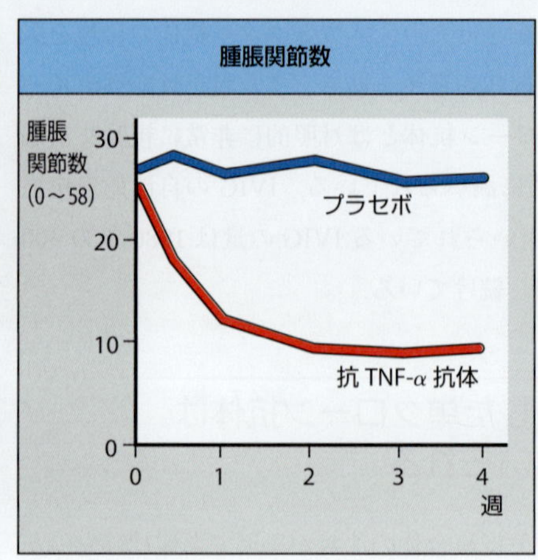

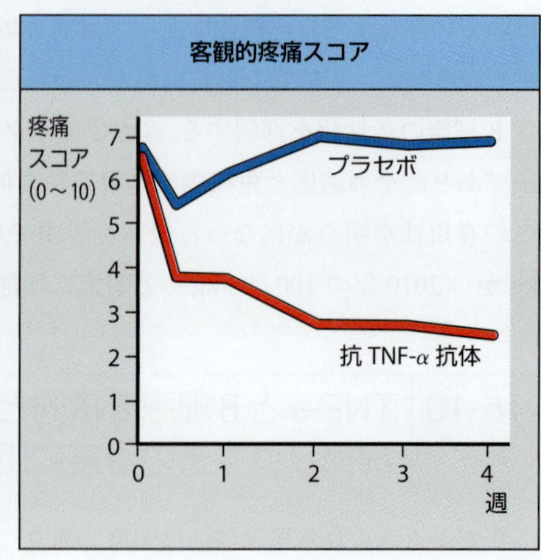

図 16.26　関節リウマチに対する抗 TNF-α 抗体の治療効果

測定したすべての項目（疼痛スコア，腫脹関節数，C反応性タンパク質値）について，プラセボ（偽薬）投与患者は青線で，抗TNF-α抗体治療患者は赤線で示す．

16-11　関節リウマチは遺伝要因と環境要因による影響を受ける

リウマチ因子の発見により，関節リウマチは抗体を介した病気と考えられるようになった．しかしその後，20%の典型的関節リウマチの患者ではリウマチ因子が検出されないだけでなく，他の病気でもリウマチ因子が検出される（例えばSLEでも30%の患者で認められる）ことが明らかになったことから，この考えは疑問視されるようになった．その後の解析で，関節リウマチとHLAクラスII分子のHLA-DR4アロタイプとの相関が明らかになり，エフェクターCD4 T細胞が病気の原因とする説が提唱された．しかしT細胞を標的とした関節リウマチの治療が失敗した一方で，B細胞を標的とした治療は成功を収めている．これらの観察から，自己反応性T細胞の活性化は自己免疫応答の最初の段階で重要である一方で，抗体はその後何年も経ってから出現して病気の主な原因となると考えられる．

HLA-DR4アロタイプは関節リウマチの疾患感受性遺伝子である（図16.9参照）．HLA-DR4のα鎖には多型がないが，β鎖は多型に富む．DR4アロタイプには，β鎖の一部のアミノ酸が異なるいくつかのサブタイプが存在する（**図 16.27**）．数としては少ないものの，これらのアミノ酸置換はそれぞれのDR4サブタイプにどのペプチドが結合するか，またどのT細胞受容体がそれを認識するかということに影響を及ぼす．結果的にこれらの置換によって，それぞれのサブタイプごとに疾患感受性あるいは疾患抵抗性との相関が異なることになる．図16.27にはDR4サブタイプの中で，関節リウマチに感受性のあるHLA-DRB1*04:01やHLA-DRB1*04:04と，疾患感受性と関連せず，むしろ抵抗性に働くHLA-DRB1*04:02との違いを示してある．HLA-DRB1*04:02をDRB1*04:01やDRB1*04:04と区別する特徴は，DRB1*04:02の70番目と71番目に存在する負に荷電したアミノ酸残基であり，それによって提示されるペプチドの性質が異なってくる．そのため，HLA-DRB1*04:01やDRB1*04:04は，自己反応性T細胞に認識され，免疫寛容を免れて自己免疫応答を引き起こすことで関節リウマチの発症を導く自己抗原を提示することができるが，HLA-DRB1*04:02はおそらくこのような自己抗原を提示できないと考えられる．

関節リウマチ患者の一部では，誘導型酵素ペプチジルアルギニンデイミナーゼ（peptidyl arginine deiminase：PAD）によりアルギニン残基がシトルリン残基に置換した自己タンパク質や自己ペプチドに対して，自己免疫応答が起こることが示されている

*DRB1*04* アレル	DR β 鎖のアミノ酸部位		
	67	70	71
*04:01	L	Q	K
*04:02	I	D	E
*04:04	L	Q	R
*04:05	L	Q	K
*04:08	L	Q	R

図 16.27　HLA-DR β*04 鎖のペプチド収容溝の塩基性残基が関節リウマチへの感受性に寄与する

*DRB1*04:02* を除いて，図に示すすべての *DRB1*04* アレルは関節リウマチの感受性と相関する．DRβ*04:02鎖と他のアレルがコードするDR β鎖との違いは，67，70，71番目にまとまったアミノ酸の置換にある．これらの置換で正に荷電したアミノ酸残基（青字）が失われ，負に荷電した2つのアミノ酸残基（赤字）が挿入されることにより，ペプチド結合溝の局所電荷環境が変化する．

(図 16.28). シトルリン化エピトープに対する抗体を産生している関節リウマチ患者ではHLA-DR4との相関が強いが, そのような抗体を欠く患者では相関がない. このことは, 2種類の免疫学的機構によって, 同様に関節リウマチと診断される病気が引き起こされるということである. 抗TNF-α抗体や抗CD20抗体治療が約50%の関節リウマチ患者にしか著効しないのは, そのような不均一性によるのかもしれない.

シトルリン化タンパク質は, T細胞レパートリーが免疫寛容になっていないペプチド抗原の供給源となる. そのためMHCクラスⅡによるシトルリン化自己ペプチドの提示は, それに特異的なCD4 T細胞を活性化すると考えられる. これにより活性化されたCD4 T細胞は, T細胞エピトープを切り出されたシトルリン化自己タンパク質に特異的なB細胞を補助すると考えられている. あるタンパク質に特異的なヘルパーT細胞は, そのタンパク質の他のすべてのエピトープに特異的なB細胞を補助できるので, ここで活性化されるB細胞は必ずしもシトルリン化エピトープに特異的である必要はない(連関認識. p.224の8-19項参照). この点において, HLA-DR4はシトルリン化ペプチドをT細胞に提示する能力が特に高いと思われる. タンパク質はシトルリン化されると分解されやすくなるが, これもまた自己免疫応答の促進に拍車をかける.

喫煙は関節リウマチと相関する主な環境要因である(図 16.29). しかし, この相関はシトルリン化自己タンパク質に対する抗体をもった患者にのみ認められる. すなわち, 喫煙, HLA-DR4, シトルリン化自己タンパク質に対する免疫応答は, 疾患原因の同一機構として協働している. 喫煙によって気道に組織損傷が起こるとPADの発現が誘導され, これによりシトルリン化自己タンパク質に対する自己免疫応答が誘導される, という仮説が考えられる. この免疫応答がすぐに関節を攻撃することはないが, これは関節炎発症の数年前からシトルリン化自己タンパク質に対する抗体が検出されるという観察と一致する. その後, 外傷や感染などにより関節内で炎症が引き起こされると, PADが活性化されて関節が攻撃されることになる. このとき, シトルリン化自己タンパク質に特異的なエフェクター細胞や記憶細胞は炎症関節に侵入し, それらの抗原に反応する. エフェクターT細胞の作用と免疫複合体の沈着の両方によって炎症が増強され, 関節リウマチが発症するようになる.

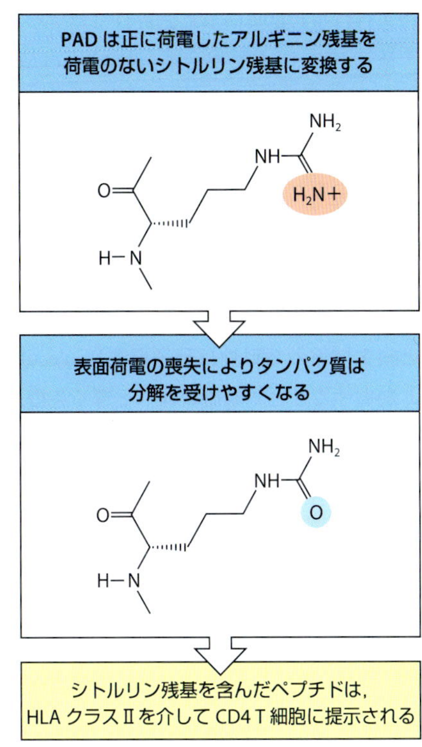

図 16.28 ペプチジルアルギニンデイミナーゼ(PAD)は, 組織タンパク質のアルギニン残基をシトルリン残基に変換する酵素である 外傷や感染でストレスを受けた組織では, PADの活性化が誘導される. PADはアルギニン残基をシトルリン残基に変換することでタンパク質を不安定化させ, 分解されやすくする. PADはまた, 新たなB細胞およびT細胞エピトープを組織タンパク質に作り出すことで自己免疫応答を誘導する.

16-12 自己免疫疾患は感染に対する免疫応答の副作用として現れることもある

前項では, 習慣性の喫煙により組織損傷が起こり, 自己免疫応答が引き起こされる仕組みをみてきた. これと同様に, 病原体が体内に侵入し免疫応答を引き起こす際には常に炎症と組織損傷を引き起こすため, 病原体も環境要因の1つである. ほとんどの自己免疫疾患では, 感染性病原体に対する防御免疫応答が生じる際に自己免疫応答が開始されることが臨床知見から示唆される. ある病気ではこれは確定的であるが, 他の病気では相関がみられるだけであったり, 単に状況証拠あるいは推測の域にすぎないものもある.

自己免疫の誘導に感染が必要であることを示す実験的証拠は, 実験動物に組織や組織抽出物, あるいは精製された自己抗原を注射して自己免疫疾患を誘導する際の免疫学者の経験から得られている. これらの成分を注射するだけでは自己免疫応答は誘導できない. しかし, 注射部位に炎症を惹起する微生物産物と自己成分とを混合すると, 自己免疫が確実に誘導される. 自己免疫疾患自然発症モデルでは, 実験動物に特別な処置を施すことなく病気が発症するが, その発症率や重症度は動物が飼育された環境や曝露された微生物によって異なる. これはヒトでも同じであると考えられており, ヒト集団における自己免疫疾患の発症頻度は，経済や産業の発達および生活習慣によって変化する．

感染に対する特異的反応の副産物として現れる自己免疫疾患の単純かつ明確な例は，**リウマチ熱**(rheumatic fever)である．この病気では，化膿レンサ球菌 *Streptococcus pyogenes* の特定の株が咽頭に感染した 2 ～ 3 週間後に，心臓，関節，腎臓に炎症が生じる．細菌を排除するため，化膿レンサ球菌細胞壁成分に特異的な抗体が産生されるが，これらの抗体のうち一部はヒトの心臓，関節，腎臓の組織に存在するエピトープと偶然反応してしまう．心臓に結合するとそれらは補体を活性化し，急性で広範に広がる炎症を惹起する．これがリウマチ熱であり，時に心不全の原因となる(図 16.30)．このような病原体と宿主抗原の類似性は**分子擬態**(molecular mimicry)と呼ばれる．これは，感染をうまく制御することで健康状態へと導く免疫応答が，逆に生命に危険を及ぼすような自己免疫を引き起こす例である．リウマチ熱は一過性であるが，これは T 細胞の補助がないと自己抗原が抗体産生を刺激し続けることができず，細菌に対する免疫応答を補助する CD4 T 細胞は自己抗原では活性化されないためである．レンサ球菌感染が抗菌剤で治療されるようになって，リウマチ熱の頻度は大きく低下した．

リウマチ熱が一過性であることは，多くの自己免疫疾患の特徴である慢性的な自己免疫応答における T 細胞の必要性を示している．T 細胞の活性化には炎症の存在が必要であるが，この活性化は感染により引き起こされる．リウマチ熱ほど確立されてはいないが，細菌感染は HLA-B*27 と関連する関節炎であるライター症候群や反応性関節炎に関与すると考えられている(図 16.31)．ある集団の人々が偶然にも食中毒を引き起こす同一の細菌に感染したとき，その集団内でのその後の自己免疫疾患の発症率は，HLA-B*27 陽性の感染群のほうが HLA-B*27 陽性の非感染群よりも全体的に高い．膵臓 β 細胞に感染するコクサッキーウイルス B 群は，1 型糖尿病の発症に関与すると考えられている．カンジダ症は APECED の発症因子の 1 つと考えられている(図 16.6 参照)．

16-13 非感染性の環境要因が自己免疫疾患の発症に影響する

遺伝的に感受性をもっていても，最大で約 20％の頻度でしか病気を発症しないという事実は，実際の発症には環境要因が重要であることを意味する．喫煙の習慣は気道粘膜を損傷し，多くの病気を増悪させる非遺伝要因の 1 つである．グッドパスチャー症候群(16-1 項参照)の患者はすべて糸球体腎炎を発症するが，習慣喫煙者のみが肺胞出血も発症する．非喫煙者では肺胞基底膜に抗体が接触できず，抗体沈着や組織損傷はみられない．喫煙者の肺胞はタバコの煙に持続的に曝露されることにより慢性的に傷害されている．このため，血中の抗体は基底膜への接触が可能となり，そこで沈着した免疫複合体が補体を活性化すると，血管が破裂して出血が起こる．

物理的外傷は，通常は免疫細胞との接触がなく，免疫細胞に曝露されていない自己抗原が存在する眼の前眼房などのような組織を，免疫細胞に曝露させてしまうことになる．例えば，顔面の打撲によって眼球破裂が生じると，眼に特有のタンパク質は前眼房から局所リンパ節に運ばれ，そこで自己免疫応答を引き起こす．この反応は，ときに傷害された眼球の全盲の原因となる．不幸なことに，損傷を受けていない方の眼も，自己免疫のエフェクター細胞や抗体が接触可能になることで，治療されなければ全盲になることがあり，このような場合は**交感性眼炎**(sympathetic ophthalmia)と呼ばれる(図 16.32)．片眼の損傷で両眼が攻撃されるということは，眼の免疫学的特権は，免疫細胞や関連分子の侵入を遮断する強固な障壁ではなく，免疫応答の誘導を阻害する機構により担われ

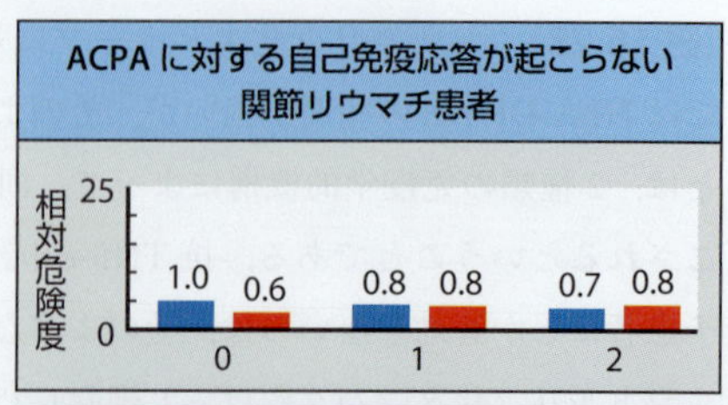

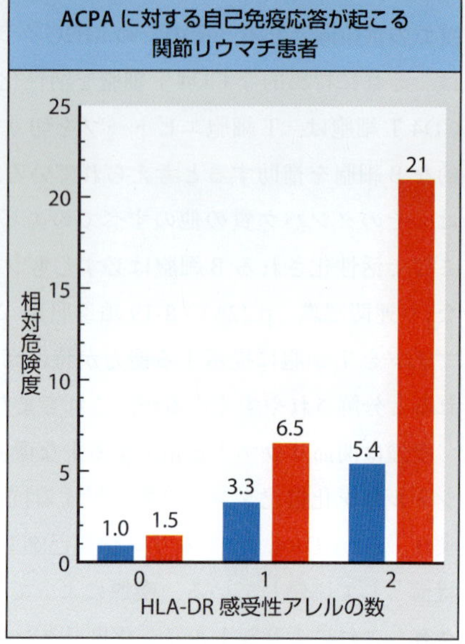

図 16.29 関節リウマチ患者は 2 種類の患者群からなる

上図：シトルリン化タンパク質抗原(ACPA)に対する自己免疫応答を欠く場合，*HLA-DRB1**04* 感受性アレルや喫煙と，関節リウマチ発症の相対危険度との相関はみられない．喫煙者は赤色の棒で，非喫煙者は青色の棒で示す．棒の上に示す数字は各群における病気の相対危険度である．下図：ACPA に対する自己免疫応答を示す場合，関節リウマチ発症の相対危険度は *HLA-DRB1**04* 感受性アレルと喫煙で増加する．最も危険度が高いのは，*HLA-DRB1**04* 感受性アレル(図 16.27 参照)のうち，いずれか 2 つを保有する喫煙者である．図はスウェーデンの関節リウマチ患者群の解析データに基づく．(データは Lars Klareskog の厚意による)

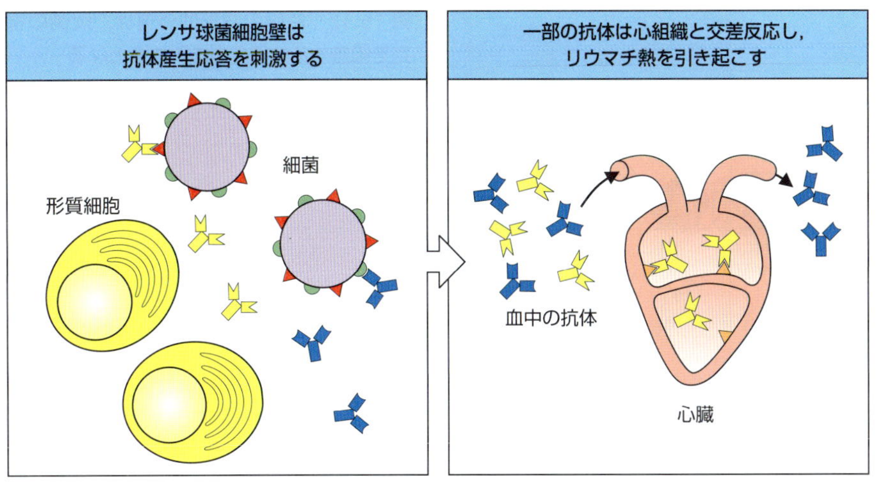

図 16.30 レンサ球菌細胞壁抗原に対する抗体は心臓の組織抗原と交差反応する
細菌に対する免疫応答により，細菌細胞表面の多くのエピトープに対する抗体が産生される．そのうちの一部は心臓（黄色）と交差反応するが，他のものは反応しない（青色）．心臓のエピトープ（橙色）は細菌のエピトープ（赤色）と構造的に類似するが，同一ではない．

ていることを示している．非破壊側の眼を保存するためには，さらなる抗原のリンパ節への流出を防ぐために，破壊された眼球を摘出し，またすでに引き起こされた免疫応答を阻害するために免疫抑制剤を投与する必要がある．

16-14 1型糖尿病は膵臓のインスリン産生細胞の選択的破壊により引き起こされる

インスリンは食後の血糖値上昇に反応して膵臓から分泌される．インスリンは細胞表面受容体に結合し，グルコースの取り込みと，それを用いた糖質と脂肪の合成を促進する．**1型糖尿病**（type 1 diabetes）はインスリン依存性糖尿病（insulin-dependent diabetes mellitus：IDDM）あるいは若年発症糖尿病とも呼ばれ，膵臓のインスリン産生細胞の自己免疫による選択的破壊が原因である．インスリンは細胞代謝の主な調節因子であるため，小児の正常な成長と発達に重要である．この症状は，通常小児期あるいは思春期に出現し，治療しないと急速に進行して昏睡，さらに死に至る．基本的にヨーロッパに起源をもつ人種が1型糖尿病を罹患することが多く，その頻度は300人に1人である．このような分布と小児疾患としての重症性のため，1型糖尿病は西ヨーロッパ，北アメリカ，オー

感染と自己免疫の関連

感染	HLA の相関	結果
A 群レンサ球菌	不明	リウマチ熱 （心炎，多発性関節炎）
トラコーマクラミジア	HLA-B27	ライター症候群（関節炎）
赤痢菌 ネズミチフス菌 腸炎菌 腸炎エルシニア *Campylobacter jejuni*	HLA-B27	反応性関節炎
ライム病ボレリア	HLA-DR2，DR4	ライム病の慢性関節炎
コクサッキーウイルス A 群 コクサッキーウイルス B 群 エコーウイルス 風疹ウイルス	HLA-DQ2, HLA-DQ8, DR4	1 型糖尿病

図 16.31 自己免疫の開始に関わる感染
関節炎の一種であるライム病はボレリア菌によって引き起こされるが，これは本章の冒頭のページにあるようなダニ咬傷によって，げっ歯類からヒトへと伝播される．

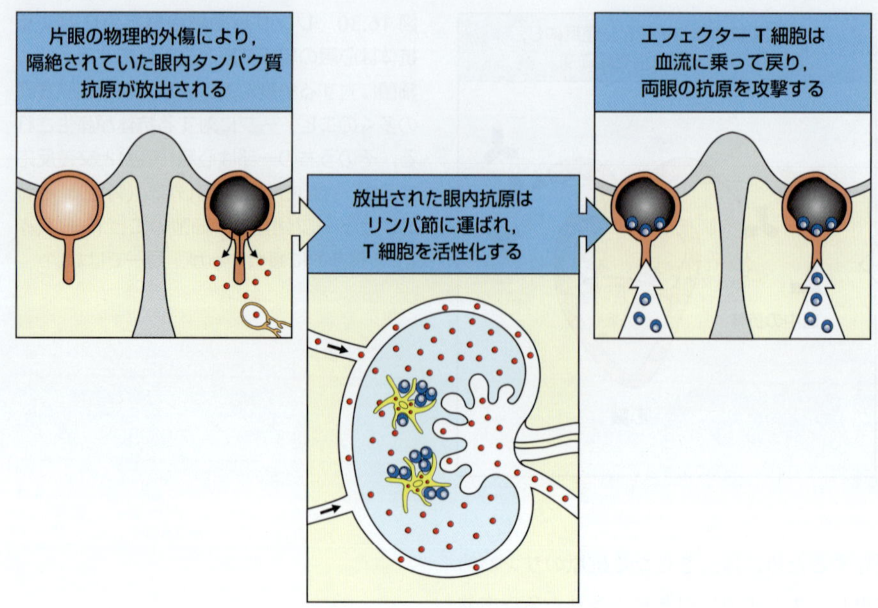

図 16.32　片眼の物理的外傷は，両側の視力を障害する自己免疫の引き金となる

ストラリア諸国では主要な研究対象となっている．したがって，初めてアミノ酸配列が完全に決定されたタンパク質がインスリンであるのも偶然ではない．

ランゲルハンス島(islet of Langerhans)は膵臓の外分泌組織の間に散在する，インスリン，グルカゴン，ソマトスタチンなどのホルモンを産生する内分泌細胞の小塊である．膵臓には約 50 万個のランゲルハンス島が存在し，そのそれぞれは数百個の細胞からなる．ランゲルハンス島細胞はそれぞれ 1 種類のホルモンを産生し，α 細胞はグルカゴン，β 細胞はインスリン，δ 細胞はソマトスタチンを産生する．1 型糖尿病の患者ではインスリン，グルタミン酸デカルボキシラーゼ，その他の膵臓 β 細胞に特異的なタンパク質に対して抗体産生や T 細胞応答が起こるが，そのうちどの反応が病気の原因であるかは明らかでない．抗原に特異的な CD8 T 細胞が β 細胞の破壊に関与すると考えられており，これによって徐々にインスリン産生細胞の数が減少する．個々のランゲルハンス島に続々とリンパ球が浸潤する過程は**膵島炎**(insulitis)と呼ばれる．β 細胞はランゲルハンス島細胞の約 3 分の 2 を占めるため，それらが死滅するとランゲルハンス島の構造が失われる．健常者には約 10^8 個の β 細胞が存在し，生体の要求をはるかに上回るインスリン産生能がある．この過剰な産生能と β 細胞破壊の遅い進行速度のため，自己免疫応答の開始から症状の出現までには数年を要する．β 細胞が減少し，グルコースの血中濃度を調節するのに必要な量のインスリンを供給できなくなると症状が出現する(図 16.33)．1 型糖尿病患者は通常，合成ヒトインスリンの連日注射で治療される．

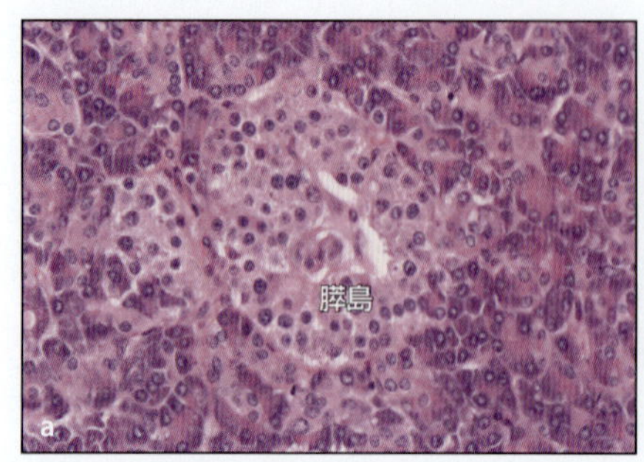

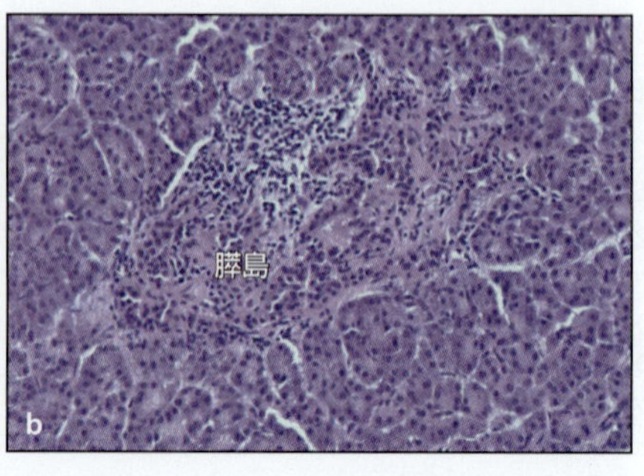

図 16.33　健常者と 1 型糖尿病患者の膵臓組織像の比較
(a)健常者の膵臓組織の拡大像で，1 つの膵島(ランゲルハンス島)を示している．膵島は，写真中央の薄く染まっている独立した領域である．(b)急性発症期の 1 型糖尿病患者の膵島を示す．膵島には周辺部から中心部に向けてのリンパ球浸潤がみられ，膵島炎を起こしている．濃染された核をもった細胞塊がリンパ球である．いずれの組織切片もヘマトキシリン-エオシン染色が行われた．倍率 250 倍．(写真は G. Klöppel の厚意による)

16-15 HLAクラスⅡアロタイプのそれぞれの組み合わせは，1型糖尿病に対する疾患感受性や疾患抵抗性が異なる

HLA-DQとHLA-DRの多型は，1型糖尿病の感受性や抵抗性と関連する．DQアロタイプの効果はDRアロタイプよりも強く，またDRアロタイプによる修飾を受ける．1型糖尿病と関連するHLA-DQアロタイプはいくつかあるが，HLA-DRではDR4アロタイプに限定される．第5章では，HLA-DQのα鎖とβ鎖はいずれも多型に富んでおり，隣り合った遺伝子にコードされていることを学んだ．ヘテロ接合の個人では，HLA-DQ分子は，同じHLAハプロタイプのα鎖とβ鎖，および異なるHLAハプロタイプのα鎖とβ鎖の両方によって形成される．しかし，同じハプロタイプ由来のα鎖とβ鎖の組み合わせを作る傾向があり，すべてではないにしろ，これがほとんどのHLA-DQ分子を構成する．このような傾向のため，例えばHLA-DQ2と名づけられたHLA-DQアロタイプは，同じハプロタイプのα鎖とβ鎖によって形成されたタンパク質のことを指す．

HLA-DQ2もしくはHLA-DQ8のアロタイプをコードする，白色人種に多いHLAハプロタイプは1型糖尿病に感受性である．DQ2とDQ8をともに有するヘテロ接合体は，いずれか一方のハプロタイプのみを有する場合と比べてはるかに感受性が高い．この感受性の増加はヘテロ接合体でのみ形成されるHLA-DQヘテロ二量体(DQ8α鎖のDQA1*03とDQ2β鎖のDQB1*02:01からなる)に起因する(図16.34)．北ヨーロッパ人種ではこのα鎖とβ鎖の組み合わせは決して同一のハプロタイプにコードされることはないため，ヘテロ接合体のみが生じる．これに対して，アフリカ人種のHLAハプロタイプのいくつかは，同じハプロタイプ上の*DQB1*02:01*アレルとペアを作る*DQA1*03*アレルをもっており，これらのハプロタイプは，白色人種のDQ2とDQ8のハプロタイプの組み合わせの場合と同様の1型糖尿病感受性をもたらす．DQ4やDQ9アロタイプも1型糖尿病に感受性だが，その影響はDQ2やDQ8に比べて弱い．

HLA-DQA1*03とHLA-DQB1*02:01のヘテロ二量体による疾患感受性はHLA-DR4アロタイプの存在に強く影響されるが，それはHLA-DQ8と連鎖不平衡の関係にある．HLA-DRはβ鎖のみが多型をもつため，HLA-DQに比べて病気との関連が単純である．関節リウマチの例でみられたように，DR4はいくつかのサブタイプからなり，それらは互いにβ鎖の数アミノ酸が異なっている(16-11参照)．図16.35に示すように，DR4サブタイプが1型糖尿病に感受性か抵抗性かは，1つのアミノ酸の置換によって左右されうる．白色人種ではDQ8(*DQB1*03:02*, *DQA1*03*)は強い疾患感受性因子となって現れるが，これは，疾患感受性のDR4サブタイプと連鎖不平衡の関係にあるためである．一方，中国人ではDQ8は疾患感受性とあまり相関しないが，これは疾患抵抗性のDR4サブタイプと連鎖不平衡の関係にあるためである．

HLA-DQ6アロタイプは1型糖尿病に強い抵抗性を示す．DQ6と疾患感受性をもつDQのヘテロ接合体では，DQ6による抵抗性が優位である．そのためDQ6を有する人はめったに1型糖尿病に罹患しない．このような優位性は他の自己免疫疾患ではまだ見つかっていない．これは1型糖尿病に特有のものかもしれないが，単に免疫遺伝について1型糖尿病が最も幅広く，また最も深く研究されてきたことによるかもしれない．DQ7も弱い疾患抵抗性と相関するが，そのヘテロ接合体は疾患感受性アロタイプよりも優位にはならない．

ヒトの遺伝子型の多様性は，HLA-DQおよびHLA-DR遺伝子座の母親および父親由来のハプロタイプの組み合わせにより生み出され，これが1型糖尿病に対する遺伝的抵

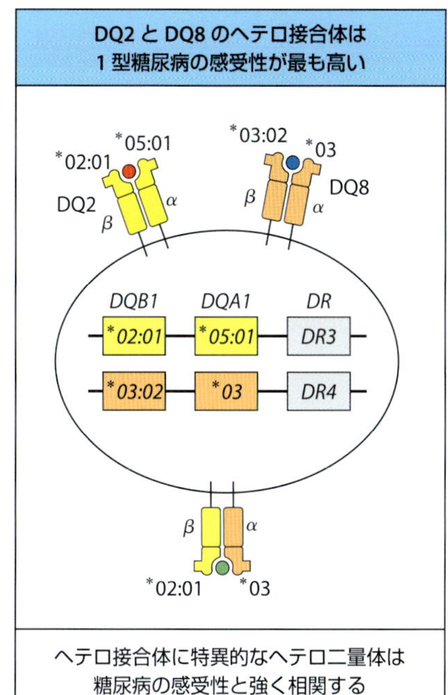

図16.34 いくつかのHLAヘテロ接合体はホモ接合体よりも糖尿病感受性が高い
ここに例示する人は，それぞれ独立して1型糖尿病の感受性と関連する2つのHLAハプロタイプを保有している．*DR3*ハプロタイプはDQα*05:01鎖とDQβ*02:01鎖をコードする*DQ*遺伝子をもっており，*DR4*ハプロタイプはDQα*03鎖とDQβ*03:02鎖をコードする*DQ*遺伝子をもっている．ここで作られる2つのα鎖とβ鎖は異なる組み合わせで会合することにより，4種類のDQアイソフォームを形成しうる．このうち，図に示す3種類が糖尿病の感受性と相関する．感受性と最も強く相関するDQヘテロ接合体は，*DR4*ハプロタイプのDQα*03鎖と*DR3*ハプロタイプのDQβ*02:01鎖との組み合わせである．このヘテロ二量体は*DR3*–*DR4*ヘテロ接合体の場合にのみ形成されるが，ホモ接合体の場合では病気との相関が弱い2種類のヘテロ二量体が形成される．すなわち，*DR3*ハプロタイプのホモ接合体の場合はDQα*05:01とDQβ*02:01のヘテロ二量体(DQ2分子)，*DR4*ハプロタイプのホモ接合体の場合はDQα*03とDQβ*03:02のヘテロ二量体(DQ8分子)である．その結果，ヘテロ接合体はホモ接合体よりも糖尿病への感受性が高くなる．一般的法則としては，ヘテロ接合体はホモ接合体よりも健康であることが多いが，この場合は逆である．

1 型糖尿病の危険度	HLA 遺伝子座			DR β 鎖のアミノ酸部位			
	DQB1	DQA1	DRB1	67	71	74	86
抵抗性	*03:02 *02:01	*03 *05:01	*04:03 *03	L	R	E	V
中程度の感受性	*03:02 *02:01	*03 *05:01	*04:04 *03	L	R	A	V
高感受性	*03:02 *02:01	*03 *05:01	*04:05 *03	L	R	A	G
高感受性	*03:02 *02:01	*03 *05:01	*04:01 *03	L	K	A	G

図 16.35 HLA-DR4 サブタイプは，DQα*03-DQβ*02:01 ヘテロ二量体によって生じる 1 型糖尿病の感受性を変化させる
最左列には，その右の列に記載してあるハプロタイプの組み合わせをもった場合の 1 型糖尿病の危険度を示している．この 4 種類はすべて *DR3* ハプロタイプと *DR4* ハプロタイプのヘテロ接合体であり，DQα*03 と DQβ*02:01 のヘテロ二量体を形成する．それぞれのヘテロ接合体で *DRB1*04* アレルが異なり，これを異なる色で示す．4 種類の異なる DRβ*04 鎖におけるアミノ酸の違いを最右列に示す．共通するアミノ酸残基は灰色で，異なるアミノ酸残基は黒色で示す．関連する HLA-DR4 サブタイプは，DQα*03-DQβ*02:01 ヘテロ二量体によってもたらされる 1 型糖尿病の危険度を質的および量的に変化させる．

抗性と遺伝的感受性の違いをもたらしている．

16-16 セリアック病は食物に対する過敏反応で，自己免疫疾患との共通点が多い

セリアック病（celiac disease）は消化管粘膜の炎症性疾患であり，遺伝要因と環境要因の相互関係が詳細に解明されている．“セリアック（celiac）”という言葉は腹腔との関係を意味し，“空腹”を意味するギリシャ語に由来する．この病気は白色人種の最大で 20％が罹患し，西洋食の主な食材である小麦のグルテンタンパク質や，大麦やライ麦の類似タンパク質に対する免疫応答がその原因である．腸管関連リンパ組織でグルテン由来のペプチドに反応した CD4 T 細胞が組織マクロファージを活性化し，それが小腸に炎症と組織損傷をもたらすサイトカインを産生する．グルテンを摂取し続けると，炎症は慢性化し，結果的に小腸絨毛の萎縮，栄養吸収障害，下痢をきたす（図 16.36）．この病気の患児は生存が困難である．成人では貧血やうつ病となり，また消化器がんなどの他の病気に罹患しやすくなる．診断されれば，グルテンを含まない厳密な食事制限により病気を抑制することができ，腸管粘膜の形態と機能は完全に修復される．しかし，グルテン含有食を摂取すると必ず再発する．セリアック病の発症を決定づける主な環境要因が食物中のグルテンであることはきわめて明確である．このためグルテン過敏性腸炎とも呼ばれる．セリアック病の原因となる免疫応答の性質は，本章で扱った病気における自己免疫応答と共通するところが多い（図 16.37）．主な違いはセリアック病ではその発症の引き金を引く環境要因がグルテンであるとわかっているが，他の自己免疫疾患では不明なことである．このようにその原因が不明な病気の解明において，セリアック病から得られる情報は，先例とはならないまでも重要な指針となる．

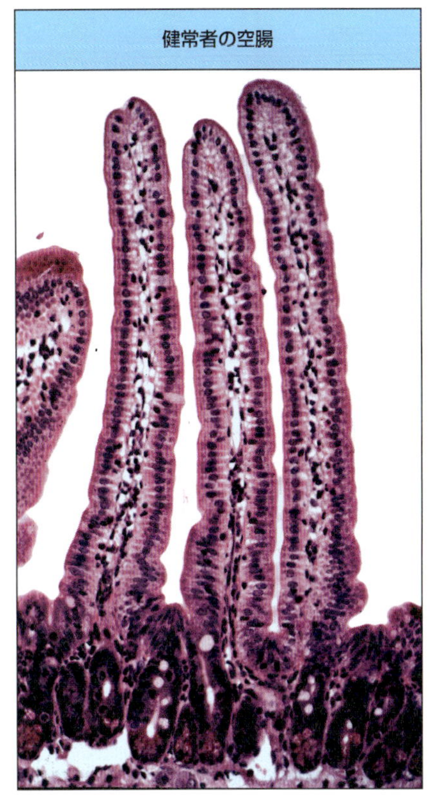

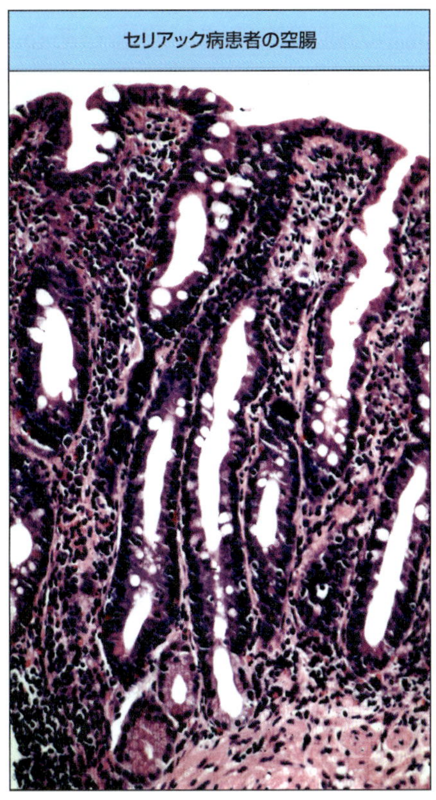

図 16.36　健常者とセリアック病患者の腸管粘膜の比較

左図：正常な小腸の表面は指のような絨毛構造をなしており，このため栄養吸収のための広大な表面をもつ．右図：セリアック病では炎症と免疫応答により絨毛が傷害される．新たな上皮を産生する深部の陰窩での細胞分裂は遷延化・増加する．粘膜上皮ではリンパ球数が増加し，粘膜下層においては，エフェクター CD4 T 細胞，形質細胞，マクロファージが増加する．絨毛の傷害は食物の有効利用を妨げ，生命を脅かすような栄養障害と下痢も引き起こす．（右の写真は Allan Mowat の厚意による）

図 16.37　セリアック病と自己免疫疾患の原因となる免疫機構は共通した性質をもつ

	免疫機構								
病気の種類	MHC クラスⅡ分子	自己抗体	T_H1 型免疫応答	転写後修飾	Ⅰ型 IFN	IL-15	IL-21	NK 細胞受容体	保存された MHC クラスⅠ分子
セリアック病	あり	あり	あり	あり	あり	あり	あり	あり	あり
関節リウマチ	あり	あり	あり	あり	あり	あり	あり	あり	あり
1 型糖尿病	あり	あり	あり	あり	あり	あり	あり	不明	不明
多発性硬化症	あり	あり	あり	あり	ない	あり	不明	不明	不明
自己免疫性甲状腺炎	あり	あり	あり	不明	あり	あり	不明	不明	不明
全身性エリテマトーデス	あり	あり	あり	不明	あり	不明	あり	不明	不明
原発性胆汁性肝硬変	あり	あり	あり	不明	ない	ない	ない	不明	ない
乾癬および乾癬性関節炎	ない	不明	不明	不明	不明	あり	あり	あり	不明
炎症性腸疾患	あり	あり	あり	不明	ない	あり	あり	あり	あり

あり：関与を示す事実あり　不明：関与を示す事実は不明　ない：関与を示す事実はない

16-17　セリアック病は腸管上皮細胞の選択的破壊が原因である

セリアック病の遺伝的素因は強く，一卵性双生児の一致率は75%である．遺伝的素因の50%はHLA-DQが担い，14%は39種の非MHC遺伝子が担っている．これらの遺伝子の多くは，他の自己免疫疾患とも関連する．多くのセリアック病患者(約80%)がDQ2アロタイプを有しており，残りの多くはDQ8を有する．これらは1型糖尿病の感受性アロタイプと同一のDQアロタイプである(16-15項参照)．セリアック病患者の約90%は，DQB1*02 β鎖とDQA1*05 α鎖で構成されるDQ2分子をもっており，残りの多くはDQB1*03とDQA1*03で構成される一般的なDQ8分子をもっている．セリアック病の相対危険度は，HLA遺伝子型ごとにはっきりと異なる(図16.38)．

セリアック病では自己免疫応答は腸管上皮細胞に特異的である．これらの細胞は攻撃されて破壊されるが，基底膜は残存し潰瘍組織は認めない．粘膜下層に浸潤するのは$CD4\ T_H1$細胞で，これらはDQ2あるいはDQ8アロタイプによって提示されるグルテン由来のペプチドに反応し，炎症反応を司るサイトカインを分泌する．グルテン由来のペプチドを提示する細胞や，抗トランスグルタミナーゼIgA抗体を分泌する形質細胞もみられ，上皮にはおびただしい数の細胞傷害性CD8 T細胞が浸潤している．このような細胞群は，健常者の腸組織やグルテンを含まない食事により症状が消失した患者では検出されない．

グルテンはパン生地に弾力性と粘稠性を与えるが，これはグルテニンとグリアジンというグルタミンとプロリンに富んだ2種類のタンパク質に由来する．セリアック病では，HLA-DQによって提示されるグルテニン・グリアジン由来ペプチドを認識するT細胞が存在する．これらのペプチドは，腸管内での化学的修飾によりその特異的なエピトープを獲得する．ヒトの酵素である組織トランスグルタミナーゼによって，小麦タンパク質の特定のグルタミン残基はグルタミン酸に変換される．この変化でペプチドに陰性電荷が付加されることによって，DQ2とDQ8アロタイプの陽性に荷電したポケットに結合できるようになる．セリアック病における修飾されたグルテン由来ペプチドは，関節リウマチにおけるシトルリン化ペプチドに相当する(16-11項参照)．高度にプロリンに富んだ33アミノ酸のグリアジン断片を認識するT細胞は，一部の患者では重要な疾患促進因子となる．この断片は細胞内分解酵素と細胞内プロテアーゼのいずれによるタンパク質分解にも耐性で，組織トランスグルタミナーゼと強固に結合する．トランスグルタミナーゼが特定のグルタミン残基をグルタミン酸に変換した後に，この33残基のアミノ酸断片はHLA-DQに結合し，炎症性のエフェクターT細胞を活性化する(図16.39)．この断片は異なった様式でHLA-DQに結合することで，異なるT細胞クローンに異なるエピトープを提示し，これが病気の原因となる免疫応答の誘導に相乗的な効果をもたらす．いったん炎症反応が惹起されると，それがさらなるトランスグルタミナーゼの産生と，病気を引き起こすT細胞に認識されるペプチド抗原の産生を促進することで，炎症がさらに重症化する．

セリアック病患者のすべてで組織トランスグルタミナーゼに特異的なIgG抗体やIgA抗体が産生される．これらの抗体の存在は病気の診断に有用であり，小腸生検で確定される．HLA-DQのタイピングも診断に有用である．これはDQ2やDQ8を欠損した人は他の腸疾患には罹患しても，セリアック病にはならないからである．ほとんどのセリアック病患者はまた抗グリアジン抗体も産生する．この抗体を産生するB細胞は，その細胞表面免疫グロブリンでトランスグルタミナーゼとグリアジン断片の複合体に結合

DQ2		DQ8		セリアック病の相対危険度
DQB1*02	DQA1*05	DQB1*03	DQA1*03	
+	+	+	+	高い
＋＋	+			高い
		+	+	中間
+	+			中間
＋＋				中間
+				低い
	+			きわめて低い
				きわめて低い

図16.38　遺伝子型とセリアック病発症の危険度の関係
ここでは2つのHLA-DQα鎖と2つのHLA-DQβ鎖の組み合わせによって，セリアック病の相対危険度が異なる種々の遺伝子型が生じる過程を示す．

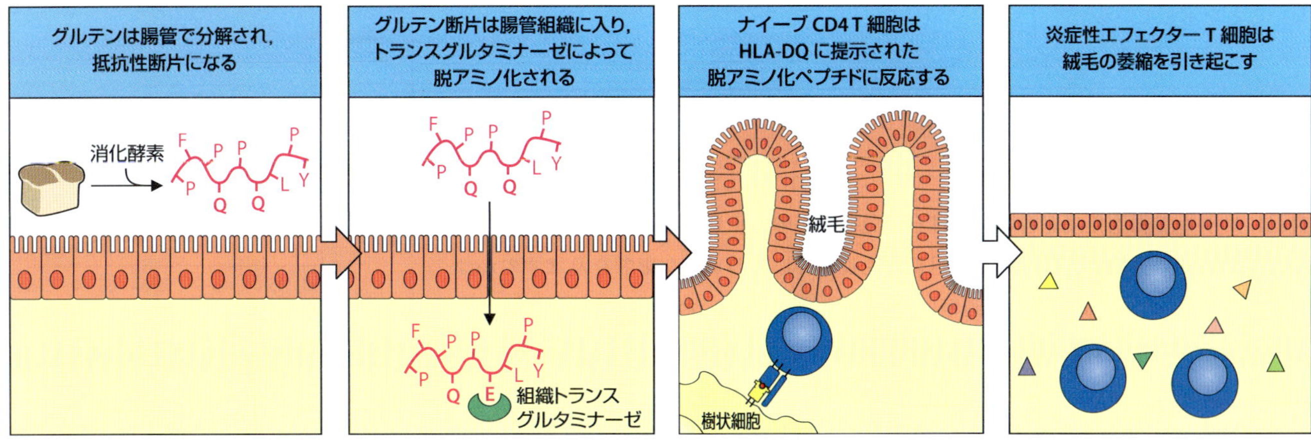

図 16.39 セリアック病の発症機構
セリアック病では小腸の炎症が CD4 T 細胞応答によって引き起こされる．これらの T 細胞は，組織トランスグルタミナーゼによって脱アミノ化され，HLA-DQ8 あるいは HLA-DQ2 分子に提示されたグルテン由来ペプチドに特異的である．ここではペプチドエピトープの一部分のみを示す．

して取り込み，HLA-DQ 分子上に修飾グリアジン断片を T 細胞に提示するものであると考えられている．

腸管におけるグルテン特異的 T 細胞はセリアック病患者でのみ認められ，健常者では検出されないが，末梢血の培養後では患者にも健常者にもグルテンに反応する T 細胞が存在する．腸管に存在する疾患関連 T 細胞とは異なり，末梢血のグルテン特異的 T 細胞は多くの種類のグルテニンペプチドやグリアジンペプチドを認識する．これらのペプチドはまた多くの種類の HLA クラスⅡアイソフォームによって提示され，トランスグルタミナーゼによる修飾を必要としない．このような違いは，実際の病変組織で病気の原因メカニズムを研究することの重要性を強調している．

セリアック病は米などの食物を主食とする非白色人種では少なく，実質的に白色人種特有の病気である．しかし，パンはほとんどすべての白色人種の主食であり，約 30% が DQ2 アロタイプを有しているにもかかわらず，その罹患率は 0.5 ～ 1% である．したがって，グルテン以外の因子も病気に関与すると考えられる．セリアック病の一卵性双生児での一致率は約 75% であるが，逆に 25% の不一致があることは，グルテンが炎症性 T 細胞応答を引き起こすのにその他の環境要因が寄与していることを示している．

ロタウイルスへの反復感染が幼少期におけるセリアック病の発症と関連することが示されており，また肝炎に対する IFN-γ 療法によりセリアック病の発症が増加することも明らかになっている．このような状況では，感染によって出現した抗体あるいは記憶 T 細胞が，グルテンエピトープと交差反応し，病気の原因となる免疫応答を惹起していると考えられる．1985 ～ 1996 年にかけてスウェーデンの小児にセリアック病が流行し，その頻度は 4 倍上昇した．これは幼児食の変化によるためと考えられており，母乳から得ていた母体由来の IgA による保護がなくなった後に，グルテンを含む食事が開始されたことによるとされる．このことから，母体由来の IgA の存在下で早期に食事中のグルテンに曝露された幼児はグルテンに寛容になるが，母体由来の IgA の非存在下で曝露された幼児は，グルテンに対してあたかも感染病原体に対するような反応をするようになると推測される．

ヒトは約 18 万年存在してきたが，その期間の大半ではグルテンはヒトの重要な食料ではなかった．約 16,000 年前に農耕が始まって初めて，穀物が大量に入手できパンとして焼かれるようになった．したがって，ヒトの粘膜免疫系にとってグルテンは順応できない完全な異物タンパク質として認識されていた．16,000 年後のセリアック病の存在，流行，そのさらなる増加は，ヒトの免疫系はいまだ完全にはグルテンに適応していないことを示している.

16-18 胸腺やT細胞集団の老化は自己免疫に関与する

自己に対するT細胞免疫寛容の維持は自己免疫疾患の防止に重要である. しかし, すべてのT細胞の供給源である胸腺の退縮が免疫寛容にどのような影響を及ぼすのかはよくわかっていない. ヒト胸腺の退縮は生後すぐに始まるといわれている. 臓器の大きさ自体は一定だが, 新たなナイーブT細胞を産生する部分は減少する. 最初は成熟T細胞を含む組織に, その後は脂肪組織に置換される. 50歳までには新しいT細胞を産生する能力は20%まで低下し, 70歳までに実質上なくなる(p.178の図7.4参照). T細胞集団はその性質上, 動的なものであり, T細胞の生存には定期的な分裂を要する. 体全体のT細胞の1%が毎日入れ替わると推測されている. 胸腺が十分な数のナイーブT細胞を供給できなくなると, 免疫系はすでに存在するT細胞クローンの集団を増加させることで代償したり, アポトーシスへの感受性が低くなるようにその性質を変化させる. このような性質変化の例としては, CD28の欠損やキラー細胞免疫グロブリン様受容体(KIR)などのNK細胞受容体の発現が挙げられる.

関節リウマチは50歳以上で有病率が高い自己免疫疾患である. 年齢とともに関節リウマチの発症頻度と, 胸腺のT細胞産生能との逆相関がみられるようになる(図16.40). 関節リウマチ患者のT細胞受容体の多様性は, 同年代の健常者に比べ約10分の1である. 血中や罹患関節では増殖した自己反応性CD4 T細胞クローンが認められ, それらはCD28を欠損し, NK細胞受容体, 特に活性化受容体KIR2DS2を発現している. これらの細胞は補助刺激には感受性を欠くが, アネルギーには陥っておらず, KIR2DS2刺激によって大量のIFN-γを産生する. これらの炎症惹起能の強いCD4 T細胞は病気の慢性化に関係すると考えられる. 関節リウマチ患者ではこのT細胞集団の老化が進んでいるようである.

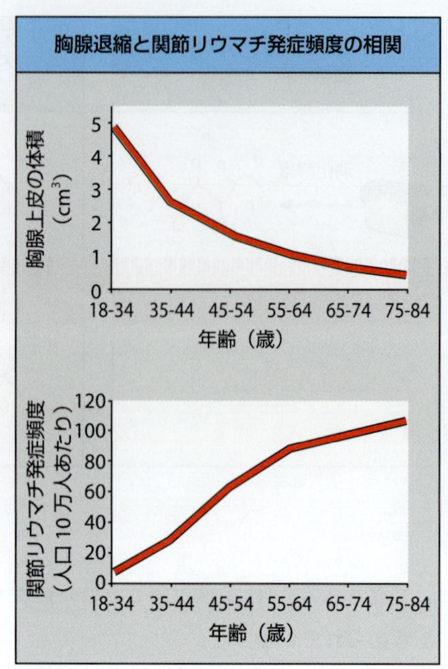

図16.40 胸腺退縮と関節リウマチの相関
年齢とともに胸腺の新たなT細胞の産生能は低下し, それと逆相関して関節リウマチの発症頻度は高まる.（データはC.M. WeyandとJ.J. Goronzyの厚意による）

16-19 自然免疫系が関わる自己炎症性疾患も存在する

ここまでは, 適応免疫系の抗体やエフェクターT細胞によって組織が破壊される病気について考察してきた. 自然免疫の知識の蓄積と遺伝的解析の進歩により, その他の種類の組織損傷性疾患についても詳細な研究がされ始めてきている. このような病気では, 抗体やエフェクターT細胞は関与せず, 自然免疫系の細胞による慢性的かつ再発性の全身性炎症発作が特徴である. これらの病気は, 自己免疫疾患と区別するために**自己炎症性疾患**(autoinflammatory disease)と呼ばれるが, 自己免疫疾患と同様に家族内集積の傾向があり, 特定の集団や地域で罹患率が高い. このような観察はその病因における遺伝要因の関与を示唆している.

遺伝子解析により, 種々の自己炎症性疾患と関連する12個の遺伝子が同定された(図16.41). その例として, 中東で多い家族性地中海熱(familial mediterranean fever：FMF)についての研究を取り上げる. 中東では人口の3分の1近くが, FMFを引き起こす*MEFV*遺伝子の常染色体劣性変異を保有している. FMFは通常小児期, 時に新生児期に発症し, 1～3日間持続する発熱発作を特徴とする. FMFの診断には, 足部, 足関節, 下腿における赤く盛り上がった類丹毒様の皮疹が有用である. 発赤は皮膚への多

病気の種類	タンパク質	遺伝形式	皮疹	関節炎	その他
家族性地中海熱	ピリン	劣性	+	+	SAA アミロイドーシス
TNF 受容体関連周期性症候群	1 型 TNF 受容体(CD120a)	優性	+	+	SAA アミロイドーシス
高 IgD 症候群	メバロン酸キナーゼ	劣性	+	+	リンパ節の病変
1 型家族性寒冷自己炎症性症候群	NLRP3(クリオピリン)	優性	+	+	眼炎
ブラウ症候群	NOD2	優性	+	+	眼炎
マジード症候群	リピン 2	劣性	+	+	骨髄炎
2 型家族性寒冷自己炎症性症候群	NLRP12	優性	+	+	小児期早期発症
IL-1 受容体アゴニスト欠損症	IL-1 受容体アゴニスト	劣性	+	+	リンパ節の病変
PAPA(化膿性関節炎，壊疽性膿皮症，ざ瘡)症候群	CD2 結合タンパク質 1	優性	+	+	小児期早期発症
若年発症全腸炎(炎症性腸疾患)	IL-10 受容体 α 鎖 IL-10 受容体 β 鎖	劣性	+	−	乳児期初期発症
JMP(関節拘縮，筋萎縮，小球性貧血，脂肪異栄養症誘因性脂肪織炎)症候群	プロテアソーム β5i サブユニット	劣性	+	+	慢性的

図 16.41　自己炎症性疾患は自然免疫や炎症に関与する遺伝子の変異や多型と関連する

量の好中球の浸潤が原因である．急性期応答に産生される大量の血清アミロイド A は，重要臓器へのアミロイド断片の沈着を招き，それが次第に蓄積することで機能障害を引き起こす．一過性の関節炎も発熱発作の経過中に生じる．発作のきっかけにはストレス，ワクチン接種，外傷などがある．

MEFV 遺伝子はピリンと呼ばれるタンパク質をコードしている．これは NLRP3(クリオピリンともいう)を含むインフラマソーム(p.56 の図 3.11 参照)とは異なるインフラマソームの構成要素の 1 つであるが，IL-1β の産生増強に対しては同様の機能を有する．*MEFV* 遺伝子には 200 個以上の変異が見つかっており，それらはタンパク質アミノ酸配列の異なった多くの場所に存在する．これらの変異はピリンの機能を変化，増強，あるいは欠如させる．このような研究は始まったばかりであるが，*MEFV* は多型に富む遺伝子であるため，ピリンの機能はヒト集団で大きく異なり，またいくつかの置換の組み合わせが自己炎症性疾患の感受性に関与することがわかってきている．

自己炎症性疾患と相関する遺伝子の中には，IL-1β 産生の増強や抑制に関わるタンパク質をコードするものがある(図 16.41 参照)．これらには NLRP3 や CD2 結合タンパク質 1 をコードする遺伝子が含まれるが，これらはいずれもインフラマソームの構成要素であり，IL-1 受容体のアンタゴニストである．IL-1β が自然免疫において中心的役割を担うこと(p.56 の 3-6 項参照)と，免疫応答の多様性がもたらす利点を考えると，自然免疫のこのような側面にヒト集団における機能的多様性がないことは驚きである．

FMF は周期性発熱の一例であるが，他の周期性発熱とは，発熱発作の持続時間，皮疹の種類，関節炎の存在の点で区別される．炎症性自己免疫疾患の精力的な研究は始まったばかりであり，この先の 10 年間で自己免疫疾患のように多種多様であることが明らかになってくるであろう．

第 16 章のまとめ

第 14 ～ 16 章では，免疫系が不適切に働くことで病気を引き起こし，生体の健康を害する 3 つの異なる状況について紹介した．これらは適応免疫系の細胞や分子が，ヒトの健康にとっては無害な抗原を標的とすることで生じる．第 14 章では，環境中や食事中の無害な植物や動物タンパク質，あるいは健康のために摂取した薬剤などの化学物質に対するアレルギー性疾患について考察した．第 15 章では，失血，臓器不全，がんによって死につつある人や末期病状の人々の治療として行われた輸血や組織移植に対する過敏反応について考察した．そして本章では，健常者の正常な構成成分に対する，T 細胞や B 細胞の活性化による慢性的な自己免疫疾患について考察した．自己免疫疾患，アレルギー性疾患，移植組織には臨床的には大きな違いがあるが，その根本をなす免疫系の機構は大きく 4 種類に分類される．そのそれぞれは，もともとはアレルギー学者によって定義された 4 種類の古典的な過敏反応に対応する．

Ⅰ型過敏反応は IgE を介したアレルギーで，移植片拒絶反応や自己免疫疾患でそれに相当するものは存在しない．慢性じんま疹，超急性移植片拒絶反応，自己免疫性溶血性貧血はⅡ型過敏反応の例であり，細胞膜や結合組織あるいは他の表面抗原に結合した IgG によって引き起こされる．血清病，慢性移植片拒絶反応，全身性エリテマトーデスはⅢ型過敏反応の例であり，可溶性の抗原抗体複合体が血管壁に沈着することで起こる．ツタウルシアレルギー，急性移植片拒絶反応，1 型糖尿病はⅣ型過敏反応の例であり，これらはエフェクター T 細胞が原因となる（図 16.42）．自己免疫疾患の臨床症状の多様性は，自己免疫応答の機能的な違いによるのではなく，攻撃される細胞や組織の種類，それらの生理機能に及ぼす影響，体全体に影響を及ぼすかどうかに起因する．裕福な先進工業国においては，自己免疫疾患やアレルギーの頻度はこの数十年で増加してきたが，同様の傾向は，以前より裕福になり，工業化も進み，西洋化された生活様式を取り入れてきた発展途上国においても認められている．

いくつかの自己免疫疾患は，ある特定の臓器や組織あるいは細胞を，非常に高い特異性で標的とする免疫応答が原因である．それに対して，すべての細胞に共通する成分に向けられた全身性の免疫応答が原因となるものも存在する．自己免疫疾患は主に適応免疫系の異常であり，自己抗原に対する B 細胞や T 細胞の中枢性免疫寛容あるいは末梢性免疫寛容の破綻である．ほとんどの人々は自己免疫疾患に罹患しないという事実は，選択的・抑制的な免疫寛容機構が厳密に制御されていることを表している．これは，制御性 CD4 T 細胞が欠損していたり，胸腺での自己反応性 T 細胞の負の選択に欠陥のある免疫不全症患者が，幅広く重症な自己免疫疾患を発症することからも確認される．T 細胞の免疫寛容は，B 細胞の免疫寛容よりも強力に働くため，T 細胞は自己免疫の門番ともいえる．すなわち，自己免疫応答に必要な最初の段階は，活性化 T 細胞の 1 つ

過敏反応	アレルギー	移植	自己免疫
Ⅰ型	ピーナッツ	－	－
Ⅱ型	慢性じんま疹	超急性拒絶反応	自己免疫性溶血性貧血
Ⅲ型	血清病	慢性拒絶反応	全身性エリテマトーデス
Ⅳ型	ツタウルシ	急性拒絶反応	1 型糖尿病

図 16.42 アレルギー，移植，自己免疫の比較

アレルギー性疾患，移植関連疾患，自己免疫疾患のいずれにおいても，Ⅱ型，Ⅲ型，Ⅳ型の過敏反応のいずれかを担うエフェクター機構が関与する．アレルギー性疾患に特有なのは，IgE を介するⅠ型過敏反応によって起こることもあるということである．

のクローンが自己抗原を認識することにある．これがどのように生じるかは不明であるが，感染に対する免疫応答に付随して，知らない間に起こってしまうと思われる．感染に伴う炎症とサイトカインに富んだ環境下では，MHC分子による自己抗原の提示が増加し，T細胞は容易に活性化される．このような状況では，通常はT細胞が検出できないほど低密度でしか提示されない自己ペプチドも，T細胞クローンを刺激できるようになる．HLAクラスⅠあるいはクラスⅡの多型と自己免疫疾患との遺伝的相関は，T細胞免疫寛容の破綻が自己免疫疾患の発症に重要な役割を果たすことを反映している．HLAクラスⅡの相関がHLAクラスⅠの相関よりもはるかに強いのは，ほとんどの自己免疫疾患が自己反応性CD4 T細胞によって引き起こされることを示唆している．

自己免疫疾患は遺伝・発達・環境要因が組み合わさって生じる複雑な多因子疾患である．自己免疫疾患の遺伝的素因の約半分はHLA型によって規定され，残りの半分は多くの免疫系遺伝子が，そのそれぞれは少しずつ寄与することで成り立っている．しかし，絶対的な意味では，HLA遺伝子でさえも疾患感受性との相関は弱い．疾患感受性のあるHLA型を保有していても，ほとんどの人は発症せず，病気を発症した人もすべてが相関するHLA型を保有しているわけではない．これは自己免疫に関係する環境要因についても同様である．環境要因はヒト組織の統合性を破壊し，適応免疫系を刺激する．これには外傷，化学物質，喫煙，ある種の食物が含まれ，それらすべては感染を伴う場合もある．自己免疫疾患を引き起こす感染を同定するのは本質的に困難である．なぜなら，第一に感染は治癒すると何も残らないことがほとんどであり，第二に自己免疫疾患の症状は自己免疫応答の引き金が引かれて数年から数十年経過した後に出現してくることが多いからである．

自己免疫疾患が発症までに長い期間を要するのは，おそらくその反応が1個あるいはごく少数のT細胞クローンに始まり，またそれらが引き起こす組織損傷に対してヒトの体が抵抗性を示すためと考えられる．これを示す事実として，多くの自己免疫疾患では，急性増悪期の間に寛解期が挟まれるということが挙げられる．B細胞の自己寛容は本質的に不完全であるため，免疫寛容を逃れた自己反応性T細胞は速やかに既存の自己反応性ナイーブB細胞を活性化し，自己抗体を産生する形質細胞へと分化させる．B細胞とT細胞による共同作業は，エピトープ拡大により反応の幅が広がる．自己免疫応答が強化され組織を破壊し始めると，慢性炎症の状態が引き起こされる．このような状況では，免疫寛容はさらに失われ，さらなる自己反応性B細胞とT細胞が誘導され，自己免疫応答はDNA，RNA，核タンパク質を含む幅広い抗原へと拡大する．

自己免疫疾患の治療における大きな問題は，自己免疫応答が拡大して多様化し，それによる破壊が進行期に入って初めて患者が医療機関を受診することである．ヒト自己免疫疾患の機構解明が進めば，組織損傷が限定された初期の患者での同定が可能となり，自己免疫応答をより詳細に特定でき，非特異的免疫抑制に頼ることなく制御することが容易になると考えられる．

自己炎症性疾患は新たな概念の病気であり，自然免疫と炎症反応の制御異常が原因である．特にIL-1産生に関わる遺伝子の変異や多型がその病態の根底にある．

本書には，各章で学んだことの理解をより深めるために演習問題が用意されている（http://www.medsi.co.jp/e-meneki3/）．アクセス方法については「概略目次」の次の頁も参照．

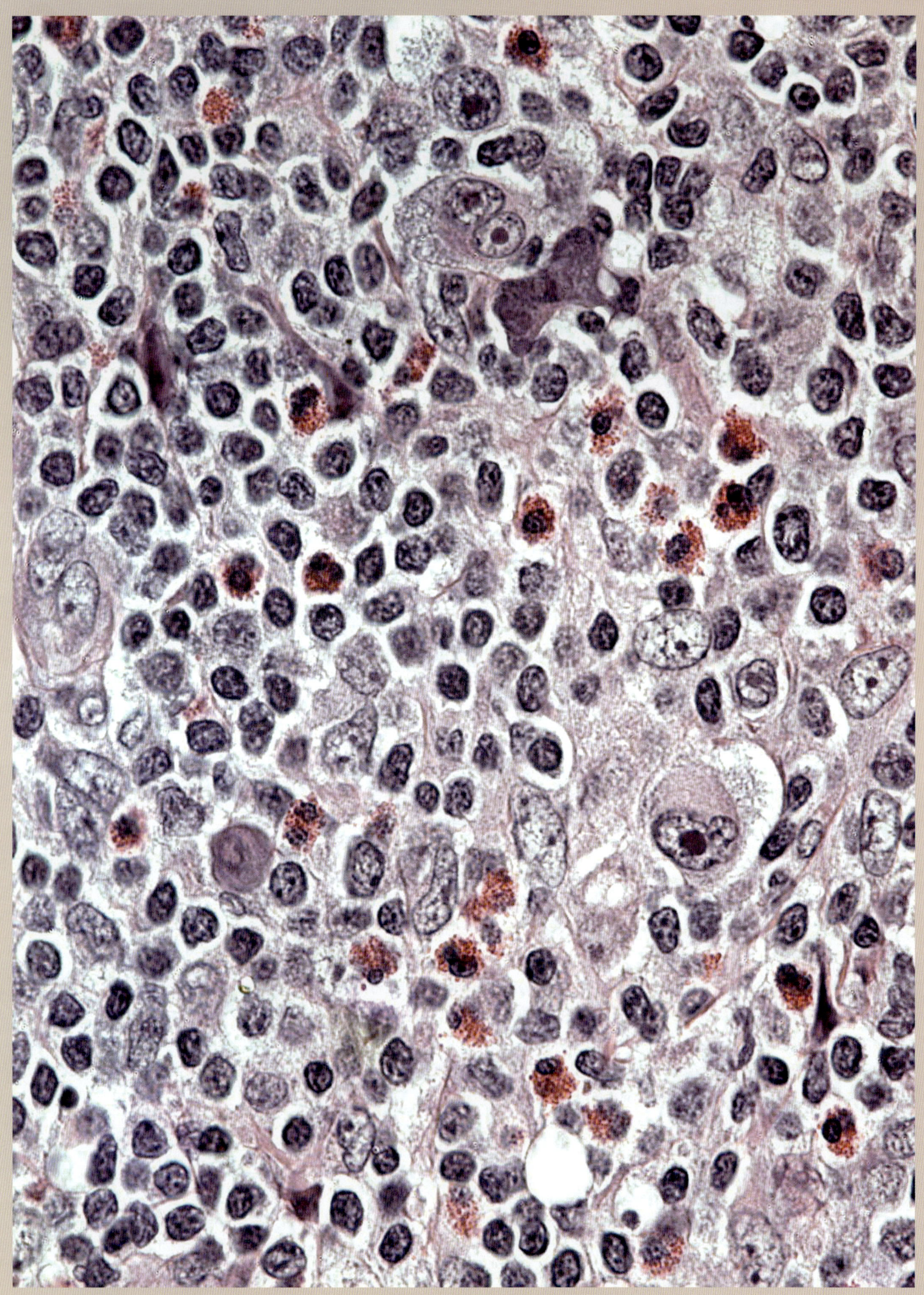

ホジキンリンパ腫はＢ細胞腫瘍の１種である．個々の腫瘍細胞の周辺には多くの炎症細胞が集積している．

がんと免疫系の相互作用

第17章

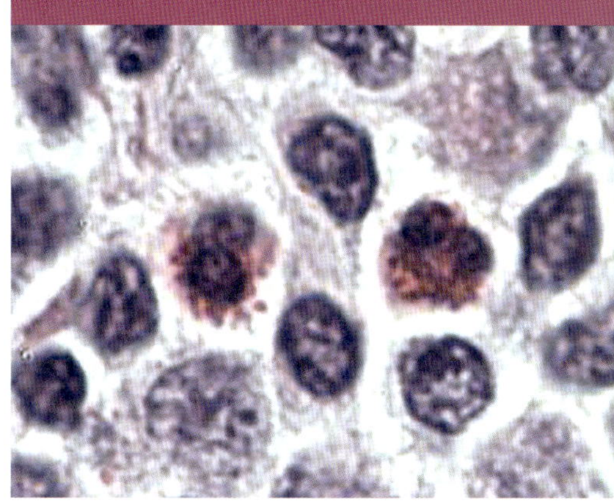

がんは，異常かつ浸潤性をもつ細胞増殖により，生命に危険を及ぼす多種多様な疾患の総称である．先進国では死因の20％を占め，世界的には毎年約1,400万人の成人ががんを発症し，その半数が命を落としている．がん患者の多くは高齢者で，その平均年齢は70歳代である．したがって，平均寿命や平均年齢の高い先進国では，がんは脅威となっている．

正常細胞は長い過程を経て，病気を引き起こすがん細胞になる．その過程では，変異したDNAを修正したり，異常な細胞をアポトーシスによって排除したりする細胞自身がもつ安全装置をかいくぐって，複数の独立したDNA変異が蓄積していく．がん細胞は，正常細胞における内部機構が破綻あるいは再編成されるという点において，ウイルス感染細胞と似ており，実際に，いくつかのがんはウイルス感染によって引き起こされる．免疫系は，ウイルス感染細胞の排除に用いるのと同じ細胞や分子を用いて，がん細胞を検出し制御してこれを排除することができる．そのため，新しく発生した腫瘍は多くの場合，発見されたり症状が現れる前に免疫系によって排除される．免疫系に打ち勝って恐ろしい病気になるのは，ほんの一部のがんだけである．

がんの治療では，手術，放射線照射，細胞傷害性薬剤が使用されるが，これらは“切る，焼く，殺す”と称されることがある．こうした治療法により，がんが退縮したり完治する患者もいないわけではないが，多くの場合，がん細胞の除去が不完全であったり有害な副作用が生じるため，これらの治療法には限界があるといわざるを得ない．現在，転移性の大腸がん患者では診断後の5年生存率は10％未満，膵がん患者ではわずか5％である．これとは対照的に，ステージ1の乳がんと診断され治療された患者の85％は，少なくとも10年は生存している．がん免疫学者たちは1世紀以上にわたって，従来の治療法を補強するために患者自身の免疫系を活かす治療法について研究してきた．がんに対する免疫応答を高める方法は，実験動物では常に一定の効果が示されているが，ヒトのがんに対する有効かつ普遍的な免疫療法はいまだ開発中の段階である．しかし，がん細胞に対する免疫応答が誘導され持続する仕組みが明らかになるにつれて，有望な治療法が生み出されてきた．本章では初めに，がんが発生する過程について述べ，次にがんに対する免疫応答について考えてみる．最後に，免疫系を制御して，がん細胞に対してより強力で特異的な免疫応答を誘導する方法についてふれる．

17-1 がんは細胞増殖の制御を破綻させる変異によって生じる

機能が衰えた細胞や障害を受けた組織を交換・修復するため，また侵入する病原体に対する免疫応答を発動するために，細胞は常に分裂・増殖して我々の身体を維持している．ヒトの身体では，一生涯に 10^{16} 回のオーダーで細胞分裂が起こると推定されている．細胞分裂には，2つの同一な二倍体ゲノムのコピーが作られるDNA複製が不可欠である．DNAを複製する酵素はきわめて正確で，さらに複製の誤りを修正する仕組みも備わっているが，それでも複製の誤りがごくまれに生じてしまう．これとは別に，DNA修復機構で修復できない化学的な損傷によってもDNAの変化が生じる．

DNAの変化は**変異**(mutation)と呼ばれる．変異には，ヌクレオチドの置換(substitution)，挿入(insertion)，欠失(deletion)や，異なる遺伝子間の組換え，染色体の再編成などがある．卵や精子といった生殖細胞の変異は，人類という種の多様性や進化をもたらす．子供の生殖細胞系列の細胞には，両親のゲノムに存在しない変異が平均60個も存在する．一方，体細胞の変異は，その変異が生じた個体にのみ影響を及ぼす．ほとんどの体細胞変異は，その影響があったとしても1個の細胞の中で生じることなので，気づかれない．しかし，なかには正常な細胞分裂や細胞の生死を制御する機能を破綻させる変異もある．このような変異が起こると，変異細胞は増殖して増え続ける細胞集団となり，ついには身体の生理や臓器の機能を破綻させてしまう．こうして“がん”と総称される病気が引き起こされるのである．

腫瘍(tumor. “腫れ上がり”を意味する)や**新生物**(neoplasm. “新たな成長”を意味する)は，ともに細胞が異常に増殖している組織のことを指す．腫瘍に関する医学の一領域は**腫瘍学**(oncology)と呼ばれ，その接頭辞 *onco* は“腫れ上がり”を意味するギリシャ語の *ogkos* を語源とする．腫瘍のすべてが悪性というわけではなく，いぼのような**良性腫瘍**(benign tumor)は被膜に囲まれて局所的であり，大きさも限られている．これに対して**悪性腫瘍**(malignant tumor)は，基底膜を破って近傍の組織へと浸潤し，際限なくその大きさを増していく(図17.1)．

がん(cancer)は，カニ(ラテン語で *cancer*)の手足のような不吉な広がりを示すことからそう名づけられ，悪性腫瘍によって起こる病気を表す言葉として用いられる．原発巣での局所的な広がりに加えて，がん細胞はリンパ管や血管を介して遠隔の部位へと運ばれ，新たな病巣を形成する．こうしたがん細胞の広がりを**転移**(metastasis)と呼び，原発巣は一次腫瘍，転移により広がった病巣は二次腫瘍と呼ばれる．がんはほとんどの場合，細胞分裂が盛んでDNA複製の誤りによる変異が蓄積しやすい組織に生じる．このような組織として，消化管や尿生殖路，乳腺の上皮層が挙げられる(図17.2)．上皮細胞由来のがんは**がん腫**(carcinoma)と呼ばれ，その他の細胞に由来するがんは**肉腫**(sarcoma)と呼ばれる．免疫系の細胞のがんは，循環する細胞であれば**白血病**(leukemia)，固形のリンパ組織の腫瘍であれば**リンパ腫**(lymphoma)，骨髄細胞のがんは**骨髄腫**(myeloma)と呼ばれる(p.168の6-16項参照)．

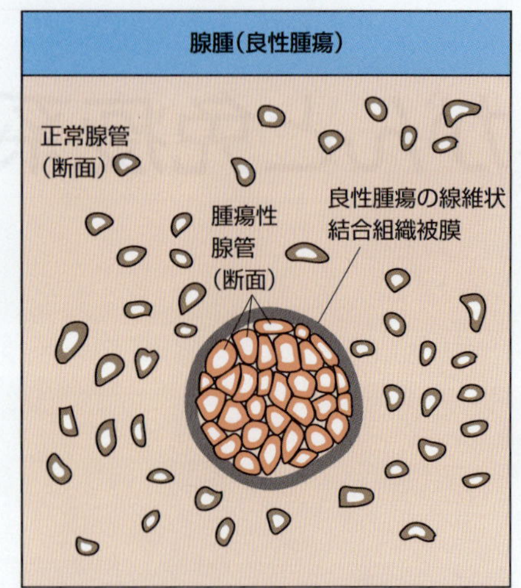

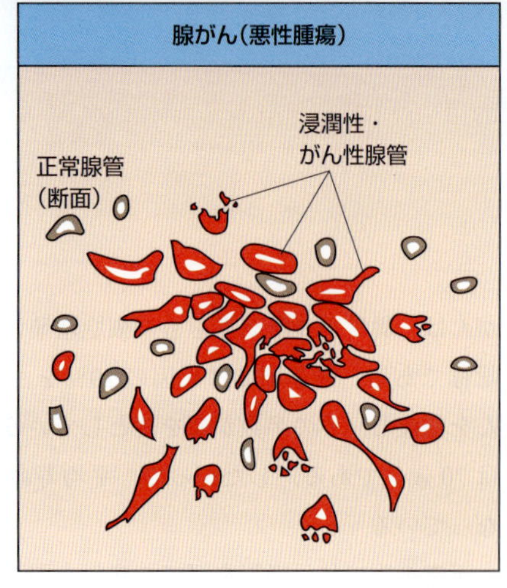

図17.1 同一の組織から生じた良性腫瘍と悪性腫瘍の違い
乳腺に現れた腫瘍を示す．腺腫(adenoma)とは腺組織から生じる良性腫瘍の一般名であり，腺組織から生じる悪性腫瘍は腺がん(adenocarcinoma)と呼ばれる．

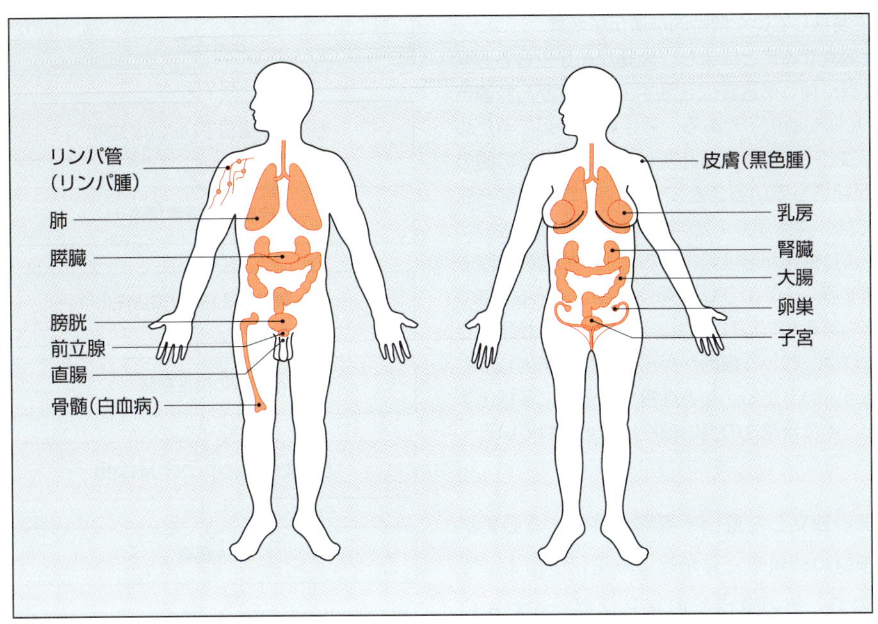

図 17.2 米国において最もよくみられるがんが生じる組織
単純化のため，男性と女性に共通する組織の一部は省略してある.

17-2 がんは多数の変異を蓄積した1個の細胞から生じる

がんに対する最も優れた防御機構は，我々の身体を構成するどの細胞にも存在するものであり，免疫系の何か特殊な細胞が担っているわけではない．膨大な数の細胞が集まってできている我々の身体には，きわめて調和のとれた細胞分裂が不可欠であるため，これを確実にする仕組みが多数備わっている．このような仕組みには，ある種のDNA損傷を修復するものや，DNAをひどく損傷した細胞が生き続けたり細胞分裂したりすることを妨げるものがある．したがって，細胞分裂の制御は決して1つのタンパク質の機能に依存することはなく，ただ1つの遺伝子の変異で細胞ががん化することもない．1つの細胞ががん化するには，多数の遺伝子変異が蓄積し，それらが細胞の増殖や生存に関わる遺伝子の変異である必要がある．ある細胞ががんを形成する能力をもった場合，**悪性転換**(malignant transformation)したという．

変異が生じたり，その発現に異常が生じると悪性転換を引き起こす遺伝子は，2種類に大別される．**がん原遺伝子**(proto-oncogene)とは，日々ヒトの体内で起こっている正常な細胞分裂機構の一翼を担っている遺伝子群であり，ヒトのがん原遺伝子は100個以上存在する．それらは増殖因子やその受容体，シグナル伝達や遺伝子転写に関わるタンパク質をコードしている．悪性転換によって生じるがん原遺伝子の変異型は**がん遺伝子**(oncogene)と呼ばれる．

細胞の形質転換に関わるもう1つの遺伝子群は，**がん抑制遺伝子**(tumor suppressor gene)と呼ばれ，変異細胞の異常な増殖を抑制する働きをするタンパク質をコードしている．その代表的なものとして，p53タンパク質をコードする遺伝子が挙げられる．p53はDNA損傷に応答して発現し，遺伝子損傷を受けた細胞をアポトーシスにより死滅させる．ヒトのがんにみられる変異のうち，*p53*遺伝子の欠損や，その防御機能を妨げるような変異が最も多い．ヒトのがん患者の50%以上に*p53*の変異が存在することから，*p53*はがんから個体を守る重要な役割を果たしていることがわかる．実際，*p53*はがんに対する細胞内の防御機構の1つとして進化してきたのではないかと考えられる．

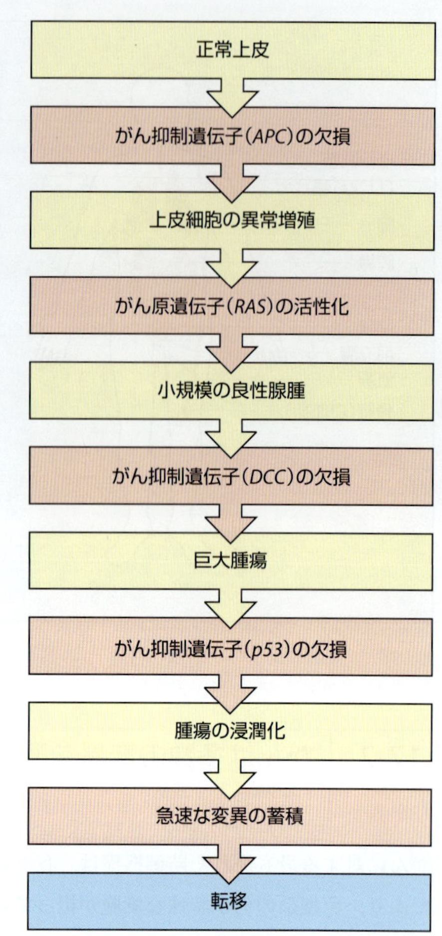

図 17.3　がんの発生過程で蓄積していく典型的な遺伝子変異
さまざまな遺伝子が次々と変異することにより，大腸がんが生じる過程を示す．またそれぞれの変異に伴う形態変化を示す．*RAS* はがん原遺伝子，*APC*，*DCC*，*p53* はがん抑制遺伝子である．悪性転換が起こるためには，がん抑制遺伝子の両コピーが変異する必要があるので，この図の場合は，合計 7 つの変異が起こっていることになる．このような一連の出来事が蓄積するためには，通常 10 ～ 20 年あるいはそれ以上の年月を要する．一連の変異により細胞が悪性転換すると，その腫瘍細胞には急速に新たな変異が蓄積する．そのような変異の中には，がん細胞の浸潤性を高めるようなものもあるかもしれないし，また，それが原因で細胞ががん化したというよりは，むしろ細胞ががん化した結果生じたにすぎないものもあるであろう．いったん，ある腫瘍が遺伝的に多様化すると，これは急速に分裂し，より浸潤性の高い細胞が選択されていく．

細胞ががん化するには，少なくとも 5 ～ 6 個の独立した遺伝子変異が蓄積する必要があると考えられているが，実際の変異の数は細胞の種類や変異が起こる遺伝子によって異なる（図 17.3）．変異はランダムに起こるので，その遺伝子の異常は個々のがんによって異なる．

ただでさえ変異が起こる頻度は低いうえに，その変異が多数蓄積しなければならないことから，必然的に個々のがんは悪性転換した 1 個の細胞から生じるはずである．このことから，肺のような 2 つ 1 組の臓器の場合，初期にはその一方のみにがんが生じる事実をうまく説明できる．ヒトの細胞には生涯にわたって変異が蓄積するので，ある細胞が体内のどこかで，がんを引き起こすのに適した変異の組み合わせをもつ確率は非線形的に高まっていく．したがって，がんの発生率は年齢を重ねるにつれ高くなり，主に高齢者ががんに罹患する．

17-3　化学物質，放射線への曝露，ウイルス感染によって，がんの進行が早まる可能性がある

歳をとると，必ずがんを患うというわけではない．歳をとっても，がんにならない人がほとんどである．このことから，がんの発生は遺伝要因や環境要因に左右されることが示唆される．遺伝要因には，片方の染色体のがん抑制遺伝子に変異が存在することなどが挙げられる．*p53* 遺伝子でこのような変異が起こると，比較的低年齢の時期に多発性がんを生じる傾向が極端に高いリー・フラウメニ症候群（Li-Fraumeni syndrome）の要因となる．なぜなら，もう片方の染色体上の正常な *p53* 遺伝子に新たな変異が 1 つ生じるだけで，p53 タンパク質の機能が完全に破綻するからである．通常の人ならば，各染色体の *p53* 遺伝子に 1 つずつ，少なくとも 2 つの新たな変異が生じる必要がある．

大勢の人々にとってより重要なことは，人体に悪影響を及ぼすような変異を増やす環境要因による障害である．DNA を損傷して，変異の発生率を高める化学物質や物理的な刺激を**変異原**（mutagen）と呼ぶ．これまでに知られている変異原の多くは，がんを発生させる危険性を高める**発がん性物質**（carcinogen）であることがわかっている．発がん性を示すある種の化学物質や紫外線，あるいはその他の放射線に，大量にもしくは長期間曝された人は，そうでない人と比べてがんが発生する危険性が高い．喫煙者の肺がんの頻度が高いのは，その最も顕著な例である．

発がん性物質は DNA の一塩基置換による変異を引き起こしやすい．これに対して，放射線は DNA の切断，塩基間の架橋，組換えの異常，染色体転座などといった全体的

ヒトのがんに関連性があるウイルス		
ウイルス	関連する腫瘍	多発地域
DNA ウイルス		
パピローマウイルス（多くのウイルス株）	性器疣贅（良性腫瘍）	全世界
	子宮頸がん	全世界
B 型肝炎ウイルス	肝臓がん（肝細胞がん）	東南アジア，熱帯アフリカ
エプスタイン・バーウイルス	バーキットリンパ腫（B 細胞のがん）	西アフリカ，パプアニューギニア
	鼻咽頭がん	中国南部，グリーンランド（イヌイット）
	B 細胞増殖性疾患	免疫抑制状態，免疫不全患者
ヒトヘルペスウイルス 8（HHV8）	カポジ肉腫	中央アフリカ
RNA ウイルス		
ヒトT細胞白血病ウイルス1型（HTLV-1）	成人T細胞白血病 / リンパ腫	日本（九州），西インド諸島
ヒト免疫不全ウイルス 1 型（HIV-1）	カポジ肉腫	中央アフリカ

図 17.4　ヒトのがんに関連性があるウイルス
腫瘍ウイルスに感染した人のうち，がんを発症するのはごく一部である．したがって，がん化には，ウイルスと何らかの他の因子とが複合して関与すると考えられる．ウイルスの中には，おそらくがん化に間接的にしか関与しないものもあるであろう．例えば，カポジ肉腫は，HIV-1 感染や臓器移植など，何らかの別の原因で免疫抑制状態にある人にのみ発症する．

な損傷を引き起こしやすい．1945 年に広島と長崎に投下された原子爆弾によって放たれた放射線は，爆発による急性の影響から生き延びた人々の白血病の発症率を上昇させた．それほど顕著ではないがより身近な例としては，仕事や娯楽，ファッションなどによって太陽からの紫外線を過剰に浴びることで皮膚がんの発生率が上昇する．しかし先進社会では，がんに対する恐怖心があり発がんの危険因子もよく知られているのに，その社会の人々でさえ，晩年にがんが発生する可能性が高まるとわかっている行為を故意に繰り返している．

ウイルスの中には細胞を形質転換させるものがあり，ヒトのがんの約 15%がそのようなウイルスと関係がある（図 17.4）．このようなウイルスは，**腫瘍ウイルス**（oncogenic virus）と呼ばれる．ヒトに影響を及ぼす既知の腫瘍ウイルスは，成人 T 細胞白血病に関与する HTLV-1 RNA レトロウイルス以外は，DNA ウイルスである．

典型的なヒトの腫瘍ウイルスは宿主細胞に慢性感染し，ウイルスゲノムにコードされたタンパク質を新たに産生させて，宿主細胞の正常な細胞分裂制御機構を働かなくするか妨害する．こうして感染細胞は増殖を始める．例えばエプスタイン・バーウイルスは，感染した B 細胞が何度も細胞分裂を起こすよう誘導する（p.365 の 13-4 項参照）．もし感染細胞が速やかに排除されなければ，その一部は増殖し続けて形質転換する．ある種のパピローマウイルスは子宮頸がんを起こしやすい．このようなウイルスは，正常な腫瘍抑制機構がウイルス感染細胞内で作用しないようにするタンパク質をコードしている．ウイルスタンパク質が，p53 タンパク質や網膜芽細胞腫タンパク質（Rb タンパク質）と呼ばれるがん抑制タンパク質に結合してそれらの機能を阻害すると，ウイルスが感染した上皮細胞が増殖を始める．ウイルスの慢性感染は，ウイルスによる組織損傷を修復するための細胞分裂を促進し，結果として，変異の蓄積を早めてがんを誘発してしまう．B 型および C 型肝炎ウイルスの感染によって起こる肝臓がんは，このタイプのものと考えられる．これは，ピロリ菌 *Helicobacter pylori* の感染により引き起こされる潰瘍が，胃がんと関連しているのと同様である．

17-4 がん細胞には，正常細胞とは異なる共通の特徴がある

がんは，由来する組織や分化段階によって区別される非常に多岐にわたる病気である．6-16 項(p.168)で学んだように，例えば B 細胞のすべての分化段階を反映するがんが存在する．その種類は多様であるにもかかわらず，首尾よく成長して生命の脅威となるがんには共通する 7 つの基本的な特徴がある．これらのうち 6 つはすでに述べたものである．すなわち，がん細胞は，(1)自らの増殖を刺激する，(2)他の細胞からの増殖抑制シグナルを無視する，(3)アポトーシスによる死を逃れる，(4)血液の供給を増大させる，(5)原発巣から離れて他の組織へと浸潤する，(6)繰り返し複製する，ことでどんどん増殖する．がんが首尾よく成長するための 7 つ目の要件は，免疫系から逃れることである(図 17.5)．

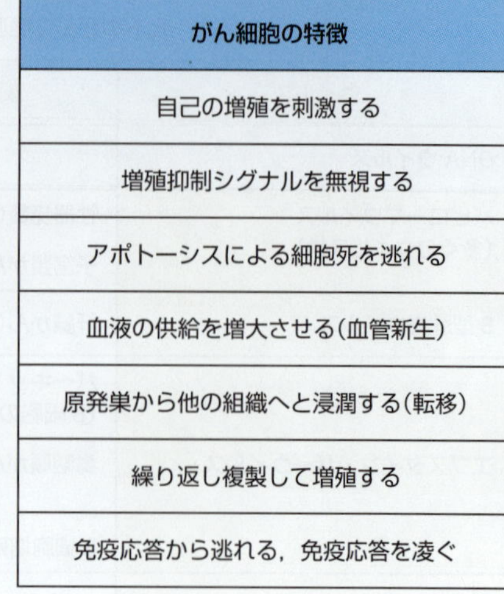

図 17.5 がんになるすべての細胞が共通してもつ 7 つの特徴

免疫抑制剤を使用している移植患者でがんの発生率が高いことは，免疫系が，がん細胞を制御あるいは排除していることを示している．スカンジナビアで約 6,000 人の腎移植患者を調査したところ，大腸，肺，膀胱，腎臓，尿管，内分泌腺のがん発生率が健常者と比べて高いことが明らかになった．免疫系が抑制されたこれらの患者では，健常者では問題にならないエプスタイン・バーウイルスの潜伏感染も再活性化され悪性化する．同様に，免疫不全患者や免疫系の重要な分子を欠損する人では，正常な免疫能をもつ人よりもがんを発生しやすい．逆に考えると，腫瘍塊の内部で働く適応免疫応答の程度は，がん患者の生存率と直接相関しているといえる．これらの知見はいずれも，免疫系は病気になる前にがん細胞を発見して，これを排除することができるということを示している．体内のがんを監視するこのような免疫系の機能を**免疫監視**(immunosurveillance)，あるいは**がん免疫監視**(cancer immunosurveillance)と呼ぶ．がんの予防に免疫監視が関与するかどうかについては論争があり，何十年もの間その関与は疑われてきたが，ヒトやマウスにおける証拠から現在では，その関与は支持されている．

17-5 がんとウイルス感染細胞に対する免疫応答は似ている

ウイルス感染細胞と同様に，悪性転換を起こしたがん細胞ではタンパク質の発現パターンが変化して，免疫系からみて非自己と認識されるようになる．特に，自然免疫系の NK 細胞や，適応免疫系の細胞傷害性 T 細胞が認知する MHC クラス I 分子の発現が変化する．したがって，がんに対する免疫監視機構は，ウイルス感染細胞を検出して，これに応答する仕組みと同じである．

1 つ重要な相違点は，感染と比較した際のがんに対する免疫応答の速さである．粘膜表面では，局所に生存する微生物集団に対する持続的な免疫応答があるため，病原体が粘膜障壁を破って侵入してきても自然免疫系と適応免疫系が直ちに活性化される．他の組織でも，感染に対する自然免疫応答と適応免疫応答は，最初に感染が起こった際に誘導された炎症反応によりすでに開始されている．こうした仕組みにより，自然免疫応答は感染が始まってから数時間のうちに臨戦態勢になり，適応免疫応答も 2 週間以内に完全に武装を終える．これと比べて，たった 1 個の細胞の悪性転換から始まるがんは，初めのうちは免疫系に気づかれないであろう．がんが増殖し始めて何年か過ぎてもなお，炎症や免疫応答を誘導するような損傷は起こらない(図 17.6)．そのうち，がんの増殖が健康な組織を傷害し始めて，ようやく炎症による警報が発令される．場合によっては

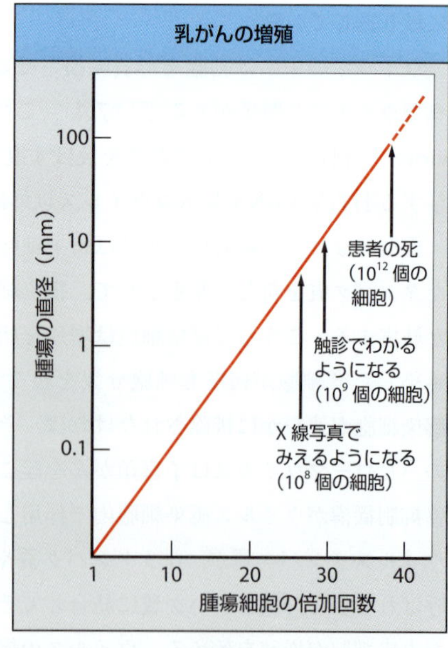

図 17.6 ヒトの腫瘍(乳がん)の成長パターン
乳がんの直径を対数目盛でプロットしてある．患者自身や患者の免疫系が腫瘍を認識するまでに長い時間が経過していることがわかる．

免疫応答ががんを制御したり排除したりすることがあるかもしれないが，がんが大きくなりすぎると，免疫系はがんに圧倒されるであろう．

20世紀の初期に，がん患者が微生物に感染すると，腫瘍が退縮(腫瘍塊が縮小)する場合があることがわかった．これは，感染により誘導された炎症が，病原体だけでなく腫瘍に対する免疫応答も刺激するために起こると考えられた．この現象は最近，膀胱上皮がんの治療法の確立に応用された．この治療法は，BCG(Bacillus Calmette-Guérin)ワクチン(p.311の11-21項参照)を導入して膀胱に慢性炎症を誘導するものであり，膀胱腔内BCG療法と呼ばれる．実際には，ウシ結核菌 *Mycobacterium bovis* の生菌が患者の膀胱腔内に注入される．抗腫瘍効果をもたらすこのワクチンの成分は，ウシ結核菌がもつメチル化されていないCpG含有DNAで，これはToll様受容体のTLR9(p.67の3-13項参照)のリガンドである．この抗腫瘍効果にはIL-17を産生するγδ型T細胞が関与する．

感染の場合と同様に，ヒトの体内に生じるがんになりそうな細胞の多くは，生体の組織や機能を障害し始める前の初期のうちに，免疫監視によって発見され排除される．増殖・増大して病的ながんになるのは，ごく少数の細胞だけである．

17-6 アロMHCクラスⅠ分子を認識する細胞傷害性T細胞により，腫瘍細胞は排除される

実験用マウスの腫瘍は，MHCの型が同一のマウスに移植すると増殖するが，MHCの型が異なるマウスに移植すると生着しない(図17.7)．後者のマウスでは，アロ(同種異系)MHCクラスⅠ分子を認識するアロ反応性CD8 T細胞により，腫瘍細胞は殺傷されるのである．同様に，ヒトの腫瘍細胞もアロ反応性CD8 T細胞によって簡単に殺傷される．しかし，移植患者にしばしば起こりうることだが，HLAの差異が許容される場合には，腫瘍細胞も生き延びてしまう．1つの例として，死亡した女性の2つの腎臓を，それぞれ血縁関係のないHLAの一致するレシピエントに移植したところ，2年経ないうちに，どちらのレシピエントも転移性黒色腫を発症した．これは偶然ではなかった．16年前にドナーは黒色腫の治療を受けて完治し，腫瘍細胞は根絶されたと思われていた．しかしそうではなくて，彼女の免疫系が残存する腫瘍細胞を増殖しないようにコントロールしていたのであろう．移植腎中の腫瘍細胞は，免疫抑制された移植患者に移入されると，免疫系の拘束から解き放たれることにより無制限に増殖する．自己複製能を有し，がん治療によく使用されるサイトトキシンや放射線に対して抵抗性の**がん幹細胞**(cancer stem cell)と呼ばれる少数の細胞集団が存在するが，ある種のがんはこのがん幹細胞から増えてくると考えられている．したがって，黒色腫の治療により，がん幹細胞以外のすべての腫瘍細胞は排除されたが，少数のがん幹細胞が移植後まで密かに生き残っていたのかもしれない．

一般的には，腫瘍はそれを発症した個体とともに死ぬ．しかし，腫瘍がある個体から別の個体へ移行することはまれではあるが起こりうる．ペットのイヌにおける外性器の肉腫は，交尾を介してうつる．野生動物では，タスマニアデビルというどう猛な有袋類が争い，顔面を咬み合う際に致死性顔面腫瘍が伝染する(図17.8)．この腫瘍細胞はすべて共通の染色体異常をもち，ある1個体の悪性化したシュワン細胞から派生したものと考えられる．1996年に発見されたタスマニアデビルの顔面腫瘍は，感染個体を3か月で死に至らしめ，ある個体群では95%までも個体数を減少させ，野生のタスマニアデビルを切迫した絶滅の危機に陥れている．この腫瘍による伝染性で流行性の病気を，

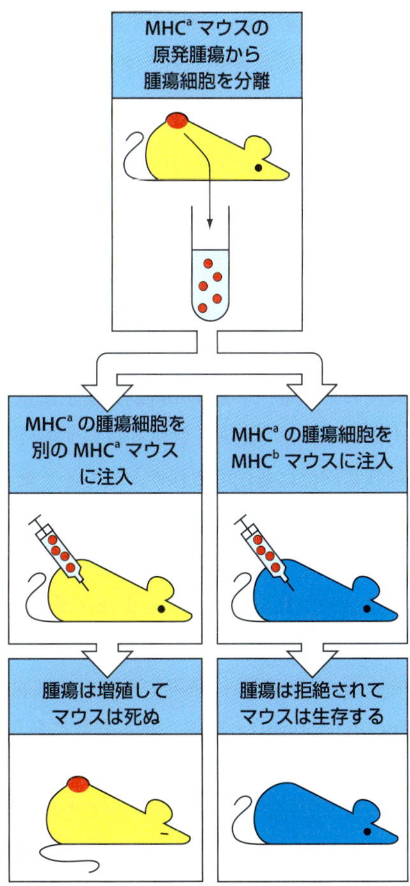

図17.7 MHCの型が一致しないマウス間で腫瘍を移植すると，MHCの違いに対してアロ反応が起こり，移植片は拒絶される
左下図：MHC型が同一のマウス間で腫瘍を移植した場合を示す．腫瘍はレシピエントの中で増殖する．右下図：MHC型が異なるマウス間で腫瘍を移植した場合を示す．この場合腫瘍は拒絶される．この種の実験を精密に行うことによりMHCを発見することができたが，実験の当初の目的は腫瘍特異的な抗原を発見することにあった．

デビル顔面腫瘍性疾患(devil facial tumor disease：DFTD)と呼ぶ．この腫瘍にとって好都合な2つの要因が見つかっている．第一の要因は，タスマニアデビルのMHCが多型に乏しいため，個体間のMHC型は同一か類似したものとなり，腫瘍が伝染しやすいということである．これは，感染初期の腫瘍の生着に対してきわめて重要な要因であろう．第二の要因は，この腫瘍細胞は細胞表面にほとんどMHCクラスⅠ分子を発現しないことである．これは構造遺伝子の変異によるものではなく，MHCクラスⅠ遺伝子やMHCクラスⅠ分子の発現に必要なタンパク質である，TAPやβ_2ミクログロブリンの遺伝子の発現制御機構の異常による．これらの遺伝子自身の機能は保持されているので，腫瘍細胞をインターフェロンγ(IFN-γ)で処理すれば，タスマニアデビルのMHCクラスⅠは発現する．こうした知見により，感染したタスマニアデビルを処置することにより，DFTDに対処していく道が開ける．

人間もタスマニアデビルと同じくらい激しい行動をとることがあるかもしれないが，ヒトの多型に富むHLAクラスⅠおよびクラスⅡ遺伝子は，あるヒトから別のヒトへ侵入した腫瘍細胞の，初期の生着と増殖を防ぐ強力な障壁となっている．このような伝染が起こりうる状況があるとすれば，HIVが広まるときと同じ状況，すなわち性行為や戦争による他人との濃密な接触，輸血，注射器や針の使い回しなどであろう．

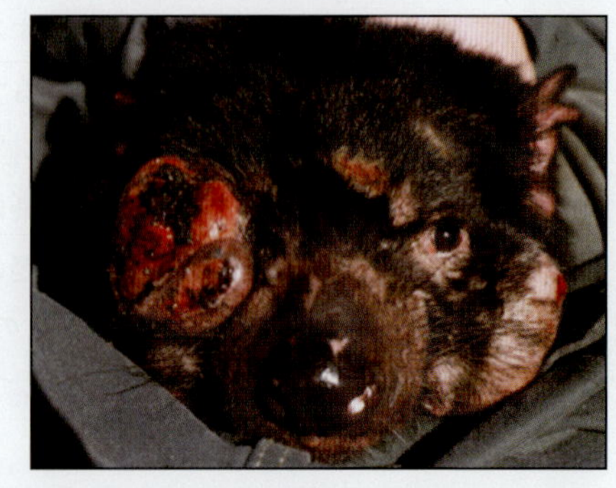

図17.8　タスマニアデビルの顔面にできる致死性の腫瘍は伝染する
凶暴で肉食性の有袋類であるタスマニアデビルは，オーストラリアのタスマニア島に生息していることから，その名前がつけられた．写真のタスマニアデビルの右眼を覆っている腫瘍は1個の腫瘍細胞のクローンからできていて，他の個体と争って顔面を咬み合ったときに伝染したものである．伝染した腫瘍細胞が増殖するのは，タスマニアデビル集団内ではMHCの多様性がほとんどないからである．それゆえ腫瘍細胞のMHCは，他の多くの個体の免疫系によって“自己”と認識され，許容される．（写真はMenna Jonesの厚意による）

17-7　発がんの過程において獲得される体細胞遺伝子変異の結果として，腫瘍特異抗原が生じることがある

悪性転換した細胞は体内の他の細胞と遺伝子レベルで違いがある．その差異は腫瘍ウイルスによって形質転換した細胞で最も顕著にみられるが，その対極にあるのが，6種類程度のがん遺伝子やがん抑制遺伝子に点変異が生じたことで形質転換した1個の細胞に由来する腫瘍である．腫瘍が成長するにつれてさらなる変異も蓄積し，腫瘍を形成する細胞集団には遺伝的多様性が生じる．増殖速度が速く転移能の高い変異細胞が選択されていくと，腫瘍細胞のゲノムは正常細胞のものといっそう異なったものになっていく．

ほとんどのがん患者では，腫瘍に対する適応免疫応答が起こっている．がん患者の適応免疫系が反応する抗原を**腫瘍抗原**(tumor antigen)と呼ぶ．さまざまながん種の患者がもつ腫瘍反応性抗体やCD8 T細胞の研究から，1,000種類以上の腫瘍抗原が同定されている．腫瘍細胞に発現するが正常細胞には発現しない抗原を，**腫瘍特異抗原**(tumor-specific antigen)と呼ぶ．腫瘍細胞に発現するが，ある種の正常細胞にも少量発現する抗原は**腫瘍関連抗原**(tumor-associated antigen)という(図17.9)．腫瘍特異抗原は，ウイルスタンパク質や，変異の生じた細胞内タンパク質の変異部分，あるいは腫瘍細胞特異的な遺伝子組換えによって生じたアミノ酸配列に由来するもので，正常細胞にはみられない分子構造をもつ．このような変異を含む腫瘍抗原の例を図17.10に示す．p53のような細胞内タンパク質の変異部分を含むペプチドは，HLAクラスⅠとクラスⅡ分子に結合して，CD8およびCD4 T細胞に提示される．慢性骨髄性白血病の95%以上の症例で，22番染色体上の*BCR*遺伝子(プロテインキナーゼをコードする)と9番染色体上のがん原遺伝子*ABL*とが融合する染色体再編成が認められる．この融合遺伝子にコードされるタンパク質はがんの進行に寄与するが，融合部位をまたぐ領域から新しいペプチド抗原が生じて，HLAクラスⅠとクラスⅡ分子によって提示される．腫瘍抗原は，異常な糖鎖付加やリン酸化，正常では起こらないmRNAスプライシングによる翻訳などによっても生じる．

自己タンパク質から“非自己”の抗原ペプチドが産生される別の機構として，**ペプチド**

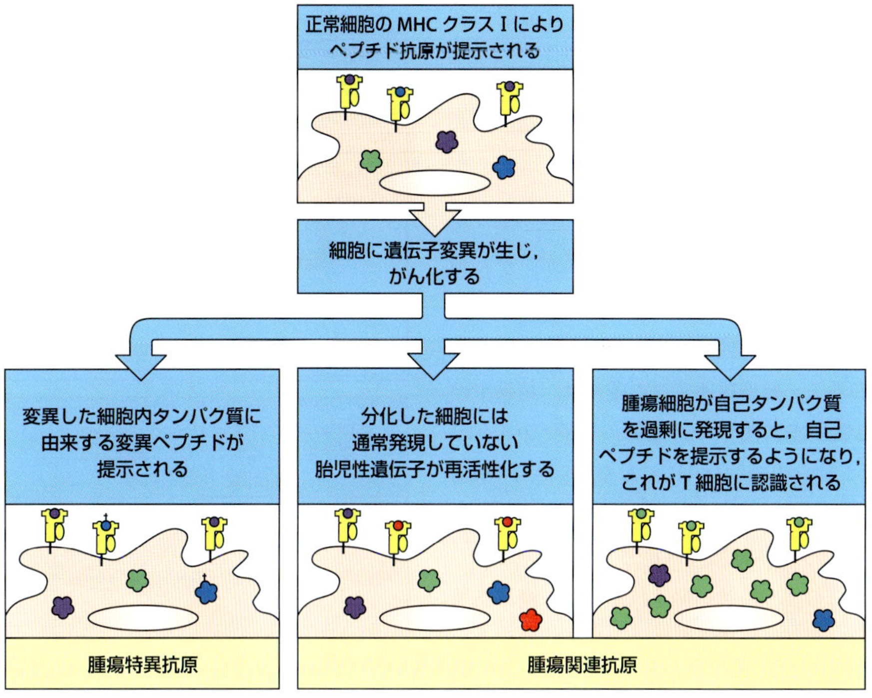

図 17.9　腫瘍特異抗原と腫瘍関連抗原

スプライシング(peptide splicing)が知られている．腫瘍特異的 T 細胞により認識されるペプチド抗原の中には，そのペプチドが由来するタンパク質の連続したアミノ酸配列と一致しないものがある．ある黒色腫患者から得られた CD8 T 細胞クローンは，HLA-A*32 (HLA-A*32:01) 上に提示されるメラニン細胞糖タンパク質由来の 9 アミノ酸からなるペプチドを認識する．このペプチドは，その糖タンパク質の 40 ～ 42 番と 47 ～ 52 番のアミノ酸に相当する．プロテアソームにより糖タンパク質が分解される過程で，まず 42 番と 46 番のアミノ酸の C 末端側で切断が起こり，43 ～ 46 番までのアミノ酸が取り除かれ，次いで 42 番と 47 番のアミノ酸の間にペプチド結合が形成される．こうして産生されるため，このペプチドの配列は元のタンパク質のアミノ酸配列とは一致しない

変異をもつ腫瘍抗原			
ペプチド抗原の由来	疾患	HLA 拘束性	ペプチド抗原
MART2	黒色腫	A1	FLEGNEVGKTY
ME1	非小細胞肺がん	A2	FLDEFMEGV
p53	頭頸部扁平上皮がん	A2	VVCEPPEV
KIAA0205	膀胱がん	B44	AEPINIQTW
トリオースリン酸イソメラーゼ	黒色腫	DR1	GELIGILNAKVPAD
BCR-ABL 融合タンパク質	慢性骨髄性白血病	DR4 B8 A2	ATGFKQSS¦KALQRPVAS GFKQSS¦KAL SS¦KALQRPV ▲ 融合部位

図 17.10　腫瘍特異的変異をもつ腫瘍抗原
さまざまながん種に対する T 細胞応答の研究から発見された腫瘍抗原の例を示す．5 つは点変異(赤字で示す)をもつペプチド抗原で，3 つは慢性骨髄性白血病に特徴的な *BCR* 遺伝子と *ABL* 遺伝子の融合遺伝子の産物である新規タンパク質由来のペプチドである．*ABL* はがん原遺伝子の 1 つであり，*BCR* はキナーゼ(B 細胞受容体ではなく)をコードする．それぞれのペプチド抗原に対して，それを提示し T 細胞応答を拘束する HLA 分子も示す．これらのデータは Cancer Immunity Peptide Database (http://cancerimmunity.org/peptide/) から入手した．このサイトには，ほかにも多くの変異腫瘍抗原が紹介されている．

のである(図 17.11)．その他の腫瘍特異抗原でも，元のタンパク質のアミノ酸配列とは順序が異なるエピトープペプチドが存在する．

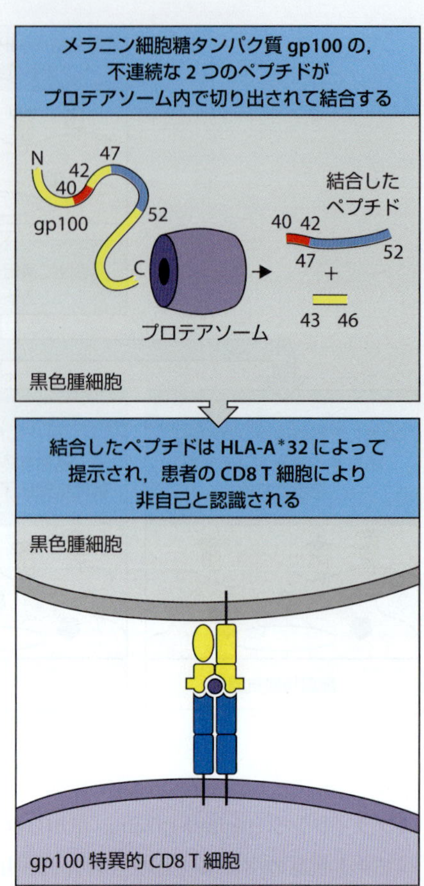

図 17.11 自己タンパク質の"カットアンドペースト"による腫瘍特異抗原の産生

17-8 がん精巣抗原は，典型的な腫瘍関連抗原である

正常組織にも発現する腫瘍関連抗原のうち，免疫寛容が成立していないものが，がん細胞に発現すると免疫原性を有するようになる．その例としては，免疫学的に隔離されている組織に発現するタンパク質や，正常細胞における発現量があまりにも少ないため，T 細胞によって認識されていないタンパク質がある．腫瘍関連抗原の多くは，精巣中の未成熟な精子あるいは胎盤の栄養膜細胞(胎盤形成に関わる初期胚の細胞．p.339 の 12-9 項参照)に発現するタンパク質である．これらの細胞は HLA-A や HLA-B，HLA クラス II 分子を発現しないため，免疫系はこれらの細胞に対して免疫寛容を獲得していない．このような腫瘍関連抗原をコードする遺伝子は体細胞では決して発現しないが，がん細胞ではこれらの遺伝子が活性化される．このような腫瘍関連抗原は**がん精巣抗原**(cancer/testis antigen：**CT 抗原**)と呼ばれる．いくつかの遺伝子ファミリーに属するものも含めて，約 90 種類の遺伝子が CT 抗原をコードするが，その約半数は X 染色体上に存在する(図 17.12)．この偏在は偶然ではなく，正常では生殖や胚発生にのみ働く遺伝子が，がん化の際に体細胞にハイジャックされるのであろう．妊娠の過程では，母親のエネルギーや栄養は胎児の成長促進にどんどん費やされる．同様に，がんも増殖・分化するにつれて個体のエネルギーと栄養をどんどん消費する．しかし妊娠と異なるのは，その終点が命の誕生ではなく死であることである．

17-9 腫瘍は免疫応答から逃れたり，免疫応答を操作したりする

腫瘍に対する免疫応答によって，一部の腫瘍細胞は選択され除去される．しかし，腫瘍抗原の発現が減少した変異腫瘍細胞や，エピトープに変異が生じてエフェクター T 細胞や抗体から認識されなくなった変異腫瘍細胞は，免疫応答から逃れる．長期にわたってがんが増殖・増大し，体内のさまざまな部位や環境下に分散していけばいくほど，がん細胞に起こる遺伝子変異は増加し，免疫系ががんの進行を遅らせたりこれを根絶することはいっそう困難になっていく．したがって，がんがまだ小さく，かつ免疫原性を失っていない初期の間が，免疫系にとってがん細胞を排除できる最大の好機である．

上皮細胞が形質転換すると，細胞表面上の MIC タンパク質の発現量が増える．MIC タンパク質は，活性化受容体 NKG2D のリガンドである．NKG2D は，NK 細胞，γδ 型 T 細胞，細胞傷害性 CD8 T 細胞に発現する(p.330 の 12-3 項参照)．悪性化してすぐの腫瘍細胞は，MIC の発現により，これら 3 種類のリンパ球の攻撃を受けて殺傷される．これがうまくいけば腫瘍は根絶される．しかし，腫瘍細胞の殺傷が部分的にしか行われないと，生き残った腫瘍細胞は増殖し，免疫応答から逃れられるような遺伝子の変異を獲得する機会を得る．首尾よく免疫応答から逃れた上皮腫瘍細胞の中には，自身の細胞表面上の MIC を切断するプロテアーゼを産生するものがある．切断されて生じた可溶性 MIC は，浸潤してきたリンパ球上の NKG2D と結合する．MIC が NKG2D に結合すると，エンドサイトーシスにより NKG2D は細胞内に取り込まれるため細胞表面上の数が減少するとともに，その分解も促進される．結果として，腫瘍細胞自身の細胞表面

図 17.12　がん精巣抗原をコードする遺伝子の多くは X 染色体上に局在する

38 種類のがん精巣抗原が同定されており，CD 抗原と同じように番号がつけられている．最もよく性質が明らかにされているがん精巣抗原をコードする遺伝子 10 種類と，これらの遺伝子が局在する染色体を示す．38 種類のがん精巣抗原をコードする遺伝子のうち，17 種類は X 染色体上に存在する．その他の遺伝子は 11 個の常染色体に分散しており，1 つの常染色体に存在するがん精巣抗原遺伝子は 3 種類未満である．より詳細な情報については，Cancer Immunity CT Gene Database（http://cancerimmunity.org/resources/ct-gene-database/）を参照してほしい．

がん精巣抗原			
抗原	別名	染色体	遺伝子数
CT1	MAGEA	X	11
CT2	BAGE	13	5
CT3	MAGEB	X	4
CT4	GAGE1	X	8
CT5	SSX	X	4
CT6	NY-ESO-1 LAGE	X	2
CT7	MAGEC	X	2
CT8	SYPC1	1	1
CT9	BRDT	1	1
CT10	MAGEC2	X	1

からは MIC を，リンパ球の細胞表面からは NKG2D を排除することで，腫瘍細胞は NK 細胞，γδ 型 T 細胞，細胞傷害性 CD8 T 細胞による攻撃を回避する（図 17.13）．

細胞傷害性 CD8 T 細胞は，腫瘍細胞を殺傷するのに最も優れたエフェクター細胞である．腫瘍細胞が細胞傷害性 T 細胞から逃れる方法の 1 つは，T 細胞に腫瘍抗原を提示する HLA クラス I 分子の発現を阻止することである．ヒト腫瘍の 3 分の 1 から 2 分の 1 で，HLA クラス I アロタイプのいくつかの発現が欠失している（図 17.14）．これが意味することは，多くの担がん患者で抗腫瘍応答を示す CD8 T 細胞が産生されているものの，ある HLA クラス I アロタイプを欠損した変異がん細胞ではこの免疫応答から逃れることができ，増殖を続けられるということである．

ある状況下においては，HLA クラス I の発現欠失により，がん細胞は NK 細胞による攻撃を受けやすくなる．アロ反応性 NK 細胞による急性骨髄性白血病細胞の殺傷は，HLA 半合致造血細胞移植を行った際に起こる（p.462 の 15-26 項参照）．これは，ドナー

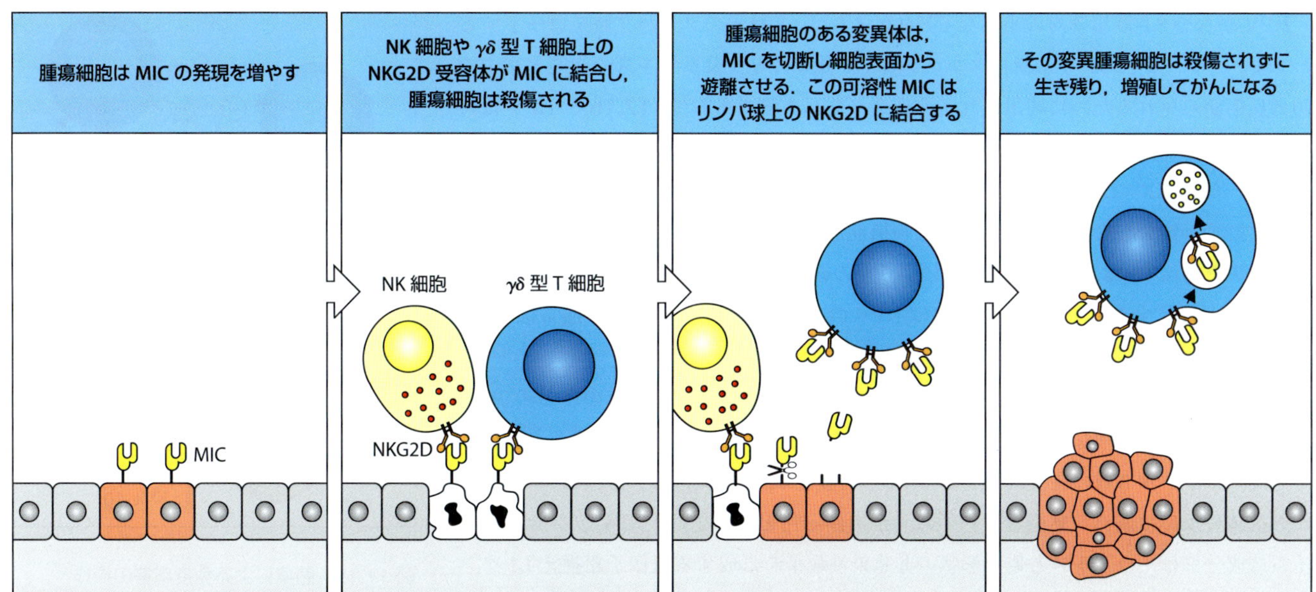

図 17.13　ヒト上皮腫瘍細胞は，NKG2D を発現するリンパ球の反応を抑制する

上皮細胞が悪性化すると，MIC タンパク質の発現が誘導される．MIC タンパク質は NK 細胞，γδ 型 T 細胞，CD8 T 細胞上の NKG2D によって認識されて，腫瘍細胞は殺傷される．変異した腫瘍細胞は，細胞表面から MIC を切断するプロテアーゼを産生し，免疫応答を回避できる．この現象は，腫瘍に有利に作用する効果が 2 つある．1 つは，変異した腫瘍細胞が NKG2D のリガンドをもたなくなること，もう 1 つは，可溶性 MIC がリンパ球表面の NKG2D と結合して，これをエンドサイトーシスによって細胞内に取り込ませ，さらにその分解を促すことである．

由来のNK細胞が自己として認識するHLAクラスIアロタイプの発現を，レシピエントの腫瘍細胞が欠損しているからであり，NK細胞が自己MHCクラスIの発現が低下した細胞を攻撃する典型的な例として挙げられる(p.331の図12.6参照).

免疫応答から逃れるだけでなく，腫瘍は自身に有利なように免疫応答を操作することもできる．非炎症時には，腫瘍抗原は補助刺激分子B7を欠如した樹状細胞によって処理されて，T細胞に提示される．その結果，腫瘍特異的T細胞はアネルギーになる(p.209の8-8項参照)．ある腫瘍は，TGF-βのようなサイトカインを分泌して腫瘍内部の環境を免疫抑制状態にし，サイトカインにより誘引される制御性T細胞によって，その環境はさらに免疫抑制的になる(図17.15)．腫瘍が大きくなるにつれリンパ球が浸潤するようになるが，生検や摘出検体の解析により，リンパ球浸潤と臨床経過との相関が認められている．例えば，制御性T細胞の浸潤が多ければ多いほど，その臨床予後は悪くなる．逆に，細胞傷害性T細胞，濾胞性ヘルパーT細胞，記憶T細胞，B細胞の浸潤は，良好な予後と関連する．

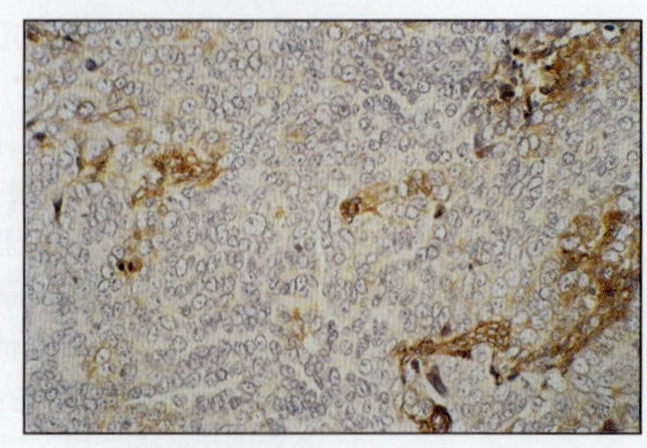

図17.14 前立腺がんにおけるHLAクラスI発現の欠損
この組織切片は，ヒト前立腺がんの組織をHLAクラスI分子に特異的な単クローン抗体で染色したものである．この抗体には，西洋ワサビペルオキシダーゼが付加されているので，抗体が結合した部位は茶色に染色される．HLAクラスI分子は腫瘤には確認されず，腫瘍および間質細胞に浸潤しているリンパ球に限局している．(写真はG. Stampの厚意による)

17-10 ヒトパピローマウイルスワクチン接種は，子宮頸がんやその他の生殖器がんを予防する

発がん性ヒトパピローマウイルス(human papillomavirus：HPV)の持続的な感染症は，性行為により伝染する最も頻度が高い病気である．このウイルスは，男女で，肛門がんや口腔・咽頭がんおよび性器疣贅(せいきゆうぜい)，女性では子宮頸がん，外陰がん，膣がん，男性では陰茎がんの原因となることがある．性行為経験者の約50%は，HPVに感染していると考えられている．子宮頸がんは，全世界で毎年約25万人の女性が死亡する，女性で最も発症頻度が高いがんである．性行為を経験する以前の若い男女にHPVワクチンを接種させることで，HPVの拡散とがんの発症を減らすことができる．

HPVがもつ8,000塩基対の小さなDNAゲノムは，8種類のタンパク質をコードする．2つはウイルス殻を構成する構造タンパク質で，残りの6つはウイルスの複製と宿主の防御反応から免れるために利用される非構造タンパク質である(図17.16)．HPVは持続感染しうるが，その95%は1～2年以内に消失する．しかし感染が長引くと，感染細胞の一部はHPV DNAを自身のゲノム中に取り込み，ヒトがん抑制タンパク質p53とRbをコードする遺伝子に結合してその機能を不活性化する，ウイルスタンパク質E6とE7を発現するようになる．これによりその細胞は変異を蓄積し，やがて悪性形質転換してがん化する．がん化した細胞はHPVのDNAを保持しており，通常はE6とE7のみを発現するようになる．

ヒトパピローマウイルスには，100種以上の遺伝子型が存在する．そのうちの30種は外性器に感染し，種によっては性器疣贅やがんを起こす．HPVに感染すると，宿主の免疫系はウイルス殻の主要成分であるL1の可変領域(V領域)に対して反応する．しかし抗体の反応は弱く，感染者の約半数しか抗体陽性を示さない．HPVワクチンのウイルス成分には，ウイルスと似た形状の非感染性粒子を形成する遺伝子組換えL1タンパク質が用いられる．2006年から始まったHPV予防接種には，異なる2種類のワクチンが用いられる．1つは子宮頸がんの70%の原因となるHPV16型およびHPV18型をもつ二価ワクチン，もう1つは性器疣贅の90%の原因となるHPV6型およびHPV11型を追加した四価ワクチンである(図17.17)．いずれのワクチンもアジュバントとしてアラムが含まれており，二価ワクチンにはさらにTLR4に結合して自然免疫系を活性化するエンドトキシン(細菌の細胞壁のリポ多糖)誘導体が含まれている．二価ワクチン

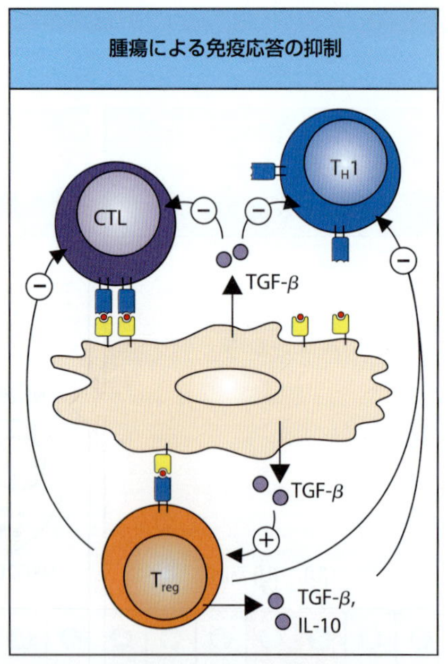

図17.15 腫瘍による免疫応答の操作
腫瘍は，TGF-βのような炎症反応を抑制し腫瘍組織に制御性T細胞(T_{reg})を誘引するサイトカインを分泌して，免疫応答から逃れることがある．TGF-βと制御性T細胞が産生するIL-10の相乗効果により，腫瘍抗原特異的なエフェクターCD8 T細胞(CTL)やヘルパーCD4 T_H1細胞の作用が抑制される．

は女性にのみ，四価ワクチンは男女に接種される．ワクチン接種により，自然感染よりも 80 ～ 100 倍の HPV 特異的な抗体産生が誘導される．自然感染の場合と同様に，誘導される抗体のほとんどは HPV の遺伝子型に特異的である．ワクチン接種は HPV 感染の予防には有効であるが，既感染者には効果がない．したがって，性行為を経験する前の 10 代の若者にワクチンを接種することが重要である．現在は 11 ～ 26 歳の女性と 13 ～ 21 歳の男性に，半年間以上，3 種類のワクチン接種をすることが推奨されている．

パピローマウイルスのタンパク質とその機能	
タンパク質	機能
L1	主要な殻タンパク質
L2	補助的な殻タンパク質
E1	DNA ヘリカーゼ
E2	転写因子
E4	感染した角化細胞によって発現される構造タンパク質
E5	上皮増殖因子の補助因子，MHC クラス I の発現制御
E6	p53 の分解，テロメラーゼの活性化
E7	Rb との結合，E2F の放出

図 17.16　パピローマウイルスは，たった 8 種類のタンパク質しか発現しない
このウイルス殻は正二十面体で，72 個の五量体 L1 タンパク質からなる．L2 タンパク質はこの構造中に組み込まれているが，五量体 L1 とのモル比は 1 より小さい．細胞の悪性形質転換に寄与する機能を灰色で色づけしてある．

17-11　腫瘍抗原ワクチンを投与するとがんを退縮させることができるが，その効果は予測できない

免疫系が腫瘍細胞を殺傷する能力をもつのに，そうした免疫応答はなかなか誘導されないので，がん免疫学者たちはがんに対するヒトの免疫応答を刺激し高める方法を探索している．がんの治療と予防に使えるワクチンの開発が望まれている．いくつかの研究や臨床試験では，確実な治療法がない進行性皮膚がんの一種である悪性黒色腫の患者に焦点が絞られている．最初の CT 抗原は，黒色腫患者の細胞傷害性 T 細胞の標的分子として発見され，MAGE(melanoma antigen encoding)-A1，MAGE-A3 と命名された．図 17.18 は，HLA-A1 を介して細胞傷害性 CD8 T 細胞に提示される，CT 抗原 MAGE-A3 のエピトープを用いたワクチンの効果を示している．ワクチンの接種をしないと，患者の皮膚に生じた黒色腫を外科的に除去しても，その 2 か月後には MAGE-A3 抗原を発現する腫瘍の転移が進行していた．エピトープをコードする組換えウイルスかエピトープと同じアミノ酸配列をもつ合成ペプチドを用いたワクチンを 2 年間に計 11 回患者に投与したところ，MAGE-A3 特異的な細胞傷害性 CD8 T 細胞の数は 30 倍に増加し，それに伴い安定した腫瘍の退縮が認められ，完全寛解の状態が 2 年以上続いた(図 17.18 参照)．理由はわからないが腫瘍の退縮はワクチンを接種した患者のほんの 20％にしかみられず，寛解に達した患者はわずか 10％であった．ほかにも現在進行中のいくつかの臨床試験において，多様ながん種に高発現しており，強力な T 細胞応答と B 細胞応答を誘導する CT6 抗原である，NY-ESO-1 に焦点を当てたワクチン療法が行われている．この治療法の初期の成績は有望に思えたが，より大規模な臨床試験では治療効果は証明されなかった．臨床的有益性がないことと，ワクチン特異的制御性 T 細胞の腫瘍への浸潤との間に相関が認められた．

17-12　免疫応答を抑制的に制御する分子に対する阻害抗体は，がんの治療に用いられる

悪性黒色腫は皮膚がんによる死亡例の 75％を占める．2013 年，米国では 9,500 人が悪性黒色腫により死亡した．世界で悪性黒色腫の罹患率が最も高いオーストラリアでは，2014 年，約 15,000 人が悪性黒色腫であると診断された．進行性の悪性黒色腫と診断された患者の約 75％は，余命が 1 年未満である．大部分のがん患者は，がん細胞に対して適応免疫応答を示すが，その免疫応答は通常は弱く，がんの寛解状態あるいはがん細胞の排除を誘導することはできない．この抗腫瘍応答を増強するための有望な新しいアプローチの 1 つが，ヒト化抗 CTLA-4 単クローン抗体の投与により，T 細胞への補助刺激を強め持続させることである．この単クローン抗体の 1 つであるイピリムマブは，ヒト抗体の重鎖(H 鎖)および軽鎖(L 鎖)を発現するように遺伝子改変されたマウスに，ヒト CTLA-4 タンパク質を免疫することにより作られた．そして，2011 年に北アメリカ

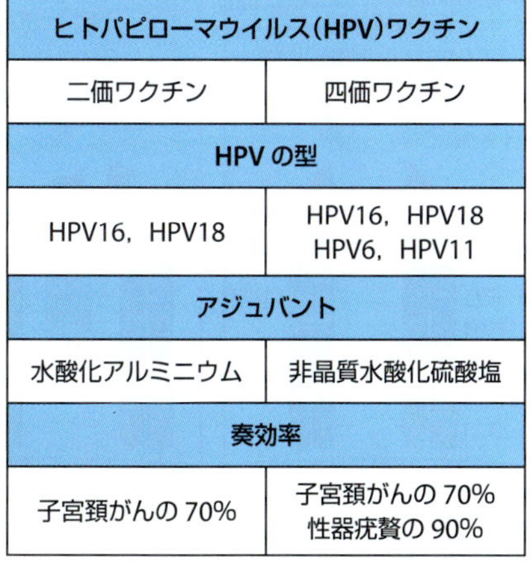

ヒトパピローマウイルス(HPV)ワクチン	
二価ワクチン	四価ワクチン
HPV の型	
HPV16，HPV18	HPV16，HPV18 HPV6，HPV11
アジュバント	
水酸化アルミニウム	非晶質水酸化硫酸塩
奏効率	
子宮頸がんの 70％	子宮頸がんの 70％ 性器疣贅の 90％

図 17.17　パピローマワクチンの成分

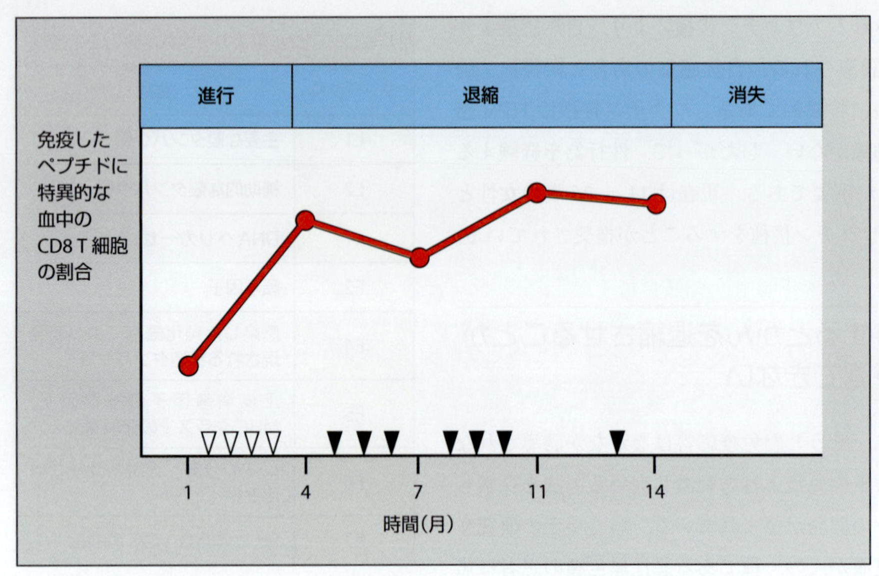

図 17.18 がん患者に腫瘍抗原ワクチンを投与した結果
転移性黒色腫患者に，患者の HLA-A1 アロタイプを介して提示されるタンパク質 MAGE-A3 由来の抗原ペプチドワクチンを投与した．初めの 4 回の免疫は，組換えウイルスワクチン(白矢印)を投与し，後の 7 回は合成ペプチド(黒矢印)を投与した．赤線は，ペプチドに特異的な末梢血中の CD8 T 細胞の割合を示す．がんの増殖状態はグラフ上の青い四角の中に示す．(データは Pierre Coulie の厚意による)

とヨーロッパで，進行性悪性黒色腫の治療薬として認可された．イピリムマブは T 細胞の補助刺激に対する負の制御因子である CTLA-4 に結合して，B7(CD80/86)と CTLA-4 との結合を阻止することにより，T 細胞のエフェクター機能を高いレベルに維持させる(**図 17.19**)．これにより，悪性黒色腫細胞の殺傷と排除が促進される．これまでに 17,000 人以上の患者がこの抗体の投与を受け，5 年生存率が 8%から 18%に上昇した．

B-Raf は，細胞増殖を刺激する細胞内シグナル伝達経路を担う酵素である．腫瘍細胞はしばしば，無秩序な増殖を誘導しアポトーシスから逃れるシグナル伝達経路を恒常的に活性化するような *BRAF* 遺伝子の変異を獲得している．ベムラフェニブは B-Raf の機能を抑制する有機小分子の 1 つであり，2011 年に *BRAF* 遺伝子変異を有する転移性の悪性黒色腫の治療薬として認可された．現在，イピリムマブとベムラフェニブの併用による治療効果が検証されている．

CTLA-4 の機能を阻害することによる副作用として，炎症を増強し，T 細胞活性化の閾値を下げることが予想される．またよくみられる有害事象として，下痢，大腸炎，瘙痒を伴う皮疹などが挙げられ，内分泌腺や肝臓における自己免疫応答が観察されることもある．これらの症状はコルチコステロイドにより治療される．

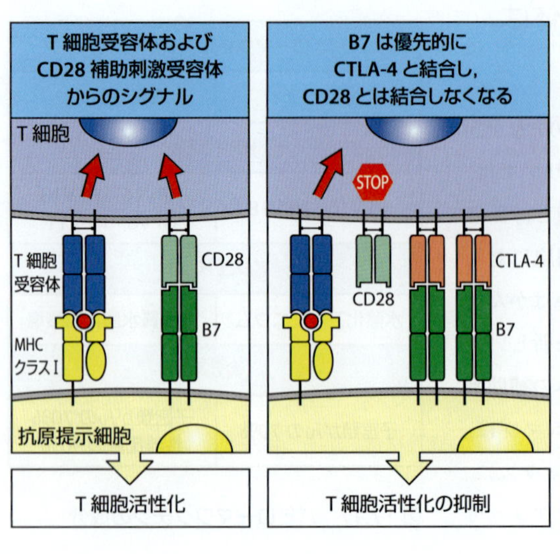

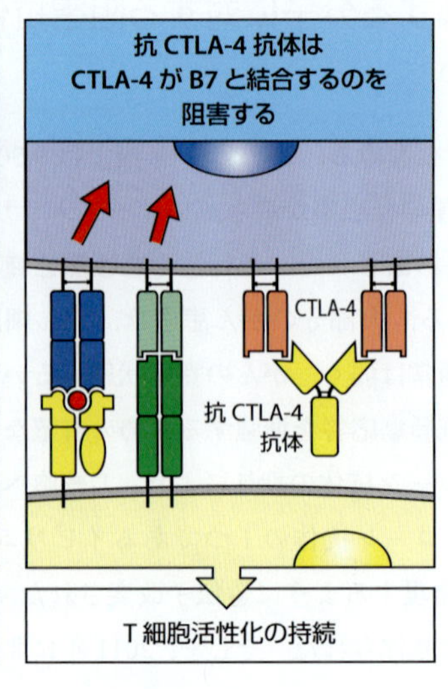

図 17.19 ヒト化単クローン抗体による CTLA-4 の抑制作用の阻害
左図：抗原による T 細胞の活性化は，抗原提示細胞上の B7 補助刺激分子と CD28 補助刺激受容体との結合によるシグナルに依存する．中央図：CTLA-4 は CD28 と競合して B7 と結合することにより T 細胞活性化を抑制する．右図：イピリムマブなどの治療用抗 CTLA-4 単クローン抗体は，CTLA-4 の B7 との結合を阻害して T 細胞活性化を促進する．この抗体は腫瘍に対する T 細胞応答を増強する手段の 1 つとして，悪性黒色腫患者に投与される．

PD-1(programmed death 1，CD279)は，B7 のような補助刺激分子と同じファミリーのメンバーに属し，NK 細胞，B 細胞，T 細胞，樹状細胞，単球の活性化に伴い発現が増加する．PD-L1(CD274)および PD-L2(CD273)と呼ばれる 2 種類の PD-1 のリガンドは，多くの種類のがん細胞に発現し，活性化リンパ球上の PD-1 に会合して，免疫抑制作用をもたらす．この免疫抑制作用には，細胞傷害性 CD8 T 細胞のアポトーシス誘導や，エフェクター CD4 T 細胞から制御性 T 細胞への分化誘導，NK 細胞の活性化・凝集・細胞傷害能・サイトカイン産生の阻害などが含まれる．PD-1，PD-L1，PD-L2 に対する特異的単クローン抗体は，これらの免疫抑制作用を妨げ，有効な抗がん治療薬となり得る．ニボルマブは，PD-1 に特異的なヒト化 IgG4 単クローン抗体であり，腎細胞がん，肺がん，悪性黒色腫，進行性あるいは転移性固形がんに対する治療効果を検討する臨床試験が進行中である[1)]．

1）訳注：ニボルマブは悪性黒色腫や非小細胞肺がんに対して承認されている．

17-13 キメラ抗原受容体は腫瘍細胞に対する T細胞応答を増強する

ほとんどのがん患者で，腫瘍に対するエフェクター CD4 および CD8 T 細胞応答が誘導されるが，その応答は多くの場合非常に弱く，腫瘍を排除して患者を治すまでには至らない．この腫瘍に対する免疫応答の弱さの特徴の 1 つとして，T 細胞受容体とその標的ペプチド - MHC 複合体との親和性が，ウイルス感染の防御にあたる T 細胞の標準的な受容体親和性の 1 ～ 10％しかないことが挙げられる．この問題に対して，血液検体から分離した T 細胞に，腫瘍を認識する高親和性受容体を人為的に発現させて，再びがん患者の体内に戻すという戦略がある．

こうした戦略の 1 つは，腫瘍特異的 T 細胞がもつ本来の低親和性 T 細胞受容体に，その T 細胞が認識するペプチド - HLA クラス I 複合体との親和性が増すような遺伝子改変を施すことである．この遺伝子改変 T 細胞受容体を，患者から分離した T 細胞に発現させ，その結果 2 種類の T 細胞受容体を発現するようになった T 細胞を患者の体内に戻す．この方法には 2 つの問題がある．1 つは，抗原を提示する HLA クラス I アロタイプの発現を腫瘍細胞が低下させて，T 細胞の免疫応答から免れる可能性があること，もう 1 つは，改良した T 細胞受容体が特定の HLA クラス I アロタイプをもつ患者にしか利用できないことである．

これらの問題は別の方法を用いることで回避できる．その方法とは，腫瘍抗原特異的な抗体の H 鎖と L 鎖の V 領域からなる抗原結合部位を 1 つだけもっている**キメラ抗原受容体**(chimeric antigen receptor：CAR)を作製するというものである．この抗原結合部位は，F_V(variable fragment：**可変フラグメント**)と呼ばれる．H 鎖と L 鎖の V 領域は同一ポリペプチド鎖上に存在するように設計され，膜貫通領域を介して 3 つのシグナル伝達領域をもつ細胞内領域と連結されている．この 3 つのシグナル伝達領域は，T 細胞受容体の ζ 鎖(p.116 の図 5.6 参照)，CD28 補助刺激受容体，TNF 受容体ファミリーに属する活性化受容体である CD137(**図 17.20**)などにより構成されている．これは強力なシグナル伝達能をもつため，キメラ抗原受容体が抗原と反応しても T 細胞が不応答に陥ることはない．このように，キメラ抗原受容体は，IgG の Fab(p.83 の図 4.3 参照)のような単量体抗原結合部位を有し，標的抗原に対する高い親和性と，T 細胞受容体と補助刺激受容体には及ばないまでも，それに匹敵するシグナル伝達能をもつように設計されている．患者から分離した T 細胞にキメラ抗原受容体遺伝子を導入し，これを発現する遺伝子改変 T 細胞を患者の体内に戻す．このような，患者から分離し遺伝子操

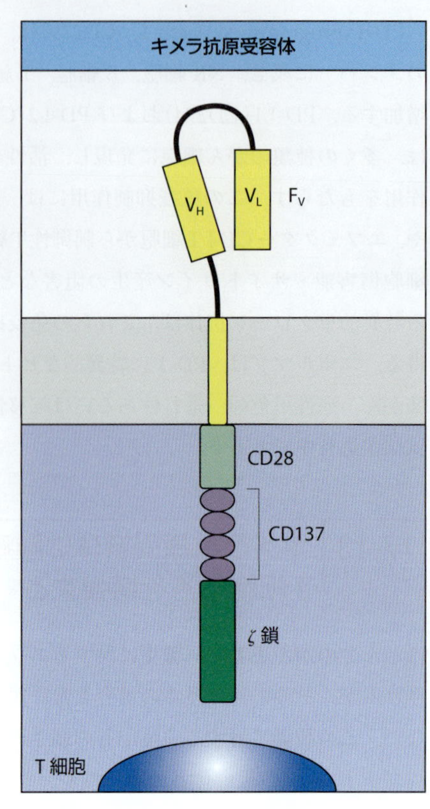

図 17.20 キメラ抗原受容体の構造
これらの人工改変 T 細胞受容体は，免疫グロブリンと同様の結合力と特異性を発揮するように設計されている．キメラ抗原受容体は，異なる免疫機能をもつ複数のタンパク質により構成される，一本鎖ポリペプチドである．細胞外の標的結合部位は，1 つの免疫グロブリン L 鎖 V 領域 (V_L) と 1 つの免疫グロブリン H 鎖 V 領域 (V_H) により構成される．膜貫通領域に続く細胞内領域には，膜側から順に CD28，CD137，CD3 複合体の ζ 鎖に由来する 3 つのシグナル伝達領域が連結されている．このようにしてキメラ抗原受容体は，T 細胞活性化に必要なすべてのシグナルを伝達することが可能である．

作を施した T 細胞を再び患者に戻す治療法を **T 細胞養子移入療法** (adoptive T-cell transfer) と呼ぶ．

B 細胞腫瘍に対してキメラ抗原受容体の臨床適応が試みられている (図 17.21)．それには，B 細胞の補助受容体の 1 つである CD19 を認識するキメラ抗原受容体を発現する T 細胞が用いられる．CD19 は B 細胞系列の細胞や濾胞樹状細胞のみに発現するため，この分子を標的にした治療法は副作用が少なく，B 細胞の機能に無関係な細胞に対しては直接影響を与えない．また，この治療法は HLA 拘束性を考慮する必要がないので，キメラ抗原受容体をコードする 1 つの DNA 遺伝子で，すべての B 細胞腫瘍患者の T 細胞の形質転換に対応できる．現在，B 細胞腫瘍患者に対する CD19 特異的キメラ抗原受容体の有効性を検証する 27 件の臨床試験が行われている．

17-14 γδ 型 T 細胞と NK 細胞の抗腫瘍応答は増強できる

γδ 型 T 細胞には，がんに対する患者の免疫応答を高める興味深い 2 つの特徴がある．1 つは，γδ 型 T 細胞が多様な組み合わせの受容体を発現するため，悪性細胞と正常細胞の違いを識別して反応できる (p.344 の 12-10 項参照) ことである．もう 1 つは，γδ 型 T 細胞がゾレドロン酸 (p.348 の図 12.24 参照) のようなリン酸化抗原を投与するだけで，

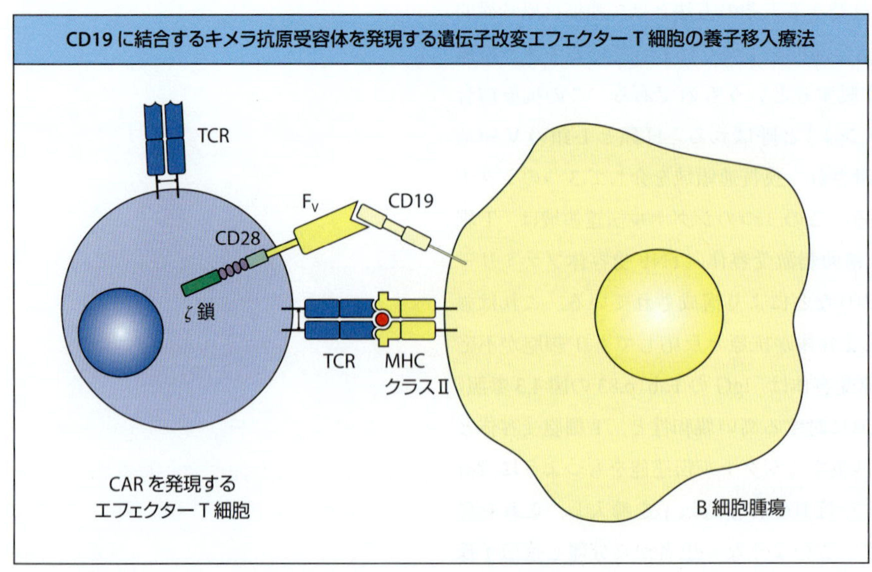

図 17.21 抗 CD19 キメラ抗原受容体の作用機序
がん免疫治療におけるキメラ抗原受容体 (CAR) の可能性を検討した結果，B 細胞腫瘍が主要な治療対象となった．CAR の多くは，B 細胞の補助受容体である CD19 に対して特異的である．患者の血液から分離した T 細胞に，遺伝子操作により CAR を発現させて患者の体内に戻す．T 細胞上の CAR が腫瘍細胞上の CD19 と強固に結合すると，その強烈なシグナルにより T 細胞のエフェクター機能が活性化される．ここでは，腫瘍特異的な T 細胞受容体 (TCR) を発現する T 細胞が，CAR の作用により活性化される様子を示す．図では示していないが，腫瘍に対して特異性のない T 細胞も，CAR により腫瘍を標的とするようになる．

生体内や試験管内で活性化できることである．さまざまながん患者において，$\gamma\delta$ 型 T 細胞を増殖させ活性化できたとの研究報告があるが，十分な臨床的有用性はまだ得られていない．$\gamma\delta$ 型 T 細胞が認識する腫瘍細胞上の抗原が何であるかや，その抗原をどのように認識しているのかについての理解が十分ではないため，その臨床応用には限界がある．

治療用単クローン抗体により腫瘍細胞が殺されるメカニズムは，NK 細胞を介する**抗体依存性細胞性細胞傷害**（antibody-dependent cell-mediated cytotoxicity：ADCC）によるものである．単クローン抗体は 2 本の Fab 領域で腫瘍細胞抗原と結合し，Fc 領域で NK 細胞の FcγRⅢ と結合することにより，両細胞を強力に接着させる（図 17.22）．FcγRⅢ の活性化シグナルは，NKG2D やその他の NK 細胞受容体のシグナルによって高められ，NK 細胞の細胞傷害機構を活性化する．しかし困ったことに，ADCC では NK 細胞の活性化に引き続いてメタロプロテアーゼ ADAM33 の作用により NK 細胞表面の FcγRⅢ の発現が減少する．患者にメタロプロテアーゼインヒビターを処方することにより，ADCC による腫瘍細胞傷害能を増大することができる．

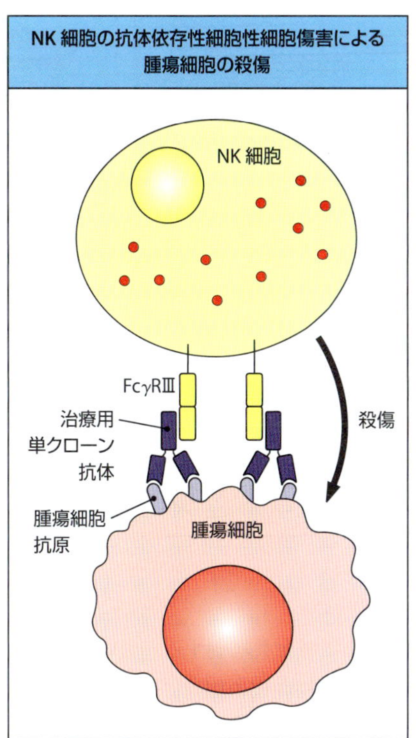

図 17.22 治療用抗腫瘍単クローン抗体の多くは，腫瘍細胞を NK 細胞による抗体依存性細胞性細胞傷害（ADCC）へと導く
このような抗体は腫瘍細胞の細胞表面抗原（例えば CD20）と結合する．その抗体の Fc 領域が NK 細胞上の FcγRⅢ と結合することにより，NK 細胞が活性化されて腫瘍細胞を殺傷する．

多発性骨髄腫は形質細胞の腫瘍で，骨髄を崩壊させ，多くの場合，大量かつ単一の単クローン抗体を合成するようになる．多発性骨髄腫には根治的な治療法はなく，生存期間の中央値は 3 ～ 7 年である．したがって，治療への新しいアプローチが必要となる．今のところ，血管新生を抑制しリンパ球にさまざまな影響を及ぼすレナリドミド（サリドマイド関連の小分子薬）と，免疫抑制作用をもったステロイドであるデキサメタゾンが治療に用いられている．また，プロテアソームインヒビターであるボルテゾミブも多発性骨髄腫の治療に用いられている．ボルテゾミブは腫瘍細胞の増殖を抑制しアポトーシスを誘導する．さらに，MHC クラスⅠ分子へのペプチドの供給を制限することにより，その腫瘍細胞表面での発現を減少させ，NK 細胞に殺傷されやすくする作用がある．ヒト化抗 CD319 単クローン抗体のエロツズマブは，多発性骨髄腫に対するもう 1 つの治療薬で，腫瘍細胞をオプソニン化して NK 細胞の標的となりやすくする．また，抗 CD319 抗体は腫瘍細胞と骨髄細胞の相互作用を妨げ，腫瘍細胞の増殖・生存が助長されないようにすることによっても治療効果を高めている．ボルテゾミブとエロツズマブを併用することにより，どちらか一方を単独投与するよりも臨床効果が改善される．

腫瘍細胞に対する NK 細胞の反応性を高めることを意図した戦略の 1 つとして，NK 細胞表面の抑制性受容体であるキラー細胞免疫グロブリン様受容体（KIR．p.331 の 12-4 項参照）と結合して，MHC クラスⅠリガンドとの結合を妨げる単クローン抗体を用いる治療法がある．現在多発性骨髄腫の治療薬として，リリルマブの臨床試験が行われている．このヒト化単クローン抗体は，HLA-C に特異的なすべての KIR と結合し，それらのリガンドとの結合を妨げて NK 細胞内への抑制性シグナルの伝達を阻止する．

17-15 抗原により活性化された樹状細胞の養子移入は，腫瘍に対する T 細胞応答を高める

患者の樹状細胞を分離して試験管内で腫瘍抗原と共培養し，抗原を負荷した樹状細胞を患者体内に再注入（養子移入）することにより，腫瘍抗原に対する免疫応答を増強できる可能性がある．このような免疫療法は，末期の転移性前立腺がん患者の治療に用いられている．シプリューセル-T は，前立腺がん細胞の腫瘍抗原である前立腺酸性ホスファターゼと，サイトカインの 1 種である顆粒球マクロファージコロニー刺激因子（GM-CSF）を融合した，遺伝子組換え融合タンパク質である．これをがん患者の血液から分

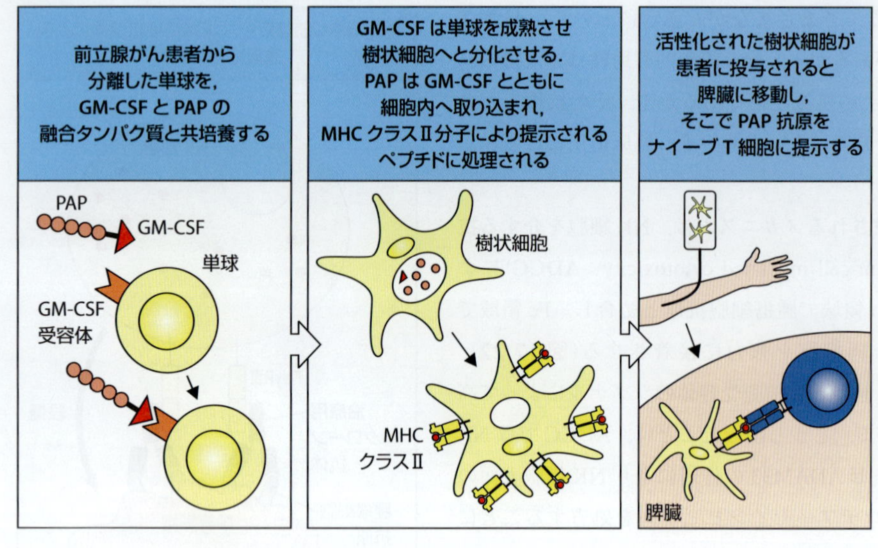

図 17.23　試験管内で腫瘍抗原を負荷した樹状細胞の養子移入

左図：前立腺がん患者の血液から単球を分離し，シプリューセル-T と共培養する．シプリューセル-T は，前立腺がんの腫瘍抗原（前立腺酸性ホスファターゼ：PAP）と単球の増殖因子（顆粒球マクロファージコロニー刺激因子：GM-CSF）との遺伝子組換え融合タンパク質である．中央図：単球は樹状細胞に分化し，腫瘍抗原由来のペプチドを MHC クラスⅡ分子上に提示する．右図：この樹状細胞を回収し，経静脈的に患者に再注入する．

離した単球と共培養する．単球上の受容体に GM-CSF が結合すると，単球は活性化されて樹状細胞様の細胞に分化する．前立腺酸性ホスファターゼは，受容体に結合した GM-CSF とともに細胞内に取り込まれて，エンドソームおよびリソソームに輸送されて分解される．この機序により，抗原のペプチドへの処理と，MHC クラスⅡ分子を介した単球表面への抗原提示が促進される．

このようにして抗原を負荷した単球が患者に静脈内注射されると脾臓に集まり，そこで抗原特異的ナイーブ CD4 T 細胞にペプチド抗原を提示する（図 17.23）．シプリューセル-T 抗原由来のペプチドの交差抗原提示は試験管内で起こすことも可能であり，これにより CD8 T 細胞の免疫応答も誘導しうると考えられる．シプリューセル-T による治療は，患者の生命予後を中央値で 4 か月延長する．この効果は小さいようにも思えるが，シプリューセル-T の治療を受けるような余命の短い患者にとっては，この 4 か月は貴重である．2010 年に，シプリューセル-T は米国での使用が承認され，治療用**がんワクチン**（cancer vaccine）の最初の臨床適応例となった．

17-16　単クローン抗体はがんの診断に有用である

単クローン抗体や種々の分子レベルの解析を用いることにより，ある腫瘍を同定したり，それに関連する腫瘍と区別する精度は著しく改善した．ある腫瘍に対して有効な治療法が，必ずしも関連する腫瘍に対する至適治療法とは限らないため，このことは非常に重要である．関連腫瘍の例として，B 細胞分化の各段階から生じる一群の B 細胞腫瘍が挙げられる（p.169 の図 6.23 参照）．これらに対しては，それぞれ異なる治療法が施される．

バーキットリンパ腫は胚中心 B 細胞に由来し，濾胞中心芽細胞性リンパ腫のように成長が早く悪性度が高いが，この腫瘍は化学療法により完治できる．この治療には迅速で正確な診断が重要である．図 17.24 に，腫瘍生検がバーキットリンパ腫と診断（もしくは確定診断）するのに必要な 3 つの染色法を示す．古典的なヘマトキシリン - エオシン染色では，2 種類の細胞に由来する特徴的な“星空（starry-sky）”のような染色像が診断の手掛かりになる．ほとんどの細胞は小型で急速に増殖する腫瘍細胞であり，腫瘍細胞を貪食する大きなマクロファージが散見される（図 17.24 左）．

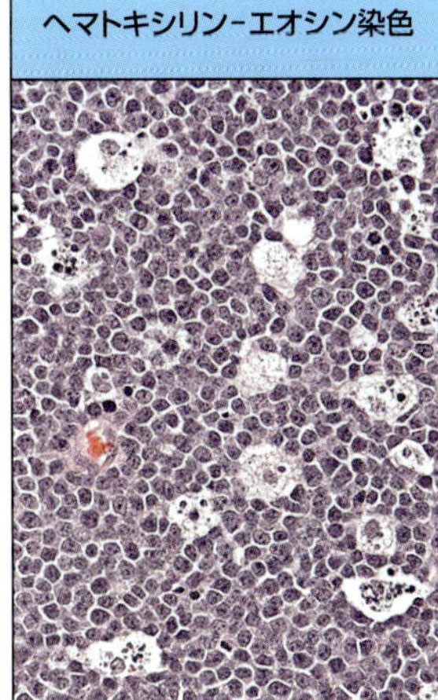

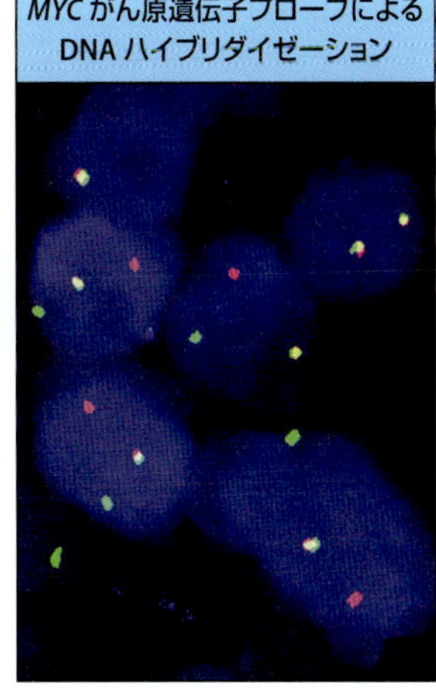

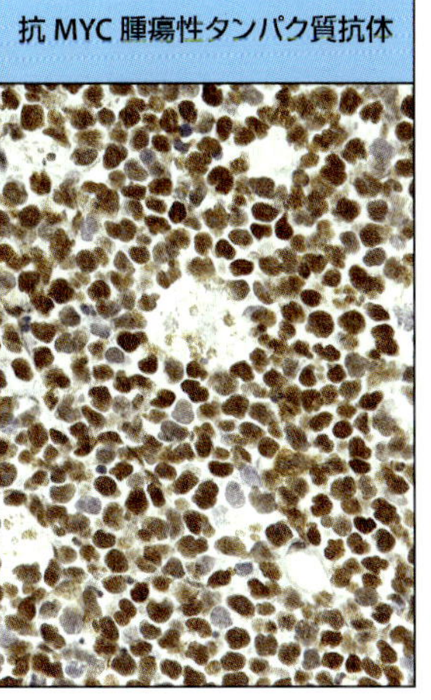

図 17.24　細胞，遺伝子，タンパク質の解析によるバーキットリンパ腫の同定

古典的な腫瘍組織切片のヘマトキシリン-エオシン染色では"星空"のような染色像，すなわち大部分を占めるリンパ腫細胞が空で，腫瘍を貪食するマクロファージが星のようにみえる組織像を示す(左図)．8 番染色体上の *MYC* がん原遺伝子の切断部位両側の塩基配列をそれぞれ認識する赤色と緑色の蛍光プローブを用いると，バーキットリンパ腫に特徴的な転座を識別できる．正常の 8 番染色体の *MYC* 遺伝子には，赤色と緑色の両プローブが結合して黄色を呈する．転座した 8 番染色体では，赤色のプローブは 8 番染色体に結合し，緑色のプローブは転座に関わる免疫グロブリン遺伝子座を有する別の染色体に結合する．正常細胞は 2 つの黄色の点が認められるが，腫瘍細胞では黄色，赤色，緑色の点が各 1 つずつ認められる(中央図)．腫瘍組織切片を MYC 腫瘍性タンパク質に特異的な抗体で染色すると，腫瘍細胞は強く染まるがマクロファージは染まらない(右図)．(写真は Yasodha Natkunam の厚意による)

バーキットリンパ腫の診断基準となる特徴の 1 つは，8 番染色体上の *MYC* がん原遺伝子が，免疫グロブリンに関する 14 番染色体の H 鎖遺伝子か，2 番染色体の κL 鎖遺伝子か，あるいは 22 番染色体の λL 鎖遺伝子のいずれかと転座を起こしていることである(p.159 の図 6.14 参照)．これらの転座は異所性に発生した体細胞高頻度変異により生じる．腫瘍細胞の転座の有無は，*MYC* がん原遺伝子の切断部位の両側の塩基配列に，それぞれ相補的に結合する 2 種類の DNA プローブを用いて判定する．正常な 8 番染色体であればどちらのプローブとも反応するが，転座を起こした 8 番染色体は一方のプローブのみと結合する(図 17.24 中央)．また，正常細胞ではプローブは 2 つの 8 番染色体のみに結合するが，腫瘍細胞ではさらに免疫グロブリン L 鎖もしくは H 鎖遺伝子をもつ他の染色体とも反応する．したがって，正常細胞では 2 つの染色体が蛍光を発するのに対して，がん細胞ではこれが 3 つになる．転座によって生じたキメラ遺伝子は，MYC 腫瘍性タンパク質と呼ばれる融合タンパク質を産生する．腫瘍細胞かどうかを評価する第 3 の方法は，MYC 腫瘍性タンパク質に特異的な単クローン抗体で染色することである．腫瘍細胞であればこの抗体と強く反応する．マクロファージには MYC がないのでこの抗体で染色されない(図 17.24 右)．

ホジキン病は放射線療法により治療が成功した最初の腫瘍の 1 つであるが，胚中心 B 細胞由来の腫瘍であることが最近判明した．これは腫瘍細胞がホジキンリンパ腫の集塊のほんの 1% しかなく，しかも B 細胞とは形態的にも機能的にもまったく異なるからである．この腫瘍細胞はリード・シュテルンベルグ細胞(Reed-Sternberg cell)と呼ばれ，フクロウの目のような特徴的な形態をもつ(**図 17.25**，左から 1 番目の図)．これらの細胞は互いに分かれ，炎症細胞が作る微小環境に取り囲まれる傾向がある(章扉の写真を参照)．ホジキンリンパ腫の特徴は，B 細胞系列を運命づける転写制御因子 Pax-5(図 17.25，2 番目の図)の欠失である(p.156 の 6-8 項参照)．Pax-5 が欠失すると，B 細胞受容体からのシグナルなど，B 細胞に特徴的なシグナル伝達がなくなる．また，この腫瘍細胞は抗原提示細胞関連マーカーである CD30(図 17.25，3 番目の図)と CD15(図 17.25，4 番目の図)を発現するので，ホジキンリンパ腫を他の大細胞型 B 細胞リンパ腫と区別するのに役立つ．

未分化大細胞型リンパ腫は T 細胞リンパ腫であり，特徴的な大きな馬蹄形の形態をもつ細胞がみられる(**図 17.26** 左)．この腫瘍を特徴づけるのは，2 番染色体の未分化リンパ腫キナーゼ(anaplastic lymphoma kinase：ALK)遺伝子と 5 番染色体のヌクレオ

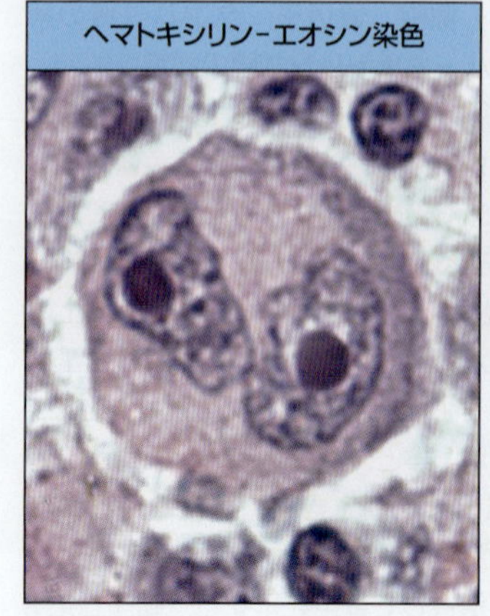

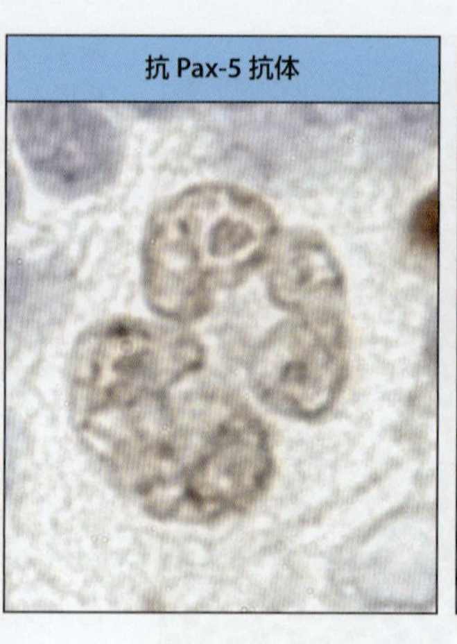

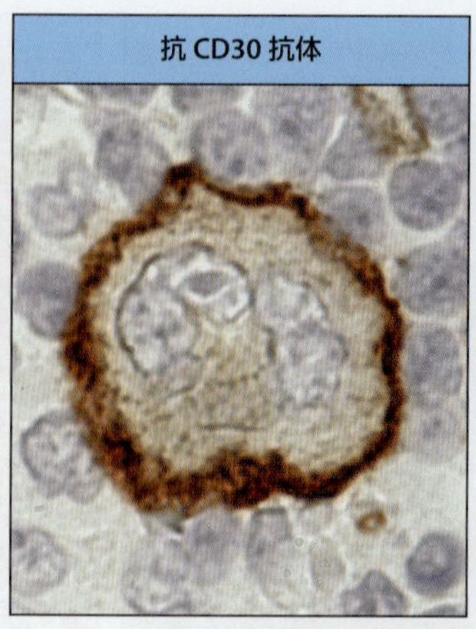

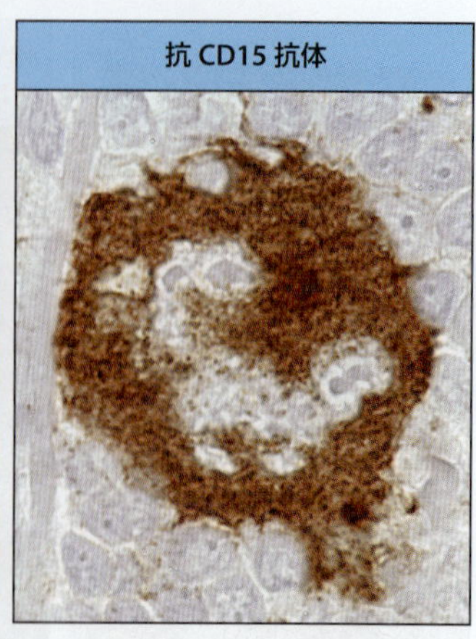

図 17.25　ホジキンリンパ腫は B 細胞の特徴を喪失した B 細胞により発症する
この腫瘍中の悪性 B 細胞は，全腫瘍細胞のごく少数にすぎない．それらはフクロウの目のような特徴的な形態をしており，炎症細胞に囲まれて互いに分かれている（左から 1 番目の図）．Pax-5 の発現低下はホジキンリンパ腫の特徴である（2 番目の図）．この転写制御因子がないと，B 細胞受容体からのシグナルがなくなる．細胞表面に発現する CD30（3 番目の図）と CD15（4 番目の図）は免疫治療の標的となる．（写真は Yasodha Natkunam の厚意による）

ホスミン遺伝子との相互転座である．このキメラ遺伝子がコードする発がん性の融合タンパク質は，腫瘍細胞の核と細胞質に蓄積するので，診断にも利用可能な特徴的な染色パターンを示す（図 17.26 右）．この腫瘍細胞は細胞表面に CD30 を発現しており（図 17.26 中央），これは単クローン抗体による免疫療法の標的として使用されている．

17-17　細胞表面抗原に特異的な単クローン抗体は，ますますがん治療に応用されてきている

腫瘍細胞の細胞表面分子を認識するヒト化単クローン抗体のがん治療薬として応用は増加してきている．このような抗体は，そのまま無修飾で，あるいは毒素や放射性同位体との複合体として投与される．非修飾抗体は，受容体によるシグナル伝達を阻害したり，腫瘍細胞をオプソニン化して補体の結合や食作用を受けやすくしたり，NK 細胞による殺傷を受けやすくする（17-14 項参照）ことにより，腫瘍細胞の増殖を抑制する．抗 CD52 抗体はアポトーシスを誘導できる．図 17.27 に列挙した抗体は，1 つを除き，細

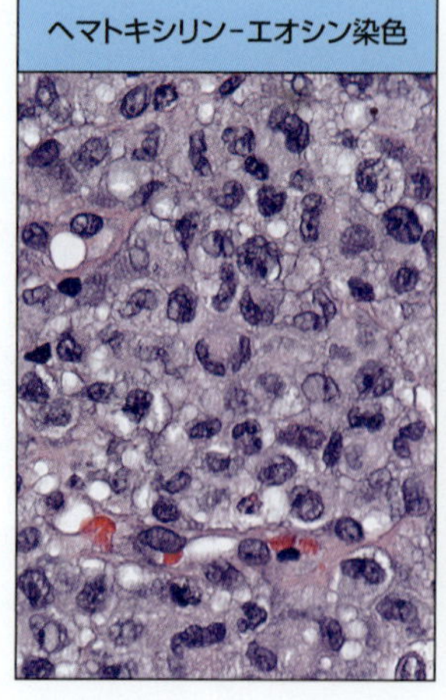

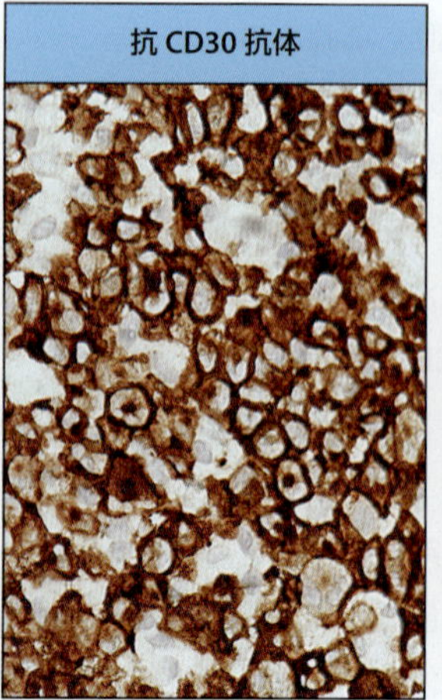

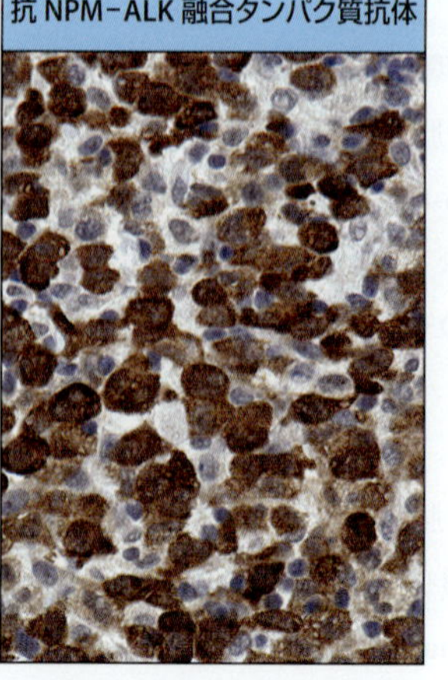

図 17.26　未分化大細胞型リンパ腫は独特の形態と転座した染色体をもつ T 細胞腫瘍である
この腫瘍の細胞は大きく特徴的な馬蹄形の形態を示し（左図），未分化リンパ腫キナーゼ（ALK）遺伝子とヌクレオホスミン（NPM）遺伝子が相互転座している．そのキメラ遺伝子により産生される融合タンパク質は発がん性を有し，核と細胞質に蓄積する（右図）．この腫瘍の細胞表面に発現する CD30 は，毒素と結合した抗 CD30 抗体の治療の標的として使用される（中央図）．（写真は Yasodha Natkunam の厚意による）

がん治療に使用されるヒト化単クローン抗体		
非修飾抗体		
トラスツズマブ IgG1	乳がん	ERBB2 シグナル伝達の抑制
ベバシズマブ IgG1	大腸がん	VEGF シグナル伝達の抑制
セツキシマブ IgG1	扁平上皮がん	EGFR シグナル伝達の抑制，ADCC
パニツムマブ IgG2	結腸直腸がん	EGFR シグナル伝達の抑制
イピリムマブ IgG1	悪性黒色腫	CTLA-4 シグナル伝達の抑制
リツキシマブ IgG1	CD20 陽性非ホジキン B 細胞リンパ腫，慢性リンパ性白血病	CD20 への結合を介した ADCC
アレムツズマブ IgG1	B 細胞性慢性リンパ性白血病の単剤治療	CD52 への結合，アポトーシス，補体依存性細胞傷害（CDC）
オファツムマブ IgG1	B 細胞性慢性リンパ性白血病	CD20 への結合，ADCC，CDC
修飾抗体		
ブレンツキシマブ-ベドチン IgG1	ホジキンリンパ腫，未分化大細胞型リンパ腫	CD30 への結合，アウリスタチン毒素の輸送
^{90}Y 標識イブリツモマブ IgG1	濾胞性非ホジキンリンパ腫	CD20 への結合，放射性 ^{90}Y の輸送

図 17.27　がん治療に使用されるヒト化単クローン抗体
がん治療に認可された抗体を示す．修飾されていない抗体が腫瘍細胞に結合すると，腫瘍細胞は Fc 受容体を介した NK 細胞による細胞傷害，食作用，補体を介した細胞傷害を受けやすくなるため，その治療効果が発揮される．修飾抗体は，化学修飾により抗体にベドチンのような毒素の不活性型のもの，あるいは ^{90}Y（イットリウム 90）のような放射性同位体を付加したもので，毒素や放射性同位体をがん細胞表面に特異的に輸送することによりがん細胞を殺す．

胞表面分子に反応するものである．残りの 1 つは血管内皮増殖因子（vascular endothelial growth factor：VEGF）に特異的な抗体で，VEGF を中和して腫瘍の成長に必要な血管新生を妨げるという，他の抗体とは異なる作用を示す．

がん治療に対する単クローン抗体の利用法として，抗体自身がもつエフェクター機能に頼るのではなく，抗体が結合した細胞を殺してしまうような毒性物質の輸送媒体として用いることもできる．ブレンツキシマブは，活性化 B 細胞マーカーである CD30 に特異的である．ブレンツキシマブ-ベドチンは，ブレンツキシマブとサイトトキシンであるアウリスタチンとを，カテプシンで切断可能なリンカーを介して結合させた複合体であり，ホジキンリンパ腫および全身性未分化大細胞型リンパ腫に対する最終治療薬として承認された．この複合体がリンパ腫細胞表面の CD30 に結合すると，エンドサイトーシスにより細胞内に取り込まれ，リソソーム内でカテプシンにより毒素が抗体から切り離される．遊離した毒素は，核内に入りチューブリンの重合を妨げるため，細胞分裂が阻害される（図 17.28）．このような生物学的毒素と抗体の複合体を，**免疫毒素**

抗 CD30 抗体はカテプシンにより切断されるリンカーを介してアウリスタチンと複合体を形成している

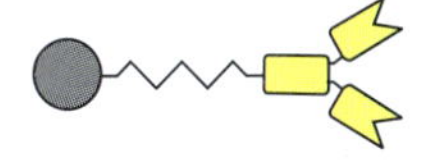

複合体は CD30 に結合し，リンパ腫細胞に取り込まれる．複合体がエンドソーム内でカテプシンにより切断されると，アウリスタチンは核内に入り微小管に結合する

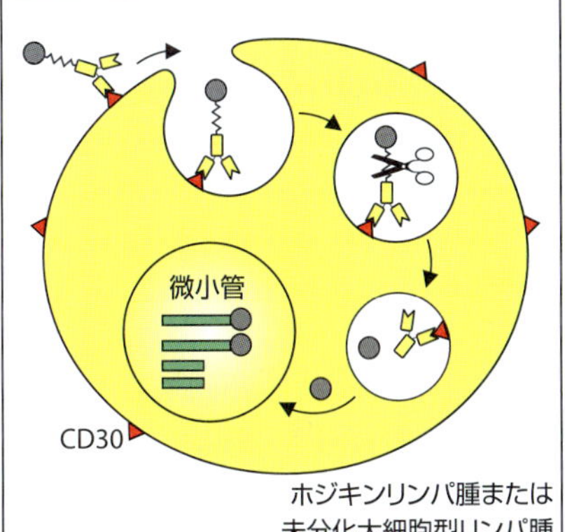

リンパ腫細胞は紡錘体を形成することができなくなり，細胞分裂ができずアポトーシスにより死滅する

図 17.28　抗体は毒素の腫瘍細胞への特異的な輸送に使用される
抗 CD30 抗体ブレンツキシマブはカテプシンにより切断されるリンカーを介してアウリスタチン（サイトトキシン）と結合している．リンカーとアウリスタチンを合わせてベドチンと呼ぶ．ブレンツキシマブ-ベドチン複合体はホジキンリンパ腫および未分化大細胞型リンパ腫の最終治療薬として使用される．この抗体複合体が細胞表面上の CD30 と結合するとエンドソームに取り込まれる．そこでカテプシンによりリンカーが切断されて，アウリスタチンが放出される．アウリスタチンは強力な有糸分裂阻害剤で，核に移行し微小管と結合して紡錘体の形成を阻害する．これにより細胞分裂が阻害され，腫瘍細胞にアポトーシスが誘導される．

(immunotoxin)と呼ぶ．従来の化学療法と比較して免疫毒素の利点は，腫瘍細胞に毒素がより特異的に作用し，増殖性の正常組織には作用しないことである．アウリスタチンはきわめて毒性が高いので，その投与は抗体との複合体に限られる．

イブリツモマブは放射性同位体を結合させた抗 CD20 抗体で，非ホジキンリンパ腫の治療に使用される．まず，^{111}In(インジウム 111)を結合させたイブリツモマブを投与して，^{111}In の γ 線を検出して腫瘍像を得る．次に ^{90}Y(イットリウム 90)との複合体を投与して，放射される β 線により腫瘍細胞を殺す．これらの放射性抗体は従来の放射線療法と比較して，腫瘍細胞に放射線を正確に照射できる点で優れている．放射性抗体では，放射線が腫瘍に到達するまでに他の組織を透過してこれを傷害することなく直接腫瘍細胞の表面から腫瘍に放射線を照射することができる(図 17.29)．

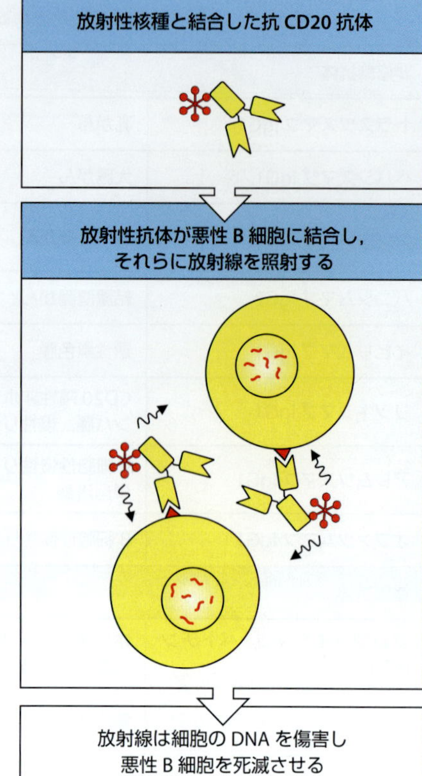

図 17.29　抗体を使って放射性同位体を腫瘍細胞表面に送達することができる
抗 CD20 抗体と放射性同位体の複合体は，非ホジキン B 細胞リンパ腫に放射線を照射してこれを殺傷するのに使用される．

第 17 章のまとめ

がんは体内のどの組織でも生じる病気であり，細胞増殖が制御できなくなった結果起こる．どのがんも悪性転換した 1 個の細胞から生じる．悪性転換するためには，変異が細胞の生存や細胞分裂に重要な複数の遺伝子に生じる必要がある．がん細胞は組織の統合性を維持する仕組みから外れて，やがて正常細胞と体内の栄養素や空間を奪い合う．この奪い合いの影響は病気となって現れ，ついには患者を死に至らしめる．がんはどれもその遺伝子背景が異なるが，それを患った人を死に至らしめる点は同じである．

体内のどの細胞にも，がんに対する基本的な防御機構が備わっている．正常細胞では，DNA の状態が監視され，DNA の複製や細胞分裂が制御されていて，もし異常に増殖する細胞があればこれを殺傷し，わずかな DNA の変異であれば直ちに悪性転換を起こさないようにしている．化学物質，放射線，ウイルスなど，ヒトの遺伝子に変異や再編成を起こしたり遺伝子発現を変化させたりする環境要因は，いずれもがんになる確率を上昇させる．

がんに対する第二の防御線は免疫系である．免疫系はウイルス感染細胞の検出に用いるのと同様の仕組みにより，形質転換した細胞がもつ腫瘍抗原を検出する．免疫系はがん化してすぐの細胞を見つけるべく体内を巡回しており，細胞に本来備わっている防御機構をかいくぐって悪性転換した細胞のほとんどは，初期のうちに免疫系により排除されていると思われる．首尾よく生き延びて，明らかに病気であるとわかり，がん専門診療によって診断されるようになったがんは，すでに免疫応答を打破したものである．悪性転換後も，増殖するがん細胞に新たな変異が蓄積していき，免疫応答から逃れたり免疫系を抑制したりするような腫瘍細胞の新しい変異体が生じうる．がん患者の体内には，腫瘍特異的な細胞傷害性 CD8 T 細胞や抗体が存在するが，それらの免疫応答によって，がんを制御したり排除したりすることはできない．

研究開発段階であったヒト化単クローン抗体のいくつかは，この 8 年間のうちに，がんに対する有効な治療法として確立した．現在，天然の受容体よりもはるかに強く腫瘍と結合する人工受容体を発現する T 細胞や NK 細胞が開発中であり，まだ確立されていないが大いに期待されている．

本書には，各章で学んだことの理解をより深めるために演習問題が用意されている(http://www.medsi.co.jp/e-meneki3/)．アクセス方法については「概略目次」の次の頁も参照．

用語集

・用語は欧文(数字，ギリシャ文字，アルファベット)，和文の順．
・語頭が数字，ギリシャ文字，アルファベットの用語はすべて欧文に含めた．

■欧文

Ⅰ型インターフェロン(type Ⅰ interferon)
ウイルスに感染した細胞が産生するサイトカイン(INF-α，INF-β)の総称．感染細胞内におけるウイルスの複製を阻害し，隣接する非感染細胞に感染防御関連シグナルを伝達する．

Ⅰ型過敏反応(type Ⅰ hypersensitivity reaction)
感作された人が抗原に曝露すると数分以内に起こるアレルギー反応．抗原との初回接触に反応して産生された抗原特異的な IgE がマスト細胞の Fc 受容体に結合した状態で存在しており，この IgE と抗原との架橋によってマスト細胞が活性化される．症状としては気分不快のような軽度なものから，まれに枯草熱(**アレルギー性鼻炎**)，さらには**全身性アナフィラキシー**のような生命を脅かす反応まである．

1 型糖尿病(type 1 diabetes)
インスリンを分泌する膵臓ランゲルハンス島 β 細胞が徐々に破壊されていく自己免疫疾患．インスリン依存性糖尿病(IDDM)，あるいは多くは幼少期や青年期など早い時期に発症するため若年発症糖尿病ともいう．

Ⅰ型ベアリンパ球症候群(bare lymphocyte syndrome type Ⅰ)
抗原処理関連トランスポーター(TAP)の機能不全により，細胞表面に MHC クラスⅠ分子の発現がみられないまれな遺伝性免疫不全症．CD8 T 細胞の機能不全をきたす．**MHC クラスⅠ欠損症**ともいう．

Ⅱ型インターフェロン(type Ⅱ interferon)
インターフェロン γ のこと．免疫応答の際にさまざまな炎症促進作用を発揮するサイトカインの一種．

Ⅱ型過敏反応(type Ⅱ hypersensitivity reaction)
組織損傷を引き起こす免疫応答．細胞表面の構成成分の性質を変えて，特異的 IgG 抗体の産生を誘導する低分子の化学物質に対する二次免疫応答によって生じる．

Ⅲ型過敏反応(type Ⅲ hypersensitivity reaction)
組織損傷を引き起こす免疫応答．ヒト由来ではない可溶性タンパク質に対する二次免疫応答の際に形成される免疫複合体によって生じる．

Ⅳ型過敏反応(type Ⅳ hypersensitivity reaction)
遅延型の組織損傷を引き起こす免疫応答．ヒト由来のタンパク質が外部環境からの低分子化学物質によって性質が変わり，そこから産生されたペプチドに特異的なエフェクター T 細胞による二次免疫応答によって生じる．

12/23 の法則(12/23 rule)
V(D)J 遺伝子組換えは，組換えシグナル配列において特定の長さのスペーサーをもったセグメントを伴う場合にのみ起こる．これは，V_H 領域が D_H 領域の関与なしには J_H 領域に直接結合することができないことを意味する．12 塩基対あるいは 23 塩基対という 2 種類のヌクレオチド長がある．

α デフェンシン(α-defensin)
デフェンシンと呼ばれる分泌型抗菌ペプチドの一種．

α_2 マクログロブリン(α_2-macroglobulin)
自然免疫系の構成要素で，血漿中に存在してプロテアーゼを阻害する．細菌が侵入する際に産生するプロテアーゼを阻害する．

$\alpha\beta$ 型 T 細胞($\alpha\beta$ T cell)
α 鎖，β 鎖からなる抗原受容体を発現する T 細胞．$\alpha\beta$ 型 T 細胞は主要な T 細胞集団であり，MHC クラスⅠ，クラスⅡ分子を介して提示されるペプチド抗原を認識する．

$\alpha\beta$ 型 T 細胞受容体($\alpha\beta$ T-cell receptor)
2 種類ある **T 細胞受容体**のうちの 1 つ．T 細胞受容体は大部分の循環 T 細胞が発現している抗原受容体である．もう一方は $\gamma\delta$ 型 T 細胞受容体．

β デフェンシン(β-defensin)
デフェンシンと呼ばれる分泌型抗菌ペプチドの一種．

β_2 ミクログロブリン(β_2-microglobulin：β_2m)
MHC クラスⅠ分子を構成するインバリアント鎖ポリペプチド．MHC クラスⅠ分子の軽鎖(L 鎖)でもある．

γ グロブリン(gamma globulin)
健常な献血者の血漿中に存在する抗体の調製物．ごく一般にありふれたさまざまな病原体に対する抗体を含んでいる．**免疫グロブリン静注**の項も参照．

$\gamma\delta$ 型 T 細胞($\gamma\delta$ T cell)
γ 鎖，δ 鎖からなる T 細胞受容体を発現する T 細胞で，生体内に少数存在する．$\gamma\delta$ 型 T 細胞は $\alpha\beta$ 型 T 細胞では認識されないリン酸化抗原やタンパク質などを認識し，MHC 分子を介した抗原提示に依存しない．腸管やその他組織に局在する．

γ_c 鎖
共通 γ 鎖の項参照．

λ 鎖(lambda chain)
2 種類存在する免疫グロブリン L 鎖のうちの 1 つ．

λ5
B 細胞の分化過程で産生される**プレ B 細胞受容体**の代替 L 鎖を構成するタンパク質の 1 つ．もう 1 つは **VpreB**．

ABO 式血液型(ABO system)
赤血球表面に存在する一連の血液型抗原の種類を表す．輸血や臓器移植を適切に行うために，ドナー(献血者)とレシピエント(輸血者)との間で，ABO 式血液型を適合させる必要がある．

ACAID
前房関連免疫偏向の項参照．

ADCC
抗体依存性細胞性細胞傷害の項参照．NK 細胞の機能．

AID
活性化誘導シチジンデアミナーゼの項参照．

AIDS
後天性免疫不全症候群の項参照．

AIRE
自己免疫制御因子の項参照．

AP-1(activator protein 1)
転写因子ファミリーの一種で，一部はリンパ球の活性化に関与する．

APECED
自己免疫性多腺性内分泌不全症－カンジダ症－外胚葉性ジストロフィーの項参照．

B 因子(factor B)
補体活性化の第二経路の血漿タンパク質．iC3 や C3b に結合し，分解されて第二経路 C3 転換酵素〔iC3Bb と C3bBb〕となる．

B 細胞(B cell)
適応免疫に関与する主なリンパ球のうちの 1 つ(もう 1 つは T 細胞)．B 細胞による免疫応答では，細胞表面抗原受容体(B 細胞受容体)としての免疫グロブリン産生と抗体分泌がなされる．B リンパ球ともいう．

B 細胞受容体(B-cell receptor)
B 細胞表面に存在する抗原受容体で，細胞膜に結合した免疫グロブリン分子である．それぞれの B 細胞は 1 種類の免疫グロブリンを発現している．B 細胞表面に存在する免疫グロブリンは，特定の抗原に対する B 細胞受容体として機能し，シグナル伝達分子である Igα，Igβ と会合している．

B 細胞補助受容体(B-cell co-receptor)
CD19，TAPA-1，補体受容体 2(CR2)ポリペプチドの複合体からなり，標的細胞に結合して，B 細胞受容体の抗原特異的な免疫応答を促進する．

B-1 細胞(B-1 cell)
少数派の B 細胞亜集団．T 細胞を必要とせず，親和性成熟を受けず，早期防御に関与し，広い特異性と比較的低い親和性をもった抗体を産生する．糖タンパク質である CD5 を発現するため，CD5 B 細胞ともいう．

B-2 細胞(B-2 cell)
多数派の B 細胞亜集団．体細胞高頻度変異と親和性成熟を受ける．糖タンパク質である CD5 は発現せず，特異性の高い抗体を産生する．

B7 分子(B7 molecule)
B7.1，B7.2 タンパク質は，ともに樹状細胞のようなプロフェッショナル抗原提示細胞の表面に存在する補助刺激分子である．他の関連するタンパク質とともに補助刺激分子の B7 ファミリーを形成する．

BAFF
B 細胞活性化因子(B-cell activating factor in the TNF family)の頭字語．B 細胞の生存を促すサイトカイン．

C 型レクチン(C-type lectin)
カルシウムの存在に依存して結合する糖鎖結合タンパク質．結合ドメインは C 型レクチンドメインと呼ばれる．

C ドメイン(C domain)
定常ドメインの項参照．

C 反応性タンパク質(C-reactive protein：CRP)
さまざまな微生物の表面に存在するホスホリルコリンに結合する可溶性の**急性期タンパク質**で，自然免疫の主要な血清タンパク質の 1 つである．CRP は微生物に結合して微生物をオプソニン化し，食細胞による病原体の取り込みを促進する．補体結合の古典経路を活性化し，Fc 受容体に結合することができる．

C 領域(C region)
定常領域の項参照．

C1
補体タンパク質の 1 つで，補体活性化を引き起こす古典経路で最初に活性化される補体タンパク質．C1q，C1s，C1r からなる複合体で，C 反応性タンパク質や抗原の表面を覆う抗体に結合する．活性化した C1 はセリンプロテアーゼ活性をもち，補体成分 **C2**，**C4** を分解して C2a，C4b を産生し，それらは古典経路 C3 転換酵素 C4bC2a を形成する．

C1 インヒビター(C1 inhibitor：C1INH)
血漿中に存在し，活性化した補体成分 C1 を抑制する制御タンパク質．C1INH が欠損すると，**遺伝性血管性浮腫**が生じるが，この場合補体が自然に活性化し，喉頭蓋腫脹や窒息といった症状が発現する．

C2
補体タンパク質の 1 つ．**C1** の項も参照．

C3
補体第 3 成分の項参照．

C3 転換酵素(C3 convertase)
補体活性化の際に形成されるタンパク質分解酵素．補体成分 C3 を C3a と C3b に分解することで，C3b が抗原に共有結合することを可能にする．**古典経路 C3 転換酵素**，**第二経路 C3 転換酵素**の項も参照．

C3(H_2O)
iC3 の項参照．

C4
補体タンパク質の1つ．C1の項も参照．

CAR
キメラ抗原受容体の項参照．

CCL19，CCL21
二次リンパ組織の間質細胞と樹状細胞から分泌されるケモカイン．白血球と樹状細胞を引き寄せる．

CCPモジュール（CCP module）
補体制御タンパク質モジュールの項参照．

CCR7
ケモカインCCL19，CCL21に対する受容体．白血球の表面に存在する．

CD2
T細胞に発現する接着分子．抗原提示細胞が発現する表面分子LFA-3に結合する．

CD3複合体（CD3 complex）
T細胞受容体関連シグナル伝達分子からなる複合体．CD3γ，CD3δ，CD3ϵからなり，これらとζ鎖はT細胞受容体と会合する．

CD4 T細胞（CD4 T cell）
CD4補助受容体を発現し，MHCクラスII分子を介して提示されたペプチド抗原を認識するT細胞．$\alpha\beta$型T細胞の2つの主要なサブセットのうちの1つ．もう一方はCD8 T細胞．

CD5 B細胞（CD5 B cell）
ヒト**B-1細胞**の別称．

CD8 T細胞（CD8 T cell）
CD8補助受容体を発現し，MHCクラスI分子を介して提示されたペプチド抗原を認識するT細胞．$\alpha\beta$型T細胞の2つの主要なサブセットのうちの1つ．もう一方はCD4 T細胞．

CD19
B細胞補助受容体を構成する分子．

CD21
補体受容体2（complement receptor 2：CR2）の別称．B細胞受容体を構成する分子の1つ．

CD28
T細胞表面に発現する低親和性受容体．補助刺激分子B7と相互作用して，T細胞の活性化を促進する．

CD34
リンパ節の高内皮小静脈に発現する血管アドレッシン．白血球の血管外遊走に関与する．

CD40
B細胞に発現する細胞表面糖タンパク質．CD40とT細胞に発現するCD40リガンドが相互作用すると，B細胞の増殖，分化，クラススイッチが引き起こされる．

CD40リガンド（CD40 ligand）
T細胞に発現する膜貫通型タンパク質で，B細胞のCD40に結合して，増殖，分化，クラススイッチを誘導する．CD40リガンドの遺伝子欠損はIgM抗体のみが産生される高IgM症候群の要因となる．

CD59
プロテクチンの別称．補体制御タンパク質の一種．

CD81
B細胞受容体を構成する細胞表面タンパク質．C型肝炎ウイルスの細胞受容体としても機能する．TAPA-1ともいう．

CD94:NKG2A
NK細胞サブセットに発現する抑制性受容体．リガンドはHLA-Eである．

CD94:NKG2C
NK細胞サブセットに発現する活性化受容体．リガンドはHLA-Eである．

CDR
相補性決定領域の項参照．

CGD
慢性肉芽腫症の項参照．

CLIP（class II-associated invariant chain peptide：クラスII分子関連インバリアント鎖ペプチド）
クラスIIインバリアント鎖がエンドソームへ運搬される際に，プロテアーゼによって分解されて生じるさまざまな長さのペプチド．CLIPは**HLA-DM**タンパク質により除去されて抗原ペプチドに入れ替わるまで，MHCクラスII分子のペプチド結合部位に不安定な状態で結合している．

CR1，CR2，CR3，CR4
補体受容体1，**補体受容体2**，**補体受容体3**，**補体受容体4**の項参照．

CRP
C反応性タンパク質の項参照．

CT抗原（CT antigen）
がん精巣抗原の項参照．

CTLA-4
T細胞に発現し，補助刺激分子B7と結合する高親和性の抑制性細胞表面受容体．

CXCL8
活性化マクロファージから産生されるケモカイン．感染組織への好中球の血管外遊走に関与する．

CXCL13
濾胞樹状細胞から産生されるケモカイン．B細胞をリンパ濾胞へと引き寄せる．

D遺伝子断片(D gene segment)
免疫グロブリンH鎖遺伝子領域，T細胞β鎖，γ鎖遺伝子領域に多数コードされている短いDNA配列．遺伝子再編成の過程で，1個のD遺伝子断片がV遺伝子断片とJ遺伝子断片の間に組み込まれる．Dは多様性(diversity)の略であり，D遺伝子断片はこれらの受容体鎖にさらなる多様性をもたらす．

D因子(factor D)
補体活性化の第二経路を介してB因子をBbとBaに分解するタンパク質分解酵素．

DAF
崩壊促進因子の項参照．

DC-SIGN
活性化樹状細胞に特異的に発現する接着分子．T細胞表面のICAM-3に結合する．CD209とも呼ばれる．

DN胸腺細胞
ダブルネガティブ胸腺細胞の項参照．

DP胸腺細胞
ダブルポジティブ胸腺細胞の項参照．

ERp57
ペプチド結合複合体の一部を構成するチオール還元酵素で，ペプチドを小胞体内のMHCクラスI分子に結合させる．

Fabフラグメント(Fab fragment)
ジスルフィド結合を介して会合したL鎖と，H鎖のアミノ末端側半分の部分からなるIgG断片．抗原結合性フラグメント(fragment antigen binding)であることから，Fabと表記される．IgG分子において，Fabフラグメントに相当する部位はFabと呼ばれることもある．

Fc受容体(Fc receptor)
免疫グロブリンの各種アイソタイプのFc領域に対する細胞表面受容体．アイソタイプやサブタイプによってFc受容体は異なる．IgGのFc受容体である**FcγRI**やIgEのFc受容体である**FcεRI**などがある．

Fcフラグメント(Fc fragment)
ヒンジ領域を挟んだジスルフィド結合を介して会合した2つのH鎖のカルボキシ末端側半分の部分からなる抗体断片．Y字形をしているIgG抗体の下半分ともいえる．Fcは"結晶性フラグメント(fragment crystallizable)"に由来する．抗体中のFcフラグメントに相当する部位はFc，Fc領域，Fc部分という．

Fc領域(Fc region)
Fcフラグメントの項参照．

FcγRI
マクロファージ，好中球，好酸球に存在する受容体で，IgG抗体のFc領域に対して高親和性で結合し，抗原抗体複合体の取り込みや破壊を刺激する．IgG3に最も強く結合する．

FcγRII
さまざまな骨髄細胞に存在する受容体で，IgG抗体のFc領域に比較的低い親和性を示す．抗原抗体複合体の取り込みを促進する活性化受容体(FcγRIIA)と，IgGに結合して細胞の活性を妨げる2つの阻害受容体(FcγRIIB1とFcγRIIB2)からなる．

FcγRIIIA
IgGに比較的低い親和性をもつ活性化受容体．NK細胞に発現する唯一のFc受容体で**抗体依存性細胞性細胞傷害**(ADCC)を起こす．マクロファージ，好中球，好酸球にも発現している．CD16aとも呼ばれる．

FcεRI
マスト細胞，好塩基球，活性化好酸球の表面に存在する受容体で，IgEに対して高親和性を示す．抗原にIgEが結合してFcεRIが架橋されると，FcεRIを発現している細胞が活性化して脱顆粒が起こる．

FcεRII
IgEに対して低い親和性を示す細胞表面受容体もしくは可溶性受容体．B細胞，T細胞，濾胞樹状細胞に発現し，B細胞が産生するIgEの維持に関わる．

FcRn
上皮を通り抜けてIgGを輸送するFc受容体で，MHCクラスI分子に類似した構造をしている．

FDC
濾胞樹状細胞の項参照．

F_v
あらかじめ特異性の決まっている抗原結合部位を形成するように，1つのH鎖のVドメインと1つのL鎖のVドメインから作製された単一のポリペプチド．単クローン抗体の代替治療薬として応用される．可変フラグメントともいう．

GALT
腸管関連リンパ組織の項参照．

GlyCAM-1
リンパ組織の高内皮小静脈にみられる血管アドレッシン．未熟リンパ球に発現するL-セレクチンのリガンドとして重要であり，未熟リンパ球を血管からリンパ組織へと移行させる役割を果たす．

H因子(factor H)
血漿中に存在する補体制御タンパク質．C3bに結合し，I因子による分解を受けて不活性型C3b(iC3b)の産生を促進することで，第二経路C3転換酵素や第二経路C5転換酵素を不活性化する．

HAART療法
高活性抗レトロウイルス療法の項参照．

HAE
遺伝性血管性浮腫の項参照．

HIV
ヒト免疫不全ウイルスの項参照．

HLAクラスI分子(HLA class I molecule)
ヒトMHCクラスI分子の名称．

HLA クラスⅡ分子(HLA class Ⅱ molecule)
ヒト MHC クラスⅡ分子の名称.

HLA タイプ(HLA type)
各個人が発現している HLA クラスⅠ，クラスⅡアロタイプの組み合わせ.

HLA 複合体(HLA complex)
ヒト白血球抗原複合体の項参照.

HLA-A，HLA-B，HLA-C
ヒト MHC クラスⅠ分子の一種で，非常に多型に富む.

HLA-DM
ヒト MHC クラスⅡ分子の一種で，多型をほとんどもたない．細胞内における MHC クラスⅡ分子とペプチドとの結合に関与する.

HLA-DO
ヒト MHC クラスⅡ分子の一種で，比較的多型に乏しい．HLA-DO の機能は HLA-DM に拮抗する.

HLA-DP，HLA-DQ，HLA-DR
ヒト MHC クラスⅡ分子の一種で，非常に多型に富む．各々のクラスⅡ分子は α 鎖，β 鎖から構成され，A 遺伝子，B 遺伝子にそれぞれコードされている．例えば，HLA-DP の α 鎖と HLA-DP の β 鎖は，それぞれ *HLA-DPA* 遺伝子，*HLA-DPB* 遺伝子にコードされている.

HLA-E，HLA-G
ヒト MHC クラスⅠ分子の一種で，比較的多型に乏しい．NK 細胞受容体のリガンドとして機能する.

HLA-F
ヒト MHC クラスⅠ分子で，多型がない．細胞表面の結合ペプチドを引き離す HLA クラスⅠ分子のシャペロン.

I 因子(factor I)
補体制御タンパク質分解酵素．C3b と C4b を分解して不活性型にする.

iC3
補体活性化を引き起こす第二経路の第 1 段階で産生される補体タンパク質 C3 の一形態．チオエステル結合が水分子によって加水分解されるが，C3 自体は分解されない．C3(H_2O)とも表記される.

ICAM
白血球の感染組織や二次リンパ組織へのホーミング，白血球どうしの相互作用に関与する接着分子．ICAM-1，ICAM-2，ICAM-3 が存在する.

ICOS
誘導性 T 細胞補助刺激分子の項参照.

IFN-γ 受容体欠損症(IFN-γ receptor deficiency)
IFN-γ 受容体の発現がマクロファージや単球で欠損あるいは低下して，各々の細胞の機能が喪失することが原因で生じる遺伝性の免疫不全状態の一般的な名称．細胞内に進入した微生物，特にマイコバクテリアを排除することができなくなることが特徴である.

Ig ドメイン(Ig domain)
免疫グロブリンドメインの項参照.

Igα，Igβ
B 細胞受容体に関連するポリペプチド鎖で，B 細胞受容体に抗原が結合した際，B 細胞の内部にシグナルを伝達する.

IgA
免疫グロブリン A の項参照.

IgD
免疫グロブリン D の項参照.

IgE
免疫グロブリン E の項参照.

IgG
免疫グロブリン G の項参照.

IgM
免疫グロブリン M の項参照.

IL
インターロイキンの一般的な略記.

IL-12 受容体欠損症(IL-12 receptor deficiency)
IL-12 受容体の発現がマクロファージや単球で欠損して，各々の細胞の機能が喪失することが原因で生じる遺伝性の免疫不全状態の一般的な名称．細胞内に進入した微生物，特にマイコバクテリアを排除することができなくなることが特徴である.

iNOS
誘導型一酸化窒素合成酵素の項参照.

IPEX 症候群(immune dysregulation, polyendocrinopathy, enteropathy, X-linked syndrome：免疫調節障害，多腺性内分泌不全，腸疾患，X 連鎖症候群)
制御性 T 細胞の発達に必要な転写因子である FoxP3 の欠損により起こる免疫不全症.

ITAM
免疫受容体チロシン活性化モチーフの項参照.

ITIM
免疫受容体チロシン抑制性モチーフの項参照.

IVIG
静注用免疫グロブリン製剤の項参照.

J 遺伝子断片(J gene segment)
すべての免疫グロブリン遺伝子および T 細胞受容体遺伝子領域内に存在し，複数の異なる種類の複製配列内に存在する比較的短い DNA 配列．遺伝子再編成の際，1 個の J 遺伝子断片と V 遺伝子断片は，免疫グロブリン L 鎖遺伝子，T 細胞受容体 α，γ 鎖遺伝子に直接連結し，また免疫グロブリン H 鎖遺伝子，T 細胞受容体 β，δ 鎖遺伝子に対しては 1 個の D 遺伝子断片を介して連結する．J は連結(joining)の略である．

J 因子(factor J)
可溶性の補体制御タンパク質．C5b-C6-C7 複合体が宿主細胞膜に結合して攻撃を開始することを妨げる．

JAK(Janus kinase：ヤヌスキナーゼ)
サイトカイン受容体からの活性化シグナルを伝達するチロシンキナーゼの一種．

KIR リガンド(KIR ligand)
NK 細胞表面のキラー細胞免疫グロブリン様受容体(KIR)に結合する HLA クラスⅠ分子のエピトープ．

L-セレクチン(L-selectin)
白血球表面に存在し，セレクチンファミリーに属する接着分子．高内皮小静脈に発現する CD34 や GlyCAM-1 に結合し，ナイーブリンパ球の二次リンパ組織への移行を誘導する．

Lck
T 細胞の CD4 および CD8 補助受容体に会合する細胞内チロシンキナーゼ．

LFA-3(lymphocyte function-associated antigen-3：リンパ球機能関連抗原 3)
免疫グロブリンスーパーファミリーに属する細胞接着分子．抗原提示細胞(およびその他の細胞)の表面に発現し，T 細胞への接着を誘導する．

M 細胞(M cell)
腸管上皮層に存在する特殊な抗原取り込み細胞．腸管に存在する抗原や病原体は，M 細胞を介して腸管関連リンパ組織へと取り込まれていく．microfold cell(小襞細胞)の略称．

MⅡC(MHC class Ⅱ compartment：MHC クラスⅡ区画)
プロフェッショナル抗原提示細胞に存在するエンドソーム画分で，MHC クラスⅡ分子と，細胞外から取り込まれた病原体，抗原由来のペプチドが結合している．

MAdCAM-1(mucosal addressin cell adhesion molecule-1)
リンパ球の表面タンパク質である L-セレクチンや VLA-4 に認識される粘膜アドレッシン．これらの分子を介した相互作用によって，リンパ球の粘膜組織への特異的なホーミングが誘導される．

MAIT 細胞(MAIT cell)
粘膜関連インバリアント T 細胞の項参照．

MBL
マンノース結合レクチンの項参照．

MCP
膜補助因子タンパク質の項参照．

MDA-5(melanoma differentiation-associated protein 5)
多くの細胞の細胞質に存在し，ウイルス RNA を認識する **RIG-I 様受容体**．

MHC クラスⅠ欠損症(MHC class Ⅰ deficiency)
抗原処理関連トランスポーター(TAP)の機能不全により MHC クラスⅠ分子が細胞表面上に発現しなくなるまれな遺伝性免疫不全症．CD8 T 細胞の機能が喪失する．**Ⅰ型ベアリンパ球症候群**としても知られる．

MHC クラスⅡ欠損症(MHC class Ⅱ deficiency)
MHC クラスⅡ分子が産生されず，CD4 T 細胞の機能が喪失する，深刻な遺伝性免疫不全症．

MHC クラスⅡトランスアクチベーター(MHC class Ⅱ transactivator：CⅡTA)
MHC クラスⅡ遺伝子の転写を活性化させる因子．欠損するとすべての細胞で MHC クラスⅡ分子が発現しなくなり，CD4 T 細胞の機能が喪失して深刻な免疫不全症(MHC クラスⅡ欠損症)を引き起こす．

MHC 拘束(MHC restriction)
ペプチドが特定の MHC 分子に結合している場合にのみ，T 細胞受容体が抗原ペプチドを認識すること．

MIC 糖タンパク質(MHC class Ⅰ chain-related glycoprotein)
MIC-A，MIC-B などのストレス誘導性糖タンパク質．上皮細胞が感染や損傷などのストレスを受けることで細胞表面に発現し，NK 細胞受容体 NKG2D によって認識される．

MIC-A，MIC-B
MIC 糖タンパク質の項参照．

MLR
混合リンパ球反応の項参照．

N ヌクレオチド(N nucleotide)
体細胞遺伝子組換え時に，T 細胞受容体および免疫グロブリン(B 細胞受容体)H 鎖の可変領域をコードする遺伝子断片が連結する部位に付加される鋳型が存在しないヌクレオチド．N ヌクレオチドが付加されることで T 細胞受容体や免疫グロブリンにさらなる多様性が生じる．N ヌクレオチドは遺伝子断片にはコードされていないが，**ターミナルデオキシヌクレオチジルトランスフェラーゼ**(TdT)によってランダムに付加される．

NADPH オキシダーゼ(NADPH oxidase)
複数のサブユニットからなる酵素で，スーパーオキシドラジカルを産生し，好中球内に取り込まれた病原体を死滅させる役割を果たす．NADPH のサブユニットの機能が 1 種類でも損なわれると，免疫不全症の一種である慢性肉芽腫症の原因となる．

NEMO 欠損症(NEMO deficiency)
X 連鎖無汗性外胚葉形成不全免疫不全症の項参照．

NFκB(nuclear factor κB)
Toll 様受容体とその他多くの受容体からのシグナルによって活性化される転写因子．免疫系に関連した多くの遺伝子の発現を誘導する．

NFAT(nuclear factor of activated T cell：活性化 T 細胞核因子)
T 細胞受容体からのシグナルによって活性化される転写因子．Fos，Jun の二量体からなる AP-1 と複合体を形成することで機能する．

NK 細胞(NK cell)
ナチュラルキラー細胞の項参照.

NK 細胞教育(NK-cell education)
NK 細胞が自己 MHC クラス I 分子発現の低下を感知できるようにする過程.

NK 細胞シナプス(NK-cell synapse)
NK 細胞とその標的細胞の間に形成される構造で，2 つの細胞表面間の限局した部分に相互作用する受容体とリガンドが集中する．細胞どうしを近づけ，シグナルや物質の交換を助ける.

NKC
ナチュラルキラー複合体の項参照.

NKG2D
すべての NK 細胞に発現している活性化受容体．MIC 糖タンパク質を含む数種類のリガンドがある.

NKT 細胞(NKT cell)
ナチュラルキラー T 細胞の項参照.

NOD 様受容体(NOD-like receptor：NLR)
細菌の細胞壁成分など，貪食された病原体の分解産物を感知する細胞内受容体(NOD1，NOD2 など)の 1 つ.

NOD1，NOD2
NOD 様受容体の項参照.

P 因子(factor P)
プロペルジンの項参照.

P ヌクレオチド(P nucleotide)
体細胞遺伝子組換え時に再編成された可変領域を形成する過程で，免疫グロブリン遺伝子および T 細胞受容体遺伝子の接合部位に付加される“回文構造(パリンドローム)”のヌクレオチド．近傍の遺伝子断片の末端にみられるヌクレオチド配列の逆反復配列(回文配列)を形成する.

PBMC
末梢血単核細胞の項参照.

PRA(panel reactive antibody：既存抗体)
移植を待つ患者が，臓器提供予定者がもつ抗原に対して感作されている可能性を表す指標．患者の血清中の抗体が，複数の人々から単離した組織に対して反応するか否かを試験することで，臓器提供予定者の移植片に対して超急性拒絶反応が生じる可能性の有無を調べる．PRA は患者の抗体と反応した細胞の割合を百分率(%)で表す.

pTα 鎖
T 細胞受容体 β 鎖と会合する代替 α 鎖．これが会合することで，プレ T 細胞受容体が形成される.

RAG-1，RAG-2
V(D)J 組換えを実行するタンパク質．**組換え活性化遺伝子**の項も参照.

Rev
ヒト免疫不全ウイルス(HIV)にコードされているタンパク質で，ウイルス RNA の細胞質への供給量や，RNA スプライシングの程度を調節する.

RhD 抗原(rhesus D antigen：リーザス D 抗原)
ヒトの血液型抗原の 1 つ．輸血を成立させるためには，RhD 抗原を一致させる必要がある．胎児と母体との間で RhD 抗原の有無について不適合があると，**新生児溶血性貧血**の原因となる．RhD 抗原は当初，マカクの一種であるアカゲザルの赤血球表面で同定された抗原とまったく同一の抗原であると誤って信じられていたため，アカゲザル抗原と名づけられていた.

RIG-I 様受容体(RIG-I-like receptor：RLR)
多くの細胞に存在する，細胞質中のウイルス RNA を認識する細胞内受容体タンパク質．RIG-I，MDA-5 などがある.

RSS
組換えシグナル配列の項参照.

S タンパク質(S protein)
細胞膜に結合する C5b-C6-C7 可溶性複合体の形成を阻害する，補体系の可溶性制御性タンパク質.

S1P
スフィンゴシン 1-リン酸の項参照.

SCID
重症複合免疫不全症の項参照.

SIgA
分泌型 IgA の項参照.

SLE
全身性エリテマトーデスの項参照.

SR-A
グラム陰性菌のリポ多糖，グラム陽性菌のリポタイコ酸，細菌 DNA の CpG 配列を認識する**スカベンジャー受容体**.

SR-B
微生物脂質を認識する**スカベンジャー受容体**.

SSLP7(staphylococcal superantigen-like protein 7：ブドウ球菌スーパー抗原様タンパク質 7)
細菌が単量体 IgA と結合するのを妨げることで貪食から逃れるためのタンパク質．**ブドウ球菌スーパー抗原様タンパク質**の項も参照.

STAT(signal transducer and activator of transcription)
サイトカイン受容体からのヤヌスキナーゼ(JAK)シグナル経路を介して活性化されて，転写因子となるタンパク質.

T 細胞(T cell)
適応免疫を担う 2 種類の主要なリンパ球のうちの 1 つ(もう一方は B 細胞)．T 細胞は骨髄で発生し，胸腺で分化・成熟して，細胞性免疫に重要な役割を果たす．細胞表面の抗原受容体として，T 細胞受容体をもつ．エフェクターT細胞には，**細胞傷害性T細胞**(ウイルスに感染した細胞を殺す)，**制御性T細胞**，他の免疫細胞と協働してマクロファージ活性化や抗体産生を促す多くの**ヘルパーT細胞**サブセットなどが含まれる．Tリンパ球ともいう．

T細胞アネルギー(T-cell anergy)
ナイーブT細胞に誘導される不応答状態．抗原受容体に補助刺激が与えられない場合に起こる．

T細胞活性化(T-cell activation)
成熟ナイーブT細胞が，プロフェッショナル抗原提示細胞に提示された抗原によって刺激を受けること．T細胞が活性化されると，増殖してエフェクターT細胞へと分化する．

T細胞シナプス(T-cell synapse)
T細胞とそれに相互作用するB細胞やマクロファージとの間に形成される接触面の領域．さまざまな受容体やそれらのリガンドが集積し，シグナルやサイトカインの交換伝達が行われる．

T細胞受容体(T-cell receptor：TCR)
T細胞に存在し，多様性に富んだ抗原受容体．大部分の循環T細胞は多様性をもったα鎖とβ鎖からなる$\alpha\beta$型T細胞受容体を発現し，タンパク質の分解により生じたペプチド抗原を認識する．少数の循環T細胞はγ鎖とδ鎖からなる$\gamma\delta$型T細胞受容体を発現し，リン酸化抗原と糖脂質などペプチド以外の抗原を認識する．$\gamma\delta$型T細胞受容体の特異性の多様性は$\alpha\beta$型T細胞受容体よりも乏しい．両者の受容体は細胞表面に存在し，多様性はもたないがシグナルを伝達するCD3複合体やζ鎖と会合する．

T細胞受容体α鎖(T-cell receptor α chain：TCRα)
大部分のT細胞に発現する$\alpha\beta$型T細胞受容体を構成する2つのポリペプチド鎖のうちの1つ．

T細胞受容体β鎖(T-cell receptor β chain：TCRβ)
大部分のT細胞に発現する$\alpha\beta$型T細胞受容体を構成する2つのポリペプチド鎖のうちの1つ．

T細胞受容体γ鎖(T-cell receptor γ chain：TCRγ)
少数のT細胞に発現する$\gamma\delta$型T細胞受容体を構成する2つのポリペプチド鎖のうちの1つ．

T細胞受容体δ鎖(T-cell receptor δ chain：TCRδ)
少数のT細胞に発現する$\gamma\delta$型T細胞受容体を構成する2つのポリペプチド鎖のうちの1つ．

T細胞受容体複合体(T-cell receptor complex)
T細胞受容体α鎖，β鎖，CD3，ζ鎖からなる複合体．T細胞表面の抗原受容体として機能し，抗原が結合したときに内部にシグナルを伝達することができる．

T細胞初回免疫，T細胞プライミング(T-cell priming)
プロフェッショナル抗原提示細胞に提示された抗原によって，成熟ナイーブT細胞が活性化されること．

T細胞前駆細胞(T-cell precursor)
胸腺において，$\alpha\beta$型T細胞あるいは$\gamma\delta$型T細胞へと分化していく未分化な細胞．

T細胞補助受容体(T-cell co-receptor)
細胞表面糖タンパク質であるCD4やCD8のこと．これらはT細胞受容体とともに働いてT細胞がどの細胞を標的とするかを決定している．

T細胞養子移入療法(adoptive T-cell transfer)
治療目的で患者へT細胞を移入する手法の総称．がんの免疫療法では主に患者自身から採取したT細胞を培養操作(腫瘍に対する反応性を高めるなど)して患者に再移入する．

T細胞領域(T-cell area/T-cell zone)
二次リンパ組織内において，大部分がT細胞からなる領域．

Tリンパ球(T lymphocyte)
T細胞の項参照．

TAP
抗原処理関連トランスポーターの項参照．

Tat
ヒト免疫不全ウイルス(HIV)にコードされているタンパク質．転写の停止を妨げることでウイルスRNAの転写を増大させる．

T_{CM}
中枢記憶T細胞の項参照．

T_{EM}
エフェクター記憶T細胞の項参照．

T_{FH}
濾胞性ヘルパーT細胞の項参照．

T_H1細胞(T_H1 cell)
CD4 T細胞の一種で，炎症性サイトカインを産生することを特徴とする．主にマクロファージの活性化に関与し，炎症性T細胞ともいう．

T_H2細胞(T_H2 cell)
CD4 T細胞の一種で，非炎症性サイトカインを産生することを特徴とする．

T_H17細胞(T_H17 cell)
エフェクターCD4 T細胞の一種で，IL-17を産生することを特徴とし，炎症反応を促す．自己免疫疾患の発症にも関連している．

TIR(Toll-IL-1受容体)
Toll様受容体で見つかった細胞内シグナル伝達ドメインでインターロイキン1の受容体．

TLR
Toll様受容体の項参照．

TNF-α
腫瘍壊死因子αの項参照．

Toll 様受容体(Toll-like receptor：TLR)
自然免疫系に属する受容体群．さまざまな種類の白血球，特にマクロファージ，樹状細胞，好中球に存在する．それぞれの TLR は，微生物由来のリポ多糖や細菌のフラジェリン，細菌 DNA の CpG 配列など，多種類の病原体構成成分をそれぞれ特異的に認識する．TLR には細胞表面受容体とエンドソーム膜に存在する受容体とがある．TLR を介した刺激によるマクロファージや樹状細胞の免疫応答は，適応免疫応答の誘導を開始するうえでも重要である．

T_{reg}
制御性 T 細胞の項参照．

V 遺伝子断片(V gene segment)
免疫グロブリン，T 細胞受容体ポリペプチド鎖の V ドメインを構成する最初の約 95 アミノ酸をコードする DNA 配列．生殖細胞系列では複数の異なる V 遺伝子断片が存在する．V ドメインをコードするエキソンの全体が生成されるには，V 遺伝子断片 1 個が，J 遺伝子断片あるいは再編成された DJ 遺伝子断片と連結される必要がある．

V ドメイン(V domain)
可変ドメインの項参照．

V 領域(V region)
可変領域の項参照．

V(D)J 組換え〔V(D)J recombination〕
遺伝子の再編成によって，免疫グロブリン遺伝子および T 細胞受容体遺伝子の V，D，J 遺伝子断片から，余分な DNA 断片を排除して可変領域の遺伝子を機能させる仕組み．**体細胞遺伝子組換え**の項参照．

V(D)J リコンビナーゼ〔V(D)J recombinase〕
免疫グロブリン遺伝子および T 細胞受容体遺伝子の再編成の際に生じる V，D，J 遺伝子断片の組換えに必須な一連の酵素．RAG-1，RAG-2 タンパク質を含む．

VLA-4
T 細胞の表面に発現するインテグリン．粘膜細胞接着分子に結合する．

VpreB
プレ B 細胞受容体の代替 L 鎖を構成するタンパク質の 1 つ．もう 1 つは **λ5**.

WAS
ウィスコット・オールドリッチ症候群の項参照．

X 連鎖高 IgM 症候群(X-linked hyper-IgM syndrome)
X 染色体上の遺伝子の劣性変異によって生じる高 IgM 症候群．

X 連鎖性疾患(X-linked disease)
X 染色体上の遺伝子の劣性変異によって生じる遺伝性疾患．男性は X 染色体を 1 つしかもっていないため，X 連鎖性疾患は女性と比べて男性でより高頻度に発現する．

X 連鎖無 γ グロブリン血症(X-linked agammaglobulinemia：XLA)
B 細胞の発達がプレ B 細胞の段階で止まり，成熟 B 細胞となれず，抗体が産生されない遺伝性疾患．X 染色体に存在するタンパク質チロシンキナーゼであるブルトンチロシンキナーゼ(BTK)をコードする遺伝子の欠損が原因で発症する．

X 連鎖無汗性外胚葉形成不全免疫不全症(X-linked hypohidrotic ectodermal dysplasia and immunodeficiency)
発達阻害と免疫不全を特徴とする遺伝性疾患．NEMO(NFκB essential modulator)と呼ばれる NFκB シグナル経路の構成成分の機能不全によって生じる．*NEMO* 遺伝子は X 染色体に存在するため，患者の大部分は少年である．NEMO 欠損症ともいう．

X 連鎖リンパ増殖症候群(X-linked lymphoproliferative syndrome)
X 染色体上に存在する *SH2D1A* 遺伝子の欠損を原因とする免疫不全症候群．エプスタイン・バーウイルス(EBV)の感染に対して抵抗性を示すことができなくなる．

XLA
X 連鎖無 γ グロブリン血症の項参照．

ZAP-70(ζ chain-associated protein of 70 kDa molecular mass)
T 細胞に存在する細胞内チロシンキナーゼで，T 細胞受容体からのシグナル伝達経路を構成するタンパク質の 1 つ．

■あ

アイソタイプ(isotype)
免疫グロブリン(抗体)の IgM，IgG，IgD，IgA，IgE の各クラス．各アイソタイプの免疫グロブリンは，それぞれ異なった H 鎖の定常領域(異なる遺伝子にコードされる)をもっており，これによって各アイソタイプの抗体のエフェクター作用が規定される．

アイソタイプスイッチ(isotype switching)
クラススイッチの項参照．

アイソフォーム(isoform)
個々の MHC タンパク質のように，類似の構造をもち同じ機能を果たすタンパク質群．

悪性腫瘍(malignant tumor)
無制限に増殖し，浸潤性をもった腫瘍．

悪性転換(malignant transformation)
1 個の細胞ががん化すること．

アザチオプリン(azathioprine)
分裂している細胞を死滅させる免疫抑制剤．移植の際に使われ，拒絶反応を抑える手助けをする．

アジュバント(adjuvant)
実験での免疫やワクチンに使われる物質．抗原に対する適応免疫応答を増強する．アジュバントは自然免疫を活性化するが，効果的に働かせるためには抗原と同時に投与する必要がある．ほとんどのタンパク質抗原はアジュバントなしでは免疫原性をもたない．

アズール顆粒(azurophilic granule)
一次顆粒の項参照．

アダプタータンパク質(adaptor protein)
細胞内シグナル伝達において，それ自身は酵素活性やその他の活性をもたないが，伝達経路内の他の成分どうしを結合することで作用させるタンパク質．

アデノイド，咽頭扁桃(adenoid)
鼻腔に存在する粘膜関連二次リンパ組織の1つ．

アデノシンデアミナーゼ(adenosine deaminase：ADA)
プリン塩基の分解に関与する酵素．ADAが欠損すると毒性のあるプリンヌクレオシドやプリンヌクレオチドが蓄積し，胸腺内で成熟するリンパ球の多くが死滅する．**アデノシンデアミナーゼ欠損症**(ADA欠損症)は，ADAが遺伝的に欠損することで生じる病気であり，**重症複合免疫不全症**に陥る．

アデノシンデアミナーゼ欠損症(adenosine deaminase deficiency)
アデノシンデアミナーゼの項参照．

アトピー(atopy)
無害な物質に対して，IgEを介した過敏反応(アレルギー反応)が遺伝的に生じやすい状態のこと．

アトピー性皮膚炎(atopic dermatitis)
IgEによって誘導されるアレルギー疾患で，皮膚に影響を及ぼし(湿疹が生じる)，家族間で発症する．**湿疹**ともいう．

アドヘシン(adhesin)
微生物の表面分子の一種．宿主の上皮細胞に結合することで，微生物の上皮層表面への定着を可能にする．

アナフィラキシー(anaphylaxis)
全身性アナフィラキシー，**アナフィラキシーショック**の項参照．

アナフィラキシーショック(anaphylactic shock)
血流に侵入した抗原(刺咬を介して血流に侵入した昆虫毒など)に対するIgEを介した過敏反応．急速な循環虚脱(ショック)や急速な気管腫脹による窒息により死に至りうる．**全身性アナフィラキシー**の項も参照．

アナフィラキシー様反応(anaphylactoid reaction)
アナフィラキシーショックと似た反応ではあるが，発症にIgEは関与しない．

アナフィラトキシン(anaphylatoxin)
補体経路の活性化時に産生される補体成分C3a，C5aの一般的な名称．これらの補体成分は体液の流れを制御して，抗原が存在する部位に炎症細胞を集積させて炎症を誘導する．C3a，C5aはアナフィラキシーショックを誘導することもある．

アネルギー(anergy)
抗原に対して免疫応答が引き起こされない(不応答)状態のこと．具体的には，ある種の抗原を投与した際に遅延型過敏反応が誘導されない状態や，T細胞やB細胞が特定の抗原に対して免疫応答を示さない状態のことをいう．

アポトーシス(apoptosis)
死滅する細胞が周囲に影響を及ぼすことなく，自らの細胞死を誘導する機構．プログラム細胞死ともいう．

アレムツズマブ(alemtuzumab)
抗CD52抗体の項参照．

アレル間変換，対立遺伝子間変換(interallelic conversion)
2個のアレル間における遺伝子組換え．1個のアレルの断片が，別のアレルの相同な断片と入れ替わる．このような機構によって，新たなHLAクラスⅠ，クラスⅡ遺伝子が生成される．

アレルギー(allergy)
通常では無害な外来抗原に対して，免疫系が過敏に反応した状態になること．アレルギーとはIgEによる通常Ⅰ型過敏反応を指すが，一般的には4つの型すべての過敏反応のことを指す(**過敏反応**の項も参照)．すでに抗原に感作されて産生された抗体やT細胞と，抗原との相互作用によって引き起こされる．抗原の侵入経路やエフェクター機構に依存して，生体にとって好ましくないさまざまな症状や，場合によっては生命に危険を及ぼす症状が引き起こされる．**アレルギー性喘息**，**アレルギー性結膜炎**，**アレルギー性鼻炎**の項も参照．

アレルギー性結膜炎(allergic conjunctivitis)
眼球結膜におけるIgEを介した過敏反応．炎症と流涙をきたし，草木の花粉など空気中を浮遊する抗原によって引き起こされることが多い．

アレルギー性喘息(allergic asthma)
吸入抗原に対するIgEを介した過敏反応によって生じる病気．気管支が収縮して呼吸困難に陥る．

アレルギー性鼻炎(allergic rhinitis)
鼻粘膜におけるIgEを介した過敏反応．鼻水，くしゃみ，流涙をきたし，草木の花粉など空気中を浮遊する抗原によって引き起こされることが多い．しばしば**アレルギー性結膜炎**に随伴してみられる．枯草熱(hay fever)や花粉症の臨床症状としても知られている．

アレルギーの蔓延(epidemic of allergy)
過去30年間における先進国でのアレルギー発生率の増加傾向のこと．

アレルギー反応(allergic reaction)
無害な外来抗原や**アレルゲン**に対する二次免疫応答によって生じる反応で，生体にとって好ましくないさまざまな症状や，場合によっては生命に危険を及ぼす症状が引き起こされる．"アレルギー性"とはしばしばIgEが関わる反応(Ⅰ型過敏反応)を指す．IgGなどの抗体やエフェクターT細胞に反応して起こる過敏反応もある．

アレルゲン(allergen)
過敏反応やアレルギー反応を引き起こす抗原．本来アレルゲンは，それ自体では生体の恒常性を脅かさない無害なタンパク質である．

アレル排除，対立遺伝子排除(allelic exclusion)
B細胞の分化において，成熟B細胞は免疫グロブリンのH鎖およびL鎖は母親または父親由来のどちらか一方のみを発現すること．それぞれの遺伝子座で，B細胞集団の半数は母親由来アレルを発現し，もう半数は父親由来アレルを発現する．

アロ，同種異系(allogeneic)
同じ動物種ではあるが，遺伝的に異なった個体.

アロ移植，アログラフト(allograft)
同種移植の項を参照.

アロ抗原，同種異系抗原，同種抗原(alloantigen)
HLA 分子，血液型抗原のように，同じ脊椎動物種の間で差異がみられる抗原．アロ抗原は多型を有する遺伝子におけるそれぞれのアレルにコードされている.

アロ抗体，同種異系抗体，同種抗体(alloantibody)
特定の脊椎動物に存在する抗原を，同じ動物種の別の個体に免疫させることで産生される抗体．アロ抗体は多型を有する遺伝子の変異部位から生じたエピトープを認識する．一般に広く知られているアロ抗体としては，血液型抗原，MHC クラスⅠ，クラスⅡ分子を認識する抗体が挙げられる.

アロタイプ(allotype)
自然に発生したタンパク質の多様な型．1 つの遺伝子内の異なるアレルによってコードされる．**アイソタイプ**の項も参照.

アロ反応，同種異系反応(alloreaction)
同じ動物種の異なった個体に由来するアロ抗原に対する適応免疫応答．アロ反応ともいう.

アロ反応性 T 細胞，同種異系反応性 T 細胞(alloreactive T cell)
同じ動物種の異なった個体に由来するアロ抗原に反応性を示す T 細胞.

アンカー残基(anchor residue)
MHC 結合ペプチド中のアミノ酸残基のうち，MHC 分子のペプチド収容溝と会合する残基のこと．特定の MHC アロタイプに結合するペプチド群のアンカー残基は，構造が同一または非常に類似している.

安定化選択(balancing selection)
進化の過程で，集団内において(MHC 分子のさまざまな変異体のように)多数の表現型が維持されるように，遺伝子が選別を受けること.

暗領域(dark zone)
二次リンパ組織の胚中心の中で，分裂している中心芽細胞が存在する領域.

異種移植片，ゼノグラフト(xenograft)
ある動物種から別の動物種へと移植された移植片.

異種抗原(xenoantigen)
特定の動物種に由来する組織の表面に存在する抗原で，別の動物種に存在した場合に免疫応答が誘導される.

異種抗体(xenoantibody)
特定の動物種において産生される，別の動物種の抗原に対する抗体.

異種臓器移植(xenotransplantation)
異なる動物種の臓器を移植すること．臨床においては，ヒトの移植用臓器の不足を解決する 1 つの選択肢として模索されている.

移植抗原(transplantation antigen)
主要組織適合性抗原の歴史的な呼称．MHC 分子は移植された臓器の拒絶反応を引き起こす主要な抗原であることから，このような名称で呼ばれてきた.

移植片拒絶反応(transplant rejection)
遺伝的に同一でないドナー由来の移植組織に対する直接的な免疫応答．移植片を死に至らしめる.

移植片対宿主反応(graft-versus-host reaction：GVHR)
移植片対宿主病の項参照.

移植片対宿主病(graft-versus-host disease：GVHD)
移植片対宿主反応(GVHR)を原因とする病態．移植された骨髄やその他の造血細胞に含まれるドナー由来の成熟 T 細胞による，レシピエント組織のアロ抗原に対する反応.

移植片対腫瘍効果(graft-versus-tumor effect：GVT 効果)
移植片対白血病効果の項参照.

移植片対白血病効果(graft-versus-leukemia effect：GVL 効果)
造血細胞移植によって生じる効果で，白血病の治療に利用できると考えられている．ドナー-レシピエント間にみられるある程度の遺伝的不一致によって，移植された T 細胞および NK 細胞が，患者の体内に残った白血病細胞を排除する作用を示すと考えられている．移植片対腫瘍効果(graft-versus-tumor effect：GVT 効果)ともいう.

異所性リンパ組織(ectopic lymphoid tissue)
通常はリンパ組織が存在しないが，病気や炎症をきたした器官に形成される二次リンパ組織に似た組織．**橋本病**患者の甲状腺などに認められる.

一次顆粒(primary granule)
好中球に存在する分泌顆粒の一種．加水分解酵素や破壊酵素などを含む点でリソソームに似ているが，ミエロペルオキシダーゼを含む点で区別される．アズール顆粒とも呼ばれる.

一次反応巣(primary focus)
増殖している抗原特異的な活性化 B 細胞および T 細胞によって一時的に形成される集積体．適応免疫応答の初期に二次リンパ組織内で形成される.

一次免疫応答(primary immune response)
抗原を初回曝露させた際に生じる適応免疫応答.

一次リンパ組織(primary lymphoid tissue)
リンパ球が分化・成熟する解剖学的部位．ヒトでは骨髄(B 細胞の成熟)と胸腺(骨髄から移動してきた前駆細胞由来の T 細胞の成熟)．中枢リンパ組織ともいう.

一次リンパ濾胞(primary lymphoid follicle)
免疫応答がない状況下でみられる二次リンパ組織内の B 細胞領域．休止期の B 細胞が存在する．**二次リンパ濾胞**の項も参照.

遺伝子構成の多様性(gene-content variation)
遺伝的差異を表すものの一種で，例えば KIR ハプロタイプでは，含有される KIR 遺伝子の数や種類が異なったそれぞれのハプロタイプが存在する．

遺伝子族，遺伝子ファミリー(gene family)
MHC クラスⅠ遺伝子のように，類似した構造を有するタンパク質をコードする一連の遺伝子群．機能に関しても類似している場合が多い．

遺伝子断片(gene segment)
免疫グロブリン遺伝子や T 細胞受容体遺伝子に起こる多数のわずかな変異をもった短い DNA 配列で，V 領域遺伝子から編成される．**V 遺伝子断片**，**J 遺伝子断片**，**D 遺伝子断片**の 3 つのタイプがある．

遺伝子断片変換(segmental exchange)
アレル間変換の項参照．

遺伝子変換(gene conversion)
複製された遺伝子や遺伝子の一部分が，その遺伝子の異なった変異体や相同遺伝子のコピーに置き換えられる過程．

遺伝性血管性浮腫(hereditary angioedema：HAE)
補体系の C1 インヒビターの欠損によって生じる遺伝性免疫不全症．C1 インヒビターが存在しない状況下では，補体系が自然に活性化して血管から体液が漏出し，最悪の場合，喉頭蓋が腫脹して窒息に陥る．

遺伝的多型(genetic polymorphism)
集団内において，複数のアレルが存在することで生じた遺伝的差異．

イムノフィリン(immunophilin)
シクロスポリン A，タクロリムス，シロリムス(ラパマイシン)といった免疫抑制剤に結合し，ペプチジルプロリル *cis-trans* イソメラーゼ活性を有する細胞内タンパク質．

インターフェロン(interferon：IFN)
ウイルス感染に対抗する細胞の産生を誘導するサイトカインの一般的な名称．**Ⅰ型インターフェロン**に属する IFN-α と IFN-β は，白血球や線維芽細胞などの細胞によって産生される．**インターフェロン γ** の項も参照．

インターフェロン γ(interferon-γ：IFN-γ)
構造的・機能的にⅠ型インターフェロンとは関連のないサイトカインで，CD4 T_H1 細胞，CD8 T 細胞，NK 細胞から産生され，自然免疫と適応免疫のどちらでも主にマクロファージを活性化させる．**Ⅱ型インターフェロン**とも呼ばれる．

インターフェロン応答(interferon response)
インターフェロンに曝された細胞の多様な遺伝子発現の変化のことで，ウイルス感染への抵抗力を高める．

インターロイキン(interleukin：IL)
白血球によって産生されるさまざまなサイトカインを示す総称．

インターロイキン 1β(interleukin-1β：IL-1β)
マクロファージによって産生されるサイトカインで，多種の細胞の活性化・増殖・分化・アポトーシスを誘導することで炎症反応を調節する．

インターロイキン 2(interleukin-2：IL-2)
活性化 T 細胞によって産生されるサイトカインで，活性化 T 細胞の増殖や適応免疫応答の発達に不可欠である．

インターロイキン 6(interleukin-6：IL-6)
マクロファージによって産生されるサイトカインで，IL-1 や TNF-α とともに，感染初期における広範囲の炎症反応を誘導する．

インターロイキン 12(interleukin-12：IL-12)
マクロファージによって産生されるサイトカインで，NK 細胞を活性化させる．

インテグリン(integrin)
細胞と細胞外基質との相互作用を担う細胞表面糖タンパク質の一種．α と β の 2 つのサブユニットからなる．

インバリアント鎖(invariant chain)
小胞体において，MHC クラスⅡタンパク質に結合するポリペプチド．MHC クラスⅡタンパク質のペプチド収容溝にペプチドが結合するのを防いでいる．エンドソーム内で分解され，MHC クラスⅡ分子のエンドソームペプチドへの結合を可能にする．

インフラマソーム(inflammasome)
病原体に応答して NOD 様受容体の NLRP3 やカスパーゼにより構成されるタンパク質複合体．プロ IL-1β を分解して炎症性サイトカイン IL-1β へと活性化させる．

インフルエンザ赤血球凝集素(influenza hemagglutinin)
インフルエンザウイルスの被膜に存在する糖タンパク質．感染開始時にヒトの細胞表面の特定の糖鎖に結合する．パンデミックが生じる主要な要因としては，赤血球凝集素を変化させる抗原シフトが挙げられる．赤血球を凝集させることから，赤血球凝集素と呼ばれている．

ウィスコット・オールドリッチ症候群(Wiskott-Aldrich syndrome：WAS)
細胞骨格の再編成に必要とされる WASP(ウィスコット・オールドリッチ症候群タンパク質)の機能に異常が生じ，T 細胞と B 細胞との間の相互作用が不十分であることで生じる遺伝性免疫不全症．抗体反応が特に影響を受ける．

ウイルス(virus)
タンパク質被膜に覆われた核酸ゲノムからなる極微小病原体．自らの生存に必要な代謝機構のすべてをもっていないため，細胞内でのみ複製される．ウイルス粒子のことをビリオンという．

ウイルス血症コントローラー(viremic controller)
ヒト免疫不全ウイルス(HIV)感染者のうち，血液 1 ml 中のウイルス RNA 量が 2,000 コピー以下に抑えられ，健康を維持している人．

ウサギ抗胸腺細胞グロブリン(rabbit antithymocyte globulin：rATG)
ヒト胸腺細胞で免疫されたウサギ血清から抽出された抗体で，移植前患者に免疫抑制状態を誘導する目的で用いられる．抗体が T 細胞，B 細胞，NK 細胞，樹状細胞，補体に結合し，白血球をオプソニン化し食細胞に貪食させる．

膿(pus)
感染が生じた外傷にみられる濃い黄白色の粘液．白血球の死骸，死滅しかけた白血球(主に好中球)，組織片，死滅した微生物が含まれている．

衛生仮説(hygiene hypothesis)
これまでの 50 年以上にわたって見受けられる，先進国での過敏反応や自己免疫疾患の罹患率の増加を説明するための仮説．このような病気の罹患率の増加は，過剰な清潔環境，ワクチン接種，抗菌剤を用いた治療によって，子供の免疫系が感染症や無害な外来抗原に対して適切に対処できなくなっていることが原因として考えられている．

エオタキシン(eotaxin)
好酸球を引き寄せるケモカイン．CCL11 ともいう．

エピトープ(epitope)
抗原性をもった分子の一部で，抗体(免疫グロブリン，すなわち B 細胞受容体)に結合したり，T 細胞受容体に認識される MHC 結合ペプチドとなる部分．抗原決定基ともいう．

エピトープ拡大(epitope spreading)
1 個の抗原分子内のエピトープに対する免疫応答が生じた後，別のエピトープに対する免疫応答に進展する過程．**分子間エピトープ拡大**，**分子内エピトープ拡大**の項も参照．

エフェクター記憶 T 細胞(effector memory T cell：T_{EM})
記憶 T 細胞の 2 種類のサブセットのうちの 1 つ(もう一方は中枢記憶 T 細胞)．各々の細胞は異なる条件によって活性化されることから区別される．エフェクター記憶 T 細胞は炎症組織へと集積し，中枢記憶細胞と比べて速く活性化され，特異抗原を捕捉した後にエフェクター T 細胞としての機能を発揮する．

エフェクター機構(effector mechanism)
病原体を死滅させ，生体内から排除する際に機能する生理的な免疫機構．

エフェクター細胞(effector cell)
さらなる分化を必要とせずに，病原体を殺し，体内から排除することができる最終分化した活性化リンパ球．

エリートコントローラー(elite controller)
HIV 感染者の中で，血中ウイルス濃度を検出限界以下に抑え込むことができ，数十年にわたり健康状態を維持できる人．300 人に 1 人存在する．

エリート中和者(elite neutralizer)
HIV 感染者の中で，広域な HIV-1 株に対する少量の中和抗体を産生できる人．500 人に 1 人存在する．

炎症(inflammation)
外傷，感染，局所免疫応答によって引き起こされる，体液，血漿タンパク質，白血球の局所的な貯留を表す用語．炎症反応ともいう．組織に侵入して炎症に関与する細胞を炎症細胞，炎症を誘導するサイトカインを炎症性サイトカインという．

炎症細胞(inflammatory cell)
炎症の項参照．

炎症性サイトカイン(inflammatory cytokine)
炎症の項参照．

炎症性メディエーター(inflammatory mediator)
感染部位や外傷部位における炎症の発生に関与する各々の細胞種から放出されるさまざまな生体機能性物質．

炎症反応(inflammatory response)
炎症の項参照．

炎症誘発性サイトカイン(pro-inflammatory cytokine)
感染した組織での炎症を促進するサイトカイン．炎症性サイトカインともいう．

エンドソーム(endosome)
細胞内の膜結合型の小胞で，細胞膜の一部が陥入してくびれることで形成される．エンドソーム内には細胞外の物質が含まれている．

黄色ブドウ球菌エンテロトキシン B(*Staphylococcus aureus* enterotoxin B：SEB)
ブドウ球菌により分泌される毒素で，腸管に作用して食中毒症状を起こす．スーパー抗原でもある．

大型顆粒リンパ球(large granular lymphocyte)
NK 細胞の初期の名称．顕微鏡を用いると，血中には 2 種類のリンパ球が観察される．小さいリンパ球はナイーブ B，T 細胞であり，大きくて顆粒をもったリンパ球は NK 細胞である．

大型プレ B 細胞(large pre-B cell)
2 段階あるプレ B 細胞のうちより未成熟なもの．大型プレ B 細胞は H 鎖遺伝子の再編成がなされ，代替 L 鎖と結合してプレ B 細胞受容体を形成する μH 鎖を有している．H 鎖の再編成は終わっているが，L 鎖の再編成はまだ始まっていない．**小型プレ B 細胞**の項も参照．

オートクリン，自己分泌(autocrine)
サイトカインなどの分泌型分子が，それらを産生，分泌する細胞に作用すること．

オプソニン(opsonin)
病原体の表面を覆うことで，オプソニンに対する受容体をもつ好中球やマクロファージによる貪食を誘導する抗体と補体のこと．

オプソニン化(opsonization)
病原体をはじめとする粒子の表面にさまざまな分子が多数結合することで，食細胞に取り込まれやすくなること．抗体と補体は細胞外に存在する細菌に多数結合し，それらに対する受容体を有する好中球およびマクロファージによって貪食される．

オーメン症候群(Omenn syndrome)
遺伝性の重篤な免疫不全症．*RAG* 遺伝子上のミスセンス変異によって不完全な酵素活性をもった RAG タンパク質が産生されることで，リンパ球の発達が不全となる．

■か

外因性レトロウイルス(exogenous retrovirus)
感染性のレトロウイルスで，他の種の個体に感染を生じさせる．

獲得免疫(acquired immunity)
適応免疫の別称．病原体の感染やワクチンの接種によって獲得された，病原体に特異的な免疫のこと．

核片貪食マクロファージ(tingible body macrophage)
胚中心でアポトーシスを起こしているB細胞を貪食する食細胞．組織切片においてそのような状態のマクロファージが観察される．

カスパーゼ(caspase)
プロテアーゼの一種で，インフラマソームと呼ばれるタンパク質複合体の一部として不活性な前駆タンパク質からのサイトカイン生成に関与する．また，カスパーゼは免疫系以外にも多くの機能をもつ．

カスパーゼ受け入れドメイン(caspase-recruitment domain：CARD)
NOD様受容体のドメインの1つ．他のシグナルタンパク質(カスパーゼを除く)をNOD受容体のシグナル伝達経路に動員する．

活性化樹状細胞(activated dendritic cell)
感染部位で病原体を取り込む樹状細胞．二次リンパ組織に移行し，T細胞に抗原を提示する．

活性化誘導シチジンデアミナーゼ(activation-induced cytidine deaminase：AID)
DNAのシトシンを脱アミノ化する酵素で，シトシンをウラシルに変換する．活性化B細胞においては，AIDの活性によって損傷を受けたDNAが修復されるという過程を経て，体細胞高頻度変異，クラススイッチが引き起こされる．

化膿性(pyogenic)
膿を生み出すこと．

過敏反応(hypersensitivity reaction)
無害な抗原に対し，再曝露された際に症状を伴って起こる免疫応答．反復すれば過敏性疾患となる．このような抗原への反応が亢進した状態を過敏状態と呼ぶ．IgE抗体とマスト細胞が関与する**Ⅰ型過敏反応**，細胞表面抗原や基質に対するIgG抗体が関与する**Ⅱ型過敏反応**，抗原抗体複合体の形成が関与する**Ⅲ型過敏反応**，エフェクターT細胞が関与する**Ⅳ型過敏反応**に分類される．

可変遺伝子断片(variable gene segment)
V遺伝子断片の項参照．

可変ドメイン(variable domain：Vドメイン)
免疫グロブリン(B細胞受容体)，T細胞受容体ポリペプチド鎖のアミノ末端部に存在する領域．2つ1組の可変領域によって抗原結合部位が形成される．

可変表面糖タンパク質(variable surface glycoprotein：VSG)
アフリカトリパノソーマ原虫の表面被膜を構成する糖タンパク質．トリパノソーマは遺伝子変換と呼ばれる過程によって，糖タンパク質をコードする遺伝子をたびたび変化させ，表面被膜の糖タンパク質の構造を変化させる．

可変フラグメント(variable fragment)
F_vの項参照．

可変領域(variable region：V領域)
免疫グロブリン(B細胞受容体)およびT細胞受容体の中でアミノ酸配列に多様性がみられる部分．各々の可変領域はそれぞれ異なった抗原特異性を有する．

顆粒球(granulocyte)
不規則な形状をしており，多葉性の核と細胞内顆粒を有する白血球．顆粒球は好中球，好酸球，好塩基球の3種類に分類される．**多形核白血球**ともいう．

カルシニューリン(calcineurin)
T細胞の活性化に関与する細胞質セリン/トレオニンホスファターゼ．免疫抑制剤であるシクロスポリンAとタクロリムスは，カルシニューリンの機能を抑制することでその作用を発揮する．

カルネキシン(calnexin)
小胞体膜に存在する膜型タンパク質で，新たに合成されるMHC分子や糖タンパク質の折りたたみを補助する．

カルレティキュリン(calreticulin)
小胞体内の可溶性シャペロンで，小胞体内でMHCクラスⅠ分子にペプチドを負荷し，**ペプチド結合複合体**を構成する．

がん(cancer)
異常な浸潤性の細胞増殖による多種多様な病気の包括的用語．

がん遺伝子(oncogene)
変異を受けて無秩序な状態となった遺伝子で，細胞の異常増殖とがん化を起こす．多くのがん遺伝子は細胞増殖や分裂を制御する遺伝子に由来する．

がん幹細胞(cancer stem cell)
腫瘍の中に存在する少数の細胞集団の1つで，自己増殖をし，かつがんの治療に広く用いられている細胞傷害性薬剤や放射線に対して比較的強い抵抗性をもつ．

がん原遺伝子(proto-oncogene)
細胞の増殖・分裂の制御機構を調節する遺伝子．がん原遺伝子の変異や発現異常が起こると，細胞が悪性転換してがん化する危険性がある．

間質細胞(stromal cell)
組織，臓器の骨格を維持する細胞．

がん腫，上皮性悪性腫瘍(carcinoma)
上皮細胞から発生するがん．

がん精巣抗原(cancer/testis antigen：CT抗原)
腫瘍関連抗原の一種．通常は精巣の未成熟な精子のみに発現している．

間接アロ認識経路(indirect pathway of allorecognition)
移植を受けたレシピエントのアロ反応性T細胞が，移植片に反応するように活性化される経路の1つ．この場合，アロ反応性T細胞は移植された細胞を直接認識しないが，レシピエント自身の樹状細胞に処理されて，提示された移植片の細胞内分子を認識する．

関節リウマチ(rheumatoid arthritis)
自己免疫応答によって，関節に炎症が生じる比較的よくある病気．

がん免疫監視(cancer immunosurveillance)
免疫監視の項参照．

がん抑制遺伝子(tumor suppressor gene)
正常な状態では細胞のがん化を阻止するように機能する細胞内タンパク質をコードする遺伝子．

がんワクチン(cancer vaccine)
患者自身の白血球の腫瘍抗原に対する免疫応答を高めるためのワクチン．

記憶B細胞(memory B cell)
長期間生存する抗原特異的なB細胞．抗原に対する一次免疫応答の際に活性化したナイーブB細胞から分化する．記憶B細胞に特異的な抗原が曝露すると，二次免疫応答によって抗体を産生する形質細胞へと分化する．

記憶T細胞(memory T cell)
長期間生存する抗原特異的なT細胞．特定の抗原に対する一次免疫応答の間に活性化されたT細胞から産生される．同じ抗原に再び曝露した場合，これらのT細胞は活性化されてエフェクターT細胞へと分化し，抗原に対する二次免疫応答，およびそれ以降の免疫応答の一端を担う．

記憶細胞(memory cell)
免疫記憶と防御免疫に関与するリンパ球全般を表す用語．

気管関連リンパ組織(bronchial-associated lymphoid tissue：BALT)
呼吸器系に存在するリンパ系細胞が集積・組織化されたリンパ節様組織．

気管支拡張症(bronchiectasis)
肺の気管支における慢性炎症．

寄生虫(parasite)
ヒトをはじめとする動物に感染し，宿主内で生存，増殖して病気を引き起こす単細胞原虫および多細胞寄生虫．

キニン系(kinin system)
組織損傷によって誘導される血漿タンパク質の酵素反応経路．外傷の治癒を促す．

機能的再編成(productive rearrangement)
免疫グロブリン(B細胞受容体)遺伝子やT細胞受容体遺伝子が分化過程のリンパ球で再編成された後，免疫学的に機能するポリペプチド鎖が生成されること．

キメラ抗原受容体(chimeric antigen receptor：CAR)
細胞内シグナルドメインに接合された単一の抗原結合部位で構成されたキメラ細胞膜表面タンパク質．がん免疫療法への応用が期待されている．

キメラ単クローン抗体(chimeric monoclonal antibody)
マウスの可変領域とヒトの定常領域が融合した単クローン抗体．

逆ワクチン学(reverse vaccinology)
病原体の生理機能や，病原体がヒトの免疫系を利用する機構に関する新知見を応用して行う革新的なワクチン開発手法．

急性期応答(acute-phase response)
感染初期に生じる自然免疫応答．肝臓における急性期タンパク質の産生および血中への分泌によって引き起こされる．

急性期タンパク質(acute-phase protein)
感染時に肝臓で急激に産生される血清タンパク質．マンノース結合レクチン(MBL)，C反応性タンパク質(CRP)，フィブリノーゲンなどがある．補体活性化を含めた多様な経路で自然免疫応答に寄与している．

急性拒絶反応(acute rejection)
移植片上の自己と異なるHLA抗原によって刺激されたT細胞が原因で生じる反応で，移植された細胞，組織，臓器を拒絶する．

凝固系(coagulation system)
血中に存在し，血餅を形成する酵素やタンパク質からなる分子の一連の作用系．血管が損傷を受けることで活性化される．

凝集(agglutination)
小粒子が集まって大きな粒子を形成すること．抗体やその他の多価分子が複数の粒子表面の抗原と架橋して起こる．このような粒子は"凝集した"といわれる．粒子が赤血球，白血球の場合，このような現象はそれぞれ赤血球凝集(hemagglutination)，白血球凝集(leukoagglutination)といわれる．**インフルエンザ赤血球凝集素**の項も参照．

共生微生物(commensal microorganism)
ヒトの生体の表面や生体内に生息する微生物．通常は生体に対して病気や有害事象を引き起こさず，生体にとって有益に作用する場合もある．

胸腺(thymus)
胸部中央の上部で，胸骨の後ろに存在する一次リンパ組織．T細胞が分化・成熟する組織．

胸腺依存性リンパ球(thymus-dependent lymphocyte)
T細胞の項参照．

胸腺間質(thymic stroma)
胸腺の細網上皮細胞，結合組織．T細胞の成熟に不可欠な微小環境を形成する．

胸腺原基(thymic anlage)
胚形成時に胸腺間質が発達する部位．

胸腺細胞(thymocyte)
胸腺に存在する成熟過程のT細胞．

胸腺摘出(thymectomy)
胸腺を外科的に除去すること.

胸腺非依存性抗原(thymus-independent antigen：TI 抗原)
T 細胞非存在下でも抗体産生が誘導される抗原. 2 種類の TI 抗原(TI-1 抗原, TI-2 抗原)が存在する. TI-1 抗原はそれ自体が B 細胞を活性化させる機能を有し, TI-2 抗原は同一のエピトープを複数もち, B 細胞受容体を架橋することができる.

共通 γ 鎖(common gamma chain：γ_c 鎖)
サイトカイン IL-2, IL-4, IL-7, IL-9, IL-15 の受容体を構成し, シグナルを伝達するタンパク質鎖.

莢膜保有細菌(encapsulated bacterium)
ファゴサイトーシス(食作用)から自らを保護するために厚い糖衣を備えた細菌. 莢膜保有細菌は細胞外感染を引き起こし, まず抗体や補体に被覆されて初めて, 食細胞によって貪食される.

共役対(conjugate pair)
エフェクター CD4 T 細胞が抗原受容体を介して標的細胞(マクロファージや B 細胞)と結合すること. 相互に作用する細胞対を表す際にも用いられる. 同族対ともいう.

巨核球(megakaryocyte)
赤血球系統の大型細胞. 骨髄で産生され, 骨髄に存在する. 巨核球断片から血小板が産生される.

極性(polarization)
細胞の片側と逆側が形態的・機能的に明らかに異なる状態のこと. 典型例として腸管上皮が挙げられる.

虚血(ischemia)
血管腔に障壁が存在することが原因で, 血液の供給が不足する状態.

キラー細胞免疫グロブリン様受容体(killer-cell immunoglobulin-like receptor：KIR)
NK 細胞に存在する受容体. MHC クラスⅠ分子に結合して, NK 細胞を活性化あるいは抑制するシグナルを伝達する.

グッドパスチャー症候群(Goodpasture syndrome)
血管内皮の基底膜に存在するⅣ型コラーゲンに対する自己抗体が, 広範囲に及ぶ血管炎を引き起こす自己免疫疾患.

クッパー細胞(Kupffer cell)
肝臓の類洞に沿って存在する食細胞.

組換え活性化遺伝子(recombination-activating gene：RAG)
B 細胞の免疫グロブリン(B 細胞受容体)遺伝子や, T 細胞の T 細胞受容体遺伝子の再編成に必須の遺伝子. *RAG-1* と *RAG-2* があり, それぞれ再編成過程で触媒として作用する RAG-1, RAG-2 タンパク質をコードしている.

組換えシグナル配列(recombination signal sequence：RSS)
可変領域をコードするエキソンを生成するそれぞれの遺伝子断片に隣接した部位にみられる短い DNA 配列. 免疫グロブリン遺伝子および T 細胞受容体遺伝子の V, D, J 断片に隣接する. 体細胞遺伝子組換えが生じる部位である.

クラス(class)
アイソタイプの別称. 免疫グロブリンに関連した場合にこのような表現が使われる. 免疫グロブリンのクラスには IgA, IgD, IgE, IgG, IgM がある.

クラスⅠ遺伝子領域(class Ⅰ region)
MHC クラスⅠ H 鎖遺伝子を含む主要組織適合遺伝子複合体の遺伝子領域.

クラスⅡ遺伝子領域(class Ⅱ region)
MHC クラスⅡ α 鎖, β 鎖遺伝子を含む主要組織適合遺伝子複合体の遺伝子領域.

クラスⅡ分子関連インバリアント鎖ペプチド
CLIP の項参照.

クラスⅢ遺伝子領域(class Ⅲ region/central MHC)
主要組織適合遺伝子複合体であるクラスⅠ分子とクラスⅡ分子をコードする遺伝子の間に位置する遺伝子領域.

クラススイッチ(class switching)
B 細胞が免疫グロブリンの抗原特異性を保持しつつ, 自身の産生する免疫グロブリンのクラスを変える仕組みのこと. クラススイッチは異なる H 鎖の定常領域を既存の多様なエキソンに結合させる体細胞遺伝子組換えが関与する. アイソタイプスイッチとも呼ばれる.

クラスタリン(clusterin)
C5b と C6 や C7 からなる可溶性複合体の細胞膜への結合を妨げる**補体制御タンパク質**.

グラニュリシン(granulysin)
細胞傷害性 T 細胞の顆粒中に存在し, 細胞膜を破壊するタンパク質. パーフォリンと協働して標的細胞の細胞膜に孔を開けると考えられている.

グランザイム(granzyme)
細胞傷害性 T 細胞や NK 細胞の顆粒に存在するセリンエステラーゼ. グランザイムは標的細胞の細胞質内からアポトーシスを誘導する. フラグメンチンともいう.

クリプトジン(cryptdin)
α デフェンシン HD5, HD6. 小腸のパネート細胞から分泌される抗菌タンパク質.

グレーヴス病(Graves disease)
甲状腺刺激ホルモン受容体に対する抗体が作用することによって, 甲状腺ホルモンが過剰に産生され, 甲状腺機能亢進を原因とする症状が発現する自己免疫疾患. バセドウ病ともいう.

クローン消失(clonal deletion)
自己抗原に結合する未熟リンパ球をリンパ球分化の過程で排除する現象. クローン消失は自己寛容を成立させる主要な機構である.

クローン選択(clonal selection)
適応免疫の中心原理. 適応免疫を成立させるための機構であり, 個々の抗原特異的なリンパ球が抗原刺激によって増殖し, 抗原特異的なエフェクター細胞へと分化する過程.

クローン増殖(clonal expansion)
抗原刺激によって活性化したリンパ球が増殖すること. 感染性病原体に対して抗原特異的リンパ球クローンが大量に産生される.

経口免疫寛容(oral tolerance)
消化管に摂取された食物などの外来抗原に対する免疫系の特徴的な寛容状態.

軽鎖(light chain：L 鎖)
免疫グロブリン(抗体)を構成する 2 種類のポリペプチド鎖のうち, 分子量が小さいポリペプチド鎖. 可変領域と定常領域をそれぞれ 1 個ずつもち, ジスルフィド結合を介して H 鎖と会合している. L 鎖には κ 鎖と λ 鎖の 2 種類がある.

形質細胞, プラズマ細胞(plasma cell)
最終段階にまで分化した B 細胞. 抗体を産生する.

形質細胞様樹状細胞(plasmacytoid dendritic cell：PDC)
Toll 様受容体を介して認識したウイルス感染に反応して多量のインターフェロンを産生する樹状細胞.

血管外遊走(extravasation)
血管から周辺組織への細胞の移動や滲出.

血管性浮腫(angioedema)
IgE を介したアレルギー反応によって皮膚が腫脹すること. 皮下における血管透過性が増し, 体液が皮下に漏出していく.

結合活性, アビディティー(avidity)
抗体 1 分子が抗原の複数の部位に結合するときの結合力の総和. 一方, 抗体 1 分子が抗原の 1 か所の部位に結合するときの結合力のことは, **親和性**という.

結合組織マスト細胞(connective tissue mast cell)
ヒトの生体内に存在する 2 種類の**マスト細胞**のうちの 1 つ(もう一方は**粘膜マスト細胞**). 生体内のあらゆる結合組織内に存在する.

結合部多様性(junctional diversity)
免疫グロブリン(B 細胞受容体)および T 細胞受容体ポリペプチド鎖にみられ, それらの遺伝子が再編成される際に, 各遺伝子断片の連結部位の間にヌクレオチドが付加されることで生じる多様性.

血小板(platelet)
巨核球に由来する核をもたない小細胞断片. 血中に多量に存在し, 血液凝固に関与する.

血清アミロイド A タンパク質(serum amyloid A protein)
高比重リポタンパク質粒子に結合し, Toll 様受容体と CD36 スカベンジャー受容体に作用して炎症性サイトカインの産生を活性化する急性期タンパク質.

血清型(serotype)
同じ種類の細菌や病原体株群において, 抗体を用いた血清学的検査などによって免疫学的に分類可能であるという意味で抗原性が異なった株. HLA, 血液型抗原などのヒトのアロ抗原に対しても適用される.

血清陽転化(seroconversion)
病原体に感染した後, 病原体に対する抗体が血中で初めて検出されるようになる状態.

ケモカイン(chemokine)
白血球を必要とする部位に遊走させる低分子タンパク質の 1 つ. 炎症反応において中心的な役割を担っている.

原発性免疫不全症(primary immunodeficiency disease)
免疫系を構成する 1 つあるいは複数の遺伝子が機能不全に陥った結果, 免疫系の機能が損なわれてしまう一連の病気.

抗 CD25 抗体(anti-CD25 antibody)
IL-2 受容体の α 鎖(CD25)に対する単クローン抗体. IL-2 受容体の活性を妨げることで, IL-2 によって増殖や分化が誘導される抗原活性化リンパ球を抑制する. 移植患者の拒絶反応を予防するため移植前処置として用いられている.

抗 CD52 抗体(anti-CD52 antibody)
白血球に発現する CD52 抗原に対する単クローン抗体. 臓器移植を受ける患者から白血球を枯渇させるために用いられる.

高 IgM 症候群(hyper-IgM syndrome)
B 細胞で免疫グロブリン H 鎖のクラススイッチが起こらないことで生じる遺伝性免疫不全症. 異常に多くの IgM のみが産生されて他のアイソタイプは産生されなくなるため, 特に副鼻腔, 耳, 肺で化膿性細菌に感染しやすくなる. 原因として, いくつかの異なる遺伝子変異が考えられている.

広域中和抗体(broadly neutralizing antibody)
HIV-1 感染に関していうと, 感染者の一部で産生される, 広域な HIV-1 株を中和できる抗体.

抗イディオタイプ抗体(anti-idiotypic antibody)
他の免疫グロブリンの抗原結合部位をエピトープとしてそこに結合する抗体.

好塩基球(basophil)
血中に少数存在する白血球. 3 種類に分類される顆粒球のうちの 1 つで, 塩基性染色で染まる顆粒をもっていることから, このような名前がついている.

口蓋扁桃(palatine tonsil)
咽喉の側面に存在する二次リンパ組織.

高活性抗レトロウイルス療法(highly active anti-retroviral therapy：HAART 療法)
HIV 感染に対する多剤併用療法. 複数の抗ウイルス剤を併用することで, 単一薬剤で治療した場合に生じる薬剤耐性変異ウイルスが発生するのを防ぐ.

交感性眼炎(sympathetic ophthalmia)
一方の眼球の損傷に伴う自己免疫応答によって，損傷を受けていない方の眼にも影響が及ぶ病態.

後期プロB細胞(late pro-B cell)
B細胞の分化早期で，B細胞前駆細胞とプレB細胞の間の段階にある細胞．H鎖遺伝子再編成が進行過程において，D_H遺伝子断片とJ_H遺伝子断片の結合は**早期プロB細胞**で起こり，V_H遺伝子断片とDJ_H遺伝子断片の結合は後期プロB細胞で起こる.

抗血清(antiserum，複数形：antisera)
免疫した個体から得られた血餅の上清成分(つまり，抗原特異抗体を有している血清)の呼称．抗血清中には，免疫に用いた抗原に結合する複数種の抗体が含まれている.

抗原(antigen)
抗体やB細胞受容体に認識されたり，あるいはMHC分子に結合してT細胞受容体に提示される分子や分子の断片．**エピトープ**の項も参照.

抗原決定基(antigenic determinant)
エピトープの項参照.

抗原結合部位(antigen-binding site)
免疫グロブリンやT細胞受容体において抗原が結合する部位.

抗原原罪(original antigenic sin)
異なるインフルエンザウイルス株に対する免疫応答の際，構造的に類似した特定の抗原に対する免疫応答が恒常的に誘導される傾向．例えば，2回目のインフルエンザウイルス感染時に，1回目に感染した異なるインフルエンザウイルス株にも存在する類似エピトープに対する抗体は産生されるが，その他の免疫原を有するエピトープに対して反応する抗体が産生されない現象.

抗原シフト(antigenic shift)
インフルエンザウイルスの遺伝子断片が再集合することで，ウイルスの表面抗原が大きく変化すること．抗原シフトを経て発生した新型ウイルスは，しばしばインフルエンザの大流行の引き金となる.

抗原受容体(antigen receptor)
リンパ球の非常に多様性に富んだ細胞表面受容体．抗原を認識する．B細胞の抗原受容体は，細胞表面に存在する免疫グロブリン(抗体)であり，T細胞の抗原受容体はそれに類似したT細胞受容体である．それぞれのリンパ球は抗原に対する受容体を1種類のみ発現し，同じエピトープを認識する.

抗原処理(antigen processing)
抗原ペプチドをMHC分子に結合させて$\alpha\beta$型T細胞に提示するために，タンパク質を細胞内で分解してペプチドを生成する過程．抗原プロセシングともいう.

抗原処理関連トランスポーター(transporter associated with antigen processing：TAP)
小胞体膜に存在するATP結合タンパク質．細胞質に存在するペプチドを小胞体腔へと輸送する．TAP-1とTAP-2の2つのサブユニットから構成され，MHCクラスI分子にペプチドを供給する.

抗原提示(antigen presentation)
ペプチド断片がMHC分子に結合した状態で細胞の表面に出ること．$\alpha\beta$型T細胞は，このような形態をとった抗原をT細胞受容体を介して認識する.

抗原提示細胞(antigen-presenting cell)
MHC分子と結合し，抗原特異的T細胞に認識されるようにペプチド抗原を表面に提示するすべての細胞．**プロフェッショナル抗原提示細胞**の項も参照.

抗原ドリフト(antigenic drift)
インフルエンザウイルス遺伝子の点変異によって，ウイルスの表面抗原の構造が変化し，抗原性が変わること．抗原ドリフトによって，インフルエンザウイルス株の抗原性は毎年変化している.

交差刺激(cross-priming)
抗原の交差提示による適応免疫応答の誘導.

交差提示(cross-presentation)
樹状細胞内で細胞外由来の抗原がMHCクラスI分子に提示される過程.

交差適合試験(cross-match test)
臨床の現場で，ドナーやレシピエントの細胞に反応する抗体の有無を明らかにし，輸血や移植によって生体に悪影響を及ぼすことを回避する目的で行われる血液型判別，組織適合性試験.

好酸球(eosinophil)
3種類の顆粒球のうちの1つに属する白血球．エオシンに対して染色性を示す顆粒を含み，好酸球が刺激を受けると顆粒が分泌される．主に寄生虫感染に対する防御に関与する.

好酸球増加症(eosinophilia)
血中の好酸球が通常よりも増加した状態．さまざまな病気でみられ，活動性が亢進すると好酸球は細胞傷害性の顆粒を放出し組織損傷を起こす.

甲状腺機能亢進(hyperthyroid)
甲状腺による甲状腺ホルモンの産生が異常に多いこと.

甲状腺機能低下(hypothyroid)
甲状腺による甲状腺ホルモンの産生が異常に少ないこと.

構成的プロテアソーム(constitutive proteasome)
感染状態ではない細胞に存在するプロテアソーム.

構造的エピトープ(conformational epitope)
不連続エピトープの項参照.

抗体(antibody)
B細胞によって産生，分泌される免疫グロブリン．B細胞から分化した形質細胞により産生される.

抗体依存性細胞性細胞傷害(antibody-dependent cell-mediated cytotoxicity：ADCC)
NK細胞が発現するFcγRIII受容体(CD16)を介して，標的細胞に多数結合した抗体の Fc 領域を認識し，標的細胞を殺傷すること．

抗体レパートリー(antibody repertoire)
それぞれの個体で産生されている異なる種類の特異抗体の総数．およそ 10^9 種類存在する．

好中球(neutrophil)
感染を受けた組織に大量に移行し，ファゴサイトーシス活性をもった白血球．細胞外の病原体を貪食して死滅させる．好中球は顆粒球の一種で，中性の染色液に染まる顆粒をもつことから，このような名前がついている．白血球の中で圧倒的多数を占める．

好中球減少症(neutropenia)
血中の白血球数が異常に減少した状態．遺伝的な好中球産生能の欠失や，白血球細胞表面抗原に対する自己免疫疾患など多様な原因で起こる．

好中球細胞外トラップ(neutrophil extracellular trap：NET)
ネトーシスの項参照．

後天性免疫不全症候群(acquired immunodeficiency syndrome：AIDS)
ヒト免疫不全ウイルス(HIV)の感染によって生じる病気．CD4 T 細胞が徐々に死滅し，感染症にかかりやすくなる．

小型プレ B 細胞(small pre-B cell)
L 鎖遺伝子の再編成が行われているプレ B 細胞．**大型プレ B 細胞**の項も参照．

呼吸バースト(respiratory burst)
好中球やマクロファージがオプソニン化された粒子を取り込んだ後にみられる，一時的な酸素消費の増加に伴う代謝変化．毒性を有する酸素代謝産物や抗菌物質が生成されて，貪食された分子を攻撃するようになる．

骨髄(bone marrow)
骨の中心部に存在する組織．血球系細胞の主要な生成部位である．

骨髄移植(bone marrow transplantation)
病気や機能喪失をきたした血液と免疫系を健常な人の骨髄由来のものに入れ替えること．**造血幹細胞移植**を含む．

骨髄系前駆細胞(myeloid progenitor)
骨髄系統(顆粒球，単球，マクロファージ，マスト細胞，樹状細胞)を生み出す骨髄内の幹細胞．

骨髄系統(myeloid lineage)
顆粒球，単球，マクロファージ，マスト細胞，樹状細胞など骨髄由来の細胞．

骨髄腫(myeloma)
骨髄に存在する形質細胞による腫瘍．

骨髄破壊療法(myeloablative therapy)
ある種の造血細胞移植の際に，放射線と薬剤を用いて行う移植前処置療法．患者の免疫系は細胞傷害性薬剤と放射線によって破壊される．myeloablative は骨髄破壊を意味する．

古典経路(classical pathway)
3 種類存在する補体活性化経路の 1 つ．抗原に結合した抗体によって活性化される経路で，C3，C5 転換酵素の産生には C1，C2，C4 が関与する．**第二経路**，**レクチン経路**の項も参照．

古典経路 C3 転換酵素(classical C3 convertase)
補体活性化を引き起こす古典経路の膜型セリンプロテアーゼ．補体成分 C4bC2a からなり，C3 を C3a と C3b に分解する．

コラーゲン様構造をもつマクロファージ受容体(macrophage receptor with collagenous structure：MARCO)
グラム陰性菌およびグラム陽性菌に結合するマクロファージ表面受容体の 1 つ．

孤立リンパ小節(isolated lymphoid follicle)
腸管壁に存在する二次リンパ組織．主に B 細胞からなる 1 個のリンパ濾胞をもつ．

コレクチン(collectin)
コラーゲンに類似したアミノ酸配列をもったカルシウム依存性の糖結合タンパク質．レクチンファミリーに属する．一例として，マンノース結合レクチンが挙げられる．

混合リンパ球反応(mixed lymphocyte reaction：MLR)
2 個体間における MHC の相違の有無を確認する細胞試験．一方の個体から採取した T 細胞が，他方の個体から採取した細胞表面に存在するアロ MHC 分子に反応すると増殖する．

混合ワクチン(combination vaccine)
複数の種類の病原体を由来とするさまざまな抗原を含んだワクチン．複数の感染症に対する防御免疫を誘導する．

コンジュゲートワクチン(conjugate vaccine)
破傷風トキソイドなどの免疫原性を有するタンパク質に付加させた莢膜多糖からなるワクチン．CD4 T 細胞を活性化させるペプチドエピトープが生成されることで，多糖類のエピトープに特異的な B 細胞が CD4 T 細胞からの補助を受ける．

■さ

細菌，バクテリア(bacterium，複数形：bacteria)
多種の原核微生物の総称．一部はヒトをはじめとする動物に感染症を引き起こす．病原性細菌には，組織表面や細胞間にコロニーを形成して細胞外でのみ存在するものや，細胞に侵入し細胞内に存在するものがある．

サイトカイン(cytokine)
細胞から分泌される種々のタンパク質で，局所的に近傍の細胞に影響を与える．サイトカインは標的細胞表面の特異的受容体に結合する．リンパ球が産生するサイトカインは，リンホカインあるいはインターロイキン(IL)と呼ばれる．

サイトトキシン，細胞毒(cytotoxin)
細胞傷害性 T 細胞が，標的細胞を破壊する際に産生するタンパク質．

パーフォリン，グランザイム(フラグメンチン)，グラニュリシンなどが存在する．

再発(relapse)
がんやその他の病気が，治療が成功したと考えられる寛解期間後に再燃すること．

細胞外感染(extracellular infection)
体内へ侵入した病原体が細胞外空間，上皮表面，血中など細胞外に感染すること．

細胞傷害性T細胞(cytotoxic T cell)
標的細胞を死滅させるエフェクターT細胞の1つ．キラーT細胞ともいう．CD8補助受容体を発現し，MHCクラスI分子によって提示されたペプチド抗原を認識する．感染細胞を認識して死滅させるので，ウイルスや細胞内侵入性の病原体に対する生体防御に重要な役割を果たしている．

細胞傷害性薬剤(cytotoxic drug)
分裂・増殖する細胞を特異的に殺す薬剤．細胞傷害性薬剤は移植や自己免疫疾患における免疫抑制剤，あるいは抗がん剤として用いられる．

細胞性免疫(cell-mediated immunity/cellular immunity)
抗原特異的なエフェクターT細胞を主体とした適応免疫応答．感作を受けていない個体に血清抗体を投与しても付与されない適応免疫のことをいう．

細胞内感染(intracellular infection)
ヒト細胞内での自己複製が可能な病原体による体内への侵入．

サブユニットワクチン(subunit vaccine)
病原体自体ではなく，病原体から単離した抗原成分のみから調製されたワクチン．

三次顆粒(tertiary granule)
好中球に存在する分泌顆粒の一種で，ゼラチナーゼを含む点で他の顆粒と区別される．ゼラチナーゼ顆粒ともいう．

シェダーゼ(sheddase)
細胞表面タンパク質を切断して可溶性タンパク質を産生する酵素．

自家移植片，自家移植(autograft)
同一個体の特定の部位から他の部位へと移植された組織片のこと．この移植片を移植すること自体を指す場合もある．

自家造血細胞移植(autologous hematopoietic cell transplantation)
骨髄ドナー(提供者)とレシピエント(移植者)が同一人物で行う造血幹細胞の移植．この場合，患者から採取した骨髄やそれ以外の供給源からの造血幹細胞から病気の原因となる細胞を何らかの方法で除去し，患者へと再び戻していく．

子宮NK細胞(uterine NK cell：uNK)
子宮に存在する特殊なNK細胞で，胎盤が形成される間，栄養膜細胞の活性を制御する．

シグナル結合部(signal joint)
V(D)J組換えが生じたことで染色体から分離された環状DNAの中に形成された連結部分のこと．

シクロスポリン(cyclosporin)
T細胞の活性化とエフェクター機能を特異的に阻害する免疫抑制剤．シクロスポリンAとも呼ばれる．

シクロフィリン(cyclophilin)
シクロスポリンAやタクロリムスといった免疫抑制剤に結合する細胞内タンパク質群の1つ．これらの薬剤とシクロフィリンからなる複合体は，カルシニューリンに結合し，T細胞の活性化を阻害する．

シクロホスファミド(cyclophosphamide)
免疫抑制剤として用いられているアルキル化剤．抗原に反応して増殖するリンパ球など，急速に分裂する細胞を死滅させる．

自己MHC(self-MHC)
自身がもつMHC分子．

自己炎症性疾患(autoinflammatory disease)
自然免疫系の細胞により慢性，再発性に起こる全身性炎症性疾患．抗体やエフェクターT細胞は関与しない．家族性地中海熱や遺伝性周期性発熱などのように遺伝的要素をもった自己炎症性疾患もある．

自己寛容(self-tolerance)
自身の免疫系が自身の身体を構成する成分に対して反応しない正常な状態のこと．生体内を循環するリンパ球は“自己寛容である”といえる．

自己抗原(self-antigen/autoantigen)
生体における正常な構成成分のすべてが該当する．自己反応性を示すB細胞やT細胞を死滅あるいは不活性化させる寛容という現象が成立しない場合，自己抗原に対して免疫系が反応してしまう．

自己タンパク質(self protein)
生体内の自身のタンパク質．通常，自身の免疫系はこれらのタンパク質に対して抗原性を認識しない．

自己反応性(self-reactivity/autoreactivity)
自己抗原に反応できること．

自己複製(self-renewal)
幹細胞などの細胞集団が，分化を制限して増殖することで恒久的に自己を維持する能力．

自己ペプチド(self peptide)
生体内の自身のタンパク質から生成されるペプチド．細胞が感染を受けていない場合，自己ペプチドは細胞表面のMHC分子のペプチド結合部位に結合しているが，通常，自身の免疫系はこれらのペプチドに対して抗原性を認識しない．

自己免疫応答(autoimmune response)
自己抗原に対する適応免疫応答．

自己免疫疾患(autoimmune disease)
正常な組織を構成する成分に対する適応免疫応答によって生じる病気．

自己免疫制御因子(autoimmune regulator：AIRE)
胸腺の髄質上皮細胞の一部において，何百種類もの組織特異的遺伝子の転写を誘導する転写因子．このような仕組みによって，分化途中のT細胞では，胸腺外に存在する抗原に対する寛容が成立する．

自己免疫性多腺性内分泌不全症-カンジダ症-外胚葉性ジストロフィー(autoimmune polyendocrinopathy-candidiasis-ectodermal dystrophy：APECED)
自己免疫制御因子(AIRE)をコードする遺伝子の欠損が原因で生じる自己免疫疾患．生体内の多くの組織に反応性を示すT細胞が誘導される．多腺性自己免疫症候群ともいう．

自己免疫性溶血性貧血(autoimmune hemolytic anemia)
赤血球数の減少(貧血)を特徴とする病気．赤血球の表面抗原に結合する自己抗体が産生されて赤血球に結合することで，赤血球が破壊される．

自己由来(autologous)
自身に由来する細胞，HLA分子などを意味する．

脂質輸送タンパク質(lipid-transfer protein)
CD1分子から自身の脂質を取り除き，マイコバクテリア脂質への置換に関与するエンドソーム小胞内のタンパク質．

自然免疫(innate immunity)
感染当初から開始され，特異的な病原体に適応せず，免疫記憶も誘導しない宿主防御機構．

自然免疫応答(innate immune response)
感染に対して直ちに作動する免疫応答で，リンパ球に依存せず，補体，好中球，マクロファージ，NK細胞などの宿主防御機構に依存する．これらは，多様な病原体に対する非特異的な防御反応を惹起する．免疫記憶を誘導しない．

実行組織(effector compartment)
粘膜免疫において，多数のエフェクター細胞が存在する腸管粘膜固有層のような組織．

湿疹(eczema)
子供によくみられる皮膚疾患で，皮膚が乾燥して赤みを帯び，かゆみを伴う．原因はほとんどわかっていない．**アトピー性皮膚炎**などにみられる．

ジフテリア毒素(diphtheria toxin)
ジフテリアの原因菌である*Corynebacterium diphtheriae*から分泌される毒素．ジフテリアの発症に関与する．ジフテリアワクチンは，ジフテリアトキソイドと呼ばれる不活化毒素(ジフテリア類毒素)から調製されている．

死滅化ウイルスワクチン(killed virus vaccine)
熱処理，化学的処理，放射線処理によって死滅させたウイルス粒子から作製した抗ウイルスワクチン．不活化ウイルスワクチンともいう．

弱毒化ウイルスワクチン(live-attenuated virus vaccine)
ヒトの細胞内での増殖が抑えられ，感染症を発症しない変異をもつウイルスから作製されたワクチン．

重鎖(heavy chain：H鎖)
免疫グロブリン分子を構成する2種類のポリペプチドのうち，分子量が大きいポリペプチド．1個の可変ドメインと複数の定常ドメインからなる．免疫グロブリンH鎖にはさまざまなアイソタイプ(クラス)が存在し，各アイソタイプは抗体分子に対して特徴的なエフェクター機能を付与する．

重症筋無力症(myasthenia gravis)
骨格筋細胞表面のアセチルコリン受容体に対する自己抗体が，神経筋接合部における神経系から筋へのシグナル伝達を阻止することで，筋力の低下が進行し，死に至る自己免疫疾患．

重症複合免疫不全症(severe combined immunodeficiency：SCID)
抗体が産生されず，T細胞応答も生じない免疫不全症．一般にT細胞の分化異常や機能不全をきたす遺伝的欠損が原因で生じる病気で，幼児期に治療を行わない場合，致死的となる．

集団免疫(herd immunity)
集団内における大多数の人々が特定の病原体に抵抗性を示すような状況下では，その病原体に対する防御免疫をもたない人も感染症から逃れることができるという現象．

絨毛(villus，複数形：villi)
小腸内壁に存在する指のように突出した部分．

収斂進化(convergent evolution)
2つのタンパク質が同じ機能をもつように個別に進化すること．

樹状細胞(dendritic cell)
組織中に存在し，樹状の突起を有する抗原の認識・処理・提示を専門とする細胞(プロフェッショナル抗原提示細胞)．骨髄に由来し，B細胞に抗原を提示する**濾胞樹状細胞**とは異なる．**未熟樹状細胞**は抗原を取り込んで分解するが，T細胞を活性化させる段階までには成熟していない．**成熟樹状細胞**または**活性化樹状細胞**は二次リンパ組織に存在し，T細胞を活性化させる．

受動伝達免疫(passive transfer of immunity)
抗原特異抗体，免疫血清(抗血清)，T細胞を投与することで得られる免疫．

受動免疫(passive immunity/passive immunization)
(1)passive immunity：抗体，抗血清，T細胞の投与によって獲得した，特定の病原体に対する免疫．(2)passive immunization：防御免疫を誘導するために病原体や毒素に対する特異性をもった抗体を投与すること．投与する抗体は献血者血清，免疫動物血清，ハイブリドーマ細胞株上清から得られる．

腫瘍(tumor)
無制限の細胞増殖によって生じる．限局的な良性腫瘍と，侵襲性のある悪性腫瘍がある．

腫瘍ウイルス(oncogenic virus)
がんの発生に関与するウイルス．

腫瘍壊死因子α(tumor necrosis factor-α：TNF-α)
マクロファージやT細胞によって産生されるサイトカイン．免疫応答に関してさまざまな機能を有し，TNF ファミリーに属するサイトカインの代表例．TNF ファミリーに属するサイトカインは，膜型あるいは分泌型タンパク質の形で存在し，腫瘍壊死因子受容体(TNFR)ファミリーに属する受容体に結合して，その機能を発揮する．

主要塩基性タンパク質(major basic protein)
好酸球の顆粒に存在し，好酸球が活性化されると放出される．マスト細胞に作用して脱顆粒を引き起こす．

腫瘍学(oncology)
がんの診断と治療に関する研究を行う臨床分野．

腫瘍関連抗原(tumor-associated antigen)
特定の腫瘍細胞において特徴的にみられるが，一部の正常細胞にも存在する抗原．

腫瘍抗原(tumor antigen)
腫瘍細胞の細胞表面分子で，免疫応答を誘導する．**腫瘍関連抗原**，**腫瘍特異抗原**の項も参照．

主要組織適合遺伝子複合体(major histocompatibility complex：MHC)
すべての脊椎動物にコードされている，主に免疫系に関連した遺伝子群からなる大規模なクラスター．T 細胞にペプチド抗原を提示する，個々の組織型に基づいた高度な多様性をもつ MHC クラスⅠ分子とクラスⅡ分子をコードしている．

受容体アゴニスト(receptor agonist)
受容体を活性化する生体内のリガンドによく似た方法で受容体と結合するリガンド．例としては，自己抗体などが挙げられる．グレーヴス病では，自己抗体が受容体アゴニストとして働き，甲状腺刺激ホルモンの受容体を活性化する．

受容体アンタゴニスト(receptor antagonist)
受容体活性化に拮抗するように受容体結合するリガンド．例としては，自己抗体などが挙げられる．重症筋無力症では，筋細胞上のアセチルコリン受容体に対する拮抗作用をもつ自己抗体が産生され，受容体の取り込みや分解が促進される．

受容体介在性エンドサイトーシス(receptor-mediated endocytosis)
細胞外の物質が細胞表面の受容体に結合して取り込まれること．

受容体編集(receptor editing)
B 細胞成熟において自己反応性のある抗原受容体を非自己反応性の抗原受容体に置き換えること．L 鎖の遺伝子をさらに再編成させることで自己反応性の L 鎖から新しい L 鎖を作り出す．

腫瘍特異抗原(tumor-specific antigen)
腫瘍細胞に特異的に発現しており，正常細胞には存在しない抗原．

傷害顆粒(lytic granule)
細胞傷害性 T 細胞や NK 細胞の細胞内貯蔵顆粒．サイトトキシンであるパーフォリン，グラニュリシン，グランザイムを含んでいる．これらのタンパク質は，リンパ球が標的細胞と相互作用した際に放出され，標的細胞を死滅させる．

静注用免疫グロブリン製剤(intravenous immunoglobulin：IVIG)
免疫不全症や自己免疫疾患の治療において，抗体を置換したり血小板を増加させるために用意された，多数の異なる特異性をもった抗体を含む製剤．

上皮間リンパ球(intraepithelial lymphocyte)
小腸の上皮細胞間に存在する独特な CD8 T 細胞と γδ 型 T 細胞．

上皮細胞(epithelial cell)
互いに密着結合している単層(腸管や気管の内膜など)や，多重層(皮膚など)の上皮を構成する細胞．組織と周囲環境とを連絡する表層に存在することが多い．上皮は体の内外の境界であり，多くの内臓の一部でもある．

上皮内ポケット(intraepithelial pocket)
腸管上皮において抗原や微生物を取り込み，その下層のリンパ組織で樹状細胞，T 細胞，B 細胞に引き合わせることを可能にする M 細胞の基底側細胞膜の陥凹．

小襞細胞(microfold cell)
M 細胞の項参照．

小胞体アミノペプチダーゼ(endoplasmic reticulum aminopeptidase：ERAP)
小胞体内に存在する酵素で，MHC クラスⅠ分子に結合したペプチドのアミノ末端からアミノ酸を取り除き，MHC クラスⅠ分子へのより効果的な結合を促す．この過程は**ペプチド編集**として知られる．

小リンパ球(small lymphocyte)
再循環している休止期の T 細胞および B 細胞を表す一般的な用語．

食細胞(phagocyte)
ファゴサイトーシス(食作用)を有する特殊な細胞．哺乳類における主要な食細胞としては，好中球とマクロファージが挙げられる．

食作用受容体(phagocytic receptor)
マクロファージと好中球に非常に多く存在する病原体認識受容体．リガンドが結合すると食作用を刺激する．

触媒抗体(catalytic antibody)
抗原に結合して化学的に変化させ，遊離する抗体．

所属リンパ節(draining lymph node)
感染部位に最も近いリンパ節で，抗原を含む細胞外液と感染部位の細胞が流入する．

シロリムス(sirolimus)
免疫抑制剤であるラパマイシンの商標名．いずれの名称も一般的に使われている．

真菌類，菌類(fungus，複数形：fungi)
酵母，カビなど，単細胞生物，多細胞真核生物等を含む．さまざまな病気を引き起こすものもある．菌類に対する免疫には液性免疫と細胞性免疫がともに関与する．

シングルポジティブ胸腺細胞(single-positive thymocyte)
胸腺において発達段階の後期にあるT細胞．補助受容体分子であるCD4またはCD8のいずれかを細胞表面に発現している．

尋常性天疱瘡(pemphigus vulgaris)
皮膚に水疱形成を起こす重篤な自己免疫疾患．細胞間接着斑(デスモソーム)に存在し，皮膚角化細胞を互いに強固に結合する接着分子であるデスモグレインに特異的なIgG抗体により引き起こされる．

新生児溶血性貧血(hemolytic anemia of the newborn)
母親由来のIgG抗体が，胎児の赤血球に発現している父親由来の抗原に対して反応し，場合によっては致死的となる病気．一般には，Rh式血液型抗原がこのような抗体の標的となる．母親由来の抗Rh IgG抗体が胎盤を通過し，胎児の赤血球を攻撃する．胎児赤芽球症ともいう．

新生物(neoplasm)
良性または悪性のいずれかになりうる腫瘍．

人痘(variola)
天然痘ウイルスおよびそれが引き起こす病気である天然痘のこと．

人痘接種(variolation)
皮膚に傷をつけて，傷口から少量の天然痘ウイルスを体内に入れることで，天然痘に対する免疫を成立させる歴史的な手法．

じんま疹(urticaria/nettle rash/hives)
痒く，隆起した皮膚の発赤．感作されている抗原が血流に乗って皮膚に到達すると出現する．ときに全身にみられる．

親和性(affinity)
特定の分子が1か所の結合部位を介して他の分子に結合する際の結合力．**結合活性(アビディティー)**の項も参照．

親和性成熟(affinity maturation)
適応免疫応答の際に，抗原に対する抗体の抗原結合部位の親和性が増すこと．再編成された免疫グロブリンV遺伝子内領域での体細胞高頻度変異に引き続いて，抗原に対して高い親和性をもった抗原受容体を発現するB細胞が選別される．

スイッチ配列(switch sequence)
スイッチ領域の項参照．

スイッチ領域，S領域(switch region)
H鎖の定常領域をコードする遺伝子の上流に存在し，B細胞が産生する免疫グロブリンのクラスが他のクラスに変換する際の体細胞遺伝子組換えが起こる部位のDNA配列．

膵島炎(insulitis)
膵臓ランゲルハンス島にリンパ球をはじめとする白血球が浸潤することによって生じる．1型糖尿病の初期症状の1つであるが，非自己免疫性の2型糖尿病でも認められる．

髄洞マクロファージ(medullary sinus macrophage)
リンパ節髄洞内に固有の，高度な貪食能をもつマクロファージ．これらのマクロファージはリンパがリンパ節を離れる前に，フィルターとして病原体やその抗原を取り除く．

スカベンジャー受容体(scavenger receptor)
マクロファージに存在するそれぞれ異なる食細胞表面受容体の一群．グラム陽性菌の細胞壁に存在する硫酸化糖鎖，核酸，リン酸化されたリポタイコ酸などの負に荷電したリガンドが結合する．

ストレスタンパク質(stress protein)
細胞が感染，がん化，体温上昇などによりストレスを受けた場合にのみ産生されるタンパク質．**MIC糖タンパク質**などが含まれる．

スーパー抗原(superantigen)
MHCクラスII分子やT細胞受容体に非特異的に結合することで，多くの種類のT細胞クローンを活性化させる分子．

スフィンゴシン1-リン酸(sphingosine 1-phosphate：S1P)
ナイーブT細胞の受容体に結合する走化性脂質．二次リンパ組織に存在し，特異抗原に出会っていないナイーブT細胞はスフィンゴシン1-リン酸の濃度勾配によって末梢循環に引き戻される．

制御性CD4 T細胞(regulatory CD4 T cell)
制御性T細胞の項参照．

制御性T細胞(regulatory T cell：T_{reg})
免疫応答を抑制する抗原特異的なCD4 T細胞．サプレッサーT細胞ともいう．

成熟B細胞(mature B cell)
表面にIgM，IgDを発現し，抗原に反応性を示すB細胞．

成熟樹状細胞(mature dendritic cell)
二次リンパ組織に存在し，補助刺激分子をはじめとする細胞表面分子を発現する樹状細胞．ナイーブT細胞に抗原を提示してT細胞を活性化させる．

生殖細胞系列の遺伝子構成(germline configuration)
遺伝子再編成を経ていない免疫グロブリン遺伝子やT細胞受容体遺伝子の構成のことで，生殖細胞，T細胞，B細胞以外の体細胞のDNA内に認められる．

生存シグナル(survival signal)
免疫学においては，一般的には分化・成熟したナイーブB細胞とT細胞が生存し続けるために受け取らなければならないシグナルのことを指す．

生着(engraftment)
移植された骨髄が造血細胞を新たに産生する段階までに定着した状態のこと．

正の選択(positive selection)
胸腺において，自己MHC分子により提示されるペプチド抗原を認識できる受容体をもった未熟T細胞が選択される過程．正の選択を受けたT細胞のみが，さらに成熟していく．

接着分子(adhesion molecule)
ヒトの細胞同士を結合させる細胞表面タンパク質．

舌扁桃(lingual tonsil)
舌の後部に存在する二次リンパ組織の集合体.

セリアック病(celiac disease)
消化管粘膜における炎症性過敏性疾患. 小麦などの穀類には含まれているが, 米にはほとんど含まれていないグルテンタンパク質に対する免疫応答が誘導されることで発症する.

セルグリシン(serglycin)
T 細胞や NK 細胞内の傷害顆粒に存在するグラニュリシン, パーフォリンと複合体を形成するプロテオグリカン.

セルピン(serpin)
プロテアーゼの機能を阻害するタンパク質の種類. セリン, システインプロテアーゼの機能を阻害する. **C1 インヒビター**はセルピンの一種である.

潜在性エピトープ(cryptic epitope)
通常は免疫系によって認識されないが, 感染や炎症によって認識される抗原決定基.

線状エピトープ(linear epitope)
タンパク質の一次構造内のアミノ酸配列によって規定される抗原構造.

全身性アナフィラキシー(systemic anaphylaxis)
急速に発症して死に至る場合もある IgE を介した**アレルギー反応**. 血中の抗原(昆虫毒など)によって, IgE を介して全身のマスト細胞が活性化し, 循環虚脱や気管膨張を伴う窒息を生じる.

全身性エリテマトーデス(systemic lupus erythematosus：SLE)
DNA, RNA, 核タンパク質に対する自己抗体が免疫複合体を形成し, 微小血管が損傷を受ける全身性の自己免疫疾患.

全身性自己免疫疾患(systemic autoimmune disease)
生体に広く存在する構成成分に対する免疫応答が関与する自己免疫疾患. 症状の発現は特定の臓器に限定されない.

選択的 IgA 欠損症(selective IgA deficiency)
IgA がほとんどあるいはまったく産生されないが, その他のすべてのクラスの抗体は産生される, よくみられる状態. 免疫不全状態に陥る徴候はほとんどみられない.

潜伏状態(latency)
ウイルスが細胞内に侵入したものの, すぐには複製されない状態.

前房関連免疫偏向(anterior chamber-associated immune deviation：ACAID)
眼の中に存在する外来抗原に対して, 能動的かつ全身性の免疫寛容が成立する状態のこと. あらゆる HLA アロタイプをもった移植角膜に対して免疫寛容が成立する. 眼の前眼房内の房水に存在する免疫調節因子の働きによって, このような免疫寛容が成立する.

臓器特異的自己免疫疾患(organ-specific autoimmune disease)
組織特異的自己免疫疾患の項参照.

早期プロ B 細胞(early pro-B cell)
B 細胞の分化初期で, B 細胞前駆細胞とプレ B 細胞の間の段階にある細胞. H 鎖遺伝子再編成における D_H 遺伝子断片と J_H 遺伝子断片の結合が起こる.

造血(hematopoiesis)
赤血球, 白血球, 血小板など, 血中の構成細胞群を誘導すること. これらを構成する細胞はすべて**多能性造血幹細胞**を由来とし, さまざまな造血増殖因子によって各々の細胞種に分化していく.

造血幹細胞移植(hematopoietic stem cell transplantation)
造血系を置換することを目的とした移植. 造血幹細胞の供給源としては, 骨髄や臍帯血などが挙げられる. 造血細胞移植ともいう.

造血細胞(hematopoietic cell)
血液細胞とそれらの前駆細胞種を含めた総称.

相同制御因子(homologous restriction factor：HRF)
C5b-C6-C7-C8 複合体の C9 への重合と, 膜侵襲複合体の形成を妨げる細胞表面**補体制御タンパク質**.

相補性決定領域(complementarity-determining region：CDR)
免疫グロブリンや T 細胞受容体の可変領域内のアミノ酸配列中に存在する多様性をもつ短い領域. それぞれの可変領域に 3 つの相補性決定領域(CDR1, CDR2, CDR3)があり, これらが組み合わさって抗原結合部位を形成し, 抗原特異性を決定する. 相補性決定領域は可変領域の中で最も変異部位が多くみられるので, 超可変領域ともいう.

即時型過敏反応(immediate hypersensitivity)
IgE を介した I 型**過敏反応**のこと. 感作された人では抗原曝露から数分のうちに, 抗原と架橋した IgE により活性化したマスト細胞による反応が起こる. 即時型反応ともいう.

続発性免疫不全症(secondary immunodeficiency disease)
免疫系をコードする遺伝子の機能不全が原因ではなく, 感染を受けたり免疫抑制剤を使用した結果, 免疫系が機能不全に陥る病態.

組織適合性(histocompatibility)
同一ないしはほぼ同一の HLA 型をもった二者間では, 互いの組織に対する強い免疫拒絶反応が起こらないこと.

組織特異的自己免疫疾患(tissue-specific autoimmune disease)
甲状腺疾患であるグレーヴス病(バセドウ病)のように, 特定の臓器が病変をきたす自己免疫疾患.

■た

体液性免疫(humoral immunity)
抗体によって誘導される免疫. 免疫されていない個体に, 抗原特異抗体を含む血清を移入することによっても, 免疫能を付与させることができる.

体細胞遺伝子組換え(somatic recombination)
分化段階にある B 細胞の免疫グロブリン遺伝子座や T 細胞の T 細胞受容体遺伝子座において, 遺伝子断片間で起こる DNA 組換えのこと. それぞれ 1 個の V, J 遺伝子断片(免疫グロブリン H 鎖, T 細胞受容

体 β 鎖では，さらに 1 個の D 遺伝子断片）からなる 1 個のエキソンが形成され，その中に免疫グロブリン，T 細胞受容体ポリペプチド鎖の可変領域がコードされている．

体細胞高頻度変異（somatic hypermutation）
活性化 B 細胞において，免疫グロブリン遺伝子内の再編成された可変領域の DNA 断片が高頻度に変異すること．このような変異によって，多種多様な抗体が産生され，その中から抗原に対して高親和性を示す抗体が生じる．

代替軽（L）鎖（surrogate light chain）
免疫グロブリン L 鎖に類似したタンパク質で，**VpreB** と **λ5** の 2 つのサブユニットから構成されている．プロ B 細胞で産生され，μH 鎖とともにプレ B 細胞でプレ B 細胞受容体を形成する．

第二経路（alternative pathway）
3 種類ある補体活性化経路のうちの 1 つ．感染によって誘導されるが，抗体依存性ではない．iC3b を含む C3，B 因子，D 因子の分解につながる早期段階．**古典経路**，**レクチン経路**の項も参照．

第二経路 C3 転換酵素（alternative C3 convertase）
補体活性化を引き起こす第二経路の C3 転換酵素．タンパク質分解活性を有する Bb と結合した C3（C3Bb）または iC3（iC3Bb）からなり，C3 を C3a と C3b に分解する．

第二経路 C5 転換酵素（alternative C5 convertase）
補体活性化を引き起こす第二経路の C5 転換酵素．Bb と結合した 2 分子の C3b（$C3b_2Bb$）からなり，C5 を C5b と C5a に分解する．

多価（multivalent）
同一，またはそれぞれ異なる種類のリガンドが結合する部位を 2 か所以上もっていること．

多型（polymorphism）
集団内において，1 個の遺伝子あるいは遺伝的特徴についてさまざまな変異体・変異形態が存在すること．遺伝的多型とは，1 個の遺伝子について 2 個以上の型（アレル）が存在し，それぞれのアレルが集団内において 1％以上の頻度で存在することと定義される．

多形核白血球（polymorphonuclear leukocyte）
顆粒球（好中球，好酸球，好塩基球からなる白血球）の別称．これらの細胞の核は多様な形態を示す．

多型がない，単一性（monomorphic）
種類，形態が 1 種類のみであるということ．例えば，1 種類のアレルしかもたない遺伝子などに使われる．

多型に乏しい（oligomorphic）
集団内において少数のアレルのみが存在すること．

多型に富む（polymorphic）
多くのアレルが存在し，それらの種類が集団内の個体間において異なっていること．

タクロリムス（tacrolimus）
免疫抑制作用を示すポリペプチド薬剤．T 細胞受容体からのシグナル伝達を抑制することで，T 細胞を不活性化する．移植片拒絶反応を抑える目的で広く使われている．FK506 ともいう．

多剤併用療法（combination therapy）
抗ウイルス療法に関していうと，複数の抗ウイルス剤を用いることで，薬剤耐性変異ウイルスの発生を抑える治療法（例えば，HIV の治療などに使われている）．

多腺性自己免疫症候群（autoimmune polyglandular syndrome：APS）
自己免疫性多腺性内分泌不全症 - カンジダ症 - 外胚葉性ジストロフィーの項参照．

脱感作（desensitization）
アレルギー反応を抑える目的で，アレルギー患者にアレルゲンを投与し，投与量を徐々に増やして異常反応を抑えていく治療法．CD4 T_H1 と CD4 T_H2 細胞のバランスを変えることで，IgE の産生を抑え，IgG の産生を促進することでアレルギーが治癒すると考えられている．

多特異性（polyspecificity）
さまざまな異なる抗原に結合できること．このような性質は一部の抗体にみられる．**多反応性**ともいう．

多能性造血幹細胞（pluripotent hematopoietic stem cell）
骨髄に存在する幹細胞．血中のすべての構成細胞を誘導する．

タパシン（tapasin）
抗原処理関連トランスポーター（TAP）に会合し，小胞体におけるペプチド - MHC クラス I 分子の複合体形成に関与するシャペロンタンパク質．

多発性硬化症（multiple sclerosis）
慢性の進行性神経系疾患で，中枢神経系に多くの脱髄が生じ，リンパ球の脳への浸潤がみられる．自己免疫疾患の一種であると考えられている．

多反応性（polyreactive）
抗体が構造的に異なるさまざまな抗原に結合できること．

ダブルネガティブ胸腺細胞（double-negative thymocyte：DN 胸腺細胞）
胸腺内に存在し，CD4 と CD8 の両方を発現していない未熟 T 細胞．

ダブルポジティブ胸腺細胞（double-positive thymocyte：DP 胸腺細胞）
胸腺内において成熟途中の段階にあり，CD4 と CD8 の両方を発現している T 細胞．

ターミナルデオキシヌクレオチジルトランスフェラーゼ（terminal deoxynucleotidyl transferase：TdT）
T 細胞受容体遺伝子および免疫グロブリン（B 細胞受容体）遺伝子の再編成時において，遺伝子断片の連結部位の間に，対応する鋳型が存在しないヌクレオチド（N ヌクレオチド）を挿入する酵素．

多様性遺伝子断片（diversity gene segment）
D 遺伝子断片の項参照．

多量体免疫グロブリン受容体，ポリIg受容体(polymeric immunoglobulin receptor/poly-Ig receptor)
粘膜上皮細胞の基底側に存在する受容体で，多量体免疫グロブリン(特に二量体IgAとIgM)に結合する．粘膜組織で産生された抗体のトランスサイトーシスによる上皮細胞内輸送を担う．

単球(monocyte)
マメ状の核を有する食細胞．組織に定着するマクロファージの前駆体である．

単クローン抗体(monoclonal antibody)
単一のB細胞クローンから産生される抗体．産生される抗体の構造や抗原特異性はすべて同じである．

チェックポイント(checkpoint)
リンパ球分化にいくつかある段階．遺伝子再編成によって潜在的に機能をもった免疫グロブリンやT細胞受容体が構築された際に，その機能性を確かめるために存在する．

チェディアック-東症候群(Chédiak-Higashi syndrome)
食細胞の機能不全がみられる遺伝性疾患．患者の食細胞中のリソソームとファゴソーム(食胞)が融合せず，貪食した細菌を殺傷する能力が欠けている．

遅延型過敏反応(delayed-type hypersensitivity)
皮膚に存在する抗原によって活性化されたCD4 T_H1細胞により惹起される細胞性免疫の一種．この反応は抗原投与後数時間から数日経過して起こるので，"遅延型"過敏反応と呼ばれる．

遅延型反応(late-phase reaction)
I型過敏反応の一種で，抗原に接触してから7～12時間後に生じる．抗ヒスタミン剤を用いた治療に対して抵抗性を示す．

チモーゲン(zymogen)
機能的に不活性な状態のプロテアーゼで，活性化するには他のプロテアーゼによる分解を必要とする．

中心芽細胞(centroblast)
胚中心に存在し，大型で活発に分裂するB細胞．中心芽細胞では体細胞高頻度変異が起こり，抗体を産生するB細胞や記憶B細胞へと分化する．

中心細胞(centrocyte)
胚中心に存在し，分裂を終えたB細胞．中心細胞はクラススイッチと体細胞高頻度変異が完了した状態となっている．

虫垂(appendix)
大腸開始部に存在する腸管関連二次リンパ組織．

中枢記憶T細胞(central memory T cell：T_{CM})
記憶T細胞の2種類のサブセットのうちの1つ(もう一方のサブセットはエフェクター記憶T細胞)．各々の細胞は異なる条件によって活性化されることから区別される．中枢記憶T細胞の多くは二次リンパ組織のT細胞領域に局在し，エフェクター記憶T細胞と比べて，特異抗原を捕捉してエフェクターT細胞へと成熟する際に時間がかかる．

中枢性免疫寛容(central tolerance)
自己抗原に対する免疫寛容の一種で，B細胞とT細胞が一次リンパ組織(骨髄，胸腺)の中で分化・成熟するときに成立する．

中枢リンパ組織(central lymphoid tissue)
一次リンパ組織の項参照．

中和(neutralization)
抗体が病原体の特定の部位に結合することで，病原体の分裂・増殖・細胞内侵入を阻止すること．細菌毒素の毒性も，同様にして抗体が結合することで中和される．

中和抗体(neutralizing antibody)
病原体に結合して，その増殖や細胞内への侵入を防ぐ高親和性IgA，IgG抗体．

超可変領域(hypervariable region：HV領域)
相補性決定領域の項参照．

腸管関連リンパ組織(gut-associated lymphoid tissue：GALT)
消化管に密接に関係するリンパ組織の総称．ヒトの生体内で最も大規模な二次リンパ組織で，腸管に存在するパイエル板や孤立リンパ小節などが含まれる．

腸間膜リンパ節(mesenteric lymph node)
腸間膜の一連のリンパ節で，膜は腸を適所に保っている．リンパ管によって腸管リンパ組織と連絡し，抗原を認識した樹状細胞はさらなる適応免疫応答を行うため動員される．

超急性拒絶反応(hyperacute rejection)
同種異系移植片(アログラフト)に対する急速な拒絶反応．移植片のABO式血液型抗原やHLAクラスI抗原に対する抗体が，あらかじめ患者の体内に存在することが原因で生じる．このような抗体は移植片の血管内皮に結合して血液凝固系を活性化させ，その結果，移植片が**虚血**状態に陥り，死滅する．

直接アロ認識経路(direct pathway of allorecognition)
移植片中において，レシピエントのT細胞が，そのT細胞受容体を介してドナーの樹状細胞が発現するアロHLA分子を直接認識し，活性化される経路．

定常ドメイン(constant domain：Cドメイン)
免疫グロブリン(B細胞受容体)，T細胞受容体ポリペプチド鎖の定常領域を構成するタンパク質ドメイン．免疫グロブリンL鎖とT細胞受容体はCドメインを1つもち，免疫グロブリンH鎖はアイソタイプにより2つか3つのCドメインをもつ．

定常領域(constant region：C領域)
抗原特異性は異なるが，同一アイソタイプの免疫グロブリン(B細胞受容体)，T細胞受容体においてアミノ酸配列が一致する領域．

ディジョージ症候群(DiGeorge syndrome)
胸腺上皮の発達不全を原因とする，劣性遺伝の免疫不全症．

適応免疫(adaptive immunity)
適応免疫応答の活性化によって，感染に対して抵抗性を示す状態．

適応免疫応答(adaptive immune response)
抗原特異的なB細胞，T細胞の抗原に対する反応．免疫記憶の成立を含む．

デクチン1(dectin-1)
病原体の糖鎖リガンドを認識するマクロファージ表面の食作用受容体．

デフェンシン(defensin)
35～40個のアミノ酸からなる小さい抗菌ペプチド類の1つ．微生物の細胞膜に浸潤して，これを分解する．上皮表面や好中球顆粒に存在する．

転移(metastasis)
腫瘍が原発巣から他の部位へと拡散すること．一次腫瘍を形成する一部の細胞が他の組織へと浸潤して成長・分裂することで，二次腫瘍を形成する．

転座(translocation)
特定の染色体の一部が，別の染色体へと連結するといった染色体異常．B細胞とT細胞で再編成される遺伝子領域は，B細胞とT細胞由来の腫瘍において転座が多くみられる部位である．

同系(syngeneic)
遺伝的に同一であるということ．遺伝的に同一な2個体間で移植を行った場合(同系移植)，免疫応答や拒絶反応は誘導されず，移植片は自己と認識されて生着する．

同系移植片，同系移植，イソグラフト(syngeneic transplant/isograft)
遺伝的に同一な別の個体に組織や器官を移植すること．この移植片を移植すること自体を指す場合もある．

同種異系(allogeneic)
アロの項参照．

同種移植片，同種移植(allograft)
同じ動物種ではあるが，遺伝的に異なった個体から移植した移植片．この移植片を移植すること自体を指す場合もある．

同種異系抗原，同種抗原(alloantigen)
アロ抗原の項参照．

同種異系抗体，同種抗体(alloantibody)
アロ抗体の項参照．

同種異系反応(alloreaction)
アロ反応の項参照．

同種異系反応性T細胞(alloreactive T cell)
アロ反応性T細胞の項参照．

同族対(cognate pair)
共役対の項参照．

トキソイド，類毒素(toxoid)
熱処理や化学的処理によって毒性は消失したが，投与することで防御免疫を誘導することができる毒素．

特異性(specificity)
抗体をはじめとする抗原結合分子が，特定の1種類あるいは数種類の分子や細胞のみと選択的に反応性を示すという特性．

特殊顆粒(specific granule)
二次顆粒の項参照．

毒素性ショック症候群毒素1(toxic shock syndrome toxin-1：TSST-1)
黄色ブドウ球菌が分泌し，毒素性ショックを引き起こすスーパー抗原の一種．スーパー抗原によって活性化されたCD4 T細胞の過剰産生により全身性のショック反応が生じる．

トランスサイトーシス(transcytosis)
上皮層の一方の側から他方の側への分子の輸送．トランスサイトーシスされる分子は，上皮細胞によってエンドサイトーシスされて小胞内に取り込まれ，上皮層の反対側へと放出される．

■な

内因性レトロウイルス(endogenous retrovirus)
種のゲノム内に入り融合したレトロウイルス．

内皮細胞(endothelial cell)
血管の内側に沿って裏打ちしている細胞．

ナイーブB細胞(naive B cell)
骨髄から離れた部位に存在し，抗原によって感作，活性化されていない成熟B細胞．

ナチュラルキラーT細胞(natural killer T cell：NKT細胞)
MHCクラスI様タンパク質(CD1d)を介して提示される脂質抗原を認識する受容体を発現している$\alpha\beta$型T細胞のサブセット．

ナチュラルキラー細胞(natural killer cell：NK細胞)
大型で顆粒をもち，細胞傷害活性を有するリンパ球．血中を循環し，ウイルスなどの細胞内病原体に対する自然免疫系に重要な細胞である．NK細胞は多様性に富んだ抗原受容体はもっていないが，ウイルス感染細胞や一部の腫瘍細胞を認識して死滅させるための受容体を多数もっている．**大型顆粒リンパ球**とも呼ばれる．

ナチュラルキラー複合体(natural killer complex：NKC)
NK細胞などの白血球のレクチン様受容体をコードしている遺伝子ファミリーのゲノム領域．

ナチュラル制御性T細胞(natural regulatory T cell)
胸腺での発生過程で制御機能を果たすよう運命づけられた制御性T細胞．

肉芽腫(granuloma)
マイコバクテリアなどの病原体の持続感染や，非分解性の異物などによって引き起こされる慢性炎症．肉芽腫の中心部に存在するマクロファージは，互いに融合することで多核巨細胞を形成し，その周囲にはT細胞が存在する．

肉腫(sarcoma)
結合組織を構成する細胞から生じた腫瘍.

二次顆粒(secondary granule)
好中球に存在する分泌顆粒の一種で，ラクトフェリンを含む点で他の顆粒と区別される．特殊顆粒ともいう.

二次免疫応答(secondary immune response)
特定の抗原に再び曝露した際に活性化される適応免疫応答．長期的に生存する抗原特異的な記憶B細胞および記憶T細胞により，一次免疫応答よりも早い時期に迅速に誘導されるという点で異なる.

二次リンパ組織(secondary lymphoid tissue)
骨髄と胸腺以外のすべてのリンパ組織で，リンパ節，脾臓，粘膜関連リンパ組織などが含まれる．これらの組織は免疫応答が開始される場である．リンパ節や脾臓など，より高度に組織化された組織は，二次リンパ器官とも呼ばれる．末梢リンパ組織ともいう.

二次リンパ濾胞(secondary lymphoid follicle)
二次リンパ組織内の抗原に反応したB細胞からなる領域．増殖・分化するB細胞を含み，B細胞が体細胞高頻度変異とクラススイッチを受ける胚中心が存在する．**一次リンパ濾胞**の項も参照.

ネトーシス(netosis)
好中球が細胞死に際して，細胞外に好中球細胞外トラップ(NET)と呼ばれるネットを産生し，病原体をとらえて殺菌する機構．好中球核が腫大・破裂し，クロマチンがほどけて脱凝縮したDNAのネットが細胞から放出される.

粘液(mucus)
糖タンパク質，プロテオグリカン，ペプチド，酵素からなる粘性，保護性のある分泌物．多くの内腔上皮層の中に存在する杯細胞から産生される.

粘膜(mucosa，複数形：mucosae)
粘液を分泌する気道，消化管，尿生殖路などの上皮層の総称．眼の結膜や乳腺も含まれる．粘膜上皮は生体と外界との間で情報のやりとりを行う場であり，多くの病原体の侵入門戸となっている.

粘膜関連インバリアントT細胞(mucosa-associated invariant T cell：MAIT細胞)
粘膜組織，特に肺に密集する$\alpha\beta$型エフェクターCD8 T細胞の集団．肝臓と少量ながら血中にも存在する．これらのT細胞受容体はMR1タンパク質に結合したリボフラビンの代謝産物を認識する.

粘膜関連リンパ組織(mucosa-associated lymphoid tissue：MALT)
粘膜上皮層，粘膜固有層の直下に存在するリンパ系細胞の集合体．主要な粘膜関連リンパ組織としては，**腸管関連リンパ組織**(GALT)，**気管関連リンパ組織**(BALT)が挙げられる.

粘膜固有層(lamina propria)
腸管における上皮下の結合組織とリンパ組織の層.

粘膜表面(mucosal surface)
粘膜の項参照.

粘膜マスト細胞(mucosal mast cell)
ヒトの2種類の**マスト細胞**のうちの1つ(もう一方は**結合組織マスト細胞**)．生体内の粘膜組織全体に存在する.

■は

パイエル板(Peyer patch)
小腸，特に回腸の壁面に存在する**腸管関連リンパ組織**.

敗血症性ショック(septic shock)
致死率の高いショック症候群．血液系が細菌による感染，特にグラム陰性菌による感染を受けた後，TNF-αが全身にわたって放出されることで引き起こされる.

胚中心(germinal center)
二次リンパ組織にある領域で，B細胞の活発な増殖，選択，成熟，細胞死が起こっている部位．活性化B細胞がリンパ濾胞へと移行すると，濾胞樹状細胞が形成するネットワークの周囲に胚中心が形成される．胚中心を形成し，形成部位で生じる細胞形態学的な事象のことを胚中心反応という.

ハイブリドーマ(hybridoma)
特定の特異性をもった単クローン抗体を産生するハイブリッド細胞株．特定の抗体を産生するB細胞と，組織培養系で成長するが，免疫グロブリンを産生しない骨髄腫細胞を融合させて作製された細胞株.

橋本病(Hashimoto disease)
甲状腺特異抗原に対する抗体が，恒常的に高レベルで産生されることによって生じる自己免疫疾患．このような抗体はNK細胞を甲状腺に集積させ，甲状腺を損傷させて炎症反応を誘導する．甲状腺内に二次リンパ組織が形成され，甲状腺本来の機能と入れ替わってしまう．橋本甲状腺炎ともいう.

破傷風毒素(tetanus toxin)
破傷風菌が産生するタンパク質神経毒素．破傷風を発症させる.

発がん性物質(carcinogen)
曝露した人のがんリスクを上昇させるあらゆる化学的・物理的な物質.

白血球(leukocyte/white blood cell)
生体防御に関わる免疫細胞．リンパ球，顆粒球，単球からなる.

白血球受容体複合体(leukocyte receptor complex：LRC)
キラー細胞免疫グロブリン様受容体(KIR)を含むヒトNK細胞の免疫グロブリン様受容体をコードする遺伝子の複合体.

白血球接着不全症(leukocyte adhesion deficiency)
白血球インテグリンのβ_2サブユニットが産生されないことで生じる免疫不全症．白血球の病原体感染部位への移行が主に影響を受け，病原体を効果的に排除することができなくなる.

白血球増加症(leukocytosis)
血中における白血球の数が増加する状態．急性感染を起こした際によくみられる.

白血病(leukemia)
悪性転換した白血球細胞が無制限に増殖し，血中における白血球細胞の数が異常に多くなる病気．白血病は悪性転換した白血球細胞の種類によって，リンパ球性，骨髄性，単球性に分類される．

発熱(fever)
体温が通常の範囲よりも上昇すること．

発熱物質，パイロジェン(pyrogen)
微生物産生物やサイトカインの一部など，発熱を誘導する分子．

パーフォリン(perforin)
細胞傷害性T細胞が，標的細胞に接触した際に放出するタンパク質の1つ．標的細胞の細胞膜に孔を開け，細胞を死滅させる．

ハプロタイプ(haplotype)
多型を有し，かつ互いに連鎖した遺伝子群に関して，1個の染色体上に存在するアレルのセットのこと．すべての人はそのような遺伝子に関して2つの(通常異なる)ハプロタイプをそれぞれの親から引き継ぐ．当初この用語は，**主要組織適合遺伝子複合体**に関連して使われていた．

パラクリン，傍分泌(paracrine)
特定の細胞から放出されるサイトカインが異なる細胞に作用すること．

半合致移植(haploidentical transplant)
ドナーとレシピエントとの間で，一方のHLAハプロタイプは同一であるが，他方は異なる場合に行われる移植．

半減期(half-life)
細胞の寿命に関していうと，特定の細胞集団の規模がもともとの規模の半分になるまでの時間のこと．

パンデミック，汎発性流行，世界的流行(pandemic)
世界規模で感染症が発生・流行すること．例としては，第一次世界大戦に続いて起こった“スペイン風邪”が挙げられる．

非機能的再編成(nonproductive rearrangement)
分化途中にあるリンパ球の免疫グロブリン(B細胞受容体)遺伝子およびT細胞受容体遺伝子において，機能的なポリペプチド鎖に翻訳されないような遺伝子の再編成が行われること．

非限定的結合特異性，非限定的特異性(promiscuous binding specificity/promiscuous specificity)
タンパク質の多様なリガンドに結合する能力．例として，さまざまな配列をもったペプチドに結合することができるMHC分子が挙げられる．

非自己タンパク質(non-self protein)
その個人の体内には存在しないタンパク質．異物と認識されるタンパク質には，病原体のタンパク質や遺伝的に関係のない人のタンパク質などがある．これらは異物と認識され，免疫応答を引き起こす．

非自己ペプチド(non-self peptide)
その個人の体内には存在しないタンパク質に由来するペプチド．病原体のタンパク質や，遺伝的に関係のない人のタンパク質由来のペプチドなどがある．異物と認識され，免疫応答を引き起こす．

ヒスタミン(histamine)
マスト細胞の顆粒に貯蔵されている血管作用性アミンの一種．マスト細胞表面のFcε受容体と結合したIgE分子が抗原を認識すると，ヒスタミンが放出されて，血管の局所的な拡張や平滑筋の収縮が起こり，即時型過敏反応でみられるような一部の症状が発現する．抗ヒスタミン剤は，このようなヒスタミンの作用を拮抗する目的で使われる．

脾臓(spleen)
胃の噴門部に隣接した部位に存在する臓器．古くなったり損傷した赤血球を血液系から除去したり，血中に広がった病原体や抗原に対する免疫応答を開始する二次リンパ組織として機能する．

ヒト化(humanize)
抗原に対して高い親和性と特異性をもつマウス単クローンIgG抗体が，その特異性と親和性が維持されたままでヒトIgGによく似ている抗体へ変換されること．ヒト化マウス単クローン抗体は，遺伝子操作を用いてヒトIgGのH鎖とL鎖のCDRループを対応するマウス単クローン抗体のCDRループに置換することで得られる．ヒト化抗体が患者に投与された場合は，マウス抗体の場合のような強い抗IgG抗体反応は起こらない．それゆえ患者は，血清病のような副作用を起こす危険性を低く保ちつつ，ヒト化抗体を反復投与することができる．

ヒト白血球抗原複合体(human leukocyte antigen complex：HLA複合体)
ヒト主要組織適合遺伝子複合体のこと．その遺伝子座はヒト6番染色体の短腕に存在し，免疫系に関連するタンパク質と同様に多様なHLAクラスⅠ，クラスⅡ分子をコードする．それぞれの遺伝子はHLA-Aなどのように大文字で記され，アレルはHLA-A*02:01のように数字で記される．

ヒト免疫不全ウイルス(human immunodeficiency virus：HIV)
後天性免疫不全症候群(AIDS)を発症させるウイルス．HIVはレンチウイルス科のレトロウイルスであり，CD4 T細胞に感染する．HIVがCD4 T細胞に感染すると，CD4 T細胞の数が徐々に減少し，最終的に免疫不全状態，そして死に陥る．

病原体(pathogen)
感染症を引き起こす生命体．主に微生物からなる．

標的細胞(target cell)
エフェクターT細胞，エフェクター細胞，エフェクター分子による作用を直接受ける細胞．ウイルス感染細胞は，細胞傷害性T細胞の標的になって死滅する．ナイーブB細胞は，エフェクターCD4 T細胞の標的であり，抗体産生が活性化される．

日和見感染(opportunistic infection)
易感染状態の人に起こる感染で，普段は人と共生している細菌が引き起こすもの．

日和見病原体(opportunistic pathogen)
免疫系に何らかの障害がある個体に対して感染症を引き起こす微生物．

貧血(anemia)
赤血球の欠乏．ある種の過敏反応や自己免疫疾患による赤血球の破壊，遺伝子欠損による産生能の欠損(例えばファンコニ貧血)などさまざまな原因がある．

ファゴソーム，食胞(phagosome)
食細胞によって取り込まれた分子を含んだ細胞内小胞.

ファゴリソソーム(phagolysosome)
ファゴソームとリソソームが融合して形成される細胞内小胞．貪食された分子はリソソーム内の酵素によって分解される.

不活化ウイルスワクチン(inactivated virus vaccine)
死滅化ウイルスワクチンの項参照.

副組織適合遺伝子座(minor histocompatibility locus)
副組織適合抗原として作用するタンパク質をコードする遺伝子群が存在する遺伝子領域.

副組織適合抗原(minor histocompatibility antigen)
多型をもった細胞のタンパク質に由来するあらゆる抗原で，遺伝的に同一でない個体間での組織や臓器の移植での拒絶反応を引き起こす.

浮腫(edema)
結合組織において体液が異常に貯留した状態で，腫れを伴う.

ブドウ球菌スーパー抗原様タンパク質(staphylococcal superantigen-like protein：SSLP)
黄色ブドウ球菌によって分泌されるスーパー抗原様タンパク質．スーパー抗原として，また他の経路を介してヒトの免疫系を著しく損なう．**黄色ブドウ球菌エンテロトキシン B**，**SSLP7** の項も参照.

負の選択(negative selection)
胸腺において成熟段階にあり，自己抗原を認識する T 細胞に対してアポトーシスを誘導して死滅させる過程.

プリンヌクレオシドホスホリラーゼ(purine nucleoside phosphorylase：PNP)
プリンの代謝に関与する酵素．PNP が欠損すると，成熟段階の T 細胞に対して毒性を及ぼすプリンヌクレオシドが蓄積し，**重症複合免疫不全症**に陥る.

プレ B 細胞(pre-B cell)
H 鎖遺伝子の再編成は終えたが，L 鎖遺伝子の再編成は終えていない段階の B 細胞．プレ B 細胞受容体と呼ばれる免疫グロブリン様受容体を発現する．プレ B 細胞はプロ B 細胞から成熟し，存続できた場合には成熟 B 細胞となる．**大型プレ B 細胞**，**小型プレ B 細胞**の項も参照.

プレ B 細胞受容体(pre-B cell receptor)
プレ B 細胞の表面に発現している免疫グロブリン様受容体．**λ5** と **VpreB** から構成される代替 L 鎖と，μH 鎖との複合体からなる．H 鎖遺伝子の再編成を停止させるシグナルを誘導すると考えられている.

プレ T 細胞(pre-T cell)
分化途中の T 細胞．機能的に再編成された T 細胞受容体 β 鎖は，**pTα 鎖**と呼ばれる代替 α 鎖と複合体を形成する.

プレ T 細胞受容体(pre-T cell receptor)
一部の未熟胸腺細胞の表面に存在する受容体．**pTα 鎖**と呼ばれる代替 α 鎖と結合した T 細胞受容体 β 鎖からなる.

プレドニゾロン(prednisolone)
免疫抑制剤として使われるプレドニゾンが生体内で変換されて生じた化合物で，生物学的活性を発揮する.

プレドニゾン(prednisone)
強い抗炎症作用と免疫抑制作用をもつ合成ステロイド剤の一種．臓器移植や自己免疫疾患の治療の際に用いられる.

フレームワーク領域(framework region)
免疫グロブリンや T 細胞受容体の可変領域内において比較的変異がみられないアミノ酸配列．抗原と結合する相補性決定領域の基本骨格を形成する.

不連続エピトープ(discontinuous epitope)
タンパク質の一次配列上の離れた領域に存在するが，タンパク質の折りたたみにより互いに近接することで形成される抗原構造部位．不連続エピトープを認識する抗体は，自然に存在する折りたたまれた状態のタンパク質にのみ結合する．構造的エピトープともいう.

プロ B 細胞(pro-B cell)
B 細胞分化の早期段階で，初めて B 細胞マーカータンパク質が発現し，H 鎖遺伝子を再編成する細胞．プレ B 細胞に引き続く段階．**後期プロ B 細胞**，**早期プロ B 細胞**の項も参照.

プロウイルス(provirus)
レトロウイルスのゲノムが，DNA に変換されて宿主細胞のゲノムに組み込まれた状態のこと．プロウイルスは長期間にわたってその転写が不活性化された状態になる.

プログラム細胞死(programmed cell death)
アポトーシスの項参照.

フローサイトメトリー(flow cytometry)
個々の細胞の細胞表面分子を蛍光標識することで，その細胞の種類を特定したり計測したりする技術.

プロテアーゼインヒビター(protease inhibitor)
α_2 マクログロブリンなど，プロテアーゼ(タンパク質分解酵素)に結合してその酵素活性を阻害するタンパク質.

プロテアソーム(proteasome)
多数のサブユニットで構成された巨大なタンパク質分解酵素．すべての細胞の細胞質に存在し，細胞内タンパク質を分解する．MHC クラス I 分子を介して提示されるペプチドを生成する.

プロテクチン(protectin)
ヒトの細胞の表面に存在する補体制御タンパク質で，細胞表面での膜侵襲複合体の形成を防ぐ．その結果，ヒトの細胞は補体による細胞溶解を免れている．CD59 ともいう.

プロドラッグ(pro-drug)
それ自体は生物学的活性をもたないが，生体内で代謝されて活性型へと変換される薬剤.

プロフェッショナル抗原提示細胞(professional antigen-presenting cell)
周囲環境から取り込んだ抗原を処理し，ナイーブT細胞や部分的に活性化しているT細胞に提示することで活性化させることができる細胞. 最も主要なのは樹状細胞であるが，マクロファージやB細胞が含まれる.

プロペルジン(properdin)
血漿中に存在し，補体活性化第二経路の活性化を補助するタンパク質. 細菌の表面に結合した第二経路C3，C5転換酵素にプロペルジンが結合することで，それらの転換酵素が安定化する. P因子ともいう.

分子間エピトープ拡大(intermolecular epitope spreading)
1個の抗原分子内のエピトープに対する免疫応答が生じた後，別のタンパク質のエピトープに対する免疫応答に進展する過程.

分子擬態(molecular mimicry)
病原体由来の抗原と，細胞由来の抗原の抗原性が類似していること. その類似性により，病原体抗原のみならず，自己抗原に対しても反応性を示す抗体の産生やT細胞の活性化が引き起こされることがある.

分子内エピトープ拡大(intramolecular epitope spreading)
1個の抗原分子内における特定のエピトープに対する免疫応答が生じた後，同一の抗原分子内に存在し，交差反応性を示さない別のエピトープに対する免疫応答に進展する過程.

分泌型IgA(secretory IgA：SIgA)
粘膜組織の形質細胞から産生され，粘膜表面を経由して分泌される二量体IgA分子.

分泌片(secretory component/secretory piece)
粘膜上皮を経由して分泌される二量体IgAに結合しているポリIg受容体の断片.

ヘテロ接合体(heterozygote)
両親からそれぞれ異なるアレルを受け継いだ個体のこと.

ペプチド結合複合体(peptide-loading complex)
小胞体膜内に存在するタンパク質複合体で，抗原処理関連トランスポーター(TAP)からMHCクラスI分子へと輸送されるペプチドを結合させている.

ペプチド結合モチーフ(peptide-binding motif)
MHCタンパク質に結合可能なペプチドのアミノ酸配列にみられるアンカー残基の組み合わせ.

ペプチドスプライシング(peptide splicing)
分解されたタンパク質由来のペプチド断片どうしを結合させることで，生体に存在するどのタンパク質にも由来しない新しい抗原を形成すること. 一部の腫瘍抗原はこの過程で発生する.

ペプチド編集(peptide editing)
小胞体アミノペプチダーゼ(ERAP)により，ちょうどよい長さになるまでアミノ酸を取り除き，MHCクラスI分子に強固に結合するペプチド結合複合体となるペプチドを選択する過程.

ベラタセプト(belatacept)
CTLA-4とIgGのFc領域のキメラ分子. 抗原提示細胞表面のB7分子へのCTLA-4結合，T細胞表面のCD28分子の補助刺激の阻害，Fc領域による樹状細胞表面の補体活性化と排除により免疫抑制剤として働く.

ヘルパーT細胞(helper T cell)
B細胞の抗体産生のように，他の免疫細胞の働きを助ける役割を担うエフェクターCD4 T細胞の一般的な名称.

変異，突然変異(mutation)
遺伝子のDNA配列が変化すること.

変異原(mutagen)
化学物質や放射線など，変異を引き起こす媒体.

辺縁洞マクロファージ(subcapsular sinus macrophage)
リンパ節の辺縁洞に存在する特殊なマクロファージ. 補体で標識された抗原を輸入リンパ中から捕捉し，細胞表面にとどめる.

変化に富んだ遺伝子発現(variegated expression)
NK細胞が異なる数のKIR遺伝子を，異なる組み合わせで発現させるランダムな過程. 多様なKIRの表現型をもつNK細胞集団が産生される.

扁桃(tonsil)
咽頭の両側面に沿って存在するリンパ系細胞の大型の集合体.

ペントラキシン(pentraxin)
血液とリンパを循環し，さまざまな病原体の表面に結合し，破壊のための標的となる五量体タンパク質. **C反応性タンパク質**はペントラキシンである.

保因者(carrier)
遺伝性疾患に関連した劣性のアレルを1つもった人. 保因者自身は症状を呈さない. アレルを次の世代に受け継いでいく.

崩壊促進因子(decay-accelerating factor：DAF)
ヒトの細胞表面に存在し，補体の活性化を抑えるタンパク質. DAFは補体活性化の古典経路および第二経路のC3転換酵素に結合し，それぞれの経路においてC2a，Bbを解離させてその作用を阻害する.

防御免疫(protective immunity)
特定の病原体に対する特異的な免疫学的抵抗能. この機能は，ワクチン接種を受けた後やその病原体による感染から回復した後の数か月の間，一次免疫応答時に産生された病原体特異抗体やエフェクターT細胞が担っている.

方向性選択(directional selection)
古いアレルが新たな変異遺伝子に入れ替わる自然選択の一種(例えば，MHC分子など). この選択では変化が生じることが特徴.

膨疹・発赤反応(wheal-and-flare reaction)
特定の抗原に対してアレルギー反応を示す個体の真皮に，少量のアレルゲンを投与した際にみられる反応．体液で皮膚が隆起した部位(膨疹)ができ，その周囲にはかゆみを伴う赤み(発赤)が広がる．

ホジキン病(Hodgkin disease)
悪性転換した胚中心B細胞によって生じる悪性疾患．

補助刺激シグナル(co-stimulatory signal)
ナイーブリンパ球の活性化の際に，抗原受容体を介したシグナルに加えて必要とされるシグナル．

補助刺激受容体(co-stimulatory receptor)
ナイーブT細胞表面のCD28細胞表面タンパク質．補助刺激分子である樹状細胞表面のB7に結合し，T細胞にさらなる活性化シグナルを伝える．

補助刺激分子(co-stimulator/co-stimulatory molecule)
抗原提示細胞が発現する細胞表面タンパク質で，補助刺激シグナルを伝達する．抗原結合シグナルに加えてリンパ球の活性化に必要な補助刺激シグナルを，抗原提示細胞が未熟リンパ球に伝達する．プロフェッショナル抗原提示細胞に発現するB7.1やB7.2といった補助刺激分子は，T細胞上のCD28やCTLA-4分子と結合する．T細胞表面のCD40リガンドはB細胞上のCD40に結合して補助刺激シグナルを伝達する．

補体(complement)
血漿タンパク質の一種で，細胞外空間や血管内に存在する病原体を攻撃する一連の体液性免疫応答を担う．病原体が補体タンパク質に覆われると，直接死滅するか，食細胞によって捕食・分解される．自然免疫と適応免疫の両者で，感染によって直接的・間接的に活性化される．

補体活性化(complement activation)
血漿と細胞外液中の補体タンパク質が関与する一連の体液性免疫応答．病原体の死滅と排除に関与する．感染によって直接的・間接的に活性化される．**古典経路**，**第二経路**，**レクチン経路**，**補体**の項参照．

補体活性化制御因子(regulator of complement activation：RCA)
補体の活性を制御するタンパク質．CCP(補体制御タンパク質)モチーフという60個以下のアミノ酸からなる特定の構造モチーフをもった遺伝子のコピーを1個以上もつ．CCPモチーフは，巻き寿司の断片にその形が似ていることから，寿司ドメインとも呼ばれる．

補体系(complement system)
30種類ほどの可溶性タンパク質や細胞表面タンパク質(補体タンパク質や補体制御タンパク質を含む)からなる作用系．自然免疫と適応免疫において，病原体やその産物を検出して排除する際に主要な役割を果たす．**補体**の項参照．

補体結合(complement fixation)
病原体の表面にC3bやC4bが共有結合すること．このような結合は補体活性化の中心的な役割を担い，病原体が貪食されやすくなる．

補体受容体1(complement receptor 1：CR1)
マクロファージなどの細胞に存在する受容体で，病原体表面に付着している補体のC3bフラグメントに結合して，貪食を高める．

補体受容体2(complement receptor 2：CR2)
B細胞などの細胞に存在する受容体で，病原体表面に補体のiC3bフラグメントが存在している場合，それに結合して機能を促進する．

補体受容体3(complement receptor 3：CR3)
マクロファージなどの細胞に存在する受容体で，病原体表面に補体のiC3bフラグメントが存在している場合，それに結合して貪食を高める．

補体受容体4(complement receptor 4：CR4)
マクロファージなどの細胞に存在する受容体で，病原体表面に補体のiC3bフラグメントが存在している場合，それに結合して貪食を高める．

補体制御タンパク質(complement control protein：CCP)
さまざまな段階での補体活性化をさまざまな仕組みで抑制する多種多様なタンパク質．**C1インヒビター**，**崩壊促進因子**，**I因子**，**膜補助因子タンパク質**，**プロテクチン**の項も参照．

補体制御タンパク質モジュール(complement control protein module：CCPモジュール)
補体の活性を調節するタンパク質の多くにみられる，構造的類似性をもったタンパク質モジュールの集合体．

補体第3成分(complement component 3：C3)
補体系において中心的かつ最も重要な成分で，補体反応によってC3aとC3bに分解される．C3bは病原体に結合してオプソニン化し，病原体が貪食されやすくなる．C3aは**アナフィラトキシン**である．

発作性夜間ヘモグロビン尿症(paroxysmal nocturnal hemoglobinuria)
補体制御タンパク質であるプロテクチン(CD59)や崩壊促進因子(DAF)の欠損が原因で発症する遺伝性疾患．補体が自然に活性化して溶血が起こる．糖脂質アンカーを介したCD59やDAFの細胞膜への接着に異常がみられる．

ホーミング(homing)
循環血中から組織への細胞の移行．例として，ナイーブT細胞の二次リンパ組織への移行や，エフェクターT細胞の感染部位への移行がある．

ホモ接合体(homozygote)
両親から同一のアレルを受け継いだ個体のこと．

翻訳結合部(coding joint)
再編成された2つの免疫グロブリンやT細胞受容体の遺伝子断片の末端どうしが連結した部分．

■ま

マイクロビオータ，微生物叢(びせいぶつそう)(microbiota)
ヒトの生体の表面や生体内に生息する微生物．通常は生体に対して病気や有害事象を引き起こさず，生体にとって有益に作用する場合もある．

膜侵襲複合体(membrane-attack complex)
補体最終成分の複合体．標的細胞の細胞膜に孔を開け，細胞を溶解する．

膜補助因子タンパク質(membrane co-factor protein：MCP)
ヒトの細胞に存在する膜型の補体制御タンパク質．I因子による C3b と C4b の不活性化を促進する．

マクロピノサイトーシス(macropinocytosis)
エンドサイトーシスによって，多量の細胞外液が非特異的に取り込まれること．樹状細胞に特徴的にみられる．

マクロファージ(macrophage)
さまざまな組織に定着している大型で単核の食細胞で，多様な病原体の構成要素に対する受容体をもつ．血中の単球を由来とし，自然免疫応答の際と宿主防御の適応免疫系が機能していない初期の段階に役割を果たし，また適応免疫応答のエフェクター細胞として働く．プロフェッショナル抗原提示細胞およびスカベンジャー細胞として機能し，多様な免疫細胞を進行中の免疫応答に動員するサイトカインを産生する．

マクロファージ活性化(macrophage activation)
マクロファージが刺激を受けると，食作用，抗原提示能，細菌の殺傷能力が亢進する．感染時にこのような機能亢進がみられる．

マスター制御因子(master regulator)
ナイーブ CD4 T 細胞から特定のエフェクター T 細胞への分化をコントロールする転写因子．分化するエフェクター T 細胞としては，T_H1 細胞，T_H2 細胞，T_H17 細胞，T_{FH} 細胞，T_{reg} 細胞がある．

マスト細胞，肥満細胞(mast cell)
生体内のさまざまな結合組織に存在する骨髄由来の大型細胞．大型の顆粒を有し，**ヒスタミン**など多種多様の化学メディエーターを貯蔵している．マスト細胞は高親和性の Fcϵ 受容体(FcϵRI)を発現し，遊離している IgE が結合する．抗原が IgE を介してマスト細胞に結合すると，マスト細胞が活性化して脱顆粒が起こり，限局性または全身性の即時型**過敏反応**が生じる．マスト細胞は**アレルギー反応**に密接に関与する．

末梢血単核細胞(peripheral blood mononuclear cell：PBMC)
主にリンパ球と単球を含む血液サンプル中の細胞画分で，円形で分葉のない核をもつ細胞．Ficoll-Paque(親水性多糖)を用いて全血中から濃度勾配による分離によって得られる．

末梢性免疫寛容(peripheral tolerance)
自己抗原に対する免疫寛容．一次リンパ組織(胸腺，骨髄)から離れたリンパ球集団の働きによって成立する．

末梢リンパ組織(peripheral lymphoid tissue)
二次リンパ組織の項参照．

慢性拒絶反応(chronic rejection)
移植を行ってから数年後に生じる移植片拒絶反応．移植片の血管が変性し，血管が閉塞する．移植片のアロ HLA クラス I 抗原に対する抗体反応が原因で生じる．

慢性甲状腺炎(chronic thyroiditis)
甲状腺の進行的な破壊がみられる自己免疫疾患．橋本甲状腺炎，**橋本病**ともいう．

慢性喘息(chronic asthma)
気道の慢性炎症と呼吸困難を特徴とする病気．特定のアレルゲンに曝露したことで発症する(**アレルギー性喘息**)と考えられているが，アレルゲンが存在しない状態でも発症することがあり，喫煙によって増悪する．

慢性肉芽腫症(chronic granulomatous disease：CGD)
食細胞による細菌の排除が不十分であることが原因で，多発性肉芽腫が形成される免疫不全症．細菌を殺傷する役割を果たすスーパーオキシドラジカルの生成に関与する NADPH オキシダーゼ系の機能不全がみられる．

マンノース結合レクチン(mannose-binding lectin：MBL)
血中に存在する急性期タンパク質の1つ．病原体表面のマンノース含有糖鎖に結合し，補体系を活性化させる．マンノース結合タンパク質(MBP)，マンナン結合レクチンともいう．

マンノース受容体(mannose receptor)
樹状細胞やマクロファージなどの白血球に存在する細胞表面受容体．病原体表面のマンノース部位に結合する．

ミクロピノサイトーシス(micropinocytosis)
少量の細胞外液を膜小胞に取り込むこと．

ミコフェノール酸(mycophenolic acid)
免疫抑制剤であり細胞傷害性薬剤であるミコフェノール酸モフェチルの活性型誘導体．ミコフェノール酸モフェチルは肝臓で代謝されてミコフェノール酸に変化する．グアニン合成を抑制することで作用を発揮する．

未熟 B 細胞(immature B cell)
H 鎖と L 鎖の遺伝子再編成を受け，IgD ではなく IgM を表面に発現している分化過程の B 細胞．一般に成熟前の B 細胞を指すときに用いられる．

未熟樹状細胞(immature dendritic cell)
組織内に存在し，抗原を取り込む樹状細胞．補助刺激分子は発現しておらず，ナイーブ T 細胞に対するプロフェッショナル抗原提示細胞としての機能は有していない．抗原刺激により活性化すると**成熟樹状細胞**に分化する．

無 γ グロブリン血症(agammaglobulinemia)
抗体産生能低下のため，血中の抗体量が異常な低値ないしは欠損する状態．**X 連鎖無 γ グロブリン血症**の項も参照．

ムチン(mucin)
非常に大きな糖タンパク質ファミリーの1つ．粘膜上皮から分泌され，粘膜表面を保護し，細菌を粘膜から遠ざける粘液の主要な構成成分．

明領域(light zone)
二次リンパ組織内の胚中心に位置し，濾胞樹状細胞と相互作用する非分裂性の胚中心細胞が存在する領域．

メトトレキサート(methotrexate)
骨髄系細胞移植を受けたレシピエントにおける**移植片対宿主反応**を

抑える細胞傷害性薬剤.

免疫(immunity)
特異的感染に対して抵抗性を示す能力.

免疫遺伝学(immunogenetics)
免疫学の一分野で，免疫系に重要な遺伝子やタンパク質の多型と集団遺伝学を扱う.

免疫監視(immunosurveillance)
がん細胞を発生初期に発見し，がんを発症する前に死滅させる免疫系の能力のこと．がん免疫監視ともいう.

免疫記憶(immunological memory)
免疫系が抗原に複数回曝露されることで，初回曝露時よりも迅速かつ強力な適応免疫応答を誘導できるようになる能力．免疫記憶は抗原特異的であり，長期間維持される.

免疫グロブリン(immunoglobulin：Ig)
抗体とB細胞の抗原受容体の一般的な名称.

免疫グロブリンA(immunoglobulin A：IgA)
αH鎖をもった免疫グロブリン．二量体IgA抗体は粘膜から分泌される．単量体IgAは血中に存在する.

免疫グロブリンD(immunoglobulin D：IgD)
δH鎖をもった免疫グロブリン．成熟ナイーブB細胞の表面に発現しているが，機能に関しては不明である．IgMと同時に転写される.

免疫グロブリンE(immunoglobulin E：IgE)
ϵH鎖をもった免疫グロブリン．IgEは寄生虫，特に蠕虫に対する反応やアレルギー反応に関与する.

免疫グロブリンG(immunoglobulin G：IgG)
γH鎖をもった免疫グロブリン．血漿中において最も豊富に存在する免疫グロブリン(抗体).

免疫グロブリンM(immunoglobulin M：IgM)
μH鎖をもった免疫グロブリン．B細胞の表面に最初に出現する免疫グロブリンで，免疫応答の際には抗体として最初に分泌される．抗体は五量体で分泌される.

免疫グロブリンスーパーファミリー(immunoglobulin superfamily)
1個以上の免疫グロブリンドメインあるいは免疫グロブリン様ドメインを有するタンパク質の総称.

免疫グロブリンドメイン(immunoglobulin domain)
100個程度のアミノ酸からなるタンパク質構造で，ジスルフィド結合によって維持された2つのβシートからなるサンドイッチ構造を形成する．各種免疫グロブリンH鎖およびL鎖は一連の免疫グロブリンドメインから構成されている．免疫に関与する多数のタンパク質にも類似したドメインが存在する.

免疫グロブリン様ドメイン(immunoglobulin-like domain)
免疫グロブリンドメインと構造的に類似したドメイン．MHCクラスⅠ，MHCクラスⅡ，CD4，CD8などのさまざまなタンパク質に存在する.

免疫系(immune system)
生体防御機構に関与する組織，細胞，分子からなり，例えば病原体に対する防御機構を確立する.

免疫受容体チロシン活性化モチーフ(immunoreceptor tyrosine-based activation motif：ITAM)
細胞表面受容体の細胞質部分にみられるアミノ酸配列で，チロシン残基のリン酸化部位をもつ．この部位にチロシンキナーゼが結合してリン酸化すると，リン酸化チロシン結合タンパク質が結合してシグナルが伝達される．対照的な機能を有する関連したモチーフとして，**免疫受容体チロシン抑制性モチーフ**(ITIM)があり，チロシンキナーゼによって付加されたリン酸基を解離させるホスファターゼが会合する.

免疫受容体チロシン抑制性モチーフ(immunoreceptor tyrosine-based inhibitory motif：ITIM)
細胞表面受容体の細胞質部分にみられるアミノ酸配列で，活性化したリン酸基を解離させるホスファターゼを会合することで抑制性のシグナルを伝達する.

免疫状態(immune)
感染に対して抵抗性を示すこと.

免疫処置，予防接種(immunization)
抗原を生体内に投与することで適応免疫応答を人為的に誘導すること.

免疫性血小板減少症(immune thrombocytopenia)
自己抗体と免疫複合体が血小板を破壊し，血小板産生を障害するまれな出血性疾患.

免疫調節障害，多腺性内分泌不全，腸疾患，X連鎖症候群(immune dysregulation, polyendocrinopathy, enteropathy, X-linked syndrome)
IPEX症候群の項参照.

免疫毒素(immunotoxin)
植物や微生物由来のタンパク質毒素と，特定の特異性をもった抗体を化学的に結合させた複合体．この際に用いられる抗体は，がん細胞などの標的細胞に特異的に結合して毒素を送達し，標的細胞を死滅させる.

免疫複合体(immune complex)
可溶性抗原に抗体が結合することで形成されるタンパク質複合体．形成される免疫複合体の大きさは，抗原と抗体の相対的な濃度に依存する．大型の免疫複合体は，Fc受容体や補体受容体をもった食細胞によって貪食される．小型の免疫複合体は，微小血管の血管壁に蓄積しやすく，補体系を活性化させて損傷を与える.

免疫不全症(immunodeficiency disease)
免疫系の一部が先天的・後天的に欠損あるいは機能不全に陥った状態．病原体に対する効果的な免疫応答が誘導できなくなる.

免疫抑制剤(immunosuppressive drug)
主にT細胞の活性化・増殖・分化などに影響して免疫応答を抑制する薬剤.

■や

ヤヌスキナーゼ(Janus kinase)
JAK の項参照.

優性(dominant)
ホモ接合性およびヘテロ接合性の個体において形質を示すアレルを表す用語. 一般に, 機能喪失したタンパク質をコードし病気を引き起こすアレルが着目される.

誘導型一酸化窒素合成酵素(inducible nitric oxide synthase : iNOS)
樹状細胞により産生される一酸化窒素合成酵素で, B 細胞の TGF-β 受容体の発現を増加させ, IgA アイソタイプへのクラススイッチを促進する.

誘導性 T 細胞補助刺激分子(inducible T-cell co-stimulator : ICOS)
濾胞性ヘルパー T 細胞表面の細胞膜タンパク質で, CD28 や CTLA-4 と同じファミリーに属する. 樹状細胞の ICOS リガンドに結合し刺激シグナルを伝達する.

誘導性制御性 T 細胞(induced regulatory T cell)
ナイーブ CD4 T 細胞の分化による免疫応答の過程で出現する制御性 T 細胞. **ナチュラル制御性 T 細胞**の項も参照.

誘導組織(inductive compartment)
粘膜免疫において抗原と樹状細胞およびリンパ球が相互作用し適応免疫応答を誘導する, 粘膜上皮直下のリンパ組織.

輸血効果(transfusion effect)
移植を受けるレシピエントが, 移植片と同一の **HLA-DR** アロタイプをもった人から輸血を受けていた場合, 移植の治療成績が向上すること.

輸出リンパ管(efferent lymphatic vessel)
リンパやリンパ球が, リンパ節から血管へ移行する際に通過する 1 本のリンパ管.

輸入リンパ管(afferent lymphatic vessel)
血管に入る前にリンパを結合組織からリンパ節へと輸送するリンパ管.

四体液(humors)
体液の古い呼称.

■ら

落葉状天疱瘡(pemphigus foliaceus)
尋常性天疱瘡の軽症型.

ラパマイシン(rapamycin)
免疫抑制剤であるシロリムスの別名で, 初期の名称. 臓器移植の際の拒絶反応を防ぐために用いられる.

ランゲルハンス島(islet of Langerhans)
膵臓における内分泌ホルモン産生組織. インスリンを産生する β 細胞などが存在する.

リウマチ因子(rheumatoid factor)
ヒト IgG に対して特異的な抗体. 関節リウマチを患った人の一部で産生される.

リウマチ熱(rheumatic fever)
心臓, 関節, 腎臓の炎症をきたす自己免疫疾患. 化膿レンサ球菌の一種が喉に感染してから 2 ~ 3 週間後に炎症が生じる. 細菌抗原に対して産生された抗体が, 心臓組織の成分と交差反応性を示すことで起こる. 抗体が結合した免疫複合体が患部に蓄積する.

リソソーム(lysosome)
分解酵素を含む細胞小器官で, 高分子を分解する.

流行(epidemic)
特定の集団内において感染症が発生し, 多くの人々に伝播すること.

良性腫瘍(benign tumor)
いぼのように, 細胞の異常増殖によって形成される腫瘍ではあるが, 限局的に存在し上皮層の障壁に覆われているもの.

リン酸化抗原(phosphoantigen)
微生物のイソプレノイド生合成経路の中で産生される低分子中間産物のリン酸化化合物. $\gamma\delta$ 型 T 細胞の T 細胞受容体に認識される.

リンパ(lymph)
リンパ系によって輸送される細胞と細胞外液のこと.

リンパ管(lymphatic vessel/lymphatic)
リンパを輸送する壁の薄い管. 組織から二次リンパ組織(脾臓を除く), および二次リンパ組織から胸管へリンパを輸送するリンパ系の一部.

リンパ器官(lymphoid organ)
非リンパ系の間質によって構造が維持され, 非常に多くのリンパ球を含んだ組織. 胸腺, 骨髄はリンパ球を産生する一次リンパ組織である. 適応免疫応答を誘導する主要な二次リンパ組織としては, リンパ節, 脾臓, さらには扁桃, パイエル板, 孤立リンパ小節などの粘膜関連リンパ組織が挙げられる.

リンパ球(lymphocyte)
白血球の一種で, 主に 3 種類に分類される. B リンパ球(B 細胞)と T リンパ球(T 細胞)は, 抗原に対する多様な細胞表面受容体を発現し, 適応免疫応答を司る小型細胞である. ナチュラルキラー(NK)細胞は大型の顆粒細胞で自然免疫系のリンパ球である.

リンパ球機能関連抗原 3(lymphocyte function-associated antigen-3)
LFA-3 の項参照.

リンパ球再循環(lymphocyte recirculation)
ナイーブリンパ球が血中から二次リンパ組織, リンパ管へと移行し, 血中に再び戻っていく経路を絶え間なくたどっていくこと. このような経路の例外の 1 つとしては, 脾臓への移行が挙げられる. リンパ球は血中から脾臓に入り, 脾臓から離れていく.

リンパ系前駆細胞(lymphoid progenitor)
すべての種類のリンパ球に分化しうる骨髄中の幹細胞.

リンパ系統(lymphoid lineage)
すべての種類のリンパ球，およびリンパ球を産生する骨髄細胞からなる.

リンパ腫(lymphoma)
リンパ系などの組織において成長するリンパ球の腫瘍．リンパ腫を形成する悪性リンパ球は，血中に大量には移行しない.

リンパ節(lymph node)
生体内のさまざまな部位に存在し，リンパ管が集合する二次リンパ組織．抗原はリンパを介して送達され，リンパ節内のリンパ球に提示されることで，適応免疫応答が誘導される.

リンパ組織(lymphoid tissue)
非常に多くのリンパ球を含む組織で，恒常的なリンパ器官で構成されている組織や，粘膜でのより広範かつ一時的なリンパ球の集合体が含まれる.

リンパ濾胞(lymphoid follicle)
二次リンパ組織に存在する主にB細胞からなる集合体．ナイーブB細胞が生存し続けるにはリンパ濾胞を通過しなければならず，B細胞は抗原によって活性化されると，リンパ濾胞に入って増殖し，体細胞高頻度変異とクラススイッチを受ける.

リンホカイン(lymphokine)
リンパ球によって産生されるサイトカイン.

レクチン(lectin)
糖鎖を認識するタンパク質の一般的な名称.

レクチン経路(lectin pathway)
3種類ある補体活性化経路のうちの1つ．血漿中に存在するマンノース結合レクチンが，細菌表面のマンノース含有ペプチドグリカンに結合することで活性化される．**古典経路**，**第二経路**の項も参照.

劣性(recessive)
バリアントのアレルが2コピー存在する場合(つまり相同染色体の両方に存在する場合)のみ，あるいはその他のコピーが存在しない場合(例えば，男性のX染色体上の遺伝子)のみに形質が発現するアレルを表す用語．アレルが機能的欠陥をもったタンパク質をコードし，病気の原因となる場合によく使われる.

レトロウイルス(retrovirus)
宿主の細胞内のゲノムに挿入されたDNA中間体を介して複製されるRNAウイルス．**ヒト免疫不全ウイルス**(HIV)はレトロウイルスの一種である.

連関認識(linked recognition)
同一の抗原に対して異なるエピトープに特異性をもつB細胞とT細胞が協働する仕組み．B細胞は自身のB細胞受容体に結合した抗原を取り込み，分解してMHC分子に抗原ペプチドを組み込んで提示する．これらのペプチド抗原を認識したヘルパーT細胞はB細胞を活性化させ，抗原特異的な抗体の産生を促す.

連結遺伝子断片(joining gene segment)
J遺伝子断片の項参照.

連鎖不平衡(linkage disequilibrium)
2個以上の多型を有する特定のアレル群(例えば，HLAハプロタイプからなるアレル群)が，確率論的な場合に比べて高頻度に同時に受け継がれること.

レンチウイルス(lentivirus)
ヒト免疫不全ウイルス(HIV)をはじめとする，増殖速度の遅い**レトロウイルス**．潜伏期間および感染による病気の発症が明らかになるまでの期間が長い.

ロイシンリッチリピート(leucine-rich repeat：LRR)
Toll様受容体とNOD様受容体の病原体認識ドメインの繰り返し配列モチーフ.

濾胞(follicle)
リンパ濾胞，**一次リンパ濾胞**，**二次リンパ濾胞**の項参照.

濾胞関連上皮(follicle-associated epithelium)
粘膜リンパ組織や臓器を覆う上皮で，この部位を通して微生物が輸送される.

濾胞樹状細胞(follicular dendritic cell：FDC)
二次リンパ組織中に存在し，濾胞形態をとる非リンパ系細胞．長い樹状突起を介してB細胞と密接に相互作用する．また，細胞表面にはFc受容体と補体受容体が存在し，抗原-抗体-補体複合体を長時間維持する．抗体反応において抗原に結合するB細胞を選択する際に重要な役割を果たす.

濾胞性ヘルパーT細胞(T follicular helper cell：T_{FH})
リンパ濾胞に存在し，B細胞とともに抗体産生を行うエフェクターCD4 T細胞.

濾胞中心細胞リンパ腫(follicular center cell lymphoma)
成熟B細胞の悪性腫瘍.

■わ

ワクシニア(vaccinia)
牛痘ウイルス．ヒトに対して重篤な感染症を引き起こすことはなく，ヒト天然痘ウイルスに対する免疫を誘導する．天然痘を根絶に導いたワクチンである.

ワクチン(vaccine)
予防接種に使われる病原体由来の生物製剤．ワクチンを投与することで，防御免疫を誘導できる.

ワクチン接種，予防接種(vaccination)
死滅した，あるいは非病原性の病原体，もしくは病原体由来の抗原を投与することで，病原体に対する防御免疫を人為的に誘導すること.

図と写真の出典

第 1 章

章扉：S. Schuller, Wellcome Images.

図 1.3：(a) © Omikron/Science Photo Library,（b, c, e, i, j, k) © Eye of Science/Science Photo Library,（d) © Juergen Berger/Science Photo Library,（f) © A. Ryter/Institut Pasteur,（g) © Philipe Gontier/Science Photo Library,（h) © A.B. Dowsett/Science Photo Library,（l) © Sinclair Stammers/Science Photo Library.

図 1.13：F. Geissman, *Nat. Immunol.,* **8**:558-560. ©（2007）Macmillan Publishers Ltd. より許可を得て転載.

第 2 章

章扉：University of Edinburgh, Wellcome Images.

図 2.13：S. Bhadki et al., *Blut,* **60**: 309-318. ©（1990）Springer-Verlag より許可を得て転載.

第 3 章

章扉：David Phillips/Photo Researchers.

図 3.21：J.D. Gitlin and H.R. Colten, *Lymphokine,* **14**:123-153. ©（1980）Elsevier より許可を得て転載.

図 3.27：S.Thiel and K.B.M. Reid, *FEBS Lett.,* **250**:78-84. ©（1989）Federation of the European Biochemical Societies より許可を得て転載.

図 3.31：J-L Casanova, L. Abel and L. Quintana-Murei, *Ann. Rev. Immunol.,* **29**:447-491. ©（2011）Annual Reviews より許可を得て転載.

図 3.35：F.P. Siegal et al., *Science,* **284**:1835-1837. ©（1999）AAAS より許可を得て転載.

第 4 章

章扉：R. Dourmashkin, Wellcome Images.

図 4.6：(a) L. Harris et al., *Nature,* **360**:369-372. ©（1992）Macmillan Magazines Ltd. より許可を得て転載.

図 4.27：A.C. Davis et al., *Euro. J. Immunol,* **18**: 1001-1008. ©（1988）Wiley-VCH より.

第 5 章

章扉：Paul Duprex, Wellcome Images.

図 5.2, 図 5.26：K.C. Garcia et al., *Science,* **274**:209-219. ©（1996）AAAS より許可を得て転載.

図 5.4：(a) I. Roitt et al., *Immunology* 5th Edition. ©（1998）Elsevier より許可を得て転載.

第 6 章

章扉：Dennis Kunkel Microscopy, Inc.

第 7 章

章扉：Copyright 2008 Joseph R. Siebert, Ph.D. - Custom Medical Stock Photo, All Rights Reserved.

図 7.8：C.D. Surh and J. Sprent, *Nature,* **372**:100-103. ©（1994）Macmillan Magazines Ltd. より許可を得て転載.

第 8 章

章扉：Yasodha Natkunam, Department of Pathology, Stanford University School of Medicine.

図 8.2：P. Pierre et al., *Nature,* **388**:787-792. ©（1997）Macmillan Publishers Ltd. より許可を得て転載.

図 8.16：G. Kaplan and Z.A. Cohn, *Int. Rev. Exp. Pathol.,* **28**:45-78. ©（1986）Elsevier より許可を得て転載.

図 8.23：(c) P.A. Henkart and E. Martz (eds), *Second International Workshop on Cell Mediated Cytotoxicity.* ©（1985）Kluwer/Plenum Publishers より Springer Science and Business Media の許可を得て転載. .

第 9 章

章 扉：Copyright 2008 SPL - Custom Medical Stock Photo, All Rights Reserved.

図 9.5：A.K. Szakal et al., *J. Immunol.,* **134**:1349-1359. ©（1985）The American Association of Immunologists, Inc. より許可を得て転載.

図 9.11：D. Zucker-Franklin et al., *Atlas of Blood Cells: Function and Pathology* 2nd Edition. Milan, Italy ©（1988）Lippincott, Williams and Wilkins より許可を得て転載.

第 10 章

章扉：© Martin Oeggerli, supported by School of Life Sciences, FHNW.

図 10.3：M.S. Ali and J.P. Pearson, *Laryngoscope,* **117**:932-938. ©（2007）The Triological Society より John Wiley and Sons の許可を得て転載.

図 10.5, 図 10.8, 図 10.10, 図 10.21：P.D. Smith, T.T. MacDonald, and R.S. Blumberg (eds), *Principles of Mucosal Immunology,* © 2013 Garland Science より.

図 10.7, 図 10.12：A. Mowat and J. Viney, *Immunol. Rev.,* **156**:145-166. ©（1997）John Wiley and Sons より許可を得て転載.

図 10.11：P.D. Smith et al., *Mucosal Immunol.,* **4**:31-42. ©（2010）Macmillan Publishers Ltd. より許可を得て転載.

図 10.14：J.H. Niess, *Science,* **307**:254-257. ©（2005）AAAS より許可を得て転載.

図 10.22, 図 10.24：P. Brandtzaeg and F.E. Johansen, *Immunol.Rev.,* **206**: 32-63. ©（2005）John Wiley and Sons より許可を得て転載.

第 11 章

章扉：L.K. Pickering and C.J. Baker (eds.) Section 3: summaries of infectious diseases; measles. Red Book® Online. © 2012 With permission of the American Academy of Pediatrics.

図 11.23：R. Rappouli and P.R. Dormitzer, *Science,* **336**:1531-1533. ©（2012）より.

図 11.24：V.A.A. Jansen et al., *Science,* **301**:804. ©（2003）AAAS より許可を得て転載.

第 12 章

章扉：E.M. Mace and J.S. Orange, *PNAS,* **11**:6708-6713. © 2014 With permission of the National Academy of Sciences of the United States of

America.

図 12.21，図 12.24：S. Kalyan and D. Kabelitz, *Cell. Mol. Immunol.*, **10**:21-29. ©（2013）Macmillan Publishers Ltd. より許可を得て転載.

図 12.33，図 12.34：P. J. Brennan et al., *Nat. Rev. Immunol.*, **13**:101-117. ©（2013）Macmillan Publishers Ltd. より許可を得て転載.

第 13 章

章扉：Stephen Fuller, Wellcome Images.

図 13.26：M.P. Martin, et al., *Nat. Genet.*, **39**:733-740. ©（2008）Macmillan Publishers Ltd. より許可を得て転載.

第 14 章

章扉：the Centers for Disease Control and Prevention.

図 14.1：（花粉）© E. Gueho/CNRI/Science Photo Library,（室内塵ダニ）© K.H. Kjeldsen/Science Photo Library,（スズメバチ）© Claude Nuridsany and Marie Perennon/Science Photo Library,（ワクチン）© Chris Priest and Mark Clarke/Science Photo Library,（ピーナッツ）© Adrienne Hart-Davis/Science Photo Library,（甲殻類）© Sheila Terry/Science Photo Library,（ツタウルシ）© Ken Samuelson/Tony Stone Images, Images R Copyright 1999 Photodisc, Inc.

図 14.4：K. Steven, *The Biochemist*, **131**:17. ©（2009）The Biochemical Society より許可を得て転載.

図 14.9，図 14.13：H.J. Gouldand and B.J. Sutton, *Nat. Rev. Immunol.*, **8**:205-217. ©（2008）より.

図 14.39：J. E. Allen and R.M. Maizels, *Nat. Rev. Immunol.*, **11**:375-389. ©（2011）Macmillan Publishers Ltd. より許可を得て転載.

第 15 章

章扉：Annie Cavanagh, Wellcome Images.

図 15.8：B.D. Kahan and C. Ponticelli, *Principles and Practice of Renal Transplantation* 1st edition. ©（2000）Thomson Publishing より許可を得て転載.

図 15.27：E.J. Johnson and D. Goldstein, *Science*, **302**:1338-1339. ©（2003）AAAS より許可を得て転載.

図 15.29：J.P. McCulley and J.Y. Niederkorn, *Curr. Eye Res.*, **32**:1005-1016. ©（2007）Taylor and Francis Group Ltd.（http://www.tandf.co.uk/journals）より許可を得て転載.

図 15.38：E.W. Petersdorf et. al., *Blood*, **92**:3515-3520. ©（1998）American Society of Hematology と P. Parham and K. McQueen, *Nat. Rev. Immunol.*, **3**:108-122. ©（2003）Macmillan Magazines Ltd. より許可を得て転載.

図 15.42：B.M. Triplett et al., *Leukemia*, **23**:1278-1287. ©（2009）Nature Publishing Group より許可を得て転載.

図 15.34：F. Claas, *Hum. Immunol.*, **61**:190-192. ©（2000）American Society for Histocompatibility and Immunogenetics より許可を得て転載.

第 16 章

章扉：Ashley Prytherch, Royal Surrey County Hospital NHS Foundation Trust, Wellcome Images.

図 16.11：U. Nussinovitch and Y. Shoenfeld, *Autoimmun. Rev.*, **11**:A337-A385. ©（2012）Elsevier より許可を得て転載.

図 16.22：J.S. Orange et al., *J. Allergy Clin. Immunol.*, **117**:S525-S553. ©（2006）より.

図 16.37：L.M. Sollid and B. Jabri, *Nat. Rev. Immunol.*, **13**:294-302. ©（2013）Macmillan Publishers Ltd. より許可を得て転載.

図 16.38：F. Megiorni amd A. Pizzuti, *J. Biomed. Sci.*, **19**:88. ©（2012）より.

図 16.40：C. M. Weyand et al., *Exp. Gerontol.*, **38**:833-841. ©（2003）Elsevier より許可を得て転載.

第 17 章

章扉：Yasodha Natkunam, Department of Pathology, Stanford University School of Medicine.

図 17.8：H. McCallum and M. Jones, *PLOS Biol.*, **4**:e342. ©（2006）より.

図 17.18：M.J. Scanlan.et al., *Immunol. Rev.*, **188**:22-32. ©（2002）John Wiley and Sons より許可を得て転載.

欧文索引

・語頭が数字，ギリシャ文字，アルファベットの用語はすべて欧文に含めた．
・「○○ → □□」は原則として同義のため，□□を参照のこと．
・F，Gのついたページはそれぞれ図，用語集にその項目が含まれる．

■数字

■ギリシャ文字

■A

■ B

■ C

■ D

■ I

■ J

■ K

■ L

■M

■N

O

P

R

S

■ T

■U・V

■W

■X・Z

和文索引

・語頭が数字，ギリシャ文字，アルファベットの用語はすべて欧文に含めた．
・「○○ → □□」は原則として同義のため，□□を参照のこと．
・F，Gのついたページはそれぞれ図，用語集にその項目が含まれる．

■あ

■い

■う

■け

■こ

■さ

■し

■ち

■て

■と

■な

■に

■ぬ・ね

■は

■ひ

■ふ

■へ

■ほ

■ま

■み・む

■め

■や・ゆ・よ

エッセンシャル免疫学　第3版

定価：本体 6,400 円＋税

2007 年 3 月 30 日発行　第 1 版第 1 刷
2010 年 8 月 20 日発行　第 2 版第 1 刷
2016 年 8 月 29 日発行　第 3 版第 1 刷 ©
2018 年 8 月 21 日発行　第 3 版第 2 刷
2019 年 9 月 20 日発行　第 3 版第 3 刷

著　者　ピーター　パーラム

監訳者　笹月健彦（ささづきたけひこ）

発行者　株式会社　メディカル・サイエンス・インターナショナル
代表取締役　金子 浩平
東京都文京区本郷 1-28-36
郵便番号 113-0033　電話 (03)5804-6050

印刷：株式会社 日本制作センター／装丁：岩崎邦好デザイン事務所

ISBN 978-4-89592-864-9　C 3047